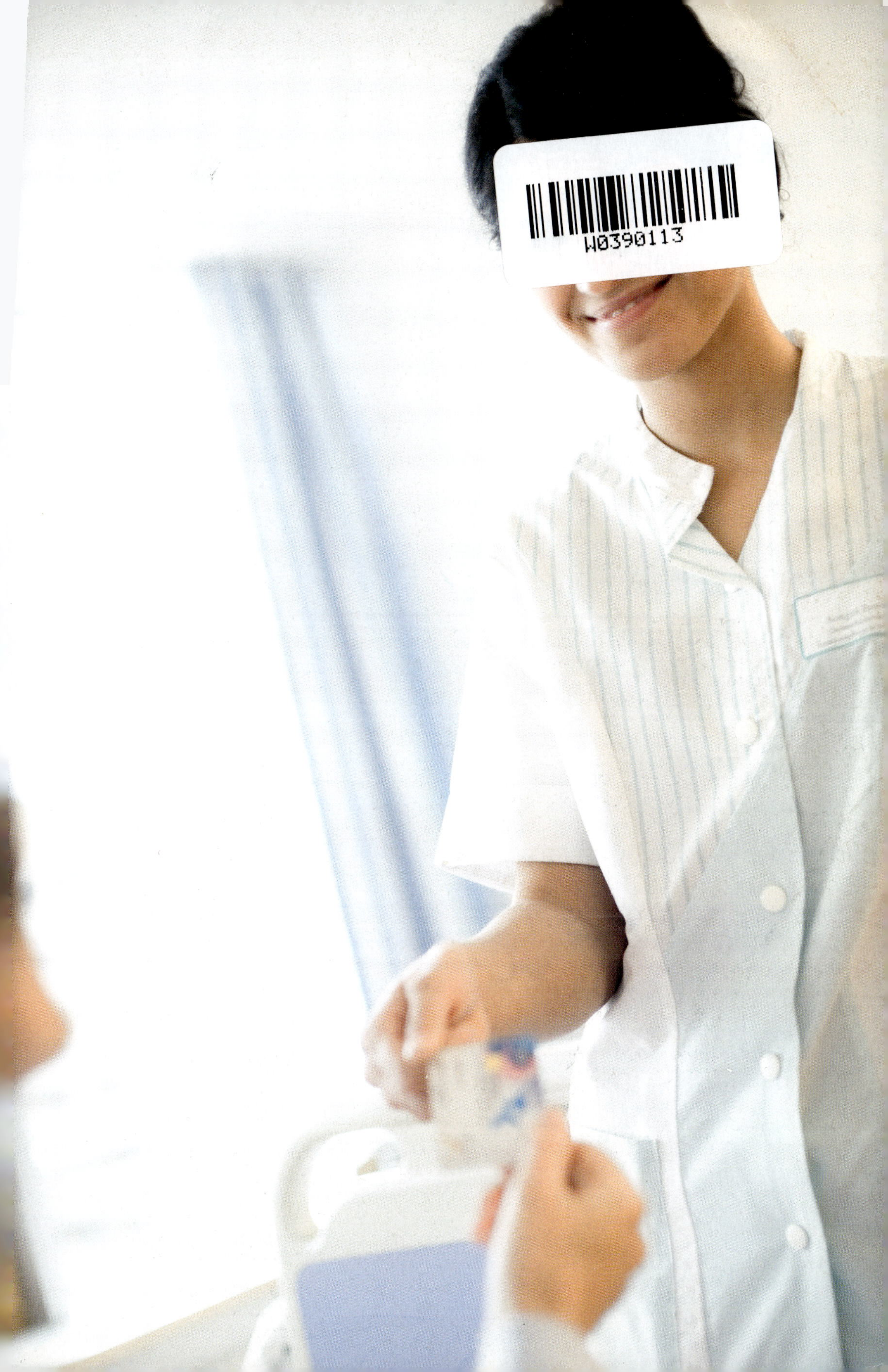

Pflegetechniken von A – Z

Olaf Kirschnick

758 Abbildungen
34 Tabellen

4. Auflage

Georg Thieme Verlag
Stuttgart · New York

Fotografien
Paavo Blåfield, Kassel
Alexander Fischer, Sinzheim
Thomas Stephan, Munderkingen
Arteria Photography, Kassel
Olaf Kirschnick, Tauberbischofsheim
Tobias Kirschnick, Tauberbischofsheim

Videoproduktion
TERRA Nova, Stuttgart

Sprecher
Mario Hassert, Berlin

Gestaltung und Layout
Arne Holzwarth, Büro für Gestaltung, Stuttgart

Grafiken
Christine Lackner, Ittlingen und W. AGENCY, Leonberg

1. Auflage 2001
2. Auflage 2003
3. Auflage 2006

Bibliografische Information der Deutschen Nationalbibliothek

Die Deutsche Nationalbibliothek verzeichnet diese Publikation in der Deutschen Nationalbibliografie; detaillierte bibliografische Daten sind im Internet über http://dnb.d-nb.de abrufbar.

Wichtiger Hinweis: Wie jede Wissenschaft ist die Medizin ständigen Entwicklungen unterworfen. Forschung und klinische Erfahrung erweitern unsere Erkenntnisse, insbesondere was Behandlung und medikamentöse Therapie anbelangt. Soweit in diesem Werk eine Dosierung oder eine Applikation erwähnt wird, darf der Leser zwar darauf vertrauen, dass Autoren, Herausgeber und Verlag große Sorgfalt darauf verwandt haben, dass diese Angabe **dem Wissensstand bei Fertigstellung des Werkes** entspricht.

Für Angaben über Dosierungsanweisungen und Applikationsformen kann vom Verlag jedoch keine Gewähr übernommen werden. **Jeder Benutzer ist angehalten**, durch sorgfältige Prüfung der Beipackzettel der verwendeten Präparate und gegebenenfalls nach Konsultation eines Spezialisten festzustellen, ob die dort gegebene Empfehlung für Dosierungen oder die Beachtung von Kontraindikationen gegenüber der Angabe in diesem Buch abweicht. Eine solche Prüfung ist besonders wichtig bei selten verwendeten Präparaten oder solchen, die neu auf den Markt gebracht worden sind. **Jede Dosierung oder Applikation erfolgt auf eigene Gefahr des Benutzers.** Autoren und Verlag appellieren an jeden Benutzer, ihm etwa auffallende Ungenauigkeiten dem Verlag mitzuteilen.

Wir bitten um Verständnis, dass aus Gründen der Lesbarkeit im Buch die männlichen Formen, z. B. Patient, Schüler, Lehrer verwendet werden. Natürlich ist uns bewusst, dass die Pflege überwiegend ein Frauenberuf ist – die Gleichberechtigung der Frau ist jedoch selbstverständliche Grundlage der Konzeption und des Menschenbildes, so dass eine Dopplung der Begriffe unnötig erscheint.

Bedienungshinweise

Systemanforderungen
Die DVD ist auf allen handelsüblichen DVD-Playern abspielbar sowie auf PCs mit DVD-Laufwerk. Zum Betrieb auf PCs ist eine spezielle DVD-Player Software nötig. Zum Start der DVD diese in das DVD-Laufwerk einlegen und die Schublade des Laufwerks schließen. Die DVD startet daraufhin automatisch und kann mithilfe der Fernbedienung bzw. der Steuertasten der Software bedient werden.

Unterstützte Betriebssysteme
- Microsoft Windows 7, XP, 2000
- Apple Mac OS X

Empfohlene Konfiguration:
- DVD-ROM-Laufwerk
- SVGA-Auflösung mit 800 × 600 Pixel
- 24 Bit Farbtiefe mit 16,7 Mio. Farben
- Soundkarte, Lautsprecher

Rüdigerstraße 14
D-70469 Stuttgart
Telefon: +49/(0)711/89 31-0
Unsere Homepage: www.thieme.de

Printed in Germany

Umschlaggestaltung: Thieme Verlagsgruppe
Umschlagfoto: Alexander Fischer, Sinzheim
Satz: Druckhaus Götz GmbH, 71636 Ludwigsburg
gesetzt in 3B2, Version 9.1, Unicode
Druck: AZ Druck und Datentechnik GmbH,
87437 Kempten

ISBN 978-3-13-127274-4   1 2 3 4 5 6

Die Verantwortung für die Filme liegt beim Verlag. Bitte wenden Sie sich bei Fragen an die Pflegeredaktion.

Vorwort zur 4. Auflage

Seit nunmehr fast 10 Jahren ist das Lehrbuch „Pflegetechniken von A bis Z“ auf dem Markt. Die kontinuierliche Nachfrage ist ein Beweis für das erfolgreiche Konzept. Und Nachahmungen zeigen uns den Vorbildcharakter. Wir vertrauen darauf, dass sich stets das Original durchgesetzt hat. Durch die weiterhin vielen positiven Rückmeldungen, Änderungswünsche, konstruktive Kritiken und Veränderungen von Pflegetechniken ist die nun aktuelle 4. Auflage inhaltlich neu gestaltet und komplett überarbeitet worden. Auf Wunsch vieler Pflegender wurden wieder neue Pflegetechniken und praktische Hinweise für die Altenpflege und Kinderkrankenpflege eingefügt. Eine dem Buch beiliegende DVD mit Videofilmen ermöglicht dem Leser, 72 Pflegetechniken in übersichtlichen Schritten zu sehen.

Auch die nun 4. Auflage kann und will ein ausführliches Lehrbuch der Gesundheits- und Krankenpflege, bzw. Altenpflege nicht ersetzen. Durch die geänderten Lerninhalte des neuen Krankenpflegegesetzes und der Ausbildungs- und Prüfungsvorschriften, soll das Buch Fachwissen systematisch vermitteln und als Nachschlagewerk für die Praxis dienen. Auch bei dieser vollständig überarbeiteten Auflage hat sich die Zusammenarbeit mit den Zielgruppen, nämlich den Schülerinnen und Schülern der Gesundheits- und Krankenpflege bzw. Altenpflege, den Praxisanleitern und Mentoren und den Pflegepersonen in der Gesundheits- und Krankenpflege, bzw. Altenpflege vor Ort in der Praxis wieder bestens bewährt.

Für die 4., vollständig überarbeitete Auflage wünsche ich mir, dass das Buch weiterhin eine praktische Hilfe für alle in der Gesundheits- und Krankenpflege, sowie der Kinder- und Altenpflege tätigen Personen ist. Schreiben Sie mir wieder, wenn Sie irgendetwas anzumerken oder zu kritisieren haben. Im Übrigen bin ich fest der Überzeugung, wir alle arbeiten trotz der aktuellen Probleme nach wie vor im schönsten Beruf dieser Welt!

Mein besonderer Dank gilt den vielen Menschen, die an der Entstehung dieses Buches beteiligt waren. Angefangen bei den Diskussionspartnern bei der Überarbeitung bis hin zu den Verlagsmitarbeitern, die aus dem Manuskript wieder ein ansehnliches Buch geformt haben. Besonders bedanken möchte ich bei der Verlagsbereichsleitung Frau Dr. Bettina Hansen für die großzügige Ausstattung des Buches, Herrn Karl Gampper für die sorgfältige redaktionelle Bearbeitung der Manuskripte und Frau Julia Belitz für die Herstellung. Danke sagen möchte ich auch dem Träger des Kreiskrankenhaus Tauberbischofsheim, vertreten durch den Kaufmännischen Direktor Bernhard Moll, für alle Unterstützung bei der Verwirklichung der Dreharbeiten verschiedener Pflegetechniken.

Tauberbischofsheim, Frühjahr 2010 Olaf Kirschnick

Widmung

In Dankbarkeit widme ich dieses Buch meiner Frau Doris und meinen Kindern Mirjam und Tobias. Sie hatten immer wieder Verständnis, wenn die Arbeit am Manuskript, die redaktionelle Bearbeitung und Imprimatur wieder einmal der Planung gemeinsamer Freizeitaktivitäten im Wege stand. Doris als Ehefrau und Krankenschwester. Sie hat durch Ihr liebevolles Verständnis, ihre Motivation, ihre Geduld, die vielen kleine Aufmerksamkeiten und praktischen Hilfestellungen mich tatkräftig unterstützt. Mirjam als Krankenschwester und Studentin der Humanmedizin im praktischen Jahr war eine äußerst kritische, aber angenehme Probeleserin und hat bei den Bilderserien viele Pflegetechniken exzellent demonstriert. Tobias stand als Fotograf und Darsteller in allen möglichen und unmöglichen Situationen zur Verfügung.

Vita

Olaf Kirschnick, Jahrgang 1955, verheiratet, 2 Kinder

1972	Krankenpflegeausbildung am Kreiskrankenhaus in Tuttlingen
1975	Weiterbildung in der Anästhesie und Intensivpflege an der Universitätsklinik Würzburg
1978	Weiterbildung zum Lehrer für Pflegeberufe und Entbindungspflege in Frankfurt/Main
1983	Ausbildung zum Rettunssanitäter an der DRK-Landesschule in Pfalzgrafenweiler
1990	Ausbildung zum Rettungsassistenten an der DRK-Landesschule in Pfalzgrafenweiler
1994	Weiterbildung zum Lehrrettungsassistenten an der DRK-Landesschule in Pfalzgrafenweiler
1994	Theologische Ausbildung zum Prädikanten der Evangelischen Landeskirche Baden in Freiburg/Breisgau

Seit 1979 Leiter der Berufsfachschule für Pflegeberufe am Kreiskrankenhaus in Tauberbischofsheim
Seit 2006 CNE – Pflegeexperte – Thieme Verlag
Seit 2007 Leiter des Bildungszentrums „Gesundheit und Pflege“ der Krankenhaus und Heime Main-Tauber GmbH
Ehrenamtlich tätig als Prädikant in der Evangelischen Landeskirche Baden, Klinikseelsorger und Notfallseelsorger des Landkreises Main-Tauber.
Nebenberuflich tätig als Dozent für medizinische Assistenzberufe und Rettungsmedizin. Autor verschiedener medizinischer Fachbücher und Fachartikel.

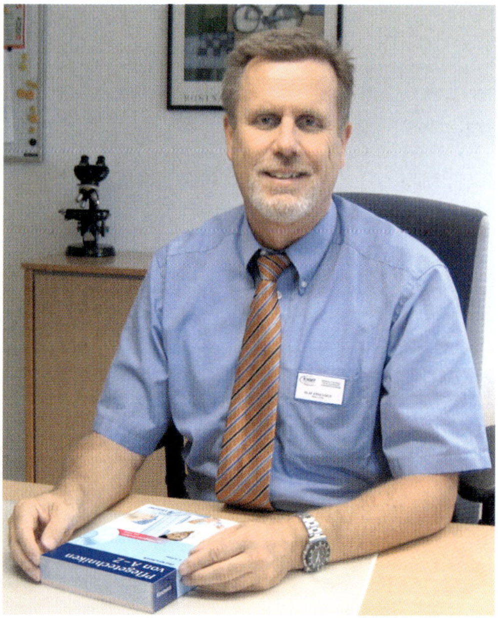

Anschrift des Verfassers
Olaf Kirschnick
Bildungszentrum „Gesundheit und Pflege“
Krankenhaus und Heime Main-Tauber GmbH
Albert-Schweitzer-Straße 35
97941 Tauberbischofsheim
E-Mail: Olaf.Kirschnick@kkhtbb.de

Inhalt

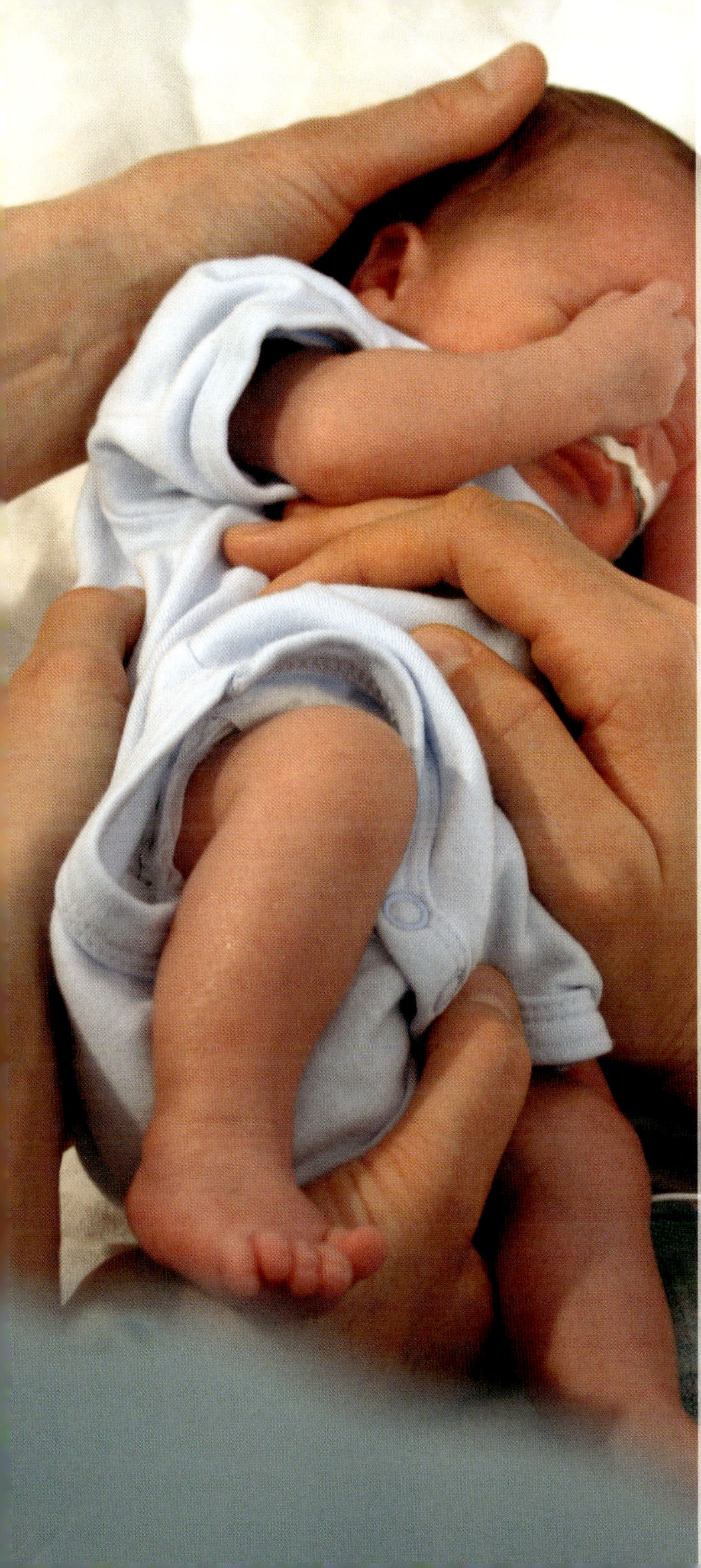

A

Abnabelung

Definition

Abnabelung (Omphalotomie) bezeichnet die aseptische Durchtrennung der Nabelschnur nach der Geburt. Sie erfolgt etwa handbreit über dem Hautniveau des Kindes. Die Nabelschnur wird zwischen einer plazenta- und einer kindseitigen Unterbindung durchtrennt.

Ziel

Ziel ist es, die Nabelschnur nach der Geburt aseptisch durchzutrennen, um ein komplikationsloses Abheilen des Nabelschnurrestes (**Abb. A1**) zu ermöglichen.

Vorbereitung der Materialien

- 1 Paar Schutzhandschuhe,
- 1 Paar sterile Handschuhe,
- 2 sterile ▸ ***Péan-Klemmen***,
- 1 sterile Einmalklemme,
- 1 sterile Schere,
- 1 sterile ▸ ***Schlitzkompresse***,
- 2 sterile Kompressen,
- 1 Nabelbinde/Mullbinde,
- evtl. Gegenstände zur Blutentnahme.

Durchführung

- Hände nach ▸ ***Hygieneplan*** desinfizieren,
- benötigte Gegenstände auf desinfizierter Arbeitsfläche richten, Vollständigkeit und Funktionsfähigkeit überprüfen,
- Schutzhandschuhe anziehen,
- erste sterile Péan-Klemme ca. eine Handbreit von der kindlichen Bauchdecke anbringen, die zweite sterile Péan-Klemme im Abstand von ca. 2 – 3 cm befestigen,
- zwischen beiden Klemmen Nabelschnur mit der sterilen Schere durchtrennen (auf Wunsch kann dies auch der Vater des Kindes tun), evtl. entnimmt der Arzt Blut aus der Nabelschnurarterie, um den pH-Wert zu bestimmen,
- Nabelstumpf mit der sterilen Einmalklemme, die ca. 2 cm vom Bauch des ▸ ***Neugeborenen*** gesetzt wird, versorgen (**Abb. A2**); danach wird das Kind meist gebadet und gewogen,
- sterile Handschuhe anziehen, sterile Schlitzkompresse unter die Nabelschnur legen und eine sterile Kompresse über den Nabelstumpf,
- Nabelbinde mit mäßigem Druck um den Bauch des Neugeborenen wickeln und fixieren (in vielen Krankenhäusern wird nach dem Abtrocknen des Nabelschnurrestes eine sog. offene Nabelpflege betrieben, d. h. der Nabelschnuransatz wird nur desinfiziert (z. B. beim Wickeln) und nicht mehr verbunden),
- evtl. beim Erstellen des ▸ ***Apgarschemas*** mithelfen.

Nachbereitung

- Sich vor dem Verlassen des Zimmers nach dem Befinden des Patienten und seiner Bedürfnisse bezüglich Lagerung, Getränken, Belüftung des Zimmers usw. erkundigen,
- gebrauchte Materialien sachgerecht ver-, bzw. entsorgen,
- abschließend Hände nach ▸ ***Hygieneplan*** desinfizieren.
- **Blick zurück:** Ist die vorgenommene Handlung korrekt ausgeführt worden? Sitzt der Verband fest genug, um nicht zu verrutschen, aber auch nicht zu eng?

Infobox

Literatur

Hoehl M, Kullick P (Hrsg.). Kinderkrankenpflege und Gesundheitsförderung, 3. Aufl. Stuttgart: Thieme; 2008

Skibbe X, Löseke A. Gynäkologie und Geburtshilfe für Pflegeberufe. Stuttgart: Thieme; 2007

Internetadressen

http://www.schwanger-plus.de

http://www.netdoktor.de

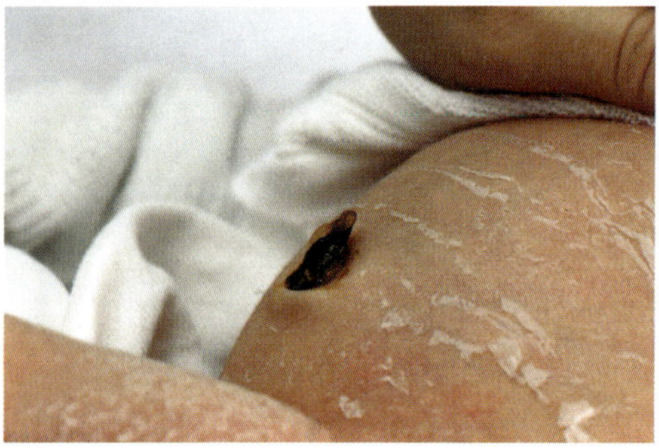

Abb. A1.

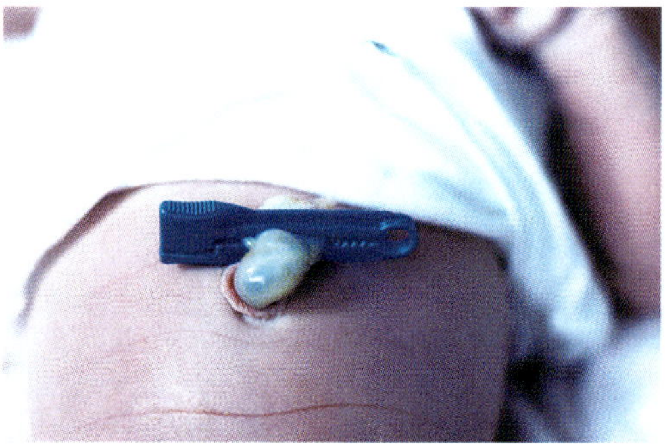

Abb. A2.

Absaugen

Definitionen
Beim Absaugen wird Blut, Sekrete, Luft oder feste Stoffen aus Körperöffnungen oder Körperhöhlen mit Hilfe eines ▶ *Absaugkatheters* unter Sog entfernt. Je nach Vorgehensweise wird unterschieden in endotracheales, nasales und orales Absaugen.
Endotracheales Absaugen: endotracheal = in die Luftröhre eingelegt. Die Absaugung erfolgt z. B. über einen ▶ *Endotrachealtubus.*
Nasales Absaugen: über den Nasen-Rachen-Raum wird abgesaugt.
Orotracheales Absaugen: über den Mund-Rachen-Raum wird abgesaugt.
Bronchiallavage: therapeutische Lavage (Spülung von Hohlorganen und Hohlräumen) des Bronchialbaumes mit isotonischer Kochsalzlösung und anschließender Absaugung.

Endotracheales Absaugen über einen Endotrachealtubus

Ziele
- Vermeidung von Sekretanhäufungen und Verbesserung der Lungenventilation,
- Absaugung von Fremdkörpern (z. B. Erbrochenem) bei Verdacht auf ▶ *Aspiration* oder nach erfolgter Aspiration,
- Gewinnung von Bronchialsekret zur bakteriologischen Untersuchung.

Indikationen
Über einen Endotrachealtubus wird z. B. abgesaugt bei:
- Rasselgeräuschen bei der Atmung (Atmung ist durch zu viel Sekret erschwert),
- Verdacht auf Aspiration,
- bakteriologischer Untersuchung von Lungensekret.

M Grundsätzlich gilt: So wenig wie möglich und so häufig wie nötig absaugen. Das Absaugen ist eine invasive Maßnahme, bei der die Gefahr besteht, dass durch unsachgemäßes Arbeiten Keime in den Körper eingebracht werden.

Vorbereitung der Materialien
- 1 Abwurfbehälter,
- 1 Mundschutz,
- Schutzhandschuhe und 2 sterile Einmalhandschuhe,
- 2 sterile Absaugkatheter (Größe richtet sich nach der Tubusgröße: Für Erwachsene i. d. R. Katheter von 12 – 16 ▶ *Charrière*, für Kinder 6 – 10 Charrière),
- 1 ▶ *Absauganlage* mit Auffangbehälter (geschlossenes System), Wasserbehälter zum Durchspülen des Schlauchsystems und Überleitungsschlauch (mit Fingertipp).

Durchführung (2 Personen)
- Hände nach ▶ *Hygieneplan* desinfizieren,
- benötigte Gegenstände auf desinfizierter Arbeitsfläche richten und Vollständigkeit überprüfen, Funktionsfähigkeit der Absauganlage durch Herstellen des Sogs kontrollieren,
- Patient über geplante Maßnahme informieren, Fenster und Türen schließen und Besucher ggf. aus dem Zimmer bitten, da der Anblick dieser Maßnahme von vielen als belastend empfunden wird,
- ▶ *Patientenbett* auf eine Rücken schonende Arbeitshöhe bringen,
- auch bewusstlose Patienten immer vor dem Absaugen über die Maßnahme informieren.

M Vergegenwärtigen Sie sich bitte stets die Sichtweise des Patienten (**Abb. A3 a**) und versuchen Sie, beruhigend auf ihn einzuwirken.

- Patient nach Absprache mit dem Arzt ausreichend oxygenieren (für Sauerstoffsättigung sorgen, z. B. Sauerstoffgehalt am Beatmungsgerät auf 100 % für mehrere Atemzüge erhöhen),
- Mundschutz und Schutzhandschuhe anziehen,
- Verpackung des Absaugkatheters unter Wahrung der Sterilität öffnen und mit dem Absaugschlauch verbinden (Verpackung bleibt zunächst um den Absaugkatheter),
- sterilen Einmalhandschuh anziehen, 2. Pflegeperson reicht den Absaugkatheter an und entfernt vorsichtig die Verpackung, während die durchführende Pflegeperson den Katheter mit der sterilen Hand ergreift (**Abb. A3 b**),
- Absauggerät einschalten und auf einen Unterdruck von ca. 0,2 bar einstellen (Sog durch Verschließen der Öffnung am Fingertipp mit dem Daumen der unsterilen Hand herstellen),
- Absaugkatheter ohne Sog einführen,
- Rachenraum durch Mund und Nase zügig absaugen,
- Katheter und sterilen Handschuh abwerfen und neuen sterilen Einmalhandschuh und frischen Absaugkatheter anreichen lassen,
- Alarm des Beatmungsgerätes deaktivieren, Beatmungsschlauch vom Tubus abkoppeln und Konus auf sterile Fläche (z. B. Innenseite der Verpackung für den sterilen Handschuh) durch die 2. Person legen lassen (**Abb. A3 c**).
- Absaugkatheter bis zum leichten Widerstand rasch einführen (**Abb. A3 d**): Katheter mit einer Öffnung

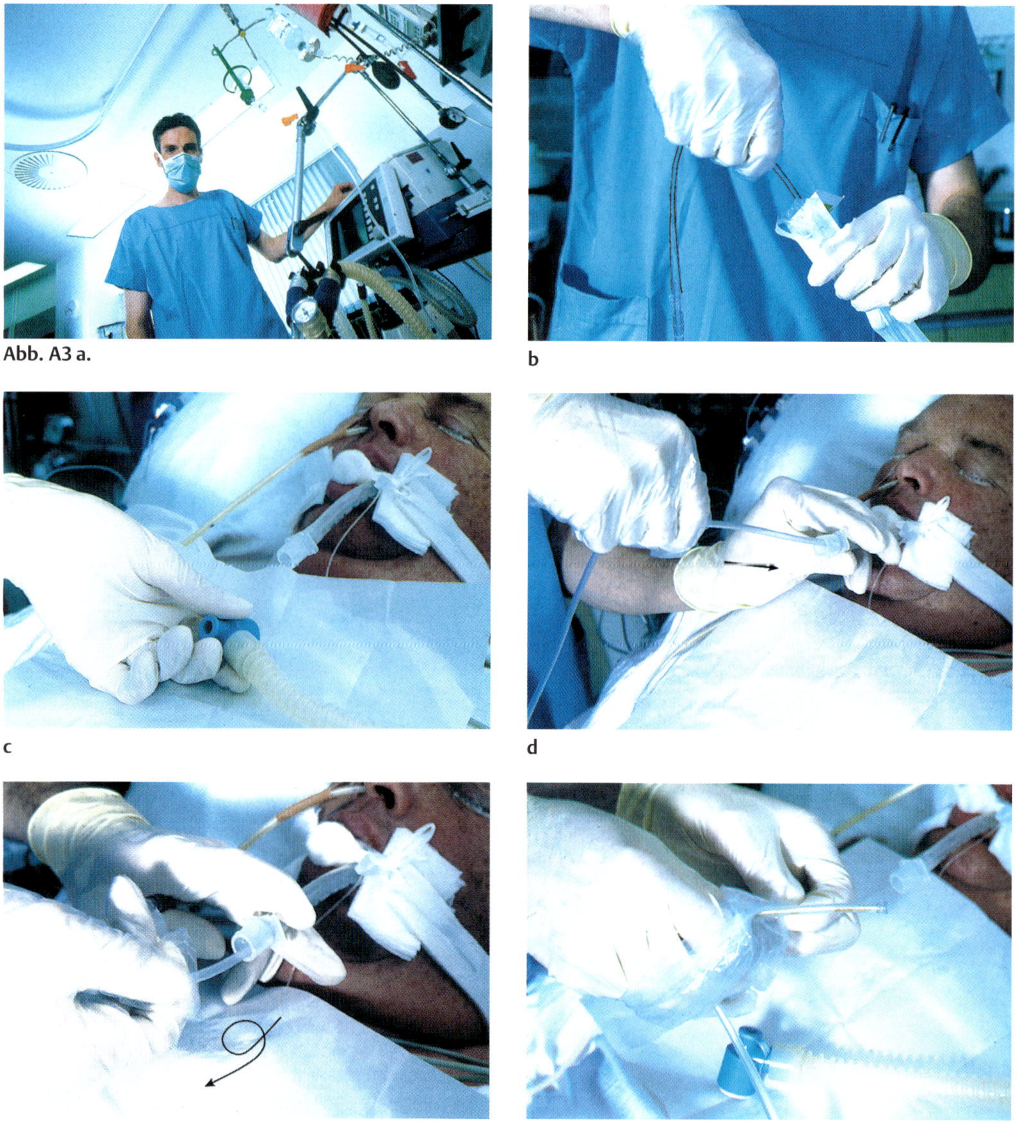

Abb. A3 a. b c d e f

ohne Sog, mit mehreren Öffnungen mit Sog (s. ► *Absaugkatheter*),

- unter Sog Absaugkatheter zurückziehen und abgesaugtes Sekret auf Menge, Konsistenz und Farbe beobachten:
  - drehende Bewegungen beim Herausziehen (**Abb. A3 e**) waren bei Absaugkathetern mit einem Auge üblich, die heute allerdings kaum mehr verwendet werden,
  - Katheter mit mehreren Augen können gerade zurückgezogen werden.

P Wenn Sie den Katheter nur gerade herausziehen, können Sie ihn schon nach kurzer Zeit schlecht führen. Ein Trick ist, sich den Katheter während des Herausziehens um den Finger zu wickeln. Anschließend können Sie sich den Handschuh über den aufgerollten Katheter stülpen und ihn so ordentlich entsorgen (**Abb. A3 f**).

M Bedenken Sie, dass die Lungenventilation während des Absaugens unterbrochen ist. Der Vorgang sollte daher auf max. 15 Sek. begrenzt werden. Um ein Gefühl für die Dauer des Vorgangs zu bekommen, können Sie z. B. selbst die Luft anhalten.

- Nach dem Absaugen Tubus mit dem Beatmungsschlauch durch die 2. Person verbinden lassen und den Druck im Blockerballon durch einen ▸ ***Cuffdruckmesser*** überprüfen.
- Beatmungsparameter überprüfen, Alarm des Beatmungsgeräts aktivieren und Vitalzeichen kontrollieren.

Wie ein Patient nur durch **einen** Pflegenden endotracheal abgesaugt wird, können Sie sich auf der DVD ansehen.

Nachbereitung

- Sich vor dem Verlassen des Zimmers nach dem Befinden des Patienten und seiner Bedürfnisse bezüglich Lagerung, Getränken, Belüftung des Zimmers usw. erkundigen,
- Absaugschlauch durchspülen und gebrauchte Materialien sachgerecht entsorgen,
- bei Bevorratung der Materialien am Bett darauf achten, dass alles Notwendige für den nächsten Absaugvorgang vorhanden ist,
- abschließend Hände nach ▸ ***Hygieneplan*** desinfizieren und Maßnahme dokumentieren.
- **Blick zurück:** Überprüfen, ob der Patient freier atmet, korrekt gelagert und entsprechend seinen Bedürfnissen versorgt ist (z. B. Rufanlage in Reichweite). Sind für den nächsten Absaugvorgang alle Vorbereitungen getroffen (z. B. genügend Spülflüssigkeit vorhanden)?

M Ist eine nochmalige Absaugung notwendig, muss der Patient erst mit ca. 10 – 15 Beatmungen ausreichend oxygeniert werden. Verwenden Sie einen frischen sterilen Handschuh und einen neuen Absaugkatheter.

Nasales/orales Absaugen

Ziele

- Vermeidung von Sekretanhäufungen und Verbesserung der Lungenventilation,
- Absaugung von Fremdkörpern bei Verdacht auf Aspiration oder nach erfolgter Aspiration.

Indikationen

Nasal oder oral wird z. B. abgesaugt bei:

- Rasselgeräuschen bei der Atmung,
- Verdacht auf Aspiration.

Vorbereitung der Materialien

- Schutzhandschuhe und 1 sterilen Einmalhandschuh,
- 2 sterile Absaugkatheter,
- 1 Absauganlage oder Absauggerät mit Auffangbehälter (geschlossenes System) und Wasserbehälter zum Durchspülen des Schlauchsystems,
- 1 Abwurfbehälter,
- 1 Mundschutz,
- evtl. ▸ ***Salbe*** oder ▸ ***Gel*** als Schleimhautanästhetikum,
- Materialien zur Mund- bzw. Nasenpflege,
- Zellstoff, Nierenschale (falls Patient erbricht).

Durchführung

- Hände nach ▸ ***Hygieneplan*** desinfizieren,
- benötigte Gegenstände auf desinfizierter Arbeitsfläche richten und Vollständigkeit überprüfen; Funktionsfähigkeit der Absauganlage durch Herstellen des Sogs kontrollieren,
- Patienten über geplante Maßnahme informieren (auch bewusstlose Patienten!) und Oberkörper hoch lagern, wenn keine Kontraindikation besteht,
- Fenster und Türen schließen und Besucher ggf. aus dem Patientenzimmer bitten, da der Anblick dieser Maßnahme von vielen als belastend empfunden wird,
- ▸ ***Patientenbett*** auf eine Rücken schonende Arbeitshöhe bringen,
- Mundschutz und Schutzhandschuhe anziehen,
- Mund- bzw. Nasenpflege durchführen, um die Gefahr einer Keimverschleppung zu reduzieren.

P Um dem Patienten unnötige Schmerzen zu ersparen und um Schleimhautläsionen vorzubeugen, empfiehlt es sich, den Katheter mit einem anästhesierenden Gel oder mit Salbe gleitfähig zu machen.

- Mundschutz und Schutzhandschuhe anziehen, Nierenschale und Zellstoff bereitstellen, falls Patient erbricht,
- Patient zur Oxygenierung mehrmals tief durchatmen lassen oder Sauerstoff verabreichen, wenn vom Arzt angeordnet,
- Verpackung des Absaugkatheters öffnen und unter Wahrung der Sterilität mit dem Absaugschlauch verbinden (Verpackung bleibt zunächst um den Absaugkatheter),
- sterilen Einmalhandschuh anziehen, mit der unsterilen Hand vorsichtig die Verpackung vom Katheter abziehen, dabei den Katheter mit der sterilen Hand ergreifen,
- Absauggerät einschalten und auf einen Unterdruck von ca. 0,2 bar einstellen (Sog durch Verschließen der Öffnung am Fingertipp mit dem Daumen der unsterilen Hand herstellen),

- Absaugkatheter über Mund oder Nase rasch einführen und Rachenraum absaugen, dabei Sekret auf Menge, Konsistenz und Farbe beobachten,
- unter Sog Absaugkatheter zurückziehen, dabei um den Finger wickeln und Handschuh darüber stülpen.

P Wenn beim Absaugen ein Hustenreiz ausgelöst wird, kann dadurch Sekret nach oben transportiert und die Effektivität des Vorgangs gesteigert werden. Wenn möglich, kann der Patient zum Husten aufgefordert werden.

Nachbereitung

- Sich vor dem Verlassen des Zimmers nach dem Befinden des Patienten und seiner Bedürfnisse bezüglich Lagerung, Getränken, Belüftung des Zimmers usw. erkundigen,
- Vitalzeichen überprüfen (Vagusreizung möglich),
- gebrauchte Materialien sachgerecht entsorgen und Absaugschlauch durchspülen,
- bei Bevorratung der Materialien am Bett darauf achten, dass alles Notwendige für den nächsten Absaugvorgang vorhanden ist,
- abschließend Hände nach ▸ ***Hygieneplan*** desinfizieren und Maßnahme dokumentieren.
- **Blick zurück:** Überprüfen, ob der Patient freier atmet, korrekt gelagert und entsprechend seinen Bedürfnissen versorgt ist (z. B. Rufanlage in Reichweite). Sind für den nächsten Absaugvorgang alle Vorbereitungen getroffen (z. B. genügend Spülflüssigkeit vorhanden)?

Bronchiallavage

Ziele

- Entfernung von zähem Schleim oder borkigem Sekret,
- Nachweis von Erregern bei Infektionskrankheiten (bakteriologisches Monitoring).

Indikationen

Eine Bronchiallavage wird z. B. durchgeführt:

- bei zähem Schleim, borkigem Sekret,
- zur Sekretuntersuchung.

Vorbereitung der Materialien

- 1 Paar sterile Handschuhe,
- 2 sterile Absaugkatheter,
- 1 Absauggerät mit Auffangbehälter (geschlossenes System) und Wasserbehälter zum Durchspülen des Schlauchsystems,
- 1 Abwurfbehälter,
- 1 Mundschutz,
- 1 ▸ ***Schutzbrille***,
- 1 Stethoskop,
- evtl. 1 steriles Sekretröhrchen zur bakteriologischen Untersuchung,
- Spritze (10 – 20 ml),
- 10 – 20 ml physiologische Kochsalzlösung,
- Injektionskonnektor.

Entfernung von zähem Schleim (2 Personen)

Durchführung

- Bei Patienten mit Endotrachealtubus Vorgehen bis zur Verbindung von Absaugkatheter und Absaugschlauch wie beim endotrachealen Absaugen (S. 3), zusätzlich Schutzbrille (**Abb. A4**) aufsetzen,
- die durchführende Pflegeperson zieht sterile Einmalhandschuhe an; die 2. Pflegeperson reicht den Absaugkatheter steril an und zieht die Verpackung ab,
- der Beatmungsschlauch wird abgekoppelt und der Konus auf eine sterile Fläche gelegt (z. B. Innenseite der Verpackung der sterilen Handschuhe),
- 2. Pflegeperson trägt Schutzhandschuhe, spritzt 10 – 20 ml physiologische Kochsalzlösung über den Tubuskonnektor ein und beatmet den Patienten mit dem Beutel 2- bis 5-mal,
- durchführende Pflegeperson führt Absaugkatheter bis zum leichten Widerstand rasch ein (Katheter mit einer Öffnung ohne Sog, mit mehreren Öffnungen mit Sog einführen),
- unter Sog Absaugkatheter zurückziehen, dabei um den Finger wickeln und Handschuh darüber stülpen: abgesaugtes Sekret auf Menge, Konsistenz und Farbe beobachten,
- nach dem Absaugen Tubus mit dem Beatmungsschlauch durch die 2. Person verbinden lassen und den Druck im Blockerballon durch einen ▸ ***Cuffdruckmesser*** überprüfen,

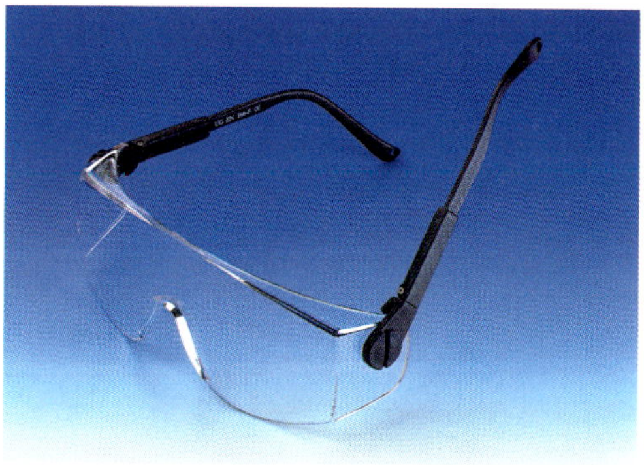

Abb. A4.

- Beatmungsparameter überprüfen, Alarm des Beatmungsgeräts aktivieren und Vitalzeichen kontrollieren.

Nachbereitung

- Sich vor dem Verlassen des Zimmers nach dem Befinden des Patienten und seiner Bedürfnisse bezüglich Lagerung, Getränken, Belüftung des Zimmers usw. erkundigen,
- Absaugschlauch durchspülen und gebrauchte Materialien sachgerecht entsorgen,
- bei Bevorratung der Materialien am Bett darauf achten, dass alles Notwendige für den nächsten Absaugvorgang vorhanden ist,
- abschließend Hände nach ▸ ***Hygieneplan*** desinfizieren und Maßnahme dokumentieren.
- **Blick zurück:** Überprüfen, ob der Patient freier atmet, korrekt gelagert und entsprechend seinen Bedürfnissen versorgt ist (z. B. Rufanlage in Reichweite). Sind für den nächsten Absaugvorgang alle Vorbereitungen getroffen (z. B. genügend Spülflüssigkeit vorhanden)?

Gewinnung von Sekret zur bakteriologischen Untersuchung

Durchführung

Sekret wird während des Absaugvorgangs gewonnen, indem es über den Absaugkatheter direkt in ein steriles Röhrchen abgeleitet wird. Hierbei handelt es sich um eine steril verpackte Einheit von Röhrchen und Zu- bzw. Ableitungsöffnungen.

Sekret zur bakteriologischen Untersuchung kann auch während einer vom Arzt durchgeführten Bronchoskopie gewonnen werden, indem das Bronchoskop unter Sicht direkt zu dem betreffenden Lungenabschnitt vorgeschoben wird.

Nachbereitung

- Absaugschlauch durchspülen und gebrauchte Materialien sachgerecht entsorgen,
- sich vor dem Verlassen des Zimmers nach dem Befinden des Patienten und seiner Bedürfnisse bezüglich Lagerung, Getränken, Belüftung des Zimmers usw. erkundigen,
- Transport des gewonnenen Sekrets mit Anforderungsschein ins Labor veranlassen,
- abschließend Hände nach ▸ ***Hygieneplan*** desinfizieren und Maßnahme dokumentieren.
- **Blick zurück:** Sind alle Materialien entsorgt? Wie atmet der Patient? Wie ist seine Hautfarbe?

Infobox

Literatur

Kaltwasser A. „Geschlossene Absaugsysteme“ zur endotrachealen Absaugung. Intensiv 1999;6:222

Ullrich L (Hrsg). Zu- und ableitende Systeme. Stuttgart: Thieme; 2000

Woldt H. Das endotracheale Absaugen. plexus 1996;1:26

Internetadresse

http://www.pflegewiki.de

Anziehhilfe

Definition

Dem Patienten beim Ankleiden Hilfestellung geben. Dabei können verschiedene Hilfsmittel eingesetzt werden. Die Unterstützung erfolgt unter dem Grundsatz der aktivierenden Pflege, d. h. der Patient wird im Rahmen der ▸ ***Rehabilitation*** so weit wie möglich zur Selbsthilfe angeleitet!

Ziele

- bestmögliche Unterstützung des Patienten beim Anziehen von Kleidung,
- Förderung der Selbstständigkeit und des Wohlbefindens des Patienten.

Indikationen

Indiziert ist eine Anziehhilfe z. B. bei:

- durchnässtem Schlafanzug bei Inkontinenz (S. 156) oder starker ▸ ***Schweißbildung,***
- An- bzw. Entkleiden des Patienten im Rahmen der Körperpflege,
- eingeschränkter Beweglichkeit des Patienten z. B. durch ▸ ***Halbseitenlähmung*** oder laufende Infusion.

Schlafanzugwechsel bei immobilen Patienten im Bett

Durchführung

- Hände nach ▸ ***Hygieneplan*** desinfizieren,
- Patienten über geplante Maßnahme informieren, Bekleidungswunsch erfragen, Fenster und Türen rechtzeitig schließen, damit das Zimmer nicht zu kalt ist,

- Besucher aus dem Patientenzimmer bitten, um die Intimsphäre des Patienten zu wahren (ggf. Trennwand aufstellen, um den Patient vor den Blicken der Mitpatienten abzuschirmen),
- ▸ ***Patientenbett*** auf eine Rücken schonende Arbeitshöhe bringen,
- Patient fragen, welche Kleidung er tragen möchte und neue Wäsche in Griffnähe bereitlegen,
- alle Verschlüsse des neuen Schlafanzugs öffnen oder vom Patienten öffnen lassen, wenn er dies noch selbst tun kann. Ihn, wenn nötig, beim Aufsitzen im Bett und beim Öffnen der Verschlüsse unterstützen (**Abb. A5 a**).

M Im Krankenhausalltag wird dem Patienten das Öffnen und Schließen von Knöpfen oft vorschnell abgenommen, um Zeit zu sparen. Diese Handlung ist allerdings eine wichtige Maßnahme zur Förderung der Feinmotorik, gerade auch z. B. bei Patienten mit ▸ ***Morbus Parkinson***. Versuchen Sie daher bitte, dem Patienten diese Zeit zu geben, um seine Ressourcen und seine Selbstständigkeit zu fördern.

- Oberteil raffen, über den Kopf streifen und beim Abziehen des ersten Ärmels behilflich sein, wenn der Patient dies nicht selbst kann (**Abb. A5 b**), dann den zweiten Ärmel ausziehen,
- wenn das Oberteil ganz aufgeknöpft werden kann, dann zuerst einen Ärmel abstreifen, das Oberteil hinter dem Rücken durchschieben und den zweiten Ärmel herunterziehen,
- beim Anziehen des neuen Oberteils mithelfen, dabei den Patienten im Rücken wieder abstützen (**Abb. A5 c**), zuerst den einen Ärmel anziehen, dann das Oberteil über den Kopf streifen bzw. hinter dem Rücken durchziehen und in den zweiten Ärmel schlüpfen lassen,
- beim Schließen der Knöpfe, wenn nötig, behilflich sein, dabei evtl. eine ▸ ***Knöpfhilfe*** einsetzen und dem Patienten die Anwendung erklären, wenn seine Feinmotorik nachhaltig eingeschränkt ist.

P Sie machen es sich selbst leichter und arbeiten Rücken schonend, wenn Sie hinter dem Patienten stehen, um seinen Rücken abzustützen und dabei eine breite Schrittstellung einnehmen. Vermeiden Sie bitte, sich vor den Patienten zu stellen und an seiner Schulter zu ziehen, um ihn aufrecht zu halten.

- Patienten zurückliegen lassen und, wenn nötig, beim Öffnen der Verschlüsse der Schlafanzughose behilflich sein,
- Hose unter der Hüfte durchziehen; Patienten bitten, wenn möglich eine Brücke zu machen oder ihn unterstützen, zuerst die eine und dann die andere Hüfte anzuheben, um die Hose ein Stück herunterzuziehen,
- Hose bis zum Oberschenkel schieben, anschließend vom Fußgelenk her abziehen und ablegen,
- Hosenbeine der neuen Schlafanzughose aufrollen und ein Bein nach dem anderen bis zu den Oberschenkeln abrollen,
- Patienten eine Brücke machen lassen oder, wie beim Ausziehen der Hose, eine Hüfte anheben und Hose hochziehen (**Abb. A5 d**),
- andere Hüfte anheben lassen und Hose vollends hochziehen (**Abb. A5 e**).

M Achten Sie bitte darauf, dass der Patient nicht aus dem Bett fällt, wenn er sich auf die Seite dreht. Wenn Sie die Fähigkeiten eines Patienten schlecht einschätzen können, holen Sie sich lieber eine 2. Pflegeperson, um den Patienten auf der anderen Seite abzustützen oder stellen Sie ein Bettgitter hoch. Das Anbringen von Bettgittern ist Arztanordnung!

- Abschließend kontrollieren, ob der neue Schlafanzug faltenfrei sitzt (**Abb. A5 f**).

Nachbereitung

- Vor dem Verlassen nachfragen, ob der Patient bequem liegt und der Schlafanzug nicht einengt bzw. Faltenfreiheit überprüfen,
- sich vor dem Verlassen des Zimmers nach dem Befinden des Patienten und seiner Bedürfnisse bezüglich Lagerung, Getränken, Belüftung des Zimmers usw. erkundigen,
- Fragen, ob Fenster wieder geöffnet werden soll,
- gebrauchte Materialien sachgerecht ver- bzw. entsorgen (z. B. gewechselten Schlafanzug zur Schmutzwäsche des Patienten geben),
- abschließend Hände nach ▸ ***Hygieneplan*** desinfizieren,
- Maßnahme durch Eintragung in die ▸ ***Patientendokumentation*** mit Handzeichen und Uhrzeit dokumentieren.
- **Blick zurück**: Ist für den nächsten Wäschewechsel noch genügend Wäsche vorhanden? Steht ein Getränk in Reichweite? Ist die Rufanlage in Griffnähe?

M Bei Erkrankungen der Extremitäten wird beim Entkleiden immer mit der gesunden Extremität begonnen und der Vorgang mit der erkrankten Extremität abgeschlossen. Das Anziehen erfolgt immer in umgekehrter Reihenfolge, zuerst die erkrankte und dann die gesunde Extremität. So hat man immer möglichst viel Handlungsfreiraum für die erkrankte Extremität. Grundsätzlich wird das Be- und Entkleiden erleichtert, wenn man größere Kleidungsstücke und Kleidung mit Klett- bzw. Reißverschlüssen verwendet.

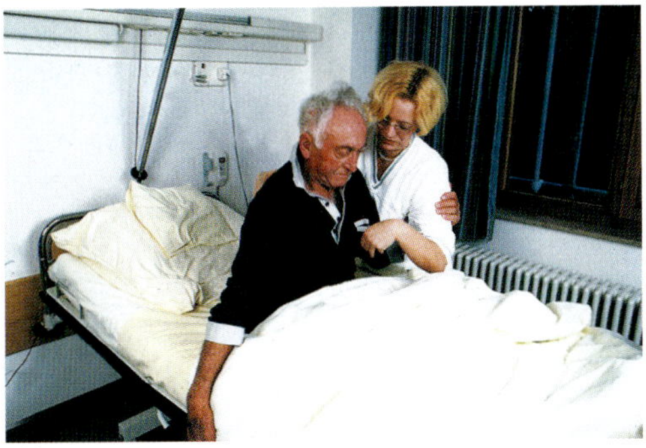

Abb. A5 a.

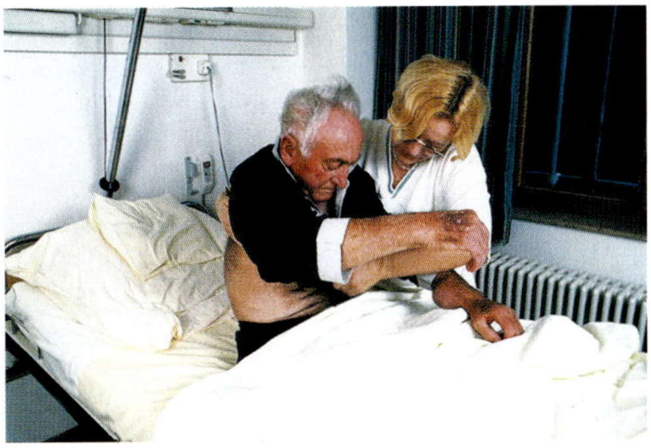

b

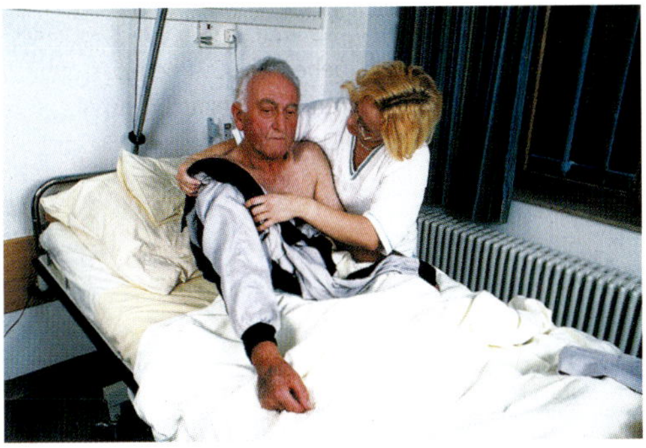

c

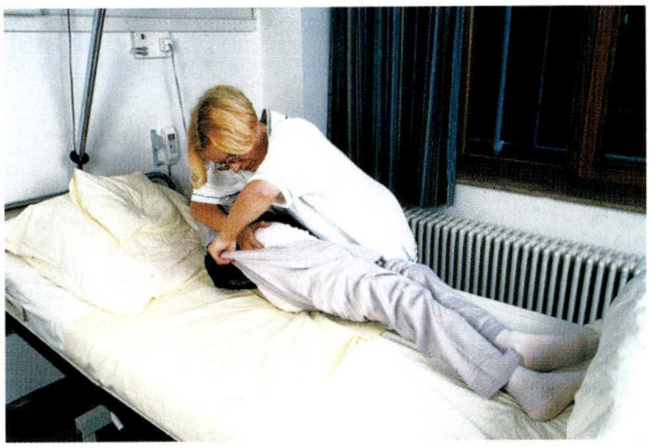

d

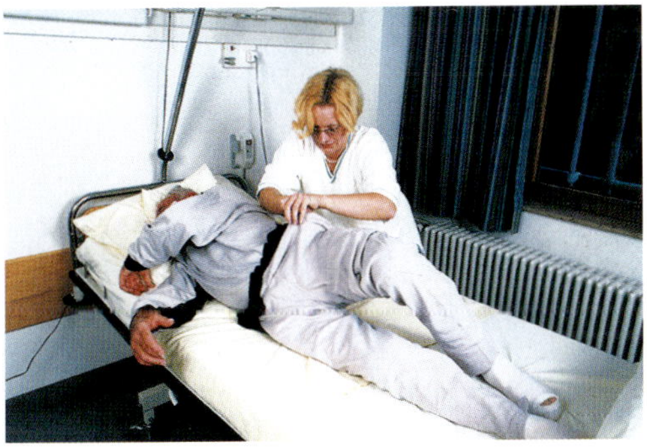

e

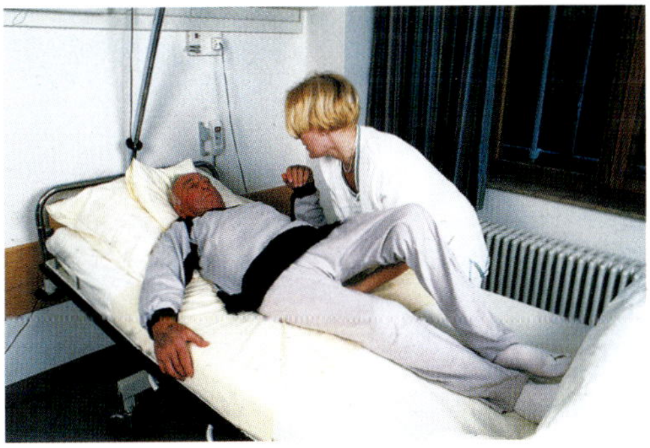

f

Schlafanzugwechsel bei Patienten mit laufender Infusion

Durchführung

- Hände nach ▸ ***Hygieneplan*** desinfizieren,
- Patienten über geplante Maßnahme informieren, Bekleidungswunsch erfragen, Fenster und Türen rechtzeitig schließen, damit das Zimmer nicht zu kalt ist,
- Besucher aus dem Patientenzimmer bitten, um die Intimsphäre des Patienten zu wahren; ggf. Trennwand aufstellen, um den Patient vor den Blicken der Mitpatienten abzuschirmen,
- ▸ ***Patientenbett*** auf eine Rücken schonende Arbeitshöhe bringen,
- Patient fragen, welche Kleidung er tragen möchte und neue Wäsche in Griffnähe bereitlegen,

- alle Verschlüsse des neuen Schlafanzugs öffnen oder vom Patienten öffnen lassen, wenn er dies noch selbst tun kann; ihn, wenn nötig, beim Aufsitzen im Bett und beim Öffnen der Verschlüsse unterstützen,
- ▸ *Infusion* mit der Rollerklemme abstellen (**Abb. A6 a**) und Belüftungsklappe am ▸ *Infusionssystem* schließen (vermeidet ein Benetzen des Luftfilters beim Hantieren mit der Infusionsflasche),
- Patienten, wenn möglich, im Bett aufsetzen und seinen Oberkörper in eine leichte Vorlage bringen,
- Schlafanzugoberteil aufrollen und kopfwärts schieben,
- vorsichtig Ärmel vom infusionsfreien Arm abziehen und Kopf durch den Halsausschnitt durchführen,
- zweiten Ärmel vorsichtig bis zur ▸ *Venenverweilkanüle* abstreifen,
- vor dem weiteren Ausziehen die Kanüle durch Auflegen der Handfläche auf die Kanüle sichern (dadurch wird eine mechanische Irritation oder gar ein Herausreißen des venösen Zugangs vermieden), mit der anderen Hand Ärmel vollends abziehen (**Abb. A6 b**),
- Oberteil hängt lose über dem Infusionsschlauch, Hand von der Patientenseite her in den Ärmel einführen, Infusionsflasche aus der Halterung nehmen (**Abb. A6 c**) und durch den Ärmel führen,
- altes Oberteil zur Seite legen und Ärmel des neuen Oberteils aufrollen,
- von der Patientenseite her in den Ärmel greifen, durch die Infusionsflasche führen (**Abb. A6 d**) und wieder aufhängen (**Abb. A6 e**),
- mit der einen Hand durch den Ärmel dem Patienten „entgegenkommen", die Kanüle mit der Handfläche wieder sichern und mit der anderen Hand den Ärmel nach oben ziehen,
- Oberteil über den Kopf ziehen helfen und Patient in den zweiten Ärmel schlüpfen lassen,
- Kleidung vollständig glatt ziehen, Belüftungsklappe und Rollenklemme der Infusion öffnen, Tropfenzahl einstellen und ▸ *Infusionsgeschwindigkeit* kontrollieren.

Nachbereitung

- fragen, ob Fenster wieder geöffnet werden soll,
- gebrauchte Materialien sachgerecht ver- bzw. entsorgen (z. B. gewechselten Schlafanzug zur Schmutzwäsche geben),
- Sich vor dem Verlassen des Zimmers nach dem Befinden des Patienten und seiner Bedürfnisse bezüglich

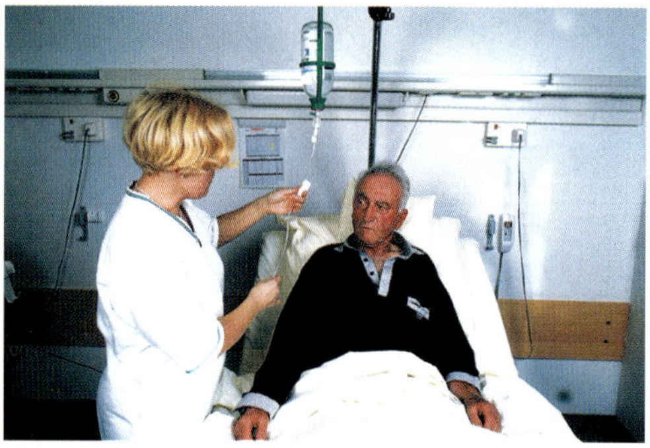

Abb. A6 a.

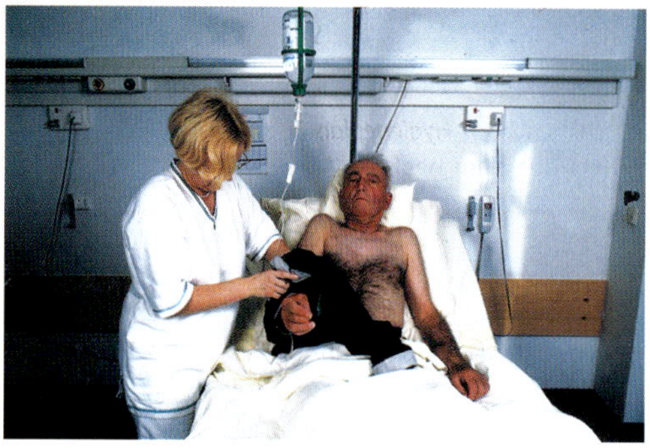

b

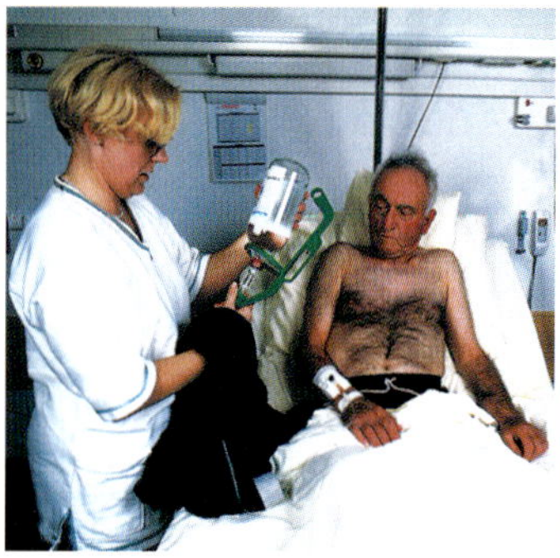

c

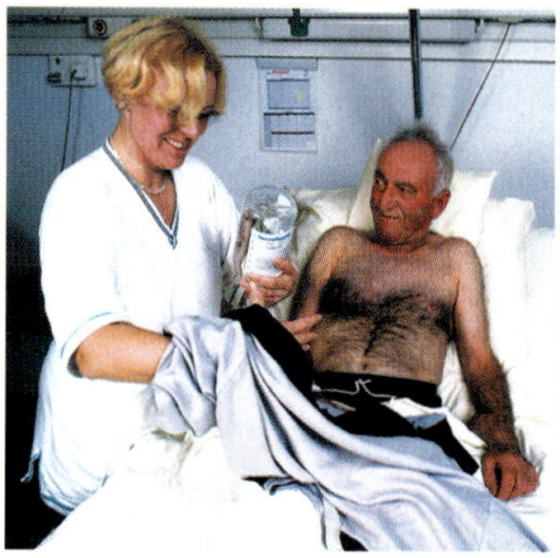

d

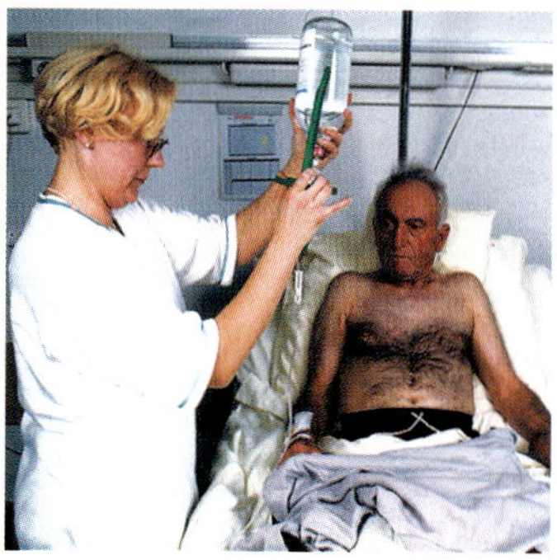

e

Lagerung, Getränken, Belüftung des Zimmers usw. erkundigen.
- abschließend nach ▶ ***Hygieneplan*** Hände desinfizieren,
- Maßnahme durch Eintragung in die ▶ ***Patientendokumentation*** mit Handzeichen und Uhrzeit dokumentieren.
- **Blick zurück:** Ist für den nächsten Wäschewechsel noch genügend Wäsche vorhanden? Steht ein Getränk in Reichweite? Ist die Rufanlage in Griffnähe?

M Perfusoren dürfen für einen Wäschewechsel nicht aus der Halterung genommen werden, da dadurch die Gefahr einer ▶ ***Bolusgabe*** besteht. Evtl. muss kurz abgestöpselt werden, wenn hierfür keine Kontraindikation vorliegt. Es gilt abzuwägen, ob bei häufig notwendigem Wäschewechsel ein Flügelhemd dem eigenen Schlafanzug nicht vorzuziehen ist. Der Arm mit dem Zugang würde dann frei bleiben, der Ärmel nur locker darüber gelegt.

Wie der Schlafanzug bei einem Patienten mit laufender Infusion gewechselt wird, können Sie sich auf der DVD ansehen.

Anziehhilfe bei Patienten mit Halbseitenlähmung nach dem Bobath-Konzept

Durchführung

- Hände nach ▶ ***Hygieneplan*** desinfizieren,
- Patienten über geplante Maßnahme informieren, Bekleidungswunsch erfragen, Fenster und Türen rechtzeitig schließen, damit das Zimmer nicht zu kalt ist,
- Besucher aus dem Patientenzimmer bitten, um die Intimsphäre des Patienten zu wahren; ggf. Trennwand aufstellen, um den Patient vor den Blicken der Mitpatienten abzuschirmen,
- Patienten nach dem Bobath-Konzept vom Bett in den Stuhl mobilisieren (S. 62) und fragen, welche Kleidung er tragen möchte; neue Wäsche in Griffnähe bereitlegen,
- alle Verschlüsse des neuen Schlafanzugs öffnen oder vom Patienten öffnen lassen, wenn er dies noch selbst tun kann; ihn, wenn nötig, beim Öffnen der Verschlüsse unterstützen; Schuhe griffbereit stellen,
- Patient sitzt auf der vorderen Sitzfläche, seine Füße stehen parallel fest auf dem Boden, der betroffene Arm liegt auf dem Oberschenkel (**Abb. A7 a**),
- Patient legt mit der nicht betroffenen Hand das Unterhemd mit dem Rückenteil nach oben auf seine Oberschenkel; Halsausschnitt zeigt dabei in Richtung Knie,
- Hemd vom Saum bis zum Armloch zum Einführen des betroffenen Arms raffen (der Ärmel soll zwischen den Oberschenkeln frei hängen), hat das Kleidungsstück einen festen Saum (z. B. Pullover oder T-Shirt), kann dieser um die Knie gespannt werden, um ein Verrutschen zu verhindern,
- Patient ergreift mit der nicht betroffenen Hand die betroffene und unterstützt durch Beugung des Oberkörpers nach vorne die Einführung der betroffenen Hand in das Armloch (**Abb. A7 b**),
- mit der nicht betroffenen Hand das Kleidungsstück bei noch immer nach vorne geneigtem Oberkörper über den Arm bis zur Schulter ziehen bzw., wenn nötig, den Patienten dabei unterstützen,
- Patient schlüpft mit der nicht betroffenen Hand in den anderen Ärmel, beim weiteren Hochziehen des Ärmels unterstützen; anschließend das Kleidungsstück über den Kopf ziehen lassen und glatt ziehen,
- Patient ergreift mit gefalteten Händen das Knie des betroffenen Beins, um es über das gesunde Bein zu legen; die Bewegung mit einer Hand am Schulterblatt unterstützen, mit der anderen Hand unterhalb des Knies (**Abb. A7 c**),
- zum Anziehen der Hose kann der Patient sich mit der betroffenen Seite gegen die Pflegeperson lehnen; beim Einführen des betroffenen Beins behilflich sein, mit der anderen Hand die Bewegung am Oberkörper unterstützen (**Abb. A7 d**),
- Hose bis zum Knie des betroffenen Beins ziehen, danach Strumpf und Schuh anziehen (evtl. als Hilfsmittel einen ▶ ***Strumpfanzieher*** einsetzen und Anwendung erklären); Schuhe schließen (am besten eignen sich Schuhe mit Klettverschluss),
- Patient umfasst das Knie mit gefalteten Händen, hält die Hose dabei fest und stellt das Bein auf den Boden,
- Patient schlüpft mit dem nicht betroffenen Bein in das zweite Hosenbein und zieht den zweiten Strumpf an; Hose soweit wie möglich hochziehen und dabei festhalten, beim Schließen der Hose unterstützen.

Nachbereitung

- Patienten z. B. an den Tisch begleiten, vor dem Verlassen nachfragen, ob er bequem sitzt und die Kleidung nicht einengt bzw. faltenfrei anliegt,
- sich vor dem Verlassen des Zimmers nach dem Befinden des Patienten und seiner Bedürfnisse bezüglich Lagerung, Getränken, Belüftung des Zimmers usw. erkundigen,
- abschließend Hände nach ▶ ***Hygieneplan*** desinfizieren,
- Maßnahme durch Eintragung in die ▶ ***Patientendokumentation*** mit Handzeichen und Uhrzeit dokumentieren.
- **Blick zurück:** Ist für den nächsten Wäschewechsel noch genügend Wäsche vorhanden? Steht ein Getränk in Reichweite? Ist die Rufanlage in Griffnähe? Sind die Bremsen des Rollstuhls angezogen?

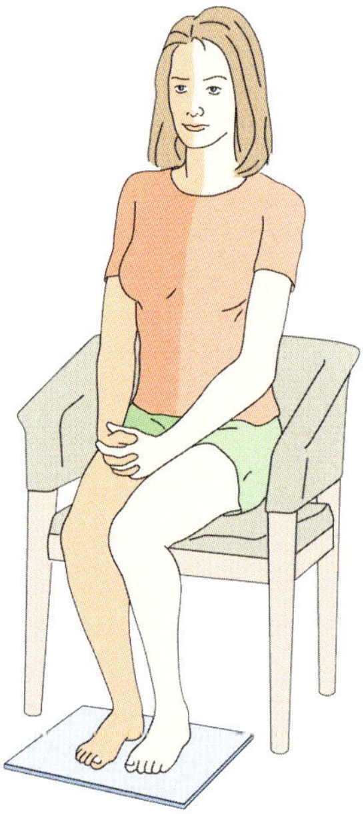

Abb. A7 a.

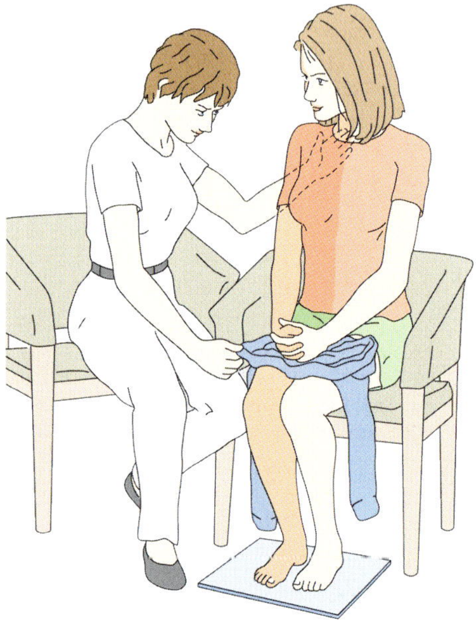

b

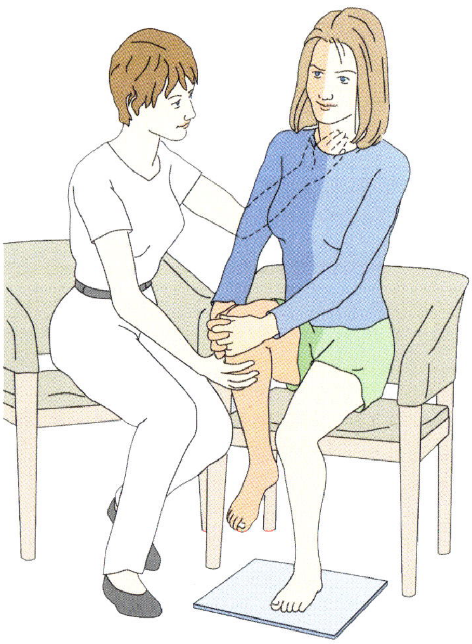

c

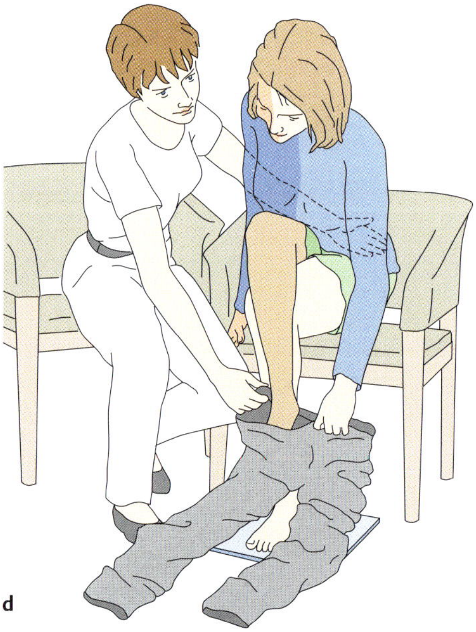

d

M Während des Anziehens unterstützt und sichert die Pflegeperson den Patienten. Nehmen Sie ihm bitte nicht zu viel oder vorschnell Tätigkeiten aus der Hand. Gerade für Patienten mit Hemiplegie ist das Ankleiden eine wichtige Übung im Rahmen der Rehabilitation. Wichtig ist es auch zu überlegen, ob der Patient durch Hilfsmittel wie Knöpfhilfen oder Strumpfanzieher noch zusätzlich unterstützt werden kann, in deren Anwendung Sie ihn einführen können.

Kinderkrankenpflege

Da Kinder im Laufe ihrer Entwicklung lernen, ihre Körperpflege selbst durchzuführen, muss die Pflegeperson Eckpunkte der Entwicklung kennen. Daher sind die wichtigsten Entwicklungsschritte in **Tab. A.1** zusammengefasst.

Infobox

Literatur

Runge M, Rehfeld G. Geriatrische Rehabilitation im Therapeutischen Team. Stuttgart: Thieme; 2000

Urbas L. Pflege eines Menschen mit Hemiplegie nach dem Bobath-Konzept, 3. Aufl. Stuttgart: Thieme; 2005

Internetadressen

http://www.behinderte.de

http://www.bar-frankfurt.de

Tab. A1 Eckpunkte der kindlichen Entwicklung.

Alter	Entwicklungsschritt in Bezug auf „Sich Kleiden und Pflegen" und „Ausscheidung"
Geburt bis 15 Monate	Das Neugeborene, der Säugling und das Kleinkind sind völlig abhängig von den sie betreuenden Personen.
ab etwa 15 Monate	Das Kind kann nach Aufforderung einen Arm oder ein Bein strecken und so beim An- und Ausziehen mithelfen.
ab etwa 18 Monate	Das Kleinkind kann Kleidungsstücke wie z. B. Handschuhe, Socken und Mütze ausziehen und einen Reißverschluss öffnen.
ab etwa 24 Monate	Das Kleinkind kann alleine die Schuhe ausziehen und einfache Kleidungsstücke selbst anziehen. Es hilft beim Haare waschen und Kämmen. Die Eltern können mit dem Toilettentraining beginnen.
ab etwa 30 Monate	Das Kind kann das Töpfchen selbst benutzen, benötigt aber noch Hilfe beim Abputzen. Unter Aufsicht kann es die Hände waschen und abtrocknen und das Handtuch zum Trocknen wieder aufhängen.
ab etwa 3 Jahre	Das Kind kann die Schuhe selbst anziehen, muss aber darauf hingewiesen werden, welcher Schuh an den linken bzw. rechten Fuß gezogen wird. Es kann Knöpfe auf -und zuknöpfen und sich anziehen, braucht aber noch Hilfestellung, z. B. beim Umgang mit Knöpfen auf dem Rücken. Das Kind ist tagsüber evtl. bereits trocken und kann sich selbst auf die Toilette setzen. Es kann sich nach dem Toilettengang selbstständig die Hände waschen.
ab etwa 4 Jahre	Das Kind kann selbst die Schuhe zubinden. Waschen und Zähneputzen werden mit Hilfestellung durchgeführt. Das Kind kann sich nach dem Toilettengang selbständig abputzen und benützt die Toilettenspülung. Evtl. ist es auch nachts trocken.
ab etwa 5 Jahre	Das Kind entwickelt ein ausgeprägtes ▸ *Schamgefühl*. Es möchte nicht mehr von den Eltern im Genitalbereich gewaschen werden und zieht sich nur ungern vor Fremden (z. B. Pflegepersonal und Ärzten) aus.
ab etwa 6 bis 7 Jahre	Das Schulkind kann alleine baden und sich auf das „zu Bett gehen" vorbereiten. Es kann seine Haare selbstständig kämmen oder bürsten.
ab etwa 10 Jahre	Das Kind ist völlig selbstständig in Bezug auf Körperpflege und Kleidung, ggf. müssen die Eltern es darauf hinweisen, dass die Körperpflege wichtig ist.
ab etwa 12 Jahre	Für Mädchen wird das Tragen eines Büstenhalters zum Thema sowie die Monatshygiene beim Einsetzen der ▸ *Menstruation* (▸ *Menarche*).
ab etwa 14 Jahre	Für Jungen wird das Rasieren wichtig.

Aromapflege, -therapie

Definition
Die Aromapflege, -therapie umfasst die Verwendung von ▸ *Duftstoffen* zur ▸ *Heilung*, Linderung oder Verhinderung von Krankheiten, Infektionen, Beschwerden und Unwohlsein.

Sobald ätherische Öle nach ärztlicher Anordnung auf erkrankte Haut- bzw. Schleimhautareale aufgetragen werden, spricht man von Aromatherapie.

Die Aromen stammen von Pflanzen, Kräutern, Bäumen, Blumen usw., aus denen ▸ *ätherische Öle* erzeugt werden, die heilend und vorbeugend wirken. Diese Öle können für ▸ *Massagen*, Bäder, ▸ *Inhalationen*, Vernebelungen, Einnahmen, Raumbeduftung, medizinische Fußbäder usw. verwendet werden.

Ziel
Je nach Zusammensetzung und Auswahl sollen die Aromen beruhigend und entspannend oder anregend auf den Stoffwechsel wirken und durch ▸ *antiseptische* Eigenschaften, ▸ *pathogene* Keime abtöten.

Indikationen
Eine Aromatherapie kann z. B. eingesetzt werden zur:
- äußeren Anwendung: Waschung, Bad, ▸ *Wickel*, Umschlag, Einreibung, Massage,
- inneren Anwendung: Tee, Saft, Tropfen, Inhalation,
- Raumaromatisierung.

Ätherische Öle und ihre Wirkung und Nebenwirkungen

Die Wirkungen der verschiedenen ätherischen Öle sind in **Tab. A2** zusammengefasst.

Ätherische Öle mit antibakterieller Wirkung: Besonders stark antibakteriell (gegen Bakterien) wirken ätherische Öle von Thymian, Oregano, Nelke, Bohnenkraut und Zimt.

Ätherische Öle mit fungizider Wirkung: Besonders stark fungizid (gegen Pilze) wirken ätherische Öle von Thymian, Oregano, Bohnenkraut, Lavendel und Teebaum.

Ätherische Öle mit antiviraler Wirkung: Besonders stark antiviral (gegen Viren) wirken ätherische Öle von Eukalyptus, Teebaum, Zitrone, Melisse, Ysop und Zypresse.

Ätherische Öle mit schleimlösender Wirkung: Besonders stark schleimlösend wirken ätherische Öle von Rosmarin und Eukalyptus.

M Ätherische Öle sind **nicht** frei von ▸ *Nebenwirkungen: Allergische Reaktionen*, ▸ *Asthma* und ▸ *epileptische Anfälle* sind mögliche Reaktionen. Grundsätzlich sollen ätherische Öle sparsam und niedrig dosiert angewendet werden. Ätherische Öle dürfen nicht in Kontakt mit den Augen oder den ▸ *Schleimhäuten* kommen.

Tab. A2 Ätherische Öle und ihre Wirkung

Substanz	Wirkung
Eukalyptus	desinfizierend, schleimlösend
Jasmin	entspannend, entkrampfend, harmonisierend
Lavendel	psychisch ausgleichend, beruhigend, schlaffördernd, schmerzlindernd
Melisse	entkrampfend, entblähend, antibakteriell, ▸ antiviral, beruhigend
Pfefferminze	entzündungshemmend, desinfizierend, psychisch anregend, kühlend, durchblutungsfördernd
Kamille	entzündungshemmend, entspannend, beruhigend, schmerzlindernd, antiseptisch, krampflösend
Thymian	durchblutungsfördernd, schleimlösend, antiseptisch

Formen der Anwendung und Dosierungen

Einreibungen: Verteilung einer Aromalotion auf die Haut (s. Einreibungen; S. 98).

Dosierung: ca. 15 – 20 Tropfen auf 50 ml Trägerlösung (z. B. Weizenkeimöl, Sonnenblumen-, Nuss oder Olivenöl).

Aromabad (s. Baden eines Patienten, S. 24): Das warme Wasser fördert die Durchblutung des Körpers und sorgt so für die rasche Aufnahme des Öls über die Haut. Ätherische Öle verdunsten auch zusammen mit dem Badewasser und werden während des Bades inhaliert.

Dosierung: ca. 5 – 10 Tropfen für ein Vollbad.

Aromalampe (**Abb. A8**): Das ätherische Öl wird zusammen mit Wasser in der Verdunstungsschale der Aromalampe von einem Teelicht erwärmt. Eine Aromalampe sollte nicht länger als 4 Stunden brennen, da ständige Sinnesreize über die Nase zu Kopfschmerzen und Übelkeit führen können.

Dosierung: ca. 2 Tropfen in die Verdunstungsschale für 2 × 20 Minuten täglich.

Inhalation (s. Inhalationen, S. 143): Ein bis zwei Tropfen ätherische Öle in einem Liter kochend heißem Wasser verbinden sich mit dem ▸ *Wasserdampf* und werden so tief in die Atemwege transportiert.

Dosierung: ca. 3 – 4 Tropfen in kochendes Wasser.

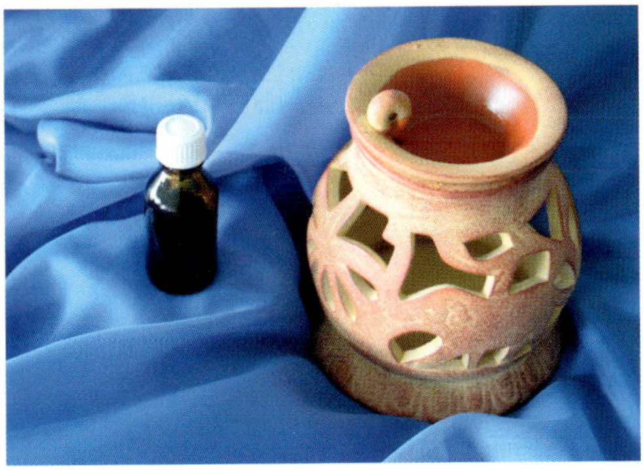

Abb. A8.

Infobox

Literatur

Werner M. Praxis Aromatherapie. Stuttgart: Haug; 2005
Lubinic E. Aroma-Balance: Wohlfühlen mit Düften. Stuttgart: Haug; 2005
Zimmermann E. Aromatherapie für Pflege- und Heilberufe, 3. Aufl. Stuttgart: Sonntag,; 2005

Internetadresse

http://www.wikipedia.org

Augenpflege

Definitionen

Augenpflege umfasst das Beobachten des Auges, das Entfernen von Verkrustungen und Verklebungen und das Applizieren von Augentropfen oder -salben nach Anordnung des Arztes sowie das Anlegen von Augenverbänden.

Augenprothese: ein dem Auge weitgehend nachgebildete schalenförmige Glas- oder Kunststoffprothese.

Augensalbenapplikation: Applikation (Verabreichung) eines ca. 0,5 – 1,0 cm langen Salbenstranges direkt aus der Tube in den Bindehautsack.

Augenspülung: Einbringen einer Spülflüssigkeit (z. B. NaCl 0,9 %) über das Auge und den Bindehautsack zur Verdünnung und Entfernung von z. B. Säuren, Laugen und festen Fremdkörpern.

Augentropfenapplikation: Applikation (Verabreichung) einer bestimmten Anzahl von Augentropfen in den Bindehautsack.

Augenverbände: Verbinden des Auges mit z. B. Augenkompressen, Binden oder Fertigverbänden (Uhrglasverband). Zum Anlegen von Augenverbänden s. Verbandtechniken (S. 341).

Kontaktlinse: dünne, uhrglasförmige, randgeschliffene Linse aus unterschiedlichen Materialien zum Aufsetzen auf die Hornhaut des Auges.

Umgang mit einer Augenprothese

Ziele

- Reinigung und korrekte Pflege der Augenprothese,
- gesunde Augenhöhle.

Indikationen

Der Umgang mit einer Augenprothese ist z. B. indiziert bei:

- Herausnehmen im Rahmen der Reinigung (mind. alle 2 Wochen oder bei Bedarf),
- verstärkter Sekretbildung,
- Inspektion der Augenhöhle.

Vorbereitung der Materialien

- Einmalnierenschale aus Zellstoff bzw. Behälter für die Prothese,
- evtl. weiches Tuch,
- Behälter mit lauwarmem Wasser,
- evtl. Glasstäbchen,
- Schutzhandschuhe,
- evtl. 0,9 %ige NaCl-Spüllösung,
- Spritze,
- Aufziehkanüle,
- Bettschutz,
- Kompressen.

Durchführung

- Hände nach ► *Hygieneplan* desinfizieren,
- benötigte Gegenstände auf desinfizierter Arbeitsfläche (z. B. Tablett) richten und Vollständigkeit überprüfen,
- Patienten über geplante Maßnahme informieren, den Zeitpunkt mit ihm abstimmen, Fenster und Türen rechtzeitig schließen,
- Patient vor den Blicken der Mitpatienten abschirmen, Besucher aus dem Zimmer bitten,
- ► *Patientenbett* auf eine Rücken schonende Arbeitshöhe bringen,
- Oberkörper des Patienten leicht erhöht lagern und Schutzhandschuhe anziehen,

- Patient, wenn möglich, ▸ ***Glasauge*** selbst herausnehmen lassen. Nierenschale oder Behälter für die Prothese unter das Gesicht halten, um Weg bis zum Ablegen des Auges möglichst kurz zu halten und damit die Gefahr des Herunterfallens zu reduzieren. Beim Herausnehmen der Prothese am Tisch weiches Tuch unterlegen, um Beschädigung beim Herausfallen zu vermeiden,
- zum Herausnehmen schaut Patient nach oben und zieht das Unterlid so weit herunter, bis der Rand der Prothese frei liegt,
- dann Zeigefinger unter den Rand des Glasauges schieben und mit dem Mittelfinger weiter abheben (**Abb. A9 a**).
- Wenn Pflegeperson das Herausnehmen der Prothese übernimmt, Patient nach oben schauen lassen, Unterlid abheben bis der Rand der Prothese frei liegt und Prothese mit Zeige- oder Mittelfinger abheben (evtl. kann dazu z. B. ein Glasstäbchen verwendet werden),
- wenn die Prothese herausgenommen ist (**Abb. A9 b**), diese möglichst rasch in einen entsprechenden Behälter oder in Nierenschale ablegen, weil die Gefahr besteht, dass sie aus den Fingern gleitet.

M Um einer Beschädigung der Prothese (besteht i. d. R. aus Kryolit-Glas) vorzubeugen, sollte diese grundsätzlich über einer weichen Unterlage (z. B. Handtuch) eingesetzt und herausgenommen werden. Mit der Prothese bitte nicht über dem Waschbecken oder über Steinfußböden hantieren!

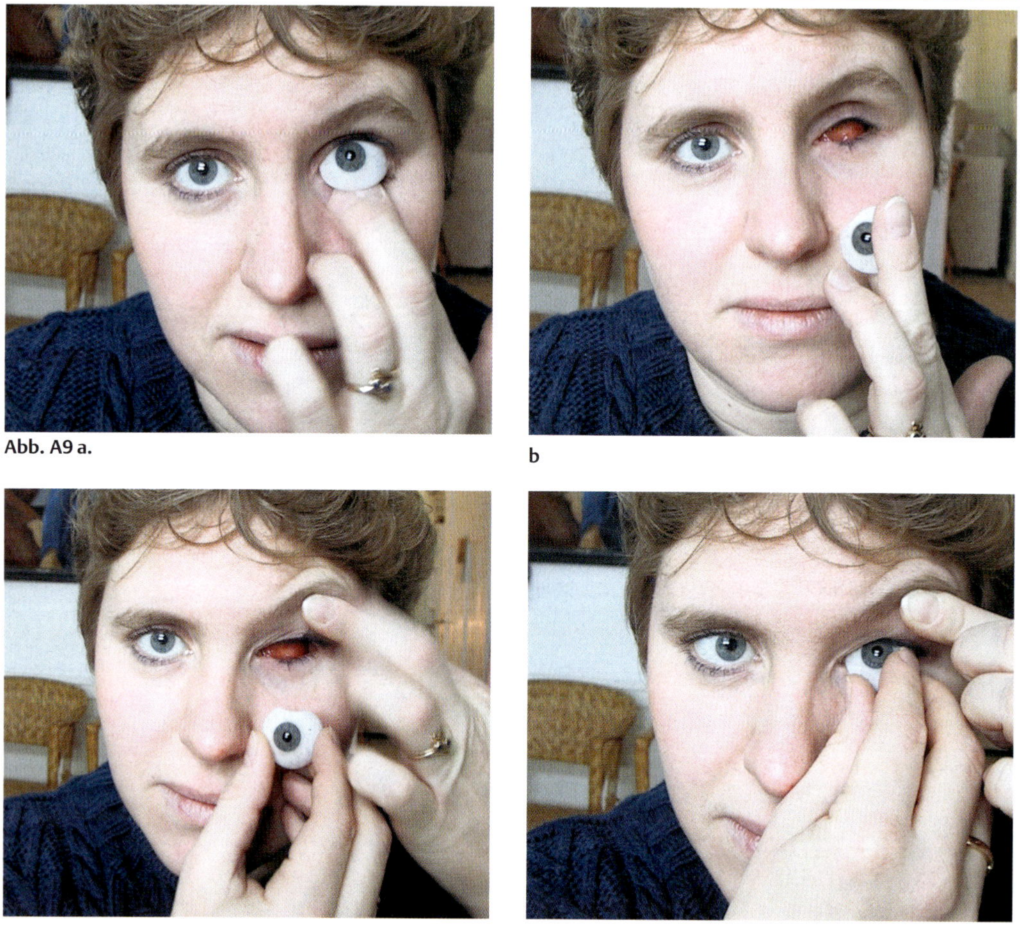

Abb. A9 a. b c d

- Prothese in lauwarmem Wasser reinigen, da heißes oder kaltes Wasser die Haltbarkeit des Materials beeinträchtigt (bei Verkrustungen Prothese ca. 10 Min. in NaCl-Lösung einlegen),
- Augenhöhle inspizieren. Ist die Oberfläche der Prothese abgetragen und rau, kann es zu erhöhtem Tränenfluss und zur Absonderung von gelblichem Sekret kommen (Arzt informieren!). Bei Verkrustungen Augenhöhle nach Arztanordnung z. B. mit NaCl-Lösung spülen,
- zum Einsetzen der Prothese Oberlid anheben (**Abb. A9 c**), die Prothese sollte feucht sein, um besser in die Augenhöhle zu gleiten. I.d.R. zeigt der kurze Teil der Prothese zur Nase.
- Prothese unter das angehobene Oberlid schieben, dabei mit Daumen und Zeigefinger festhalten (**Abb. A9 d**),
- Unterlid leicht herunterziehen und Prothese in die Augenhöhle gleiten lassen.

P Hat der Patient das Gefühl, dass die Prothese nicht richtig sitzt, kann dies daran liegen, dass Luft mit eingesetzt wurde. Durch leichten Fingerdruck auf die Prothese kann die Luft entweichen.

Nachbereitung
- Patienten ggf. beim Rücklagern unterstützen.
- gebrauchte Materialien sachgerecht entsorgen,
- sich vor dem Verlassen des Zimmers nach dem Befinden des Patienten und seiner Bedürfnisse bezüglich Lagerung, Getränken, Belüftung des Zimmers usw. erkundigen,
- abschließend Hände nach ▸ ***Hygieneplan*** desinfizieren,
- Maßnahme durch Eintragung in die ▸ ***Patientendokumentation*** mit Handzeichen und Uhrzeit dokumentieren.
- **Blick zurück:** korrekter Sitz der Augenprothese? Rufanlage, Getränke in Reichweite?

Augenspülung

Ziel
Ziel ist es, schnellstmöglich z. B. ▸ ***ätzende Substanzen*** oder ▸ ***Fremdkörperpartikel*** aus dem Bindehautsack zu entfernen (durch reichliches Spülen mit Wasser oder physiologischer ▸ ***Kochsalzlösung***).

Indikationen
Indiziert ist eine Augenspülung z. B. bei:
- Augeninfektion mit Bildung von ▸ ***Sekreten,***
- Reinigung des Auges.

Vorbereitung der Materialien
- körperwarme Spüllösung (bei Verätzung mehrere Liter NaCl-Lösung),
- Ausgussgefäß,
- Nierenschale,
- Bettschutz,
- Zellstoff,
- Schutzhandschuhe.

Durchführung
- Hände nach ▸ ***Hygieneplan*** desinfizieren,
- benötigte Gegenstände auf desinfizierter Arbeitsfläche (z. B. fahrbarer Tisch) bereitstellen und Schutzhandschuhe anziehen.

M Machen Sie sich darauf gefasst, dass Verätzungen am Auge ein dramatisches Bild bieten können. Meist werden sie in der Ambulanz der Augenklinik behandelt. Oft windet sich der Patient vor Schmerzen und muss evtl. für die Behandlung fixiert werden (S. 120). Meist verabreicht der Arzt ein Anästhetikum.

- ▸ ***Patientenbett*** auf eine Rücken schonende Arbeitshöhe bringen,
- Oberkörper des Patienten erhöht lagern, bewusstlose Patienten in ▸ ***stabile Seitenlage*** (S. 229 f) bringen (ist nur ein Auge betroffen, Kopf des Patienten so drehen, dass die Spülflüssigkeit nicht über das nicht betroffene Auge läuft),
- Bettschutz positionieren,
- Augenlider spreizen und Nierenschale seitlich an das Gesicht anlegen und Spüllösung über das betroffene Auge fließen lassen,
- von innen nach außen spülen, entgegengesetzt der physiologischen Tränenflussrichtung, um einen Kontakt der Flüssigkeit mit dem gegenseitigen Auge zu vermeiden,
- je nach Ausmaß der Verätzung evtl. mehrere Liter Spülflüssigkeit verwenden (bei Verätzungen gewährleisten, dass die ätzende Substanz nicht ins andere Auge gelangt. Sie soll auf dem kürzesten Weg an der Gesichtshälfte abtropfen),
- Spüllösung vom Gesicht des Patienten abwischen und beim Rücklagern behilflich sein.

Wie eine Augenspülung durch zwei Pflegende durchgeführt wird, können Sie sich auf der DVD ansehen.

Nachbereitung
- Vor der Verlegung des Patienten nach Ausmaß der Schmerzen erkundigen, ggf. Arzt bei Schmerzmittelbedarf informieren; sich nach weiteren Bedürfnissen erkundigen und Patient nicht allein lassen,

- sich vor dem Verlassen des Zimmers nach dem Befinden des Patienten und seiner Bedürfnisse bezüglich Lagerung, Getränken, Belüftung des Zimmers usw. erkundigen,
- gebrauchte Materialien sachgerecht entsorgen,
- abschließend Hände nach ▸ *Hygieneplan* desinfizieren,
- Maßnahme durch Eintragung in die ▸ *Patientendokumentation* mit Handzeichen und Uhrzeit dokumentieren.
- **Blick zurück**: Wie ist die Schmerzsituation des Patienten? Ist der Bettschutz wieder entfernt? Ist das Bett nass geworden?

Augensalbenapplikation

Ziel

Ziel ist es, Medikamente auf Salbenbasis in den Bindehautsack einzubringen.

Indikationen

Indiziert ist eine Augensalbenapplikation z. B. bei:

- Kortisonsalbe bei allergischen Augenerkrankungen,
- Fettsalbe bei fehlendem Lidschlag.

Vorbereitung der Materialien

- Handschuhe,
- verordnete Augensalbe,
- Kompresse,
- Abwurfbehälter.

Durchführung

- Hände nach ▸ *Hygieneplan* desinfizieren,
- benötigte Gegenstände auf desinfizierter Arbeitsfläche richten, Anbruchdatum der Salbe und Name des Patienten kontrollieren.

M Bitte achten Sie darauf, dass jeder Patient eine eigene Salbentube hat, um Kreuzinfektionen zu vermeiden.

- Patienten über geplante Maßnahme informieren (auch bewusstlose Patienten!),
- Oberkörper des Patienten, wenn möglich, leicht erhöht lagern,
- ▸ *Patientenbett* auf eine Rücken schonende Arbeitshöhe bringen,
- Schutzhandschuhe anziehen und Auge auf z. B. Rötung, Schwellung und Sekretabsonderung inspizieren,
- Unterlid mit Augenkompresse an den Augenwimpern abheben und einen ca. 0,5 cm langen Salbenstrang in den Bindehautsack einbringen (**Abb. A10**),
- Augen schließen lassen und überschüssige Augensalbe mit einer Kompresse vorsichtig abwischen,
- Patienten ggf. beim Rücklagern unterstützen.

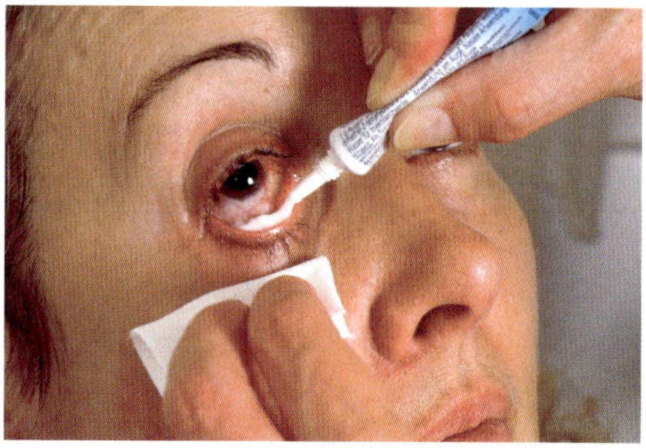

Abb. A10.

Schauen Sie sich auf der DVD an, wie nach der Gabe von Augentropfen die Augensalbe appliziert wird.

Nachbereitung

- Sich vor dem Verlassen des Zimmers nach dem Befinden des Patienten und seiner Bedürfnisse bezüglich Laqerunq, Getränken, Belüftung des Zimmers usw. erkundigen,
- gebrauchte Materialien sachgerecht ver- bzw. entsorgen,
- abschließend Hände nach ▸ *Hygieneplan* desinfizieren,
- Maßnahme durch Eintragung in ddie ▸ *Patientendokumentation* mit Handzeichen und Uhrzeit dokumentieren.
- **Blick zurück:** Sind überschüssige Salbenreste entfernt? Ist die Rufanlage in Reichweite?

Augentropfenapplikation

Ziel

Ziel ist die Instillation von flüssigen Medikamenten in den Bindehautsack.

Indikationen

Indiziert ist eine Augentropfenapplikation z. B.:

- diagnostisch: bei Pupillenerweiterung (▸ *Mydriatika*) zur Untersuchung des Augenhintergrundes,
- therapeutisch: zur Behandlung eines Glaukoms durch ▸ *Miotika*, Antiallergika, Antibiotika.

Vorbereitung der Materialien

- Handschuhe,
- verordnete Augentropfen,
- Kompressen,
- Abwurfbehälter.

Durchführung
- Hände nach ▸ *Hygieneplan* desinfizieren,
- benötigte Gegenstände auf desinfizierter Arbeitsfläche richten, Haltbarkeit der Tropfen und Name des Patienten überprüfen.

M Jeder Patient sollte seine eigenen Augentropfen haben, um Kreuzinfektionen zu vermeiden. Augentropfen gibt es auch in Einzelportionen.

- Patienten über geplante Maßnahme informieren (auch bewusstlose Patienten!),
- Oberkörper des Patienten, wenn möglich, leicht erhöht lagern,
- Kopf des Patienten nach hinten neigen lassen, ggf. dabei unterstützen (Patient soll nach oben blicken),
- Schutzhandschuhe anziehen und Auge inspizieren (Rötung? Sekretabsonderung?),
- Unterlid mit Augenkompresse abheben und leicht nach unten ziehen,
- Augentropfen in der verordneten Anzahl aus geringer Höhe in den Bindehautsack einträufeln (**Abb. A.11 a**), Auge dabei nicht berühren,
- Augen nicht sofort schließen lassen um ein Auspressen der Augentropfen zu vermeiden,
- das Auge vorsichtig schließen lassen (das Auge nicht zusammenkneifen, damit die Tropfen nicht ausgepresst werden),
- evtl. austretende Tränenflüssigkeit mit der Kompresse abtupfen (**Abb. A.11 b**).

Auf der DVD können Sie sich ansehen, wie einer Patientin Augentropfen verabreicht werden.

Nachbereitung
- Sich vor dem Verlassen des Zimmers nach dem Befinden des Patienten und seiner Bedürfnisse bezüglich Lagerung, Getränken, Belüftung des Zimmers usw. erkundigen,
- gebrauchte Materialien sachgerecht entsorgen. Muss die Augensalbe im Kühlschrank gelagert werden?
- abschließend Hände nach ▸ *Hygieneplan* desinfizieren,
- Maßnahme durch Eintragung in die ▸ *Patientendokumentation* mit Handzeichen und Uhrzeit dokumentieren,
- **Blick zurück:** Tränt das Auge noch nach? Ist die Rufanlage in Reichweite?

M Bei der Verwendung von Pupillen verändernden Tropfen muss der Patient auf die Nebenwirkungen (z. B. ▸ *Akkommodationsstörung*) hingewiesen werden. Dann sollte eine Pflegeperson beim Aufstehen anwesend sein oder ihn z. B. zu Untersuchungen begleiten.

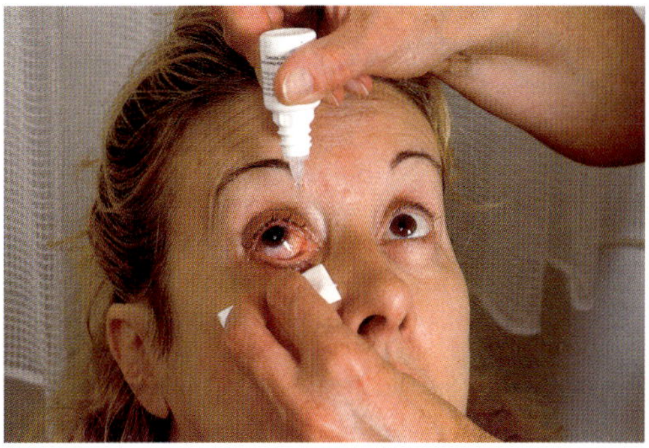

Abb. A11 a.

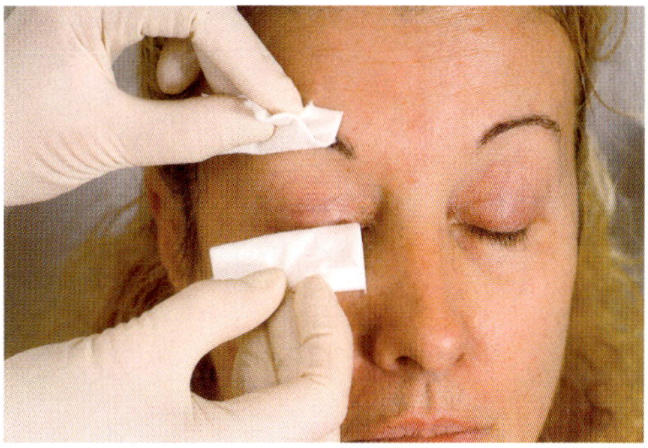

b

Umgang mit Kontaktlinsen

Ziel
Ziel ist der Ausgleich von Refraktionsanomalien in der für den Patienten gewohnten Weise.

Indikationen
Die Pflegeperson übernimmt die Kontaktlinsenpflege z. B. bei Patienten mit Tetraplegie, beidseitigen Handverletzungen, motorischen Störungen usw.

Vorbereitung der Materialien
- spezielle Reinigungslösung,
- evtl. spezielle ▸ *Saugpipette*,
- spezieller Aufbewahrungsbehälter.

Durchführung

- Hände nach ▸ ***Hygieneplan*** desinfizieren,
- benötigte Gegenstände auf desinfizierter Arbeitsfläche richten und Vollständigkeit überprüfen,
- Patienten über geplante Maßnahme informieren (auch bewusstlose Patienten!) und Zeitpunkt mit ihm abstimmen,
- ▸ ***Patientenbett*** auf eine Rücken schonende Arbeitshöhe bringen,
- Oberkörper des Patienten leicht erhöht lagern, Kopf nach vorn neigen,
- Schutzhandschuhe anziehen und geöffnete Hand unter das Auge halten,
- bei harten Kontaktlinsen äußeren Augenwinkel nach oben und außen ziehen, dabei Patienten geradeaus

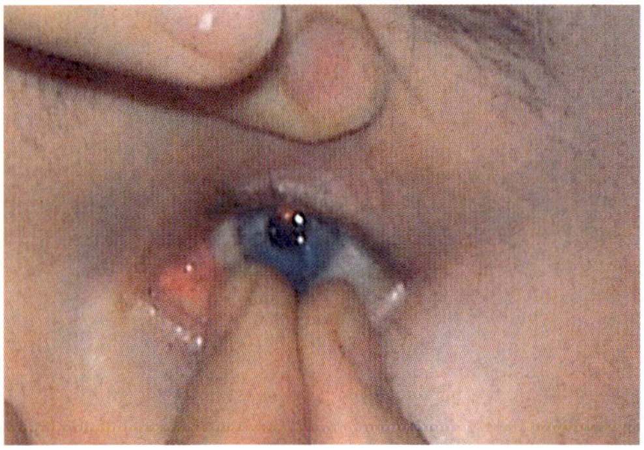

Abb. A12 a.

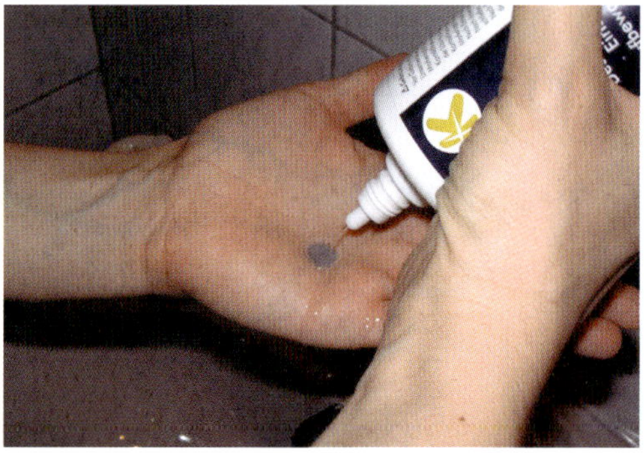

b

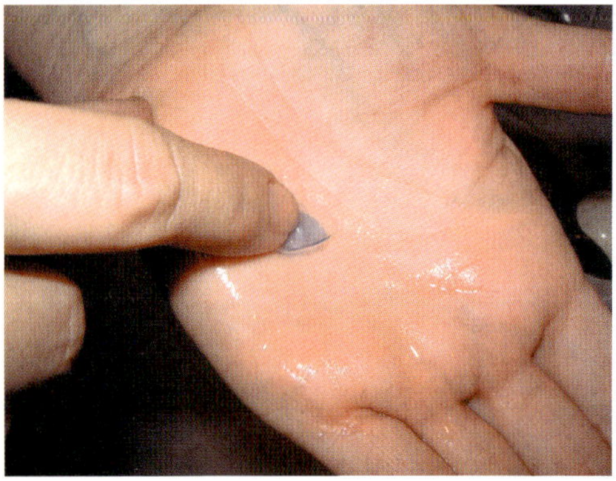

c

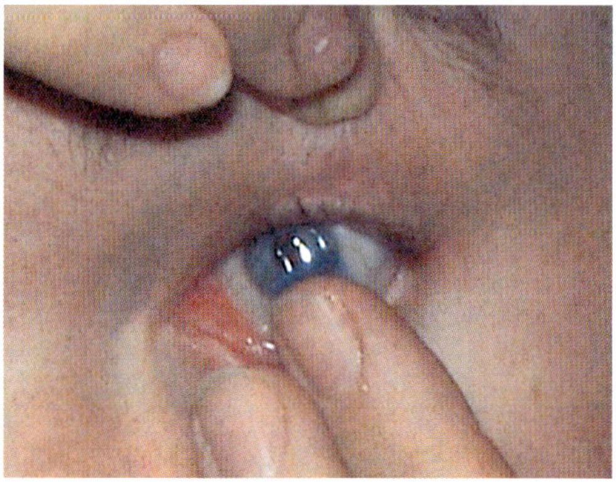

d

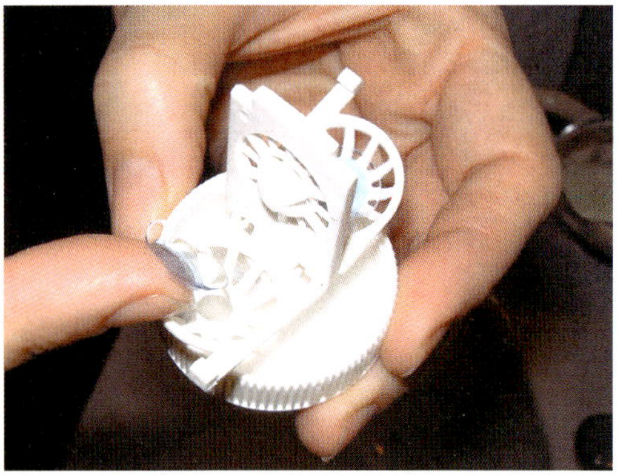

e

blicken und zwinkern lassen; Kontaktlinse fällt in die Hand (alternativ Kontaktlinse mit der Saugpipette entfernen),
- bei weichen Kontaktlinsen die Linse vorsichtig zwischen Daumen und Zeigefinger klemmen und entfernen (**Abb. A.12 a**),
- Linse ausreichend in der Hand mit Reinigungslösung beträufeln (**Abb. A.12 b**); nicht über dem Waschbecken mit offenem Abfluss hantieren, falls die Linse herunterfällt,
- Linse vorsichtig zwischen Daumen und Zeigefinger oder auf der Handfläche massieren (**Abb. A.12 c**),
- zum Einsetzen Linse mit der Wölbung auf die Fingerspitze legen (harte Linsen können auch mit dem Sauger aufgenommen werden),
- Kontaktlinse langsam auf die Mitte des Auges aufsetzen (**Abb. A.12 d**), evtl. durch leichten Druck des Fingers auf das geschlossene Auge Linse ausrichten.

M Linsen über Nacht in einen speziellen Kontaktlinsenbehälter einlegen, der genügend Flüssigkeit enthalten muss, damit die Linsen nicht austrocknen (**Abb. A.12 e**). Achten Sie beim Einlegen der Linsen darauf, dass Sie die Angaben für die rechte („R") und die linke Linse („L") auf dem Behälter nicht verwechseln.

Nachbereitung
- sich vor dem Verlassen nach dem korrekten Sitz der Linsen und nach Bedürfnissen des Patienten erkundigen (Fenster öffnen? Getränk erwünscht?),
- gebrauchte Materialien sachgerecht entsorgen,
- abschließend Hände desinfizieren,
- Maßnahme durch Eintragung in die ▸ ***Patientendokumentation*** mit Handzeichen und Uhrzeit dokumentieren.
- **Blick zurück:** Sind die Linsen korrekt eingelegt? Ist der Behälter gut verschlossen? Steht er sicher?
- Sich vor dem Verlassen des Zimmers nach dem Befinden des Patienten und seiner Bedürfnisse bezüglich Lagerung, Getränken, Belüftung des Zimmers usw. erkundigen.

M Bitte denken Sie auch daran, wenn Sie z. B. einen Patienten aus der Ambulanz übernehmen, der selbst keine Angaben machen kann, sich bei den Angehörigen zu erkundigen oder selbst zu überprüfen, ob der Patient Kontaktlinsenträger ist.

Augenpflege bei Patienten mit fehlendem Lidschlag

Ziel
- Erhaltung eines intakten Augenmilieus.

Indikationen

Indiziert ist eine spezielle Augenpflege z. B. bei:
- fehlendem Lidschlag z. B. bei bewusstlosen Patienten,
- Lähmungen der Augenlider.

Vorbereitung der Materialien
- sterilisierte Tupfer,
- physiologische Kochsalzlösung,
- 2 Einmalspritzen (20 ml),
- evtl. ▸ ***Uhrglasverband***,
- Nierenschale, Einmalhandschuhe.

Durchführung
- Hände nach ▸ ***Hygieneplan*** desinfizieren,
- benötigte Gegenstände auf desinfizierter Arbeitsfläche richten und Vollständigkeit überprüfen,
- Patienten über geplante Maßnahme informieren (auch bewusstlose Patienten!),
- ▸ ***Patientenbett*** auf eine Rücken schonende Arbeitshöhe bringen,
- Kopf auf die zu pflegende Augenseite drehen,
- Schutzhandschuhe anziehen, mit Mittel- und Zeigefinger Auge öffnen, Augenlid spreizen und Flüssigkeit aus der Spritze vorsichtig in den inneren Augenwinkel träufeln und über das Auge zum äußeren Augenwinkel abfließen lassen; Flüssigkeit mit dem Tupfer auffangen,
- Vorgang evtl. wiederholen und abschließend mit einem Tupfer über das geschlossene Auge von außen nach innen streichen (Spülung des Tränen-Nasen-Ganges),
- Vorgang am anderen Auge mit neuer Spritze wiederholen,
- auf vollständigen Lidschluss achten. Bei inkomplettem Lidschluss erfolgt nach Arztanordnung die Anlage eines ▸ ***Uhrglasverbandes***.

Wie die Augenpflege bei einem sedierten und beatmeten Patienten durchgeführt wird, können Sie sich auf der DVD anschauen.

Nachbereitung
- Sich vor dem Verlassen des Zimmers nach dem Befinden des Patienten und seiner Bedürfnisse bezüglich Lagerung, Getränken, Belüftung des Zimmers usw. erkundigen.
- gebrauchte Materialien sachgerecht entsorgen,
- abschließend Hände nach ▸ ***Hygieneplan*** desinfizieren,
- durch Eintragung in die ▸ ***Patientendokumentation*** mit Handzeichen und Uhrzeit dokumentieren.
- **Blick zurück:** Tränt das Auge noch nach? Ist die Rufanlage in Reichweite?

Infobox

Literatur

Fiedler C. Augenpflege beim Intensivpatienten. plexus 1998;1:34

Schmitt S, Hofmann C. Erklärungsbedürftige Applikationsformen. Die Schwester, Der Pfleger 2000;8:646

Internetadresse

http://www.netdoktor.de

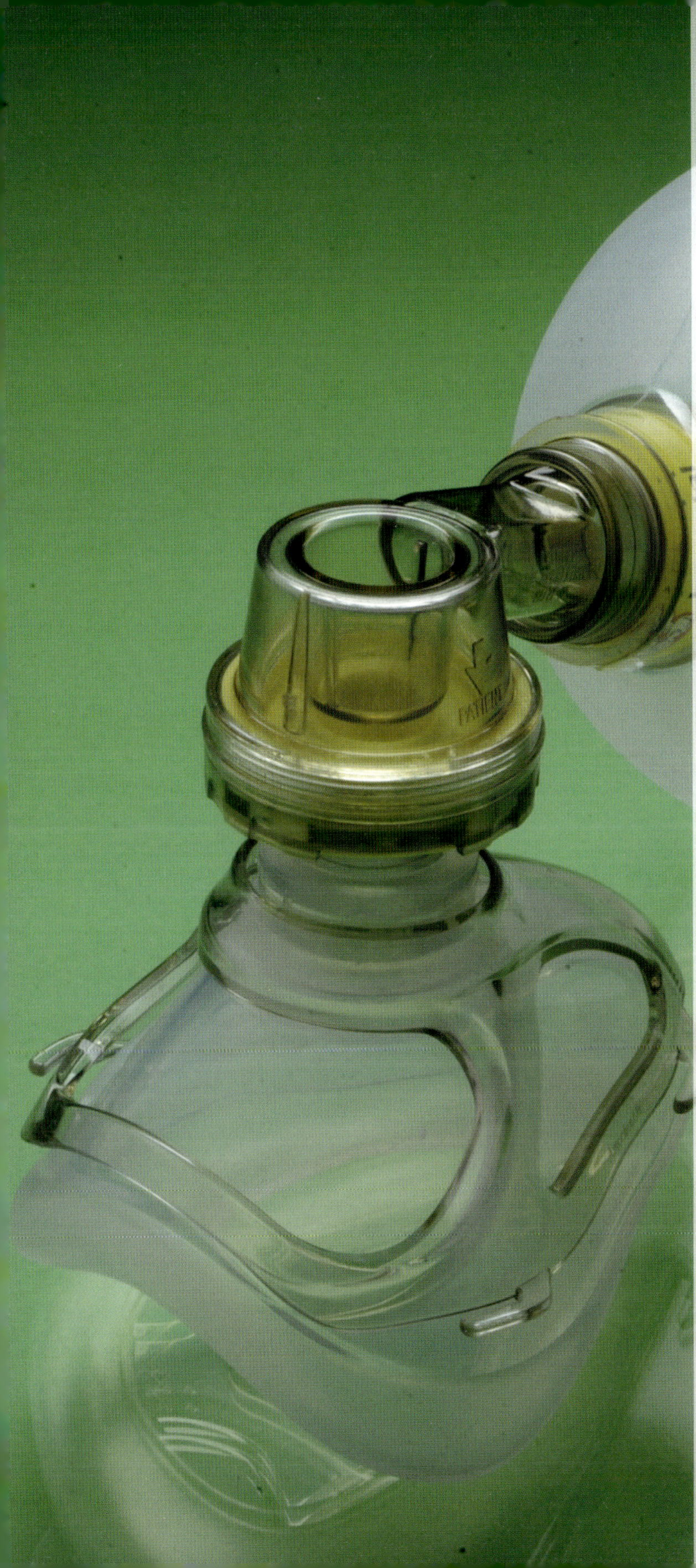

B

Baden eines Patienten

Definitionen

Unter Baden versteht man das Eintauchen des Körpers (= Vollbad) oder einzelner Körperteile (= Teilbad, z. B. Sitz-, Arm-, Fußbad) in Wasser, evtl. mit Badezusatz, nach Arztanordnung. Man unterscheidet:

Absteigendes Bad: Die Wassertemperatur wird während des Badens durch Zugabe von kühlem Wasser von 37 °C auf ca. 30 °C gesenkt. Indikation: z. B. Fiebersenkung bei Kindern.

Ansteigendes Bad: Die Wassertemperatur wird während des Badens durch Zugabe von heißem Wasser von 37 °C auf ca. 40 °C erhöht. Indikationen: z. B. Erkältungskrankheiten.

Heißes Bad: Die Wassertemperatur wird während des Badens nach Arztverordnung durch Zugabe von heißem Wasser von 37 °C bis zum physiologischen Ausbruch von Schweiß erhöht und beendet. Wichtig ist dabei die Kontrolle der Kreislaufsituation (Blutdruck, Puls). Indikationen: z. B. Erkältungskrankheiten, Muskelentspannung.

Therapeutisches Bad: hydrotherapeutische Anwendung von Wasser. Die Art (z. B. Voll- oder Teilbäder), Dauer, Temperatur und Verwendung von Zusätzen werden vom Arzt verordnet.

Ziele

- Körperreinigung und Entspannung,
- Erhöhung der Körpertemperatur (ansteigendes Bad),
- Absenken der Körpertemperatur (absteigendes Bad),
- Therapie z. B. von Hautkrankheiten (therapeutisches Bad).

Vorbereitung der Materialien

- 2 Waschlappen,
- 2 Handtücher, evtl. Badehandtuch,
- evtl. Badezusatz,
- evtl. Shampoo,
- frische Wäsche,
- rutschfeste Matte vor und in der Badewanne,
- evtl. Badelifter.

Durchführung

- Hände nach ▸ ***Hygieneplan*** desinfizieren,
- benötigte Gegenstände richten und Vollständigkeit überprüfen,
- angenehm temperiertes Wasser (35 – 37 °C) in die Badewanne einlaufen lassen, Fenster und Türen rechtzeitig schließen, damit das Badezimmer warm ist,
- rutschfeste Unterlage vor und in die Wanne legen,
- mit Patient Maßnahme absprechen und Zeitpunkt abstimmen,
- ▸ ***Vitalzeichen*** (Puls, Blutdruck, Temperatur) kontrollieren.

M Gerade bei älteren Patienten können beim Baden Atemnot oder Kreislaufbeschwerden entstehen, v. a. bei hohem Wasserspiegel. Beobachten Sie den Patienten bitte genau und informieren Sie ihn, Unwohlsein sofort zu äußern. In vielen Einrichtungen wird wegen der möglichen Kreislaufbelastung das Duschen dem Baden vorgezogen.

- Patient fragen, ob er vor dem Baden zur Toilette möchte, da das Wasser oft miktionsfördernd wirkt,
- bei Verschmutzung durch Stuhl bei Inkontinenz (S. 156) Patienten bei der Gesäßreinigung unterstützen,
- Uhr und Schmuck ablegen und Patient Wassertemperatur mit der Hand testen lassen,
- wenn nötig, Hilfestellungen beim Auskleiden geben,
- Patienten sicher in die Badewanne helfen.

P Für immobile Patienten eignet sich ein Badewannenlifter, um der Pflegeperson unnötige Kraftaufwendung zu ersparen und dem Patienten größtmögliche Sicherheit zu bieten. Der Patient kann sich am Lifter festhalten und bleibt während des Badens auf dem Stuhl sitzen.

- Beweglichere Patienten können auf dem Rand der Badewanne sitzen, sich gegen die Pflegeperson lehnen, die Beine nacheinander in die Wanne stellen und sich dann hineinsetzen (**Abb. B.1 a**),
- Reihenfolge der Körperpflege wie bei der Ganzkörperwaschung (S. 126); Patient im Rahmen einer aktivierenden Pflege so weit wie nötig unterstützen; evtl. Haare waschen; dabei Rücken schonend hinter Patienten knien, Augen vor Seife schützen (**Abb. B.1 b**),
- Hautzustand sorgfältig auf z. B. Rötungen, Verletzungen, Schwellungen beachten,
- ▸ ***Badedauer*** soll 10 – 20 Min. nicht überschreiten,
- Badewasser ablaufen und Patienten kurz mit der Dusche abbrausen lassen, da Baden auch ein Sitzen in Keimen bedeutet,
- Hilfestellung beim Abtrocknen geben (**Abb. B.1 c**), Patienten Zeit geben, damit sich der Kreislauf stabilisieren kann,
- beim Aussteigen aus der Wanne unterstützen (**Abb. B.1 d**), dazu am tiefsten Punkt, dem Gesäß, anfassen und den Patienten auf den Wannenrand drehen,
- evtl. beim Abtrocknen der Füße helfen, wenn Patient sich z. B. nicht bücken kann (**Abb. B.1 e**); darauf achten, dass Patient nicht friert und sicher sitzt,
- Hautpflegemittel anbieten, da Wasser den Säureschutzmantel auslaugt und das Eincremen von vielen Menschen als angenehm empfunden wird,

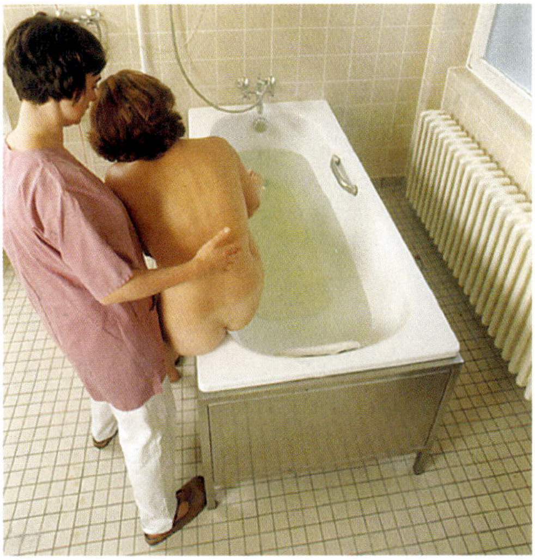
Abb. B.1 a.

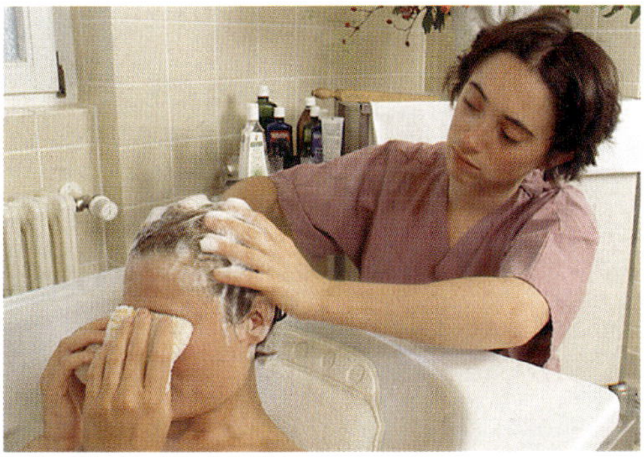
b

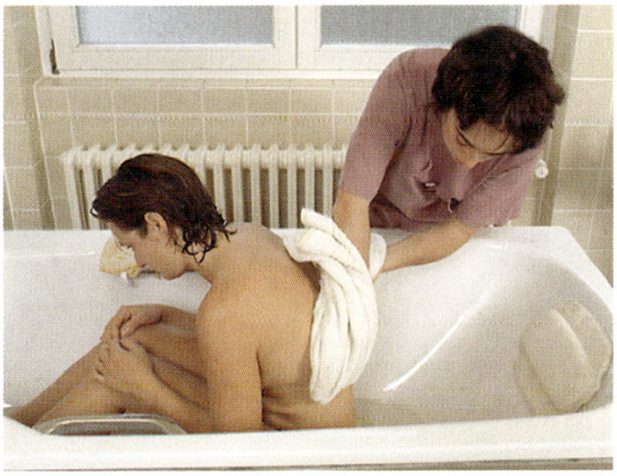
c

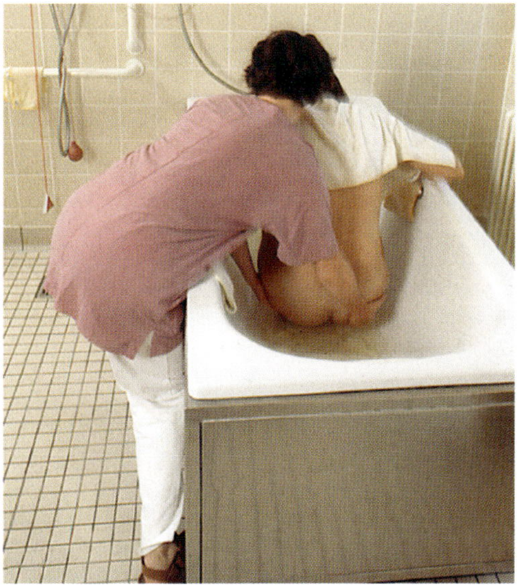
d

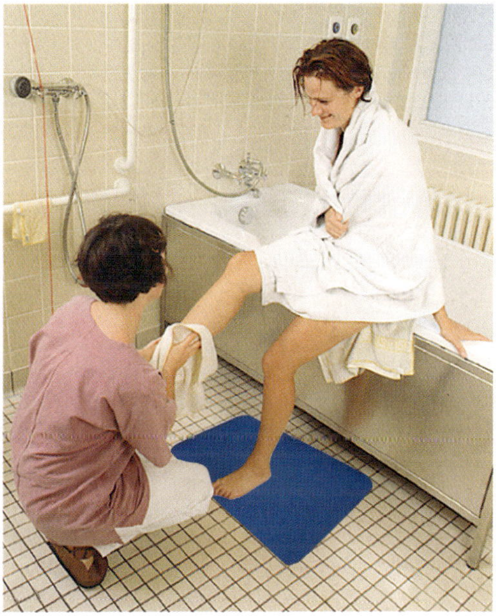
e

- wenn nötig Hilfestellung beim Anziehen und beim Haare fönen geben,
- evtl. anschließend ▸ ***Nagelpflege*** *durchführen,*
- Uhr und Schmuck nicht vergessen, Patienten ins Zimmer begleiten und ruhen lassen.

Nachbereitung

- vor dem Verlassen des Zimmers sich nach dem Befinden des Patienten und möglichen Bedürfnissen bezüglich Lagerung, Getränken, Belüftung des Zimmers usw. erkundigen,
- benötigte Materialien sachgerecht ent- bzw. versorgen (z. B. Handtücher in den Wäschesack, Bad lüften und Wanne desinfizieren),
- abschließend Hände nach ▸ ***Hygieneplan*** desinfizieren,
- Maßnahme durch Eintragung in ddie ▸ ***Patientendokumentation*** mit Handzeichen und Uhrzeit dokumentieren.
- **Blick zurück:** Sind keine Gegenstände des Patienten im Bad vergessen worden? Ist das Bad für den nächsten Patienten vorbereitet?

M Bitte halten Sie sich grundsätzlich daran, Patienten nicht nüchtern und nicht früher als 2 Stunden nach den Hauptmahlzeiten zu baden. Lassen Sie Patienten möglichst nicht allein im Bad, v. a. keine Kinder und gefährdete Personen (z. B. verwirrte Patienten). Achten Sie auf Rutsch- und Kollapsgefahr beim Aussteigen aus der Badewanne. Schließen Sie bitte das Badezimmer nicht ab, damit jederzeit Hilfe kommen kann.

Kinderkrankenpflege

Um Verbrühungen mit heißem Wasser vorzubeugen, immer zuerst kaltes und dann warmes Wasser einlaufen lassen und die Temperatur des Badewassers messen. Sie beträgt zwischen 36° und 38°C. Der Wert wird am ▸ ***Badethermometer*** immer unter dem Wasser abgelesen.

Die Wassermenge richtet sich immer nach dem Zweck des Bades (z. B. Reinigungsbad), der Grunderkrankung (z. B. Herzerkrankung) und dem Alter des Kindes. 10 bis 15 cm Wasserhöhe sind bei Säuglingen (Kind ab der Geburt im 1. Lebensjahr) und Kleinkindern (Lebensphase des Menschen vom 2. bis zum 4. Lebensjahr) ausreichend.

Säuglinge, die schon sitzen können, müssen beim Baden festgehalten werden, um zu verhindern, dass sie ausrutschen und untertauchen. Aus hygienischen Gründen wird bei Säuglingen immer zuerst das Gesicht gewaschen bevor es ins Wasser gehoben wird.

Infobox

Literatur

Jonas I. Problematische Badewannenlifter. Pro Alter 3 (1998) 10

Nitsche S. Auch die Seele badet mit. Krankenpflege Soins Infirmiers 9 (1999) 15

Internetadressen

http://www.kneipp.de

http://www.bar-frankfurt.de

Basale Stimulation

Definitionen

Basale Stimulation umfasst alle pflegerischen Maßnahmen zur Förderung von Menschen, deren körperliche und geistige Wahrnehmungsfähigkeit stark eingeschränkt ist. basal = grundlegend,

Stimulation = im Sinne von Anregung zu verstehen, die auf verschiedenen Ebenen erfolgen kann:

Somatische Stimulation: über den Körper (Soma) sollen eindeutige Informationen an das Gehirn vermittelt werden.

Vestibuläre Stimulation: durch Veränderungen der Körperposition (z. B. Stehen, Liegen, Wippen) soll der Patient seine Stellung im Raum bewusster wahrnehmen und einordnen können.

Vibratorische Stimulation: durch technische Geräte (z. B. Vibrator, elektrische Zahnbürste, Rasierapparat) werden Vibrationen (Schwingungen) erzeugt. Dadurch sollen dem Patienten Wahrnehmungen der Oberflächen- und Tiefensensibilität vermittelt werden.

Orale Stimulation durch das Anbieten z. B. von Lieblingsspeisen soll über den Mund (oral) eine Anregung des Gehirns erreicht werden.

Olfaktorische Stimulation: durch die Anwendung von dem Patienten bekannten Düften und Gerüchen soll über die Duftnerven (Nervi olfactorii) eine Anregung des Gehirns erreicht werden.

Akustische Stimulation: über den Schall (akustisch) sollen dem Gehirn Informationen vermittelt werden.

Visuelle Stimulation: durch Zeigen von bekannten und unbekannten Bildern soll der Patient eine Orientierung über Zusammenhänge, die ihn und seine Umwelt betreffen, erhalten.

Haptische Stimulation: durch Betasten und Greifen (haptisch = greifbar) soll die Umwelt erfahrbar gemacht werden.

Ziele

- Anregung und Förderung der ▸ *Sinneswahrnehmung* (z. B. Sehen, Hören, Riechen, Schmecken und Fühlen); der Patient fühlt, dass ihn jemand „anspricht“,
- Verbesserung der Körperorientierung,
- Verbesserung der Kommunikationsfähigkeit.

Indikationen

Maßnahmen der Basalen Stimulation sind z. B. indiziert bei:

- schweren Einschränkungen durch ▸ *Apoplexie* oder ▸ *Morbus Alzheimer*,
- Verwirrtheitszuständen,
- Patienten mit schweren körperlichen und geistigen Einschränkungen.

M Grundsätzlich muss die Überlegung vorangestellt werden, auf welcher Ebene der Patient am besten angesprochen werden kann. Dazu sollten Sie möglichst viele Informationen über die Vorlieben des Betroffenen einholen, auch durch die Befragung von Angehörigen. Setzen Sie die Stimulation bitte gezielt ein und vermeiden Sie eine Reizüberflutung. Achten Sie genau auf die ▸ *Reaktion* (Freude? Abwehr?) des Patienten und nehmen Sie diese als Kontrollinstrument für Ihre Anregung.

Stimulation der Sinneswahrnehmung „Sehen“

Die Sinneswahrnehmung „Sehen“ kann durch folgende Maßnahmen stimuliert werden:

- optische Reize anbieten, dem Patienten z. B. Bildbände zeigen von Gegenden, in die er gerne gereist ist oder Drucke von Gemälden, die ihm gefallen haben,
- Familienbilder in Sichtweite aufhängen und versuchen, mit dem Patienten über diese Bilder ins Gespräch zu kommen (**Abb. B.2**).

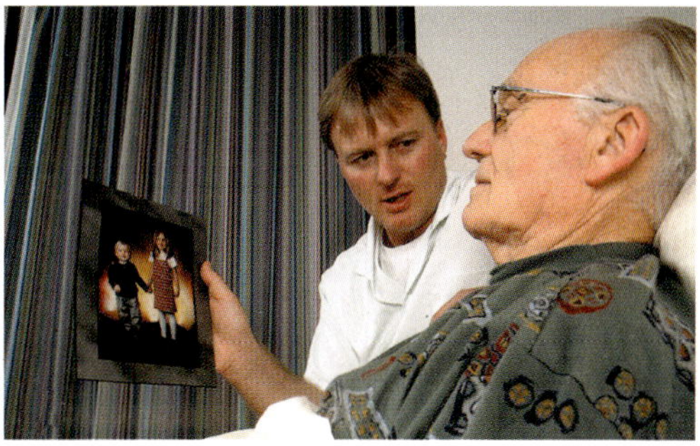

Abb. B.2.

Stimulation der Sinneswahrnehmung „Fühlen“

Die Sinneswahrnehmung „Fühlen“ kann durch folgende Maßnahmen stimuliert werden:

- Ganzkörperwäsche durchführen (S. 118) mit mäßigem Druck und rauem Waschlappen, die zu spüren sein sollten. Beim Waschen (**Abb. B.3 a**) als auch beim Abtrocknen (**Abb. B.3 b**) darauf achten, nicht nur die Ober- oder Unterseite z. B. des Armes zu berühren, sondern den Arm in seiner Gesamtheit.

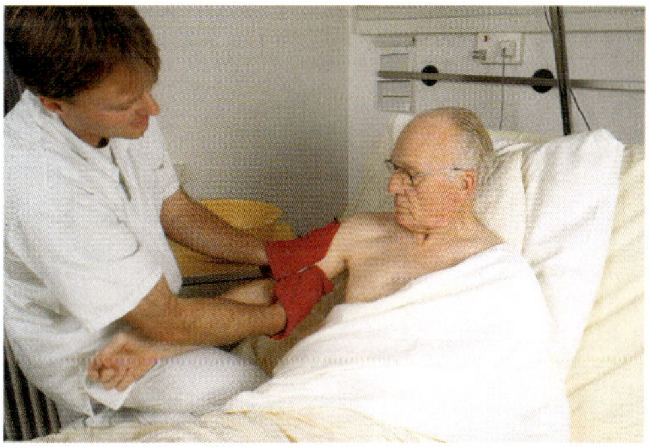

Abb. B.3 a.

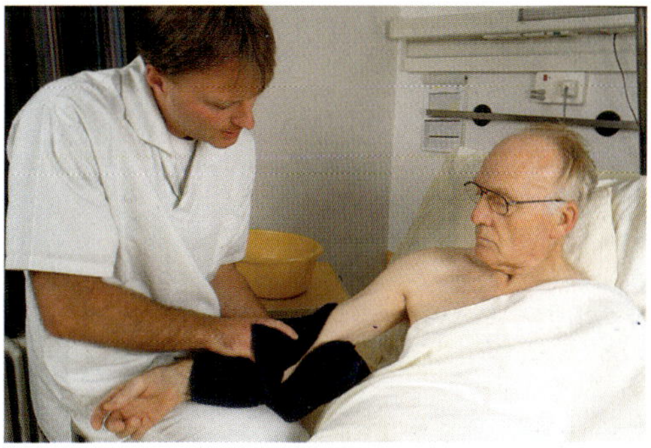

b

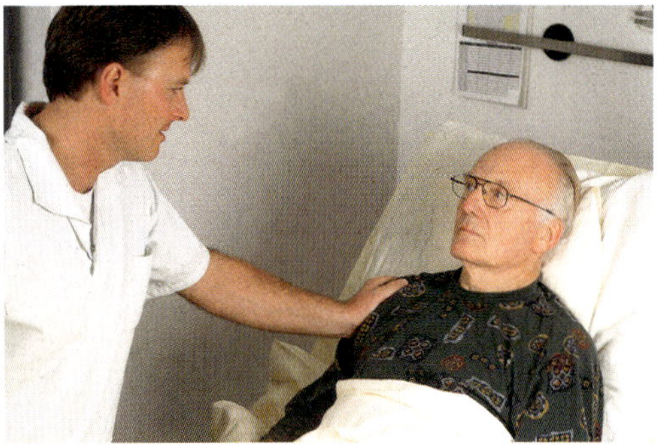

Abb. B.4.

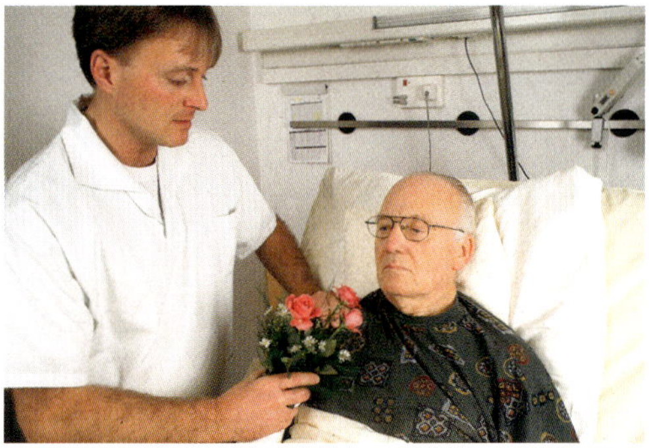

Abb. B.5.

- Haut auf verschiedenen Wegen stimulieren, z. B. mit Federn, Wolle, einem Massagehandschuh oder durch die Einreibung z. B. mit einer kühlenden Lotion. Auch die atemstimulierende Einreibung (S. 245) wirkt basal stimulierend.
- Patienten zur Begrüßung immer an derselben Körperstelle berühren. Gut geeignet ist der Schulterbereich (nah am Körperstamm). Dabei aber keinen Druck ausüben, nicht nach unten ziehen oder den Patient ins Kissen drücken, sondern mit mäßigem Druck die Anwesenheit spüren lassen (**Abb. B.4**).
- Vibrationen in der Mundhöhle mit z. B. einer elektrischen Zahnbürste erzeugen oder über den Rücken im Rahmen einer ▸ *Vibrationsmassage*.

P Wenn die Wahrnehmung des Patienten für eine Körperhälfte eingeschränkt ist (z. B. nach einem Schlaganfall), dann führen Sie bitte die Bewegung von der gesunden zur betroffenen Seite hin aus. Der Patient nimmt die Empfindungen der nicht betroffenen Seite wahr und überträgt diese auf die andere Körperhälfte.

Stimulation der Sinneswahrnehmung „Riechen"

Die Sinneswahrnehmung „Riechen" kann durch folgende Maßnahmen stimuliert werden:

- sich unterschiedliche Geruchsquellen des Alltags bewusst machen: z. B. bei den Mahlzeiten Essensgeruch nahe bringen oder Blumen nicht nur abstellen, sondern Patient daran riechen lassen (**Abb. B.5**),
- evtl. Gerüche wie ▸ ***Aroma- und Reizstoffe*** anbieten. Hierzu kann z. B. auch der Schal einer Ehefrau zählen, der nach ihr (ihrem Parfüm) riecht (**Abb. B.6**).

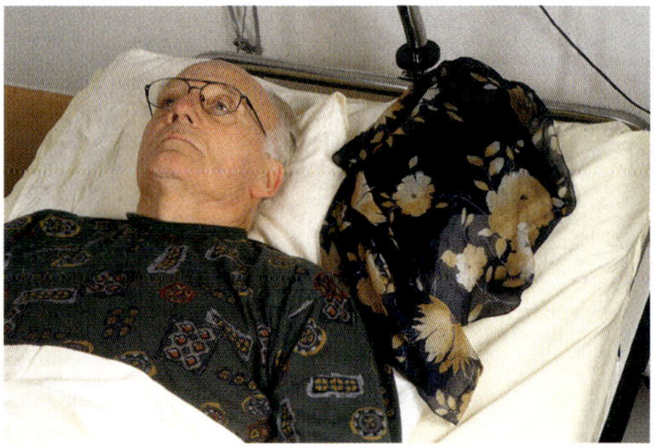

Abb. B.6.

Stimulation der Sinneswahrnehmung „Schmecken"

Die Sinneswahrnehmung „Schmecken" kann durch folgende Maßnahmen stimuliert werden:

- von den Angehörigen, wenn möglich, Nahrungsmittel mitbringen lassen, die der Patient besonders gern mag; sich z. B. erkundigen, was der Patient gerne genascht hat (**Abb. B.7**),
- über den Anblick von Nahrungsmitteln Geschmacksnerven stimulieren (durch den Anblick einer Zitrone z. B. erfolgt oft Speichelfluss, **Abb. B.8**).

Stimulation der Sinneswahrnehmung „Hören"

Die Sinneswahrnehmung „Hören" kann durch folgende Maßnahmen stimuliert werden:

- Fenster öffnen, um Hintergrundgeräusche (z. B. Vogelgezwitscher) wahrnehmen zu lassen,

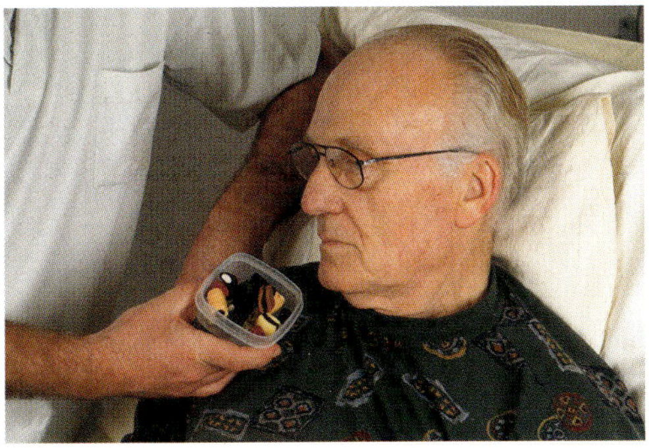

Abb. B.7.

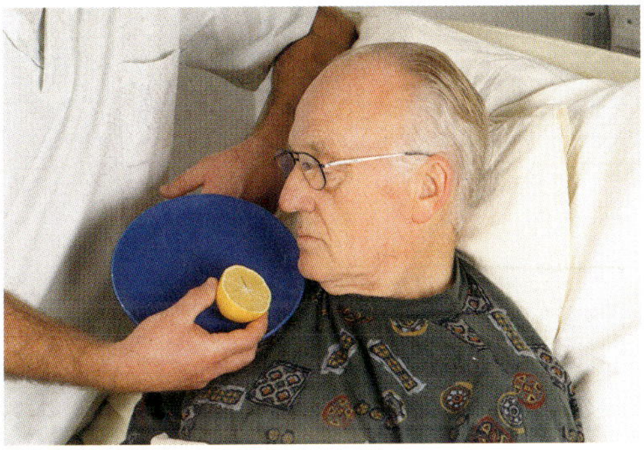

Abb. B.8.

- Lieblingsmusik des Patienten mitbringen und zu bestimmten Zeiten am Tag abspielen lassen, z. B. immer nach dem Waschen, damit sich der Patient auch zeitlich im Tagesablauf orientieren kann (**Abb. B.9**).

M Achten Sie bitte bei Ihrem Musikangebot darauf, dass dies keine Dauerberieselung wird und nicht immer dieselbe CD von Anfang bis Schluss abgespielt wird. Erkundigen Sie sich z. B. nach 30 Min., ob der Patient

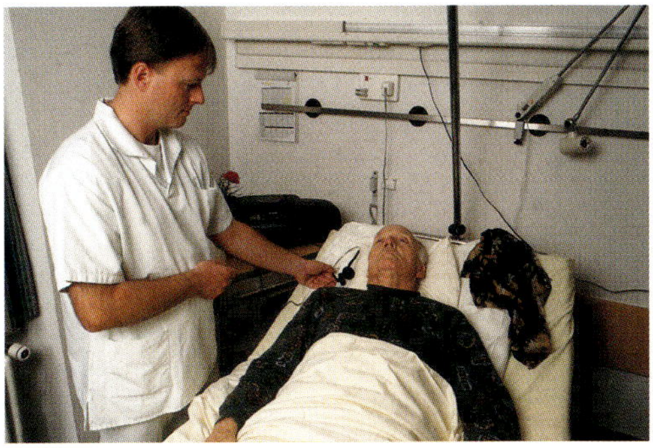

Abb. B.9.

noch weiter bzw. etwas anderes hören möchte oder versuchen Sie, wenn er sich nicht äußern kann, dies an seinen Reaktionen abzulesen.

Wie die Basale Stimulation in verschiedenen Bereichen der Pflege eingesetzt werden kann, können Sie sich auf der DVD ansehen.

Infobox

Literatur

Nydahl P, Bartoszek G. Basale Stimulation, 4. Aufl. München: Urban & Fischer; 2003

Binder S et al. Welche Bedeutung hat die Körperwahrnehmung als Mittel zur Kommunikation? Die Schwester, Der Pfleger 2000;7:557

Fröhlich A. Der Zusammenhang von Pflege und Pädagogik. Pflege aktuell 2000;11:618

Mötzing G. Sinnliches Erleben. Altenpflege 2000;8:39

Titze V. Reizende Berührungen. Altenpflege 2000;8:36

Internetadressen

http://www.bobathpflege.de www.bobathpflege.de

http://www.basale-stimulation.de

Beatmen eines Patienten

Definition
Beatmung bezeichnet die künstliche Belüftung (Ventilation) der Lungen als Wiederbelebungsmaßnahme (▸ *Reanimation*) und als Maßnahme zur Behebung oder Vermeidung von Sauerstoffmangelzuständen, sowie bei allen Erkrankungen, ▸ *Ventilationsstörungen*, Unfallfolgen oder Vergiftungen, die mit Atmungsinsuffizienz einhergehen. Sie erfolgt über Beutel-Maske-Beatmung oder über ein Beatmungsgerät (▸ *Respirator*) und einen in die Luftröhre eingelegten ▸ *Endotrachealtubus*.

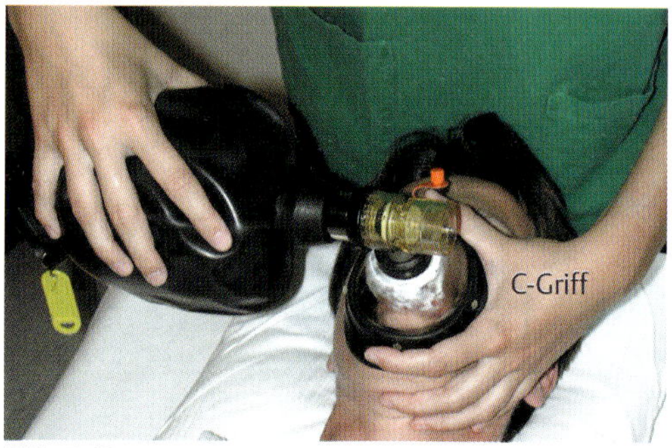

Abb. B.10.

Beutel-Maske-Beatmung

Voraussetzung für eine effektive Beutel-Maske-Beatmung sind das Freimachen und Freihalten der Atemwege, das Überstrecken des Halses und das Einlegen eines ▸ *Oropharyngealtubus*.

Ziel
Eine Beatmung soll die ausgefallene Atemtätigkeit künstlich ersetzen und ausreichende Ventilation sicherstellen. Die Atemarbeit wird manuell von einer Person oder maschinell von einem Beatmungsgerät übernommen. Es stehen verschiedene ▸ *Beatmungsarten* zur Verfügung.

Indikationen
Eine Beatmung ist z. B. indiziert bei:
- ▸ *Ateminsuffizienz*,
- ▸ *Apnoe*,
- ▸ *Hypoventilation*,
- ▸ *Kurznarkose*.

Vorbereitung der Materialien
- ▸ *Oropharyngealtubus*,
- Beatmungsmaske,
- ▸ *Beatmungsbeutel*.

Durchführung
- Hände nach ▸ *Hygieneplan* desinfizieren,
- benötigte Gegenstände auf desinfizierter Arbeitsfläche richten und Funktionsfähigkeit und Vollständigkeit überprüfen,
- ▸ *Patientenbett* auf eine Rücken schonende Arbeitshöhe bringen und Patienten flach lagern,
- Maske mit gleichmäßigem Druck auf die Maskenbasis und Maskenspitze über Nase und Mund des Patienten aufsetzen. Mit Daumen und Zeigefinger einer Hand festhalten (▸ *C-Griff*, **Abb. B.10**).

P Zum korrekten Aufsetzen der Maske ist es günstig, hinter dem Patienten zu stehen. Die Maske muss fest aufsitzen. Achten Sie bitte darauf, die entsprechende Größe für Erwachsene, für Kinder und Jugendliche oder für Säuglinge zu nehmen. Die Augen des Beatmeten sollten geschlossen sein, um Verletzungen vorzubeugen.

- Mit Mittel-, Ring- und Kleinfinger den Unterkiefer des Patienten umfassen und anheben; alle Finger dieser Hand halten den Hals überstreckt,
- mit der anderen Hand den mit der Maske verbundenen Beatmungsbeutel umgreifen und zur Beatmung (▸ *Inspiration*) zusammendrücken; die im Beutel befindliche Luft strömt über Ventil und Maske in die Lungen des Patienten,
- nach jedem Zusammendrücken des Beutels Finger lösen, sodass sich der Beutel selbsttätig wieder mit Luft füllt,
- Beatmung solange wiederholen, bis sich die ▸ *Spontanatmung* wieder einstellt oder der Arzt andere Maßnahmen (z. B. maschinelle Beatmung) veranlasst,
- ▸ *Vitalfunktionen* kontrollieren und solange beim Patienten bleiben, bis alle Schutzreflexe vorhanden sind.

Nachbereitung
- Sich vor dem Verlassen des Zimmers nach dem Befinden des Patienten und seiner Bedürfnisse bezüglich Lagerung, Getränken, Belüftung des Zimmers usw. erkundigen,
- gebrauchte Materialien sachgerecht ver- bzw. entsorgen (z. B. Beatmungsbeutel desinfizieren),
- abschließend Hände nach ▸ *Hygieneplan* desinfizieren,
- Maßnahme durch Eintragung in die ▸ *Patientendokumentation* mit z. B. Dauer der Beatmung, Handzeichen und Uhrzeit dokumentieren.
- **Blick zurück:** Sind die Vitalfunktionen weiter stabil? Ist die Rufanlage in Reichweite?

M Durch zu starke Kompression des Beutels wird die Luft mit zu großem Druck verabreicht und gelangt über die Speiseröhre in den Magen. Dadurch kann Mageninhalt zurückfließen und es besteht somit ▸ ***Aspirationsgefahr***. Daher muss unbedingt auf einen korrekten ▸ ***Beatmungsdruck*** (ca. 20 mbar) geachtet werden. Durch die Überblähung kann außerdem das Zwerchfell nach oben gedrückt und dadurch die Ausdehnung der Lunge behindert werden. Dies schränkt die Atemfunktion zusätzlich ein. Es wird deshalb nach Arztanordnung eine Magensonde gelegt.

Infobox

Literatur

Burchardi, H. u. a.: Beatmung. Anästhesiologie und Intensivmedizin 7 (97) 386

Becker, H.F. u. a. (Hrsg.): Nicht-invasive Beatmung, 2. Aufl. Thieme, Stuttgart 2005

Internetadressen

http://www.medknowledge.de

Beckenbodentraining

Definition

Unter Beckenbodentraining versteht man Trainingsmaßnahmen, bei denen durch kontrolliertes Anspannen und Entlasten im Atemrhythmus der Blasen- bzw. Darmschließmuskel und der Beckenboden gestärkt werden sollen. Zum Beckenboden zählen diejenigen Muskelschichten, die sich vom Schambein bis ans Ende des Steißbeins ziehen und dabei Blase und Darm nach unten abstützen. Die Pflegepersonen haben neben den Physiotherapeuten die Aufgabe, die Patienten über entsprechende Übungen zu informieren bzw. sie dabei anzuleiten.

Ziel

Ziel ist es, die Blasen- und Darmschließmuskulatur sowie des Beckenbodens zu stärken, z. B. nach Entbindungen oder bei Inkontinenz (S. 156) zur besseren Kontrolle des ▸ *Miktionsreflexes*.

Vorbereitung der Materialien

- Informationsblatt für den Patienten (gibt es in vielen Einrichtungen von der Physiotherapie).

Durchführung

- Patienten über Sinn und Zweck der geplanten Maßnahme informieren,
- evtl. vorher einige Übungen zur Entspannung machen lassen (z. B. zum tiefen Ein- und Ausatmen anhalten), da manche Patienten angespannt sind,
- Patienten lang ausgestreckt auf das Bett liegen oder bequem auf einen Stuhl sitzen lassen (Knie leicht geöffnet),
- Patient soll sich vorstellen, er hätte Blähungen und möchte den Abgang von Darmgasen verhindern; er spannt dazu die Muskeln um den After herum an, Beine und Gesäß sollten nicht bewegt werden,
- Patient liegt mit angewinkelten Knien flach auf dem Bett und hebt das Gesäß leicht an, spannt dazu Gesäß- und Beckenbodenmuskulatur an (**Abb. B.11**); danach Gesäß wieder ablegen, entspannen und ausatmen,
- Patient liegt mit ausgestreckten Beinen flach auf dem Rücken, bewegt die Knie auf die linke Seite und spannt dazu Gesäß- und Beckenbodenmuskulatur an (**Abb. B.12**); anschließend dreht er sich auf die Seite zurück, entspannt und atmet aus,
- den Patienten bitten, beim nächsten Gang zur Toilette, den ▸ ***Miktionsablauf*** durch Anspannen der Beckenboden- und Schließmuskulatur für einige Sekunden zu unterbrechen.

P Sie können den Patienten darauf hinweisen, dass er sich auch nur vorstellen kann, er würde Wasser lassen. Bitten Sie ihn die Beckenbodenmuskulatur anzuspannen, um den gedachten Harnstrahl zu unterbrechen. Diese

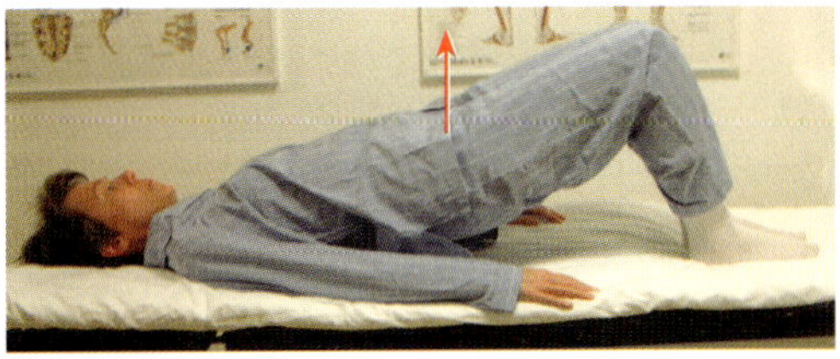

Abb. B.11.

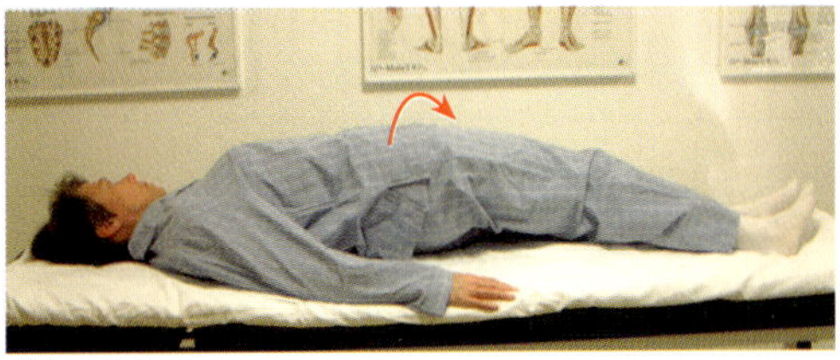

Abb. B.12.

Übung lässt sich sehr gut in den Alltag integrieren und kann ein guter „Pausenfüller“ sein, z. B. beim Warten auf den Bus.

- Patient informieren, hintere Beckenmuskeln (Darmschließmuskel) einzuziehen und Anspannung für ca. 10 Sek. zu halten,
- Patient bitten, im Stehen die Füße nach außen und die Fersen gegeneinander zu stellen (dabei werden die Gesäß-, Oberschenkel- und Beckenmuskulatur angespannt); Spannung sollte für ca. 10 Sek. gehalten werden.

Dies sind nur einige Übungen, die der Patient machen kann. Wichtig ist, dass der Patient auch nach dem Krankenhausaufenthalt den Beckenboden weiter trainiert. Informieren Sie ihn, welche Verbände und Institutionen Kurse anbieten.

Nachbereitung

- Die Informationen, die an den Patienten gegeben werden, durch Eintragung in die ▶ ***Patientendokumentation*** und im ▶ ***Miktionsprotokoll*** mit Handzeichen und Uhrzeit dokumentieren.

Infobox

Literatur

Carrière, B.: Fitness für den Beckenboden. Thieme, Stuttgart 2003
Kitchenham-Pec, S., Bopp, A.: Beckenbodentraining. Trias, Stuttgart 2001

Internetadressen

http://www.onmeda.de
http://www.medinfo.de

Bedside-Test

Definition

Bedside (engl.) = neben dem Bett. Technisch einfache und am Krankenbett durchführbare laborklinische Methode z. B. zur Schnellkontrolle der ▶ ***Blutgruppe***, bzw. ▶ ***Blutformel*** und des Rhesusfaktors des Patienten unmittelbar vor der ▶ ***Bluttransfusion***. Diese Untersuchung wird vom Arzt durchgeführt, die Pflegeperson bereitet die Materialien vor und assistiert ggf.
Die ▶ ***Blutgruppe*** des Spenders wird vom Labor geprüft und garantiert. Durch den Bedside-Test kann sie zusätzlich kontrolliert werden.

Ziele

- unmittelbare Kontrolle der Blutgruppe des Empfängers vor Anlegen einer Bluttransfusion durch den Arzt,
- letzte Rückversicherung über die Übereinstimmung des Spender- und des Empfängerbluts.

Indikationen

Indiziert ist ein Bedside-Test z. B. bei jeder Bluttransfusion.

Vorbereitung der Materialien

- alle Gegenstände zur venösen Blutentnahme (S. 52),
- Bettschutz,
- Blutgruppen-Dokumentationskarte mit aufgetragenem Anti-Serum oder mit Fläschchensatz mit Anti-Serum Anti-A, Anti-B, Anti-AB und evtl. Anti-D,
- Gegenstand (z. B. Plastikstäbchen) zum Verrühren der ▶ ***Blutprobe***,
- Schutzhandschuhe,
- Tablett.

Durchführung

- Hände nach ▶ ***Hygieneplan*** desinfizieren,
- benötigte Gegenstände auf desinfizierter Arbeitsfläche richten und Vollständigkeit überprüfen; im Folgenden wird eine Karte mit bereits aufgetragenem Serum verwendet,
- Patienten über geplante Maßnahme informieren (auch bewusstlose Patienten!), Fenster und Türen schließen und Besucher aus dem Patientenzimmer bitten,
- Patienten, wenn möglich, auf den Rücken lagern, Bettschutz positionieren und ▶ ***Patientenbett*** auf eine Rücken schonende Arbeitshöhe bringen,
- venöse Blutentnahme durchführen (S. 53),
- je einen Bluttropfen in die einzelnen Felder auftragen (**Abb. B.13 a**) und mit dem aufgetragenen Anti-Serum verrühren (**Abb. B.13 b**). Zur besseren Verarbeitung evtl. einen Tropfen NaCl-Lösung dazugeben.

M Wichtig ist ein zügiges Arbeiten, damit das Blut nicht antrocknet und das Ergebnis nicht verfälscht wird.

- Blutgruppen-Dokumentationskarte vorsichtig hin und her bewegen und Agglutination auswerten (**Abb. B.14 a** zeigt eine ausgefüllte Dokumentationskarte, **Abb. B.14 b** die acht möglichen Blutgruppen in der Auswertung),

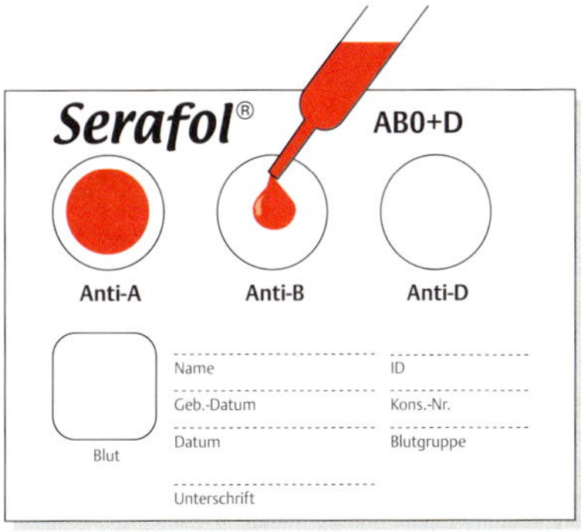

Abb. B.13 a.

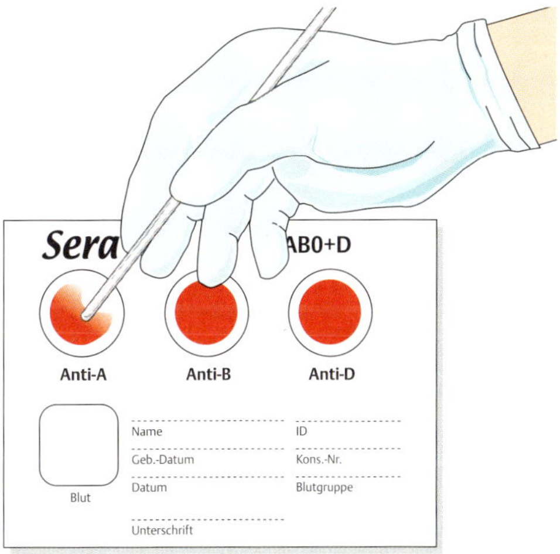

b

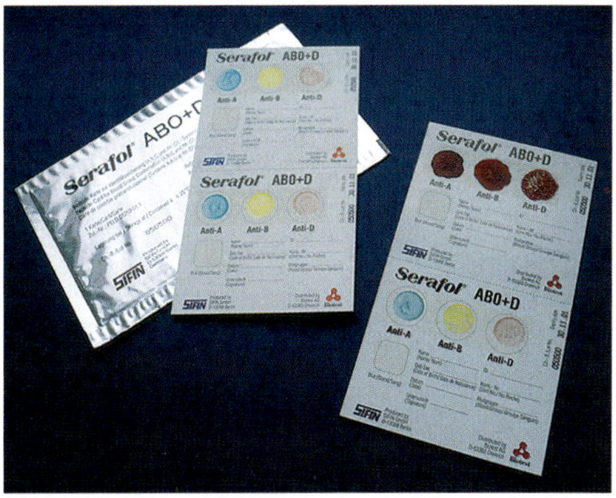

Abb. B.14 a

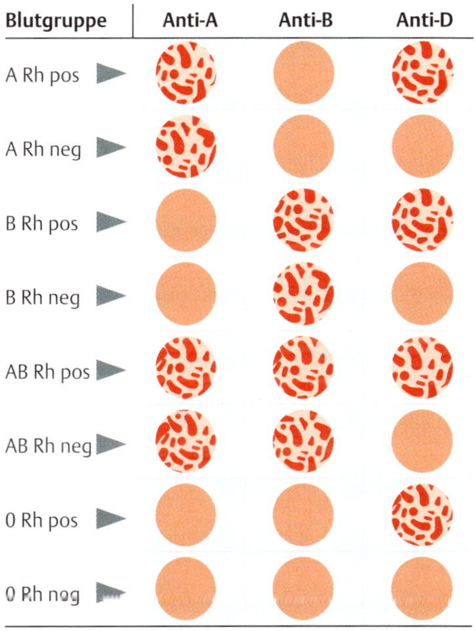

b

- Auswertung mit der im Labor bestimmten Blutgruppe überprüfen und auf Übereinstimmung mit der Angabe auf der Blutkonserve achten,
- nach dem Eintrocknen des Reaktionsgemisches Blutgruppen-Dokumentationskarte mit einer Klebefolie fixieren und in der Patientenakte abheften,
- Patienten beim Rücklagern und ggf. beim Zurechtrücken der Kleidung unterstützen,
- sich beim Patienten erkundigen, ob er bequem liegt, etwas zu trinken wünscht usw.

Nachbereitung

- Sich vor dem Verlassen des Zimmers nach dem Befinden des Patienten und seiner Bedürfnisse bezüglich Lagerung, Getränken, Belüftung des Zimmers usw. erkundigen,
- gebrauchte Materialien sachgerecht entsorgen (z. B. Müll trennen, Tablett desinfizieren),
- abschließend Hände nach ▸ ***Hygieneplan*** desinfizieren,
- Maßnahme durch Eintragung in die ▸ ***Patientendokumentation*** dokumentieren.
- **Blick zurück:** Blutet es nach? Ist der Bettschutz entfernt? Ist Blut auf das Bett geraten?

Infobox

Literatur

Rump G et al (Hrsg.). Transfusionsmedizin compact, Stuttgart: Thieme; 2003

Internetadressen

http://www.dgti.de
http://www.blutspendezentrale.de

Bettenmachen

Definition

Bettenmachen bezeichnet das Aufschütteln der Decken und Kissen, das Glattziehen des Bettlakens und das Beziehen des Bettes mit frischer Wäsche. Je nachdem ob der Patient aufstehen, sich drehen oder nur eine Brücke machen kann, wird das Vorgehen etwas abgewandelt.

Ziele

- Förderung des Wohlbefindens des Patienten,
- Keimreduzierung.

M Beachten Sie bitte grundsätzlich: Desinfizieren Sie sich vor und nach jedem Bett die Hände, wirbeln Sie keinen Staub auf und tragen Sie, wie z. B. für infektiöse Patienten vorgeschrieben, ▶ *Schutzhandschuhe* und ▶ *Schutzkittel*. Achten Sie bitte auf möglichst wenig Arbeitsschritte, um den Patienten nicht unnötig zu belasten. Werfen Sie die Schmutzwäsche direkt in den Wäschesack ab, vermeiden Sie Zwischenlagern oder Herumtragen und achten Sie auf eine Rücken schonende Arbeitsweise (S. 273), indem Sie z. B. möglichst zu zweit arbeiten.

Vorbereitung der Materialien

- ▶ *Bettenwagen* mit frischer Wäsche und Abwurf für Schmutzwäsche.

Beziehen des Bettes ohne Patient

Durchführung

- Hände nach ▶ *Hygieneplan* desinfizieren,
- Patienten informieren, ▶ *Patientenbett* auf Arbeitshöhe (Beckenhöhe) bringen,
- Bettdecke, Kissen und Lagerungshilfsmittel aus dem Bett räumen und auf Ablage am Fußende des Bettes oder separater Ablage (z. B. Stuhl) ablegen (**Abb. B.15 a**).

M Wenn Kissen, Decken usw. auf den Boden fallen, müssen sie aus hygienischen Gründen neu bezogen werden.

- altes Lein- und Spanntuch vom Kopfende in Richtung Bettmitte abziehen und zusammenlegen; dabei die Wäsche körperfern halten (**Abb. B.15 b**),
- sauberes Leintuch über der Matratze ausbreiten, die Matratze an der Breitseite anheben, das Leintuch überlegen, von der Seite her spannen (**Abb. B.15 c**) und die Ecken einschlagen (**Abb. B.15 d**); am anderen Ende des Bettes ebenso verfahren,
- das Spanntuch ausbreiten und so platzieren, dass die Enden links und rechts ungefähr gleich lang sind,
- erst das eine, dann das andere Ende unter die Matratze schieben, dabei faltenfrei spannen (um den Rücken zu schonen, in die Knie gehen und auf Augenhöhe arbeiten, **Abb. B.15 e**),
- anschließend den Bezug auf der Bettdecke ausbreiten (meistens werden die Bezüge auf der linken Seite aus der Wäscherei geliefert, ansonsten von rechts nach links wenden): Jede Pflegeperson geht mit einem Arm in den Bezug und greift mit der Betttuchspitze die Ecke des Bezugs; dieser wird dann umgedreht, über die Decke gestülpt und heruntergezogen (**Abb. B.15 f**),
- Bettdecke am Fußende ablegen (je nach Gepflogenheiten des Krankenhauses kann z. B. der untere Teil der Bettdecke umgeschlagen (**Abb. B.15 g**) und die Decke einmal gefaltet darüber abgelegt werden).

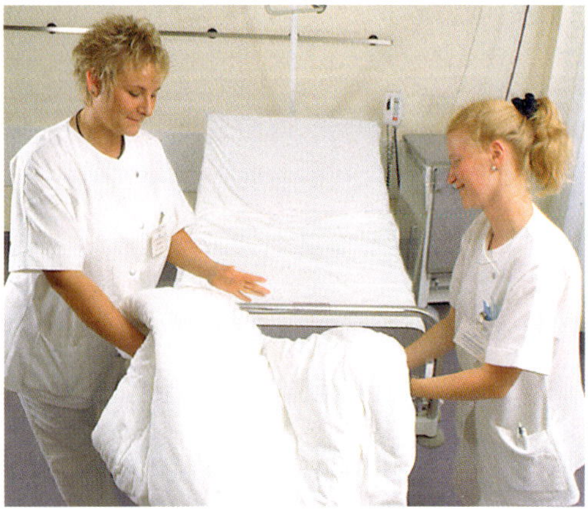

Abb. B.15 a.

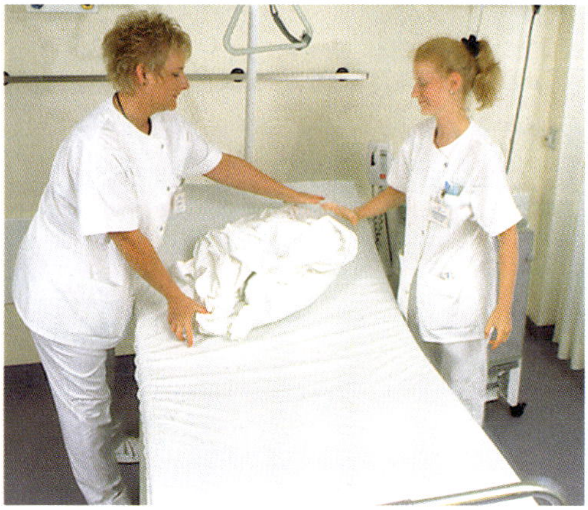

b

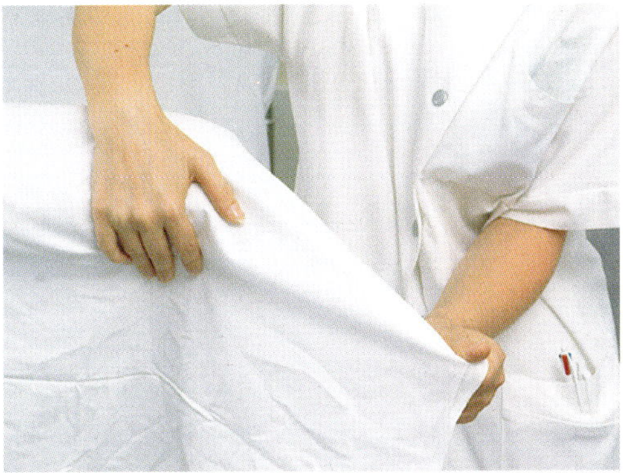
c

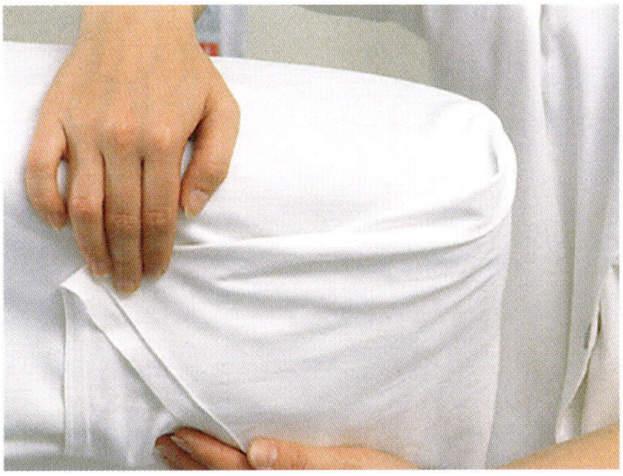
d

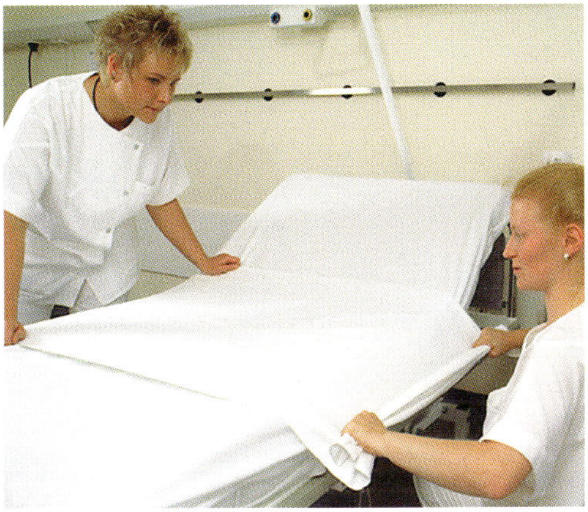
e

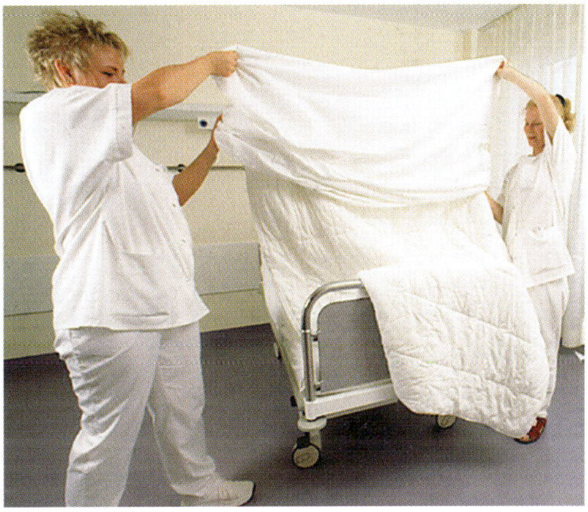
f

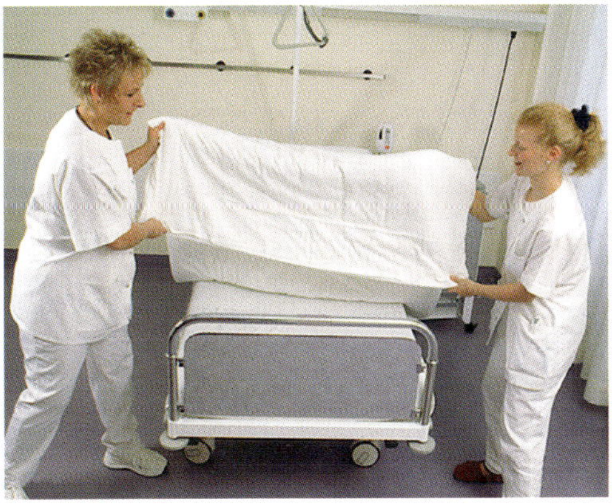
g

Nachbereitung

- Bett wieder auf Ausgangsposition bringen,
- sich vor dem Verlassen des Zimmers nach dem Befinden des Patienten und seiner Bedürfnisse bezüglich Lagerung, Getränken, Belüftung des Zimmers usw. erkundigen.
- gebrauchte Materialien sachgerecht ver- bzw. entsorgen,
- Bettenwagen desinfizieren und mit neuer Wäsche auffüllen,
- abschließend Hände desinfizieren.
- **Blick zurück:** Ist alles wieder an seinem Platz? Rufanlage in Griffnähe? Wurde nichts im Zimmer zurückgelassen? Muss der Wäschesack gewechselt werden?

Patient kann sich drehen oder gedreht werden

Durchführung

- Hände nach ▶ ***Hygieneplan*** desinfizieren,
- Patienten über das geplante Vorgehen informieren (**Abb. B.16 a**), auch bewusstlose Patienten,
- Patientenbett auf eine Rücken schonende Arbeitshöhe bringen,
- rechtzeitig Fenster und Türen schließen, damit das Zimmer nicht zu kalt ist,
- Besucher aus dem Zimmer bitten bzw. Patient vor den Blicken der Mitpatienten abschirmen (z. B. Schutzwand aufstellen, Leintuch auflegen), um Intimsphäre zu wahren,
- Platz schaffen (z. B. Nachttisch zur Seite stellen, ▶ ***Bettgitter***, wenn vorhanden, absenken und ▶ ***Patientenaufrichter*** hoch hängen), um einen direkten Zugang zum Bett zu ermöglichen,
- Matratzenhöhe des Bettes im Zuge eines Rücken schonenden Arbeitens auf Beckenhöhe bringen (auf geraden Rücken, weite Schrittstellung und körpernahes Tragen von Lasten achten),
- wenn möglich, alle Kissen und ▶ ***Lagerungshilfsmittel*** aus dem Bett entfernen,
- Patienten zur Seite drehen, dabei den Kopf evtl. mit einem Nackenkissen unterstützen,
- altes Lein- und Spanntuch lösen und bis zur Mitte hin aufrollen; neues Lein- und Spanntuch auseinander falten und an den Ecken einspannen; dann die eine Seite einstecken und die andere bis zur Hälfte aufrollen (**Abb. B.16 b**).

M Achten Sie bitte darauf, dass eine Pflegeperson vor dem Patienten steht, wenn er sich zur Seite dreht, um einem Sturz aus dem Bett vorzubeugen. Wenn ein Bettgitter vorhanden ist (Arztanordnung!), können Sie dieses hoch stellen, damit der Patient sich festhalten kann.

- Patienten informieren, sich über einen „Wäscheberg" auf die gegenüberliegende Seite zu drehen, ihn ggf. dabei unterstützen,
- altes Lein- und Spanntuch vom „Wäscheberg" wegnehmen (**Abb. B.16 c**) und abwerfen; neue Wäsche von der Mitte abrollen und einspannen,
- beim Spannen der Wäsche auf Faltenfreiheit achten (**Abb. B.16 d**),
- am Ende der Handlung beim Patienten nachfragen oder sich durch einen Griff unter Rücken und Gesäß des Patienten überzeugen, dass keine Falten vorhanden sind,
- Patienten auf den Rücken zurückdrehen, Lagerungshilfsmittel wieder sachgerecht ins Bett einbringen,
- Kopfkissen vorsichtig aufschütteln, unterlegen und Bettdecke über den Patienten ausbreiten.

Nachbereitung

- Sich vor dem Verlassen des Zimmers nach dem Befinden des Patienten und seiner Bedürfnisse bezüglich Lagerung, Getränken, Belüftung des Zimmers usw. erkundigen,
- gebrauchte Materialien sachgerecht ver- bzw. entsorgen,
- abschließend Hände nach ▶ ***Hygieneplan*** desinfizieren,
- Bettenwagen desinfizieren und mit neuer Wäsche auffüllen,
- Maßnahme durch Eintragung in ddie ▶ ***Patientendokumentation*** mit Handzeichen und Uhrzeit dokumentieren.
- **Blick zurück:** Sind alle Lagerungshilfsmittel wieder im Bett? Muss der Wäschesack gewechselt werden? Ist die Rufanlage in Reichweite?

M Das Betten eines bettlägerigen Patienten ist immer von der jeweiligen Tagesverfassung und seiner Mobilität abhängig. Das Vorgehen muss immer individuell dem Befinden des Patienten angepasst werden. Um zu vermeiden, dass sich der Patient unnötig häufig drehen muss, sollten Maßnahmen wie z. B. die ▶ ***Hautpflege*** als Prophylaxe oder das Waschen des Rückens während des Bettens erfolgen.

Patient macht eine Brücke

Durchführung

Ist es dem Patienten z. B. nach operativen Eingriffen nicht erlaubt, sich auf die Seite zu drehen, kann er evtl. eine Brücke machen. Das Vorgehen entspricht dann bis zum Aufrollen der alten Wäsche in Richtung Bettmitte dem Vorgehen bei einem Patienten, der sich drehen kann. Anschließend:

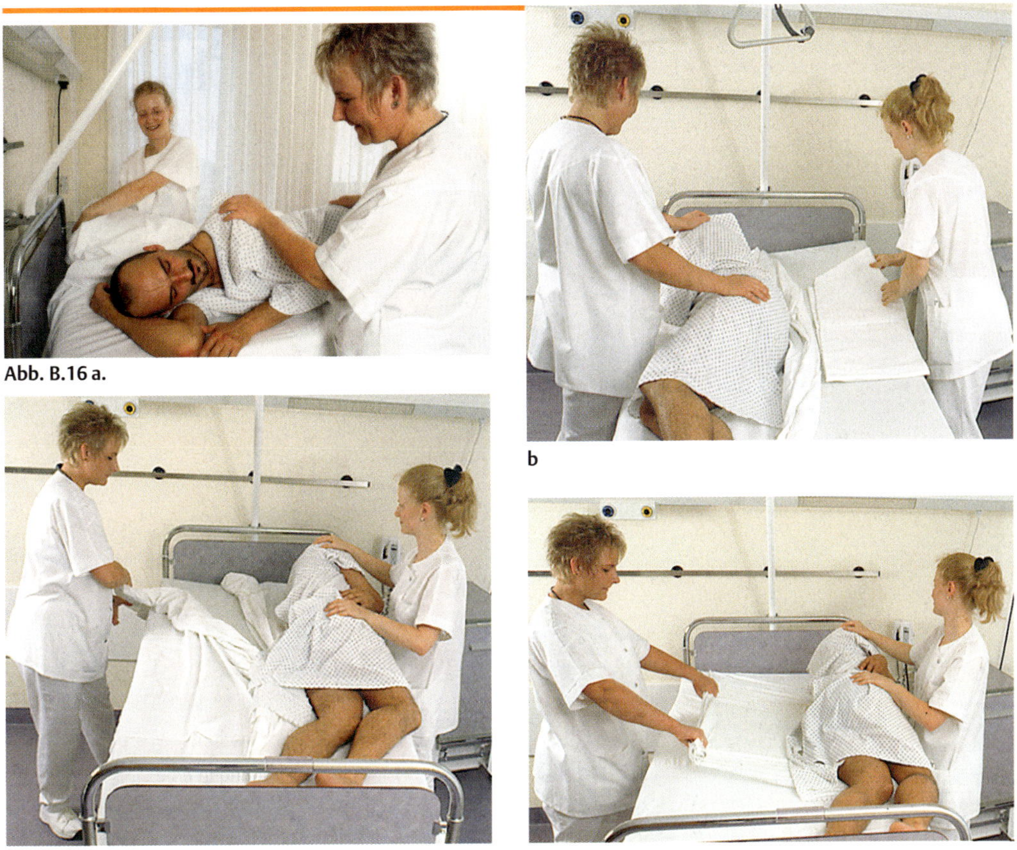

Abb. B.16 a. b c d

- muss das Leintuch z. B. nicht gewechselt werden, dann nur das alte Spanntuch herausziehen und bis zur Bettmitte aufrollen, dann neues Spanntuch unter die Matratze stecken und bis zur Mitte aufrollen,
- den Patienten bitten, sich am ▶ *Patientenaufrichter* festzuhalten und eine Brücke zu machen, dann das Spanntuch durchziehen (**Abb. B.17**).

P Die Pflegepersonen können sich unter dem Rücken des Patienten die Hand geben und ihn mit diesem Griff bei der Brücke unterstützen (**Abb. B.18**).

Nachbereitung

Die Nachbereitung entspricht der bei einem Patienten, der sich drehen kann (S. 36).

Kinderkrankenpflege

Je nach medizinischer Notwendigkeit und Alter des Kindes werden verschiedene Betten in der Kinderkrankenpflege eingesetzt:

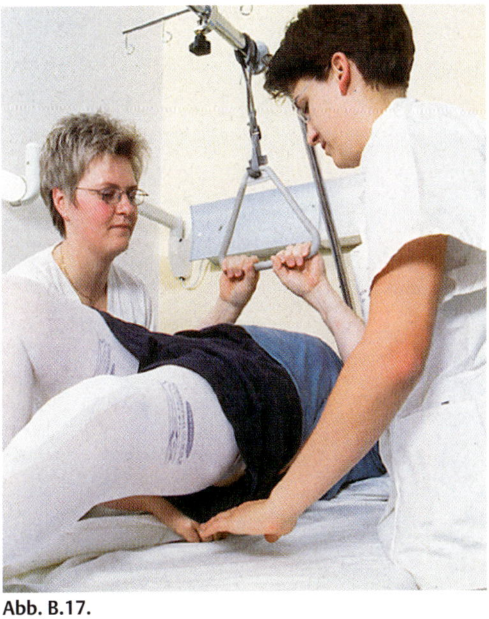

Abb. B.17.

► *Inkubator*: Versorgung und Beobachtung von Frühgeborene mit sehr niedrigem Geburtsgewicht, Wärmebett: Spezialbett zur Beobachtung bei Anwendung therapeutischer Maßnahmen wie z. B. ► ***Fototherapie*** und Stabilisierung der stabilen Körpertemperatur von Risikoneugeborenen.

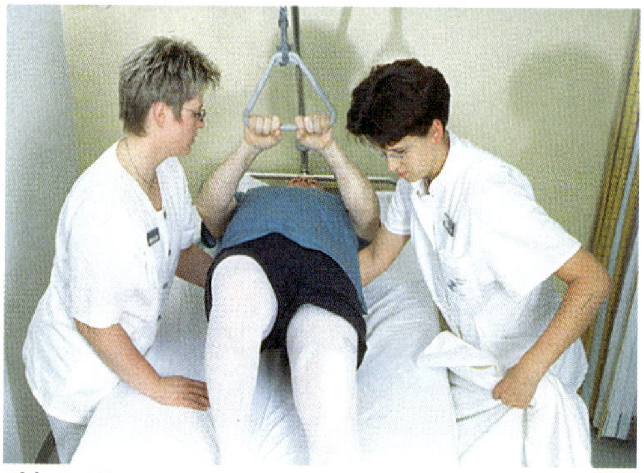

Abb. B.18.

Altenpflege

Das Bett wird mit zunehmenden Alter und oft auch der zunehmenden Pflegebedürftigkeit immer mehr zu einem zentralen Ort, der viele Lebensaktivitäten wie z. B. essen, lesen, fernsehen und Besuche empfangen ermöglichen soll. Bei der Auswahl ist deshalb auf folgende zusätzliche Ausstattungsmerkmale zu achten (**Abb. B.19**):

- Höhenverstellbarkeit der Liegefläche für Rücken schonendes Arbeiten,
- Verstellbarkeit von Rücken- und Fußteil,
- seitliche Bettrahmen (Seitengitter) mit zusätzlichen Polsterungen.

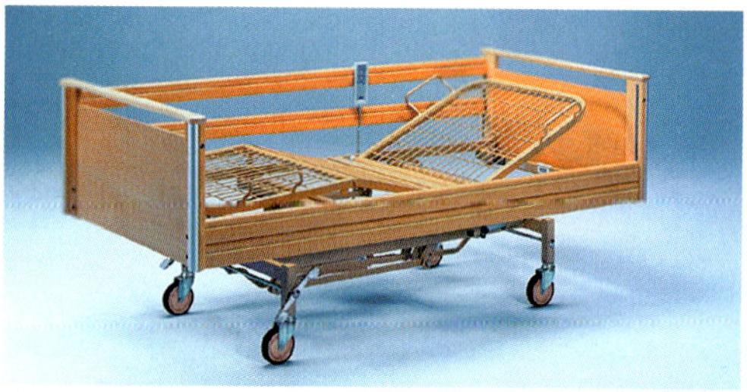

Abb. B.19.

Bewusstseinskontrolle

Definitionen

Bewusstsein: Summe aller somato-psychischen Vorgänge. Aufgabe und Funktionen des Bewusstseins sind z. B. Merk-, Denk-, Handlungs-, Reproduktions- und Reaktionsfähigkeit, Vorstellungskraft, Orientierungs- und Durchhaltevermögen. Die Bewusstseinskontrolle ist sowohl pflegerische als auch ärztliche Tätigkeit.

Koma: Stadium tiefer Bewusstlosigkeit mit Fehlen jeglicher Reaktionen auf Anrufen und stärkerer Schmerzreize.

Skala: Einteilung oder graduiertes Messfeld, welches zur Beurteilung oder Messungen dient. So wird z. B. die ► *Glasgow-Koma-Skala* zur Beurteilung von Bewusstseinsstörungen herangezogen.

Ziel

Ziel ist es, ► ***Bewusstseinsstörungen*** und ► ***Bewusstlosigkeit*** zu erkennen, zu beurteilen und gegenüber einem klaren und voll erhaltenem Bewusstsein abzugrenzen.

Indikationen

Indiziert ist eine Bewusstseinskontrolle z. B.:

- bei Verletzungen und/oder Erkrankungen des Zentralnervensystems (z. B. ► ***Schädel-Hirn-Trauma***, Tumore, Entzündungen, ► ***Intoxikationen***),
- nach schweren Verletzungen (z. B. ► ***Polytrauma*** mit Blutverlust, ► ***Schock***),
- nach Gabe von beruhigenden Medikamenten (z. B. ► ***Sedativa***, Narkotika) zur ► ***Sedierung***.

Vorbereitung der Materialien

- Taschenlampe (zur Feststellung der Pupillenreaktion),
- Reflexhammer (zur Feststellung der Reflextätigkeit und Sensibilität),
- ► *Glasgow-Koma-Skala*.

Durchführung

- Situation einschätzen:
  - Liegt eine Erkrankung z. B. Diabetes, ► ***Epilepsie*** vor?
  - Liegt ein Unfallgeschehen z. B. Gehirnerschütterung vor?
  - Sind äußere Verletzungen z. B. Kopfplatzwunde sichtbar?
  - Wann und wie trat die Bewusstlosigkeit auf, z. B. sofort oder langsam?
  - Wurden z. B. tonisch-klonische Krämpfe beobachtet?

- Patienten ansprechen:
  - Wie reagiert der Patient auf Ansprechen, z. B. spontan, verlangsamt oder muss er geweckt werden?
  - Ist er zeitlich, örtlich und persönlich orientiert?
  - Kann er nach Ansprache einfache, zielgerichtete Bewegungen durchführen?
- Patienten berühren:
  - Wie reagiert der Patient auf Berührung, z. B. spontan, verlangsamt, vermindert oder verstärkt?
  - Wie reagiert der Patient auf Schmerzreize, z. B. mit gezielten oder ungezielten Reaktionen, Beuge- oder Streckkrämpfe?
- Augen beobachten:
  - Wie ist die Stellung der Augenlider, z. B. geschlossen oder offen?
  - Wie ist die Stellung der Augäpfel, z. B. herdgerichtet?
  - Wie ist die Pupillenreaktion bzw. -weite nach Lichteinfall, z. B. verlangsamt, lichtstarr, eng, weit oder entrundet?
- ▶ ***Reflexe*** beobachten und überprüfen (z. B. Fußsohle bestreichen):
  - Sind pathologische Reflexe, z. B. ▶ ***Babinski-Reflex*** vorhanden?
- Oberflächensensibilität kontrollieren:
  - Wie reagiert der Patient nach Hautberührung? Vermindert? Gesteigert?
- Glasgow-Koma-Skala auswerten, ▶ ***Bewusstseinsstörungen*** bewerten (**Tab. B.1**) und Einschätzung dokumentieren.

Tab. B.1 Störungen des Bewusstseins

Bewusstseinszustand	**Merkmale**	**Ursachen**
Bewusstseinsklarheit	Patient ist zeitlich, räumlich und persönlich orientiert, äußere und innere Reize können ungestört aufgenommen, verarbeitet und erlebt werden	
Bewusstseinseintrübung	verminderte Wahrnehmung, Müdigkeit, verlangsamtes Denken und Handeln, erschwerte Orientierung	z. B. Intoxikationen
Absencen	sekundenlange Bewusstseinseintrübung oder -einengung (Denkpause)	z. B. Epilepsie
Amnesie	zeitlich begrenzte, teilweise bis vollständige Bewusstseinslücke	
▪ anterograde Amnesie	für die erste Zeit nach Rückkehr des Bewusstseins	
▪ retrograde Amnesie	für einen Zeitabschnitt vor dem auslösenden Ereignis.	z. B. Schädel-Hirn-Trauma
Apathie	Teilnahmslosigkeit, mangelnde Gefühlsansprechbarkeit	z. B. Hypoglykämie (Unterzuckerung)
Somnolenz	Benommenheit, abnorme Schläfrigkeit aber erhaltener Erweckbarkeit durch äußere Reize (leichte Form der Bewusstseinstrübung)	z. B. Schädel-Hirn-Trauma, hirnorganische Prozesse, Vergiftungen
Sopor	schwere Bewusstseinseintrübung mit geordneten Abwehrbewegungen auf Schmerzreize, aber jeglicher Unfähigkeit zu spontaner Aktionen (bei Anruf ist ein kurzzeitiges Bemühen um Orientierung beobachtbar)	z. B. Schädel-Hirn-Trauma, hirnorganische Prozesse, Vergiftungen
Stupor	Erstarrung, Betäubung, Antriebslosigkeit. Krankheitszustand mit dem Fehlen jeglicher körperlicher oder geistiger Aktivitäten bei wachem Bewusstsein	z. B. endogene Depressionen, Schizophrenie
Bewusstlosigkeit	ausgeschaltetes Bewusstsein, Augen sind geschlossen, keine Reaktion auf Reize	z. B. nach Reanimation
▪ Grad 1	gezielte Abwehrbewegungen auf Schmerzreize	
▪ Grad 2	ungezielte Abwehrbewegungen auf Schmerzreize, Störungen der Pupillenreaktion, evtl. Pupillendifferenzen	
▪ Grad 3	keine Reaktionen auf Schmerzreize	
▪ Grad 4	erlöschen der Schutzreflexe	
▪ Grad 5	Störungen und Ausfall der Spontanatmung und Herz-Kreislaufregulation	

M Bitte beachten Sie grundsätzlich: bei Bewusstseinsveränderungen ist sofort der Arzt zu verständigen, weil die dafür verantwortlichen Ursachen für den Patienten u. U. lebensbedrohlich sein können. Informationen zum Verhalten im Notfall finden Sie auf S. 218.

Infobox

Literatur

Ullrich L et al (Hrsg.). Thiemes Intensivpflege und Anästhesie. Stuttgart: Thieme; 2005

Harms L. Sekundäre Bewusstseinsstörungen auf der Intensivstation. plexus 2000;2:6

Wilpsbäumer S, Ullrich L. Bewusstseinsbeeinträchtigte Intensiv-Patienten verstehen und fördern. Intensiv 2000;3: 96

Internetadressen

http://www.dgn.org

http://www.psychiatrie-aktuell.de

Blasenkatheterismus

Definitionen

Katheterismus bezeichnet das Einführen eines ▸ *Katheters* in ein Hohlorgan zu diagnostischen oder therapeutischen Zwecken. Beim Blasenkatheterismus erfolgt eine Unterscheidung in:

Einmalkatheterismus: Einmaliges Einführen eines Blasenkatheters z. B. zur Uringewinnung für laborchemische Untersuchungen. Das Vorgehen entspricht dem bei der Anlage eines Dauerkatheters. Der Urin wird jedoch einmalig in ein Auffanggefäß abgelassen.

Dauerkatheterismus: kontinuierliche Urinableitung über mehrere Tage bis Wochen z. B. bei neurogenen Blasenentleerungsstörungen. Der ▸ *Katheterwechsel* hängt vom Material des verwendeten Katheters ab.

Intermittierender Selbstkatheterismus: Der Patient katheterisiert die Blase in regelmäßigen Abständen selbst (bei dauerhaft bestehenden Urinentleerungsstörungen z. B. bei einer ▸ *Querschnittslähmung*).

Ziele

- Uringewinnung bzw. Urinableitung (Blasendrainage) unter strenger Indikationsstellung und sorgfältiger Beachtung der ▸ *Asepsis* mit Hilfe eines Katheters,
- Anlage eines Blasenkatheters als notwendige Voraussetzung zur Blasenspülung (S. 48).

M Die Anlage eines Dauer- und eines Einmalkatheters ist Arztanordnung! Die Indikation muss sehr streng gestellt werden, weil ein Harnwegsinfekt immer noch die häufigste ▸ *nosokomiale Infektion* darstellt.

Blasendauerkatheter anlegen

Vorbereitung der Materialien

- steriles ▸ *Katheterset* (**Abb. B.20**), enthält i. d. R. folgende Bestandteile:
  - Schale mit 4 – 6 Kugeltupfern,
  - wasserdichte Unterlage,
  - steriles Abdecktuch,
  - anatomische Pinzette,
  - Auffangschale,
- mindestens 2 sterile ▸ *Blasenkatheter* in verschiedenen Größen und Formen,
- steriles Gleitmittel (z. B. Instillagel),
- steriles geschlossenes Ablaufsystem mit Halterung,
- ein Paar sterile Handschuhe,

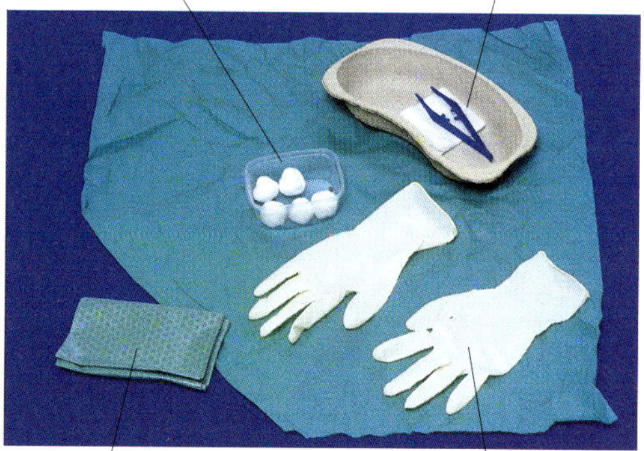

Abb. B.20.

- Spritze mit z. B. 10 ml Aqua destillata (mit Angaben auf dem Katheter vergleichen),
- Händedesinfektionsmittel,
- Schleimhautdesinfektionsmittel (z. B. Betaisadonna Lösung),
- Abwurfbehälter,
- unsterile Handschuhe.

M Das Katheterisieren stellt einen großen Eingriff in die Intimsphäre dar. Bitte gehen Sie sehr behutsam vor, informieren Sie den Patienten, dass die Maßnahme unangenehm ist, jedoch i. d. R. keine Schmerzen verursacht. Die assistierende Pflegeperson sollte sich während des Vorgangs so gut wie möglich dem Patienten zuwenden, um ihn zu unterstützen. Bitten Sie Besucher und mobile Mitpatienten aus dem Zimmer oder sorgen Sie für Sichtschutz.

Durchführung bei der Frau

- Hände nach ▸ ***Hygieneplan*** desinfizieren,
- benötigte Gegenstände auf desinfizierter Arbeitsfläche (z. B. Tablett) richten und Vollständigkeit überprüfen,
- Patientin über geplante Maßnahme informieren (auch Bewusstlose!), Fenster und Türen rechtzeitig schließen, damit das Zimmer nicht zu kalt ist,
- ▸ ***Patientenbett*** auf Rücken schonende Arbeitshöhe bringen und für gute Lichtverhältnisse sorgen,
- evtl. den Handlungsablauf störende Kleidungsstücke entfernen, dabei die Intimsphäre durch Sichtschutz beachten,
- Patientin bitten, die Beine aufzustellen und leicht zu spreizen, sie ggf. dabei unterstützen; Becken leicht erhöht lagern, z. B. klein gefaltetes Bettlaken unter das Gesäß bringen,
- Schutzhandschuhe anziehen und Patientin Intimtoilette durchführen lassen, evtl. dabei unterstützen,
- Katheterset öffnen, wasserdichte Unterlage (liegt meist oben auf) vorsichtig wegnehmen, ohne sterile Materialien zu berühren und unter das Gesäß der Patientin legen,
- Schlitztuch so auflegen, dass Vulva sichtbar ist,
- durch 2. Pflegeperson Katheter (nur Ansatz öffnen) und Ablaufsystem steril anreichen lassen und miteinander verbinden, auf Arbeitsfläche ablegen,
- sterile Handschuhe anziehen,
- 6 sterile Kugeltupfer mit Schleimhautdesinfektionsmittel übergießen lassen,
- Patientin informieren, dass sich das Desinfektionsmittel kühl anfühlen wird,
- Tupfer mit Pinzette aus der Schale entnehmen, überschüssiges Desinfektionsmittel ausdrücken und große Schamlippen desinfizieren (**Abb. B.21 a**); für jede Schamlippe einen neuen Tupfer nehmen und von vorne nach hinten (Richtung Anus) wischen,
- Schamlippen mit einer Hand spreizen und kleine Schamlippen mit 2 weiteren Tupfern desinfizieren (**Abb. B.21 b**). Die Schamlippen bis zum Einführen des Katheters gespreizt halten (dürfen sich aus hygienischen Gründen nach dem Desinfizieren nicht wieder berühren),
- Harnröhrenmündung desinfizieren und 6. Tupfer vor die Vagina legen, Einwirkzeit des Desinfektionsmittels abwarten,
- Pinzette abwerfen.

P Achten Sie bitte darauf, den Tupfer so mit der Pinzette zu umfassen, dass keine Verletzungsgefahr für die Patientin besteht. Manche Pflegepersonen bevorzugen statt der Pinzette die Verwendung eines einzeln verpackten sterilen Handschuhs, der meist jedoch nicht eng genug an den Fingern anliegt und so das sterile Arbeiten erschwert.

- Katheter mit Auffangsystem zwischen die Beine der Patientin legen und Katheterhülle abziehen lassen, Katheterspitze steril mit Gleitmittel anfeuchten,
- Katheter steril einführen (**Abb. B.21 c**) bis Urin abfließt, dann noch ca. 2 cm weiter einführen, damit Katheter für das Blocken weit genug in der Harnblase liegt,
- Ballon des Blasenverweilkatheters vorsichtig unter Berücksichtigung der Mengenangabe des Katheterherstellers mit Aqua destillata füllen (**Abb. B.21 d**),
- Katheter bis zum federnden Widerstand am Blasengrund zurückziehen.

Nachbereitung
- Patientin Intimbereich mit feuchten Tüchern abwischen lassen (ggf. unterstützen), um eine Verschmutzung der Wäsche zu vermeiden,
- Materialien aus dem Bett entsorgen,
- Patientin informieren, sich z. B. bei Schmerzen oder Druckgefühl in der Blase sofort zu melden.

M Bitte erkundigen Sie sich nach dem Katheterisieren, ob die Patientin Schmerzen oder ein Druckgefühl in der Blase hat und beobachten Sie den Urin auf Blutbeimengungen, Trübungen oder einen Ablaufstopp. Verständigen Sie bei Auffälligkeiten bitte den behandelnden Arzt. Führen Sie einmal am Tag eine ▸ ***Katheterpflege*** durch und beobachten Sie den Urin sowie die Harnröhrenöffnung auf Rötungen. Bei Auffälligkeiten kann auf Arztanordnung steriler ▸ ***Katheterurin*** abgenommen werden.

- Patientin beim Rücklagern und Anziehen unterstützen und sich vor dem Verlassen des Zimmers nach dem Befinden des Patienten und seiner Bedürfnisse bezüg-

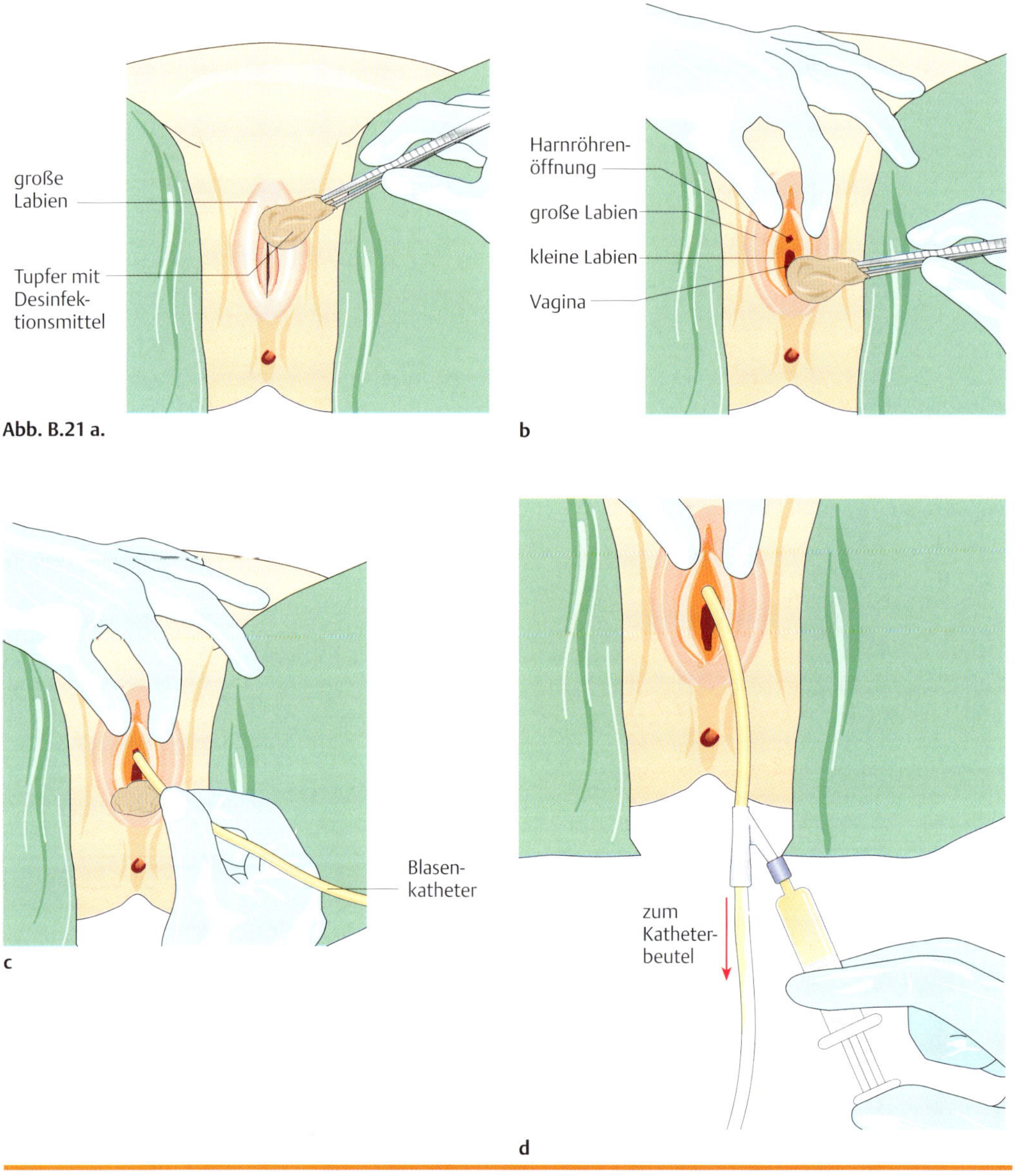

Abb. B.21 a. b c d

lich Lagerung, Getränken, Belüftung des Zimmers usw. erkundigen,

- gebrauchte Materialien sachgerecht entsorgen (z. B. in Arbeitsunterlage einschlagen, Mülltrennung beachten),
- abschließend Hände nach ▸ ***Hygieneplan*** desinfizieren,
- Maßnahme durch Eintragung in die ▸ ***Patientendokumentation*** mit Handzeichen, Uhrzeit, Katheterart, Größe, Menge der Blockerflüssigkeit und des abgelaufenen Urins sowie ggf. Besonderheiten beim Legen des Katheters dokumentieren.
- **Blick zurück:** Ist der Katheter geblockt? Wie viel Urin ist schon abgeflossen? Fließt weiter Urin ab? Ist das Ableitungssystem abgeknickt? Hängt der ▸ ***Katheterbeutel*** unter Blasenniveau?

P Katheterisieren ist eine Sache der Übung. Es kann vorkommen, dass Sie statt der Harnröhrenöffnung die Scheide treffen. Lassen Sie den Katheter dann dort liegen, um beim nächsten Versuch denselben Fehler nicht noch einmal zu machen.

Durchführung beim Mann

- Hände nach ▶ ***Hygieneplan*** desinfizieren,
- benötigte Gegenstände auf desinfizierter Arbeitsfläche (z. B. Tablett) richten und Vollständigkeit überprüfen,
- Patienten über geplante Maßnahme informieren (auch Bewusstlose!), Fenster und Türen rechtzeitig schließen, damit das Zimmer nicht zu kalt ist,
- ▶ ***Patientenbett*** auf Rücken schonende Arbeitshöhe bringen und für gute Lichtverhältnisse sorgen,
- evtl. den Handlungsablauf störende Kleidungsstücke entfernen, dabei die Intimsphäre durch Sichtschutz beachten,
- Patienten bitten, die Beine auszustrecken, leicht zu spreizen und Intimtoilette durchzuführen, ggf. unterstützen,
- Katheterset öffnen und Schlitztuch vorsichtig herausnehmen, ohne sterile Materialien zu berühren,
- Penis mit Schutzhandschuhen durch das Schlitztuch führen,
- durch 2. Pflegeperson Katheter (nur Ansatz öffnen) und Ablaufsystem anreichen lassen und steril miteinander verbinden, auf Arbeitsfläche ablegen,
- sterile Handschuhe anziehen,
- Kugeltupfer in Schale mit Desinfektionsmittel tränken, Patient informieren, dass sich das Desinfektionsmittel kühl anfühlt,
- Tupfer mit der Pinzette ausdrücken, mit der anderen Hand Penis fassen (evtl. mit steriler Kompresse), Vorhaut zurückziehen und eine Hälfte der Eichel desinfizieren (**Abb. B.22 a**), mit einem 2. Tupfer die andere Hälfte, dann Pinzette abwerfen,
- Gleitgel in die Harnröhre injizieren (**Abb. B.22 b**) und Penis auf steriler Kompresse ablegen (Einwirkzeit beachten, dabei Harnröhrenmündung zusammengedrückt halten, um zu vermeiden, dass Gel heraus fließt,
- Penis gerade aufrichten (um Knick der Harnröhre zu begradigen) und Katheter mit Ablaufsystem in der Nähe des Penis platzieren; Hülle vom Katheter von der 2. Pflegeperson abstreifen lassen,
- Katheter ca. 10 cm weit einführen (**Abb. B.22 c**), dann bei leichtem Widerstand Penis senken und Katheter weiter einführen, bis Urin fließt (**Abb. B.22 d**); dann noch ca. 2 cm weiter schieben, damit der Katheter für das Blocken weit genug in der Blase liegt,
- Ballon des Blasenverweilkatheters vorsichtig unter Berücksichtigung der Mengenangabe des Katheterherstellers mit Aqua destillata füllen,
- Katheter bis zum federnden Widerstand am Blasengrund zurückziehen.

M Achten Sie bitte beim Katheterisieren grundsätzlich darauf:

- keine NaCl-Lösung zum Blocken des Katheterballons verwenden, weil sich durch Kristallisierung der Katheter später nicht mehr entblocken lässt,
- Katheter je nach Herstellerangaben für das verwendete Material wechseln,
- nie mit Gewalt katheterisieren, um Verletzungen zu vermeiden,
- nie mehr als 700 ml Urin abfließen lassen, da sonst Gefahr eines Blasenkollapses besteht: Katheter abklemmen und später 2. Portion abfließen lassen.

Nachbereitung

Die Nachbereitung entspricht der Katheterisierung bei der Frau (S. 41). Bei Beendigung der Tätigkeit darauf achten, dass die Vorhaut wieder über die Eichel zurückgeschoben ist, um die Entstehung einer ▶ ***Paraphimose*** zu verhindern.

Blasendauerkatheter entfernen

Vorbereitung der Materialien

- sterile 10-ml-Spritze (je nach Angaben im Pflegebericht über die Menge, mit der der Katheter geblockt wurde),
- ▶ ***Schutzhandschuhe***,
- Abwurfbehälter,
- Bettschutz,
- Hände- und Sprühdesinfektionsmittel.

Durchführung

- Hände nach ▶ ***Hygieneplan*** desinfizieren,
- benötigte Gegenstände auf desinfizierter Arbeitsfläche (z. B. Tablett) richten und Vollständigkeit überprüfen,
- Patienten über geplante Maßnahme informieren (auch Bewusstlose!), Fenster und Türen rechtzeitig schließen, damit das Zimmer nicht zu kalt ist,
- Patientenbett auf Rücken schonende Arbeitshöhe bringen und für gute Lichtverhältnisse sorgen,
- evtl. den Handlungsablauf störende Kleidungsstücke entfernen, dabei die Intimsphäre durch Sichtschutz beachten,
- wasserdichte Unterlage unter Penis bzw. Gesäß schieben,

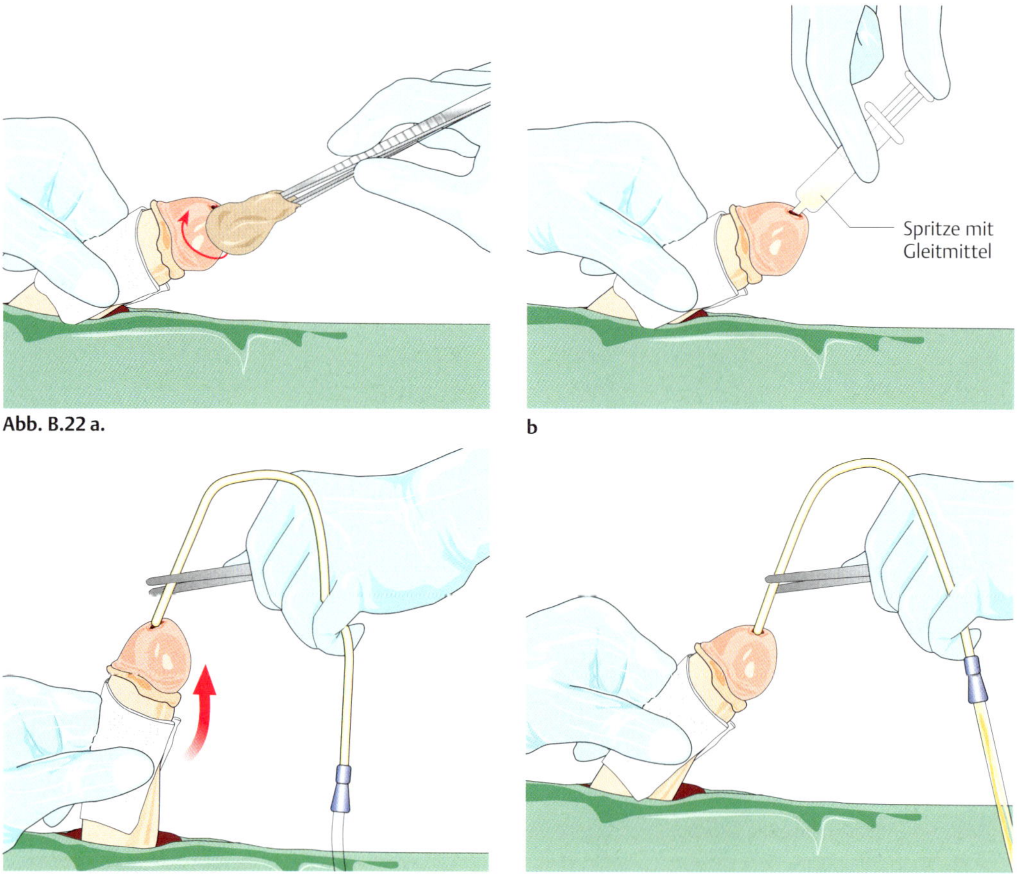

Abb. B.22 a. b c d

- Zuleitungsschlauch für Blockflüssigkeit mit Sprühdesinfektionsmittel desinfizieren, Einwirkzeit beachten,
- Menge des abgelaufenen Urins im Beutel ablesen,
- Spritze auf Zuleitungsschlauch aufsetzen und Blockflüssigkeit abziehen (Menge muss ca. der im Pflegebericht dokumentierten Menge entsprechen),
- Katheter vorsichtig herausziehen und dabei auf evtl. nachlaufenden Urin achten.

Nachbereitung

- alle Materialien aus dem Bett entfernen und sachgerecht entsorgen,
- Patient ggf. bei der Intimtoilette und beim Anziehen unterstützen,
- Bett wieder in Ausgangsposition bringen und Patient beim Rücklagern helfen,
- Patient informieren sich zu melden, wenn er das erste Mal selbstständig Wasser gelassen hat oder wenn er kein Wasser lassen kann,
- Patientin beim Rücklagern und Anziehen unterstützen und sich vor dem Verlassen des Zimmers nach dem Befinden des Patienten und seiner Bedürfnisse bezüglich Lagerung, Getränken, Belüftung des Zimmers usw. erkundigen,
- abschließend Hände nach ▸ ***Hygieneplan*** desinfizieren,
- Maßnahme durch Eintragung in die ▸ ***Patientendokumentation*** mit Handzeichen, Uhrzeit und Menge der Blockflüssigkeit und des abgelaufenen Urins dokumentieren.
- **Blick zurück:** Ist die Rufanlage in Reichweite? Sind alle Materialien entsorgt?

P Haben Sie nach der Katheterentfernung auch schon Wulstbildungen und Falten an der zuvor maximal gedehnten Ballonmembran entdeckt? Dies kann beim Patienten Schmerzen durch Reibung verursachen. Durch eine Restfüllung von ca. 1 ml Blockflüssigkeit sind die Falten nicht mehr so unelastisch. Die Entfernung ist dadurch schmerzfreier.

Intermittierender Selbstkatheterismus beim Mann

Vorbereitung der Materialien

- Katheter zum Selbstkatheterismus,
- Schleimhautdesinfektionsmittel,
- sterile Kompressen,
- Abwurfbehälter.

Durchführung

Die Pflegeperson hat eine anleitende Funktion. Meist sind Patienten mit ▶ *Querschnittslähmung* betroffen, bei denen eine dauerhafte Blasenentleerungsstörung vorliegt. Wichtig ist, den Patienten so viel wie möglich selbst machen zu lassen:

- Verpackung des Katheters abreißen lassen; darauf achten, dass die Spitze nicht unsteril wird (**Abb. B.23**),
- Patient bitten, Vorhaut zurückzuschieben und Eichel zu desinfizieren; mit einer Kompresse links um die Eichel wischen, mit einer neuen Kompresse rechts herum,
- Katheterspitze an Harnröhrenmündung ansetzen, mit der anderen Hand Penis halten (**Abb. B.24 a**),
- Katheter so einführen, dass nur an der Hülle nachgefasst, der Katheter selbst jedoch nicht berührt wird (**Abb. B.24 b**),
- Katheter so weit vorschieben, bis Urin fließt; Urin direkt in Toilette oder in Katheterbeutel, der angeschlossen werden kann, abfließen lassen,

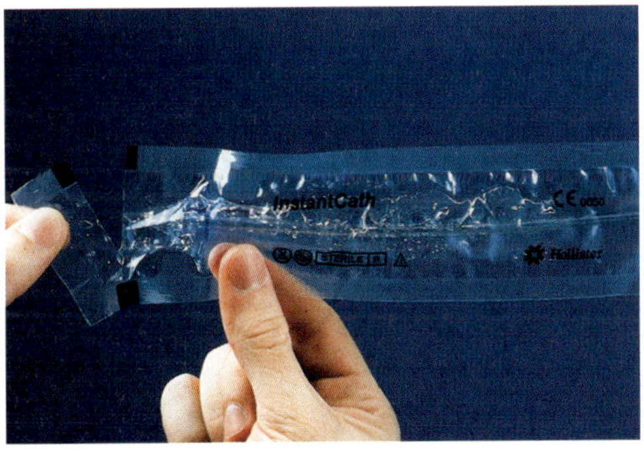

Abb. B.23.

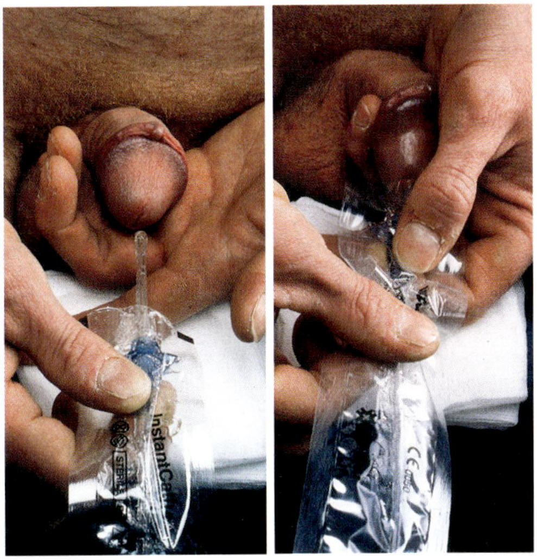

Abb. B.24 a. **b**

- abschließend Katheter wieder entfernen und Vorhaut vorschieben; Patient ggf. beim Anziehen behilflich sein.

Nachbereitung

- Materialien sachgerecht entsorgen,
- Hände nach ▶ *Hygieneplan* desinfizieren,
- Maßnahme durch Eintragung in die ▶ *Patientendokumentation* mit Handzeichen und Uhrzeit dokumentieren: ungefähre Urinmenge, Urinfarbe, Grad der Selbstständigkeit des Patienten usw. festhalten.
- **Blick zurück:** Ist die Blase vollständig entleert worden?

Infobox

Literatur

Sökeland J et al. Urologie, 13. Aufl. Stuttgart: Thieme; 2004

Internetadressen

http://www.dgu.de

Blasenpunktion

Definition

Als Blasenpunktion bezeichnet man die ▶ ***Punktion*** der Harnblase (mittels Kanüle oder ▶ ***Trokar***) als ▶ ***palliative*** Maßnahme z. B. bei ▶ ***Harnverhalt***. Die Punktion erfolgt oberhalb der ▶ ***Symphyse*** durch den Arzt. Die Pflegeperson bereitet vor, assistiert bei der Durchführung und übernimmt die Nachsorge.

suprapubisch: oberhalb der Schamgegend (supra = oberhalb, os pubis = Schambein).

SPDK: suprapubischer Dauerkatheter.

Ziel

Ziel ist es, einen Zugang zur Blase durch Punktion oberhalb des Schambeins herzustellen und Urin abzuleiten.

Indikationen

Indiziert ist eine Blasenspülung z. B. bei:

- akutem Harnverhalt, bei dem transurethrale Katheterisierung (= durch die Harnröhre) nicht möglich ist (z. B. bei postoperativer Schwellung der Urethra, bei ▶ ***Prostatahyperplasie***),
- Harnableitung bei Blasenentleerungsstörungen.

Vorbereitung der Materialien

- Gegenstände zur ▶ ***Nassrasur,***
- Hände- und Hautdesinfektionsmittel,
- Abwurfbehälter,
- steriles geschlossenes Ablaufsystem mit Halterung,
- sterile Handschuhe,
- steriles Punktionsset mit spaltbarem Punktionstrokar, ▶ ***Katheter*** mit selbst aufrollender Spitze, Tupfer, Fixierplatte und Schlitztuch,
- steriles Nahtmaterial mit Nadelhalter, Faden, chirurgischer und anatomischer ▶ ***Pinzette***, Schere und Skalpell,
- Spritze, Lokalanästhetikum, Kanüle,
- Spritze, Aqua dest. zum Blocken des Katheters,
- evtl. ▶ ***Urinprobenbecher*** oder Untersuchungsröhrchen,
- Verbandmaterialien (sterile Kompressen, Verbandpflaster).

Aufgaben der Pflegeperson

- Hände nach ▶ ***Hygieneplan*** desinfizieren,
- Patienten über geplante Maßnahme informieren,
- ihn bitten, viel zu trinken und mind. 1 Std. vor Anlage des SPDK nicht mehr zur Toilette zu gehen (Blase muss gut gefüllt sein, sonst kann sie nicht punktiert werden).

M Wenn Sie den Patienten vor Anlage des SPDK bitten, viel zu trinken, damit die Blase gut punktiert werden kann, dann achten Sie bitte darauf, ob keine Kontraindikation (z. B. gestörte Herz- oder Nierenleistung) vorliegt.

- benötigte Gegenstände auf desinfizierter Arbeitsfläche (z. B. Tablett) richten und Vollständigkeit überprüfen, sterile Materialien (**Abb. B.25**) von unsterilen trennen,
- bei Punktion im Patientenzimmer (häufiger jedoch in einem Funktionsraum) Fenster und Türen rechtzeitig schließen, damit das Zimmer nicht zu kalt ist und Besucher hinaus bitten,
- evtl. den Handlungsablauf störende Kleidungsstücke entfernen (Patient kann Slip anbehalten, Bauch bis zur Brust frei machen), dabei die Intimsphäre beachten und ggf. für Sichtschutz sorgen,
- ▶ ***Patientenbett*** auf Rücken schonende Arbeitshöhe bringen und Patient unterstützen, bequeme Rückenlage einzunehmen, ggf. Rolle zur Bauchdeckenentlastung unter Knie legen,
- Punktionsstelle rasieren, um ein möglichst steriles Arbeiten zu ermöglichen und dem Patient ein schmerzhaftes Kleben des Verbandpflasters in den Haaren zu ersparen,
- Füllungsstand der Blase wird vom Arzt getastet (ggf. per Ultraschalluntersuchung ermittelt),
- Punktionsstelle wird desinfiziert, mit dem Schlitztuch abgedeckt und lokal betäubt,
- während der Einwirkzeit des Lokalanästhetikums zieht der Arzt sterile Handschuhe an, führt den Katheter in den Trokar ein und verbindet ihn steril mit dem Ableitungssystem, um dem Austritt von Urin aus dem Katheter vorzubeugen,

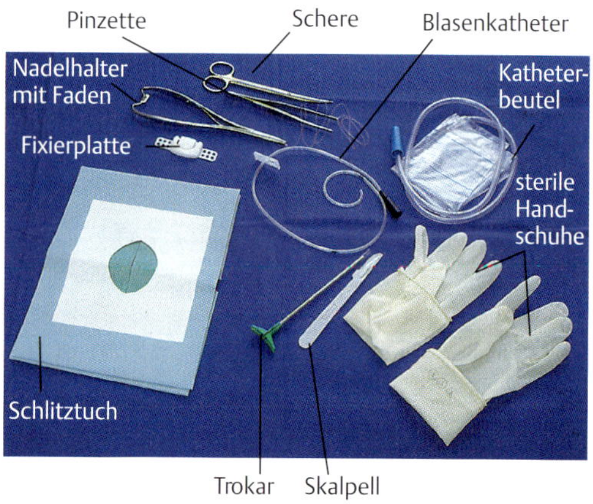

Abb. B.25.

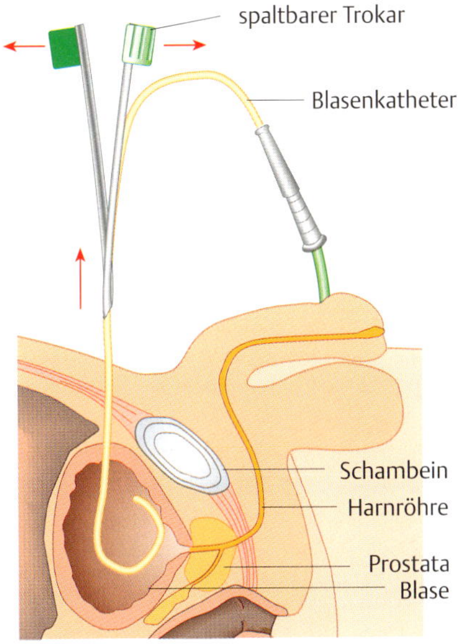

Abb. B.26.

- Trokar einstechen, bis Urin fließt und Katheter weiter vorschieben,
- Einführungstiefe markieren, um später zu erkennen, falls Katheter verrutscht,
- Trokar zurückziehen, auseinander klappen und abwerfen (**Abb. B.26**),
- Katheter mit der angegebenen Menge Aqua dest. blocken (zum Blocken **nie** NaCl-Lösung verwenden, da durch Kristallbildung die Blockung nicht mehr gelöst werden kann!),
- Katheter in die Fixierplatte einlegen und an der Bauchhaut festnähen.

M Während Sie dem Arzt bei der Punktion assistieren, beobachten Sie bitte die Kreislaufsituation des Patienten (Blässe, Kaltschweißigkeit usw.). Erkundigen Sie sich nach seinem Befinden und achten Sie auf Schmerzzeichen, auch wenn der Patient sie nicht äußert (verzerrtes Gesicht usw.).

Nachbereitung
- sterilen Verband anlegen; darauf achten, dass:
  - Fixierplatte mit einer sterilen Kompresse unterlegt ist und nicht direkt auf der Haut aufliegt,
  - Katheterschlauch faltenfrei zwischen sterilen Kompressen liegt,
- Verband mit Pflaster fixieren (**Abb. B.27**).

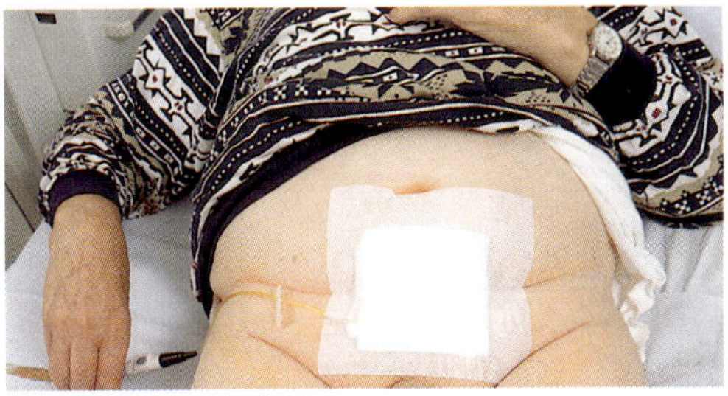

Abb. B.27.

P Wenn Sie den Katheterschlauch nicht mit zu vielen Kompressen abdecken, dann können Sie ihn auch durch den Verband fühlen und damit überprüfen, ob er abgeknickt ist.

- Patienten beim Rücklagern bzw. Anziehen unterstützen und darauf achten, dass alle Materialien aus dem Bett entsorgt wurden,
- ▶ ***Katheterbeutel*** unter Blasenniveau am Bett fest machen und auf freien Abfluss des Urins (ohne Abknickungen) achten,
- Urin auf Farbe (diskrete Blutbeimengung anfangs normal) und Menge beobachten,
- sich vor dem Verlassen des Zimmers nach dem Befinden des Patienten und seiner Bedürfnisse bezüglich Lagerung, Getränken, Belüftung des Zimmers usw. erkundigen,
- gebrauchte Materialien sachgerecht entsorgen,
- abschließend Hände nach ▶ ***Hygieneplan*** desinfizieren,
- Maßnahme durch Eintragung in die ▶ ***Patientendokumentation*** mit Handzeichen, Uhrzeit, Katheterart und -größe, Menge der Blockflüssigkeit und des abgelaufenen Urins sowie Besonderheiten (z. B. Blutbeimengungen) dokumentieren.
- **Blick zurück:** Fließt weiter Urin ab? Nehmen Blutbeimengungen zu (Arztinfo!)? Hat sich die Klemme am Katheter zufällig verschoben, sodass sie den Schlauch abklemmt? Wie ist das Befinden des Patienten?

M Zeigt die Einstichstelle keine Entzündungszeichen, reicht ein Verbandwechsel alle 2 Tage. Ein ▶ ***Katheterwechsel*** ist abhängig vom verwendeten Material (zwischen 2 – 6 Wochen). Bitte beobachten Sie den Urin regelmäßig auf Blutbeimengungen oder Trübungen (Arztinfo!). Um sterilen ▶ ***Katheterurin*** als Urinprobe zu gewinnen, entnehmen Sie diese bitte an der dafür vorgesehenen Stelle des Ableitungsschlauchs und desinfizieren Sie diese vorher sorgfältig.

Infobox

Literatur
Sökeland J et al. Urologie, 13. Aufl. Stuttgart: Thieme; 2004
Fachverband Stoma+Inkontinenz e. V., Virchowstr. 14, 38 642 Goslar

Internetadressen
http://www.dgu.de

Blasenspülung

Definition
Spülung (▸ ***Lavage***) der Harnblase mit einer ▸ ***Janet-Spritze*** über einen Blasenkatheter oder über ein geschlossenes steriles Spülsystem. Sie erfolgt als Einmal- oder Dauerspülung unter aseptischen Bedingungen nach strenger Indikationsstellung. Um das Infektionsrisiko so gering wie möglich zu halten, sind geschlossene Systeme zu bevorzugen.

Ziel
Ziel ist es, die Blase über einen liegenden ▸ ***Blasenkatheter*** auszuspülen.

Indikationen
Indiziert ist eine Blasenspülung z. B. nach urologischen Operationen (z. B. nach ▸ ***Prostataresektion***), um die Bildung von ▸ ***Blutkoageln*** zu vermeiden.

Vorbereitung der Materialien
- steriles Spülset mit Beutel für die Spüllösung und ▸ ***Urinauffangbeutel***,
- Péan-Klemme,
- Desinfektionsmittel,
- Bettschutz,
- Handschuhe,
- Infusionsständer,
- Abwurfbehälter.

Durchführung
- Hände nach ▸ ***Hygieneplan*** desinfizieren,
- benötigte Gegenstände auf desinfizierter Arbeitsfläche richten und Vollständigkeit überprüfen; darauf achten, dass die Spülflüssigkeit ungefähr Körpertemperatur hat (evtl. vorher in körperwarmem Wasser einlegen),
- Patienten über geplante Maßnahme informieren (auch bewusstlose Patienten!),
- evtl. den Handlungsablauf störende Wäschestücke entfernen, dabei Intimsphäre beachten,
- ▸ ***Patientenbett*** auf Rücken schonende Arbeitshöhe bringen und für gute Lichtverhältnisse sorgen,
- Bettschutz unter Intimbereich und Ansatzstück des Katheters bringen, falls beim Entfernen des Ableitsystems Flüssigkeit austritt,
- Handschuhe anziehen, Katheter mit Péan-Klemme abklemmen und Urinauffangbeutel entfernen,
- Katheterende desinfizieren und darauf achten, dass das Ende nicht berührt wird (Infektionsgefahr!),
- Spülsystem steril anschließen; bei einem dreiläufigen ▸ ***Spülkatheter*** eine Öffnung mit der Spülflüssigkeit, die zweite mit dem Ableitsystem verbinden (**Abb. B.28 a**),
- Klemme am Katheter öffnen und Schlauch am Auffangbeutel abklemmen,
- Spüllösung nach Arztanordnung einfließen lassen (**Abb. B.28 b**).

M Bitte beachten Sie beim Verabreichen der Spülflüssigkeit unbedingt die vom Arzt verordnete Menge und die Fließgeschwindigkeit. Erkundigen Sie sich nach dem Befinden des Patienten und achten Sie auf Schmerzreaktionen.

- Klemme am Auffangbeutel öffnen und Schlauch der Spüllösung abklemmen,
- Urin abfließen lassen und Menge dokumentieren. Spülmenge sollte ungefähr der Urinmenge entsprechen. Bei einer Dauerspülung über mehrere Tage (z. B. nach ▸ ***Prostataresektion***) ist es Aufgabe der Pflegeperson, Spülflüssigkeit und Urinmenge zu bilanzieren. Vor Beginn der Bilanzierung muss der Auffangbeutel leer sein.

M Bitte beobachten Sie die Farbe des Urins genau und dokumentieren Sie Ihre Beobachtungen. Nach einer Prostataresektion z. B. ist eine Rosafärbung durch Nachblutung aus dem OP-Gebiet normal. Wenn Sie eine Zunahme der Blutung feststellen, verständigen Sie bitte den Arzt.

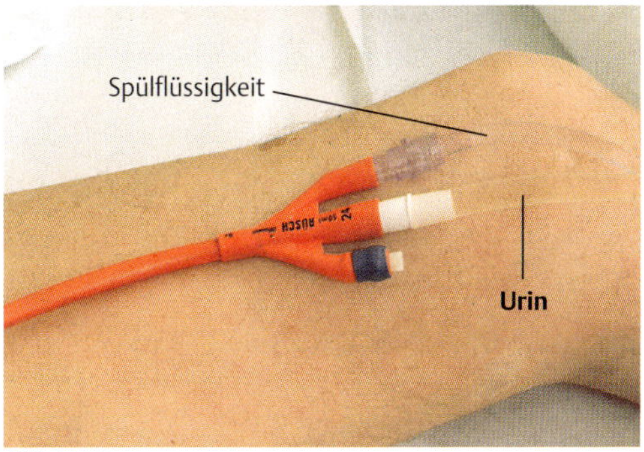

Abb. B.28 a.

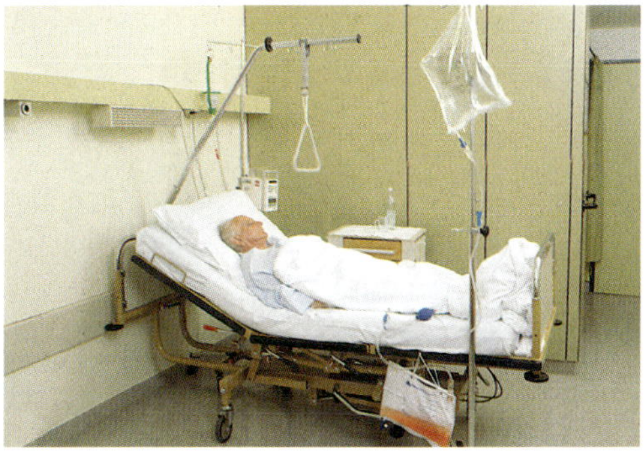

b

- bei einer einmaligen Spülung Vorgang bei Bedarf wiederholen; bei einer Dauerspülung z. B. nach Prostataresektion bleibt die Spülung meist 2 – 3 Tage hängen,
- zur Beendigung der Spülung Spülset entfernen, Katheterende desinfizieren und Urinauffangbeutel wieder anschließen.

Nachbereitung

- Sich vor dem Verlassen des Zimmers nach dem Befinden des Patienten und seiner Bedürfnisse bezüglich Lagerung, Getränken, Belüftung des Zimmers usw. erkundigen,
- gebrauchte Materialien sachgerecht entsorgen,
- abschließend Hände nach ▸ ***Hygieneplan*** desinfizieren,
- Maßnahme durch Eintragung in die ▸ ***Patientendokumentation*** mit Angaben der Spülmenge, Urinfarbe, evtl. Besonderheiten, Handzeichen und Uhrzeit dokumentieren.
- **Blick zurück:** Ist das Bett feucht geworden? Ist der Bettschutz entfernt? Fließt Urin ab? Sind alle Teile der Urinableitung korrekt miteinander verbunden?

M Nach einer Prostataresektion können sich Blutkoagel bilden, wenn die Spülung nicht ausreichend ist. Dadurch kann der Spülkatheter verstopfen und es besteht die Gefahr einer Blasentamponade. Urin und Spülflüssigkeit können nicht mehr abfließen, der Patient klagt über einen starken Blasendruck. Kontrollieren Sie daher bitte engmaschig, ob Urin und Spülflüssigkeit abfließen oder ob die Blutbeimengungen zunehmen. Informieren Sie den Patienten, sich auch selbst zu beobachten und Veränderungen sofort mitzuteilen.

Infobox

Literatur

Sökeland J. Urologie für Pflegeberufe, 7. Aufl. Stuttgart: Thieme; 2000

Fachverband Stoma+Inkontinenz e. V., Virchowstr. 14, 38 642 Goslar

Internetadressen

http://www.dgu.de

Blutabnahme

Definition

Als Blutabnahme bezeichnet man die Gewinnung von Blut unter aseptischen Bedingungen. Grundsätzlich gehört die Blutabnahme in den ärztlichen Aufgabenbereich, sie kann jedoch an eine Pflegeperson delegiert werden, wenn die notwendigen Kenntnisse vermittelt wurden. Die Blutabnahme stellt eine invasive (in den Körper eindringende) Maßnahme dar und ist an die Einwilligung des Patienten gebunden. Unterschieden werden:

- kapillare Blutabnahme,
- arterielle Blutabnahme,
- venöse Blutabnahme.

Kapillare Blutabnahme

Ziel

Ziel ist es, ▸ ***Kapillarblut*** im Rahmen der Diagnostik aus Fingerkuppe oder Ohrläppchen zu gewinnen, bei Säuglingen aus der Ferse.

Indikationen

Indiziert ist eine kapillare Blutabnahme zur:

- Bestimmung des Blutzuckers,
- Blutgasanalyse.

Kapillare Blutabnahme zur Bestimmung des Blutzuckers

Vorbereitung der Materialien

- Desinfektionsmittel,
- Schutzhandschuhe,
- keimarme Tupfer,
- Stichlanzette,
- Teststreifen,
- Testgerät,
- Pflaster für Schnellverband.

Durchführung

- Hände nach ▸ *Hygieneplan* desinfizieren,
- benötigte Gegenstände auf desinfizierter Arbeitsfläche (z. B. Spritzentablett) richten und Vollständigkeit überprüfen; kontrollieren, ob noch genügend Teststreifen vorhanden sind und ob der Code auf dem Behälter mit dem des Testgeräts übereinstimmt (Code erscheint beim Einschalten des Geräts),
- Patienten über geplante Maßnahme informieren (auch bewusstlose Patienten!),
- Patienten bitten, sich hinzusetzen oder hinzulegen, ggf. dabei unterstützen (Verletzungsgefahr, wenn ein stehender Patient kollabiert!),
- Punktionsstelle zugänglich machen (z. B. bei Punktion am Ohrläppchen Haare ausreichend zurückstreichen),
- Punktionsstelle auswählen:
  - Fingerbeere ist sehr empfindlich (weniger schmerzhaft ist das Einstechen am äußeren Rand der Fingerbeere),
  - das Ohrläppchen ist schlechter zugänglich, dafür weniger sensibel,
  - bei Säuglingen Fußrücken zwischen 3.–5. Finger und Handballen fixieren, Punktionsstelle (Fersenrand) liegt zwischen Zeigefinger und Daumen,
- Punktionsstelle durch Reiben (**Abb. B.29 a**) oder Wärmeanwendung hyperämisieren (Durchblutung erhöhen); bei Säuglingen z. B. die Ferse in ein warmes Tuch einwickeln,
- Schutzhandschuhe anziehen und Entnahmestelle mit keimarmen Tupfer desinfizieren (Einwirkzeit beachten!),
- seitlich mit der Stichlanzette ausreichend tief einstechen (**Abb. B.29 b**). Nicht zu zaghaft, da sonst evtl. noch einmal gestochen werden muss. Stichlanzette in die Kanülensicherheitsbox abwerfen.

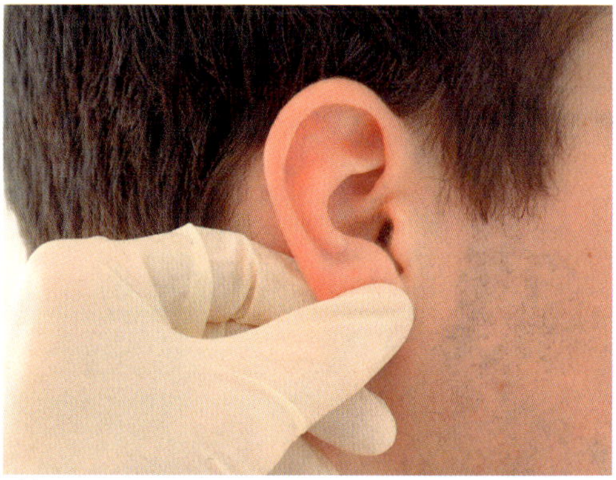

Abb. B.29 a.

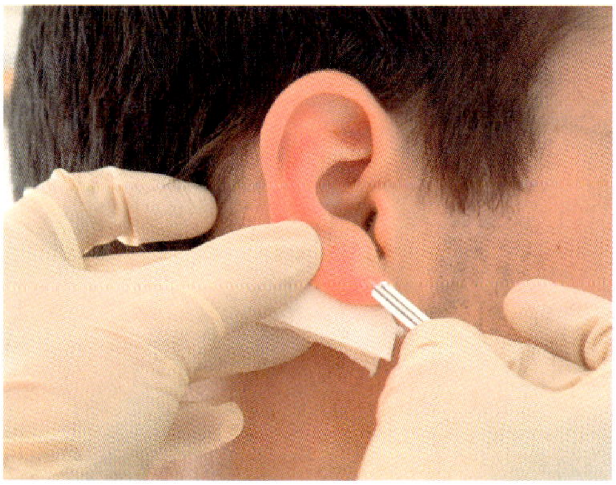

b

P Bevor Sie zustechen, schauen Sie sich die Punktionsstelle genau an. Wurde dort bereits einmal Blut abgenommen, dann genügt bei guter Durchblutung manchmal ein leichtes Drücken und ein Bluttropfen bildet sich von selbst. Damit kann dem Patienten der Einstich mit der Lanzette erspart werden.

- Ersten Blutstropfen abwischen. Zweiten Blutstropfen mit dem Teststreifen in dem dafür vorgesehenen Feld aufnehmen (**Abb. B.30**). Nicht mit dem Finger über das Testfeld streifen, da sonst die Auswertung gestört sein kann. Je nach Modell wird der Teststreifen vor oder nach der Blutentnahme in das Gerät eingelegt,
- Teststreifen im Testgerät nach Herstellerangaben auswerten lassen. Ergebnis wird meist mit einem Signalton angezeigt,
- Punktionsstelle mit Pflaster verbinden.

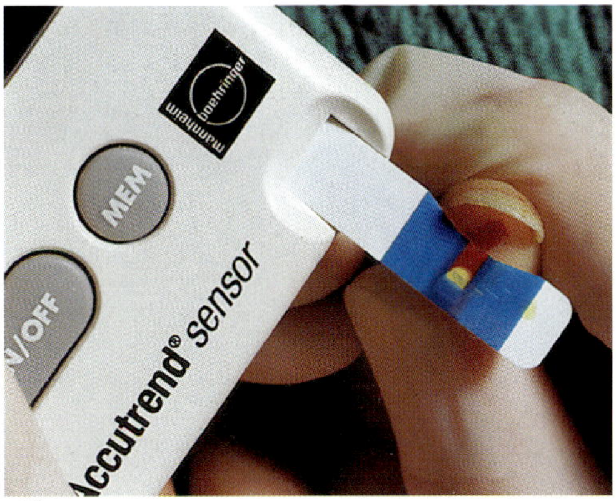

Abb. B.30.

M Bei einer Punktion der Fingerbeere, Einstichstelle vorher reinigen, damit z. B. keine Zuckerreste das Ergebnis verfälschen können. Ist der Blutzucker des Patienten stark erniedrigt (Hypoglykämie) oder erhöht (Hyperglykämie), verständigen Sie bitte sofort den Arzt. Beim Erwachsenen liegt der Normbereich zwischen 80 – 120 mg/dl. Bei älteren Patienten können leicht erhöhte Werte bis 140 mg/dl noch als normal angesehen werden. Schauen Sie zum Vergleich früher gemessene Blutzuckerwerte an, um Ihr Messergebnis besser beurteilen zu können.

Wie kapillares Blut zur Blutzuckerkontrolle aus dem Finger abgenommen wird, können Sie sich auf der DVD ansehen.

Nachbereitung

- Sich vor dem Verlassen des Zimmers nach dem Befinden des Patienten und seiner Bedürfnisse bezüglich Lagerung, Getränken, Belüftung des Zimmers usw. erkundigen,
- gebrauchte Materialien sachgerecht entsorgen,
- abschließend Hände nach ▶ ***Hygieneplan*** desinfizieren,
- Maßnahme und Messergebnis durch Eintragung in die ▶ ***Patientendokumentation*** mit Handzeichen und Uhrzeit dokumentieren.
- **Blick zurück:** Blutet es evtl. aus der Punktionsstelle nach? Sind alle Materialien wieder entfernt und nichts vergessen worden im Zimmer? Ist für die nächste Pflegeperson noch ein Teststreifen vorhanden? Wenn nicht, hat die neue Packung der Teststreifen einen anderen Code? Dann Gerät mit neuer Codierung nach Angaben des Herstellers versehen, damit dies nicht erst vor der nächsten Blutzuckeruntersuchung erfolgen muss.

Kapillare Blutabnahme zur Blutgasanalyse (BGA)

Ziel

Ziel ist es, die im ▶ ***Kapillarblut*** vorhandenen Atemgase (v. a. Sauerstoff und Kohlendioxid) zu bestimmen und so den pulmonalen Gasaustausch und den Säure-Basen-Haushalt zu beurteilen. Neben der kapillaren kann auch eine arterielle Blutentnahme (S. 52) vorgenommen werden.

Indikationen

Indiziert ist eine Blutabnahme zur Blutgasanalyse z. B.:

- zur Überprüfung, ob Blutgase im Normbereich liegen (**Tab. B.2**),
- bei Notfällen (z. B. Patienten mit Atemstörungen),
- zur Kontrolle der Beatmungseffektivität.

Vorbereitung der Materialien

Die Blutgasanalyse wird auch im arteriellen und venösen Blut vorgenommen. Je nachdem müssen zusätzlich Materialien vorbereitet werden. Generell benötigt werden:

- Schutzhandschuhe,
- Hautdesinfektionsspray,
- spezielles BGA-Röhrchen oder ▶ ***Injektionsspritze*** mit Heparin (10 I.E./ml, je nach Herstellerangaben des Analysegeräts),
- Glasröhrchen (= Kapillare),
- Kanülensicherheitsbox,
- Laboranforderungsschein.

Bei **Arterienpunktion** zusätzlich:

- sterile Handschuhe,
- Kanüle,
- Bettschutz,
- Verbandmaterialien (sterile Tupfer, Kompressen, Pflaster),
- Kompressionskissen.

Tab. B.2 Blutgasanalyse: Normalwerte nach Astrup

Parameter	Frauen	Männer
pH	7,35 – 7,44	7,34 – 7,44
pCO_2	32 – 42 mmHG	35 – 45 mmHG
pO_2	75 – 100 mmHG	75 – 100 mmHG
HCO_3	20 – 24 mmol	22 – 26 mmol
TCO_2	21 – 25 mmol	23 – 27 mmol
SBIC	22 – 26 mmol	22 – 26 mmol
ABE3	-3,3 bis +1,2 mmol	-2,4 bis 2,4 mmol
SAET 8 (O_2-Sättigung)	95 – 98 %	95 – 98 %

Durchführung
Die arterielle Blutgasanalyse ist ärztliche Tätigkeit. Die Pflegeperson assistiert und übernimmt die Vor- bzw. Nachbereitung.

Kapillare Blutgasanalyse

Das Vorgehen entspricht weitgehend der auf S. 51 beschriebenen kapillaren Blutentnahme zur Blutzuckerbestimmung. Zur Förderung der Durchblutung kann auch eine hyperämisierende Salbe verwendet werden, sie muss vor dem Einstechen allerdings unbedingt wieder abgewischt werden:

- der erste Blutstropfen wird entfernt; danach wird das Blut in eine Kapillare aufgesogen, die dazu waagrecht an die Punktionsstelle gehalten wird (es dürfen keine Luftblasen im Röhrchen sein).

Arterielle Blutgasanalyse

Punktionsstellen sind entweder die Arteria radialis im Bereich des Handgelenks oder die Arteria femoralis (Leistenbereich).

- A. radialis: Hand leicht überstreckt lagern (**Abb. B.31**),
- Arteria femoralis: Patient liegt in flacher Rückenlage mit leicht abgewinkeltem Bein. Die Pflegeperson unterstützt ggf. die Lagerung des Patienten.
- Blut in einem beschrifteten Blutgasanalyse-Röhrchen abnehmen (**Abb. B.32**) oder in einer heparinisierten Spritze durch den Arzt,
- nach der Punktion ca. 2 Min. lang auf die Punktionsstelle Druck ausüben (per Hand und anschließend mit Kompressionskissen, um Nachblutungen und die Bildung von Hämatomen zu vermeiden).

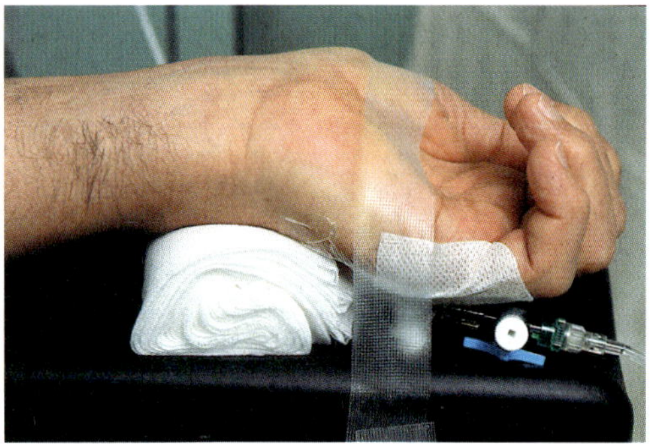

Abb. B.31.

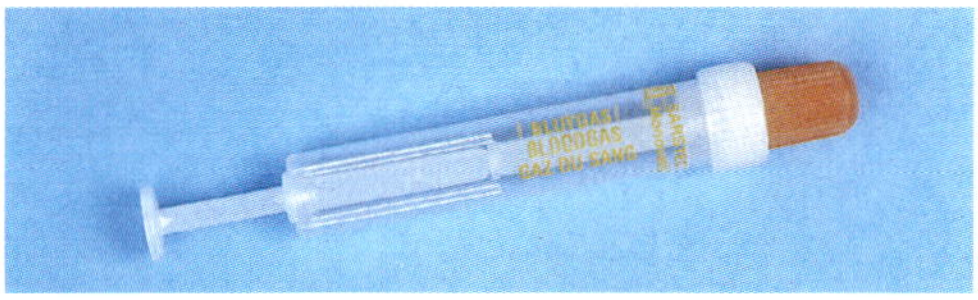

Abb. B.32.

Nachbereitung

- Sich vor dem Verlassen des Zimmers nach dem Befinden des Patienten und seiner Bedürfnisse bezüglich Lagerung, Getränken, Belüftung des Zimmers usw. erkundigen,
- gebrauchte Materialien sachgerecht entsorgen,
- abschließend Hände nach ▸ ***Hygieneplan*** desinfizieren,
- Maßnahme durch Eintragung in die ▸ ***Patientendokumentation*** mit Handzeichen und Uhrzeit dokumentieren,
- die Messung wird im vorher kalibrierten Blutgasanalysegerät sofort durchgeführt oder die Spritze/das Röhrchen gekühlt ins Labor gebracht,
- Punktionsstelle nach ca. 30 Min. und dann in regelmäßigen Abständen auf Nachblutungen kontrollieren. Patient informieren, sich selbst zu beobachten und bei Auffälligkeiten sofort zu melden.
- **Blick zurück:** Blutet es aus der Punktionsstelle nach? Liegt das Kompressionskissen auf der Punktionsstelle?

Venöse Blutabnahme

Ziel
Ziel ist es, venöses Blut zu diagnostischen Zwecken zu gewinnen.

Vorbereitung der Materialien

- Schutzhandschuhe,
- Desinfektionsmittel,
- Stauschlauch,
- intravenöse ▸ ***Kanüle*** oder ▸ ***Butterfly*** in verschiedenen Größen, ▸ ***Kanülensicherheitsbox***,
- verschiedene Blutentnahmeröhrchen (▸ ***Monovetten***, ▸ ***Vacutrainer***) je nach Arztanordnung,
- sterile Tupfer, Pflaster zum Schnellverband,
- Bettschutz,
- Laboranforderungsschein.

M Vergewissern Sie sich bei jeder Blutentnahme immer, ob Sie den richtigen Patienten vor sich haben. Wenn Sie unsicher sind, scheuen Sie sich nicht davor, noch einmal nach dem Namen zu fragen. Kontrollieren Sie dann die Namensangabe auf den vorbereiteten Röhrchen. Nehmen Sie bei einem Patienten mit ▸ ***Hemiplegie*** nie am betroffenen Arm Blut ab!

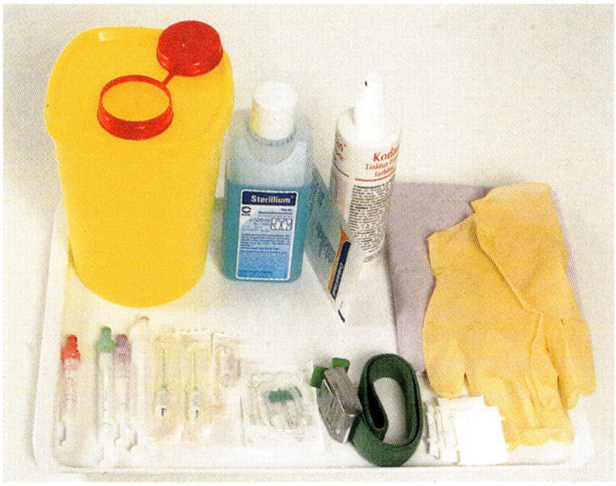

Abb. B.33.

Durchführung

- Hände nach ▸ ***Hygieneplan*** desinfizieren,
- benötigte Gegenstände auf desinfizierter Arbeitsfläche (z. B. Spritzentablett, **Abb. B.33**) richten und Vollständigkeit überprüfen,
- Patienten über geplante Maßnahme informieren (auch bewusstlose Patienten!),
- Besucher aus dem Zimmer bitten, ▸ ***Patientenbett*** auf eine Rücken schonende Arbeitshöhe bringen und evtl. den Handlungsablauf störende Kleidungsstücke entfernen,
- Patient soll sicher sitzen oder liegen (Verletzungsgefahr, wenn stehender Patient kollabiert!),
- Punktionsstelle auswählen: Hand- oder Fußrücken (nur, wenn andere Punktionsstellen nicht möglich sind, wird als sehr schmerzhaft empfunden), Ellenbeuge, Unterarm. Geeignete Punktionsstelle ertasten, die Vene sollte spürbar gut gefüllt sein,
- Bettschutz positionieren und venöse Stauung anlegen. Stauungsdruck darf den arteriellen Blutdruck nicht übersteigen, d. h. Radialispuls muss tastbar sein.

P Achten Sie beim Anlegen des Stauschlauchs darauf, dass Sie dabei die Haut des Patienten nicht einklemmen. Um dies zu verhindern, können Sie z. B. zwei Finger Ihrer Hand unter das Verschlussstück des Schlauchs legen, während Sie ihn zuziehen.

- Venenfüllung kann optimiert werden durch z. B. Faust öffnen und schließen lassen, Beklopfen der Vene oder äußerliche Wärmeanwendung z. B. durch ein feuchtes, warmes Tuch,
- gründlich desinfizieren (**Abb. B.34 a**) und Punktionsstelle entfetten (Einwirkzeit beachten!); nach der Desinfektion nicht noch einmal die Vene betasten,
- während der Einwirkzeit Handschuhe anziehen und Kanüle auf Blutentnahmeröhrchen aufsetzen (**Abb. B.34 b**),
- durch Straffung der Haut die Vene so fixieren, dass sie der Nadelspitze nicht ausweichen kann,
- Kanüle in einem flachen Winkel mit dem Schliff nach oben einstechen und unter leichtem Druck vorschieben (**Abb. B.34 c**); das in die Punktionsnadel eindringende Blut ist Zeichen dafür, dass die Kanülenspitze in der Vene liegt.

M Wenn Sie auch nach dem zweiten Versuch nicht erfolgreich sein sollten, bitten Sie eine andere Pflegeperson oder einen Arzt, es zu versuchen. Beginnen Sie, wenn möglich, mit der Punktion distal, um einer anderen Person bei Misslingen weiter proximal eine weitere Chance zu geben.

- Spritzenkolben zur ▸ ***Aspiration*** von Blut zurückziehen (**Abb. B.34 d**); müssen mehrere Röhrchen gefüllt werden, dann beim Wechsel Kanüle gut fixieren und neue Röhrchen vorsichtig aufsetzen und an den Nocken einrasten lassen,
- alle Röhrchen mit ausreichend Blut füllen, Röhrchen mit Zusätzen (z. B. Zitrat) kippen, um gute Durchmischung zu gewährleisten (**Abb. B.34 e**),
- Stauung entfernen, sterilen Tupfer auf die Einstichstelle legen und Kanüle rasch entfernen,
- direkt in die Kanülensicherheitsbox entsorgen (**Abb. B.34 f**),
- Tupfer auf die Einstichstelle drücken und Schnellverband anlegen,
- Kolben der gefüllten Röhrchen vollends hochziehen und abbrechen.

Nachbereitung

- Sich vor dem Verlassen des Zimmers nach dem Befinden des Patienten und seiner Bedürfnisse bezüglich Lagerung, Getränken, Belüftung des Zimmers usw. erkundigen,
- gebrauchte Materialien sachgerecht entsorgen, Transport der Blutproben ins Labor sicher stellen,
- abschließend Hände nach ▸ ***Hygieneplan*** desinfizieren,
- Maßnahme durch Eintragung in die ▸ ***Patientendokumentation*** mit Handzeichen und Uhrzeit dokumentieren.
- **Blick zurück:** Blutet es aus der Punktionsstelle nach? Bildet sich ein Hämatom? Ist in allen Röhrchen genügend Blut?

P Schlechte Venenfüllungen lassen sich deutlich verbessern, wenn vorher etwas ▸ ***Nitrolingual-Spray*** auf die Punktionsstelle aufgesprüht wird. Eine Nachblutung kann verhindert werden, wenn der Patient sich mit seinen Arm an dem ▸ ***Patientenaufrichter*** festhält. Die punktierte Vene kollabiert dabei.

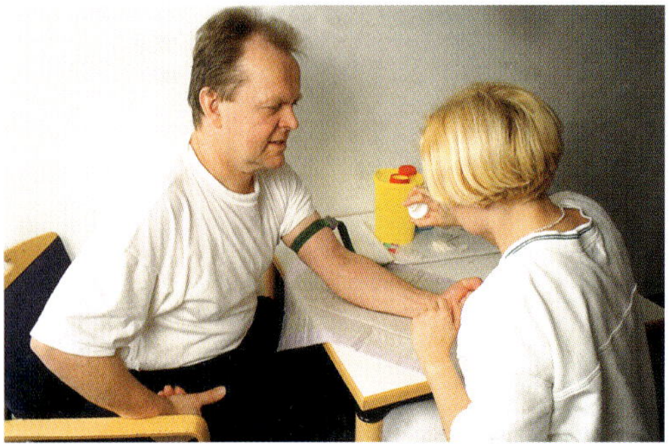

Abb. B.34 a.

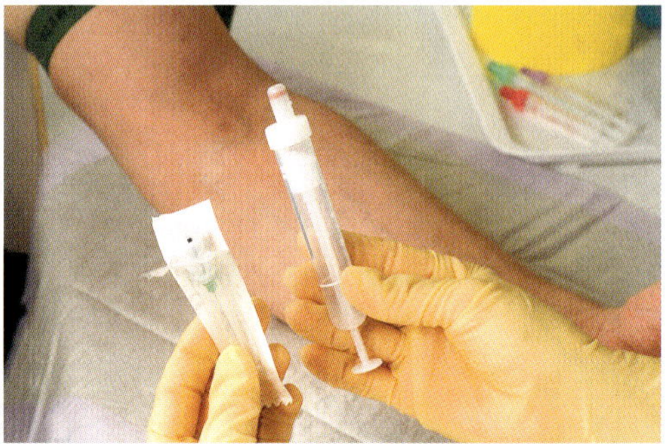

b

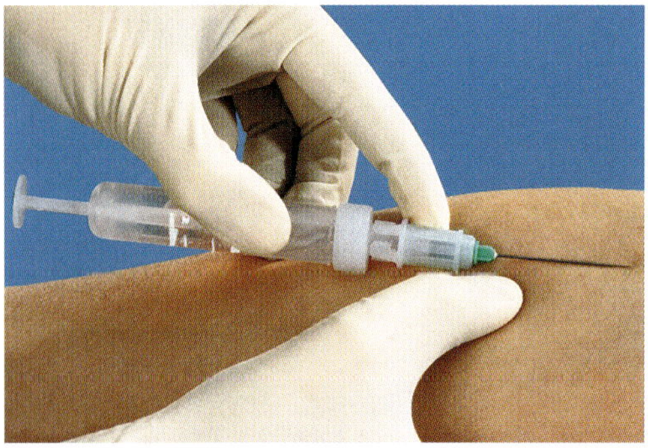

c

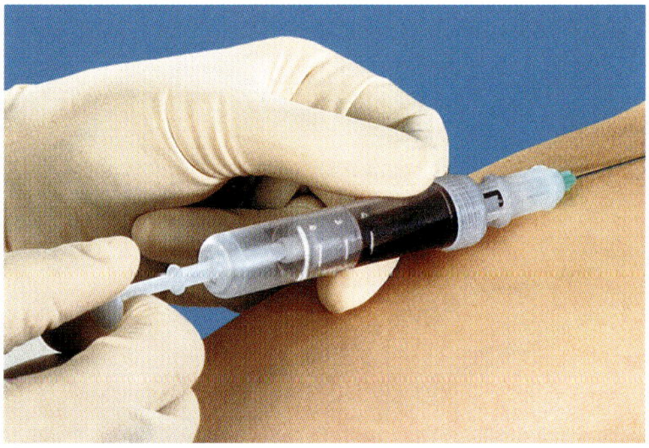

d

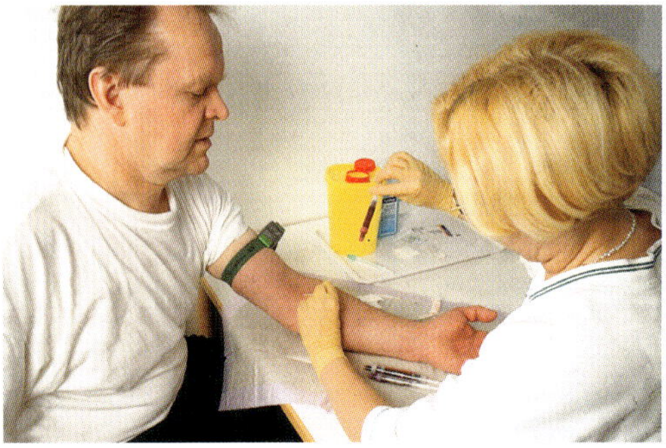

e

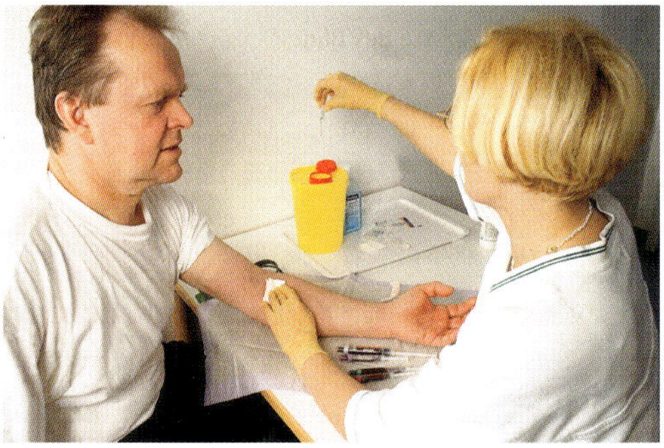

f

Infobox

Literatur

Schell W. Staatsbürger- und Gesetzeskunde, 12. Aufl. Stuttgart: Thieme; 2005

Internetadressen

http://www.netdoktor.de
http://www.dejure.org

Blutdruckmessung

Definitionen

Der Blutdruck wird gemessen, um den im arteriellen System herrschenden Druck zu bestimmen. Der Blutdruck ist abhängig von der Pumpleistung des Herzens, dem durch ▶ ***Tonus*** und Wandelastizität bestimmten Gefäßwiderstand und der Blutviskosität. Zurückgehend auf den italienischen Internisten und Erfinder *Riva-Rocci* wird der Blutdruck auch mit RR bezeichnet. Zwei Messarten werden unterschieden:

- indirekte (unblutige) Blutdruckmessung,
- intraarterielle (blutige) Blutdruckmessung.

Messwerte: Der obere (systolische) Blutdruckwert entsteht während der Kontraktion, der untere (diastolische) während der Dilatation der Herzkammer. Die Spanne zwischen beiden Werten ist die ▶ ***Blutdruckamplitude***. Die Angabe des Messwerts erfolgt in Kilopascal oder (üblicher) in mmHg. Umrechnung von mmHg in kPa (Kilopascal): 7,5 mmHg = 1,0 kPa oder mmHg × 0,133 = kPa.

Normalwerte: Diese sind abhängig vom Lebensalter und werden i. d. R. in mmHg (Millimeter Quecksilbersäule) angegeben (**Tab. B.3** und **B.4**). In der Praxis übliche Dokumentationsweise z. B. RR 120/80 mmHg.

Tab. B.3 Normalwerte des Blutdrucks in Abhängigkeit vom Lebensalter

Lebensalter	Normalwert
Neugeborene	systolisch: 60 – 80 mmHg (8,0 – 10,7 kPa)
Säuglinge	systolisch: 80 – 85 mmHg (10,7 – 11,3 kPa)
Kleinkinder	systolisch: 80 – 100 mmHg (10,7 – 13,3 kPa)
Jugendlicher	systolisch/diastolisch: 110/75 mmHg (14,7/10,0 kPa)
Erwachsener	systolisch/diastolisch): 120/80 mmHg (16,0/10,6 kPa)

Tab. B.4 Klassifikation des arteriellen Blutdrucks durch die WHO

Bewertung	systolisch (mmHg)	diastolisch (mmHg)
optimaler Blutdruck	< 120	< 80
normaler Blutdruck	120 – 129	80 – 84
hoch-normaler Blutdruck	130 – 139	85 – 89
milde Hypertonie (Stufe 1)	140 – 159	90 – 99
mittlere Hypertonie (Stufe 2)	160 – 179	100 – 109
schwere Hypertonie (Stufe 3)	> 180	> 110
isolierte systolische Hypertonie	> 140	< 90

Ziel

Ziel ist es, den arteriellen Blutdruck zu beurteilen bzw. zu überwachen.

Indikationen

Indiziert ist eine Blutdruckmessung z. B.:

- bei ▶ ***Schock***, ▶ ***Hypertonie***, ▶ ***Blutdruckkrise***, ▶ ***Hypotonie*** und medikamentöser Blutdrucksenkung,
- im Rahmen des ▶ ***Cold-pressure-Tests*** und zur ▶ ***Langzeitblutdruckmessung***.

Indirekte (unblutige) Blutdruckmessung

Die indirekte (unblutige) Blutdruckmessung erfolgt über einen z. B. am Oberarm angelegten ▶ ***Blutdruckapparat*** durch ▶ ***Auskultation*** des Blutdrucks über ein ▶ ***Stethoskop***.

Vorbereitung der Materialien

- Blutdruckapparat (richtige ▶ ***Manschettenbreite*** beachten!),
- Stethoskop.

M Bei der ersten Blutdruckmessung sollte der Wert an beiden Armen ermittelt werden. Besteht eine Differenz zwischen den Messwerten, sollte im Weiteren an dem Arm mit dem höheren Wert gemessen werden. Dies muss für alle Pflegepersonen deutlich dokumentiert werden. Über die Differenz sollte der Arzt informiert werden, weil die Ursache dafür in einer Gefäßstenose (Verengung) liegen kann.
Bei der Blutdruckmessung sollten die 5-Regeln der Hochdruckliga beachtet werden:
Regel 1: Erst nach einer Ruhephase von mindestens drei Minuten messen.
Regel 2. Die morgendliche Messung vor Einnahme blutdrucksenkender Medikamente vornehmen, da hohe Morgenwerte ein besonderes Risiko sind und eine Veränderung der Medikation erfordern können.
Regel 3: Die Blutdruckmanschette sollte so positioniert sein, dass sich der Messpunkt in Herzhöhe befindet.
Regel 4: Zur Messung immer den Arm mit dem höheren Blutdruckwert benutzen.
Regel 5: Die Manschettenbreite entsprechend verändern, wenn Oberarm- bzw. Handgelenkumfang von der Norm abweichen.

Durchführung

- Hände nach ▶ ***Hygieneplan*** desinfizieren,
- benötigte Gegenstände richten und auf Funktionsfähigkeit überprüfen,

- Patienten über geplante Maßnahme informieren (auch bewusstlose Patienten!),
- Besucher aus dem Zimmer bitten, ▸ ***Patientenbett*** auf eine Rücken schonende Arbeitshöhe bringen und evtl. den Handlungsablauf störende Kleidungsstücke entfernen (Intimsphäre beachten). Der Oberarm sollte so weit frei sein, dass die Manschette in voller Breite dem Arm anliegt, ca. 2 Finger breit oberhalb der Ellenbeuge. Patient sollte liegen oder sitzen.
- Messung erfolgt am Oberarm. Arm auf Herzhöhe gelagert, die Hand geöffnet (**Abb. B.35 a**).

M Die Kleidung sollte den Arm, an dem gemessen wird, nicht einschnüren, weil dies das Messergebnis verfälschen kann. Legen Sie die Manschette bitte grundsätzlich **nicht** auf der Seite an, wo für Dialysepatienten ein Shunt (S. 280) angelegt wurde, ein arterieller oder venöser Zugang liegt, wo eine Brustentfernung stattfand, sich ein passagerer Herzschrittmacher (S. 130) befindet oder eine ▸ *Hemiparese vorliegt.*

- Manschette eng und luftleer an den Oberarm anlegen, die Klettverschlüsse schließen (**Abb. B.35 b**),
- Ventil am Manometer schließen, indem das Rädchen zurückgedreht wird (**Abb. B.35 c**),
- Luft in die Manschette pumpen und dabei den Radialispuls tasten; ist kein Puls mehr tastbar, Manschettendruck noch um ca. 30 mmHg (4 kPa) erhöhen,
- Ohroliven des Stethoskops in den äußeren Gehörgang stecken und Schallmembran an der Ellenbeuge ansetzen (**Abb. B.35 d**),
- Druck langsam (max. 2 – 3 mmHg/Sek.) durch Öffnen des Ventils senken, der Zeiger fällt langsam ab (**Abb. B.35 e**),
- ersten hörbaren Ton (▸ *Korotkow-Geräusch)* als Druckwert auf dem Manometer ablesen (systolischer Druckwert, **Abb. B.35 f**),

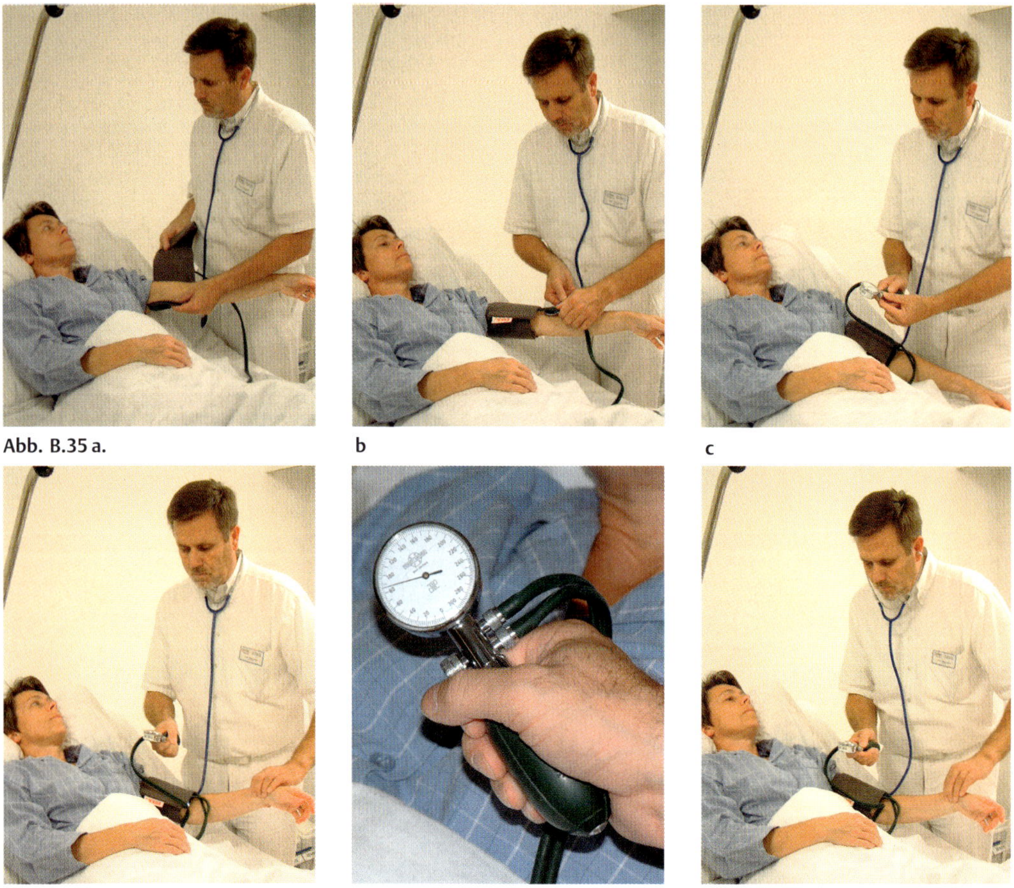

Abb. B.35 a. b c d e f

- Manschettendruck weiter langsam reduzieren,
- letzten hörbaren Ton als Druckwert auf dem Manometer ablesen (diastolischer Druckwert),
- Restluft ablassen und Manschette abnehmen,
- Patienten beim Anziehen und Rücklagern unterstützen.

Wie der Blutdruck indirekt über einen am Oberarm angelegten Blutdruckapparat gemessen wird, können Sie sich auf der DVD ansehen.

Nachbereitung

- Sich vor dem Verlassen des Zimmers nach dem Befinden des Patienten und seiner Bedürfnisse bezüglich Lagerung, Getränken, Belüftung des Zimmers usw. erkundigen,
- gebrauchte Materialien sachgerecht versorgen (z. B. Blutdruckmanschette und Stethoskop desinfizieren),
- abschließend Hände nach ▸ ***Hygieneplan*** desinfizieren,
- Maßnahme und Messergebnis durch Eintragung in die ▸ ***Patientendokumentation*** mit Handzeichen und Uhrzeit dokumentieren,
- Abweichungen vom Normalwert dem Arzt melden.
- **Blick zurück:** Ist die am Patienten vorgenommene Handlung korrekt ausgeführt worden (z. B. war die Lagerung richtig)?

P Wenn der von Ihnen gemessene Wert von den vorherigen Werten abweicht, sollten Sie das hinterfragen. Ist er z. B. höher als sonst, sollten Sie sich beim Patienten erkundigen, ob eine körperliche oder psychische Belastung vorausgegangen ist. Manchmal hört man den Blutdruck auch einfach schlecht wegen Strömungsgeräuschen oder z. B. Unruhe im Zimmer. Bitten Sie dann höflich um Ruhe und messen Sie noch einmal. Wenn Sie sich unsicher sind, bitten Sie einen Kollegen, den Blutdruck zu messen und vergleichen Sie die Ergebnisse.

Intraarterielle (blutige) Blutdruckmessung

Definition

Der ▸ ***Blutdruck*** wird ermittelt, indem ein Gefäßkatheter in ein geeignetes Blutgefäß (▸ ***Arterie***) eingeführt und an ein z. B. elektronisches Manometer (▸ ***Transducer***) angeschlossenen wird. Die vom Herzen erzeugten arteriellen Blutdruckwellen werden über die arterielle Verweilkanüle und ein mit Flüssigkeit gefülltes Schlauchsvstem auf die Membran des Transducers übertragen. Die entstandenen Schwingungen werden in elektrische Signale umgewandelt, verstärkt, über ein Kabel auf den Monitor oder Schreiber übertragen und erscheinen dort als Kurve und/oder digitale Messwerte. Die Messung wird auch als direkte bzw. blutige Blutdruckmessung bezeichnet.

Ziel

Ziel ist die kontinuierliche Blutdruckmessung im Rahmen der Intensivüberwachung (▸ ***Monitoring***) eines Patienten.

Indikationen

Indiziert ist eine arterielle Blutdruckmessung z. B. bei:

- instabilen Kreislaufverhältnissen (▸ ***Hypertonie*** bzw. ▸ ***Hypotonie***),
- starken Blutverlusten oder erwarteten starken Blutverlusten,
- ▸ ***Polytrauma***
- hypertensiven Krisen.

Voraussetzungen

- korrekte Lage der arteriellen Verweilkanüle nach Punktion der Arteria radialis durch den Arzt,
- Monitor zur Überwachung des Patienten.

Vorbereitung der Materialien

Unsterile Materialien

- Bettschutz,
- Einmalrasierer,
- Hautdesinfektionsspray,
- Druckdom (Halterung) zur Befestigung des Transducers in der richtigen Höhe,
- Kabelanschluss zum Monitor,
- Mundschutz, Schutzkittel und Haarhaube,
- Etikett mit Signalfarbe zur Markierung des arteriellen Zugangs mit Aufschrift („Achtung Arterie! Keine Injektion!“),
- Abwurfbeutel,
- ▸ ***Pulsoximeter*** (S. 255) zur Überwachung des Patienten,
- ▸ ***Druckinfusionsmanschette***,
- Blutdruckapparat und Stethoskop zur manuellen nichtinvasiven Blutdruckmessung.

Sterile Materialien

- Materialien zur ▸ ***Lokalanästhesie*** nach Arztverordnung (2 ml Spritze, ▸ ***Lokalanästhetikum***, Aufzieh- und ▸ ***Injektionskanüle***),
- steriles Punktionsset mit:
  - arterieller Verweilkanüle 20 G oder 18 G, Kinder 24 G und Spritze (**Abb. B.36**),
  - sterilen Kompressen, Tupfern, Nahtmaterial und Handschuhen,
- Schnellverbandmittel,
- 500 ml NaCl 0,9 % Spüllösung mit oder ohne Heparinzusatz nach Arztverordnung,
- luftblasenfreies Messsystem mit ▸ ***Transducer***,
- roter ▸ ***Dreiwegehahn***.

Der Aufbau der Messkette zur invasiven Blutdruckmessung ist in **Abb. B.37** dargestellt.

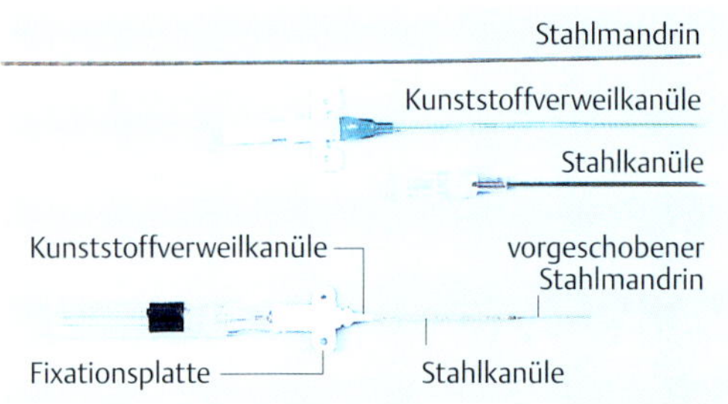

Abb. B.36.

Legen und Anschließen einer arteriellen Druckkanüle

- Hände nach ▸ ***Hygieneplan*** desinfizieren,
- benötigte Gegenstände auf desinfizierter Arbeitsfläche (z. B. fahrbarer Tisch) richten und auf Vollständigkeit überprüfen,
- Lokalanästhesie vorbereiten (S. 57),
- Spülsystem vorbereiten:
  - Kochsalzlösung nach Arztanordnung mit oder ohne Heparinzusatz in Druckmanschette einlegen,
  - Rollerklemme des Systems verschließen, alle Schraubverbindungen am System kontrollieren (Luer-Lock) und Einstichdorn des Systems in Kochsalzbeutel stechen,
  - Druckbeutel auf ca. 300 mmHg aufpumpen,
- Patienten über geplante Maßnahme informieren (auch bewusstlose Patienten!), Fenster und Türen schließen und Besucher aus dem Patientenzimmer bitten,
- evtl. den Handlungsablauf störende Kleidungsstücke entfernen, dabei die Intimsphäre beachten, ▸ ***Patientenbett*** auf eine Rücken schonende Arbeitshöhe bringen und für Sichtschutz sorgen,
- Patienten auf den Rücken lagern und Hand überstrecken (**Abb. B.38**),
- Punktionsstelle desinfizieren und Einwirkzeit beachten,
- evtl. während der Arterienpunktion Pulsoximeter (S. 255) anschließen und Patienten überwachen.

M Das Legen einer arteriellen Kanüle zur Druckmessung ist ärztliches Aufgabengebiet (**Abb. B.39**). Die Pflegeperson assistiert dem Arzt (z. B. Patienten in die richtige Lage bringen, evtl. Punktionsstelle rasieren, Materialien anreichen, Katheter fixieren und verbinden) und überwacht die ▸ ***Vitalfunktionen***. Auf Anordnung des Arztes führt sie den ▸ ***Allen-Test*** zur Beurteilung der arteriellen Durchblutung des zu punktierenden Unterarms durch.

- Transducer richtig auf Herzhöhe positionieren,
- Messkabel an die arterielle Druckkanüle anschließen und Nullabgleich zur Atmosphäre durchführen:
  - System an die Kanüle anschließen und auf Blasenfreiheit im System achten,
  - Dreiwegehahn vom Transducer zur Atmosphäre hin öffnen und mittels Abgleichtaste am Monitor „nullen“,

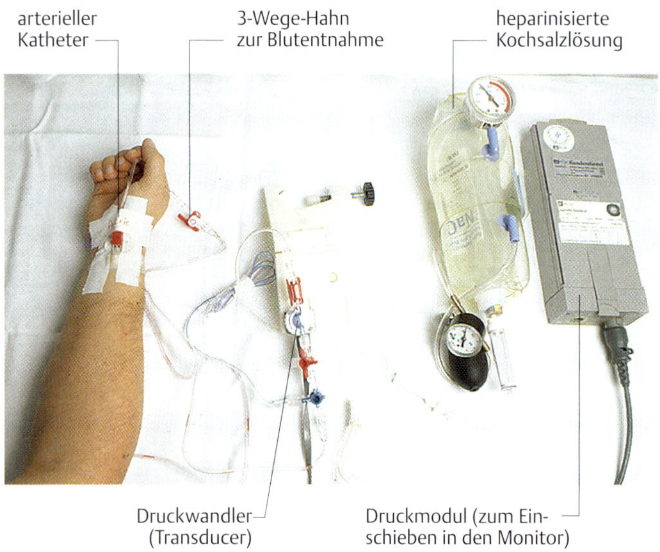

Abb. B.37.

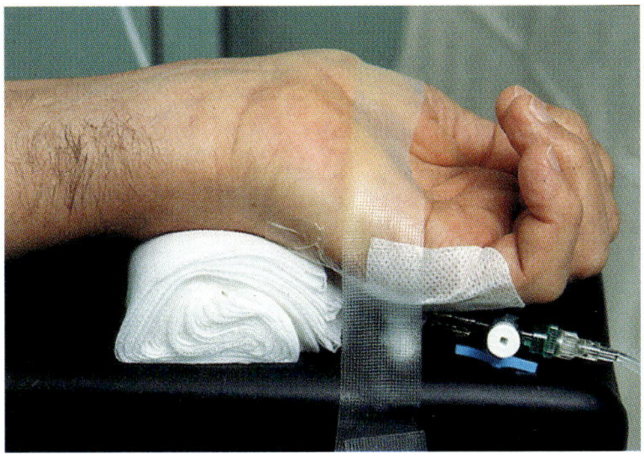

Abb. B.38.

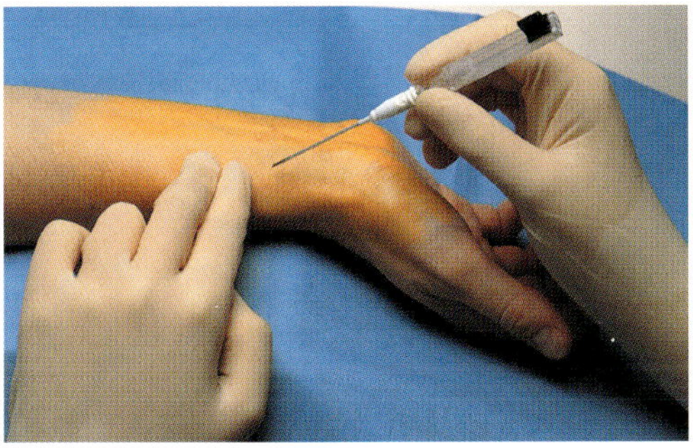

Abb. B.39.

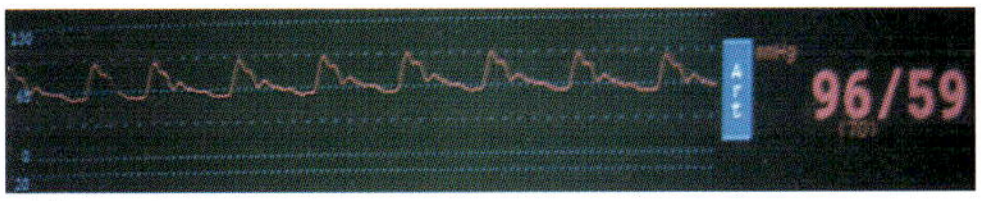

Abb. B.40.

– Dreiwegehahn wieder umstellen, Verbindung zwischen Patient und Transducer herstellen und Alarmeinstellungen anpassen, aktivieren und Grenzwerte dokumentieren.

M Der Nullabgleich ist mindestens einmal pro Schicht bei Dienstantritt im Rahmen eines Zimmerchecks, nach allen Diskonnektionen des Messkabels erforderlich. Dabei wird auch immer auf die richtige Position des Transducers geachtet. Nach der Nullbestimmung muss auf dem Monitor die arterielle Blutdruckkurve zu sehen sein (**Abb. B.40**). Erscheint keine Blutdruckkurve oder stimmen die Werte nicht mit der manuellen nichtinvasiven Blutdruckmessung überein, müssen Fehlerquellen ausgeschlossen werden (**Tab. B.5**).

Tab. B.5 Fehler, Ursachen und Fehlerbehebung bei der arteriellen invasiven Blutdruckmessung

Fehler	mögliche Ursache	Fehlerbehebung
keine Kurve auf dem Monitor	Dreiwegehahn zu	▪ Verbindung überprüfen
	Messsystem unterbrochen, nicht mit Monitor gekoppelt	▪ Leitungen kontrollieren
	Transducer defekt	▪ Transducer austauschen
	Einschub defekt	▪ Einschub überprüfen, evtl. austauschen
	Monitor defekt	▪ Monitor austauschen
Nullabgleich nicht möglich	Dreiwegehahn in falsche Richtung gestellt	▪ Dreiwegehahn kontrollieren
	Transducer, Monitorkabel oder Monitor defekt	▪ überprüfen und evtl. austauschen
Schleuderzacken in Kurve (systolischer Blutdruck wird zu hoch angezeigt)	zu lange Leitung	▪ Leitung mit maximaler Länge von 180 cm austauschen
zu hoher Blutdruck	Transducer zu niedrig platziert	▪ wieder in Herzhöhe bringen
gedämpfte Kurve (systolischer Blutdruck wird zu niedrig, diastolischer Blutdruck zu hoch angezeigt)	Luftblasen im System	▪ Luftblasen herausspülen
	Blutgerinnsel im System	▪ Gerinnsel nach außen spülen
	Kanüle liegt an Gefäßwand an	▪ sanften Druck von außen auf die Kanüle ausüben
	fehlender Druck im System	▪ Druck in Manschette erhöhen
Druck wird zu niedrig angezeigt	Transducer zu hoch platziert	▪ wieder in Herzhöhe bringen
Kanüle beginnt zu thrombosieren	kein ausreichender Druck der Spüllösung	▪ Druck in Manschette erhöhen
	keine ausreichende Spülung	▪ neue Spüllösung anhängen

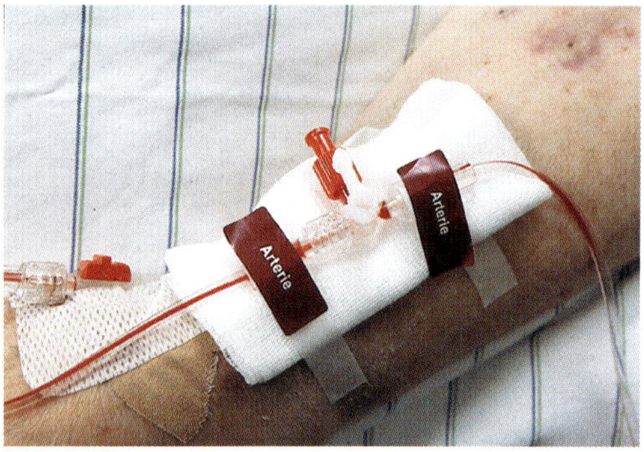

Abb. B.41.

- arterielle Kanüle mit dem beschrifteten Etikett: **„Achtung Arterie! Keine Injektion!"** markieren (**Abb. B.41**),
- intraarteriell erfasste Werte durch die manuelle nichtinvasive Blutdruckmessung am nichtpunktierten Arm kontrollieren.

Sie können sich auf der DVD ansehen, wie eine arterielle Kanüle gelegt wird und welche assistierenden Aufgaben dabei die Pflegeperson übernimmt.

Nachbereitung

- Patienten evtl. rücklagern und beim Anziehen unterstützen,
- sich vor dem Verlassen des Zimmers nach dem Befinden des Patienten und seiner Bedürfnisse bezüglich Lagerung, Getränken, Belüftung des Zimmers usw. erkundigen,
- gebrauchte Materialien sachgerecht ver-, bzw. entsorgen (z. B. Müll trennen, Arbeitsfläche desinfizieren),
- abschließend Hände nach ▶ ***Hygieneplan*** desinfizieren,
- Maßnahme durch Eintragung in die ▶ ***Patientendokumentation*** mit Handzeichen und Uhrzeit dokumentieren.
- **Blick zurück:** Ist die am Patienten vorgenommene Handlung korrekt (z. B. wurde die arterielle Druckkanüle richtig fixiert und der Transducer richtig positioniert) und vollständig ausgeführt worden? Können schon Vorbereitungen für evtl. nachfolgende Tätigkeiten getroffen werden?

P Der Verbandwechsel (S. 360) erfolgt alle 24 Std. und ein Systemwechsel alle 72 Std. nach Standard.

Kinderkrankenpflege

Bei Neugeborenen ist die arterielle Druckmessung über die Nabelarterie möglich. Die Eintrittsstelle des Katheters und die Verbindungsstelle zum System werden nicht abgedeckt, um mögliche ▶ ***Dekonnektionen*** *oder* ▶ ***Dislokationen*** sofort zu erkennen.

Infobox

Literatur

Baisch FJ. Was Kosiak noch nicht wusste. Heilberufe 2000;12:36

Deutsche Hochdruckliga, Berliner Str. 46, 69120 Heidelberg

Freivogel-Sigrist M. Vorsorge für Herz und Hirn, Nutzen der konsequenten Hypertonietherapie. Nova 2000;12:32

Middeke M. Arterielle Hypertonie. Stuttgart: Thieme; 2005

Schewior-Popp, S. et al (Hrsg.). Thiemes Pflege, 11. Aufl. Stuttgart: Thieme; 2009

Ullrich L et al (Hrsg.). Thiemes Intensivpflege und Anästhesie. Stuttgart: Thieme; 2005

Internetadressen

http://www.netdoktor.de
http://www.onmeda.de
http://www.hochdruckliga.de

Blutkörperchensenkungs-geschwindigkeit (BSG)

Definition

Bestimmung der Absinkgeschwindigkeit der Blutkörperchen in einer durch Natriumzitrat ungerinnbar gemachten Blutprobe in einem speziell graduierten Senkungsröhrchen. I.d.R. werden 2 Werte bestimmt: der erste nach einer Stunde, der zweite Wert nach 2 Stunden. Normalwerte der BSG sind in der 1. Stunde für Männer 3 – 8 mm, für Frauen 6 – 11 mm, in der 2. Stunde für Männer 6 – 18 mm, für Frauen 6 – 20 mm.

- beschleunigte Senkungsreaktionen z. B. bei entzündlichen Reaktionen, Tumoren, Veränderungen der Blutzusammensetzung,
- verlangsamte Senkungsreaktionen bei z. B. ▸ *Polyglobulie.*

Ziele

- Überprüfung des Normalwerts,
- Hinweis auf z. B. chronische entzündliche Reaktionen oder Tumorgeschehen.

Vorbereitung der Materialien

- Gegenstände zur venösen Blutentnahme (S. 52),
- 2 ml Spritze mit 0,4 ml Natriumzitrat 3,8 % oder vom Hersteller bereits vorbereitetes BSG-Röhrchen z. B. ▸ *Monovette,*
- ▸ *Senkungspipette,*
- ▸ *Senkungsständer,*
- Kurzzeitmesser z. B. Wecker.

Durchführung

Das Vorgehen ist bis zum Füllen des Röhrchens mit Blut bei der venösen Blutabnahme beschrieben (S. 53). Stauung so kurz wie möglich anlegen wegen Gefahr der ▸ *Hämolyse*:

- Spritze mit 0,4 ml Natriumzitrat genau bis 2 ml mit Blut füllen bzw. Spezialröhrchen genau bis zur Markierung,
- Spritze oder Röhrchen mit dem ▸ *Zitratblut* vorsichtig kippen, nicht schütteln (Hämolysegefahr),
- nach der Blutabnahme Schnellverband anlegen und Patient ggf. beim Rücklagern unterstützen,
- Einmalhandschuhe anziehen, farbiges Ansatzstück der Monovette abdrehen, Senkungspipette durch leichtes Drehen bis zur Markierung „0“ mit Blut füllen (**Abb. B.42 a**) und Pipette senkrecht in den Ständer stellen (**Abb. B.42 b**).

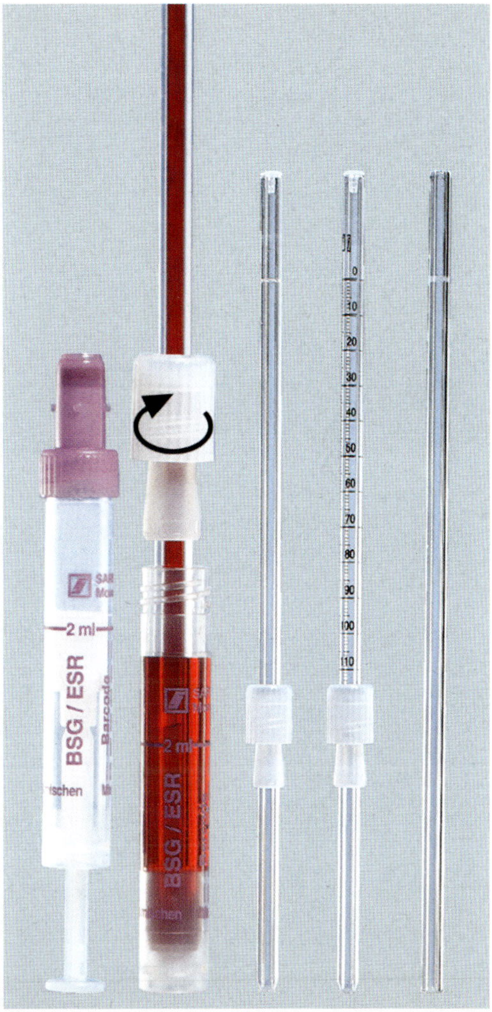

Abb. B.42 a.

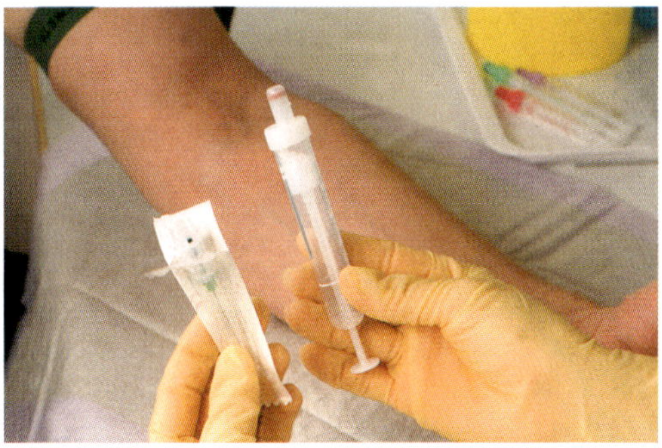

b

P Um zu überprüfen, ob die Markierung „0" auf der Pipette mit der des BSG-Ständers übereinstimmt, sollten sich Ihre Augen auf Höhe des Blutspiegels befinden.

- Kurzzeitmesser auf 60 Min. einstellen,
- nach 1 Stunde Zahlenwert an der Grenze zwischen den flüssigen und festen Bestandteilen ablesen, dabei sollte die Augenhöhe wieder auf Höhe des Blutspiegels sein, um den Wert korrekt abzulesen,
- Messwert im Senkungsprotokoll bzw. Dokumentationssystem eintragen, Abweichungen vom Normalwert dem Arzt mitteilen,
- Kurzzeitmesser erneut auf 60 Min. einstellen und Vorgang wiederholen,
- sichtbare Plasmaveränderungen (z. B. milchige Trübung) ebenfalls notieren und dem Arzt mitteilen.

Bei der elektronischen Bestimmung der BSG in einem entsprechenden Gerät Blutröhrchen nach Herstellerangaben einlegen (**Abb. B.43**). Der Messwert wird angezeigt.

Nachbereitung

- Gebrauchte Materialien sachgerecht entsorgen,
- abschließend Hände nach ▸ ***Hygieneplan*** desinfizieren,
- Maßnahme mit Messergebnis durch Eintrag in die ▸ ***Patientendokumentation*** mit Handzeichen und Uhrzeit dokumentieren.
- Blick zurück: Ist die vorgenommene Handlung korrekt ausgeführt worden (z. B. wurde der Messwert auf Augenhöhe des Blutspiegels abgelesen)?

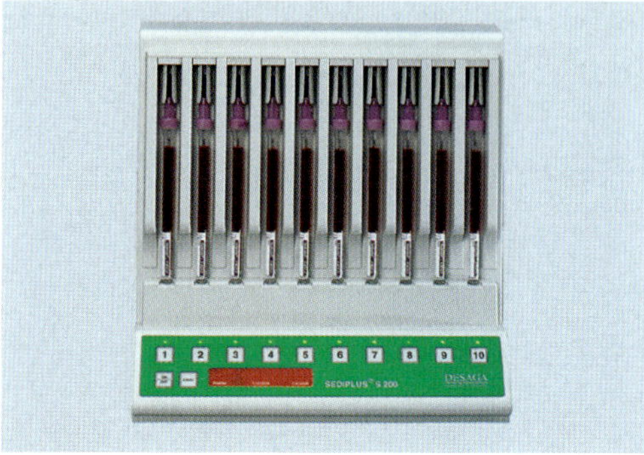

Abb. B.43.

Infobox

Literatur

Richtlinien zur Gewinnung von Blut und Blutbestandteilen. Bundesgesundheitsblatt 2000;7:555

Internetadresse

http://www.blutwerte.org

Bobath-Lagerung

Definitionen

Bobath-Konzept: Von Berta und Dr. Karl Bobath entwickeltes Rehabilitationskonzept zur Behandlung von Patienten mit zentralen ▸ ***Lähmungen***. Es ist ein 24-Stunden-Konzept, das die Zusammenarbeit von Patient, Angehörigen und allen beteiligten Berufsgruppen erfordert. Die im Rahmen dieses Konzepts ergriffenen krankengymnastischen und pflegerischen Maßnahmen berücksichtigen dabei sensorische, motorische und psychologische Gesetzmäßigkeiten.

Lagerung: Unterstützung eines hemiplegischen (halbseitengelähmten) Patienten nach ▸ ***Apoplex*** beim Betten, Sitzen oder Liegen nach therapeutischen und pflegerischen Richtlinien, angepasst auf die individuellen Fähigkeiten und Bedürfnisse des Patienten. Zur Erreichung der mit der Bobath-Lagerung verfolgten Ziele sind bestimmte Lagerungsarten wertvoller als andere. Lagerungsarten nach ihrer Wertigkeit absteigend sind (nach Urbas, 2005):

1. Sitzen im Stuhl am Tisch,
2. Sitzen im Rollstuhl,
3. Liegen auf der betroffenen Seite,
4. Liegen auf der nicht betroffenen Seite,
5. Sitzen im Bett,
6. Rückenlage.

Ziele

- Ausbildung einer ▸ ***Spastik*** vermeiden bzw. Tonusregulierung und Hemmung der ▸ ***Spastizität***.
- Erhöhung der Propriozeption (Eigenwahrnehmung), um ein ▸ ***Neglectphänomen*** zu vermeiden bzw. zu verbessern,
- Wohlbefinden, Bequemlichkeit und Toleranz des Patienten bei der Lagerung, Vermeiden einer schmerzhaften Schulter,
- Anbahnung physiologischer Bewegungsabläufe.

M Die Ausbildung einer Spastik zu vermeiden ist oberstes Ziel der Bobath-Lagerung. Alle Spastik fördernden Einflussfaktoren müssen ausgeschaltet werden: kein Hochziehen an einem Bettbügel (unbedingt entfernen!) oder am Bettgitter mit dem nicht betroffenen Arm. Kein Anfassen unter den Achseln, um den Patienten im Bett oder Stuhl hochzuziehen.

Bitte bedenken Sie, dass der Patient anfangs die Lagerung möglicherweise nur kurz tolerieren wird. Evtl. kann sie auch nur in abgewandelter Form durchgeführt werden, wenn der Oberkörper z. B. wegen Atemproblemen nicht flach gelagert werden kann. Kompromisse mit dem Ziel immer größerer Annäherung an die korrekte Lagerung und eine umfassende Information des Patienten über die Wirkungsweise der Lagerung sind daher unbedingt notwendig.

Sitzen im Stuhl

Vorbereitung der Materialien

- Rollstuhl oder Stuhl mit beidseitigen Armlehnen, gerader und möglichst nicht zu weicher Sitzfläche und durchgehender Rückenlehne,
- Rollstuhltisch oder feststehender Tisch in der richtigen Höhe,
- mehrere Kissen als ▸ ***Lagerungshilfsmittel***.

Durchführung

- Hände nach ▸ ***Hygieneplan*** desinfizieren,
- benötigte Gegenstände richten, Patienten über geplante Maßnahme informieren,
- Patienten dabei unterstützen, sich auf den Stuhl zu setzen (s. Mobilisation, S. 199),
- bei einer korrekten Sitzhaltung berührt das Gesäß die Rückenlehne des Stuhls, die Füße sollten parallel und ca. hüftbreit auf dem Boden stehen, die Unterschenkel sollten so weit nach hinten versetzt sein, dass die Fußspitzen senkrecht unter den Knien stehen,
- zur Rückenstreckung ein kleines, festes Kissen im Beckenbereich unterhalb der Lendenwirbelsäule einlegen.

Stuhl

Je nach Stabilität des Patienten werden beide Arme gestreckt auf dem Tisch gelagert oder der betroffene Arm, z. B. bei einer schmerzhaften Schulter, auf ein Kissen gelegt, da dann weniger Zug auf die Schulter ausgeübt wird (**Abb. B.44**). Grundsätzlich gibt die Tischplatte dem Patienten mehr Spürinformationen als das Kissen. Die betroffene Schulter sollte vorgezogen sein. Dazu vorsichtig eine Hand unter das Schulterblatt legen, mit der anderen den betroffenen Arm sanft nach vorne führen.

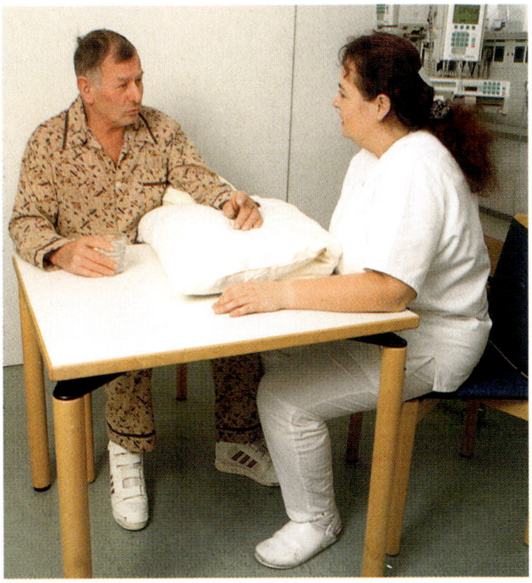

Abb. B.44.

Evtl. zwischen Tischkante und Brustkorb ein Lagerungskissen einlegen, um die Vorlage des Oberkörpers zu fördern.

Rollstuhl

Rollstuhltisch anbringen und betroffenen Arm wie beim Sitzen am Tisch darauf lagern (**Abb. B.45**). Ohne Tisch rutscht der betroffene Arm leichter vom Lagerungskissen, hängt seitlich am Rollstuhl oder zwischen den Beinen herunter. Füße auf den Boden stellen lassen, wenn der Rollstuhl nicht gefahren wird (genauere Information für den Körper, bessere Haltung).

M Da der Rollstuhl nachgiebigere Sitz- und Rückenflächen hat, gibt er der betroffenen Seite des Patienten eine unklarere Information als der härtere Stuhl. Daher, und weil der Stuhl mehr die gesunde Situation widerspiegelt, sollte der Patient bevorzugt im Stuhl sitzen.

Nachbereitung

- Sich beim Patient erkundigen, ob er bequem sitzt und noch Wünsche wie z. B. Fenster öffnen oder nach Getränken bestehen. Überprüfen, ob die Rufanlage und Telefon in Reichweite sind.
- gebrauchte Materialien sachgerecht versorgen (z. B. nicht benötigte Lagerungshilfsmittel aufräumen),
- abschließend Hände nach ▸ ***Hygieneplan*** desinfizieren,
- Maßnahme durch Eintragung in die ▸ ***Patientendokumentation*** mit Handzeichen und Uhrzeit dokumentieren.

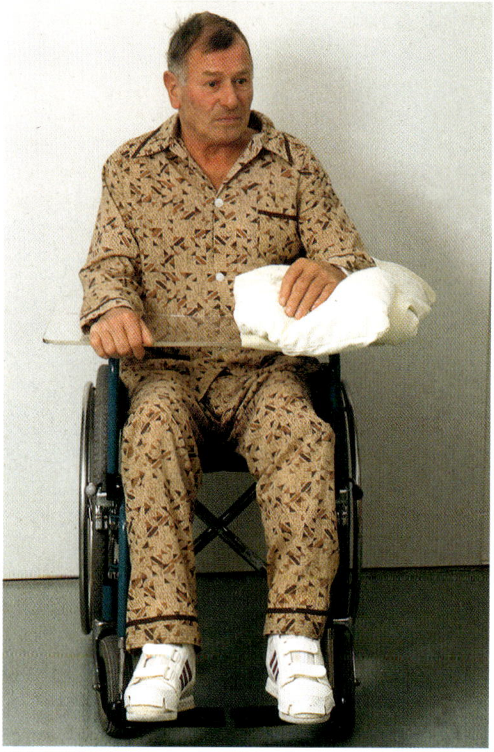

Abb. B.45.

- **Blick zurück:** Sitzt der Patient sicher genug (z. B. sind die Bremsen am Rollstuhl festgestellt)? Ist die betroffene Körperhälfte entsprechend der individuellen Fähigkeiten ausreichend unterstützt? In Abständen nach dem Patient sehen, ob die Lagerung noch korrekt ist und sich erkundigen, ob er noch bequem sitzt.

P Wenn der Patient müde wird und kurz die Augen schließen möchte, können Sie einige Kissen vor ihm auf den Tisch legen, auf denen er Kopf und Oberkörper ablegen kann.

Lagerung auf die betroffene Seite

Die betroffene Seite ist die Körperseite, an der der Patient vollständig oder teilweise gelähmt ist. Früher als die gelähmte Seite bezeichnet.

Vorbereitung der Materialien
Mehrere Lagerungskissen als Lagerungshilfsmittel.

Durchführung

- Hände nach ▸ *Hygieneplan* desinfizieren,
- benötigte Gegenstände richten, Patienten über geplante Maßnahme informieren (auch bewusstlose Patienten!), Fenster und Türen schließen, Besucher aus dem Zimmer bitten,
- ▸ *Patientenbett* auf eine Rücken schonende Arbeitshöhe bringen und möglichst flach stellen, wenn keine Kontraindikation besteht; Lagerungshilfsmittel und Bettdecke entfernen, Kopf liegt auf einem kleinen Kissen,
- Patient soll möglichst weit nach rechts Richtung Bettkante bewegt werden, um die betroffene linke Körperhälfte weit auslagern zu können,
- Pflegeperson leitet durch festen Griff an Fußrücken und Kniekehle die Bewegung des betroffenen Beins zum Aufstellen ein (**Abb. B.46 a**); dabei die Fußaußenkante hochziehen und nicht in die Fußsohle greifen (spastikfördernd!),
- Pflegeperson unterstützt den Patienten beim Anstellen des nicht betroffenen Beins durch Griff an den Fußrücken (Auslösen von Bewegungsimpuls). Das betroffene Knie wird durch leichten Druck nach unten in angewinkelter Position gehalten (**Abb. B.46 b**).
- **Bridging:** Knie des Patienten befindet sich zwischen Oberkörper und Oberarm der Pflegeperson, Hände greifen unter das Gesäß. Durch Gewichtsverlagerung der Pflegeperson nach hinten hebt sich das Gesäß des Patienten und das Becken kann in Richtung nicht betroffene Seite bewegt werden (**Abb. B.47 a**).

P Bridging ist die beste Spitzfußprophylaxe, der Fuß ist in einer physiologischen Stellung. Dies braucht der Patient, um später wieder gehen zu können. Das Bridging kann mehrmals täglich leicht in Pflegehandlungen eingebaut werden (z. B. beim Einschieben des Steckbeckens).

Auf der DVD können Sie sich ansehen, wie ein Patient durch Bridging zur Seite bewegt wird.

- **Baggergriff:** nach Seitwärtsbewegen von Beinen und Becken folgt der Oberkörper. Patient hält mit nicht betroffener Hand die betroffene, Pflegeperson greift mit beiden Händen unter die Schulterblätter. Patient legt Kopf auf die Brust, Pflegeperson hebt Oberkörper des Patienten durch Gewichtsverlagerung nach hinten und bewegt ihn seitwärts zum Bettrand (**Abb. B.47 b**).
- **Drehung:** Patient wird dabei unterstützt, sich aus flacher Rückenlage mit aufgestelltem nicht betroffenen Bein auf die betroffene Seite zu drehen. Pflegeperson greift mit der einen Hand flach unter das Schulterblatt des Patienten, mit der anderen ergreift sie den Oberarm der betroffenen Seite. Das Schulterblatt wird durch leichten Zug nach vorne bewegt. Die Schulter

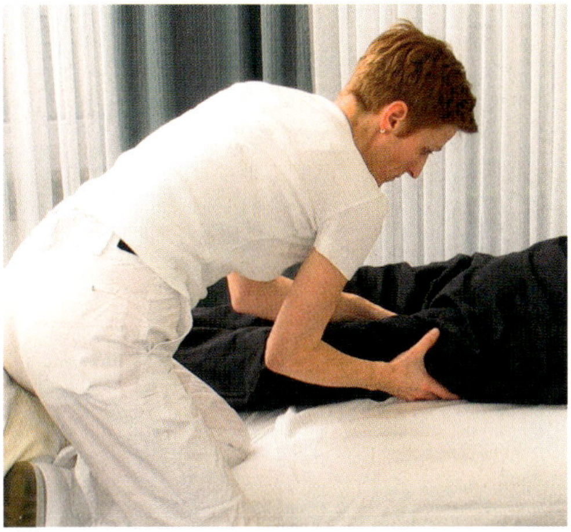
Abb. B.46 a.

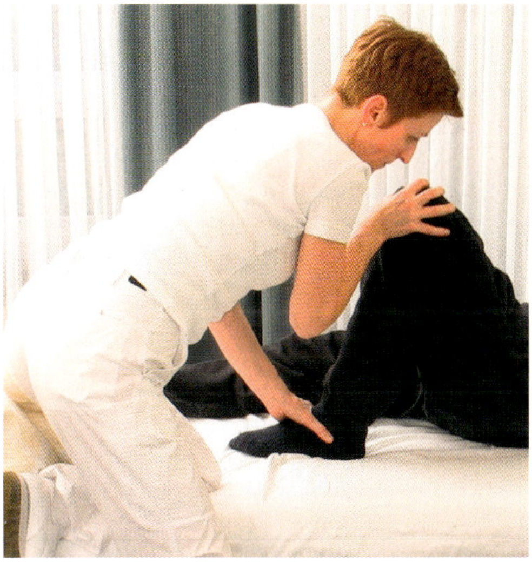
b

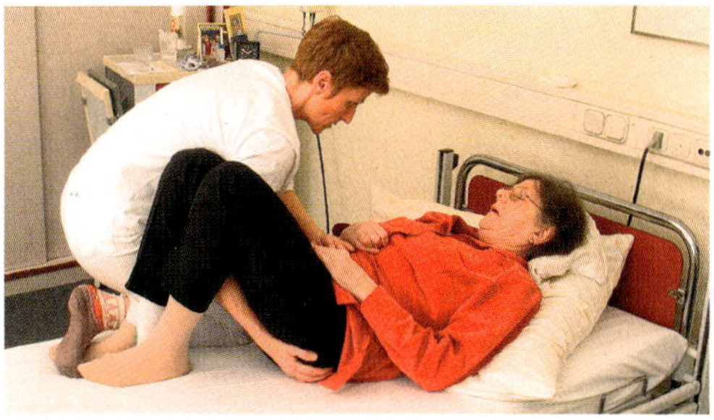
Abb. B.47 a.

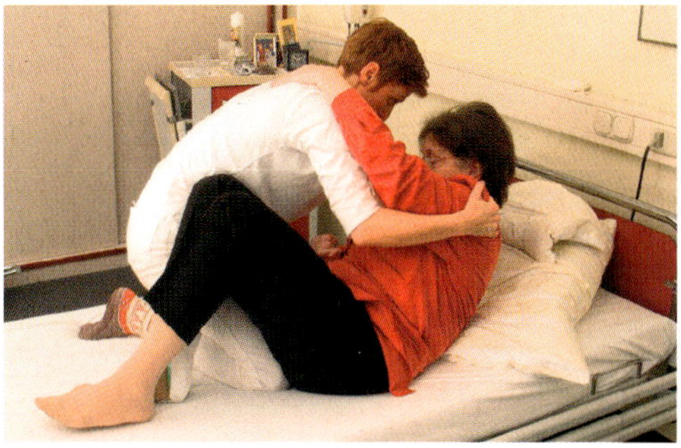
b

kann ebenso durch Griff unter das Schulterblatt und Auflegen der anderen Hand auf das Brustbein des Patienten hervorgeholt werden. Brustbein leicht nach hinten drücken, gleichzeitig Schulter nach vorne bewegen.

- **Lagerung** (**Abb. B.48 a** und **b**): Bei der korrekten Lagerung auf die betroffene Seite sollte der Kopf leicht nach vorne geneigt sein („langer Hals“). Den Arm gestreckt im Winkel von 90° auf ein Lagerungskissen nach außen lagern (evtl. auf das Nachttischchen, wenn die Matratze nicht ausreicht, oder Fußbrett unter Matratze schieben), Handinnenfläche zeigt nach oben. Das nicht betroffene Bein wird im Hüftgelenk gebeugt (ca. 80 – 90°) auf ein Kissen gelagert (hüfthoch), der Fuß sollte nicht vom Kissen herabhängen (Dehnungsschmerz der Unterschenkelmuskulatur). Das betroffene Bein ist in der Hüfte gestreckt (Prophylaxe einer Beugekontraktur), im Knie leicht gebeugt. Um den Knöchel des betroffenen Beins vor Druck zu schützen, kann es auf eine Handtuchrolle gelagert werden (Handtuch quer halbieren, unter Knöchel legen und von den Seiten her aufrollen).

Wie eine Patientin mit Halbseitenlähmung auf die mehr betroffene Seite gelagert wird, können Sie sich auf der DVD ansehen.

Nachbereitung

- Sich vor dem Verlassen des Zimmers nach dem Befinden des Patienten und seiner Bedürfnisse bezüglich Lagerung, Getränken, Belüftung des Zimmers usw. erkundigen. Überprüfen, ob Rufanlage und Telefon in Reichweite sind.
- gebrauchte Materialien sachgerecht versorgen (z. B. nicht benötigte Lagerungshilfsmittel aufräumen),
- abschließend Hände nach ▶ ***Hygieneplan*** desinfizieren,
- Maßnahme durch Eintragung in die ▶ ***Patientendokumentation*** mit Handzeichen und Uhrzeit dokumentieren.

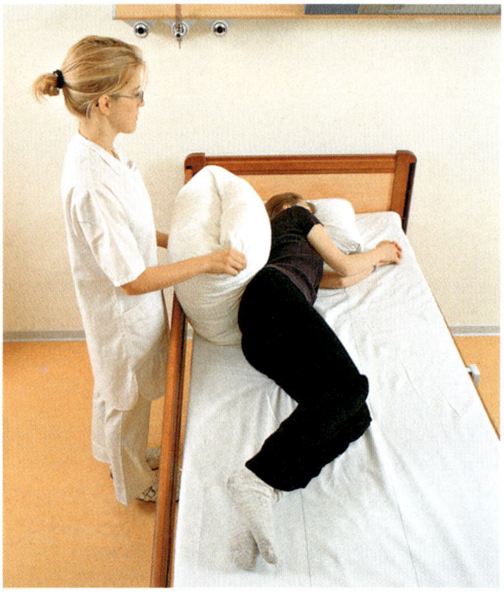

Abb. B.48 a.

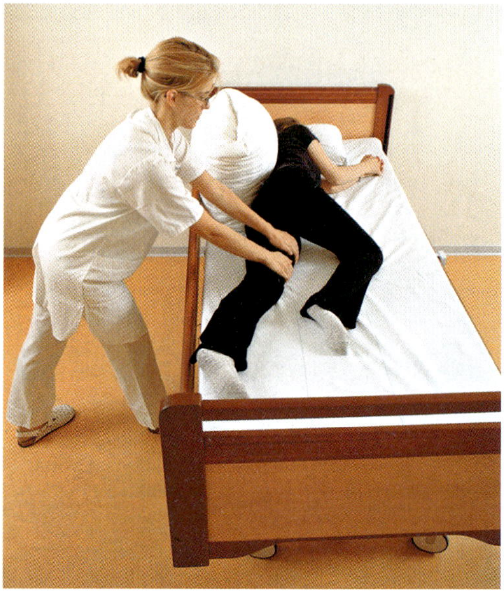

b

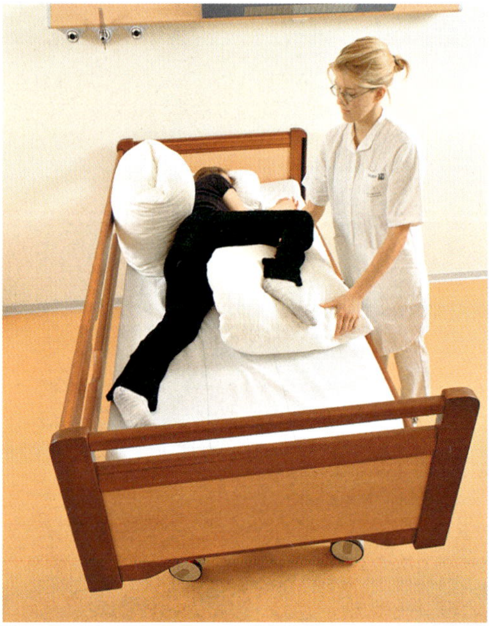

c

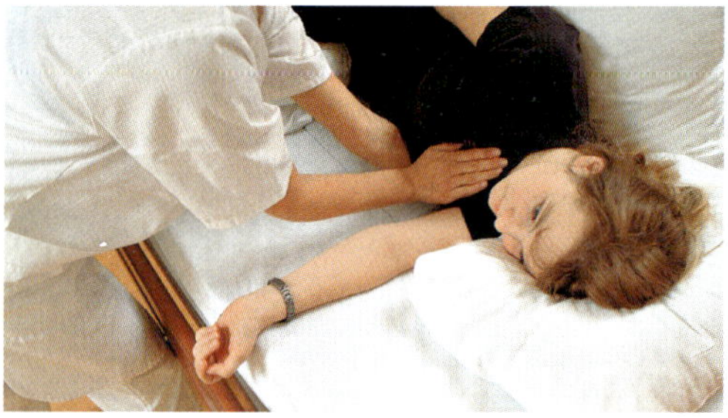

d

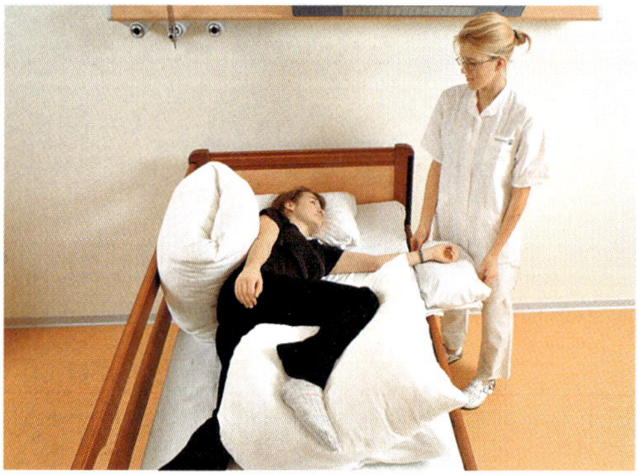

e

- **Blick zurück:** Liegt der Patient sicher (sind die Bettgitter oben)? Ist die Lagerung noch fachgerecht oder ist z. B. der Arm verrutscht?

M Die Lagerung auf die betroffene Seite hat für den Patienten den Vorteil, dass er sich in dieser Haltung noch bewegen kann. Er kann z. B. ein Buch halten und besser mit seinen Angehörigen in Kontakt treten.

Lagerung auf die nicht betroffene Seite

Die nicht betroffene Seite ist die Körperseite, die der Patient selbstständig einsetzen kann. Früher als die gesunde Seite bezeichnet.

Vorbereitung der Materialien
Mehrere Lagerungskissen als Lagerungshilfsmittel.

Durchführung
- Hände nach ▸ ***Hygieneplan*** desinfizieren,
- benötigte Gegenstände richten, Patienten über geplante Maßnahme informieren (auch bewusstlose Patienten!), Fenster und Türen schließen, Besucher aus dem Zimmer bitten,
- ▸ ***Patientenbett*** auf eine Rücken schonende Arbeitshöhe bringen und möglichst flach stellen, wenn keine Kontraindikation besteht. Lagerungshilfsmittel und Bettdecke entfernen, Kopf liegt auf einem kleinen Kissen,
- Pflegeperson hat Patient an linken Bettrand bewegt (**Abb. B.49**) und dabei unterstützt, das betroffene Bein aufzustellen (**Abb. B.50**). Pflegeperson hält das betroffene Bein, der Patient hält mit der nicht betroffenen die betroffene Hand.
- Pflegeperson unterstützt mit dem rechten Arm den betroffenen Arm des Patienten beim Drehen, umfasst ihn am Handgelenk. Mit dem linken Arm leitet sie die Drehung am Bein ein.
- Durch Unterfassen mit dem eigenen Unterarm unter den des Patienten (die Fingerspitzen der Pflegeperson umgreifen das Ellbogengelenk) wird der Arm auf ein „Kissenschiffchen" gelagert, um ein Herunterrutschen zu vermeiden.

Lagerung (**Abb. B.51**): Bei der korrekten Lagerung auf die nicht betroffene Seite sollte der Kopf leicht nach vorne geneigt sein („langer Hals"), der betroffene Arm möglichst gestreckt im Winkel von 90° vor dem „Kissenschiffchen" liegen, Ellbogen- und Schultergelenk sollten auf einer Höhe sein, der Handrücken nach oben zeigen. Schulter der betroffenen Seite nach vorne holen. Betroffenes Bein in 90°-Hüftbeugung auf Kissen lagern, Becken und Knie auf gleicher Höhe.

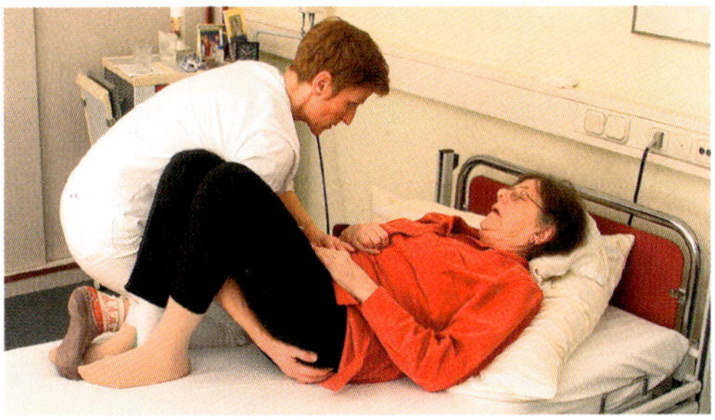

Abb. B.49.

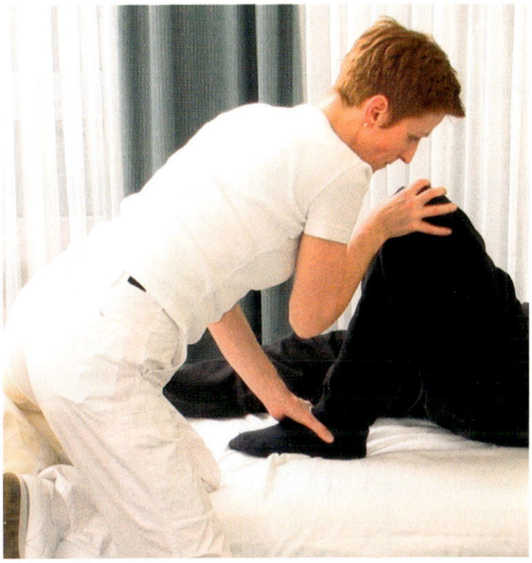

Abb. B.50.

M Die Lagerung auf die nicht betroffene Seite ist eine fixierende Lagerung, die Restbeweglichkeit des Patienten wird eingeschränkt. Sie eignet sich daher z. B. wenn der Patient einen Mittagsschlaf machen möchte.

Wie eine Patientin mit Halbseitenlähmung auf die weniger betroffene Seite gelagert wird, können Sie sich auf der DVD ansehen.

Nachbereitung
- Sich vor dem Verlassen des Zimmers nach dem Befinden des Patienten und seiner Bedürfnisse bezüglich Lagerung, Getränken, Belüftung des Zimmers usw. erkundigen. Überprüfen ob Rufanlage und Telefon in Reichweite sind.
- gebrauchte Materialien sachgerecht versorgen (z. B. nicht benötigte Lagerungshilfsmittel aufräumen),

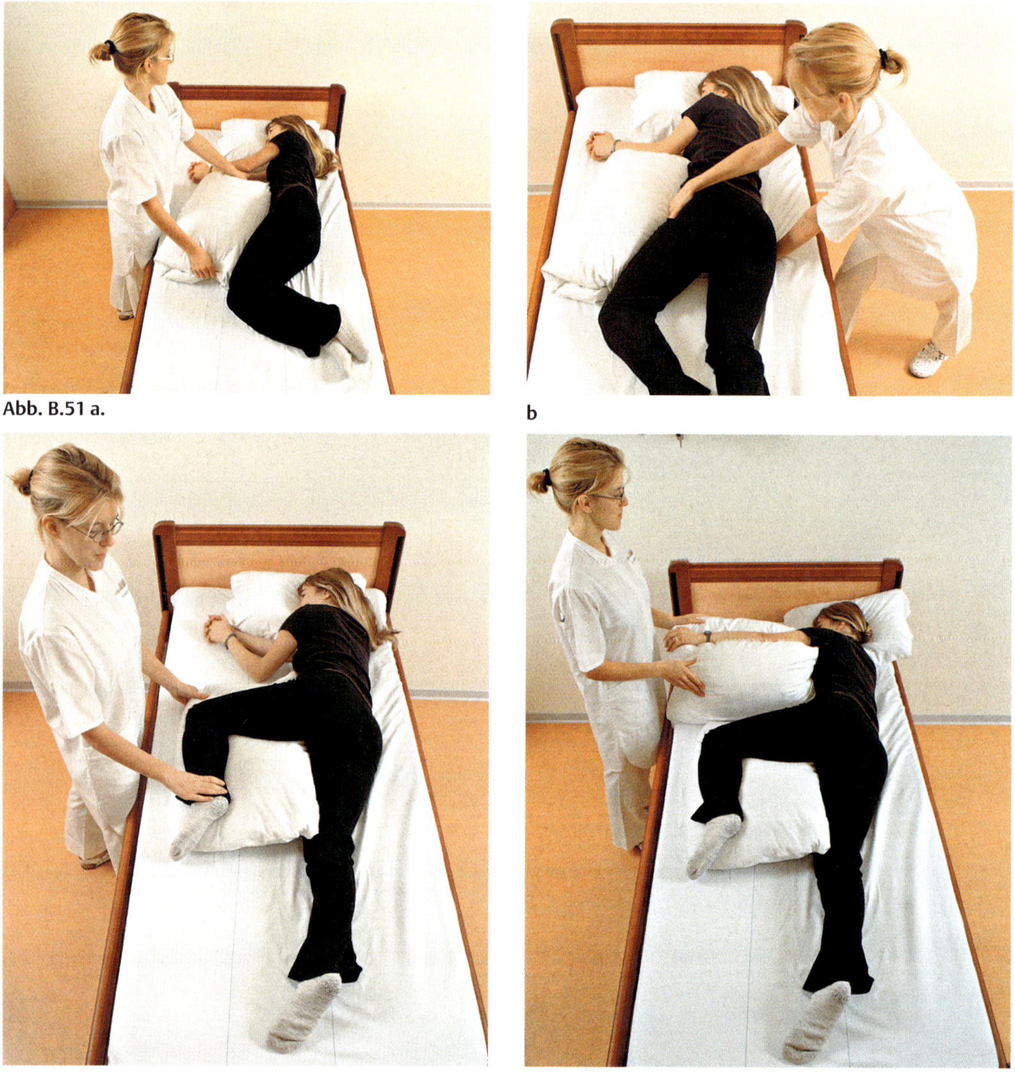

Abb. B.51 a.

b

c

d

- abschließend Hände nach ▶ ***Hygieneplan*** desinfizieren,
- Maßnahme durch Eintragung in die ▶ ***Patientendokumentation*** mit Handzeichen und Uhrzeit dokumentieren.
- **Blick zurück:** Liegt der Patient sicher? Ist die Lagerung noch fachgerecht oder ist z. B. der Arm verrutscht?

P Die Lagerung auf die betroffene bzw. nicht betroffene Seite führt man am besten zu zweit aus, wenn man sich noch unsicher ist. Prinzipiell irritiert es den Patienten, wenn mehrere Personen Informationen geben. Die Konzentration kann nachlassen, die Spastizität zunehmen. Wenn Sie Angehörige mit einbeziehen, bedenken Sie, dass manche froh sind, etwas zu tun, andere fühlen sich mit der Situation überfordert. Hier ist Ihr Einfühlungsvermögen gefragt.

Lagerung in Rückenlage

Vorbereitung der Materialien
Mehrere Lagerungskissen als Lagerungshilfsmittel.

Durchführung
- Hände nach ▶ ***Hygieneplan*** desinfizieren,
- benötigte Gegenstände richten, Patienten über geplante Maßnahme informieren (auch bewusstlose Patienten!), Fenster und Türen schließen, Besucher aus dem Zimmer bitten,
- ▶ ***Patientenbett*** auf eine Rücken schonende Arbeitshöhe bringen und möglichst flach stellen, wenn keine Kontraindikation besteht. Lagerungshilfsmittel und Bettdecke entfernen, Kopf liegt auf einem kleinen Kissen,
- betroffene Schulter unter dem Schulterblatt anfassen und vorsichtig nach vorne holen. Dabei Unterarm des Patienten auf den eigenen auflegen, um ein Herabfallen oder Ziehen am Arm zu vermeiden. Die Hüfte der betroffenen Seite durch ein kleines Kissen unterstützen, um ein Zurückfallen zu vermeiden (**Abb. B.52 a** und **b**).

Die korrekte Lagerung einer Patientin auf den Rücken, können Sie sich auf der DVD ansehen.

Nachbereitung
- Sich vor dem Verlassen des Zimmers nach dem Befinden des Patienten und seiner Bedürfnisse bezüglich Lagerung, Getränken, Belüftung des Zimmers usw. erkundigen. Überprüfen ob Rufanlage und Telefon in Reichweite sind.
- Gebrauchte Materialien sachgerecht versorgen (z. B. nicht benötigte Lagerungshilfsmittel aufräumen),
- abschließend Hände nach ▶ ***Hygieneplan*** desinfizieren,
- Maßnahme durch Eintragung in die ▶ ***Patientendokumentation*** mit Handzeichen und Uhrzeit dokumentieren.
- **Blick zurück:** Liegt der Patient sicher? Ist die Lagerung noch fachgerecht oder ist z. B. der Arm verrutscht?

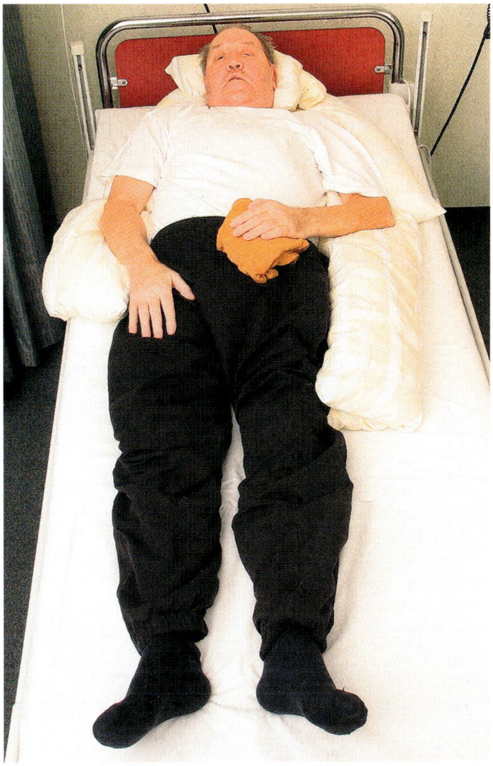

Abb. B.52 a.

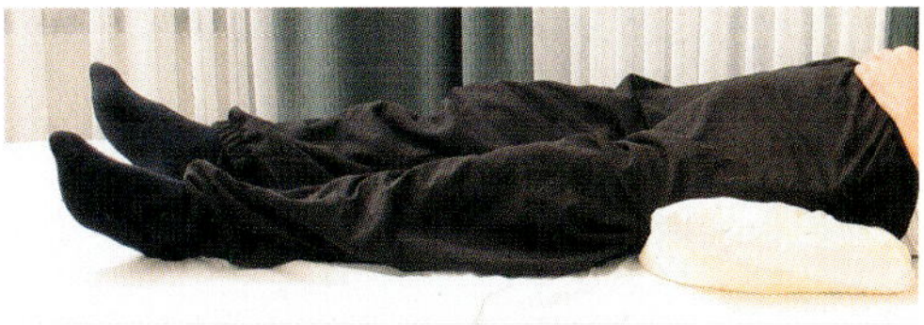

b

Lagerung im Sitzen (Langsitz)

Vorbereitung der Materialien
Mehrere Lagerungskissen als Lagerungshilfsmittel.

Durchführung
- Hände nach ▶ ***Hygieneplan*** desinfizieren,
- benötigte Gegenstände richten, Patienten über geplante Maßnahme informieren (auch bewusstlose Patienten!), Fenster und Türen schließen,
- Patient mittels Baggergriff (S. 64) zum Sitzen bringen; Kopfteil hoch stellen, wenn keine Kontraindikation besteht (v. a. beim Essen oder Trinken, damit Patient sich nicht verschluckt!),
- **kein** Kissen hinter Brustwirbelsäule, möglichst auch nicht hinter den Kopf, denn sonst wird das Anlehnen gefördert. Kissen im Bereich der Lendenwirbelsäule einlegen, damit Oberkörper möglichst weit nach vorne kommt (**Abb. B.53 a** und **b**),
- Patient unterstützen, Beine zu spreizen und gestreckt zu lagern, als Rutschbremse evtl. zwei zusammengerollte Handtücher unter die Oberschenkel legen,
- betroffenen Arm gestreckt in Außenrotation auf ein Kissen lagern (**Abb. B.54**).

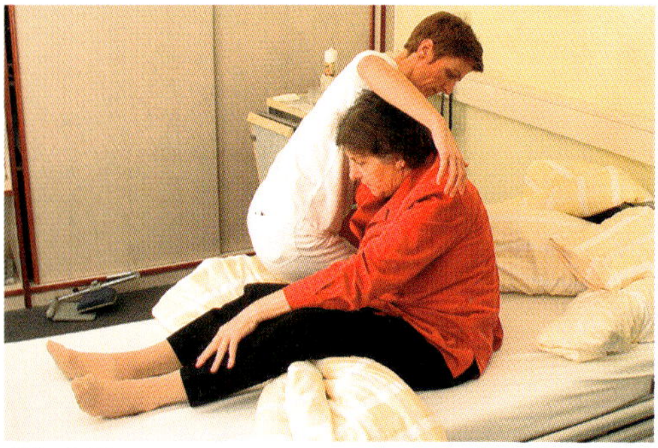

Abb. B.53 a.

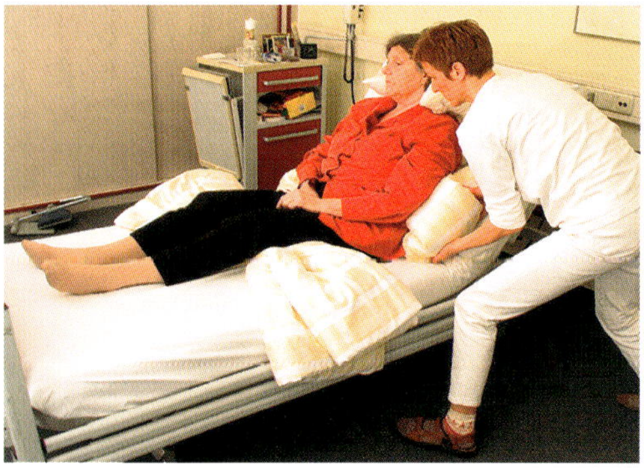

b

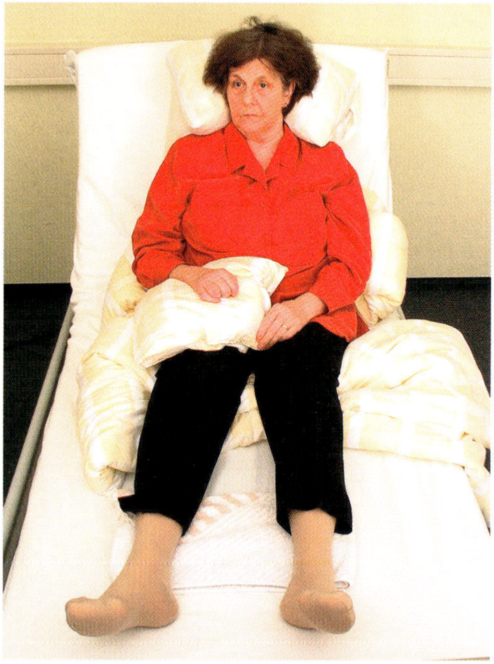

Abb. B.54.

Nachbereitung

- Sich vor dem Verlassen des Zimmers nach dem Befinden des Patienten und seiner Bedürfnisse bezüglich Lagerung, Getränken, Belüftung des Zimmers usw. erkundigen. Überprüfen ob Rufanlage und Telefon in Reichweite sind.
- Gebrauchte Materialien sachgerecht versorgen (z. B. nicht benötigte Lagerungshilfsmittel aufräumen),
- abschließend Hände nach ▸ ***Hygieneplan*** desinfizieren,
- Maßnahme durch Eintragung in die ▸ ***Patientendokumentation*** mit Handzeichen und Uhrzeit dokumentieren.
- **Blick zurück:** Liegt der Patient sicher (sind die Bettgitter oben)? Ist die Lagerung noch fachgerecht oder ist z. B. der Arm verrutscht?

M Oft fragen Patienten, warum sie nicht länger und öfter im Langsitz sitzen können. Hier ist die Beratung durch die Pflegeperson wichtig, dass das Sitzen im Bett die Spastizität fördert und dass daher die Lagerung auf die Seite gesundheitsfördernder ist.

Infobox

Literatur

Gjelsvik BEB. Form und Funktion. Stuttgart: Thieme; 2002

Paeth-Rohlfs B. Erfahrungen mit dem Bobath-Konzept, 2. Aufl. Stuttgart:Thieme; 2005

Urbas L. Pflege eines Menschen mit Hemiplegie nach dem Bobath-Konzept, 3. Aufl. Stuttgart: Thieme; 2005

Internetadresse

http://www.bobathpflege.de

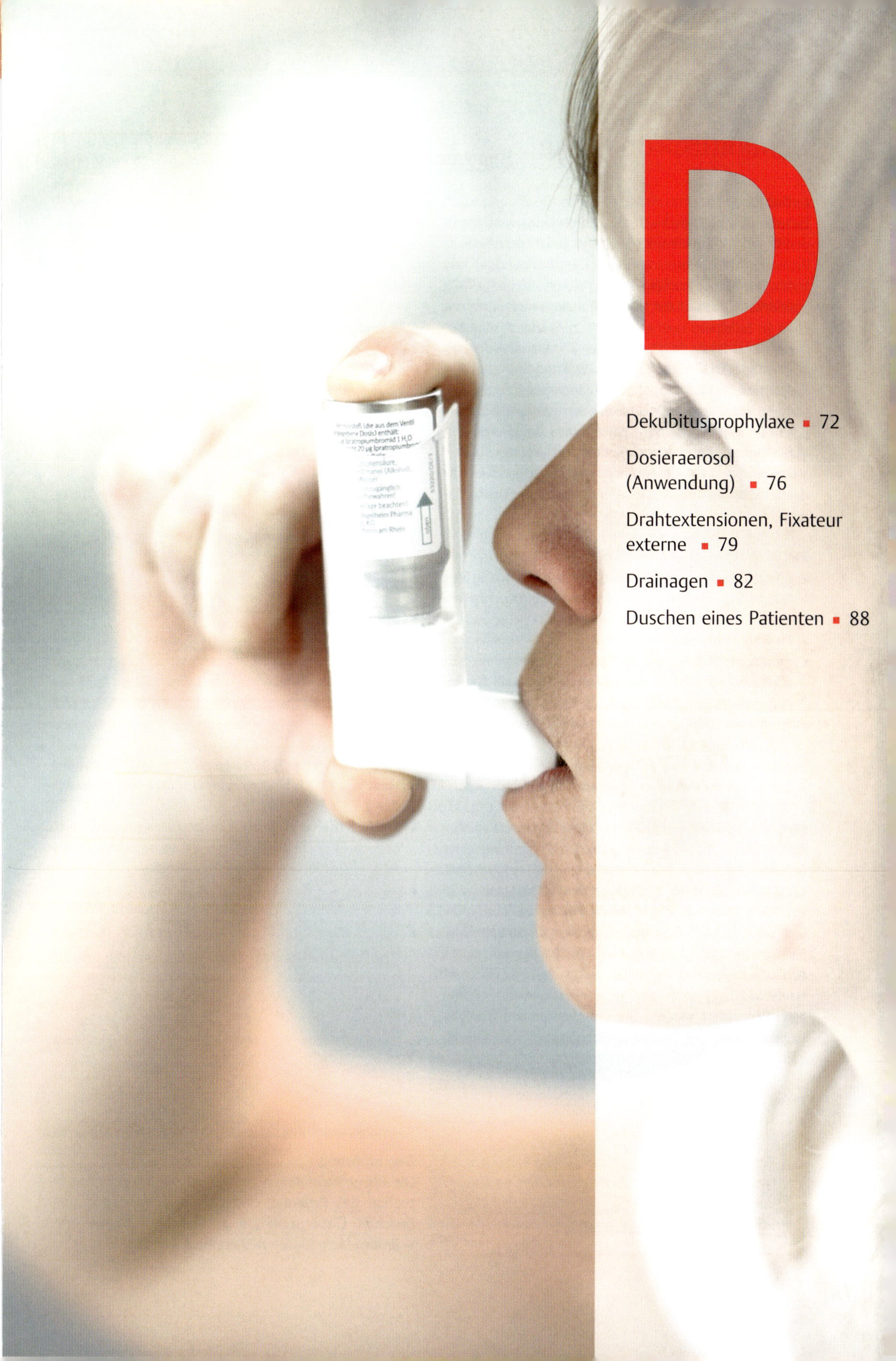

D

Rückenlagerung

Extremitäten in physiologischer Mittelstellung lagern, gefährdete Körperstellen (z. B. Fersen, Ellenbogen) sollten weich und hohl liegen, z. B. die Beine durch ein dünnes Kissen in leichter Spreizstellung so lagern, dass die Fersen frei liegen (**Abb. D.4**).

135°-Lagerung

Oberkörper des Patienten durch Bettdecke abstützen (**Abb. D.5**), unten liegenden Fuß durch ein dünnes Kissen frei lagern. Kopfende sollte flach sein, da sich durch Höherstellen der Druck auf den Rollhügel des unten liegenden Beines verstärkt.

Wie die 135°-Lagerung durchgeführt wird, können Sie sich auf der DVD anschauen.

Weichlagerung

Eingesetzt werden z. B.:

- spezielle ▸ ***Antidekubitusmatratzen***, z. B. Schaumstoffmatratze, Luftkissen- bzw. Luftstrommatratze mit Wechseldruck,
- ▸ ***Spezialbetten***,
- ▸ ***Lagerungshilfsmittel***, z. B. Bettdecke zum Abpolstern des Bettgitters oder ein Fersenfell (**Abb. D.6**), um die Fersen zusätzlich weich zu lagern.

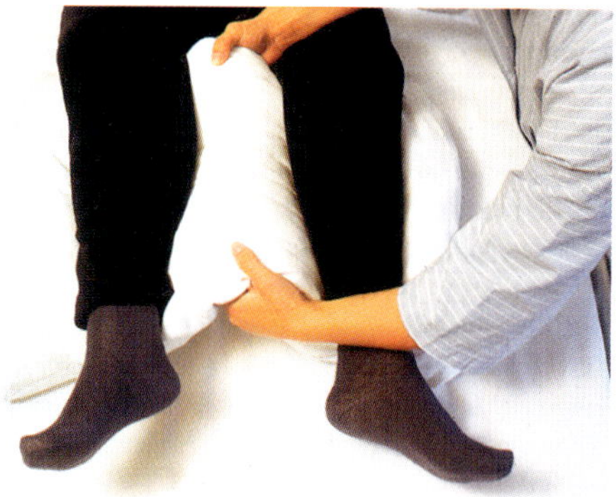

Abb. D.4.

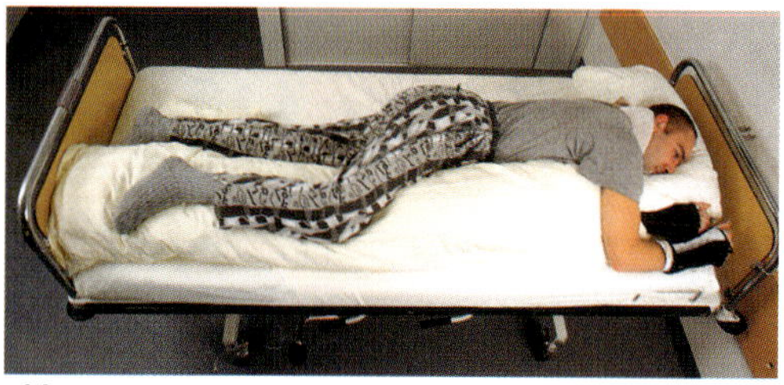

Abb. D.5.

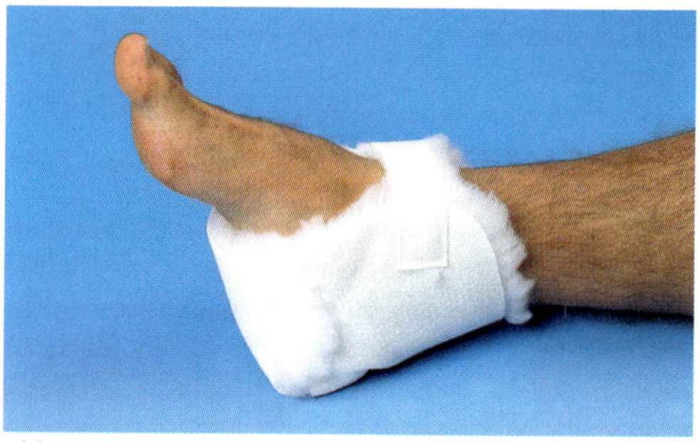

Abb. D.6.

M Bei der Verwendung von Antidekubitusmatratzen sollten Sie bedenken, dass durch die Weichlagerung die Mobilität des Patienten zusätzlich eingeschränkt wird und es zu einer veränderten Körperwahrnehmung (Körperschemastörung) kommen kann. Dies wirkt sich besonders negativ auf Patienten mit erkrankungsbedingter Körperschemastörung aus (z. B. Schlaganfallpatienten). Die Indikation zum Einsatz einer solchen Matratze sollte daher genau überprüft werden. Bitte beachten Sie, dass bei der Verwendung von Antidekubitusmatratzen das Bettlaken grundsätzlich nicht eingespannt werden darf, da dadurch der druckmindernde Effekt der Matratze aufgehoben wird. Aus diesem Grund sollten auch Stecklaken, Moltons und Krankenunterlagen **nicht** verwendet werden.

Nachbereitung

- Nicht mehr benötigte Lagerungshilfsmittel aus dem Bett entfernen, Patienten mit Bettdecke abdecken,
- sich vor dem Verlassen des Zimmers nach dem Befinden des Patienten und seiner Bedürfnisse bezüglich Lagerung, Getränken, Belüftung des Zimmers usw. erkundigen,
- Druckfreiheit bzw. Druckreduktion für die gefährdeten Körperbereiche überprüfen. Patienten informieren, sich bei Druckgefühl, Schmerzen, gewünschter Lageveränderung usw. zu melden. Rufanlage in Reichweite,
- gebrauchte Materialien sachgerecht entsorgen (z. B. Lagerungshilfsmittel),
- abschließend Hände nach ▸ ***Hygieneplan*** desinfizieren,
- Maßnahmen durch Eintragung in das Lagerungsprotokoll der ▸ ***Patientendokumentation*** mit Handzeichen, Uhrzeit, Lagerungsseite und Hautbeobachtungen dokumentieren.
- **Blick zurück:** Wird die Lagerung beibehalten? Ist für Antidekubitusmatratzen der Luftdruck nach der Lagerung wieder richtig eingestellt? Ist genügend Bewegungsfreiheit vorhanden? Sind die Fersen freigelagert? Kann der Ausblick des Patienten evtl. verschönert werden?

P Vergegenwärtigen Sie sich das Blickfeld des Patienten nach der Umlagerung. Bilder und Blumen verschönern und bereichern den 2-stündigen, vielleicht trostlosen Ausblick auf eine mehr oder weniger saubere Wand im Patientenzimmer!

Hautpflege

Vorbereitung der Materialien

Die Materialien werden entsprechend der durchzuführenden Maßnahme ausgewählt, z. B. entsprechendes Hautpflegemittel, Kompressen usw.

Durchführung

- Bei inkontinenten oder stark schwitzenden Patienten regelmäßiger Wäsche- bzw. Vorlagenwechsel, Körperabwaschungen,
- Haut bevorzugt mit klarem Wasser reinigen; Verwendung von Seife abwägen (evtl. nur für Intimbereich und unter den Achseln), denn alle Waschzusätze greifen den natürlichen Säureschutzmantel der Haut an; Seifenrückstände auf jeden Fall entfernen,
- Haut nach der Körperpflege sorgfältig abtrocknen; gezielte Hautpflege durch Einreibung mit entsprechendem Pflegemittel, trockene Haut z. B. mit einer Wasser-in-Öl-Lotion oder Körperöl (**Abb. D.7**); durch Einreibung wird auch die Blutzirkulation gefördert.
- Haut sorgfältig beobachten z. B. bei der Körperpflege, Lagerung usw. auf Veränderungen (Rötung, Blasenbildung) mind. 3-mal täglich; besonders auch Haut-auf-Haut-Areale inspizieren (z. B. Brust- oder Bauchfalte, Leiste), evtl. Kompresse dazwischen legen,
- Patienten zur Selbstbeobachtung anleiten, ebenso Angehörige in Bezug auf Beobachtung informieren,

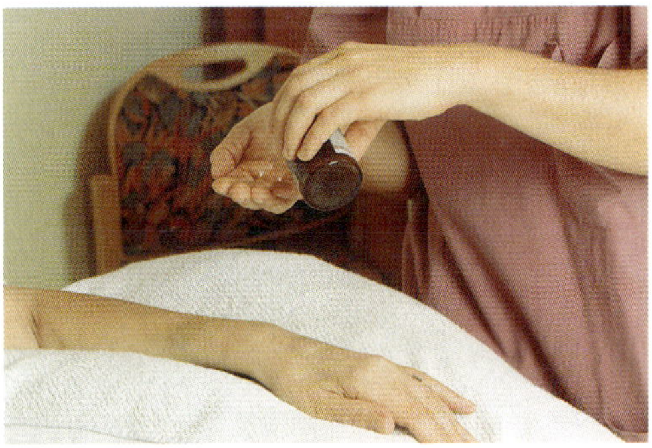

Abb. D.7.

- angepasste Ernährung, vitamin- und eiweißreich, z. B. frische Früchte und Gemüse, Quark als Zwischenmahlzeit. Normalisierung des Körpergewichtes nach dem ▸ ***Body-Mass-Index*** auf Arztanordnung. Auf ausreichende Flüssigkeitszufuhr achten (mind. 2 l), wenn keine Kontraindikation vorliegt (z. B. Flüssigkeitsrestriktion bei Herzinsuffizienz).

M Nur zur Sicherheit, denn Sie wissen es bestimmt: die Förderung der Hautdurchblutung durch die Anwendung von hyperämisierenden Salben (z. B. mit Kampferzusätzen) oder durch die Anwendung von Wärme und Kälte („Eisen und Fönen") ist längst überholt. Es ist erwiesen, dass diese Maßnahmen der Haut nur schaden, daher sollten sie unterbleiben.

Nachbereitung

- Patienten entsprechend Lagerungsprotokoll wieder lagern und sich nach Bedürfnissen bezüglich Getränken, Belüftung des Zimmers usw. erkundigen.
- Überprüfen ob Rufanlage und Telefon in Reichweite sind.
- Gebrauchte Materialien sachgerecht entsorgen,
- abschließend Hände nach ▸ ***Hygieneplan*** desinfizieren,
- Maßnahme durch Eintragung in die ▸ ***Patientendokumentation*** mit Handzeichen, Uhrzeit und Verwendung des Pflegemittels dokumentieren. Wenn Hautveränderungen vorliegen, deren Lage, Größe und Aussehen genau beschreiben.
- **Blick zurück:** Steht ein Getränk in Reichweite und kann der Patient es ohne Gefahr des Verschluckens zu sich nehmen? Ist der Patient informiert, sich bei Nässegefühl zu melden?

M Machen Sie sich die Mühe und besprechen Sie den ▸ ***Expertenstandard – Dekubitusprophylaxe*** im Team. Denn er enthält umfangreiche Tipps und Arbeitshilfen zum Thema „Dekubitusprophylaxe".

Infobox

Literatur

Bienstein C et al (Hrsg.). Dekubitus. Stuttgart: Thieme; 1997

Deutsches Netzwerk für Qualitätsentwicklung in der Pflege (DNQP) an der Fachhochschule Osnabrück – G: Expertenstandard Dekubitusprophylaxe in der Pflege, 2. Aufl. Osnabrück, 2004

Internetadressen

http://www.dnqp.de/ExpertenstandardDekubitusprophylaxe.pdf

http://www.dekubitus.de

Dosieraerosol (Anwendung)

Definitionen

Dosieraerosol Medikament, das in einer bestimmten Dosierung durch Treibgas aus einer Spraydose (z. B. Berodual, Bronchospasmin) oder ohne Treibgas aus einem ▸ *Turbohaler* (z. B. Oxis) freigesetzt und anschließend inhaliert wird. Weitere Formen der Inhalation finden Sie auf S. 143 f.

Aerosol: feste oder flüssige Teilchen, die in Gasen verteilt sind (wie etwa bei Rauch oder Nebel). Die Teilchengröße liegt zwischen 1 Nanometer und 1 Mikrometer, weshalb sie bis in die ▸ *Alveolen* der Lungen vordringen können. Nicht mit Pumpsprays zu verwechseln, bei denen die Tröpfchen größer sind (z. B. Nitrolingualspray) und sich bereits an der Schleimhaut der Mundhöhle und des Nasen-Rachenraums absetzen.

Ziel

Ziel ist es, z. B. ▸ *Bronchospasmolytika* lokal zu verabreichen.

Indikation

Zur Aerosoltherapie z. B. bei ▸ *Asthma bronchiale.*

M Beachten Sie bitte, dass die Dosieraerosolgeräte je nach Hersteller sehr verschieden aussehen und in ihrer Funktionsweise voneinander abweichen können. Sie sollten deshalb die Gebrauchsanweisung vor der Applikation sehr gut studieren. Testen Sie sie am besten selbst einmal in einem „Trockenversuch" und hören Sie einer Kollegin bei der Information des Patienten zu, bevor Sie selbst einen Patienten bei der Durchführung anleiten.

Anwendung von Dosieraerosolen mit Treibgas

Vorbereitung der Materialien

- ▸ *Dosieraerosol*,
- Inhalationshilfe.

Durchführung

- Hände desinfizieren,
- Patientenname auf dem Dosieraerosol und Arztanordnung überprüfen.

M In Mehrbettzimmern kann es durchaus einmal vorkommen, dass ein Dosieraerosol des einen Patienten auf dem Nachttisch des anderen Patienten landet. Deshalb sollte der Behälter mit dem entsprechenden Patientennamen beschriftet sein und der Name vor der Verabreichung des Medikaments überprüft werden.

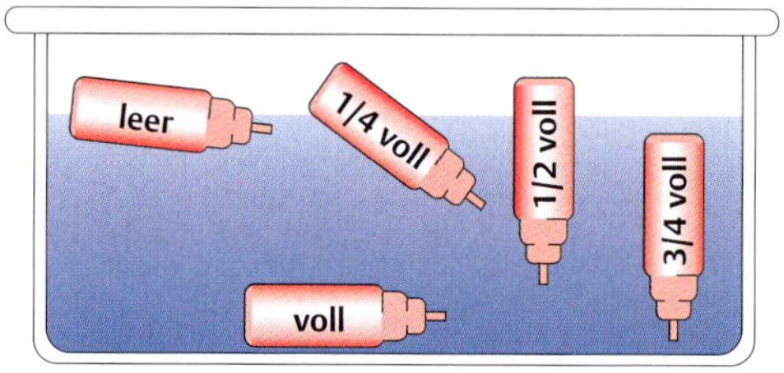

Abb. D.8.

- Füllungszustand kontrollieren: Wirkstoffbehälter aus dem Plastikgehäuse ziehen und in ein mit Wasser gefülltes Gefäß legen. Volle Behälter (mind. 200 Sprühstöße) sinken zu Boden, dreiviertel- bis halbvolle stehen senkrecht im Wasser und leere schwimmen fast waagerecht an der Oberfläche (**Abb. D.8**).
- Patienten über geplante Maßnahme informieren und Vorgehen erklären: vor der Inhalation ausatmen, Behälter schütteln, mit den Lippen Mundstück ganz umschließen, 1 Hub freisetzen, tief einatmen, Luft kurz anhalten, Behälter wegnehmen und langsam durch die Nase ausatmen,
- Patient unterstützen, Oberkörper aufrecht zu lagern und Vorgang einmal ohne Spray üben lassen,
- dann Spray zur Durchführung Patient übergeben, der ihn zwischen Mittelfinger und Daumen hält (**Abb. D.9 a**),
- Schutzkappe abnehmen lassen(**Abb. D.9 b**) und Inhalationshilfe (Spacer) aufsetzen (**Abb. D.9 c**).

P Die Inhalationshilfe erlaubt ein einfacheres und effektiveres Inhalieren, besonders bei ungeübten Patienten kommt mehr von dem Wirkstoff in die Lunge. Wird keine Inhalationshilfe verwendet, geht der Aerosolstoß direkt in die Mundhöhle und wird von dort inhaliert.

- Wichtig ist, dass die Schutzkappe jetzt wieder auf die Inhalationshilfe aufgesetzt wird, damit der Medikamentennebel nicht entweicht (**Abb. D.9 d**),
- der Patient atmet aus, Behälter kurz schütteln, um eine korrekte Dosierung bei allen Füllungszuständen des Gerätes zu gewährleisten,
- durch Druck auf den Behälterboden wird ein einzelner (!) Aerosolstoß (1 Hub) ausgelöst, die Schutzkappe wird abgenommen (**Abb. D.9 e**),
- unmittelbar nachdem der Patient die Schutzkappe von der Inhalationshilfe abgenommen hat, umschließt er mit seinen Lippen das Mundstück vollständig (**Abb. D.9 f**) und inhaliert das Aerosol; er hält einige Sekunden den Atem an,

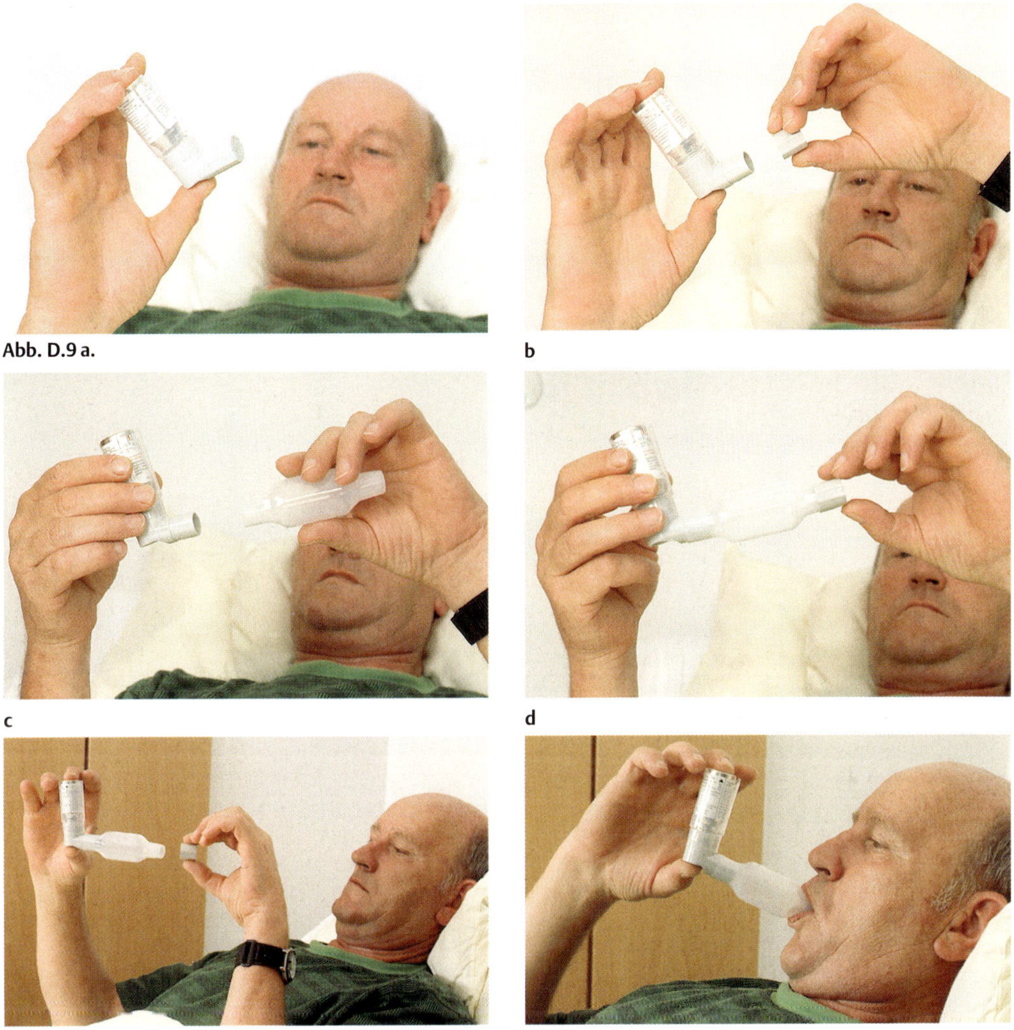

Abb. D.9 a. b c d e f

- evtl. Vorgang wiederholen (z. B. Arztanordnung: 2 Hübe),
- bei der Verabreichung von Kortisonpräparaten Patient Mund ausspülen oder eine Kleinigkeit essen lassen (Schutz der Mundschleimhaut).

Nachbereitung

- Patienten unterstützen, sich bequem zu lagern,
- sich vor dem Verlassen des Zimmers nach dem Befinden des Patienten und seiner Bedürfnisse bezüglich Lagerung, Getränken, Belüftung des Zimmers usw. erkundigen,
- gebrauchte Materialien sachgerecht ver- bzw. entsorgen (z. B. Mundstück desinfizieren, Inhalationshilfe mehrmals pro Woche mit heißem Wasser ausspülen und gut austrocknen lassen),
- abschließend Hände nach ▸ ***Hygieneplan*** desinfizieren,
- Maßnahme durch Eintragung in die ▸ ***Patientendokumentation*** mit Anzahl der Hübe, Handzeichen und Uhrzeit dokumentieren. Vermerken, inwieweit der Patient die Maßnahme selbstständig durchführen kann.
- **Blick zurück:** Wurden die vom Arzt verordneten Hübe verabreicht? Zeigt der Patient Symptome, die auf Nebenwirkungen hinweisen (z. B. Pulsveränderungen)? Wenn das Dosieraerosol bei einem Asthmaanfall ein-

gesetzt wurde: Atmet der Patient jetzt wieder leichter?

M Achten Sie auf die typischen Fehlerquellen bei der Therapie mit Dosieraerosolen:

- Luft wird nach der Einatmung nicht kurz angehalten,
- Behälter wird falsch gehalten,
- Behälter wird nicht geschüttelt,
- Lippen umschließen nicht das Mundstück,
- Schutzkappe wird nicht entfernt usw.

Anwendung von Dosieraerosolen ohne Treibgas (Turbohaler)

Vorbereitung der Materialien

Dosieraerosol richten und Füllungszustand des Gerätes überprüfen (eine Markierung an der Seite zeigt an, wenn das Medikament aufgebraucht ist).

Durchführung

- Hände nach ▸ ***Hygieneplan*** desinfizieren,
- Patienten über geplante Maßnahme informieren und Vorgehen erklären: vor der Inhalation ausatmen, Behälter schütteln, 1 Hub freisetzen, mit den Lippen Mundstück ganz umschließen, tief einatmen, Luft kurz anhalten, Behälter wegnehmen und langsam durch die Nase ausatmen,
- Patient unterstützen, Oberkörper aufrecht zu lagern und Vorgang einmal ohne Spray üben lassen,
- dann Patient Spray zur Durchführung übergeben,
- Turbohaler einstellen (**Abb. D.10**): durch Drehen am Dosierrad wird die Inhalationsmenge eingestellt,
- Kappe vom Pulver-Dosieraerosol abnehmen,
- Turbohaler aufrecht halten (Mundstück ist oben),
- Patient atmet aus und nimmt das Gerät zwischen die Lippen, die dabei das Mundstück ganz umschließen,
- Patient atmet jetzt tief und kräftig durch das Gerät ein und hält kurz den Atem an (**nicht** durch das Gerät ausatmen, damit keine Feuchtigkeit ins Innere gelangt),
- evtl. Vorgang wiederholen (z. B. Arztanordnung: 2 Einheiten).

Nachbereitung

- Patienten unterstützen, sich bequem zu lagern,
- sich vor dem Verlassen des Zimmers nach dem Befinden des Patienten und seiner Bedürfnisse bezüglich Lagerung, Getränken, Belüftung des Zimmers usw. erkundigen,

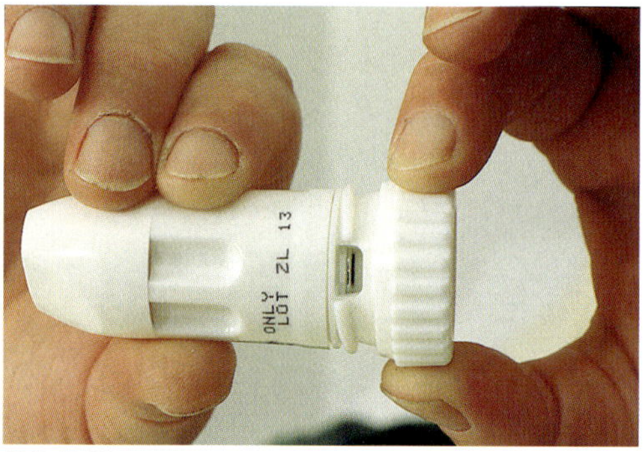

Abb. D.10.

- gebrauchte Materialien sachgerecht ver- bzw. entsorgen (z. B. Mundstück desinfizieren),
- abschließend Hände nach ▸ ***Hygieneplan*** desinfizieren,
- Maßnahme durch Eintragung in die ▸ ***Patientendokumentation*** mit Anzahl der Hübe, Handzeichen und Uhrzeit dokumentieren. Vermerken, inwieweit der Patient die Maßnahme selbstständig durchführen kann.
- **Blick zurück:** Wurden die vom Arzt verordneten Hübe verabreicht? Zeigt der Patient Symptome, die auf Nebenwirkungen hinweisen (z. B. Pulsveränderungen)? Wenn das Dosieraerosol bei einem Asthmaanfall eingesetzt wurde: Atmet der Patient jetzt wieder leichter?

M Bei der Anwendung von kortisonhaltigen Medikamenten muss die Mund- und Nasenschleimhaut auf Veränderungen beobachtet (z. B. Pilzinfektionen) sowie der Patient zur Selbstbeobachtung angeleitet werden. Nach der Anwendung sollte der Patient den Mund ausspülen und etwas essen oder trinken.

Infobox

Literatur

Bienstein C et al (Hrsg.). Atmen. Stuttgart: Thieme; 2000

Internetadressen

www.atemwegsliga.de
www.atemweite.de

Drahtextensionen, Fixateur externe

Definitionen

Drahtextension: Form der konservativen Frakturbehandlung, bei der die Zugwirkung über einen durch den Knochen eingeführten Draht oder Nagel z. B. zur Korrektur einer Fehlstellung von Knochenfragmenten ausgeübt wird.

Extension: durch die Anwendung von Zug in Richtung der Längsachse wird z. B. eine Extremität gestreckt.

Fixateur externe (äußerer Spanner): Einbringen von Schrauben in Knochenfragmente und anschließend Verschraubung mit einem Metallstab einige Zentimeter über Hautniveau.

Drahtextension

Ziel

Ziel ist die Ruhigstellung, Reposition (Wiedereinrichtung) und Streckung einer Extremität im Rahmen der ▸ ***Osteosynthese***.

Indikationen

Indiziert ist eine Drahtextension z. B.:

- bei hohem Operationsrisiko bei Knochenbrüchen am Ober-, Unterschenkel und Sprunggelenk mit Fehlstellungen der Knochenfragmente,
- zur vorübergehenden präoperativen Ruhigstellung, wenn eine Operation z. B. erst nach Rückbildung des Wundödems möglich ist.

Vorbereitung der Materialien

Die Anlage einer Drahtextension erfolgt unter aseptischen Bedingungen in der ▸ ***Operationsabteilung*** durch den Chirurgen. Zur postoperativen Übernahme des Patienten muss das Patientenbett mit einem ▸ ***Lochstabsystem*** mit Gewichten und einer Lagerungsschiene vorbereitet werden.

- Extensionsaufbau mit Gewichten, Extensionsbügel usw. und Schiene,
- evtl. Polstermaterial, z. B. Rolta-Watte, Mullbinden, Zellstoff, u. Ä.,
- ▸ ***Schlauchmull,***
- Hautdesinfektionsmittel,
- Einmalhandschuhe,
- Materialien für Verbandwechsel bei aseptischen Wunden (S. 360 f).

Durchführung

- Hände nach ▸ ***Hygieneplan*** desinfizieren,
- benötigte Gegenstände auf steril abgedeckter Arbeitsfläche richten und Vollständigkeit überprüfen,
- Patienten über geplante Maßnahme informieren, Fenster und Türen schließen und Besucher aus dem Patientenzimmer bitten,
- ▸ ***Patientenbett*** auf eine Rücken schonende Arbeitshöhe bringen,
- Intimsphäre beachten und evtl. für Sichtschutz sorgen,
- Einmalhandschuhe anziehen,
- erkrankte Extremität lagern (durch mindestens 2 Personen), leicht abduziert und außenrotiert (eine Person hebt mit beiden Händen vorsichtig die Extremität an, die zweite Person schiebt die vorbereitete Schiene unter), anschließend an das Lochstabsystem anbinden und verordnetes Zuggewicht einstellen,
- gefährdete Körperstellen abpolstern (z. B. Fibulaköpfchen, um eine Peroneusdrucklähmung zu vermeiden),
- Ein- und Austrittsstellen der Drähte täglich auf Entzündungszeichen kontrollieren; je nach hauseigenem Standard und Wundsituation offenen oder geschlossenen Verbandwechsel (z. B. mit Schlitzkompressen) durchführen,
- Sprunggelenk zur Spitzfußprophylaxe in ▸ ***Neutral-Null-Stellung*** bringen und ▸ ***Schlauchmull*** mit Hautkleber an der Fußsohle befestigen (verschiedene Varianten möglich),
- anschließend Zehenfenster zur Vermeidung von Drucknekrosen ausschneiden und Zehen regelmäßig inspizieren. Um zu großen Druck des Schlauchverbands auf die Zehen zu vermeiden (Dekubitusgefahr!), zur Aufweitung einen Holzspatel einlegen oder einen entsprechend groß geschnittenen sauberen Pappkarton; anschließend Schlauchmullende verknoten,
- in das Schlauchmullende Seil mit einem leichten Gewicht zur Spitzfußprophylaxe einhängen, Ferse sollte hohl gelagert werden (Dekubitusgefahr).

M Da eine Extensionsbehandlung mit langer Bettlägerigkeit und Immobilität verbunden ist, müssen alle Prophylaxen regelmäßig und gezielt durchgeführt werden. Die Druckerhöhung auf den Steißbereich durch das Hochstellen des Fußteils bedeutet eine erhöhte Dekubitusgefahr für den Patienten. Daher kommt der Dekubitusprophylaxe besondere Bedeutung zu.

- Zuggurt in den Extensionsbügel einhängen und frei schwebende Gewichte nach ärztlicher Anordnung in der gewünschten Zugrichtung anhängen (**Abb. D.11**); Zuggewicht langsam entsichern,

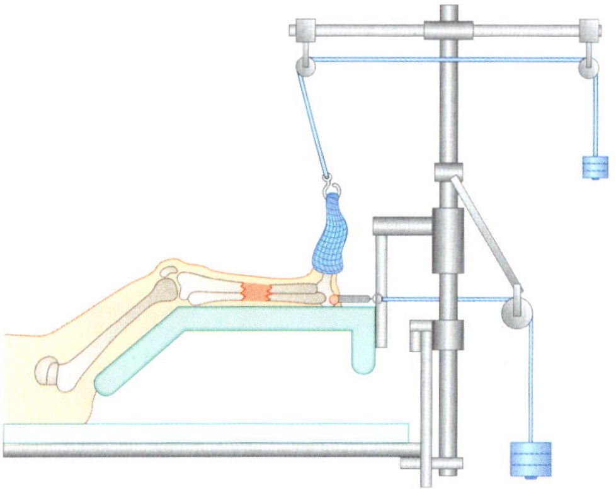

Abb. D.11.

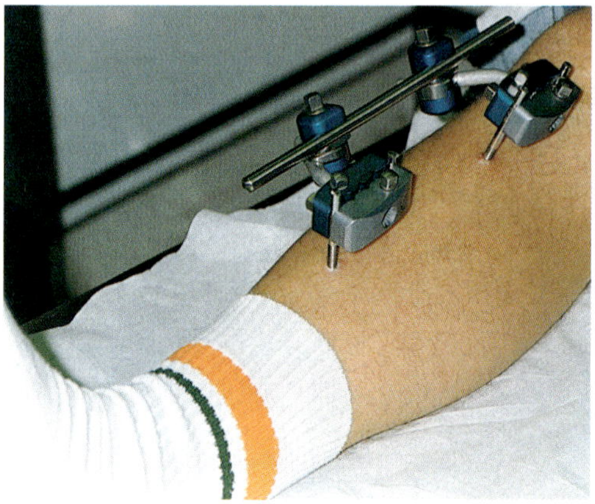

Abb. D.12.

- Bett zur Verbesserung der Extensionswirkung am Fußende leicht erhöhen, ansonsten liegt der Patient in flacher Rückenlage.

Nachbereitung

- Sich vor dem Verlassen des Zimmers nach dem Befinden des Patienten und seiner Bedürfnisse bezüglich Lagerung, Getränken, Belüftung des Zimmers usw. erkundigen,
- gebrauchte Materialien sachgerecht entsorgen,
- abschließend Hände nach ▸ *Hygieneplan* desinfizieren,
- Maßnahme durch Eintragung mit Angaben der Zuggewichte in die ▸ *Patientendokumentation* mit Handzeichen und Uhrzeit dokumentieren.
- **Blick zurück:** Sind die Gewichte frei schwebend angebracht? Stimmt das Gewicht mit der Arztanordnung überein? Ist das betroffene Bein korrekt gelagert?

M Beim Transport des Patienten sind die Zuggewichte zu sichern. Regelmäßig sind folgende Kontrollen durchzuführen: Zugrichtung und freie Beweglichkeit der Gewichte, Hautdurchblutung, Sensibilität, Motorik, Schmerzfreiheit, Eintrittsstelle der Extensionsdrähte auf ▸ *Entzündungszeichen.*

Fixateur externe

Ziel

Ziel ist die Ruhigstellung einer Extremität.

Indikationen

Indiziert ist ein Fixateur externe z. B.:

- bei Priorität der Behandlung von (offenen) ▸ *Frakturen* an den oberen und unteren Extremitäten (**Abb. D.12**) mit oder ohne Weichteildefekten,
- zur Frakturstabilisierung bei offenen oder infizierten Wunden, bei denen kein operativer Eingriff möglich ist,
- zur vorübergehenden Fixation bei ▸ *Polytrauma.*

Vorbereitung der Materialien

Die Anlage eines externen Fixateurs erfolgt unter aseptischen Bedingungen in der Operationsabteilung durch den Chirurgen. Zur postoperativen Übernahme des Patienten ist das Patientenbett mit einer geeigneten Lagerungsschiene vorzubereiten. Außerdem wird vorbereitet:

- evtl. Polstermaterial, z. B. Rolta-Watte, Mullbinden, Zellstoff, u. Ä.,
- Einmalhandschuhe,
- Hautdesinfektionsmittel,
- Materialien für Verbandwechsel bei aseptischen Wunden (S. 360 f).

Durchführung

- Hände nach ▸ *Hygieneplan* desinfizieren,
- benötigte Gegenstände auf steril abgedeckter Arbeitsfläche richten und Vollständigkeit überprüfen,
- Patienten über geplante Maßnahme informieren, Fenster und Türen schließen und Besucher aus dem Patientenzimmer bitten,
- ▸ *Patientenbett* auf eine Rücken schonende Arbeitshöhe bringen,
- Intimsphäre beachten und evtl. für Sichtschutz sorgen,
- Einmalhandschuhe anziehen,
- erkrankte Extremität lagern (durch mindestens 2 Personen), leicht abduziert und außenrotiert (eine Person hebt mit beiden Händen vorsichtig die Extremität an, die zweite Person schiebt die vorbereitete Schiene unter),

- gefährdete Körperstellen (z. B. Fibulaköpfchen, um eine Peroneusdrucklähmung zu vermeiden) abpolstern (über die Schraubenenden zum Schutz vor Verletzungen Kunststoffkappen stecken),
- Ein- und Austrittsstellen der sog. Pins (Stifte) täglich auf Entzündungszeichen kontrollieren, Je nach hauseigenem Standard und Wundsituation offenen oder geschlossenen Verbandwechsel (z. B. mit Schlitzkompressen) durchführen. Bei trockenen Wundverhältnissen Wunde abduschen und mit sterilen Kompressen trocken tupfen oder Kompresse mit z. B. Ringerlösung tränken, getrocknetes Blut abwischen (**Abb. D.13 a**) und anschließend trocken tupfen (**Abb. D.13 b**). Metallteile mit Desinfektionsmittel absprühen. Evtl. ist bei offenen Weichteilverletzungen ein Verbandwechsel bei septischen Wunden (S. 362 f) und Wundspülung (S. 379 f) notwendig.
- Evtl. das Bett zur Abschwellung der betroffenen Extremität am Fußende leicht erhöhen.

M Leiten Sie den Patienten zur Selbstbeobachtung der Wunde auf Entzündungszeichen an. Informieren Sie ihn, sich bei Auffälligkeiten zu melden, ebenso wenn er ein Taubheitsgefühl, Kribbeln oder Schmerzen in der betroffenen Extremität verspürt.

Nachbereitung

- Sich vor dem Verlassen des Zimmers nach dem Befinden des Patienten und seiner Bedürfnisse bezüglich Lagerung, Getränken, Belüftung des Zimmers usw. erkundigen,
- gebrauchte Materialien sachgerecht entsorgen,
- abschließend Hände nach ▸ ***Hygieneplan*** desinfizieren,
- Maßnahme durch Eintragung mit Angaben der Wundsituation in die ▸ ***Patientendokumentation*** mit Handzeichen und Uhrzeit dokumentieren.
- **Blick zurück:** Ist das betroffene Bein korrekt gelagert? Ist der Verband korrekt angelegt?

M Da eine Behandlung langwierig und am Anfang mit Bettlägerigkeit und Immobilität verbunden ist, müssen alle Prophylaxen regelmäßig und gezielt durchgeführt werden. Besonders wichtig ist die Dekubitusprophylaxe (S. 72 f). Muss der Patient mit dem Fixateur noch zu Hause liegen, ist er vor der Entlassung über den Umgang mit dem Fixateur (z. B. An- und Auskleiden, Körperpflege usw.) zu informieren. Damit keine Metallerwärmung auftritt, ist die betroffene Extremität vor intensiver Sonnenbestrahlung zu schützen.

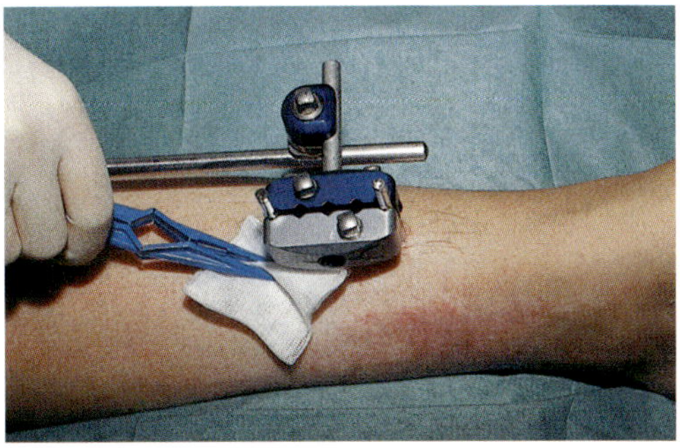

Abb. D.13 a.

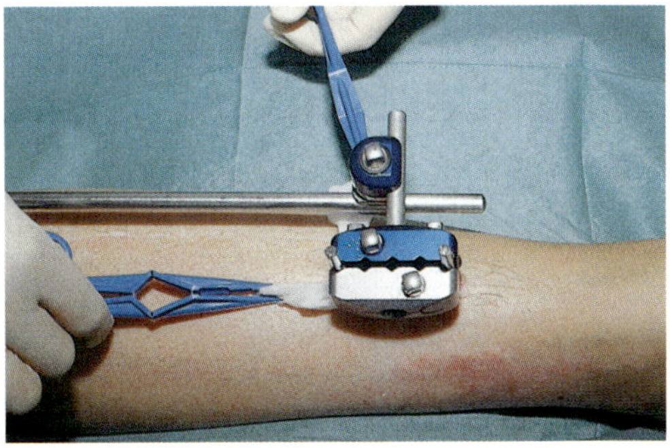

b

Infobox

Literatur

Paetz B. Chirurgie für Pflegeberufe, 21. Aufl. Stuttgart: Thieme; 2009

Internetadresse

http://www.uni-duesseldorf.de/AWMF/

Drainagen

Definitionen

Bei Drainagen handelt es sich um flexible, perforierte Schläuche (▶ *Drain*) zum Ableiten von Sekreten aus Hohlräumen, Ausführungsgängen und Wundgebieten (to drain = entwässern). Verschiedene ▶ *Drainageverfahren* und -formen werden unterschieden:

Redon-Saugdrainage: ein nach außen durch die Haut gespießter Drain, der an eine Vakuumflasche angeschlossen wird, in die Blut/Wundsekret abgeleitet wird.

Saug-Spüldrainage: ein bis zwei zuführende Drainageschläuche und zwei weitere großlumige abführende Drainageschläuche in Wund- oder Körperhöhlen, über die kontinuierlich eine Wundhöhle mit z. B. steriler Elektrolytlösung gespült wird. Die Ableitung erfolgt, abhängig von der Indikationsstellung, z. B. in eine Redonflasche oder einen Thoraxdrainagekasten.

T-Drain: Drain aus Weichgummi mit T-förmig gestaltetem Ende. Nach einer ▶ *Choledochotomie* werden die kurzen Schenkel der Drainage in den Gallengang eingenäht und der lange Schenkel zur Bauchwand herausgeleitet.

Bülau-Drainage: geschlossenes Thorax-Saug-Drainagesystem, um Luft und Flüssigkeiten aus dem Pleuraspalt mittels eines flexiblen Plastik- oder Gummirohrs abzusaugen.

Redon-Saugdrainage (Wechsel der Vakuumflasche)

Ziel

Ziel ist es, postoperativ kontinuierlich ▶ *Sekrete* und Blut abzuleiten, vorwiegend aus dem Unterhautfettgewebe, um eine Infektion oder Hämatombildung zu vermeiden.

Indikation

Indiziert ist eine Drainage in der Weichteil-, Knochen- und Gefäßchirurgie, wenn Blut und Wundsekrete aus Operationswunden entfernt werden soll. Die Vakuumflasche sollte gewechselt werden, wenn die Flasche voll ist oder kein Vakuum mehr vorhanden ist.

Vorbereitung der Materialien

- Vakuumflasche steril verpackt,
- 2 Péan-Klemmen, wenn Klemmen nicht in der Verpackung mit geliefert werden,
- Desinfektionsmittel,
- Einmalunterlage zum Bettschutz,
- Abwurfbeutel,
- Einmalhandschuhe.

Durchführung

- Hände nach ▶ *Hygieneplan* desinfizieren,
- benötigte Gegenstände auf desinfizierter Arbeitsfläche (z. B. Tablett) richten (**Abb. D.14 a**) und auf Funktionsfähigkeit (z. B. intaktes Vakuum der Saugflasche) und Vollständigkeit überprüfen. Das Vakuum ist dann intakt, wenn der Faltbalg der Flasche nicht entfaltet ist (**Abb. D.14 b**).
- Patienten über geplante Maßnahme informieren (auch bewusstlose Patienten!), Fenster und Türen schließen und Besucher aus dem Patientenzimmer bitten,
- ▶ *Patientenbett* auf eine Rücken schonende Arbeitshöhe bringen,
- Bettdecke so zurückschlagen, dass genügend Platz zum Wechsel der Vakuumflasche geschaffen wird, Bettschutz einlegen; Intimsphäre beachten und evtl. für Sichtschutz sorgen,
- Handschuhe anziehen,
- Verbindungsschlauch zum Patienten mit Péan-Klemmen abklemmen oder Schlauch in die enge Stelle der Klemme am System schieben (**Abb. D.14 c**); Vakuumflasche ist ebenfalls abgeklemmt,
- Schlauch vom Gummiansatzstück der Flasche abdrehen (**Abb. D.14 d**),
- Drainageschlauch mit Desinfektionsmittel absprühen (**Abb. D.14 e**),
- neue Vakuumflasche anschließen, indem der abgesprühte Drainageschlauch auf das Ansatzstück der neuen Flasche aufgeschraubt wird (▶ *Luer-Lock-System)*,
- flaschennahe Klemme öffnen; die patientennahe Klemme ist noch verschlossen (**Abb. D.14 f**),
- patientennahe Klemme am Drainageschlauch langsam öffnen (**Abb. D.14 g**).

P Informieren Sie den Patienten, dass das Öffnen der Klemme und damit das Einwirken des neuen Sogs auf das Wundgebiet schmerzhaft sein kann. Daher ist es wichtig, dass Sie die Klemme langsam öffnen.

- Sekretmenge in der alten und neuen Flasche ablesen (**Abb. D.14 h**), Beimengungen und Aussehen beobachten (beim Wechseln von mehreren Flaschen, diese durchnummerieren),
- Drainage auf Durchgängigkeit und Sog kontrollieren,
- Patienten ggf. beim Rücklagern und Anziehen unterstützen.

Wie eine Vakuumflasche korrekt gewechselt wird, können Sie sich auf der DVD ansehen.

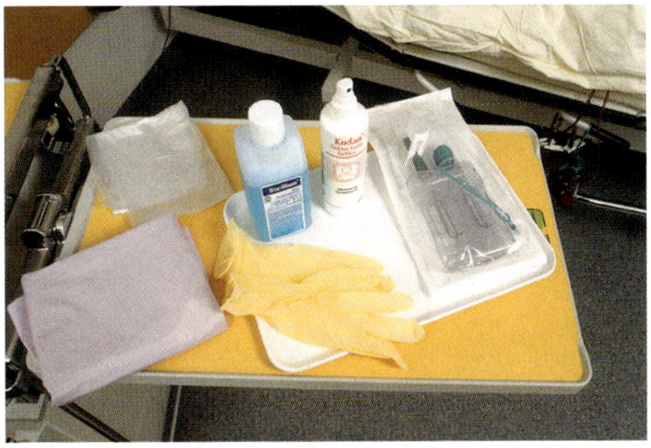

Abb. D.14 a.

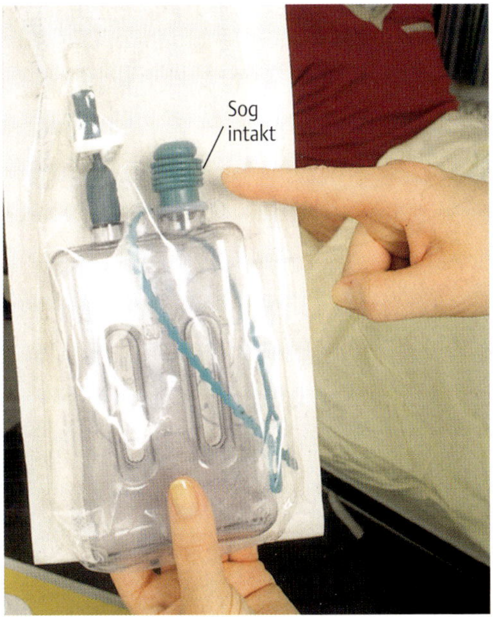

b

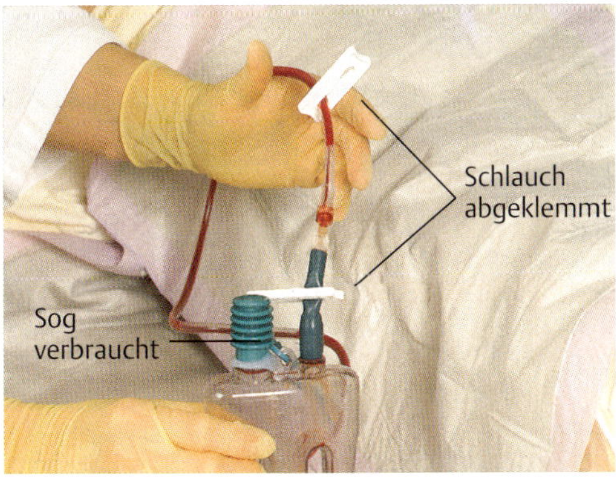

c

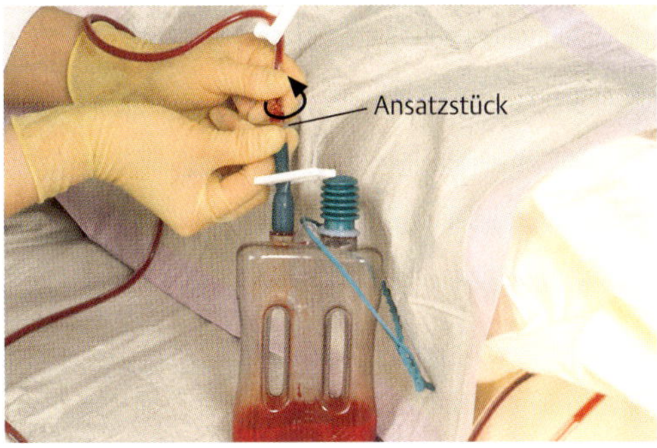

d

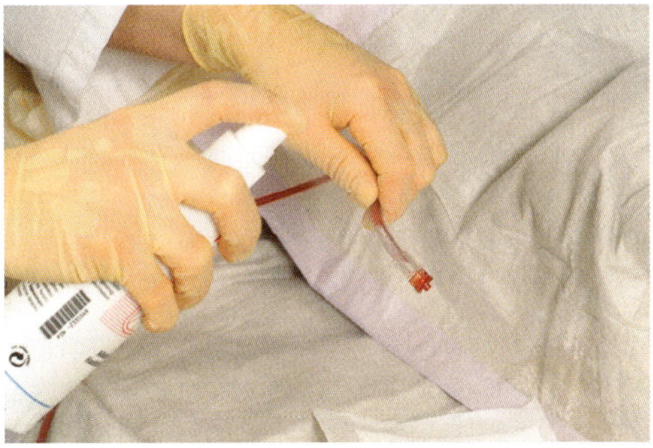

e

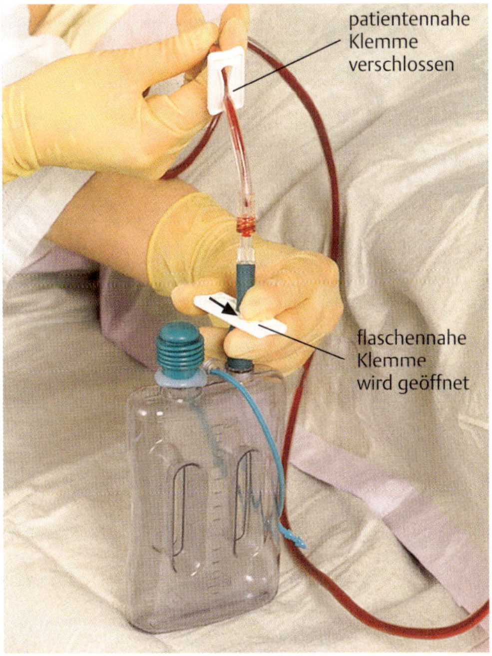

f

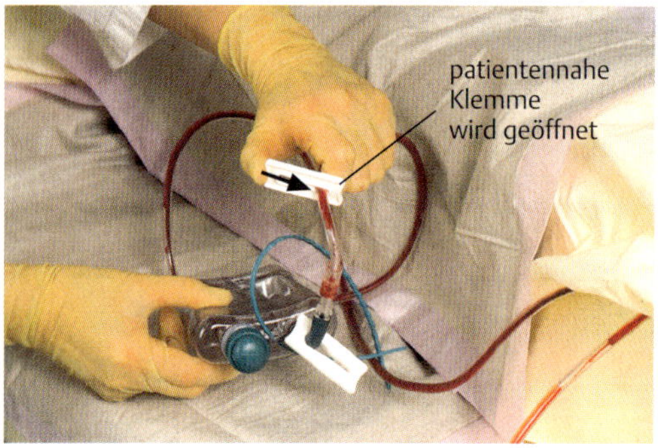

g

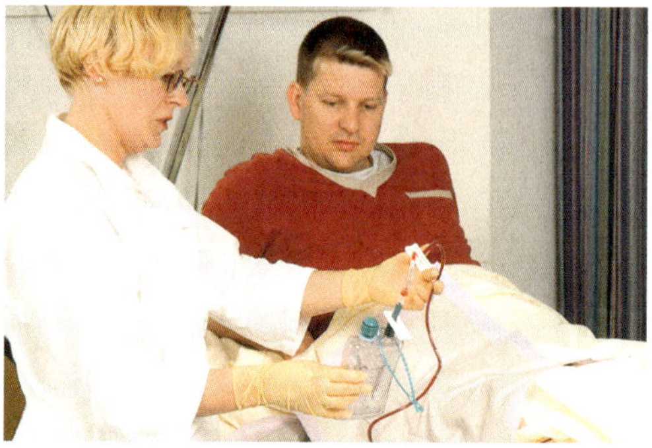

h

Nachbereitung

- Sich vor dem Verlassen des Zimmers nach dem Befinden des Patienten und seiner Bedürfnisse bezüglich Lagerung, Getränken, Belüftung des Zimmers usw. erkundigen,
- gebrauchte Materialien sachgerecht ver- bzw. entsorgen (z. B. Tablett desinfizieren, mit Sekreten gefullte Vakuumflasche zum klinischen Müll),
- abschließend Hände nach ▸ ***Hygieneplan*** desinfizieren,
- Maßnahme durch Eintragung in die ▸ ***Patientendokumentation*** mit Handzeichen und Uhrzeit dokumentieren, sowie Sekretmenge, Aussehen und Beimengungen.
- **Blick zurück:** Sind beide Klemmen geöffnet? Hängt die Vakuumflasche unter Patientenniveau? Oder berührt sie den Boden (Infektionsgefahr!).

M Ein Zurückfließen des abgeleiteten Sekrets in das Wundgebiet wird verhindert, indem die Vakuumflasche immer unter Patientenniveau hängt. Wenn dies nicht möglich ist, z. B. beim Umlagern, muss der Drainageschlauch abgeklemmt werden.

Saug-Spüldrainage (Wechsel der Vakuumflasche)

Ziele

- kontinuierliche Ableitung von Sekreten aus stark infizierten oder verschmutzten ▸ ***Wunden*** (S. 375 f) oder Hohlräumen,
- Keimverdünnung bzw. -abtötung,
- Abtransport von nekrotischem Material.

Indikationen

Indiziert ist eine Saug-Spüldrainage z. B. zur:

- Spülung von infizierten Wundhöhlen oder Weichteildefekten,
- Spülung bei postoperativer oder posttraumatischer Knochenentzündung (**Abb. D.15**).

Eine Vakuumflasche muss gewechselt werden, wenn die Flasche voll ist oder kein Vakuum mehr vorhanden ist.

Vorbereitung der Materialien

- sterile Spüllösung (z. B. Ringerlösung),
- steriles Schlauchsystem (z. B. ▸ ***Infusionsbesteck***),
- sterile Vakuumflasche,
- 2 ▸ ***Péan-Klemmen,***
- Desinfektionsmittel,
- Einmalhandschuhe,
- Einmalunterlagen als Bettschutz.

Durchführung

- Hände nach ▸ ***Hygieneplan*** desinfizieren,
- benötigte Gegenstände auf desinfizierter Arbeitsfläche (z. B. Tablett) richten und auf Funktionsfähigkeit

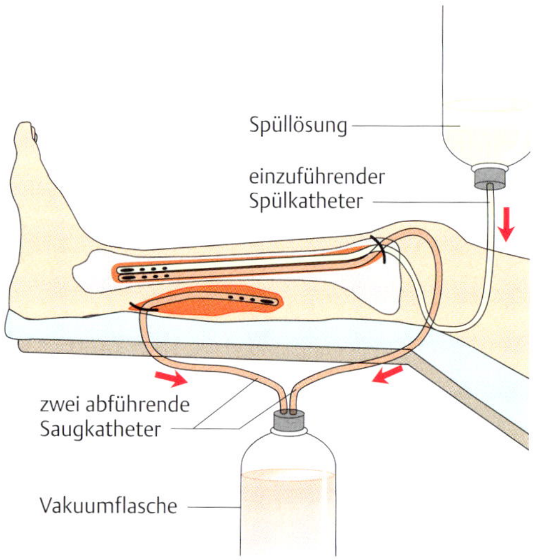

Abb. D.15.

(z. B. intaktes Vakuum der Saugflasche) und Vollständigkeit überprüfen,
- Patienten über geplante Maßnahme informieren (auch bewusstlose Patienten!), Fenster und Türen schließen und Besucher aus dem Patientenzimmer bitten,
- Patientenbett auf eine Rücken schonende Arbeitshöhe bringen,
- Bettdecke so zurückschlagen, dass genügend Platz zum Wechsel der Vakuumflasche geschaffen wird, Bettschutz einlegen. Intimsphäre beachten und evtl. für Sichtschutz sorgen,
- Handschuhe anziehen,
- Infusionsschlauch der Spüllösung und Verbindungsschlauch zum Patienten abklemmen,
- angeschlossene Saugflasche mit Schlauchklemme verschließen und Schlauch vom Gummiansatzstück der Flasche abdrehen,
- Drainageschlauch mit Desinfektionsmittel absprühen,
- neue Vakuumflasche anschließen, indem der abgesprühte Drainageschlauch auf das Ansatzstück der neuen Flasche aufgeschraubt wird (Luer-Lock-System), Klemme an der Vakuumflasche öffnen,
- Klemme am Drainageschlauch langsam öffnen.

P Informieren Sie den Patienten, dass das Öffnen der Klemme und damit das Einwirken des neuen Sogs auf das Wundgebiet schmerzhaft sein kann. Daher ist es wichtig, dass Sie die Klemme langsam öffnen.

- Klemme am Infusionsschlauch der Spüllösung öffnen und vom Arzt verordnete Tropfgeschwindigkeit einstellen,
- Sekretmenge der alten Flasche ablesen, bilanzieren und Menge bzw. Beimengungen und Aussehen beobachten,
- Drainage auf Durchgängigkeit und Sog kontrollieren und eingestellte Tropfgeschwindigkeit nochmals überprüfen.

M Ein Zurückfließen des abgeleiteten Sekrets in das Wundgebiet wird verhindert, indem die Vakuumflasche sich unter Patientenniveau befindet. Wenn dies nicht möglich ist, z. B. beim Umlagern, muss der Drainageschlauch abgeklemmt werden.

Nachbereitung
- Sich vor dem Verlassen des Zimmers nach dem Befinden des Patienten und seiner Bedürfnisse bezüglich Lagerung, Getränken, Belüftung des Zimmers usw. erkundigen,
- gebrauchte Materialien sachgerecht ver- bzw. entsorgen (z. B. Tablett desinfizieren, mit Sekreten gefüllte Vakuumflasche zum klinischen Müll),
- abschließend Hände nach ▸ ***Hygieneplan*** desinfizieren,
- Maßnahme durch Eintragung in die ▸ ***Patientendokumentation*** mit Handzeichen und Uhrzeit dokumentieren, sowie Sekretmenge, Aussehen und Beimengungen festhalten.
- **Blick zurück:** Sind alle Klemmen geöffnet? Ist die Tropfgeschwindigkeit richtig eingestellt? Tropft Spülflüssigkeit aus den Verbindungsstellen des Systems? Ist das Schlauchsystem abgeknickt?

M Beobachten Sie, so oft Sie beim Patienten sind, ob die Spülung läuft und halten Sie auch den Patienten zur Selbstbeobachtung an. Die Spülflüssigkeit muss kontinuierlich laufen, da sonst Verstopfungsgefahr droht. Die Dauer der Spülung richtet sich nach der Arztverordnung und beträgt normalerweise 5 – 8 Tage.

T-Drainage (Umgang mit Sekretbeutel)

Ziel
Ziel ist es, postoperativ Gallenflüssigkeit über eine T-förmige Drainage z. B. aus Silkolatex (**Abb. D.16 a**) oder Weichgummi (**Abb. D.16 b**) abzuleiten.

Indikationen
Indiziert ist eine T-Drainage z. B.:
- bei ▸ *Choledochotomie,*
- zur Schienung des Ductus choledochus nach Gallengangrevision,

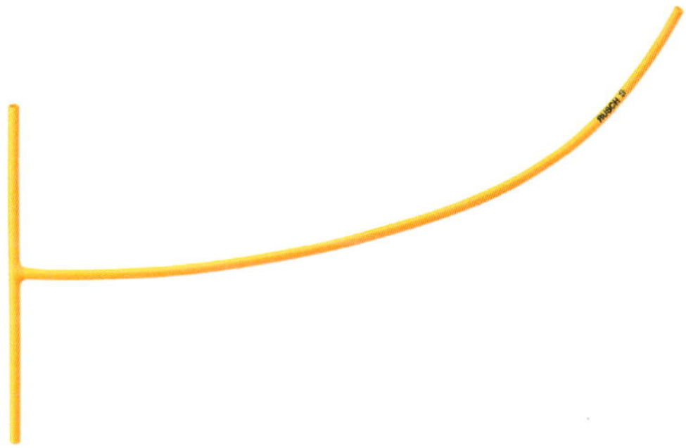

Abb. D.16 a

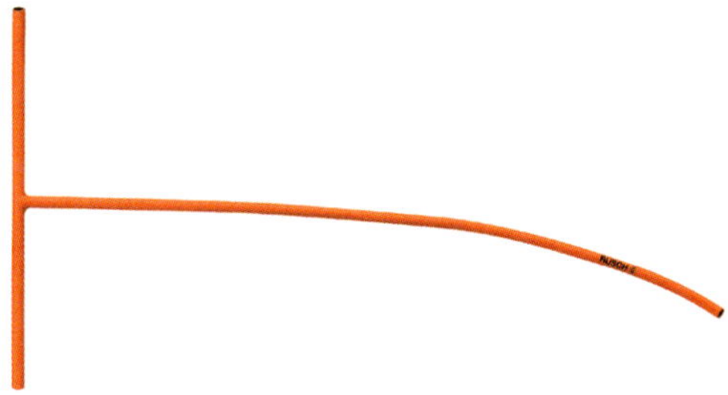

b

- zur Verhinderung einer Gallengangsverlegung durch ▸ *Ödeme*.

Vorbereitung der Materialien
- neuer Sekretbeutel,
- Handschuhe,
- Abwurfsack,
- Bettschutz.

Durchführung
- Hände nach ▸ ***Hygieneplan*** desinfizieren,
- Patienten über geplante Maßnahme informieren (auch bewusstlose Patienten!), Fenster und Türen schließen und Besucher aus dem Patientenzimmer bitten,
- ▸ ***Patientenbett*** auf eine Rücken schonende Arbeitshöhe bringen,
- Beutel unter aseptischen Bedingungen wechseln, wenn er voll ist,
- Bettdecke zurückschlagen, dabei Intimsphäre beachten und für Sichtschutz sorgen, Bettschutz einlegen,
- Handschuhe anziehen,
- Schlauch des Sekretbeutels am Ansatzstück des T-Drains abdrehen,
- neuen Sekretbeutel anschließen; für sicheren Abfluss sorgen durch Aufhängen des Beutels unterhalb des Matratzenniveaus,
- zur Verlaufskontrolle Füllungsstand mit Datum und Uhrzeit auf dem Beutel notieren,
- nach Arztverordnung ab dem 4.–5. postoperativen Tag den Beutel schrittweise (z. B. Matratzenniveau, Leberebene, über Körperniveau) höher hängen,
- regelmäßig abgeflossene Gallenmenge kontrollieren, Galle sieht grünlich aus (**Abb. D.17**); ebenso Verband auf Gallensekret kontrollieren,
- nach Versiegen der Gallensekretion (unter 100 ml in 24 Stunden) wird die Drainage nach Arztverordnung für 24 Stunden abgeklemmt und durch den Arzt entfernt,
- Patienten beim Rücklagern und Anziehen unterstützen.

Nachbereitung
- Sich vor dem Verlassen des Zimmers nach dem Befinden des Patienten und seiner Bedürfnisse bezüglich Lagerung, Getränken, Belüftung des Zimmers usw. erkundigen,
- abschließend Hände nach ▸ ***Hygieneplan*** desinfizieren,
- Maßnahme durch Eintragung in die ▸ ***Patientendokumentation*** mit Handzeichen und Uhrzeit dokumentieren; Menge der Gallenflüssigkeit im gewechselten Sekretbeutel festhalten, ebenso Aussehen und Beimengungen.

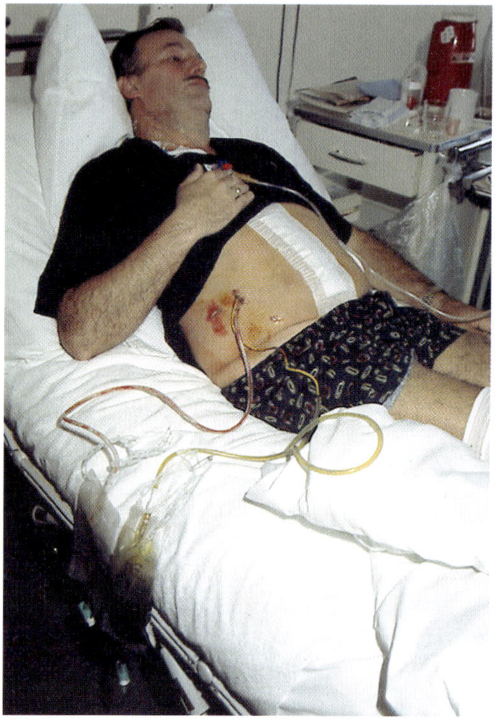

Abb. D.17.

- **Blick zurück:** Hängt der Abflussbeutel in der vom Arzt verordneten Höhe? Ist der Drainageschlauch abgeknickt? Fließt frische Gallenflüssigkeit nach?

Thoraxdrainage (Assistenz beim Legen)

Ziel

Ziel ist es, kontinuierlich Luft, Sekret oder Blut aus dem Pleuraspalt abzusaugen und in ein Mehrkammersystem abzuleiten.

Indikationen

Indiziert ist eine Thoraxdrainage z. B. bei ▸ ***Pneumo-***, ▸ ***Spannungs-*** oder ▸ ***Hämatothorax***.

Vorbereitung der Materialien
- sterile Einmalhandschuhe,
- sterile Verbandmaterialien (Kompressen, Kugeltupfer, ▸ ***Schlitzkompressen***),
- steriles Abdecktuch mit Schlitz,
- steriles ▸ ***Trokar*** mit Einführkanüle,
- sterile Schere, steriles ▸ ***Skalpell***,
- Nadelhalter und ▸ ***Nahtmaterial***,

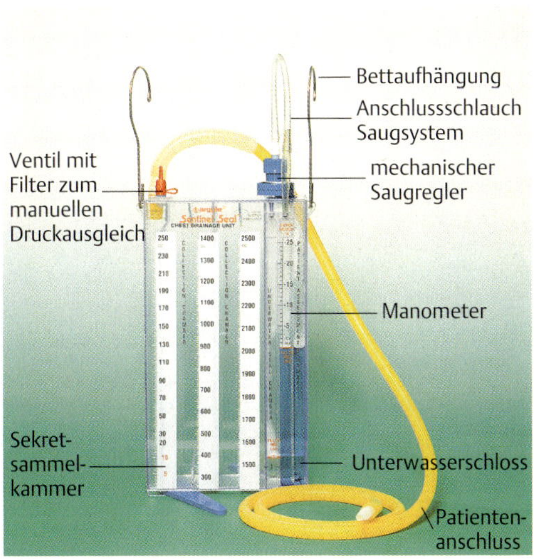

Abb. D.18.

- Hautdesinfektionsspray,
- steriles Drainagesystem (**Abb. D.18**),
- Lokalanästhetikum mit Spritze und Kanüle,
- Einmalrasierer,
- Einmalunterlage,
- Einmalhandschuhe,
- Kanülenabwurfbehälter,
- Materialien zur Kanülenfixierung,
- Saugpumpe oder Vakuumanschluss.

Durchführung

Das Legen einer Thoraxdrainage ist ärztliches Aufgabengebiet. Die Pflegeperson assistiert dem Arzt bei der Handlung (bringt z. B. Patienten in die richtige Lage, reicht Materialien an) und überwacht die Vitalfunktionen des Patienten.

- Hände nach ▸ ***Hygieneplan*** desinfizieren,
- benötigte Gegenstände auf desinfizierter bzw. steriler Arbeitsfläche (z. B. fahrbarer Tisch) richten und Funktionsfähigkeit und Vollständigkeit überprüfen,
- Patienten über geplante Maßnahme informieren (auch bewusstlose Patienten!), Fenster und Türen schließen und Besucher aus dem Patientenzimmer bitten,
- ▸ ***Patientenbett*** auf eine Rücken schonende Arbeitshöhe bringen,
- evtl. den Handlungsablauf störende Kleidungsstücke entfernen, dabei die Intimsphäre beachten,
- Patienten unterstützen, den Oberkörper hoch zu lagern und den Arm auf der Punktionsseite über den Kopf anzuheben.

M Informieren Sie den Patienten, während der Maßnahme nicht zu husten oder zu pressen, da es sonst zur Verletzung der Lunge kommen kann. Wirken Sie beruhigend auf ihn ein.

- Einstichstelle rasieren,
- Haut desinfizieren,
- Einmalhandschuhe anziehen und dem Arzt Lokalanästhetikum anreichen,
- nach Verabreichung durch den Arzt sterile Handschuhe anreichen,
- Arzt bringt steriles Schlitztuch an,
- Skalpell anreichen, mit dem die Haut an der Punktionsstelle eingeritzt wird,
- Trokar mit Einführhilfe anreichen, Arzt punktiert Pleuraspalt,
- Arzt legt Drainage ein, an die das Ableitungssystem angeschlossen ist.

M Es ist wichtig, dass Sie während dieser Maßnahme die Kreislaufsituation des Patienten genau beobachten, v. a. die Atmung. Informieren Sie ihn, sich bei Veränderungen sofort zu melden.

- Drain wird mit einer Naht an der Haut fixiert und ein steriler Verband mit Schlitzkompressen und Pflaster angelegt,
- Klemme am Drainageschlauch öffnen und beobachten, wie viel Sekret fließt,
- Drainagekasten an das Saugsystem anschließen und gewünschten Unterdruck nach Arztverordnung bei noch abgeklemmter Drainage einstellen,
- Klemme öffnen,
- Saugsystem regelmäßig überprüfen (z. B. Sogstärke, Wasserhöhe im Wasserschloss, Blubbergeräusche, ▸ ***atemsynchrone*** Schwankungen des Wasserspiegels),
- Patienten beim Rücklagern und Anziehen unterstützen.

Nachbereitung

- Sich vor dem Verlassen des Zimmers nach dem Befinden des Patienten und seiner Bedürfnisse bezüglich Lagerung, Getränken, Belüftung des Zimmers usw. erkundigen.
- Gebrauchte Materialien sachgerecht ver- bzw. entsorgen (z. B. Skalpellklinge in die Kanülenabwurfbehälter, ggf. Aufbereitung der Instrumente),
- abschließend Hände nach ▸ ***Hygieneplan*** desinfizieren,
- Maßnahme durch Eintragung in die ▸ ***Patientendokumentation*** mit Angaben der Sogstärke und Wasserhöhe im Wasserschloss, Handzeichen und Uhrzeit dokumentieren.
- **Blick zurück:** Stimmt der eingestellte Sog mit der Arztverordnung überein? Wie atmet der Patient?

M Bitte beachten Sie grundsätzlich beim Umgang mit der Thoraxdrainage: es muss immer ein Sog herrschen. Wenn der Sog unterbrochen werden muss (z. B. beim Wechsel des Systems), dann nur kurz und indem das zum Patienten führende Schlauchende mit zwei Klemmen (gegengleich anbringen) abgeklemmt wird. Beobachten Sie, ob das System durchgängig ist, nicht leckt und der Auffangbehälter unter Patientenniveau hängt.

Infobox

Literatur

Kahl C, Lehrian B. Sonden, Drainagen, Kathetersysteme. Stuttgart: Wissenschaftliche Verlagsgesellschaft; 2004

Ullrich L (Hrsg.). Zu- und ableitende Systeme. Stuttgart: Thieme; 2000

Internetadresse

http://www.pflegewiki.de

Duschen eines Patienten

Definition

Das Duschen beinhaltet die Körperpflege unter fließendem Wasser zur Reinigung und zur Förderung des Wohlbefindens. Gegebenenfalls muss das Einverständnis des behandelnden Arztes vorliegen.

Ziele

- Körperreinigung und Entspannung,
- Anregung des Kreislaufs (Wechseldusche).

Vorbereitung der Materialien

- 2 Waschlappen,
- 2 Handtücher oder großes Badetuch,
- Seife oder Duschgel,
- evtl. Shampoo,
- frische Wäsche,
- rutschfeste Matte vor und in der Dusche,
- Sitzgelegenheit in der Dusche oder fahrbaren ► *Duschstuhl.*

Durchführung

- Hände nach ► ***Hygieneplan*** desinfizieren,
- benötigte Gegenstände auf desinfizierter Arbeitsfläche (z. B. Ablage in der Dusche) richten und auf Vollständigkeit überprüfen,
- mit Patienten Maßnahme absprechen, Zeitpunkt abstimmen,
- Fenster und Türen rechtzeitig schließen, damit die Dusche warm ist, evtl. heizen,
- ► ***Vitalzeichen*** (Puls, Blutdruck, Temperatur) kontrollieren.

M Gerade wenn Patienten nach längerer Zeit der Bettlägerigkeit das erste Mal wieder duschen, kann diese Maßnahme den Kreislauf belasten. Beobachten Sie daher den Patient genau (z. B. auf Blässe, schwere Atmung) und informieren Sie ihn, Unwohlsein sofort zu äußern. Lassen Sie Patienten beim Duschen nur alleine, wenn Sie sich sicher sind, dass die Kreislaufsituation stabil ist.

- Patient fragen, ob er zur Toilette gehen möchte, da das laufende Wasser oft harntreibend wirkt,
- Uhr und Schmuck ablegen lassen und sicher verwahren (z. B. Schließfach),
- rutschfeste Matte vor und in der Dusche platzieren,
- Patient mit dem Stuhl in die Dusche fahren oder dabei behilflich sein, sich auf den Duschstuhl umzusetzen (**Abb. D.19 a**),
- Hilfestellungen beim Auskleiden geben (**Abb. D.19 b**),
- Wassertemperatur auf ca. 35 – 37 °C einstellen (am eigenen Unterarm überprüfen, ob Temperatur angenehm ist) und Patient mit der Hand prüfen lassen, ob Temperatur seinen Wünschen entspricht,
- Wasserstrahl an den Füßen beginnen lassen und weiter nach oben zum Hals führen (oder durch Patient selber), Kopf zunächst noch aussparen,
- Wasser in schwächerem Strahl über den Unterkörper laufen lassen, währenddessen kann Patient Oberkörper einseifen (oder Aufgaben evtl. umgekehrt verteilen, wenn Patient sich nicht selbst einseifen kann),
- Körperpflege von oben nach unten durchführen (helfen), Rücken abwaschen (**Abb. D.19 c**); Patient im Rahmen einer aktivierenden Pflege nur so weit wie nötig unterstützen, dabei den Hautzustand genau beobachten,
- Intimbereich mit neuem Waschlappen zum Schluss waschen (helfen); Patient bitten aufzustehen, Pflegeperson muss für sicheren Stand sorgen (auf rutschfester Unterlage stehen, am Duschgeländer festhalten).

P Wenn ein Patient zu unsicher ist, um zu stehen, dann kann er im Sitzen zumindest den Genitalbereich reinigen. Das Gesäß können Sie z. B. dann waschen, wenn der Patient das nächste Mal im Bett auf der Seite liegt.

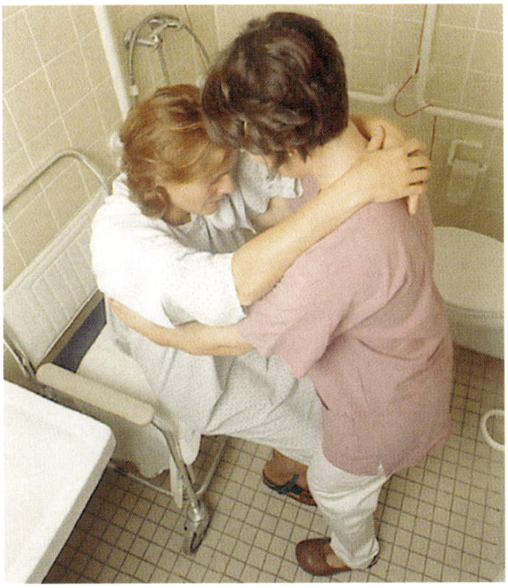

Abb. D.19 a.

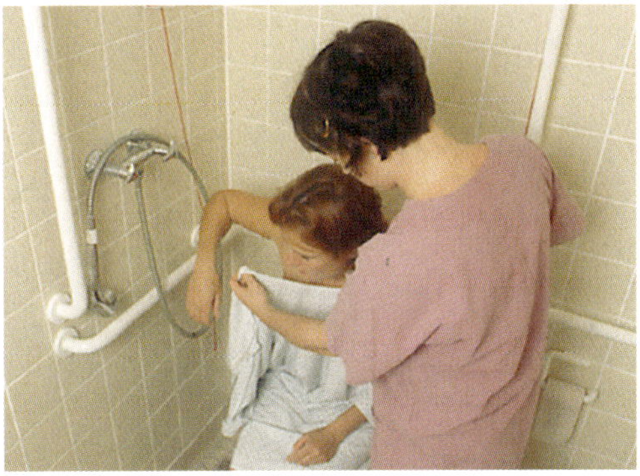

b

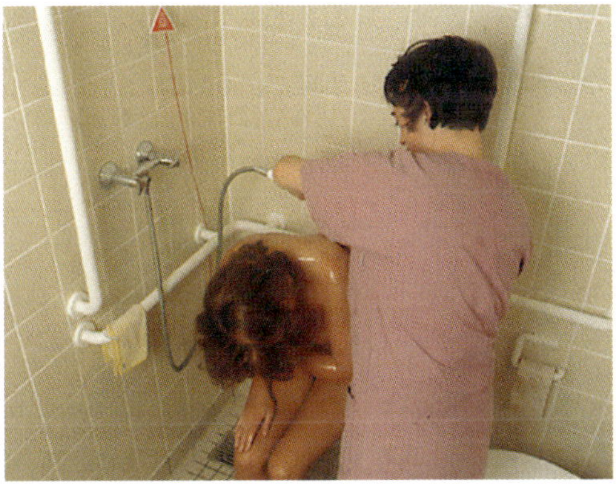

c

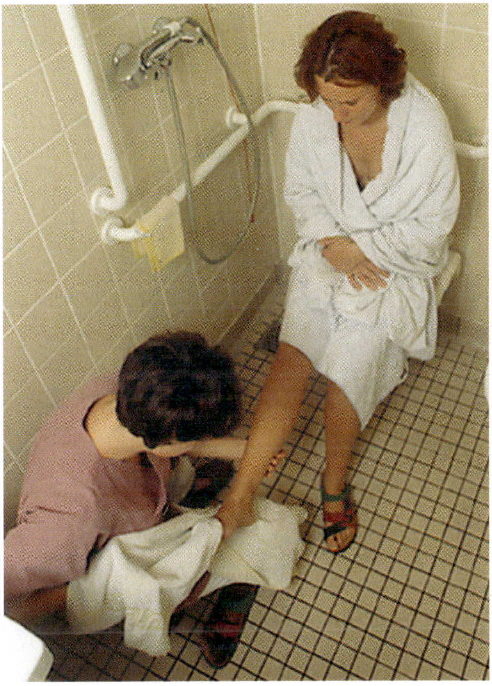

d

- Evtl. Haarwäsche anschließen, wenn es für den Patienten nicht zu anstrengend ist, dabei Augen mit einem Waschlappen abdecken,
- Duschdauer beachten (sollte ca. 10 Min. betragen), Atmung und Puls sorgfältig beobachten, sich nach Befinden des Patienten erkundigen, Körperstamm vor Auskühlung schützen (in schwachem Strahl warmes Wasser darüber laufen lassen),
- wenn der Patient dies wünscht, zur Anregung des Kreislaufs zwischendurch auch kaltes Wasser anwenden,
- Hilfestellungen beim Aussteigen aus der Dusche und beim Abtrocknen geben,
- Patienten in ein vorgewärmtes Badetuch hüllen; wenn Haare gewaschen wurden, Kopf mit einem kleinen Handtuch umwickeln,
- beim Abtrocknen behilflich sein (Rücken, Füße usw.), v. a. Haut-auf-Haut-Areale (zwischen Bauchfalten, bei Frauen unter der Brust) auf Trockenheit prüfen, Zehenzwischenräume wegen Fußpilzgefahr gut abtrocknen (**Abb. D.19 d**),

- Haut mit Körperpflegemittel des Patienten eincremen, um die Haut vor Austrocknung zu schützen,

P Patienten möchten oft gerne Ihre Hautpflegemittel von zu Hause benutzen, weil sie gerne „vertraut" riechen. Der Markt verfügt hier über ein breites Angebot. Als Pflegeperson haben Sie die Aufgabe, den Hautzustand zu beurteilen und zu prüfen, ob dieses Hautpflegemittel für die Bedürfnisse der Haut überhaupt geeignet ist (Herstellerangaben lesen). Wasser-in-Öl-Emulsionen (W/O-Emulsionen) sollten v. a. für trockene Haut, Öl-in-Wasser-Emulsionen für fettige Haut verwendet werden. Um den Säureschutzmantel der Haut nicht unnötig zu belasten, sollte Seife möglichst sparsam eingesetzt werden.

- Hilfestellung beim Anziehen und beim Fönen der Haare geben,
- evtl. bei der Nagelpflege (S. 214 f) unterstützen,
- Patienten ins Zimmer begleiten und ruhen lassen, Uhr und Schmuck wieder bringen.

M Bitte begleiten Sie Patienten nicht nuchtern und nicht früher als 2 Stunden nach den Hauptmahlzeiten zur Dusche. Lassen Sie Patienten möglichst nicht alleine, v. a. keine Kinder oder gefährdete Personen (z. B. Verwirrte). Achten Sie darauf, dass sich unsichere Patienten auf einen Duschstuhl setzen und an einem Griff festhalten können. Bedenken Sie die Rutsch- und Kollapsgefahr. Schließen Sie nicht ab und legen Sie eine Klingel in Reichweite, damit jederzeit Hilfe kommen kann.

Nachbereitung

- Sich vor dem Verlassen des Zimmers nach dem Befinden des Patienten und seiner Bedürfnisse bezüglich Lagerung, Getränken, Belüftung des Zimmers usw. erkundigen, sind Gesichtscreme/Make-up erwünscht?
- Gebrauchte Materialien sachgerecht ent- bzw. versorgen (z. B. Duschraum lüften und Duschwanne desinfizieren),
- abschließend Hände nach ▶ ***Hygieneplan*** desinfizieren,
- Maßnahme durch Eintragung in die ▶ ***Patientendokumentation*** mit Handzeichen, Uhrzeit und Beobachtungen dokumentieren (z. B. Hautschäden beschreiben, Fußpilz feststellen usw.).
- **Blick zurück:** Sind Gegenstände im Bad vergessen worden? Ist die Dusche für den nächsten Patienten vorbereitet?

Infobox

Literatur

Schulz J. „Denkst Du noch über Körperpflege nach?" Pflegezeitschrift 2000;10:649

Sowinski C. Mit gemischten Gefühlen, Intimpflege. Pflegen ambulant 2000:2;16

Internetadressen

http://www.kneipp.de

http://www.deumavan.de

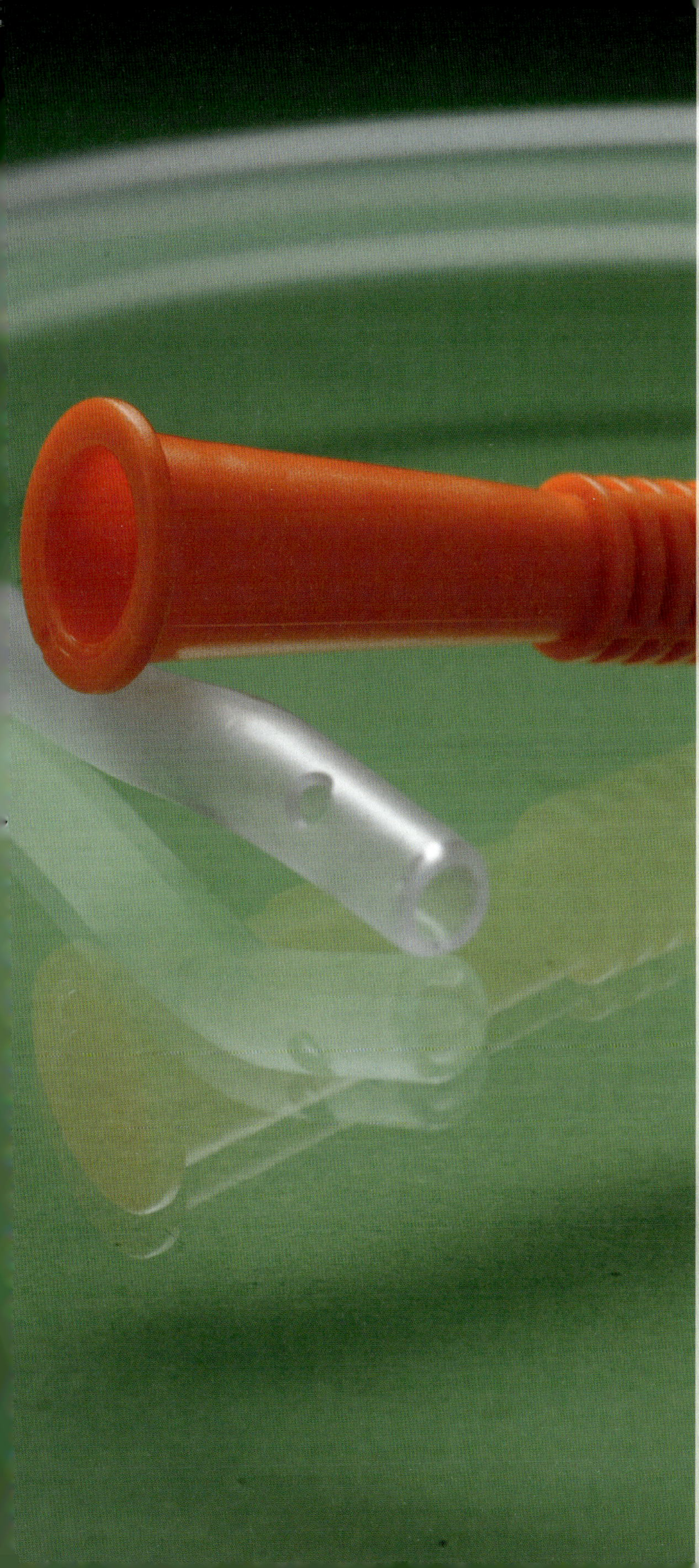

E

Einläufe

Definitionen

Einlauf ist der Sammelbegriff für die Verabreichung einer Flüssigkeit in den Dickdarm. Nach Vorgehensweise und Menge der verabreichten Flüssigkeit erfolgt die Unterscheidung in:

Klistier (Klysma): Einbringen einer kleinen Flüssigkeitsmenge (z. B. Abführmittel) mit einem Fertigklistier oder einer Klistierspritze in den Mastdarm.

Reinigungseinlauf: Über ein ca. 10 – 20 cm weit in den Darm eingeführtes Darmrohr wird einem Patienten in Linksseitenlage lauwarme Spülflüssigkeit aus einem ▶ *Irrigator* instilliert.

Hebe-Senk-Einlauf: Die Effektivität eines Reinigungseinlaufes kann gesteigert werden, indem der Irrigator wiederholt unter das Darmniveau gesenkt und wieder angehoben wird. Hierdurch kommt es zu einem Spüleffekt.

Darmspülung: Reinigungsspülung des unteren Dickdarms. Sie wird z. B. vom After aus oder aber über einen ▶ ***Anus praeter*** mit Hilfe eines ▶ ***Darmrohres*** ausgeführt. Beispiel hierfür ist die orthograde Darmspülung (S. 97).

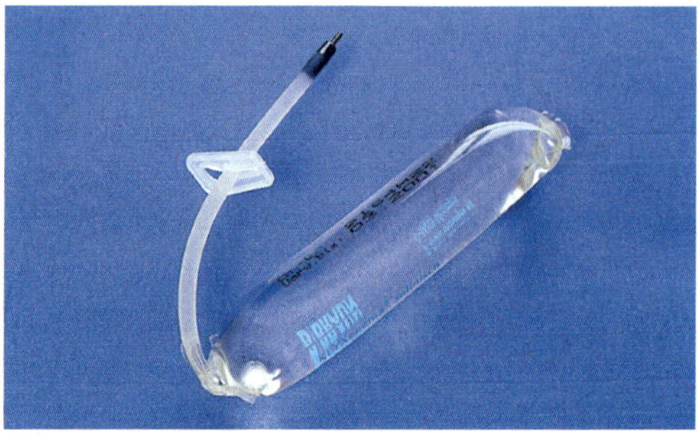

Abb. E.1.

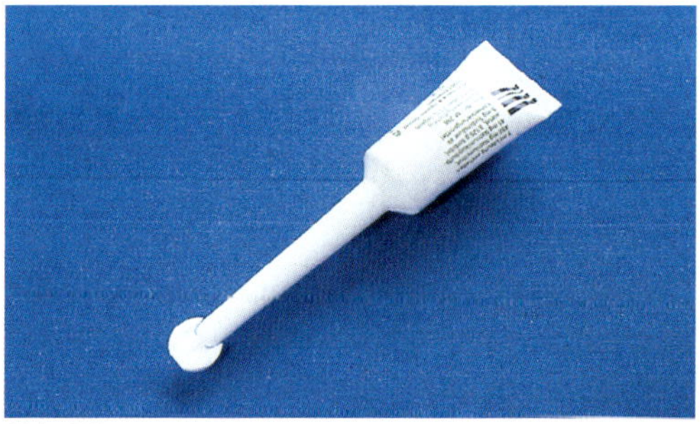

Abb. E.2.

Klistier

Ziele

- Darmreinigung,
- Darmentleerung,
- lokale medikamentöse Darmbehandlung.

Indikationen

- Abführen des Darminhalts vor kleinen Eingriffen oder endoskopischen Untersuchungen,
- Abführen des Darminhalts bei ▶ *Obstipation* oder ▶ *Darmatonie*,
- rektales Einbringen von Medikamenten (z. B. bei entzündlichen Darmerkrankungen).

Vorbereitung der Materialien

- Einmalklistier z. B. Practoclyss® (**Abb. E.1**) oder Mikroklist (**Abb. E.2**),
- Einmalhandschuhe,
- Gleitmittel (z. B. Vaseline, Silikongel),
- flüssigkeitsdichte Unterlage als Bettschutz,
- Zellstoff,
- Steckbecken oder Nachtstuhl.

M Klistiere vor endoskopischen Untersuchungen dürfen nicht mit Vaseline oder anderen fetthaltigen Salben gleitfähig gemacht werden, da das Fett Schlieren auf der Optik des Gerätes hinterlässt, die bei der Untersuchung nicht abgespült werden können. Silikongel hingegen darf benutzt werden.

Durchführung

- Hände nach ▶ ***Hygieneplan*** desinfizieren,
- Klysma auf Körpertemperatur anwärmen (z. B. in einem Gefäß mit körperwarmem Wasser),
- benötigte Gegenstände auf desinfizierter Arbeitsfläche (z. B. Tablett) richten und Vollständigkeit überprüfen,
- Patienten über geplante Maßnahme informieren (auch bewusstlose Patienten!), Fenster und Türen schließen,
- Besucher aus dem Patientenzimmer bitten, ▶ ***Patientenbett*** auf eine Rücken schonende Arbeitshöhe bringen,
- den Handlungsablauf störende Kleidungsstücke entfernen, dabei die Intimsphäre beachten und für Sichtschutz sorgen,
- Patienten unterstützen, sich in flacher Seitenlage links mit leicht angewinkelten Knien zu lagern,
- flüssigkeitsdichte Unterlage unter das Gesäß des Patienten legen,
- Einmalhandschuhe anziehen,
- Gleitmittel auf die Spitze des Klistiers geben,
- Patienten auffordern sich zu entspannen und den Schließmuskel zu lockern,

- Schlauchspitze vorsichtig unter drehenden Bewegungen in den Enddarm einführen.

M Beim Einführen der Schlauchspitze ist besondere Vorsicht bei Patienten mit ▸ ***Hämorrhoiden*** oder anderen Veränderungen am Anus geboten (Blutungsgefahr!). Der Vorgang sollte bei Schmerzäußerung oder bei deutlichem Widerstand sofort unterbrochen werden.

- Flüssigkeit langsam und vollständig ausdrücken (Einmalklistiere von hinten nach vorne aufrollen),
- Patienten auffordern, Schließmuskel anzuspannen,
- entleerten Klistierbehälter vorsichtig entfernen,
- evtl. austretende Flüssigkeit mit Zellstoff auffangen,
- Handschuh über den leeren Behälter stülpen und entsorgen,
- Patienten informieren, die Darmentleerung möglichst lange hinauszuzögern,
- Patienten ggf. beim Rücklagern und Anziehen unterstützen.

Nachbereitung

- Sich vor dem Verlassen des Zimmers nach dem Befinden des Patienten und seiner Bedürfnisse bezüglich Lagerung, Getränken, Belüftung des Zimmers usw. erkundigen.
- Patienten bitten sich zu melden, wenn er Hilfe benötigt (Gang zur Toilette, Benutzen des Steckbeckens) oder eine Darmentleerung stattgefunden hat; Patient ggf. informieren, Toilettenspülung nicht zu betätigen, bis Pflegeperson Stuhlgang gesehen hat,
- gebrauchte Materialien sachgerecht ver- bzw. entsorgen,
- abschließend Hände nach ▸ ***Hygieneplan*** desinfizieren,
- Maßnahme durch Eintragung in die ▸ ***Patientendokumentation*** mit Handzeichen, Uhrzeit und Mengenangabe der verabreichten Klistierflüssigkeit dokumentieren und festhalten, ob Maßnahme erfolgreich war. Beurteilung von ▸ ***Stuhlgeruch***, ▸ ***Stuhlfarbe***, ▸ ***Stuhlkonsistenz*** und Stuhlmenge.
- **Blick zurück:** Ist die Toilette frei oder der Nachtstuhl erreichbar? Liegt die Rufanlage in Reichweite?

Reinigungseinlauf

Ziel

Ziel ist es, größere Flüssigkeitsmengen (500 – 1000 ml) zur Reinigung des Enddarms zu verabreichen.

Indikationen

Indiziert ist ein Reinigungseinlauf z. B.:

- vor operativen Eingriffen,
- zur Behandlung einer schweren ▸ ***Obstipation.***

Vorbereitung der Materialien

- Irrigator (anstatt eines Irrigators kann auch ein ▸ ***Sekretauffangbeutel*** verwendet werden. Dieser wird an einer Ecke aufgeschnitten und die Reinigungsflüssigkeit eingefüllt, **Abb. E.3**),
- Infusionsständer,
- großlumiger Schlauch, ▸ ***Charrière*** 24 – 26, ca. 1,5 m lang,
- ca. 1 l körperwarme Spülflüssigkeit (evtl. mit Zusatz nach Arztverordnung),
- Darmrohr (**Abb. E.4**),
- 2 ▸ ***Péan-Klemmen,***
- Vaseline bzw. Silikongel,
- flüssigkeitsdichte Unterlage,
- Einmalhandschuhe,
- Abwurfbeutel,
- Nierenschale,
- Zellstoff,
- evtl. Steckbecken oder Nachtstuhl.

Durchführung

M Durch Einläufe eingeleitete Abführmaßnahmen dauern mitunter recht lange. Bitte bedenken Sie, dass dies auch ein längeres Eindringen in die Intimsphäre des Patienten bedeutet. Möglicherweise kann er die einlaufende Spülflüssigkeit nicht halten und hat das Gefühl einzunässen. Gehen Sie bitte mit besonders viel Einfühlungsvermögen vor. Führen Sie den Einlauf besser vormittags durch. Abführmaßnahmen am Nachmittag oder Abend

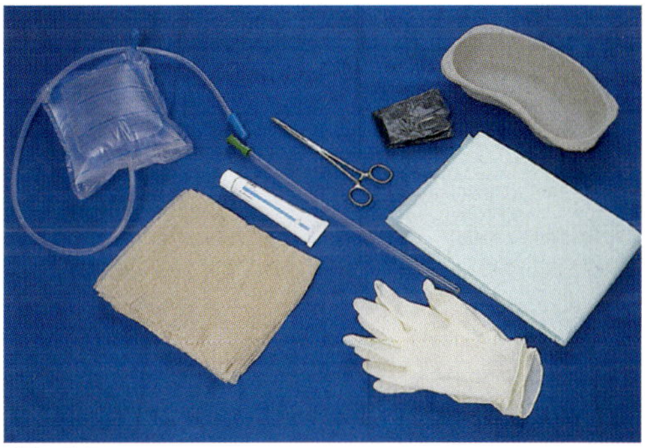

Abb. E.3.

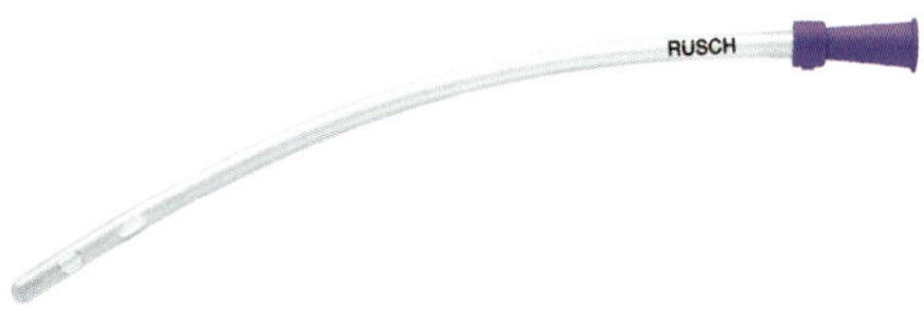

Abb. E.4.

können die Nachtruhe des Patienten gefährden. Ausnahmen in Akutsituationen sind natürlich möglich.

- Hände nach ▸ ***Hygieneplan*** desinfizieren,
- benötigte Gegenstände auf desinfizierter Arbeitsfläche (z. B. Tablett) richten und Vollständigkeit überprüfen,
- Irrigator bzw. Sekretbeutel außerhalb des Patientenzimmers mit Spülflüssigkeit füllen, Schlauchsystem luftleer machen (Schlauch muss ganz mit Flüssigkeit gefüllt sein) und mit 1. Klemme abklemmen, am Infusionsständer aufhängen,
- Patienten über geplante Maßnahme informieren (auch bewusstlose Patienten!), Fenster und Türen schließen,
- Besucher aus dem Patientenzimmer bitten, ▸ ***Patientenbett*** auf eine Rücken schonende Arbeitshöhe bringen,

M Bei kreislauflabilen Patienten vor der Maßnahme den Blutdruck kontrollieren. Den Patienten während der Maßnahme besonders auf eine Kreislaufschwäche hin beobachten und ihn immer wieder nach seinem Befinden befragen.

- Handlungsablauf störende Kleidungsstücke entfernen, dabei die Intimsphäre beachten und für Sichtschutz sorgen,
- Patienten in flacher Seitenlage links mit leicht angewinkelten Knien lagern,
- Irrigator bzw. gefüllten Sekretbeutel nur ganz leicht erhöht hängen,
- flüssigkeitsdichte Unterlage unter das Gesäß des Patienten legen,
- Abwurfbeutel bereit legen,
- Einmalhandschuhe anziehen,
- Darmrohr mit Vaseline einfetten (vor endoskopischen Untersuchungen mit Silikongel) und mit 2. Klemme abklemmen,
- Patienten auffordern, sich zu entspannen und den Schließmuskel zu lockern,
- Darmrohr vorsichtig unter drehenden Bewegungen ca. 10 – 20 cm einführen; bei Widerstand Darmrohr etwas zurückziehen.

M Beim Einführen des Darmrohrs ist besondere Vorsicht bei Patienten mit ▸ ***Hämorrhoiden*** oder anderen Veränderungen am Anus geboten (Blutungsgefahr!). Der Vorgang sollte bei Schmerzäußerung oder bei deutlichem Widerstand sofort unterbrochen werden.

- Darmrohr mit dem Schlauchsystem über einer Nierenschale halten und verbinden, um evtl. austretende Flüssigkeit aufzufangen,
- Patienten zum ruhigen und gleichmäßigen Atmen anhalten,
- beide Klemmen öffnen und Spüllösung einfließen lassen,
- Flüssigkeitsbeutel langsam auf ein Niveau von etwa 60 cm über dem Anus anheben (**Abb. E.5**),
- ist etwa die Hälfte der Flüssigkeit eingelaufen, nach Möglichkeit den Patienten über den Bauch auf die andere Seite umlagern, den Rest einlaufen lassen (**Abb. E.6**),
- auf Patientenäußerungen achten und bei zu starkem Druck Irrigator etwas tiefer hängen; bei Schmerzen Reinigungseinlauf unterbrechen, ggf. Arzt informieren.

M Beim Hebe-Senk-Einlauf wird nach dem Einlaufen der Spülflüssigkeit der Irrigator bzw. Sekretbeutel unter das Patientenniveau gesenkt, die Spülflüssigkeit läuft zurück und durch erneutes Anheben wieder ein. Dieser Vorgang wird mehrfach wiederholt. Dies ist eine effektivere, aber für den Patienten auch belastendere Methode zur Darmreinigung.

- Schlauchsystem und Darmrohr bei Beendigung abklemmen und Irrigator über der Nierenschale vom Darmrohr trennen,
- Darmrohr langsam unter drehenden Bewegungen entfernen, Anus mit Zellstoff reinigen,
- Patienten informieren, die Flüssigkeit, wenn möglich, mindestens für 5 Min. zu halten,
- Patienten beim Rücklagern und Anziehen unterstützen,
- wenn möglich sollte sich der Patient von der linken auf die rechte Seite drehen, um alle Abschnitte des Dickdarms mit der Spülflüssigkeit zu erreichen,
- ggf. Blutdruck und Puls kontrollieren.

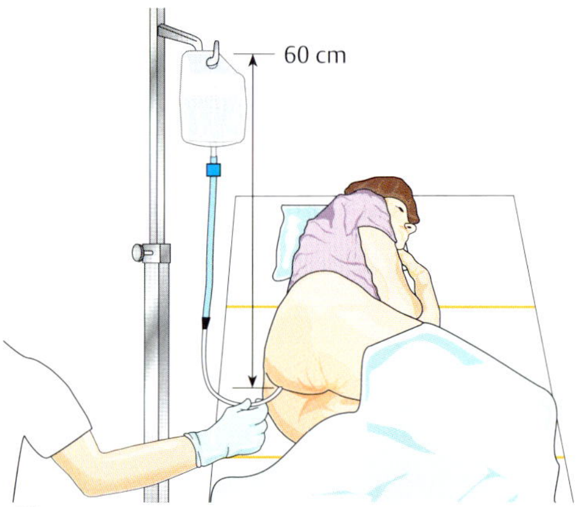

Abb. E.5.

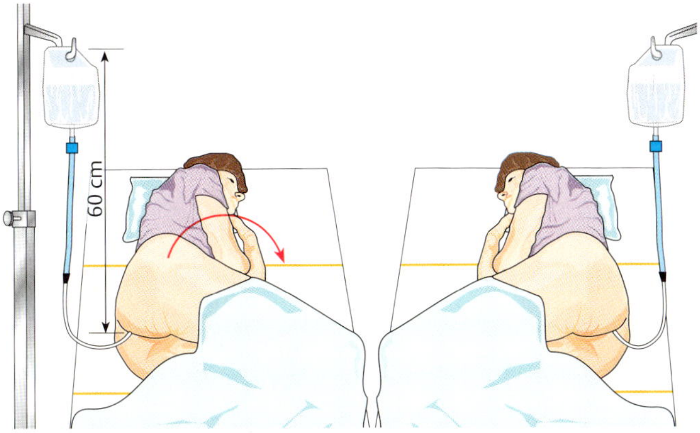

Abb. E.6.

Nachbereitung

- Sich vor dem Verlassen des Zimmers nach dem Befinden des Patienten und seiner Bedürfnisse bezüglich Lagerung, Getränken, Belüftung des Zimmers usw. erkundigen.
- Patienten bitten sich zu melden, wenn Hilfe benötigt wird (Gang zur Toilette, Benutzen des Steckbeckens) oder eine Darmentleerung stattgefunden hat (Patient ggf. informieren, Toilettenspülung nicht zu betätigen, bis Pflegeperson Stuhlgang gesehen hat),
- gebrauchte Materialien sachgerecht ver- bzw. entsorgen,
- abschließend Hände nach ▸ ***Hygieneplan*** desinfizieren,
- Maßnahme durch Eintragung in die ▸ ***Patientendokumentation*** mit Handzeichen, Uhrzeit und Mengenangabe der verabreichten Spülflüssigkeit dokumentieren und festhalten, ob Maßnahme erfolgreich war (▸ ***Stuhlgeruch***, ▸ ***Stuhlfarbe***, ▸ ***Stuhlkonsistenz*** und Stuhlmenge beurteilen).
- **Blick zurück:** Ist die Toilette frei oder der Nachtstuhl erreichbar? Liegt die Rufanlage in Reichweite?

M Einläufe dürfen **nicht** oder nur nach ausdrücklicher Arztanordnung bei ▸ ***akutem Abdomen***, mechanischem ▸ ***Ileus***, drohender Fehl- oder Frühgeburt, Darmfisteln und direkt nach Darmoperationen durchgeführt werden.

Darmspülung

Ziel

Ziel ist es, eine große Flüssigkeitsmenge (1000 – 5000 ml) zur Reinigung des Enddarms zu verabreichen.

Indikationen

Eine Darmspülung ist indiziert zur:

- präoperativen Vorbereitung vor großen Darmoperationen,
- Vorbereitung einer Koloskopie (Darmspiegelung) bei Patienten, die die Spülflüssigkeit nicht trinken können.

Vorbereitung der Materialien

- Irrigator bzw. Sekretauffangbeutel,
- Infusionsständer,
- großlumiger Schlauch, ▸ ***Charrière*** 24 – 26, ca. 1,5 m lang,
- ca. 5 l körperwarme Spülflüssigkeit (evtl. mit Zusatz nach Arztverordnung),
- Darmrohr,
- Y- Stück,
- Schlauch für den Abfluss der Spülflüssigkeit,
- Auffangeimer,
- 3 Péan-Klemmen (je nach Technik, wenn Darmrohr nicht abgeklemmt wird, genügen auch 2 Klemmen),
- Vaseline bzw. Silikongel,
- flüssigkeitsdichte Unterlage,
- Einmalhandschuhe,
- Abwurfbeutel,
- Zellstoff,
- evtl. Steckbecken oder Nachtstuhl.

Durchführung

- Hände nach ▸ ***Hygieneplan*** desinfizieren,
- benötigte Gegenstände auf desinfizierter Arbeitsfläche (z. B. Tablett) richten und Vollständigkeit überprüfen,
- Irrigator bzw. Sekretbeutel außerhalb des Patientenzimmers mit Spülflüssigkeit füllen, Schlauchsystem luftleer machen (Schlauch muss ganz mit Flüssigkeit

gefüllt sein) und mit 1. Klemme abklemmen, am Infusionsständer aufhängen,
- Patienten über geplante Maßnahme informieren (auch bewusstlose Patienten!), Fenster und Türen schließen,
- Besucher aus dem Patientenzimmer bitten, ▶ ***Patientenbett*** auf eine Rücken schonende Arbeitshöhe bringen,
- den Handlungsablauf störende Kleidungsstücke entfernen, dabei die Intimsphäre beachten und für Sichtschutz sorgen,
- Patienten in flacher Seitenlage links mit leicht angewinkelten Knien lagern,
- flüssigkeitsdichte Unterlage unter das Gesäß des Patienten legen,
- Einmalhandschuhe anziehen,
- Abwurfbeutel bereit legen,
- Darmrohr mit Vaseline einfetten (vor endoskopischen Untersuchungen mit Silikongel) und mit 2. Klemme abklemmen.

M Bei kreislauflabilen Patienten vor der Maßnahme den Blutdruck kontrollieren. Den Patienten während der Maßnahme besonders auf eine Kreislaufschwäche hin beobachten und immer wieder nach seinem Befinden befragen.

- Patienten auffordern, sich zu entspannen und den Schließmuskel zu lockern,
- Patienten zum ruhigen und gleichmäßigen Atmen anhalten,
- Darmrohr vorsichtig unter drehenden Bewegungen ca. 10 – 20 cm einführen; bei Widerstand Darmrohr etwas zurückziehen.

M Beim Einführen des Darmrohrs ist besondere Vorsicht bei Patienten mit ▶ ***Hämorrhoiden*** oder anderen Veränderungen am Anus geboten (Blutungsgefahr!). Der Vorgang sollte bei Schmerzäußerung oder bei deutlichem Widerstand sofort unterbrochen werden.

- Schlauchsystem des Irrigators, Darmrohr und Abflussschlauch über das Y-Stück miteinander verbinden, den Abflussschlauch mit der 3. Klemme abklemmen, Flüssigkeitsbeutel etwa 60 cm über den Anus hängen,
- Klemme am Schlauch des Irrigators (**Abb. E.7**) und am Darmrohr öffnen (Abflussschlauch geschlossen), ca. 100 ml Spüllösung einlaufen lassen, Irrigatorschlauch erneut abklemmen,
- Klemme am Abflussschlauch öffnen und Spüllösung in Auffangeimer abfließen lassen,
- Vorgang erneut wiederholen und Menge der Spüllösung bis auf 500 ml steigern, sofern Patient dies toleriert,
- Maßnahme so lange wiederholen, bis Flüssigkeit klar und ohne Beimengungen ist,

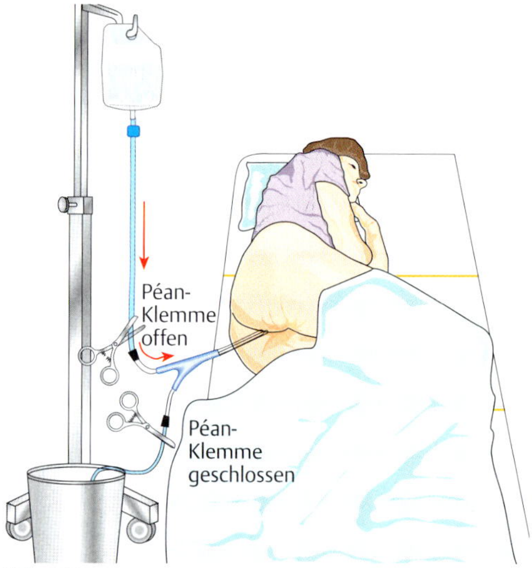

Abb. E.7.

- Patienten zurücklagern und beim Anziehen unterstützen,
- ggf. Blutdruck kontrollieren.

M Die meisten Patienten klagen während eines Reinigungseinlaufs über einen starken Defäkationsreiz und über ein ausgeprägtes Druckgefühl. Unterbrechen Sie dann den Reinigungseinlauf für einige Sekunden.

Nachbereitung
- Sich vor dem Verlassen des Zimmers nach dem Befinden des Patienten und seiner Bedürfnisse bezüglich Lagerung, Getränken, Belüftung des Zimmers usw. erkundigen.
- Patienten bitten sich zu melden, wenn Hilfe benötigt wird (Gang zur Toilette, Benutzen des Steckbeckens) oder eine Darmentleerung stattgefunden hat (Patient ggf. informieren, Toilettenspülung nicht zu betätigen, bis Pflegeperson Stuhlgang gesehen hat),
- gebrauchte Materialien sachgerecht ver- bzw. entsorgen,
- abschließend Hände nach ▶ ***Hygieneplan*** desinfizieren,
- Maßnahme durch Eintragung in die ▶ ***Patientendokumentation*** mit Handzeichen, Uhrzeit und Mengenangabe der verabreichten Spülflüssigkeit dokumentieren und festhalten, ob Maßnahme erfolgreich war. Beurteilung von Stuhlgeruch, Stuhlfarbe, Stuhlkonsistenz und Stuhlmenge.
- **Blick zurück:** Ist die Toilette frei oder der Nachtstuhl erreichbar? Überprüfen ob Rufanlage und Telefon in Reichweite sind.

Darmspülung orthograd

Definitionen

Darmspülung: Reinigung des Darmes, die entweder retrograd als Darmeinlauf oder orthograd zur gründlichen Darmreinigung ▸ ***präoperativ*** oder vor Darmspiegelungen durch Trinken bzw. über Magen- oder Dünndarmsonde durchgeführt wird.
orthograd: in der physiologische Richtung voranschreitend.

Ziel

Ziel ist die vollständige Reinigung des Darms.

Indikation

Indiziert ist eine orthograde Darmspülung z. B. bei vom Magen zum Enddarm durchzuführender (orthograde) Reinigung vor Darm-Operationen (z. B. ▸ ***Hemikolektomie***) oder ▸ ***endokopischen Untersuchungen.***

Vorbereitung der Materialien

- Salinische Lösung (z. B. Clean-Prep®, Oralav®),
- Mischbehälter, Trinkgefäß,
- Blutdruckapparat und Stethoskop,
- evtl. Toilettenstuhl, bzw. Steckbecken.

Durchführung

- Hände nach ▸ ***Hygieneplan*** desinfizieren,
- benötigte Gegenstände auf desinfizierter Arbeitsfläche richten und auf Vollständigkeit überprüfen,
- salinische Lösung nach Herstellerangaben im Mischbehälter auflösen (z. B. 1 Beutel Clean-Prep® wird in je 1 Liter Wasser auflösen: Behälter zunächst bis zur 500-ml-Messmarke mit lauwarmem Wasser auffüllen und den Beutelinhalt einstreuen. Nach kräftigem Schütteln (Drehverschluss muss sorgfältig verschlossen sein!) bzw. Rühren wird die Flüssigkeit bis zur 1-Liter-Messmarke ergänzt. Das Pulver muss vor der Einnahme vollständig aufgelöst sein),
- Besucher aus dem Patientenzimmer bitten, Kreislauf kontrollieren und ermittelte Werte dokumentieren,
- Patienten über die Einnahme der Trinklösung informieren:
  - Patient muss verordnete Flüssigkeit glasweise (¼ l) alle 10 – 15 Minuten trinken, wobei die ersten 2 Liter innerhalb von etwa 2 Stunden verbraucht sein sollen,
  - nach Bedarf kann der Patient eine Pause einlegen und dann in der gleichen Weise die nächsten 12 Liter einnehmen bzw. die Darmvorbereitung am nächsten Morgen fort setzen,
- bei bettlägerigen oder Patienten mit Immobilität raschen Toilettenbesuch ermöglichen, bzw. ▸ ***Steckbecken*** bzw. Toilettenstuhl bereitstellen.

Die Darmvorbereitung ist abgeschlossen, wenn die gesamten 4 Liter verbraucht und die rektale ▸ ***Ausscheidung*** klar ist.

M Ist der Patient auf Grund seines ▸ ***Allgemeinzustandes*** nicht in der Lage die große Menge der Lösung zu trinken, erhält er nach Arztverordnung eine ▸ ***Magensonde.*** Der erste Liter wird langsam verabreicht, bis der Stuhlgang abgesetzt wird. Die restliche Spüllösung wird zügig appliziert, bis die entleerte Stuhlflüssigkeit klar ist. Ein Überwachungsblatt mit Blutdruck, Puls, Einlaufmenge, Einlaufgeschwindigkeit ist zu führen.

Nachbereitung

- Patienten evtl. rücklagern und beim Anziehen unterstützen,
- sich vor dem Verlassen des Zimmers nach dem Befinden des Patienten und seiner Bedürfnisse bezüglich Lagerung, Getränken, Belüftung des Zimmers usw. erkundigen,
- gebrauchte Materialien sachgerecht ver-, bzw. entsorgen (z. B. Arbeitsfläche desinfizieren),
- abschließend Hände nach ▸ ***Hygieneplan*** desinfizieren,
- Maßnahme durch Eintragung in die ▸ ***Patientendokumentation*** mit Handzeichen und Uhrzeit dokumentieren.
- **Blick zurück:** Hat der Patienten die Informationen richtig verstanden und trinkt die salinische Lösung innerhalb des vorgegeben Zeit. Können schon Vorbereitungen für evtl. nachfolgende Tätigkeiten getroffen werden?

P Für die Qualität der Darmreinigung sind Trinktempo und Trinkmenge ausschlaggebend. „Je zügiger der Patient die Lösung trinkt, umso weniger muss er trinken."

Digitale Ausräumung

Definition

Bei der digitalen Ausräumung werden ▸ ***Kotsteine*** mit dem Finger (digitus) aus dem Enddarm entfernt.

Ziel

Ziel ist es, ▸ ***Kotsteine*** zu beseitigen.

Indikationen

Indiziert ist eine digitale Ausräumung z. B. bei chronischer ▸ ***Obstipation*** bei z. B. ▸ ***Paraplegie***, ▸ ***Multiple Sklerose.***

Vorbereitung der Materialien

- Einmalschutzkittel,
- Einmalhandschuhe und evtl. Fingerlinge für Zeigefinger und Mittelfinger,
- ▸ *Vaseline*,
- Bettschutz, Zellstoff,
- Steckbecken, bzw. Toilettenstuhl.

Durchführung

- Hände nach ▸ ***Hygieneplan*** desinfizieren,
- benötigte Gegenstände auf desinfizierter Arbeitsfläche (z. B. Tablett) richten und auf Vollständigkeit überprüfen,
- Patienten über geplante Maßnahme informieren (auch bewusstlose Patienten!), Fenster und Türen schließen,
- Besucher aus dem Patientenzimmer bitten und ▸ ***Patientenbett*** auf eine Rücken schonende Arbeitshöhe bringen,
- auf angepasste Raumtemperatur achten und evtl. den Handlungsablauf störende Kleidungsstücke entfernen, dabei die Intimsphäre beachten und für Sichtschutz sorgen,
- Patienten bequem auf die linke Seite mit angezogenen Beinen lagern,
- Einmalhandschuhe und Schutzkittel anziehen,
- Anus auf äußere Veränderungen z. B. ▸ ***Hämorrhoiden*** inspizieren und abtasten,
- Einmalhandschuhe und Fingerlinge gut gleitfähig machen (an Stelle der Fingerlinge kann ein zweiter Einmalhandschuh angezogen werden),
- max. 2 Finger vorsichtig in den After einführen und Kotklumpen aus der ▸ ***Rektumampulle*** entfernen,
- bei Stuhldrang durch die einsetzende ▸ ***Peristaltik***, Patienten auf das Steckbecken oder den Toilettenstuhl setzen, bzw. zur Toilette begleiten,

Nachbereitung

- Patienten rücklagern und beim Anziehen unterstützen,
- sich vor dem Verlassen des Patienten nach Bedürfnissen bezüglich Lagerung, Getränken, Belüftung des Zimmers usw. erkundigen.
- gebrauchte Materialien sachgerecht ver-, bzw. entsorgen (z. B. Arbeitsfläche desinfizieren),
- abschließend Hände nach ▸ ***Hygieneplan*** desinfizieren,
- Maßnahme durch Eintragung in die ▸ ***Patientendokumentation*** mit Handzeichen, Uhrzeit und Konsistenz des Stuhls bzw. sonstigen Auffälligkeiten dokumentieren.
- **Blick zurück:** Wurden beim Patienten alle Kotsteine entfernt und sind keine Verletzungen der Darmschleimhaut aufgetreten? Können schon Vorbereitungen für evtl. nachfolgende Tätigkeiten getroffen werden?

M Die digitale Ausräumung soll langsam und vorsichtig erfolgen, da sie eine schmerzhafte und unangenehme Methode der Darmentleerung ist. Trotz des Einmalhandschuhs können Schäden an der Darmschleimhaut entstehen, darum sind die Fingernägel kurz zu schneiden! Durch die mechanische Reizung können bestehende Hämorrhoiden perforieren und zu starken Blutungen führen. Bei Schmerzäußerungen ist der Vorgang abzubrechen und der Arzt zu informieren.

Infobox

Literatur

Eilts-Köchling K. Obstipation. Ein weit verbreitetes Problem. Heilberufe 2000;4:44

Mairose U. Primäre und sekundäre Ursachen der Obstipation. Krankenpflege-Journal 5

Nusko G. Patientenorientierte Darmreinigungsmethoden vor der Koloskopie. Endo-Praxis 4

Internetadressen

http://www.onmeda.de
http://www.gesundheitstrends.de

Einreibungen

Definition

Unter Einreibungen versteht man das Auftragen, bzw. Aufbringen und Verteilen von ▸ ***Salben***, ▸ ***Lotionen*** und ▸ ***Gels*** auf umschriebene Hautbezirke. Für die Pflege typische Einreibungen sind z. B. die atemstimulierende Einreibung (ASE, s. S. 245 f), ▸ ***Massagen*** (z. B. Handmassage), durchblutungsfördernde Einreibungen im Rahmen der ▸ ***Dekubitus***- und ▸ ***Thromboseprophylaxe*** (s. S. 72 f und S. 312 f) oder lokale Einreibungen mit schmerzstillenden Salben.

Ziele

- Wohlbefinden und ▸ ***Allgemeinzustand*** verbessern,
- Herz- und Kreislauf anregen,
- Muskel- und Bindegewebsstoffwechsel fördern,
- ▸ ***Schmerzen*** lindern,
- Muskelverspannungen, -verhärtungen lösen,

- ▸ *vibratorische* und ▸ *taktil-haptische* Wahrnehmung verbessern.

Indikationen

Indiziert ist eine Einreibung z. B. bei:

- Muskelverspannungen,
- Schmerzzuständen,
- Störungen der lokalen Durchblutung.

Vorbereitung der Materialien

- Salbe, Lotion, Gel nach Arztverordnung,
- evtl. Einmalhandschuhe für Einreibungen auf veränderten Hautregionen (z. B. ▸ *Dermatosen*, ▸ *Mykosen*),
- evtl. Handtuch.

Durchführung

- Hände nach ▸ *Hygieneplan* desinfizieren,
- benötigte Gegenstände auf desinfizierter Arbeitsfläche (z. B. Tablett) richten und auf Vollständigkeit überprüfen,
- Patienten über geplante Maßnahme informieren (auch bewusstlose Patienten!), Fenster und Türen schließen,
- Besucher aus dem Patientenzimmer bitten und ▸ *Patientenbett* auf eine Rücken schonende Arbeitshöhe bringen,
- auf angepasste Raumtemperatur achten,
- evtl. den Handlungsablauf störende Kleidungsstücke entfernen, dabei die Intimsphäre beachten und für Sichtschutz sorgen,
- Patienten je nach Lokalisation der Einreibung z. B. flach auf den Rücken oder Bauch lagern (grundsätzlich ist dabei die einzureibende Körperstelle in eine Position zu bringen, in der sie am stärksten entspannt ist),
- evtl. Einmalhandschuhe anziehen und einzureibende Muskelgruppe zum Anregen des venösen Rückstroms ausstreichen,
- z. B. Lotion in benötigter Menge in die Handfläche geben und erwärmen; anschließend in geradlinigen, kreisförmigen oder spiralförmigen Bewegungen von körperfern nach körpernah auf die einzureibende Körperstelle verteilen (**Abb. E.8**),
- anschließend evtl. Handtuch über die eingeriebene Körperstelle zum Schutz des Bettes bzw. der Kleidung legen.

Nachbereitung

- Patienten evtl. rücklagern und beim Anziehen unterstützen,
- sich vor dem Verlassen des Zimmers nach dem Befinden des Patienten und seiner Bedürfnisse bezüglich Lagerung, Getränken, Belüftung des Zimmers usw. erkundigen,
- gebrauchte Materialien sachgerecht ver-, bzw. entsorgen (z. B. Arbeitsfläche desinfizieren),
- abschließend Hände nach ▸ *Hygieneplan* desinfizieren,
- Maßnahme durch Eintragung in die ▸ *Patientendokumentation* mit Handzeichen und Uhrzeit dokumentieren.
- **Blick zurück:** Sind alle gefährdeten Hautstellen durch das Auftragen einer Heilsalbe geschützt worden?

Infobox

Literatur

Layer M. Praxishandbuch Rhythmische Einreibungen nach Wegman/Hauschka. Bern: Hans Huber; 2003

Internetadresse

http://www.naturheilkundelexikon.de

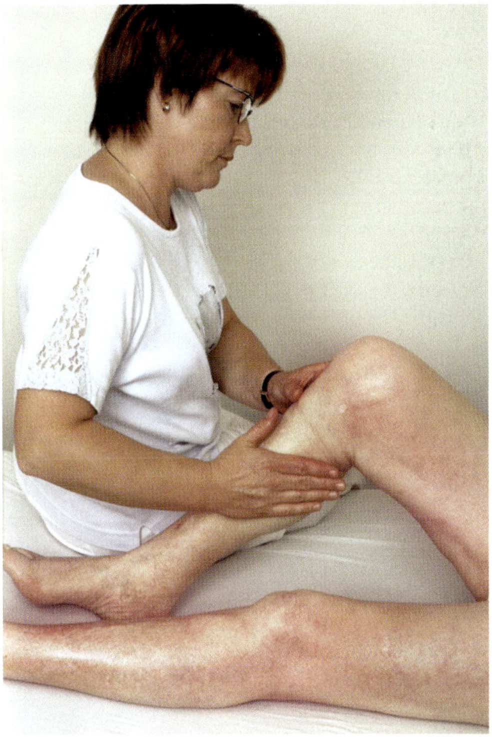

Abb. E.8.

Elektrokardiogramm

Definitionen

Unter einem Elektrokardiogramm (EKG) versteht man die grafische Darstellung der ▶ ***Herzstromkurve***. Die elektrischen Impulse des Herzens werden während der einzelnen Herzaktionen über ▶ ***Elektroden*** abgenommen und durch das EKG-Gerät auf Papier aufgezeichnet bzw. auf einem Monitor dargestellt. Es gibt verschiedene Aufzeichnungsarten:

Standard-EKG: setzt sich aus drei Ableitungsarten mit insgesamt 12 Ableitungen zusammen:

1. Brustwandableitung (nach Wilson): Ableitungsbezeichnung V1 –V6 unipolar (nur an einem Pol),
2. Unipolare Extremitätenableitung (nach Goldberger): Ableitungsbezeichnung aVR (*a*ugemented *v*oltage [verstärkte Ableitung] *r*echter Arm), aVL (verstärkte Ableitung linker Arm), aVF (verstärkte Ableitung linker Fuß),
3. Bipolare Extremitätenableitung (nach Einthoven): Spannungsdifferenz zwischen 2 Polen (bipolar), Ableitungsbezeichnung mit römischen Ziffern. I: Differenz zwischen roter und gelber Elektrode, II: Differenz zwischen roter und grüner Elektrode, III: Differenz zwischen gelber und grüner Elektrode.

Ruhe-EKG: Aufzeichnung erfolgt im Liegen.

Belastungs-EKG: Aufzeichnung der Herzstromkurve unter Belastung (z. B. Fahrrad fahren, Laufband).

Langzeit-EKG: Aufzeichnung der Herzstromkurve über 24 Stunden, um situationsbedingte Veränderungen im Verlauf eines Tages festzustellen (z. B. bei psychischer Erregung, in der Schlafphase usw.).

Ziel

Ziel ist es, die Herzaktionen zu registrieren und zu überwachen.

Indikationen

Indiziert ist ein EKG z. B. bei:

- Diagnose von Herzerkrankungen (z. B. Herzrhythmusstörungen, Herzinfarkt),
- Herzschrittmacherkontrolle,
- ▶ ***Monitoring*** in der Intensivüberwachung,
- ▶ ***Karotissinusdruckversuch,***
- Therapiekontrolle z. B. bei Einnahme von ▶ ***Antiarrhythmika,***
- ▶ ***Ergometrie*** im Rahmen eines Belastungs-EKGs.

Ruhe-EKG

Vorbereitung der Materialien

- EKG-Gerät,
- Saugelektroden oder selbstklebende Elektroden,
- Elektrodengel oder Hautdesinfektionsspray,
- evtl. Einmalrasierer und Abwurfschale.

Durchführung

- Hände nach ▶ ***Hygieneplan*** desinfizieren,
- benötigte Gegenstände auf desinfizierter Arbeitsfläche richten (**Abb. E.9**) und Papiervorrat des Gerätes überprüfen, ggf. neue Rolle einsetzen,
- Patienten über geplante Maßnahme informieren (**Abb. E.10**), Fenster und Türen rechtzeitig schließen,
- für angenehme Raumtemperatur sorgen (Patient liegt mit entblößtem Oberkörper während der Aufzeichnung),
- Besucher aus dem Patientenzimmer bitten und ▶ ***Patientenbett*** auf Rücken schonende Arbeitshöhe bringen,
- Patienten dabei unterstützen, sich bequem zu lagern und für Ruhe sorgen,

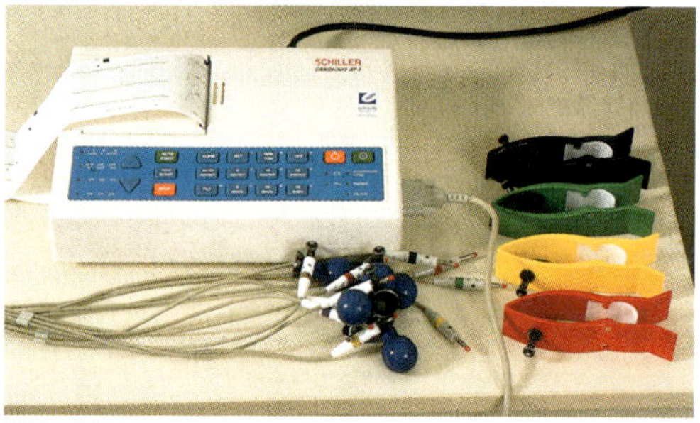

Abb. E.9.

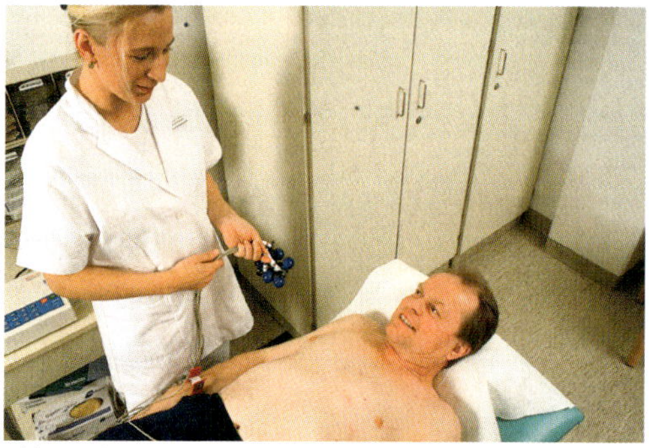

Abb. E.10.

- Patient bitten, Oberkörper, Unterarme und Unterschenkel freizumachen, ggf. dabei unterstützen (dabei die Intimsphäre beachten und für Sichtschutz sorgen).

M Beachten Sie bei der Lagerung des Patienten, dass Arme und Beine das Bettgestell nicht berühren sollten, da sonst die Ableitung gestört werden kann.

Anbringen der Elektroden zur Brustwandableitung (V1–V6)

Die Bezeichnung V1–V6 findet sich entweder auf den Elektroden oder sie haben eine Farbmarkierung (**Abb. E.11 a**). Einzelne Ableitungspunkte mit den Fingern ertasten:

- V1 (rot): vom Patienten aus gesehen rechts am Sternumrand 4 Rippen nach unten zum 4. Interkostalraum (4. ICR, **Abb. E.11 b**) tasten,
- V2 (gelb): ebenfalls im 4. ICR, aber vom Patient aus gesehen links am Sternumrand (**Abb. E.11 c**),
- V3 (grün): auf der 5. Rippe auf der Hälfte der Strecke zwischen V2 und V4. Da sich V4 auf der mittleren Schlüsselbeinlinie (Medioklavikularlinie) befindet, diese Linie mit der einen Hand andeuten, mit der an-

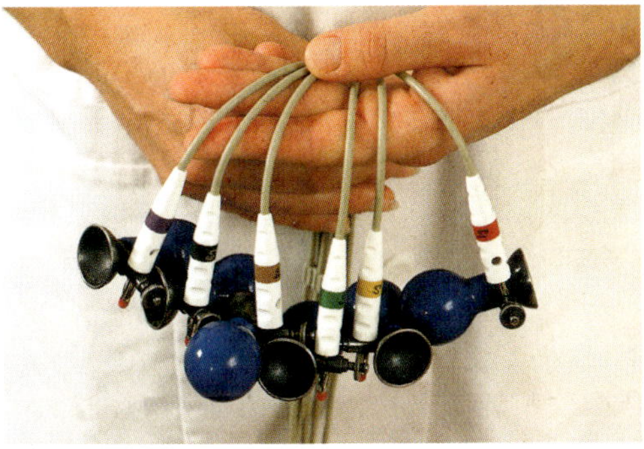

Abb. E.11 a.

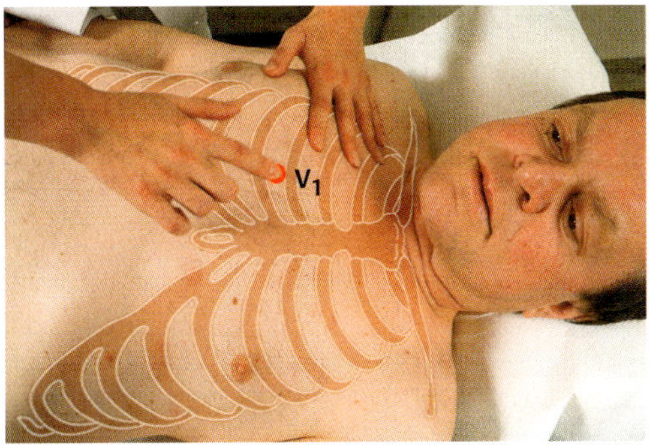

b

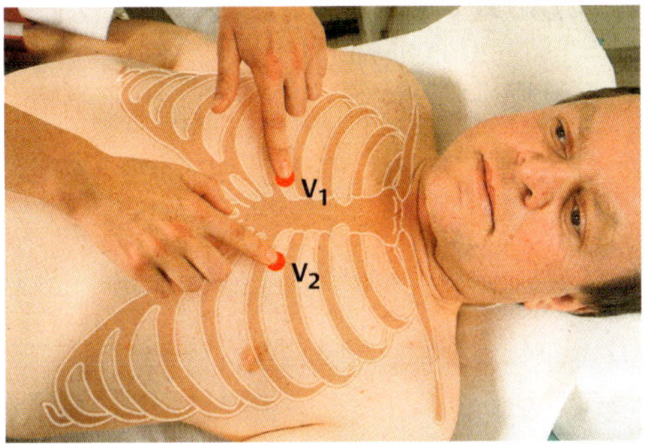

c

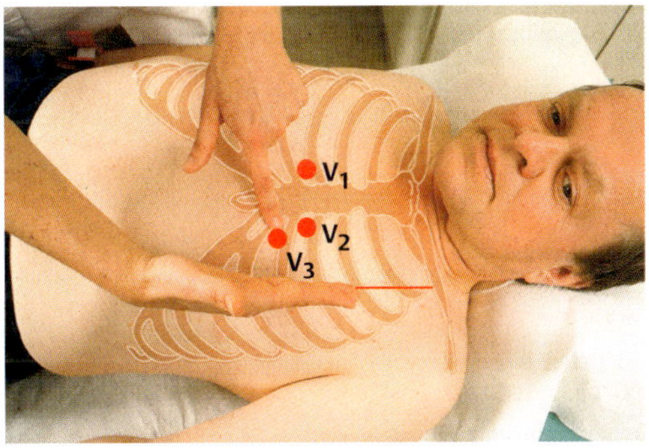

d

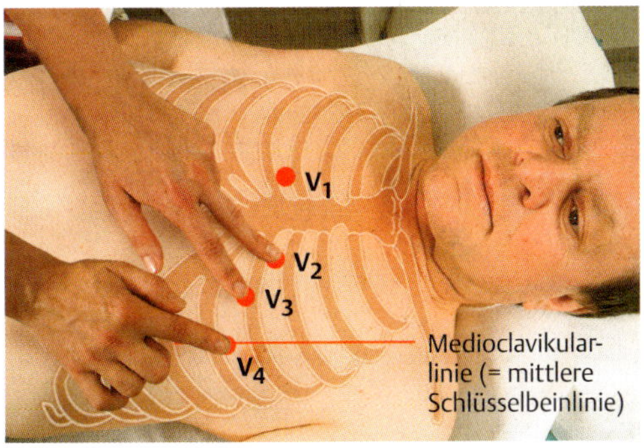

e

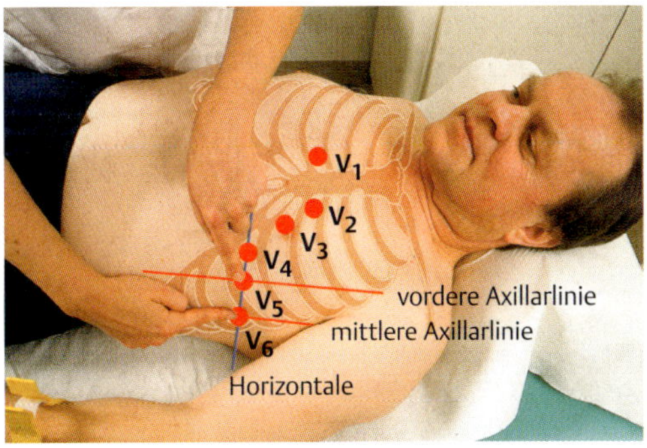

f

deren ungefähr die Hälfte der Strecke von V2 zu dieser Linie vorrücken (**Abb. E.11 d**),
- V4 (braun): auf der Medioklavikularlinie bis zur 5. Rippe tasten (**Abb. E.11 e**), Ableitungspunkt sollte sich auf Höhe der Herzspitze befinden,

P Bei Patientinnen mit großem Busen sollte die Elektrode V4 besser unter der Brust platziert werden, auch wenn die Lage dadurch nicht ganz korrekt ist. Läge sie auf der Brust, könnte sich die Amplitude stark verändern.

- V5 (schwarz): vordere Axillarlinie auf der Horizontalen durch V4,
- V6 (lila): Schnittpunkt mittlere Axillarlinie und Horizontale durch V4 (**Abb. E.11 f**),

P Bei starker Körperbehaarung können die vorgesehenen Elektrodenstellen rasiert werden. Eine Rasur sollte jedoch nur in Ausnahmefällen vorgenommen werden, weil das Nachwachsen der Haare für den Patienten unangenehm ist. Besser ist es, die Saugelektroden mit der Hand leicht zu fixieren.

Um die Leitfähigkeit der Elektroden zu verbessern, Elektrodengel auf die Haut aufbringen. Bei der Verwendung von Saugelektroden Elektroden mit Hautdesinfektionsspray anfeuchten (**Abb. E.12 a**). Vor dem Anbringen der Elektrode Ballon zusammendrücken, so dass ein Vakuum entsteht und die Elektrode gut haftet (**Abb. E.12 b**). Nach und nach die Elektroden V1-V6 anbringen (**Abb. E.12 c**).

Extremitätenableitung

- Elektroden oberhalb der Hand- und Fußgelenke nach dem „Ampelprinzip" (rot, gelb, grün) anbringen:
  - 1. Elektrode (rot): am rechten Arm,
  - 2. Elektrode (gelb): am linken Arm,
  - 3. Elekrode (grün): am linken Bein,
  - 4. Elektrode (schwarz): am rechten Bein zur Erdung (**Abb. E.13 a**).
- Verbindungsstecker an der Elektrode durch Drehen am seitlichen Rädchen befestigen (**Abb. E.13 b**); bei anderen Geräten können dies auch feste Verbindungen sein.

P An den Extremitäten müssen die Elektroden nicht wie bei der Brustwandableitung ganz genau an einer Stelle liegen. Selbst wenn die Anlage an einer Extremität unmöglich ist, gibt es Alternativen. So kann die Elektrode, die sonst z. B. am rechten Bein platziert würde, auch rechts am Unterbauch platziert werden. Nach Extremitätenamputation kann die Elektrode auch am Stumpf angebracht werden.

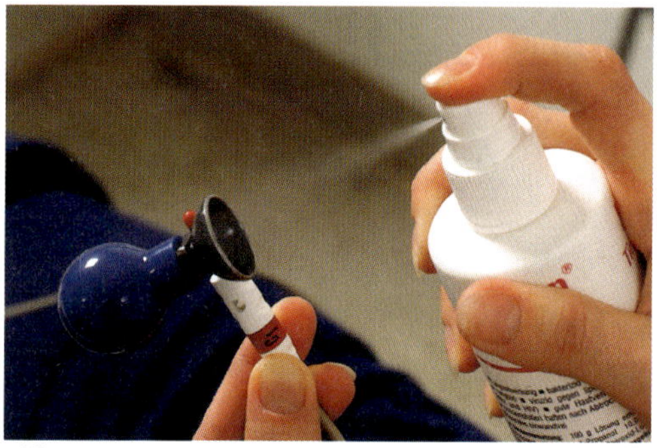

Abb. E.12 a.

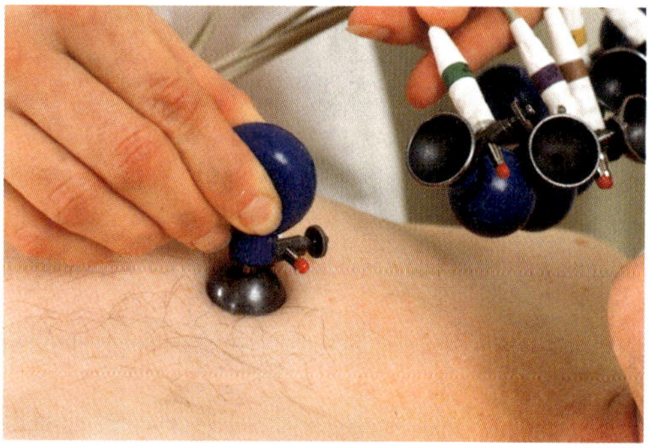

b

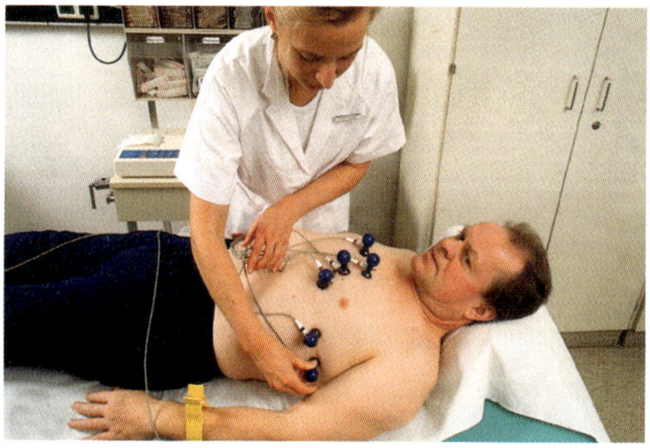

c

- Patienten auffordern sich nicht zu bewegen, um ▸ ***Artefakte*** zu vermeiden (ruhiges Liegen wird z. B. dadurch gefördert, dass man den Patient bittet, die Augen zu schließen),
- EKG-Gerät nach Herstellerangaben in Betrieb nehmen:
  - wenn der ▸ ***Eichausschlag*** (1 mV) vom Gerät nicht automatisch überprüft wird, muss er kontrolliert werden,
  - Papierlaufgeschwindigkeit nach hauseigenem Standard einstellen (50 mm/s, 25 mm/s),

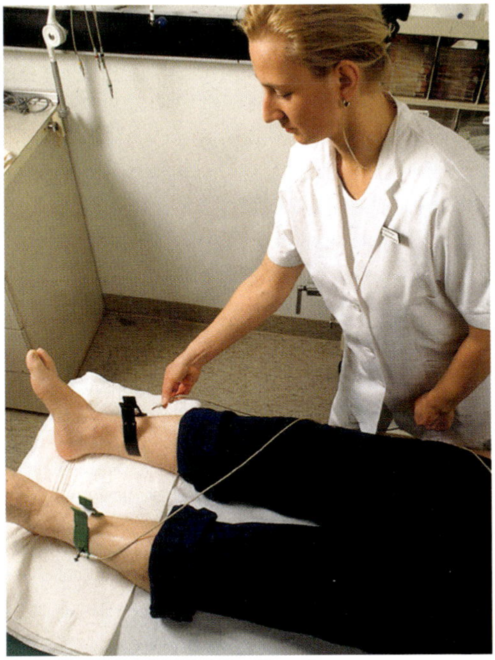

Abb. E.13 a.

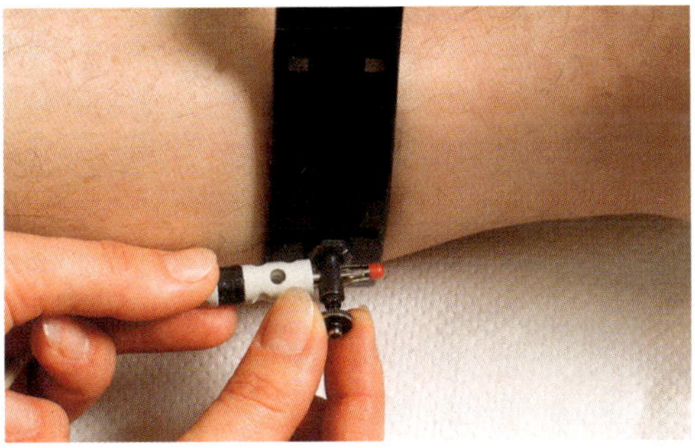

b

- EKG auf Papierstreifen oder Monitor aufzeichnen und EKG-Bild überprüfen (**Abb. E.14**) z. B. auf sägezahnähnliche Veränderungen.

M Es gibt viele Fehlerquellen bei der Ableitung eines EKG: z. B. locker sitzende Elektroden, Zug der Kabel auf die Vakuum-Ballons, schlecht fixierte Stecker, Bewegungen des Patienten (z. B. Husten, starker Tremor), Elektroden des rechten und linken Arms wurden vertauscht usw.

- Zur Beendigung EKG-Gerät abschalten, Elektroden entfernen und evtl. Reste des Elektrodengels abwischen (**Abb. E.15**),
- Patient kann sich wieder anziehen, ihn ggf. dabei unterstützen,

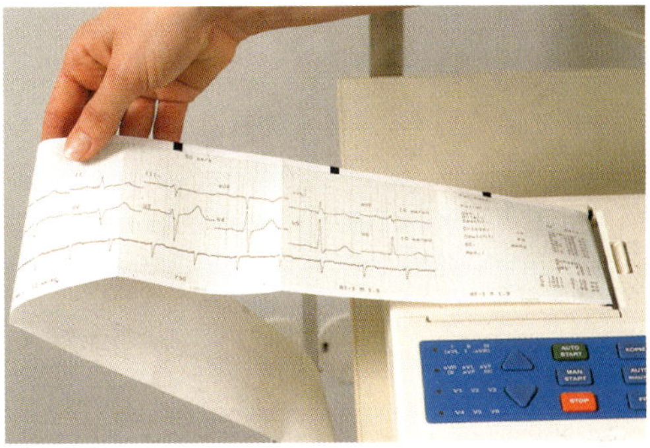

Abb. E.14.

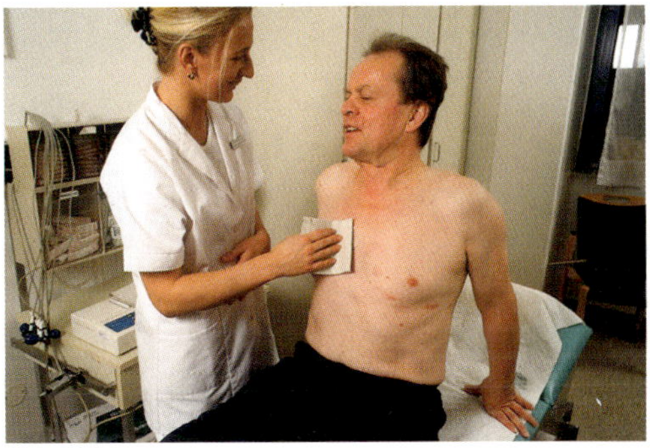

Abb. E.15.

- EKG mit Name und Geburtsdatum des Patienten, Datum, Uhrzeit und EKG-Form beschriften: entweder auf dem Papierstreifen (**Abb. E.16 a**) oder bei Ableitung über den Monitor am Gerät eingeben (**Abb. E.16 b**),
- EKG dem Arzt zur Auswertung vorlegen; bei auffälligen ▸ ***EKG-Veränderungen*** sofort den Arzt informieren.

Wie die Elektroden am Patienten befestigt werden und anschließend ein EKG geschrieben wird, können Sie sich auf der DVD ansehen.

Nachbereitung

- Gebrauchte Materialien sachgerecht versorgen: Kabel und Elektroden desinfizieren bzw. Elektroden entsorgen (je nach Gerät),
- abschließend Hände nach ▸ ***Hygieneplan*** desinfizieren,
- Maßnahme durch Eintragung in die ▸ ***Patientendokumentation*** mit Handzeichen, Uhrzeit und ggf. Auffälligkeiten dokumentieren.
- **Blick zurück:** Ist das EKG korrekt beschriftet? Ist der Papiervorrat am Gerät für die nächste Ableitung noch ausreichend oder sollte neues Papier eingelegt werden?

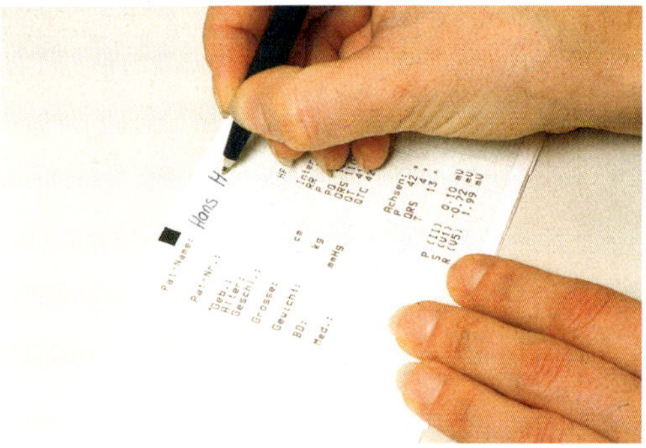

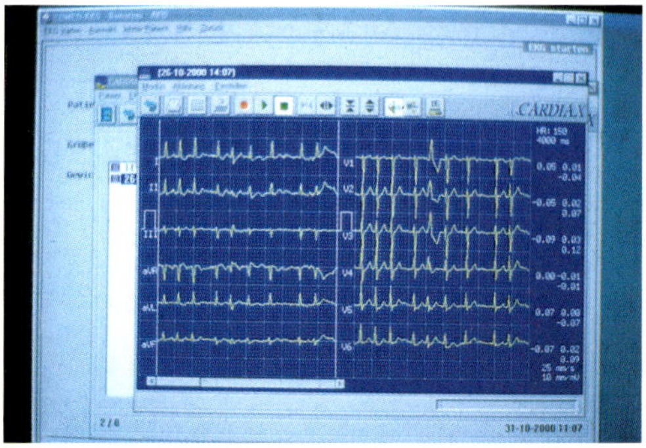

Abb. E.16 a. b

Infobox

Literatur

Schuster HP, Trappe HJ. EKG-Kurs für Isabel, 5. Aufl. Stuttgart: Thieme; 2009

Ullrich L et al (Hrsg.). Thiemes Intensivpflege und Anästhesie. Stuttgart: Thieme; 2005

Internetadressen

http://www.herzstiftung.de

http://www.netdoktor.de/ratschlaege/untersuchungen/ekg.htm

Essen und Trinken (Unterstützung)

Definition

Unter Essen und Trinken versteht man die orale Aufnahme von festen und flüssigen Bestandteilen, die zur Aufrechterhaltung aller Lebensvorgänge des Körpers benötigt werden. Dazu gehören z. B. Nährstoffe wie Kohlenhydrate, Eiweiß, Fett, Mineralien, Vitamine, Wasser usw.

Ziele

- angemessene Ernährung zur Deckung des ▸ ***Nahrungsbedarfs***,
- gesunder Ernährungszustand,
- Patient ist im Rahmen seiner Ressourcen bei der selbstständigen Nahrungsaufnahme optimal gefördert.

Indikationen

Patienten benötigen Unterstützung beim Essen und Trinken z. B. bei:

- Störungen der zum Essen und Trinken notwendigen Bewegungsabläufe z. B. durch ▸ ***Tremor*** bei Morbus Parkinson,
- neurogenen Störungen des ▸ ***Schluckakts*** z. B. nach Schlaganfall,
- Nachlassen der zerebralen Leistungsfähigkeit z. B. durch Demenz,
- eingeschränkter Beweglichkeit und Kraft z. B. durch Arthrose,
- flacher Rückenlage z. B. nach operativen Eingriffen an der Wirbelsäule.

Vorbereitung der Materialien

Welche Materialien benötigt werden, hängt von der individuellen Situation des Patienten ab. Bei Patienten mit Schluckstörungen muss wegen ▸ ***Aspirationsgefahr*** ein Absauggerät mit Absaugkatheter im Zimmer stehen. Unterstützend eingesetzt werden können z. B.:

- Teller mit erhöhtem Rand oder abgeneigtem Boden (**Abb. E.17 a**) zum einhändigen Essen (Suppen können besser ausgelöffelt bzw. feste Nahrung gegen den Tellerrand gedrückt und fixiert werden),
- sog. Schnabelbecher (**Abb. E.17 b**) oder Trinkbecher mit ein- oder beidseitigem Becherhandgriff als Trinkhilfe z. B. bei starkem Tremor,
- knickbare Strohhalme z. B. als Trinkhilfe im Bett,
- rutschfeste Tischauflagen, um das Wegrutschen des Tellers zu verhindern,

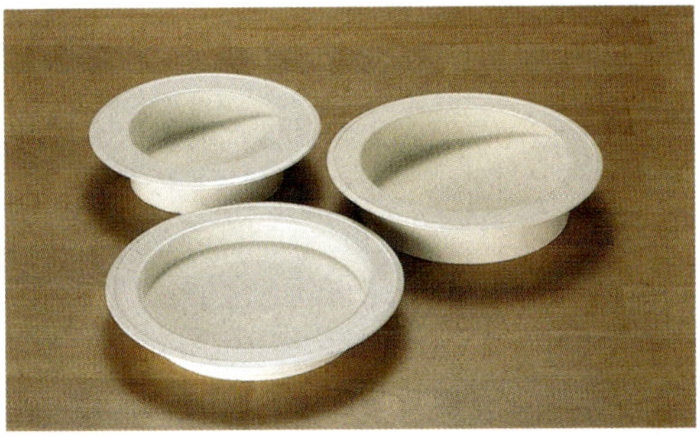

Abb. E.17 a.

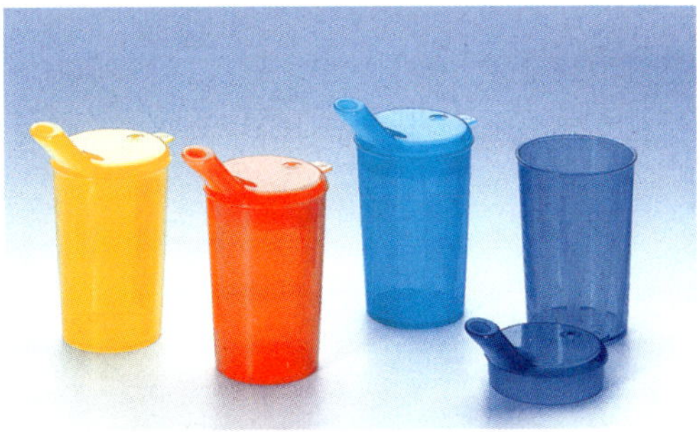

b

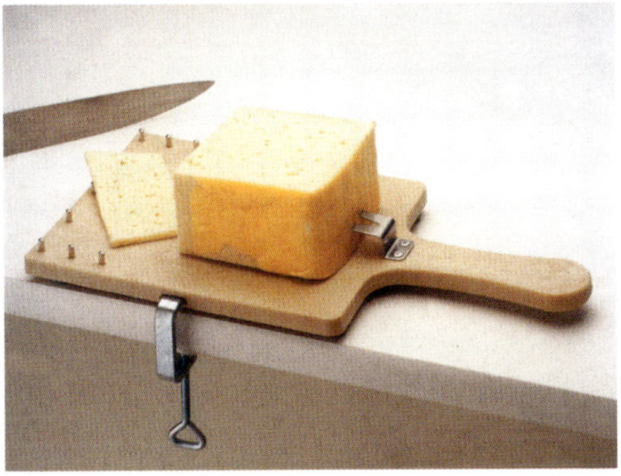

c

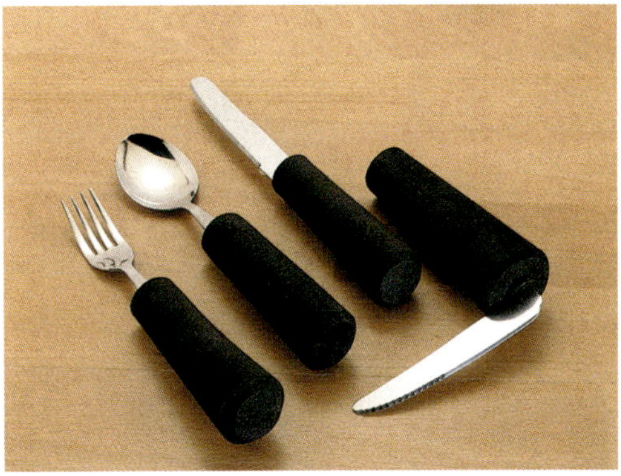

d

- Küchenbretts mit der Möglichkeit, Schneidegut zu fixieren (**Abb. E.17 c**) (durch Drücken gegen die Metallnoppen am Brettrand kann z. B. einhändig ein Brot gestrichen werden),
- Spezialbestecke z. B. mit verstärkten Griffen (**Abb. E.17 d**) für Patienten mit eingeschränkter Beweglichkeit der Finger,
- große Servietten als Bettschutz,
- Materialien zur ▶ ***Mundpflege*** (S. 207).

Durchführung

Das Vorgehen muss individuell auf die Bedürfnisse des Patienten (Ressourcen, krankheitsbedingte Einschränkungen usw.) angepasst werden. Allgemein gilt es folgende Maßnahmen zu beachten:

- Hände nach ▶ ***Hygieneplan*** desinfizieren,
- Essen in sauberer, appetitanregender Umgebung bereitstellen (z. B. Zimmer vorher lüften, keine Ausscheidungsvorgänge während des Essens im Zimmer, für ein sauberes Essenstablett sorgen usw.),
- Patient die Gelegenheit geben, seine Hände zu waschen und sich ggf. nach dem korrekten Sitz der Zahnprothese erkundigen,
- um dem Verschlucken vorzubeugen, Patienten unterstützen, sich so aufrecht wie möglich hinzusetzen, wenn keine Kontraindikation besteht. Wenn möglich zum Essen an den Tisch mobilisieren. Auf eine leichte Beugung des Kopfes achten, damit die Zunge nach vorne fällt und der Schluckvorgang korrekt eingeleitet werden kann,
- Patienten nach Operationen im Bereich der Wirbelsäule dürfen je nach Mobilitätsgrad nur im Liegen essen oder stehend am Nachttisch (Tischplatte je nachdem tief oder hoch stellen),
- Essen in das Blickfeld des Patienten bringen und sich erkundigen, ob es seinen Wünschen entspricht. Darauf achten, dass besondere Essenswünsche (z. B. bei Vegetariern, Moslems usw.) auch berücksichtigt werden,
- blinden Patienten das Essen und die Anordnung auf dem Tablett genau beschreiben, ggf. beim Abtasten und Zuführen des Essens unterstützen,
- sich selbst auf Höhe des Patienten begeben, ins Blickfeld setzen, damit der Patient nicht ständig den Kopf drehen muss,
- wenn der Patient es wünscht, große Serviette vorlegen (**Abb. E.18 a**),

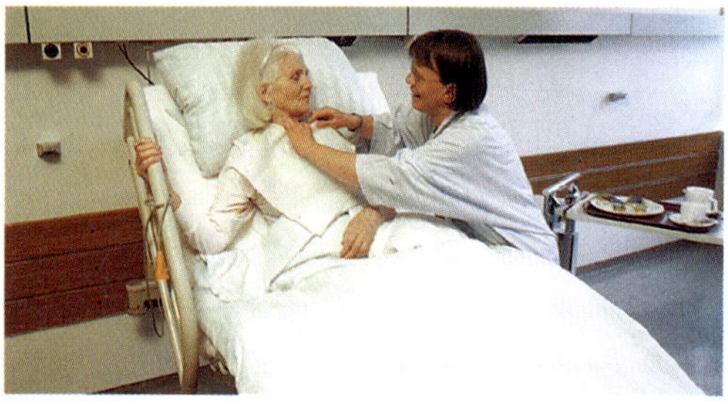

Abb. E.18 a.

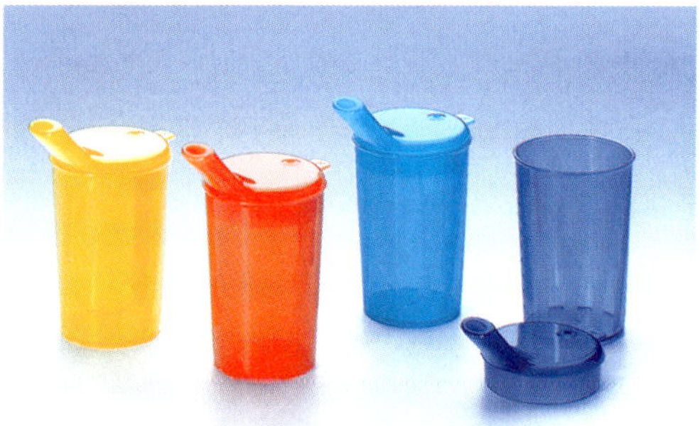

b

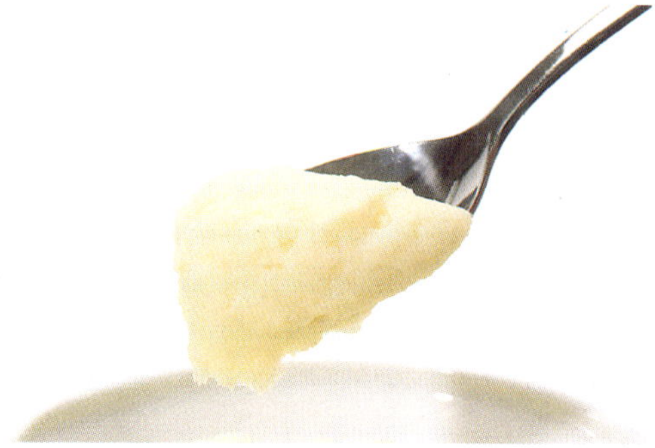

Abb. E.19.

- Patient wenn möglich selber essen lassen. Bei Halbseitenlähmung betroffene Hand z. B. durch die eigene Hand führen (**Abb. E.18 b**) und Essen über die betroffene Seite anreichen.

P Das Öffnen des Mundes kann durch leichten Druck mit dem Daumen auf das Kinn des Patienten gefördert werden.

- Beobachten, ob der Patient ausreichend kaut und der Schluckvorgang beeinträchtigt ist. Bei neurogenen Störungen muss mit der am besten verträglichen Nahrungskonsistenz begonnen werden. Meist sind dies dickflüssige (**Abb. E.19**) oder pürierte Speisen, keine feste oder flüssige Nahrung (Gefahr des Verschluckens). Die Fähigkeiten des Patienten müssen für alle nachvollziehbar dokumentiert werden (z. B. durch ein Schluckprotokoll).
- Während des Schluckvorgangs nicht mit dem Patient reden. Hat er nach dem Schlucken eine kloßige Stimme, zum Nachschlucken auffordern. Auf Versacken von Essen in der Backentasche der betroffenen Seite bei Schlaganfallpatienten achten. Patient bitten, diese mit der Zunge herauszuholen und ggf. dabei unterstützen.

M Einen Patienten mit Schluckstörungen beim Essen zu unterstützen ist eine sehr verantwortungsvolle Tätigkeit, da das Verschlucken von Nahrung in die Luftröhre lebensbedrohliche Folgen haben kann. Bei ausgeprägten Schluckstörungen sollte ein Absauggerät im Zimmer stehen, um notfalls schnell absaugen zu können. Erste Schluckversuche sollten nur in Anwesenheit von erfahrenen Personen des therapeutischen Teams stattfinden. Angehörige und Besucher mussen über die Schluckstörungen des Patienten gut informiert sein, damit sie sich entsprechend verhalten können und dem Patienten nichts anbieten, woran er sich verschluckt.
Der Expertenstandard **„Ernährungsmanagement zur Sicherstellung und Förderung der oralen Ernährung in der Pflege“** des Deutschen Netzwerks für Qualitätsentwicklung in der Pflege ist zu beachten!

- Patienten Zeit lassen beim Essen, nicht drängen (wichtige Maßnahme zur Rehabilitation); Essen evtl. zwischendurch erneut erwärmen,
- Patient Getränk anreichen, wenn er Flüssigkeiten schlucken kann. Menge der Flüssigkeitszufuhr ggf. auf einem Bilanzbogen festhalten,
- abschließend Patient bei der Durchführung der Mund- und Zahnpflege unterstützen, Prothese reinigen, Backentasche auf Essensreste inspizieren,
- Patienten Ruhepause einräumen und ca. 20 Min. aufrecht sitzen lassen,
- Patienten beim Rücklagern unterstützen.

Nachbereitung

- Sich vor dem Verlassen des Zimmers nach dem Befinden des Patienten und seiner Bedürfnisse bezüglich Lagerung, Getränken, Belüftung des Zimmers usw. erkundigen.
- Überprüfen, ob Rufanlage und Telefon in Reichweite sind,

- gebrauchte Materialien sachgerecht entsorgen (z. B. Hilfsmittel zur Nahrungsaufnahme auf Station spülen),
- abschließend Hände nach ▸ ***Hygieneplan*** desinfizieren,
- Maßnahme durch Eintragung in die ▸ ***Patientendokumentation*** mit Handzeichen und Uhrzeit dokumentieren und evtl. Veränderungen festhalten (z. B. Patient hat zum ersten Mal getrunken, hat sich nicht verschluckt usw.).
- **Blick zurück:** Wurde die ▸ ***Mundpflege*** nicht vergessen? Hat der Patient genügend gegessen und getrunken? Wurde die Eintragung in den Bilanzbogen und das Schluckprotokoll gemacht?

P Um sich besser in die Situation des Patienten hineinzuversetzen, können Sie z. B. einmal die Augen schließen und sich Essen und Getränke von einer Kollegin/einem Kollegen anreichen lassen.

Kinderkrankenpflege

Eine Verminderung des Gesamtkörperwassers durch Durchfälle, Erbrechen oder Nahrungsverweigerung führt bei Kindern schnell zur ▸ ***Dehydratation*** bzw. ▸ ***Exsikkose***. Das Ausmaß einer Dehydratation lässt sich über einen Gewichtsverlust oder Abschätzen aufgrund der klinischen Symptomatik (**Tab. E.1**) feststellen.

Altenpflege

Altersbedingte Einschränkungen wie z. B. Kau- und ▸ ***Schluckstörungen***, vermindertes Geruchs- und Geschmacksempfindungen können den ▸ ***Appetit*** reduzieren und die Nahrungsaufnahme erschweren. Deshalb ist in der ▸ ***Geriatrie*** der Ernährungszustand des Patienten optisch durch die Krankenbeobachtung und objektiv durch eine regelmäßige Kontrolle des Körpergewichtes zu überprüfen. Zusätzlich muss auf Anzeichen von Schluckstörungen wie z. B. häufiges Verschlucken mit Husten und Würgen, Speichelfluss und das Ansammeln von Nahrungsbestandteilen in den Wangentaschen geachtet werden.

Tab. E.1 Ausmaß einer Dehydratation und klinische Symptomatik

klinische Zeichen	leichte Dehydration	mittelschwere Dehydration	schwere Dehydration
Allgemeinverhalten	unruhig, durstig	→ *apathisch* oder unruhig, durstig	→ *somnolent* - → *komatös*
Atmung	normal	vertieft, leicht beschleunigt	vertieft und beschleunigt
Haut			
Verstreichen der angehobenen Hautfalte über der Clavicula	sofort	langsam	sehr langsam (< 2 Sek.)
Farbe	blass	grau-blass	grau-**blass – → zyanotisch - marmoriert**
Augen	normal	leicht eingesunken	stark eingesunken
große → *Fontanelle*	normal	leicht eingesunken	stark eingesunken
Tränen	vorhanden	nicht vorhanden	nicht vorhanden
Radialispuls	normal	schnell, schwach	schnell, kaum tastbar
systolischer Blutdruck	normal	normal bis leicht erniedrigt	< 90 mmHg, evtl. nicht messbar
Schleimhaut	trocken	spröde	brüchig
Urinproduktion	normal	vermindert dunkler Urin	seit einigen Stunden nicht, leere Harnblase
Gewichtsverlust %			
Säuglinge	< 5	5 – 10	10 – 15
Kinder	< 3	3 – 6	6 – 9
geschätztes Flüssigkeitsdefizit			
Säuglinge	< 50 ml/kg KG	50 – 100 ml/kg KG	100 – 150 ml/kg KG
Kinder	< 30 ml/kg KG	30 – 60 ml/kg KG	60 – 90 ml/kg KG

Infobox

Literatur
Löser C, Keymling M. Praxis der enteralen Ernährung. Stuttgart: Thieme; 2001
Biesalski HK, Grimm P. Taschenatlas der Ernährung, 4. Aufl. Stuttgart: Thieme; 2007
Ullrich L et al (Hrsg.). Thiemes Intensivpflege und Anästhesie. Stuttgart: Thieme; 2005

Internetadressen
http://www.dife.de
http://www.meine-gesundheit.de
http://www.aponet.de/vorsorge/ernaehrung
http://www.medizin.de/gesundheit/deutsch/1.htm
http://www.dnqp.de

Extubation

Definition

Bei der Extubation (extubieren) wird der ▸ ***Endotrachealtubus*** (Beatmungsschlauch) aus den oberen Atemwegen entfernt.

Ziel

Ziel ist es, den Endotrachealtubus bei z. B. intakter ▸ ***Spontanatmung*** zu entfernen.

Indikationen

Indiziert ist eine Extubation z. B. bei:

- Patienten mit ausreichender ▸ ***Spontanatmung*** mit vollständiger Reflextätigkeit nach dem Wiedererlangen des Bewusstseins,
- Verlegung des Endotrachealtubus, die durch Absaugen nicht beseitigt werden kann,
- Umintubation (Wechsel des Tubus).

Vorbereitung der Materialien

- Spritze zum Entblocken des Tubus,
- sterile ▸ ***Absaugkatheter,***
- Absauggerät,
- Einmalhandschuhe,
- Mundschutz und Schutzbrille,
- ▸ ***Beatmungsbeutel,***
- evtl. ▸ ***Oropharyngealtubus***.

Durchführung

- Hände nach ▸ ***Hygieneplan*** desinfizieren,
- benötigte Gegenstände auf desinfizierter Arbeitsfläche (z. B. fahrbarer Tisch) richten, Funktionsfähigkeit und Vollständigkeit überprüfen,
- Patienten über geplante Maßnahme informieren (auch bewusstlose Patienten!), Fenster und Türen schließen,
- Besucher aus dem Patientenzimmer bitten und ▸ ***Patientenbett*** auf eine Rücken schonende Arbeitshöhe bringen,
- Patienten auf den Rücken lagern (leichte Oberkörperhochlage ≥ 30°),
- Absaugkatheter mit der Absauganlage verbinden und Sog einschalten (S. 3 f),
- Sekrete im Rachenraum durch Mund und Nase zügig absaugen,
- Tubusfixierung lösen,
- Mundschutz, Schutzbrille und Handschuhe anziehen,
- Absaugkatheter wechseln und frischen Absaugkatheter bis zum leichten Widerstand rasch einführen, Blockermanschette (▸ ***Cuff***) des Endotrachealtubus durch 2. Person öffnen lassen.

P Zur Reduzierung des Reibungswiderstandes im Endotrachealtubus kann der Absaugkatheter zur Verbesserung der Gleitfähigkeit mit Kochsalz benetzt werden.

- Unter Sog Endotrachealtubus in der Exspirationsphase (Ausatmungsphase) zurückziehen,
- evtl. Oropharyngealtubus einlegen, solange ihn der Patient toleriert,
- Handschuh über den Absaugkatheter stülpen und entsorgen,
- Absaugschlauch ausreichend durchspülen und Absauggerät abschalten.

Nachbereitung

- Patienten bei der bequemen Lagerung unterstützen,
- Sauerstoff über Nasensonde/Maske verabreichen,
- sich vor dem Verlassen des Zimmers nach dem Befinden des Patienten und seiner Bedürfnisse bezüglich Lagerung, Getränken, Belüftung des Zimmers usw. erkundigen,
- gebrauchte Materialien sachgerecht entsorgen (z. B. Schutzbrille desinfizieren, Sekretbehälter ausleeren bzw. entsorgen),
- abschließend Hände nach ▸ ***Hygieneplan*** desinfizieren,

- Maßnahme durch Eintragung in die ▶ ***Patientendokumentation*** mit Handzeichen und Uhrzeit dokumentieren.
- **Blick zurück:** Hat der Patient immer noch eine ausreichende Spontanatmung? Ist der Patient informiert, sich bei Atemproblemen zu melden? Überprüfen ob Rufanlage und Telefon in Reichweite sind.

Infobox

Literatur

Genzwürker H, Hinkelbein J. Fallbuch Anästhesie, Intensivmedizin und Notfallmedizin. 2. Aufl. Stuttgart: Thieme; 2007

Ullrich L et al (Hrsg.). Thiemes Intensivpflege und Anästhesie. Stuttgart: Thieme; 2005

Internetadresse

http://www.pflegewiki.de

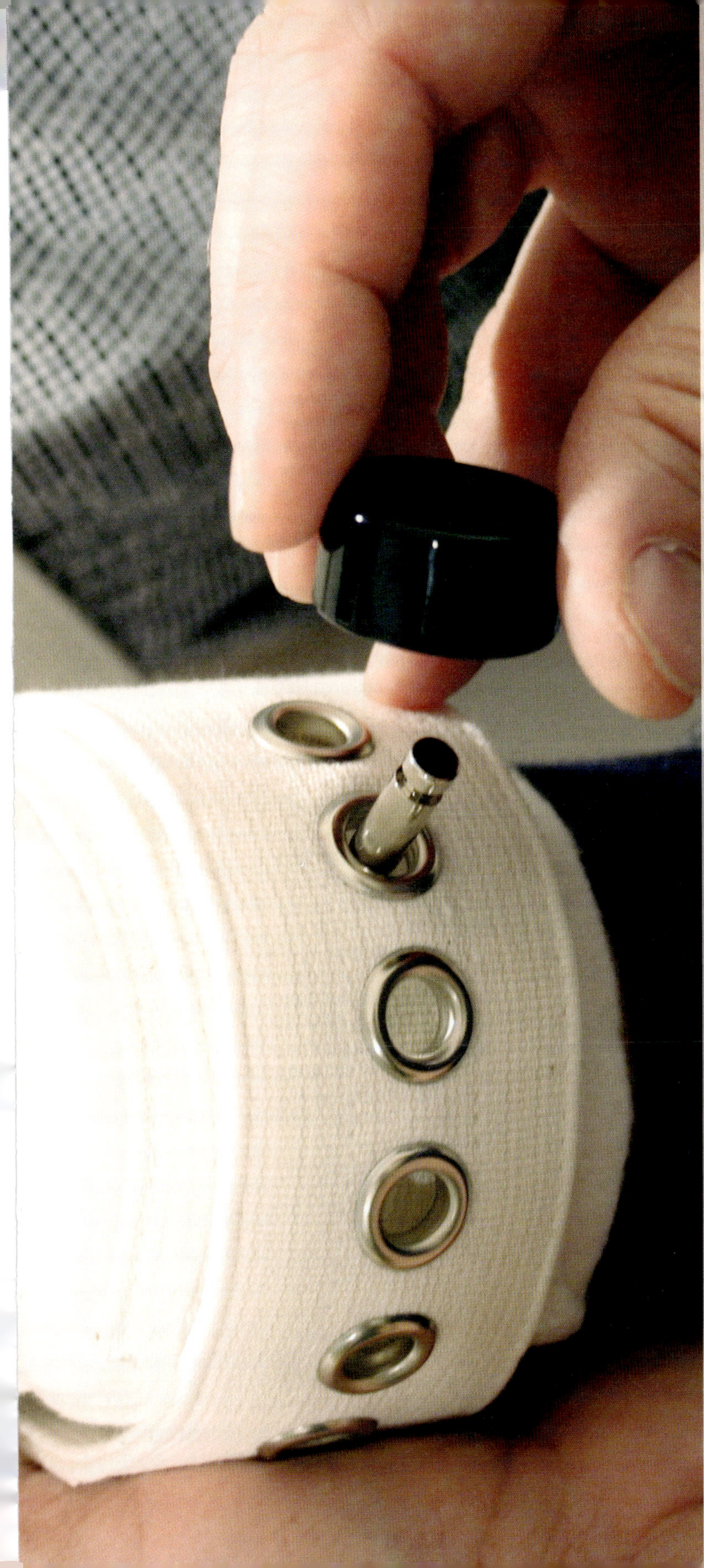

F

Infobox

Literatur

Sonn A. Wickel und Auflagen, 3. Aufl. Stuttgart: Thieme, 2010

Internetadressen

www.meine-gesundheit.de

www.medizin.de/gesundheit/deutsch/1.htm

Fixierung eines Patienten

Definition

Unter Fixierung versteht man die Befestigung einer oder mehrerer Gliedmaßen (Teilfixierung) oder des ganzen Körpers eines Patienten (Vollfixierung) durch spezielle Halte- und Gurtsysteme als ▶ ***Zwangsmaßnahme***.

Ziel

Ziel von Fixierungen ist es, erhebliche Gefahren für andere Menschen (Fremdgefährdung) und/oder für den Patienten (Eigengefährdung) abzuwehren.

Indikationen

Indiziert ist eine Fixierung z. B. bei:

- akuter erheblicher Aggressivität,
- Eigengefährdung bei ▶ ***Suizidalität***,
- ▶ ***Desorientierung*** mit Eigengefährdung,
- evtl. im Rahmen einer ▶ ***Zwangsunterbringung*** mit Eigen- und Fremdgefährdung.

Vorbereitung der Materialien

- spezielles Gurtsystem,
- Magnetschlüssel,
- Polstermaterialen (z. B. Moltons, Spanntuch usw).

Durchführung

M Prüfen Sie vor dem Anbringen einer Fixierung grundsätzlich die rechtliche Voraussetzung dafür. Es muss auf jeden Fall eine richterliche Verfügung oder die schriftliche Anordnung durch den Arzt vorliegen. In der schriftlichen Anordnung muss die Maßnahme begründet und die voraussichtliche Dauer vermerkt werden. Schmuck (z. B. Halskette) müssen dem Patienten wegen der Strangulationsgefahr abgenommen werden und nach hausinternen Vorschriften aufbewahrt werden.

- Im Pflegeteam besprechen, welche Vorgehensweise für den Patienten am besten geeignet ist. Es sollten nur so viele Pflegende wie nötig an der Fixierung beteiligt sein, weil zu viele Personen den Patienten verunsichern, wenn möglich Geschlechterrolle berücksichtigen,
- Besucher aus dem Patientenzimmer bitten, Mitpatienten ggf. verlegen,
- Patienten über geplante Maßnahme ausführlich informieren und begründen, Fenster und Türen schließen,
- ▶ ***Patientenbett*** auf eine Rücken schonende Arbeitshöhe bringen,
- Fixierungsbett mit dem Gurtsystem nach Herstellerangaben vorbereiten (**Abb. F.3**), das Unterteil mit den schmalen Ösengurten nach unten hängend auf das

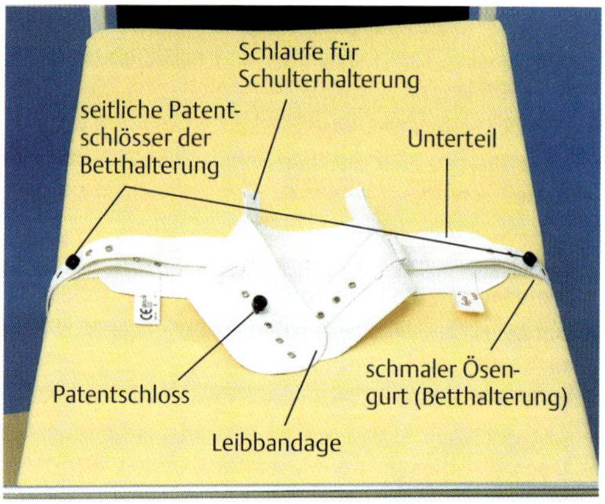

Abb. F.3 a.

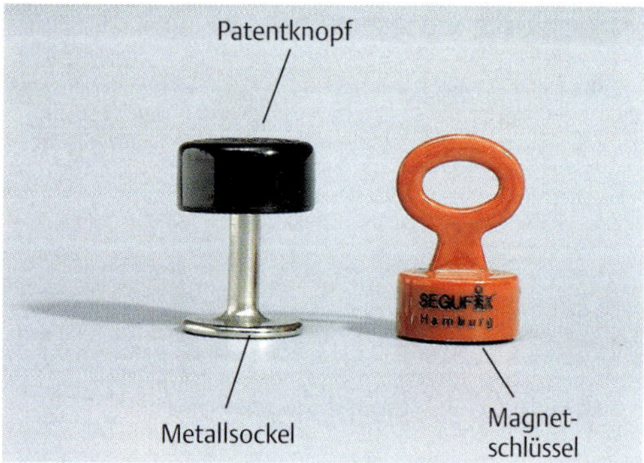

b

Bett legen, so dass die Schlaufen für die Schulterhalterung nach oben zeigen,

- beide Ösengurte zwischen Matratze und Bettrahmen durchziehen, um den Bettrahmen herum nach oben führen und mit den seitlichen Patentschlössern der Betthalterung sichern (**Abb. F.4 a**); dazu die Öse am Ende des Ösengurts auf den Sockel stecken und mit dem Patentschloss schließen.

P Zum Anbringen der Ösengurte sollten Sie sich mit Ihrer Kollegin/ihrem Kollegen auf der anderen Seite abstimmen, damit sie beide die gleiche Höhe wählen (z. B. die letzte Öffnung am Bettrahmen vor dem Kopfteil).

- Beim Anbringen der Leibbandage darauf achten, dass sich diese auf Taillenhöhe befindet,
- Leibbandage eng, aber nicht zu stramm individuell auf die Taillenweite des Patienten anpassen und mit dem Patentschloss (s. **Abb. F.3 b**) schließen. Dazu Metallsockel durch beide Ösen führen und schwarzen Knopf aufsetzen (Schloss soll sich dabei in der Mitte

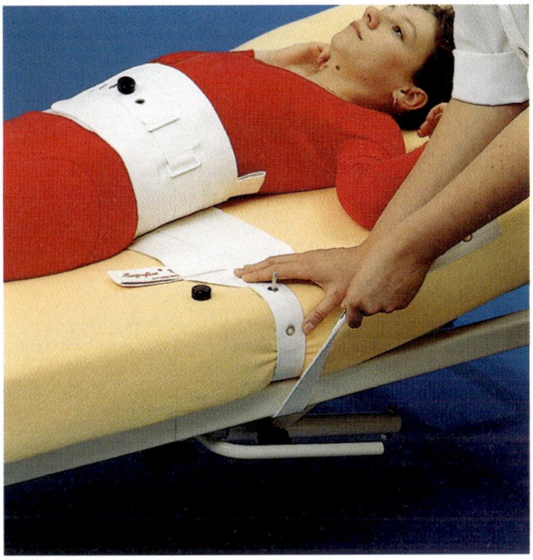

Abb. F.4 a.

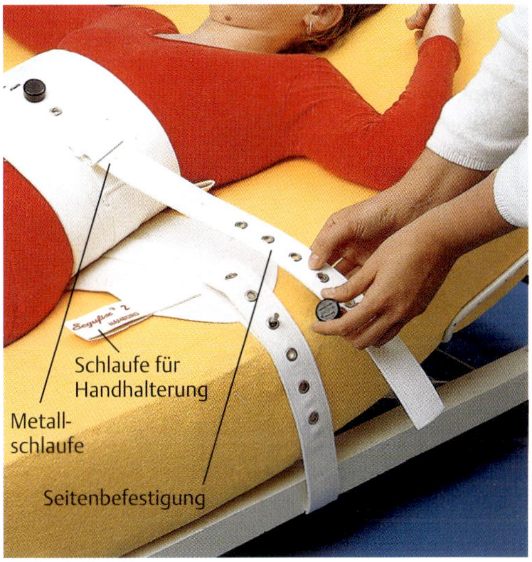

b

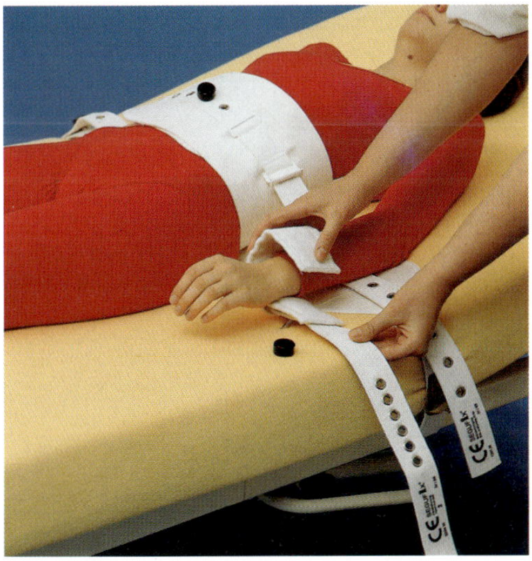

c

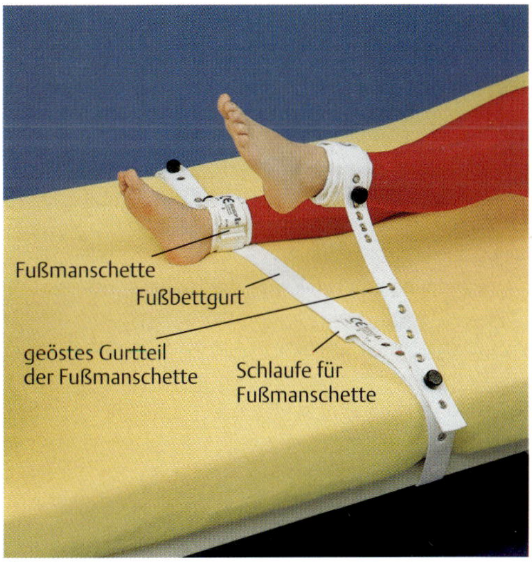

d

der Bandage befinden). Durch Aufsetzen des Magnetschlüssels auf den Knopf das Schloss öffnen.

M Bitte achten Sie unbedingt darauf, dass die Leibbandage nicht zu eng sitzt, damit der Patient genügend Luft bekommt. Sitzt sie zu lose, kann er durchrutschen, so dass sich die Bandage auf Brusthöhe verschiebt. Dadurch besteht Strangulationsgefahr für den Patienten! Daher ist es wichtig, die für den Patienten passende Gurtgröße zu wählen. Evtl. kann der Gurt zusätzlich noch abgepolstert werden (z. B. mit einem Spanntuch). Die Pflegeperson ist verpflichtet, beim Patienten zu bleiben bzw. in regelmäßigen kurzen Abständen nach fixierten Patienten zu sehen, um ein Verrutschen der Haltevorrichtungen und damit eine Gefährdung des Patienten rechtzeitig zu erkennen.

- Gepolsterte Handmanschette so weit durch die beschriftete Schlaufe (**Abb. F.4 b**) der Leibbandage in Richtung Patienten führen, bis diese Schlaufe sich zwischen Patentschloss und Metallschlaufe der Handmanschette befindet.

M Fixiergurte dürfen niemals ohne Seitenbefestigung verwendet werden. Seitenbefestigungen erlauben dem Patienten, sich aufzusetzen oder auf die Seite zu drehen, verhindern jedoch ein zu weites Herauslehnen aus dem Bett (Strangulationsgefahr!). Sie sind auch ein wichtiges Instrument im Rahmen der Seitlagerung zur Dekubitusprophylaxe.

- Gepolsterte Handmanschette um die Hand des Patienten legen (**Abb. F.4 c**) und durch Klettverschluss verschließen,
- geöstes Gurtteil der Handmanschette durch die Metallschlaufe an der Manschette führen, in entgegengesetzter Richtung zurückführen und fest angezogen mit dem Schloss der Handmanschette verschließen,
- Fußbettgurt in Höhe der Fußgelenke mit den Schlaufen nach oben zeigend auf das Bett legen; die Enden des Fußbettgurtes auf beiden Seiten zwischen Matratze und Bettrahmen hindurchführen, den Ösengurt fest nach unten ziehen, dann um den Bettrahmen nach oben führen und straff angezogen mit dem Patentschloss verschließen,
- Fußmanschette um den Fuß legen und wie bei der Handmanschette beschrieben schließen (**Abb. F.4 d**). Für die feste Fixierung des Fußes das geöste Gurtteil der Fußmanschette in Richtung Bettkante durch die Schlaufe des Fußbettgurtes führen und am Patentschloss des Fußbettgurtes sichern. Für die stufenweise (feste bis lockere) Fixierung das geöste Gurtteil der Fußmanschette am Patentschloss des Fußbettgurtes sichern, ohne diesen zuvor durch die kleine Schlaufe zu ziehen. Dabei kann der Grad der Bewegungsfreiheit durch entsprechende Wahl der Öse an der Fußmanschette stufenweise bestimmt werden.
- Befestigungsgurte auf Festigkeit und genügend Bewegungsfreiraum für die Extremitäten kontrollieren,
- Vitalzeichen und psychischen Zustand nach Arztanordnung kontrollieren und ggf. mit der Medikation in einem speziellen Überwachungsbogen dokumentieren.

M Der Vorgang der Fixierung soll ruhig und zügig ablaufen. Jegliche Gefährdungen des Patienten müssen sicher ausgeschlossen werden. Dazu zählt z. B. auch, dass die Fixierung zum Anreichen von Nahrung oder Getränken gelöst wird, um einer ▸ ***Aspirationsgefahr*** vorzubeugen.

Nachbereitung

- Patienten nicht alleine lassen bzw. wenn man nur kurz aus dem Zimmer geht, Rufanlage in die Hand geben,
- abschließend Hände nach ▸ ***Hygieneplan*** desinfizieren,
- Maßnahme durch Eintragung in die ▸ ***Patientendokumentation*** mit Handzeichen und Uhrzeit dokumentieren.
- **Blick zurück:** Wurde der Patient sicher fixiert? Besteht keine Verletzungsgefahr? Liegt der Magnetschlüssel nicht in Reichweite des Patienten? Ist er aber griffbereit für den Notfall?

P Die Anwendung von Fixiergurten und der Umgang mit dem Patentschloss sollten in einem „Trockenversuch" an einer Pflegeperson geübt werden. Dadurch kann ein sicherer Umgang im Notfall trainiert werden.

Infobox

Literatur

Brill KE, Marschner R. Psychisch Kranke im Recht, 4. Aufl. Bonn: Psychiatrie-Verlag und Versandbuchhandlung; 2005

Internetadresse

http://www.psychiatrie.de

G

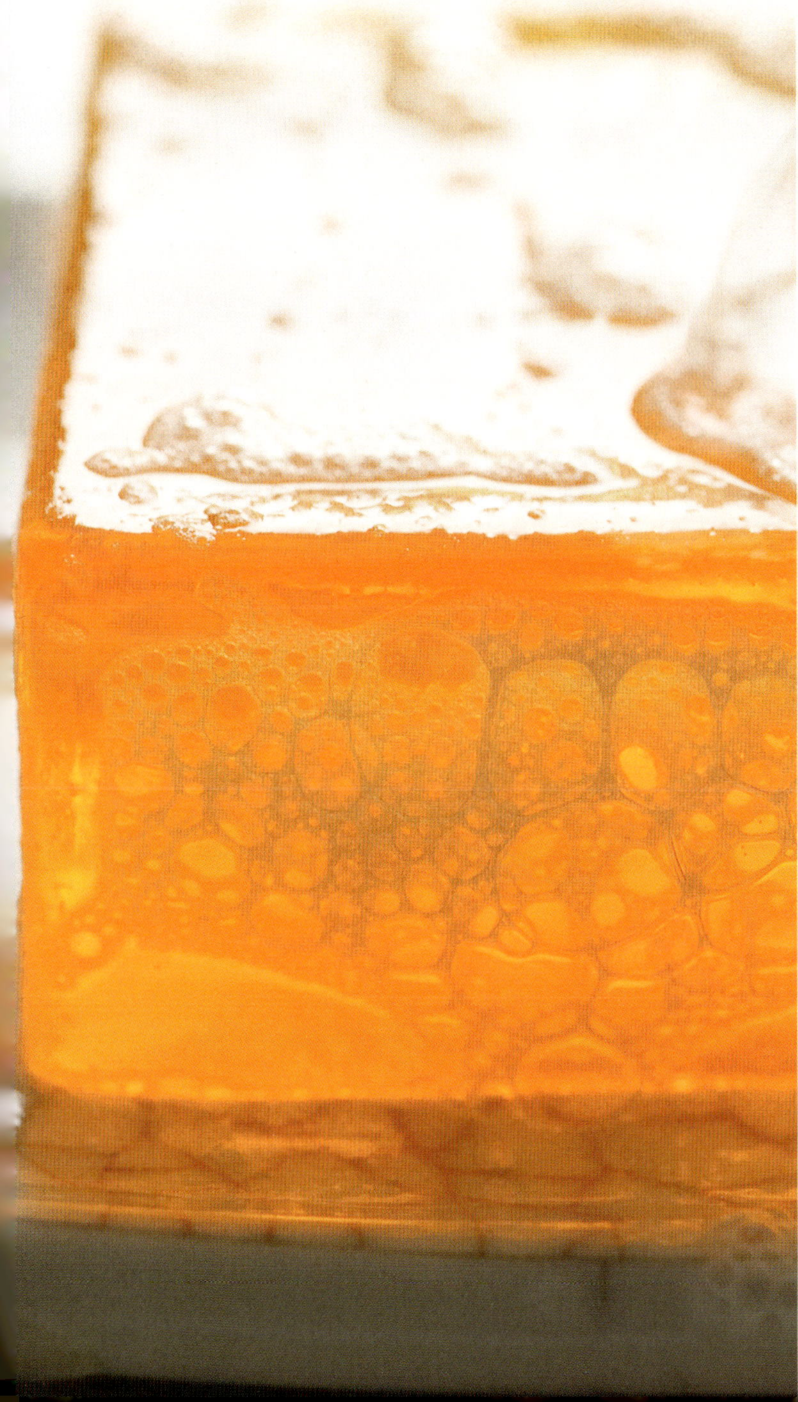

Ganzkörperwaschung

Definitionen

Unter Ganzkörperwaschung (GKW) versteht man die tägliche Waschung des Patienten im Rahmen der Körperpflege und der therapeutischen Pflege in Abhängigkeit seiner Pflegebedürftigkeit nach einem standardisierten Schema, z. B. zur Erfrischung, Anregung der Hautdurchblutung und Hautreinigung. Die Waschung kann z. B. belebend, beruhigend oder bobathorientiert durchgeführt werden.

Belebende Waschung: die Waschrichtung verläuft gegen die Haarwuchsrichtung. Hierbei erfolgt eine Stimulation über die Haarfollikel.

Beruhigende Waschung: die Waschrichtung verläuft mit der Haarwuchsrichtung.

Bobathorientierte Waschung: therapeutische Waschung basierend auf dem ▶ *Bobath-Konzept*. Ziel ist es, die Wahrnehmung des Patienten z. B. mit Halbseitenlähmung für die betroffene Körperhälfte zu fördern.

Ganzkörperwaschung

Ziel

Ziel ist die Erfrischung und Steigerung des Wohlbefindens.

Indikationen

Indiziert ist eine Ganzkörperwaschung zur Reinigung des Körpers von Schmutz und Hautabsonderungen (Talg und ▶ *Schweiß*).

P Machen Sie sich vor der GKW bewusst: Waschen heißt auch, jemanden zu berühren. Die Berührung setzt Reize oder Signale, sie kann bewusst oder unbewusst eingesetzt werden. Sie bedeutet ein Vordringen in intime Zonen. Setzen Sie sich mit den Gewohnheiten des Patienten auseinander, erfragen Sie seine Waschrituale. Planen Sie den Zeitpunkt des Waschens genau: ist der Patient gerade erst erwacht? Braucht er noch Zeit? Lässt Ihnen der Stationsablauf noch genügend Zeit oder steht das Frühstück schon vor der Tür? Können Sie mit dem Patienten eine Absprache treffen, z. B. nur die Mundpflege durchzuführen und dann in Ruhe nach dem Frühstück die Ganzkörperpflege? Wenn Sie mehrere Patienten bei der Körperpflege unterstützen müssen, überlegen und besprechen Sie eine sinnvolle Reihenfolge. Gehen Sie geplant vor, springen Sie nicht während der Körperpflege zwischen den Zimmern. Waschen Sie nicht routinemäßig täglich von Kopf bis Fuß, manchmal genügen auch einzelne Körperregionen.

Vorbereitung der Materialien

- Waschschüssel mit Wasser (Wassertemperatur richtet sich nach Patientengewohnheit),
- 2 Handtücher,
- 2 Waschlappen,
- Einmalhandschuhe für den Intimbereich, Einmalwaschlappen,
- Waschlotion bzw. Seife und Mittel zur ▶ ***Hautpflege***,
- Deodorant, Parfum, Kosmetika nach Patientenwunsch,
- Utensilien zur Mund- und Zahnpflege (S. 207),
- evtl. Rasierapparat oder Materialien zur Nassrasur,
- evtl. Materialien zur Nagelpflege (S. 214),
- Kamm, Bürste, Spiegel,
- evtl. frische Bettwäsche, frische Wäsche nach Patientenwunsch.

Durchführung

P So intensiv wie Sie während der GKW Zeit mit dem Patienten verbringen, tun Sie dies meist den Rest des Tages nicht mehr. Hier ist die beste Gelegenheit zur intensiven Hautbeobachtung und zur ungestörten Kommunikation (verbal, nonverbal). In die GKW können Maßnahmen zur Kontrakturprophylaxe (S. 171), Thrombose- (S. 312) oder Pneumonieprophylaxe (S. 245) oder auch das Bettbeziehen (S. 34) mit eingebunden werden.

Die GKW wird normalerweise von einer Pflegeperson durchgeführt (evtl. Mithilfe einer zweiten Person bei schwerkranken oder sehr adipösen Patienten beim Drehen, bei der Lagerung usw.):

- Hände nach ▶ ***Hygieneplan*** desinfizieren,
- benötigte Gegenstände auf desinfizierter Arbeitsfläche (z. B. Nachttischablage) richten, Vollständigkeit überprüfen und in Reichweite stellen,
- Patient über geplante Maßnahme informieren (auch bewusstlose Patienten), Fenster und Türen schließen, Raumtemperatur beachten (20 – 22 °C),
- Besucher aus dem Patientenzimmer bitten (evtl. ist es auch möglich, Angehörige mit einzubeziehen, sie anzuleiten und ihnen damit Gelegenheit zur Mithilfe geben, wenn sie dies wünschen),
- Patient Möglichkeit zur Blasenentleerung geben, ▶ ***Patientenbett*** auf eine Rücken schonende Arbeitshöhe bringen,
- immer nur den zu waschenden Körperteil aufdecken, Rest des Körpers bedeckt lassen (Schutz vor Auskühlung, Wahrung der Intimsphäre),
- ▶ ***Lagerungshilfsmittel*** und Kissen soweit wie möglich entfernen, kleines Kissen unter dem Kopf belassen,
- Patient unterstützen, das Nachthemd auszuziehen und über den Oberkörper breiten,
- Handtuch immer unter das gerade zu waschende Körperteil legen.

M Bei der Unterstützung des Patienten gilt es grundsätzlich zu beachten: Soviel Hilfe wie nötig, soviel Einbezug der Patientenressourcen wie möglich (z. B. können Sie teilaktiven Patienten den Waschhandschuh über die Hand streifen und diesen beim Reinigen des Gesichts führen). Damit geben Sie dem Patient Gelegenheit, sich selbst zu spüren und sich eigenständig zu fühlen.

- Gesicht und Hals waschen (helfen) und jeweils gut abtrocknen, Augen- und Ohrenreinigung integrieren,
- Hände, Arme und Achselhöhlen waschen (helfen) und jeweils gut abtrocknen (**Abb. G.1 a**); Achselhöhlen auf ▶ ***Intertrigo*** inspizieren; auf Wunsch des Patienten Seife verwenden, Seifenrückstände jedoch immer gründlich mit klarem Wasser entfernen,
- Brust und Bauch waschen (helfen), auf Intertrigo unter der Brust achten; Nabel reinigen und inspizieren,
- Patient unterstützen, sich aufzusetzen oder auf die Seite zu drehen, um den Rücken zu waschen (**Abb. G.1 b**) und abzutrocknen (kann der Patient sich nur mit Mühe drehen, gleich anschließend das Gesäß waschen, damit Patient nicht noch einmal gedreht werden muss),
- frisches Nachthemd oder Schlafanzugoberteil anziehen helfen,
- Waschlappen und Handtuch wechseln,
- Beine und Füße waschen (**Abb. G.1 c**), dabei Zehen und Zehenzwischenräume inspizieren (Druckstellen, Fußpilz?) und gut abtrocknen (alternativ können Füße auch in ein Schüsselbad gestellt werden),
- vor dem Waschen des Intimbereichs (Genitalien und Analfalte) Waschwasser wechseln,
- Einmalhandschuhe anziehen und **Intimtoilette** mit Einmalwaschlappen durchführen (vom Unterbauch über Leiste und Oberschenkel zum äußeren Genitale waschen):
- Patientinnen nach Möglichkeit Beine aufstellen und spreizen lassen, große Schamlippen spreizen und Waschrichtung von Symphyse Richtung Anus beachten (Infektionsgefahr),

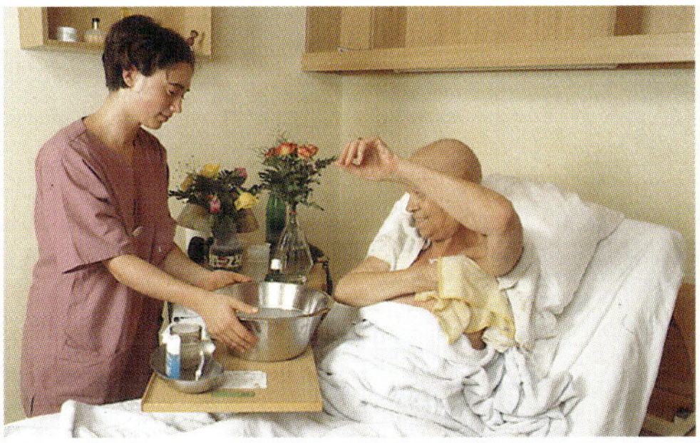

Abb. G.1 a.

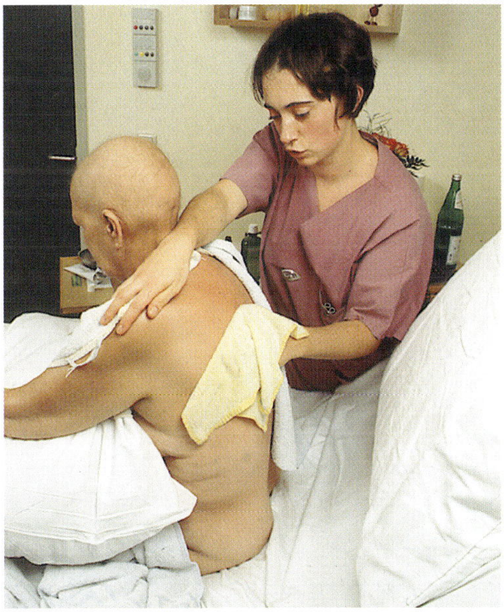

b

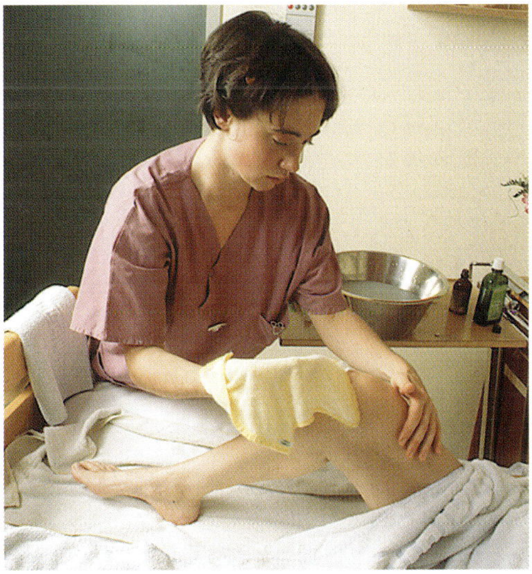

c

- bei Patienten Vorhaut zurückschieben, Eichel säubern, Vorhaut wieder vorschieben,
- sorgfältig auf Pilzbefall, Ausfluss, Hautrötungen, Intertrigo usw. achten (bei Pilzbefall Einmalmaterialien verwenden!),
- Einreibungen zur Hautpflege oder Therapie (z. B. Hautlotion, Kosmetika, ▸ ***Antimykotika*** nach Arztanordnung) in die Pflegehandlung integrieren, Kompressen in Hautfalten einlegen.

P Patienten möchten oft gerne ihre Hautpflegemittel von zu Hause benutzen, weil sie gerne „vertraut" riechen. Der Markt verfügt hier über ein breites Angebot. Als Pflegeperson haben Sie die Aufgabe, den Hautzustand zu beurteilen und zu prüfen, ob dieses Hautpflegemittel für die Bedürfnisse der Haut überhaupt geeignet ist (Herstellerangaben lesen). Wasser-in-Öl-Emulsionen (W/O-Emulsionen) sollten v. a. für trockene Haut, Öl-in-Wasser-Emulsionen für fettige Haut verwendet werden. Um den Säureschutzmantel der Haut nicht unnötig zu belasten, sollte Seife möglichst sparsam eingesetzt werden.

- Mund- und Zahnpflege (S. 207) und evtl. Trocken- oder Nassrasur durchführen (bei der Nassrasur gegen die Haarwuchsrichtung rasieren und Haut dabei spannen. Rasur kann je nach Patientenwunsch der Waschung auch vorangestellt werden),
- Unterhose, Schlafanzughose anziehen (helfen, S. 7), Haare kämmen, evtl. Nagelpflege (S. 214) anschließen,
- Patient lagern bzw. Kissen und Lagerungshilfsmittel platzieren,
- Patient zudecken, Bett auf normale Höhe bringen.

P Bei Patienten mit starkem Körpergeruch können 3 Esslöffel Obstessig auf 5 l Wasser gegeben werden. Nach dem Waschen nicht abtrocknen, nur trocken tupfen und Haut eincremen. Bei gesteigerter Schweißsekretion 1 l Salbeitee mit 4 l kühlem (ca. 24 °C) Wasser vermischen, beruhigend waschen, nicht abtrocknen und nicht eincremen.

Nachbereitung

- Sich vor dem Verlassen des Zimmers nach dem Befinden des Patienten und seiner Bedürfnisse bezüglich Lagerung, Getränken, Belüftung des Zimmers usw. erkundigen.
- Überprüfen ob Rufanlage und Telefon in Reichweite sind.
- Gebrauchte Materialien sachgerecht versorgen (z. B. Waschschüssel desinfizieren und reinigen),
- Hände nach ▸ ***Hygieneplan*** desinfizieren,
- Maßnahme und Beobachtungen (Reaktion und Beteiligung des Patienten, Hautveränderungen und ▸ ***Effloreszenzen***) im ▸ ***Pflegebericht*** mit Uhrzeit und Handzeichen dokumentieren.
- **Blick zurück:** Wurde die Mund- und Zahnpflege nicht vergessen? Ist die Zahnprothese eingesetzt? Ist das Bett nass geworden? Sind alle notwendigen Gegenstände für den Patienten in Reichweite?

M Reagiert der Patient mit offensichtlicher Abwehr auf die Pflegehandlung, hat Atemnot oder wirkt gestresst, so muss die GKW unterbrochen werden.

Belebende Ganzkörperwaschung

Ziel

Ziel ist die Belebung des Kreislaufs und des Körpers.

Indikationen

Indiziert ist eine belebende Ganzkörperwaschung z. B. bei:

- bewusstlosen Patienten (mit ärztlichem Einverständnis),
- somnolenten Patienten (mit ärztlichem Einverständnis),
- depressiven, antriebsgeminderten Patienten,
- Patienten mit Sensibilitätsstörungen z. B. bei Diabetes mellitus.

P Entscheidend ist bei der belebenden GKW, dass gegen die Haarwuchsrichtung gearbeitet wird. Nicht immer muss eine komplette GKW durchgeführt werden. Einen belebenden Effekt erreicht man auch mit einer Teilwäsche oder einer Einreibung.

Vorbereitung der Materialien

- Waschschüssel mit Wasser. Wassertemperatur ca. 10 °C unter der Körpertemperatur,
- zu Beginn keine Waschzusätze verwenden, später evtl. Rosmarinöl (jedoch kein Rosmarinöl bei Hypertonikern oder Epilepsiepatienten anwenden),
- festeren Waschhandschuh und raues Handtuch verwenden.

P Angehörige bitten, Tennissocken als Waschhandschuhe mitzubringen (lassen sich gut an den Körper anformen).

Durchführung

- Hände nach ▸ ***Hygieneplan*** desinfizieren,
- benötigte Gegenstände auf desinfizierter Arbeitsfläche (z. B. Nachttischablage) richten, Vollständigkeit überprüfen,

- Patient über geplante Maßnahme informieren (auch bewusstlose Patienten), Fenster und Türen schließen, Raumtemperatur beachten (20 – 22 °C),
- Besucher aus dem Patientenzimmer bitten (evtl. ist es auch möglich, Angehörige mit einzubeziehen, sie anzuleiten und ihnen damit Gelegenheit zur Mithilfe geben, wenn sie dies wünschen),
- Patient Möglichkeit zur Blasenentleerung geben, ▸ ***Patientenbett*** in Rücken schonende Arbeitshöhe bringen,
- evtl. den Handlungsablauf störende Kleidungsstücke entfernen, dabei die Intimsphäre beachten und für Sichtschutz sorgen,
- Lagerungshilfsmittel und Kissen, wenn nötig, entfernen,
- gegen die Haarwuchsrichtung waschen (**Abb. G.2**); Waschhandschuh soll tropfnass sein,
- Waschvorgang am Körperstamm beginnen, Intimbereich auslassen,
- Körperformen mit einbeziehen, keine Strichbewegungen (nicht absetzen, sondern in langen Zügen waschen),
- beim Waschen des Rückens vermehrten Druck ausüben, weil die Tastkörperchen hier weiter auseinander liegen,
- Bewegung mehrmals wiederholen, um die Körperwahrnehmung zu fördern; mehrmals hintereinander abtrocknen,
- sich Zeit nehmen und Patient den Hautreiz „nachspüren“ lassen.

Eine belebende Ganzkörperkörperwaschung können Sie sich auf der DVD anschauen.

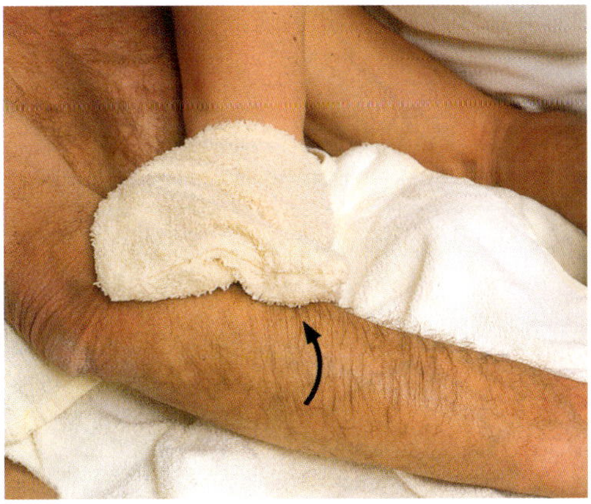

Abb. G.2.

Nachbereitung

- Sich vor dem Verlassen des Zimmers nach dem Befinden des Patienten und seiner Bedürfnisse bezüglich Lagerung, Getränken, Belüftung des Zimmers usw. erkundigen.
- Überprüfen ob Rufanlage und Telefon in Reichweite sind.
- Gebrauchte Materialien sachgerecht versorgen (z. B. Waschschüssel desinfizieren und reinigen),
- abschließend Hände nach ▸ ***Hygieneplan*** desinfizieren,
- Maßnahme und Beobachtungen (Reaktion und Beteiligung des Patienten) im Pflegebericht mit Uhrzeit und Handzeichen dokumentieren.
- **Blick zurück:** Ist das Bett nass geworden? Sind alle notwendigen Gegenstände für den Patienten in Reichweite? Erbringt die Reaktion des Patienten neue Aspekte für die Pflegeplanung? Ist der Patient wacher, kann belebende GKW vor Mobilisation eingesetzt werden.

Beruhigende Ganzkörperwaschung

Entscheidend bei der beruhigenden GKW ist, dass mit der Haarwuchsrichtung gewaschen wird. Nicht immer muss eine komplette GKW durchgeführt werden. Einen beruhigenden Effekt erreicht man auch mit einer Teilwäsche oder einer Einreibung.

P So kann man z. B. Patienten, die Schwierigkeiten haben zu stehen, vor der Mobilisation ein Fußbad anbieten und dabei die Beine beruhigend waschen. Beim Aufstehen werden die Beine sich schwerer anfühlen und damit besser gespürt werden.

Ziele

- Entspannung,
- Förderung von Körperintegration,
- Reduktion von Unruhe.

Indikationen

Indiziert ist eine beruhigende Ganzkörperwaschung bei:

- Patienten, die in ihrer Körperorientierung beeinträchtigt sind und z. B. den Bezug zu einem Körperteil verloren haben,
- innerer Unruhe,
- zentralen Unruhezuständen,
- Hyperaktivität,
- Einschlafstörungen.

Vorbereitung der Materialien

- Waschschüssel mit Wasser, das wärmer ist als die ▸ ***Körpertemperatur*** (37 – 40 °C),

- zu Beginn keine Zusätze verwenden, später evtl. Lavendel, Melisse,
- weicher Waschhandschuh und weiches Handtuch.

Durchführung

- Hände nach ▸ ***Hygieneplan*** desinfizieren,
- benötigte Gegenstände auf desinfizierter Arbeitsfläche (z. B. Nachttischablage) richten, Vollständigkeit überprüfen und in Reichweite stellen,
- Patient über geplante Maßnahme informieren (auch bewusstlose Patienten), Fenster und Türen schließen, Raumtemperatur beachten (20 – 22 °C),
- Besucher aus dem Patientenzimmer bitten (evtl. ist es auch möglich, Angehörige mit einzubeziehen, sie anzuleiten und ihnen damit Gelegenheit zur Mithilfe geben, wenn sie dies wünschen),
- Patient Möglichkeit zur Blasenentleerung geben, ▸ ***Patientenbett*** in Arbeitshöhe bringen,
- evtl. den Handlungsablauf störende Kleidungsstücke entfernen, dabei die Intimsphäre beachten und für Sichtschutz sorgen,
- Lagerungshilfsmittel und Kissen, wenn nötig, entfernen,
- entsprechend der Haarwuchsrichtung waschen (**Abb. G.3**); Waschhandschuh soll gut ausgewrungen sein,
- Waschvorgang am Körperstamm beginnen, Intimbereich auslassen,
- Körperformen mit einbeziehen, keine Strichbewegungen (nicht absetzen, sondern in langen Zügen waschen),
- Bewegung mehrmals wiederholen, um den beruhigenden Effekt zu fördern; mehrmals hintereinander abtrocknen,
- sich Zeit nehmen und Patient den Hautreiz nachspüren lassen.

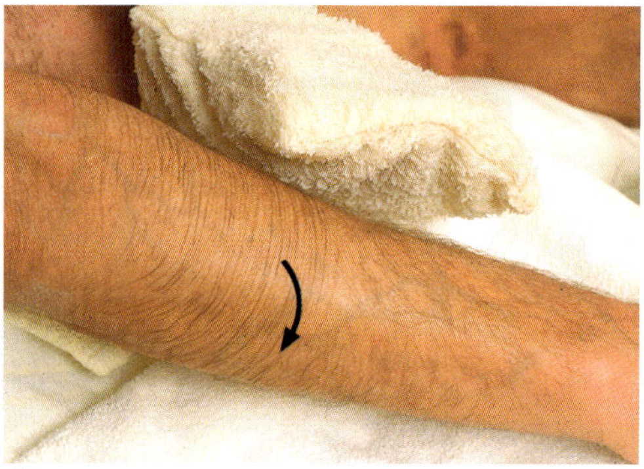

Abb. G.3.

Nachbereitung

- Sich vor dem Verlassen des Zimmers nach dem Befinden des Patienten und seiner Bedürfnisse bezüglich Lagerung, Getränken, Belüftung des Zimmers usw. erkundigen.
- Überprüfen ob Rufanlage und Telefon in Reichweite sind.
- Gebrauchte Materialien sachgerecht versorgen (z. B. Waschschüssel desinfizieren und reinigen),
- abschließend Hände nach ▸ ***Hygieneplan*** desinfizieren,
- Maßnahme und Beobachtungen (Reaktion und Beteiligung des Patienten) in der ▸ ***Patientendokumentation*** mit Uhrzeit und Handzeichen dokumentieren.
- **Blick zurück:** Ist das Bett nass geworden? Sind alle notwendigen Gegenstände für den Patienten in Reichweite? Erbringt die Reaktion des Patienten neue Aspekte für die Pflegeplanung? Schläft der Patient bei der Waschung ein, kann die Maßnahme bei Schlafstörungen eingesetzt werden.

M Temperieren Sie das Wasser bitte sorgfältig. Patienten mit Wahrnehmungsstörungen werden es evtl. nicht bemerken, wenn es zu heiß ist und es besteht die Gefahr einer Hautschädigung.

Bobathorientierte Ganzkörperwaschung

Ziele

- Erhöhung der Propriozeption (Eigenwahrnehmung),
- Patient erfährt Spürinformation auf der ▸ ***nicht betroffenen Seite***, um sich besser vorstellen zu können, wie sich die ▸ ***betroffene Seite*** anfühlen müsste.

Indikationen

Indiziert ist eine bobathorientierte Ganzkörperwaschung bei:

- Patienten mit neurologischen Ausfällen,
- Patienten mit ▸ ***Hemiplegie***.

Vorbereitung der Materialien

- Waschschüssel mit Wasser (Temperatur niedriger als Körpertemperatur, so dass der Patient sie wahrnimmt),
- Waschzusatz (nach individuellen Gewohnheiten des Patienten),
- Waschhandschuh,
- kleines Handtuch, das nirgends streifen kann (Patient soll eindeutige Spürinformationen bekommen).

Durchführung

P Sie können die Waschung auch als Teilkörperwäsche am Waschbecken durchführen oder den Patienten in vorgegebener Richtung abduschen (helfen), allerdings sind die Informationen (Wahrnehmung, Empfindung) für den liegenden Patienten größer. Statt einer Waschung kann man auch eine Einreibung durchführen.

- Hände nach ▶ ***Hygieneplan*** desinfizieren,
- benötigte Gegenstände auf desinfizierter Arbeitsfläche (z. B. Nachttischablage) richten, Vollständigkeit überprüfen und in Reichweite stellen,
- Patient über geplante Maßnahme informieren (auch bewusstlose Patienten), Fenster und Türen schließen, Raumtemperatur beachten (20 – 22 °C),
- Besucher aus dem Patientenzimmer bitten (evtl. ist es auch möglich, Angehörige mit einzubeziehen und anzuleiten, wenn sie dies wünschen und ihnen die Gelegenheit zur Mithilfe geben),
- Patient Möglichkeit zur Blasenentleerung geben, ▶ ***Patientenbett*** in Rücken schonende Arbeitshöhe bringen,
- ▶ ***Pflegetherapeut*** steht während der gesamten Waschung auf der betroffenen Seite des Patienten. Die Waschrichtung geht von der nicht betroffenen Seite über die Körpermitte, die der Patient finden soll (hier mehr Druck spüren lassen) zur betroffenen Seite. Die Spürinformation soll von der nicht betroffenen auf die betroffene Körperseite mit hinüber genommen werden,
- wenn möglich anfangs während der Waschung nicht sprechen. Der Patient soll sich auf das Erspüren konzentrieren und nicht durch zusätzliches Verarbeiten von Sprachinformation abgelenkt sein.

M Die bobathorientierte Waschung ist weniger Körperpflege als vielmehr Arbeit an der gestörten Körperwahrnehmung des Patienten. Gut gemeinte „Alltagskommunikation“ während der Waschung vermindert den therapeutischen Effekt, weil der Patient vom Erspüren der Körperinformation während der Waschung abgelenkt wird.

- Später kann Waschung verbal begleitet werden (z. B. Körperteil benennen, das gewaschen wird),
- im Weiteren Patienten mitsprechen lassen (z. B. nennt Pflegeperson Körperteil der nicht betroffenen Seite, Patient benennt betroffene Seite),
- Patient sollte möglichst ganz entkleidet sein, um im Verlauf längere Unterbrechungen zu vermeiden; mit einem Nachthemd bedecken (Intimsphäre wahren, Auskühlung vermeiden). Da der therapeutische Effekt im Vordergrund steht, wird der Intimbereich während der Waschung nicht berücksichtigt,
- Pflegeperson hilft, den Waschhandschuh überzustreifen, Patient wäscht Gesicht mit der nicht betroffenen Hand. Pflegeperson kann die Waschrichtung an ihrem eigenen Gesicht zeigen. Abhängig von seinen Ressourcen kann der Patient das Gesicht auch mit der betroffenen Hand waschen, die von der Pflegeperson geführt wird,
- Brust und Bauch von der nicht betroffenen zur betroffenen Seite waschen. Dabei die Mitte betonen und 2 – 3-mal wiederholen. Pflegeperson führt den Arm des Patienten,
- auf die gleiche Weise mit kleinem Handtuch, das nirgends streift, Patient beim Abtrocknen unterstützen,
- Arme zuerst außen, dann innen jeweils 2 – 3-mal waschen und abtrocknen. Pflegeperson führt den Arm des Patienten (**Abb. G.4**). Hand flächig auflegen und an die Körperform „anmodellieren“. Richtung Hand, Ellenbogenbereich, Schulter auf der nicht betroffenen Seite anregend (gegen die Haarwuchsrichtung) waschen,
- weiter über Brust, Schulter, Ellenbogenbereich zur betroffenen Hand beruhigend (mit der Haarwuchsrichtung) waschen, möglichst in einem Zug. Pflegeperson kann die Bewegung an ihrem eigenen Körper vormachen.

P Bei passiven Patienten kann die Pflegeperson zur Waschung zwei Waschhandschuhe oder ein Paar Socken als Waschhandschuhe anziehen, denn dann können Arme und Beine ganz umfasst und die Spürinformation „abgerundet“ werden.

- Vom Fuß über Knie und Oberschenkel der nicht betroffenen Seite über den Schambereich zum anderen Bein waschen, möglichst in langem Zug ohne abzusetzen. Zehen spreizen und genau inspizieren. Für das Waschen der Hinterseite des Beines, Bein anstellen

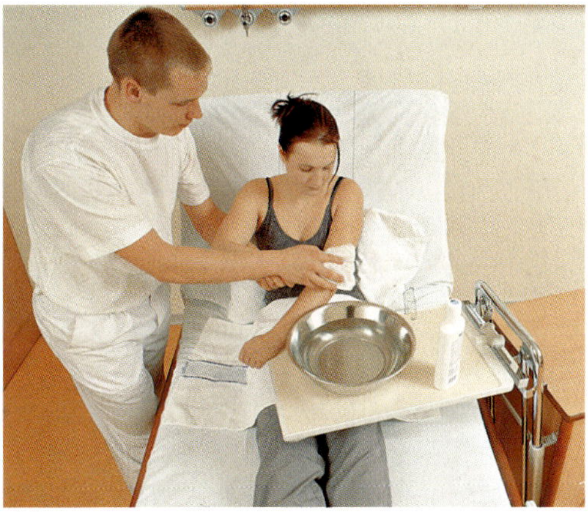

Abb. G.4.

(lassen). Jeweils 2 – 3-mal wiederholen und abtrocknen,
- zum Waschen des Rückens Patient unterstützen, sich auf die Seite zu drehen; wieder 2 – 3-mal von der nicht betroffenen Seite auf die betroffene Seite waschen und abtrocknen,
- Patient zurückdrehen, zudecken und nachspüren lassen; nach Nachspürintervall beim Ankleiden unterstützen,
- Patient nach Lagerungsplan lagern.

Nachbereitung
- Sich vor dem Verlassen des Zimmers nach dem Befinden des Patienten und seiner Bedürfnisse bezüglich Lagerung, Getränken, Belüftung des Zimmers usw. erkundigen.
- Überprüfen ob Rufanlage und Telefon in Reichweite sind.
- Gebrauchte Materialien sachgerecht versorgen (z. B. Waschschüssel desinfizieren und reinigen),
- abschließend Hände nach ▶ ***Hygieneplan*** desinfizieren,
- Maßnahme und Beobachtungen (Reaktion des Patienten) in der ▶ ***Patientendokumentation*** mit Uhrzeit und Handzeichen dokumentieren.
- **Blick zurück:** Ist die Lagerung korrekt und toleriert sie der Patient?

Infobox

Literatur

Bender S. Körperpflegekunde, 2. Aufl. Stuttgart: Wissenschaftliche Verlagsgesellschaft; 2004

Schewior-Popp S et al. (Hrsg.). Thiemes Pflege, 11. Aufl. Stuttgart: Thieme; 2009

Internetadressen

http://www.kneipp.de
http://www.bar-frankfurt.de
http://www.meine-gesundheit.de

Genitalspülung

Definition

Unter Genitalspülung versteht man das Abspülen des äußeren Genitalbereiches mit körperwarmen Wasser oder Kamillenlösung.

Ziele
- Reinigung bzw. Wundreinigung des äußeren Genitalbereichs,
- Vermeidung einer ▶ ***Infektion***,
- Steigerung des Wohlbefindens,
- schmerzfreie Genitalhygiene.

Indikationen

Eine Genitalspülung ist z. B. indiziert:
- nach vaginaler Hysterektomie (Gebärmutterentfernung),
- nach ▶ ***Episiotomie***,
- bei erhöhter Empfindung von Schmerzen bei Infektionen oder Wunden,
- bei ▶ ***Fluor genitalis***,
- während des ▶ ***Lochienflusses***.

Vorbereitung der Materialien
- Einmalhandschuhe,
- Abwurfbeutel,
- Bettschutz,
- ▶ ***Steckbecken***,
- Einmalhandtücher,
- Händedesinfektionsmittel,
- Behälter mit ca. ½ bis 1 l körperwarmer Spüllösung (je nach Arztanordnung z. B. Wasser, Kamillen- oder Salbeilösung, Schleimhautdesinfektionsmittel),
- frische Vorlage,
- frischer Einmalslip.

Durchführung
- Hände nach ▶ ***Hygieneplan*** desinfizieren,
- benötigte Gegenstände auf desinfizierter Arbeitsfläche (z. B. fahrbarer Tisch) richten und Vollständigkeit überprüfen (**Abb. G.5**),

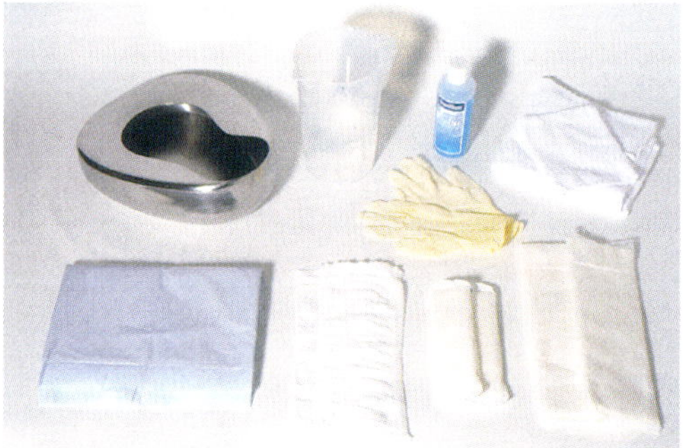

Abb. G.5.

- Patientin über geplante Maßnahme informieren und Zeitpunkt abstimmen,
- Fenster und Türen schließen, für angenehme Raumtemperatur sorgen; Besucher und wenn möglich Mitpatienten aus dem Patientenzimmer bitten; Anwesenheitslicht einschalten oder „Bitte-nicht-stören-Schild" an die Tür hängen,
- ▶ ***Patientenbett*** auf eine Rücken schonende Arbeitshöhe bringen,
- den Handlungsablauf störende Kleidungsstücke (Slip) entfernen, dabei die Intimsphäre beachten und für Sichtschutz sorgen. Patientin nicht vollständig aufdecken, vor Auskühlung schützen.

M Da die Genitalspülung ein großer Eingriff in die Intimsphäre der Frau ist, ist ein taktvolles und störungsfreies Vorgehen sowie ein ausreichender Sichtschutz unbedingt notwendig.

- Einmalhandschuhe anziehen, Vorlage entfernen und direkt im Abwurfbehälter entsorgen,
- Patientin unterstützen, sich auf den Rücken mit leicht angewinkelten und gespreizten Beinen zu legen, Bettschutz und Steckbecken positionieren,
- etwas Spüllösung über die Oberschenkelinnenseite der Patientin laufen lassen, um eine angenehme Temperierung der Lösung zu überprüfen,
- Spülflüssigkeit über Schamhügel und Damm in das Steckbecken fließen lassen,
- evtl. Vorgang wiederholen und abschließend die Schamlippen spreizen und spülen,
- Steckbecken aus dem Bett vorsichtig entfernen (Patientin liegt nun auf dem Bettschutz) und restliche Spülflüssigkeit mit dem Einmalhandtuch abtupfen (für jeden Tupfvorgang zur Vermeidung einer ▶ ***Schmierinfektion*** ein neues Tuch verwenden; mit der Region um die Schamlippen beginnen und abschließend Damm und Anus abtupfen),
- neue Einmalbinde vorlegen,
- Bettschutz entfernen und mit Einmalhandschuhe in den Abwurf entsorgen,
- Patientin beim Anziehen des frischen Einmalslips und beim Rücklagern unterstützen.

Nachbereitung

- Sich vor dem Verlassen des Zimmers nach dem Befinden des Patienten und seiner Bedürfnisse bezüglich Lagerung, Getränken, Belüftung des Zimmers usw. erkundigen,
- gebrauchte Materialien sachgerecht ver- bzw. entsorgen (z. B. ▶ ***Steckbecken*** im ▶ ***Steckbeckenspülgerät*** reinigen),
- abschließend Hände nach ▶ ***Hygieneplan*** desinfizieren,
- Maßnahme durch Eintragung in den ▶ ***Pflegebericht*** mit Angaben über z. B. Stärke der Sekretion, Schleimhautveränderungen usw. mit Handzeichen und Uhrzeit dokumentieren.
- **Blick zurück:** Wurde die alte Vorlage gleich entsorgt? Ist das Bett mit Spüllösung verschmutzt worden?

Infobox

Literatur

Schewior-Popp S. et al. (Hrsg.): Thiemes Pflege, 11. Aufl. Thieme Stuttgart 2009

Internetadressen

http://www.kneipp.de
http://www.bar-frankfurt.de
http://www.meine-gesundheit.de
http://www.onmeda.de

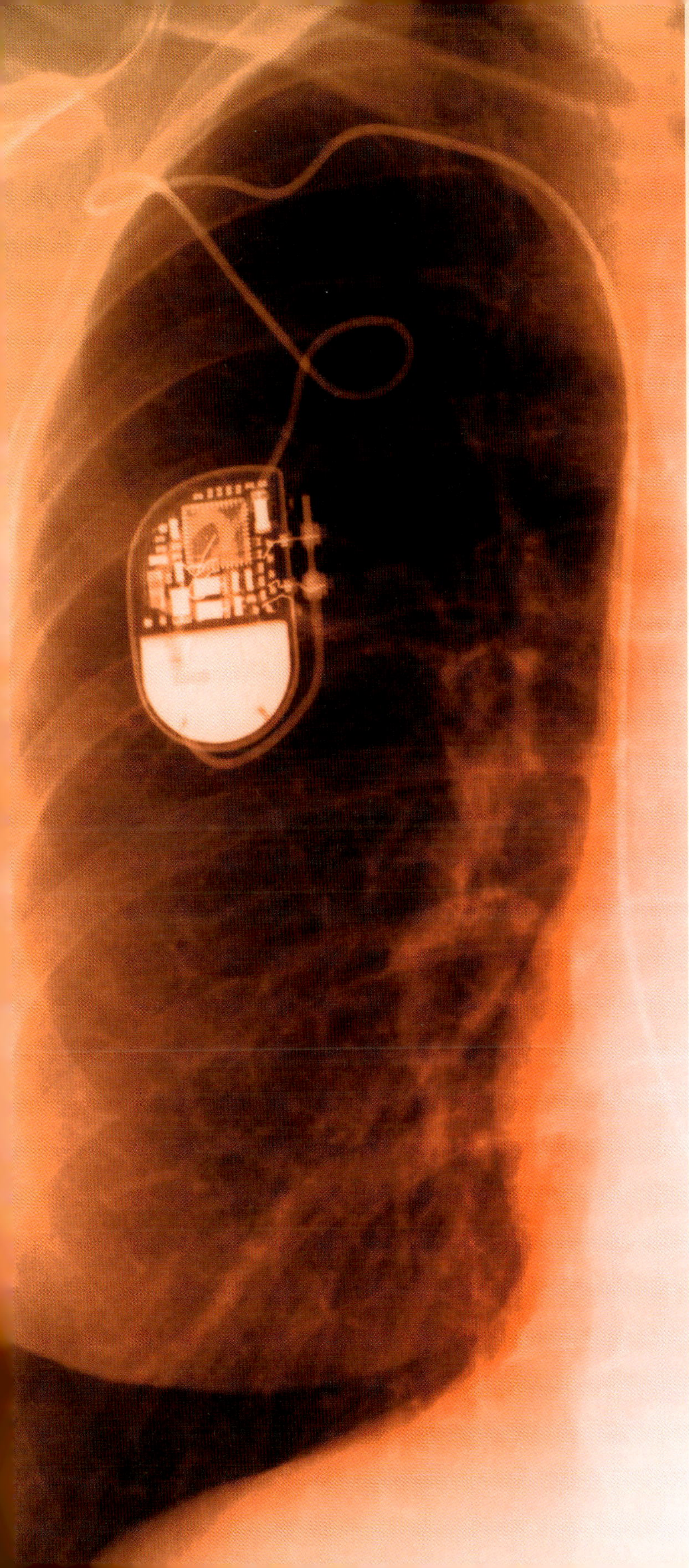

H

Haarwäsche im Bett

Definition

Die Haarwäsche ist eine Maßnahme im Rahmen der täglichen Haarpflege, die bei bettlägerigen Patienten im Bett durchgeführt werden muss. Hierzu zählt auch das anschließende Bürsten und Frisieren der Haare.

Haarwäsche beim bettlägerigen Patienten

Ziele

- Gesunderhaltung der Haare,
- Förderung des allgemeinen Wohlbefindens.

Indikationen

Indiziert ist eine Haarwäsche im Bett z. B. bei:

- verschmutzten oder fettigen Haaren,
- starkem Schwitzen.

Vorbereitung der Materialien

- Spezielles Haarwaschbecken mit Ablaufschlauch oder Haarwaschbecken mit integriertem Ablauf, Reservoir für Schmutzwasser (Becken ist innen hohl) und Ausschüttmöglichkeit (**Abb. H.1**),
- Bettschutz,
- Behälter mit ausreichend warmem Wasser und Schüttgefäß,
- Eimer zum Auffangen des verbrauchten Wassers,
- 2 Handtücher,
- Haarshampoo,
- Föhn, Haarbürste, Kamm, Spiegel,
- Waschlappen oder Tuch für die Augen,
- Molton oder Handtuch zum Abpolstern des Nackens im Haarwaschbecken.

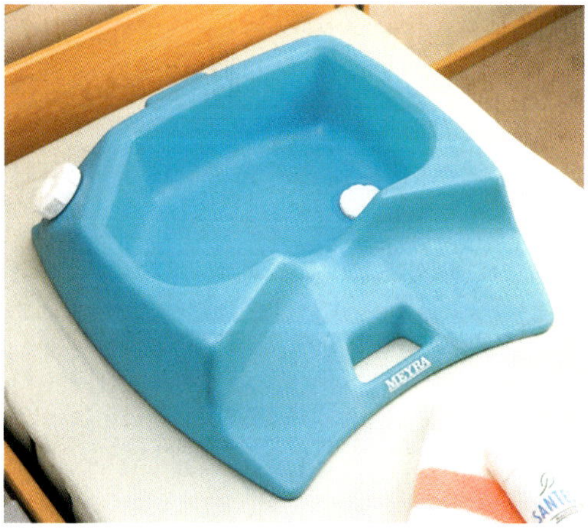

Abb. H.1.

Durchführung

- Hände nach ▸ ***Hygieneplan*** desinfizieren,
- benötigte Gegenstände auf desinfizierter Arbeitsfläche (z. B. Tablett) richten und Vollständigkeit überprüfen,
- Patienten über geplante Maßnahme informieren (auch bewusstlose Patienten!) und Zeitpunkt mit ihm abstimmen. Fenster und Türen schließen, Raumtemperatur sollte angenehm sein,
- Besucher aus dem Patientenzimmer bitten, ▸ ***Patientenbett*** auf eine Rücken schonende Arbeitshöhe bringen und Brust des Patienten mit Handtuch abdecken,
- Kopfteil des Bettes flach stellen und Kopfkissen unter den Oberkörper des Patienten legen, Patienten ggf. beim Aufrichten unterstützen (**Abb. H.2 a**),
- Bettschutz unter den Oberkörper des Patienten legen und Haarwaschbecken unter den Kopf stellen. Eine Pflegeperson hilft ggf. dem Patienten, den Kopf zu halten (**Abb. H.2 b**). Rinne des Haarwaschbeckens mit Handtuch oder Molton abpolstern,
- mit Schüttgefäß warmes Wasser über die Haare gießen, gut anfeuchten (**Abb. H.2 c**). Sich erkundigen, ob die Wassertemperatur für den Patienten angenehm ist,
- Shampoo auftragen und in Kopfhaut und Haare einmassieren. Augen des Patienten mit Waschlappen abdecken, damit keine Seife hineinkommt,
- Kopf mit reichlich Wasser abspülen bis keine Shampoorückstände mehr auf den Haaren sind.

M Erkundigen Sie sich während des Vorgangs nach der Kreislaufsituation des Patienten (▸ *Schwindel*, Unwohlsein usw.) und bitten Sie ihn, Veränderungen mitzuteilen. Ist die Maßnahme für den Patient belastend, muss sie abgebrochen werden.

- Wasser durch den Ablaufschlauch oder Ablassvorrichtung abfließen lassen,
- Haare in ein Handtuch einschlagen und Kopf halten, während Haarwaschbecken entfernt wird (**Abb. H.2 d**),
- Bettschutz entfernen und trockenes Handtuch unterlegen; mit dem anderen Handtuch Haare trocknen,
- Haare kräftig durchkämmen oder bürsten (bei verfilzten oder verklebten Haaren kleine Strähnen in die Hand nehmen und von der Spitze her auskämmen),
- Haare föhnen (Vorsicht, dass beim Föhnen Kopfhaut nicht zu heiß wird, Föhn weit genug weghalten, **Abb. H.2 e**),
- Haare in gewünschte Form bringen bzw. Haare auf Wunsch flechten und Patient im Spiegel zeigen, ob die Frisur seinen Vorstellungen entspricht.

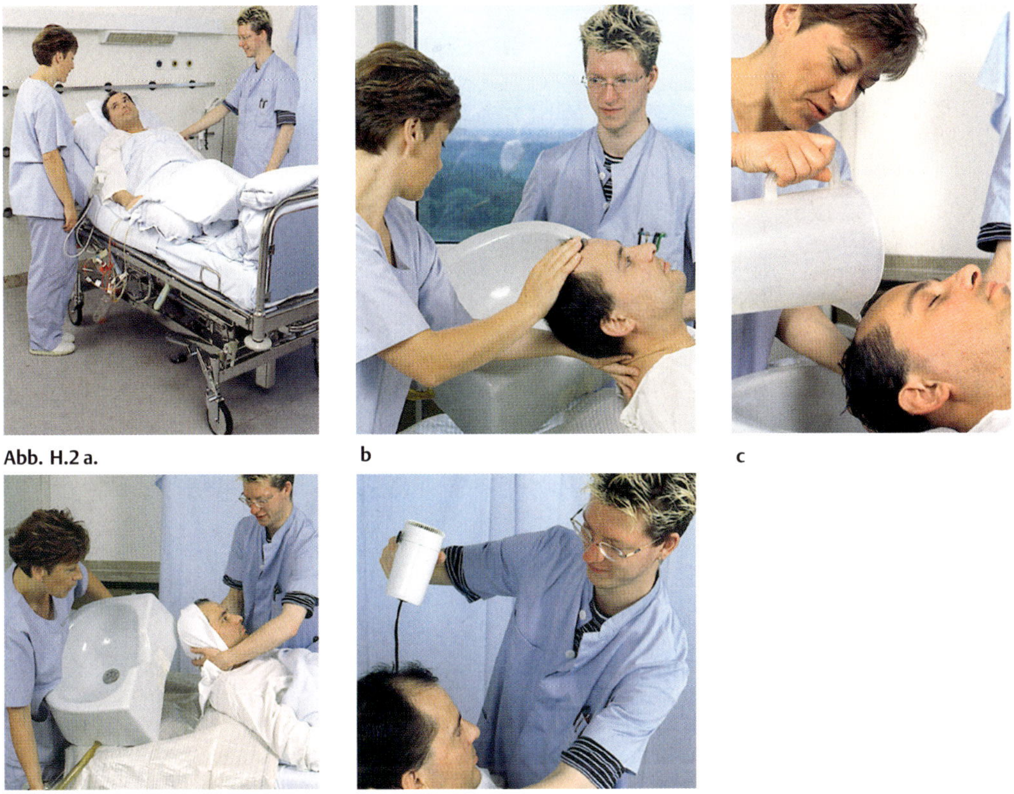

Abb. H.2 a. b c d e

Nachbereitung

- Patienten beim Rücklagern und Anziehen unterstützen, ausruhen lassen,
- sich vor dem Verlassen des Zimmers nach dem Befinden des Patienten und seiner Bedürfnisse bezüglich Lagerung, Getränken, Belüftung des Zimmers usw. erkundigen,
- gebrauchte Materialien sachgerecht versorgen (z. B. Haarwaschbecken desinfizieren und reinigen),
- abschließend Hände nach ▸ ***Hygieneplan*** desinfizieren,
- Maßnahme durch Eintragung in die ▸ ***Patientendokumentation*** mit Handzeichen und Uhrzeit dokumentieren.
- **Blick zurück:** Ist das Bett feucht geworden? Ist der Boden nass? Sind alle Materialien entsorgt?

M Bei bettlägerigen Patienten dürfen keine Haarspangen oder -nadeln in die Haare gesteckt werden, da die Gefahr von Druckstellen und Verletzungen besteht. Bei der Haarpflege ist auf Haarveränderungen (z. B. Haarausfall, Schuppen) und ▸ ***Pedikulose*** *zu achten.*

Kinderkrankenpflege

Ältere Säuglinge und Kleinkinder haben oft Angst vor der Haarwäsche. Klären Sie vorher mit den Eltern ab, wie sie zuhause damit umgehen. Hilfreich ist z. B. die Verwendung eines Haarwaschkranzes (**Abb. H.3**).

Altenpflege

Mit dem Älterwerden verändern sich auch die Haare. Sie gehen aus und werden lichter. Trotzdem möchten v. a. ältere Frauen auch im Alter ihre langen Haare behalten und sie hochstecken bzw. zu einem Knoten binden, was zu Problemen in der Haarpflege wie z. B. ▸ ***Verfilzung*** ***führt.***

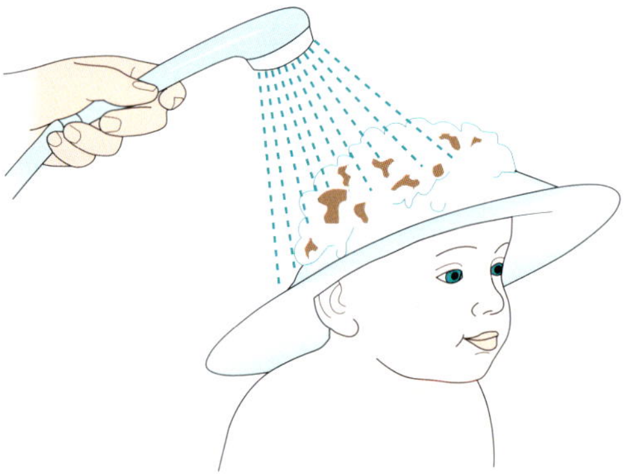

Abb. H.3.

M Das Abschneiden der Haare darf nur mit Zustimmung des Betroffenen durchgeführt werden und soll behutsam erfolgen.

Infobox

Literatur

Schewior-Popp S et al. (Hrsg.). Thiemes Pflege, 11. Aufl. Stuttgart: Thieme; 2009

Internetadressen

http://www.bar-frankfurt.de
http://www.meine-gesundheit.de
http://www.wella.de

Herzschrittmacher, passager

Definitionen

Herzschrittmacher (Abb. H.4): technisches Gerät zur ▶ *Stimulation* des Herzmuskels durch elektrische Impulse über eine vorübergehend ▶ *intravenös* oder durch den Ösophagus eingelegte Elektrode. Dadurch soll die der Pumpleistung des Herzens, die durch nicht ▶ *medikamentös* zu behandelnde schwere Herzrhythmusstörungen (z. B. absolute ▶ *Arrhythmien*) erheblich gestört ist, verbessert werden.

passager: zeitweilig, vorübergehend.

Ziel

Ziel ist die Stimulation des Herzmuskels.

Indikationen

Ein passagerer Herzschrittmacher ist z. B. indiziert bei Herzkrankheiten mit Erregungsbildungs- oder Erregungsleitungsstörungen (z. B. höhergradiger ▶ *AV-Block*).

Vorbereitung der Materialien

- Notfall-Set „passagerer Herzschrittmacher" richten mit externem Herzschrittmacher, sterilen Einmalhandschuhen und Materialien zur Venenpunktion,
- EKG-Gerät mit Klebeelektroden (**Abb. H.5**),
- Defibrillator (**Abb. H.6**),
- Hautdesinfektionsspray,
- Verbandmaterialien.

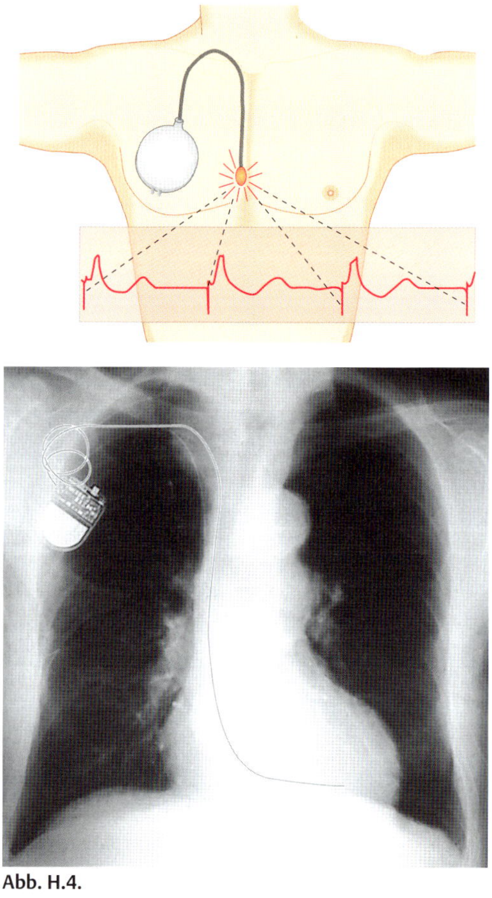

Abb. H.4.

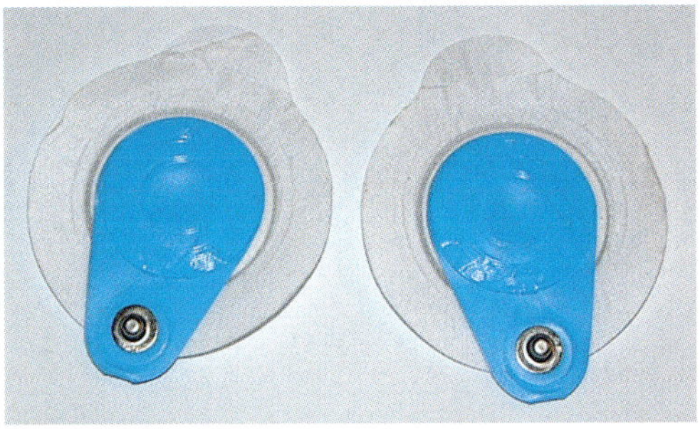

Abb. H5 a.

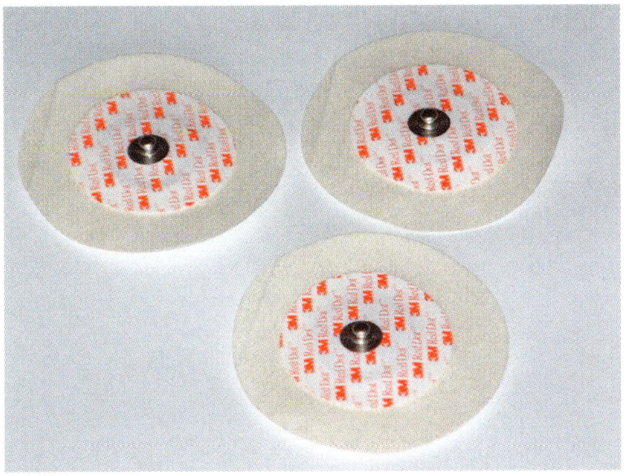

b

Durchführung

- Hände nach ▶ ***Hygieneplan*** desinfizieren,
- benötigte Gegenstände auf desinfizierter Arbeitsfläche (z. B. fahrbarer Tisch) richten und auf Vollständigkeit überprüfen,
- Defibrillator einsatzbereit richten und Paddels mit Elektroden-Gel bestreichen,
- Patienten über geplante Maßnahme informieren (auch bewusstlose Patienten!), Fenster und Türen schließen,
- Besucher aus dem Patientenzimmer bitten und ▶ ***Patientenbett*** auf eine Rücken schonende Arbeitshöhe bringen,
- evtl. den Handlungsablauf störende Kleidungsstücke entfernen, dabei die Intimsphäre beachten und für Sichtschutz sorgen,
- Patienten flach auf den Rücken lagern, EKG-Elektroden (S. 100 f) anschließen und Elektrokardiogramm aufzeichnen.

M Das Legen eines passageren Herzschrittmachers (▶ ***Schrittmacherimplantation***) und die Einstellung ist ärztliches Aufgabengebiet. Die Pflegeperson assistiert dem Arzt (z. B. Patienten in die richtige Lage bringen, Materialien anreichen, ▶ ***Einschwemmkatheter*** fixieren) und überwacht die ▶ ***Vitalfunktionen***. Nach dem Legen führt sie regelmäßig die ▶ ***Schrittmacherüberwachung*** durch.

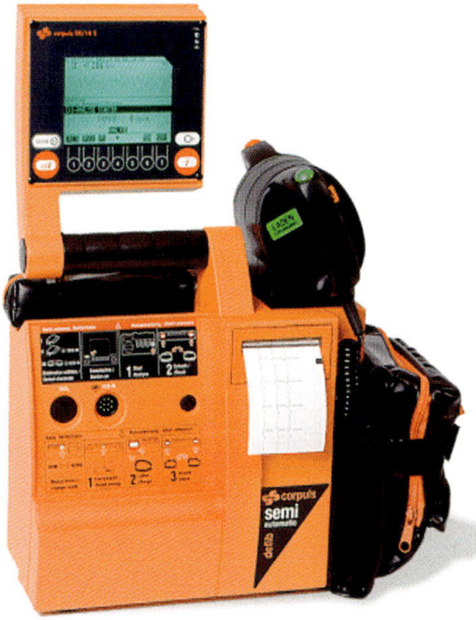

Abb. H.6.

Nachbereitung

- Patienten evtl. rücklagern und beim Anziehen unterstützen,
- sich vor dem Verlassen des Patienten nach Bedürfnissen bezüglich Lagerung, Getränken, Belüftung des Zimmers usw. erkundigen,
- gebrauchte Materialien sachgerecht ver-, bzw. entsorgen (z. B. Müll trennen, Arbeitsfläche desinfizieren, Defibrillator-Paddels reinigen),
- abschließend Hände nach ▶ ***Hygieneplan*** desinfizieren,
- Maßnahme durch Eintragung in den ▶ ***Pflegebericht*** mit Handzeichen und Uhrzeit dokumentieren.
- **Blick zurück:** Ist die am Patienten vorgenommene Handlung korrekt (z. B. wurde der Schrittmacher richtig fixiert, wurde der Patient bezüglich seiner Verhaltensweisen richtig aufgeklärt) und vollständig ausgeführt worden? Können schon Vorbereitungen für evtl. nachfolgende Tätigkeiten getroffen werden?

M Bei einem Patienten mit passagerem Schrittmacher ist absolute Bettruhe geboten. Jede Bewegung kann eine ▶ ***Dislokation der*** ▶ ***Elektrode*** verursachen. Umlagerungen sind zu vermeiden.

Schrittmacher-Codes

- 1. Buchstabe kennzeichnet den Stimulationsort:
  - A = ▶ *Atrium*
  - V = ▶ *Ventrikel*
  - D = doppelt (A und V)
- 2. Buchstabe kennzeichnet den Wahrnehmungsort:
  - A = Atrium
  - V = Ventrikel
  - D = doppelt (A und V)
- 3. Buchstabe kennzeichnet die Betriebsart:
  - I = Inhibition (Hemmung der Eigenaktionen des Herzens)
  - T = ▶ *Triggerung* (Auslösen der Ventrikelerregung im Rhythmus der Vorhoferregung)
  - D = doppelt (I und T)
- 4. Buchstabe kennzeichnet die Programmierbarkeit:
  - P = 12 Funktionen
  - M = multiprogrammierbar
  - R = frequenzangepasst
- 5. Buchstabe ist die Antitachykardiefunktion:
  - O = keine
  - P = antiarrhythmische Stimulation
  - S = Elektroschock
  - C = ▶ *Kardioversion*
  - D = doppelt (P und S)

Infobox

Literatur

Höltgen R et al. Herzschrittmacher- und ICD-Kontrolle. Stuttgart: Thieme; 2006

Haverkamp W, Breithardt G. Moderne Herzrhythmustherapie. Stuttgart: Thieme; 2003

Ullrich L et al. (Hrsg.). Thiemes Intensivpflege und Anästhesie. Stuttgart: Thieme; 2005

Internetadressen

http://www.onmeda.de

http://www.herzschrittmacher.info

Hygienisches Arbeiten

Definitionen

Unter hygienischem Arbeiten versteht man alle von einer ▶ *Hygienekommission* erlassenen und in einem ▶ *Hygieneplan* festgelegten Maßnahmen, um eine Übertragung von Krankheitserregern auf den Menschen zu verhindern. Die Beratung der Pflegepersonen in Hygienefragen erfolgt durch die ▶ *Hygienefachkraft*. Zum hygienischen Arbeiten zählen z. B. Maßnahmen zur ▶ *Desinfektion* und ▶ *Sterilisation;* zur ▶ *persönlichen Hygiene*, das Tragen von ▶ *Schutzkleidung* und ▶ *Schutzhandschuhen*, der korrekte Umgang mit ▶ *Sterilgut* und ▶ *Desinfektionsmitteln*. Im Folgenden werden die chirurgische und hygienische Händedesinfektion und das Anziehen von sterilen Einmalhandschuhen beschrieben.

Händedesinfektion: Desinfektion der Hände und Unterarme mit einem hautschonenden Antiseptikum.

Hygiene: vorbeugende Maßnahmen für die Erhaltung und Pflege der Gesundheit (hygieinos [griech.] = gesund) des Menschen und seiner Umwelt, um schädliche Einflüsse abzuhalten. Die Einteilung erfolgt z. B. in Wasser-, Boden-, Luft-, Umwelt-, Sozialhygiene und Gesundheitsfürsorge.

Chirurgische Händedesinfektion

Ziele

- Keimreduktion der Hände,
- Vermeidung von ▶ *Kontaminationen* und ▶ *Infektionen*.

Indikationen

Indiziert ist eine chirurgische Händedesinfektion z. B. bei operativen Eingriffen (z. B. OP-Pflegepersonal, das instrumentiert oder assistiert).

Vorbereitung der Materialien

- Wasser, Seife, Bürste,
- Spender mit Händedesinfektionsmittel (▶ *Wandspender*),
- steriles Abtrockentuch.

Durchführung

- Benötigte Gegenstände auf desinfizierter Arbeitsfläche (z. B. Ablage am Waschbecken) richten,
- Hände, Nägel und Unterarme gründlich unter fließendem, nicht zu heißem (max. 40 °C) Wasser mit Seife reinigen; nur bei starker Verschmutzung werden die Fingernägel mit einem sterilisierten Nagelreiniger gesäubert,
- gründlich mit sterilem Tuch abtrocknen, um Hautirritationen zu vermeiden,

- 2× ca. 5 ml eines Händedesinfektionsmittels aus einem Desinfektionsmittelspender auf die absolut trockene Haut auftragen (**Abb. H.7 a**)und auf Händen und Unterarmen nach folgendem Schema mind. 5 Min. lang verreiben:
  - linken Unterarm mit der rechten Hand spiralförmig vom Handgelenk bis zum Ellenbogen einreiben, anschließend umgekehrt verfahren,
  - Desinfektionsmittel zwischen den Handflächen verreiben (**Abb. H.7 b**),
  - mit der linken Handfläche rechten Handrücken auch zwischen den Fingern einreiben und umgekehrt (**Abb. H.7 c**),
  - Desinfektionsmittel mit verschränkten und gespreizten Fingern zwischen den Fingerinnenseiten einreiben (**Abb. H.7 d**),
  - Fingernagelbereich desinfizieren,
  - linken Daumen mit der umschließenden rechten Handfläche kreisend reiben und umgekehrt (**Abb. H.7 e**),

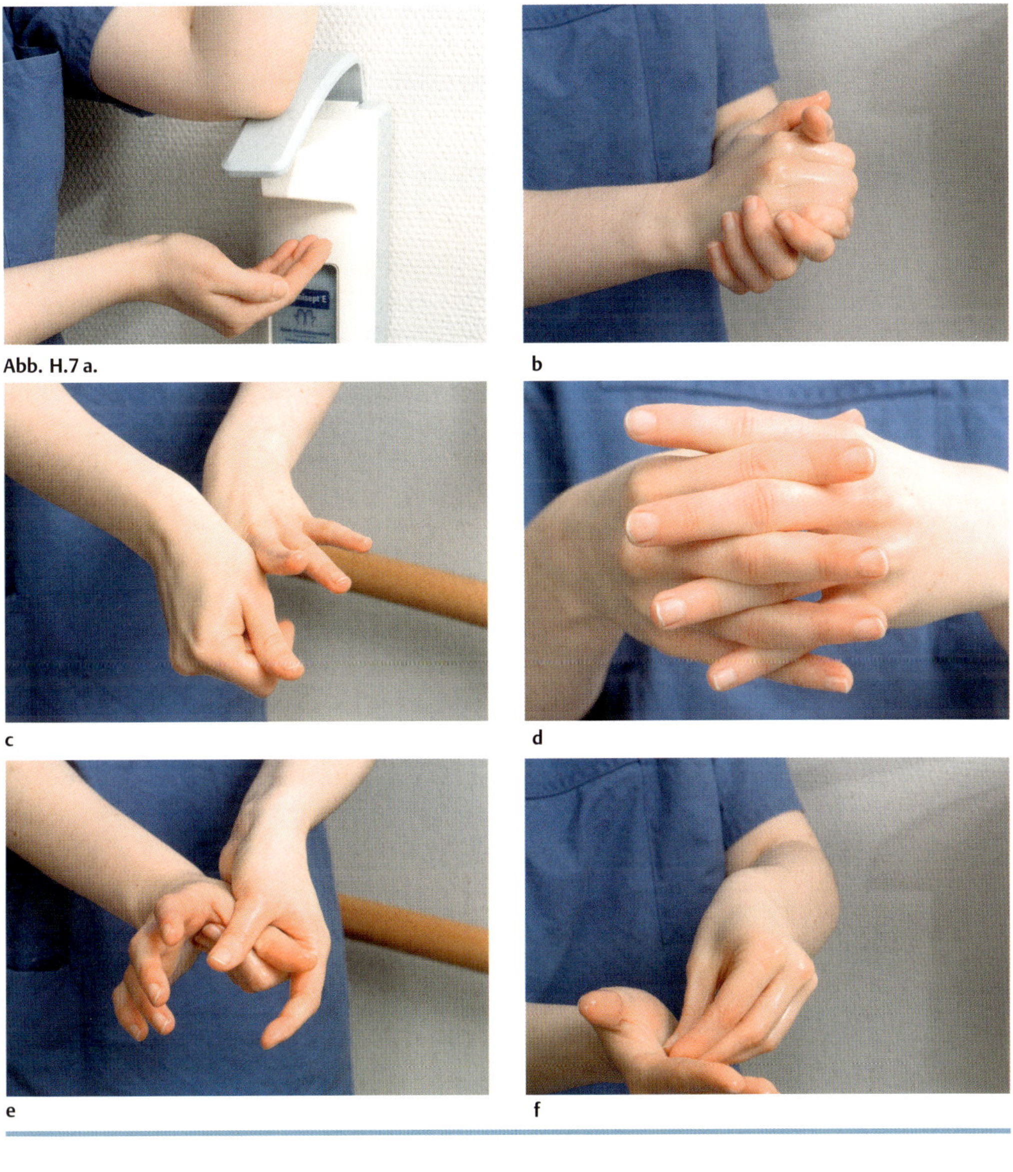

Abb. H.7 a. b c d e f

  - Fingerkuppen der rechten Hand in der linken Handfläche *kreisend* reiben und umgekehrt zur Desinfektion der Handinnenflächen und -falten (**Abb. H.7 f**). Hier entstehen oft klassische Benetzungslücken,
- Einwirkzeit von 3 – 5 Min. beachten und Einreibung wiederholen,
- nach der chirurgischen Händedesinfektion **keine** unsterilen Gegenstände mehr berühren!

Wie man eine chirurgische Händedesinfektion durchführt, können Sie sich auf der DVD ansehen.

Hygienische Händedesinfektion

Ziele
- Keimreduktion der Hände,
- Vermeidung von Kontaminationen und Infektionen,
- Unterbrechung von Infektionsketten.

Indikationen

Eine hygienische Händedesinfektion ist z. B. indiziert:
- vor Arbeitsaufnahme und -ende,
- nach Kontakt, z. B. mit potenziell oder definitiv infektiösem Material (Körperausscheidungen, Körperflüssigkeiten, andere Sekrete oder Blut bzw. mit diesen Materialien kontaminierte Gegenstände, z. B. Urinsammelsysteme, ▶ ***Absauggeräte***, ▶ ***Beatmungsgeräte***, Beatmungsmasken, Trachealtuben, ▶ ***Drainagen***),
- nach Arbeitsgängen mit Kontaminationsmöglichkeiten,
- nach Schmutzarbeiten (z. B. Abziehen von Bettwäsche, Umgang mit Abfall),
- nach Kontakt mit infektiösen Patienten oder bei Infektionsverdacht,
- im Rahmen der Behandlungspflege, z. B. vor Medikamentenverabreichung, vor Injektionen, Punktionen, Legen von Kathetern (Blutgefäße, Blase) und anderen invasiven Eingriffen, auch wenn dabei Handschuhe getragen werden,
- vor Kontakt mit infektionsgefährdeten Patienten (z. B. Leukämiepatienten, polytraumatisierte Patienten, bestrahlte, immunsupprimierte oder sonstige schwer erkrankte Patienten, Verbrennungspatienten),
- vor Anlegen von Verbänden und im Rahmen des Verbandwechsels,
- vor und nach Pflegemaßnahmen oder Handhabungen an liegenden Kathetern, Drainagesystemen, Inhalationen,
- nach pflegerischen/therapeutischen Maßnahmen bei Patienten mit Infektion oder Infektionsverdacht,
- bei Schleusung, z. B. vor Betreten des reinen Raums der Personalschleuse von ▶ ***Operationsabteilungen***,
- vor Eintritt und beim Verlassen von Isoliereinheiten, beim Verlassen von Behandlungseinheiten mit erhöhtem Infektionsrisiko,
- ggf. vor Aufnahme von Speisen und Getränken.

Vorbereitung der Materialien
- Wasser, Seife, evtl. Bürste,
- Spender mit ▶ ***Händedesinfektionsmittel*** (▶ ***Wandspender***),
- Pflegelotion.

Durchführung

M Die mechanische Reinigung der Hände mit Wasser, Seife und Bürste ist nur bei stark verschmutzten Händen notwendig. Früher galt der Grundsatz: Erst desinfizieren, dann reinigen. Bei stark verschmutzten Händen darf die Reihenfolge jedoch umgedreht werden.

- Benötigte Gegenstände auf desinfizierter Arbeitsfläche (z. B. Ablage am Waschbecken) richten,
- ca. 3 ml des Händedesinfektionsmittels auf der absolut trockenen und sauberen Haut auftragen (nach dem bei der chirurgischen Händedesinfektion beschriebenen Schema verreiben),
- Einwirkzeit von 30 Sekunden beachten bis das Desinfektionsmittel vollständig verdampft ist,
- Pflegelotion nach Arbeitsende bzw. in Arbeitspausen verwenden, um die Haut zu pflegen.

Wie eine hygienische Händedesinfektion durchgeführt wird, können Sie sich auf der DVD ansehen.

Sterile Handschuhe anziehen

Ziele
- keimfreies bzw. steriles Arbeiten,
- Verhinderung einer Keimübertragung bzw. Infektion.

Indikationen

Indiziert ist das Tragen von sterilen Handschuhen z. B. bei: ▶ ***invasivem*** Eingriff (z. B. Blasenkatheterismus, s. S. 40 f),
- Assistenz bei Operationen und ▶ ***Punktionen***.

Vorbereitung der Materialien
- Sterile Einmalhandschuhe in der passenden Größe.

Durchführung
- Hände nach ▶ ***Hygieneplan*** desinfizieren,
- verpackte Handschuhe auf desinfizierter Arbeitsfläche (z. B. Tablett) richten; Verfallsdatum, Indikatorstreifen (steril) und Verpackung auf Beschädigung überprüfen,
- Verpackung an der dafür vorgesehenen Stelle öffnen,

- rechte Hand schlüpft in den Handschuh, linke Hand zieht an der umgeschlagenen Manschette den Handschuh hoch (**Abb. H.8 a**),
- rechte Hand schlüpft so weit als möglich in den Handschuh; vorsichtig zieht die linke Hand an der Innenseite des Umschlags den Handschuh nach oben (**Abb. H.8 b**),
- mit der behandschuhten linken Hand unter die umgeschlagene Manschette des rechten Handschuhs greifen (**Abb. H.8 c**), linken Handschuh ohne Berühren der Haut nach oben ziehen und Manschette umschlagen.

M Mit sterilen Handschuhen darf nichts Unsteriles berührt werden. Falls dies doch passiert, müssen Sie ein neues Paar steriler Handschuhe anziehen.

- Zum Anreichen eines sterilen Handschuhs mit beiden steril behandschuhten Händen unter die Manschette greifen und den Handschuh so weit aufdehnen, dass z. B. der Arzt seine Hand einführen kann,
- nach der Benutzung einen Handschuh durch Anfassen an der Manschette abstreifen und mit der anderen Hand umschließen (**Abb. H.9 a,b**); anderen Handschuh

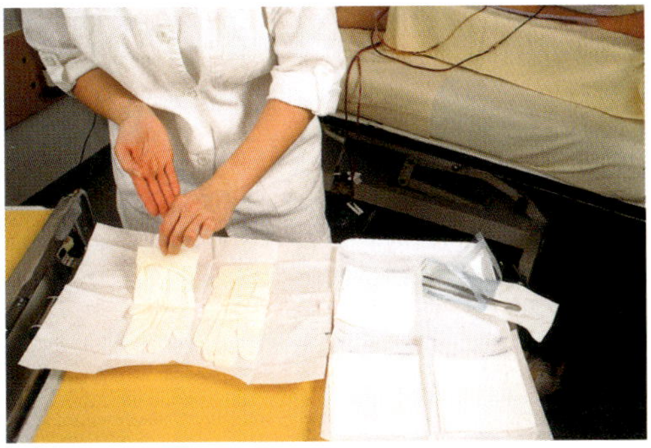

Abb. H.8 a.

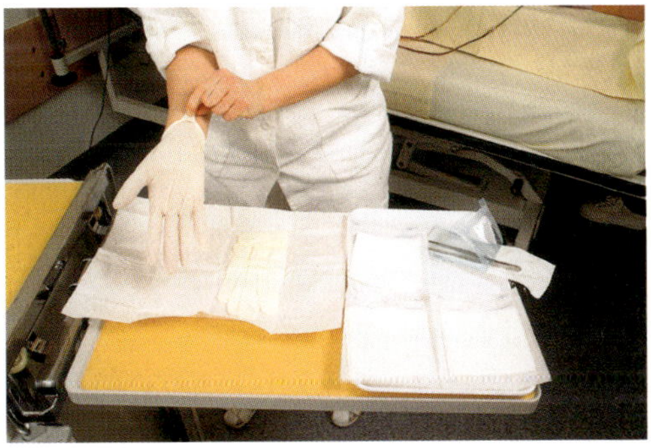

b

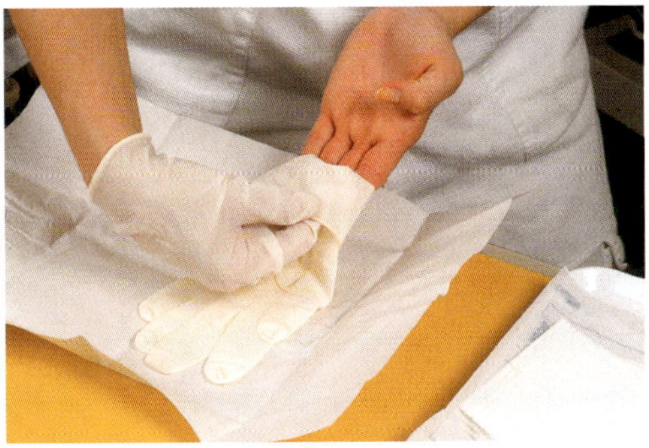

c

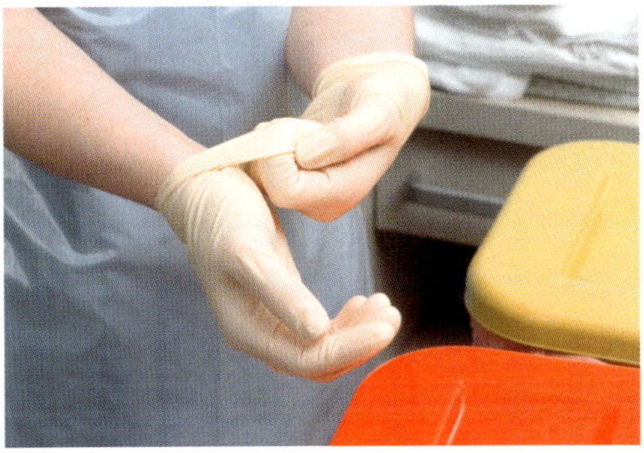

Abb. H.9 a.

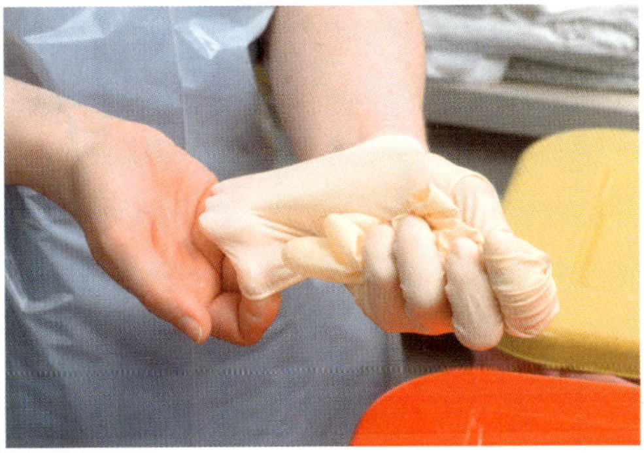

b

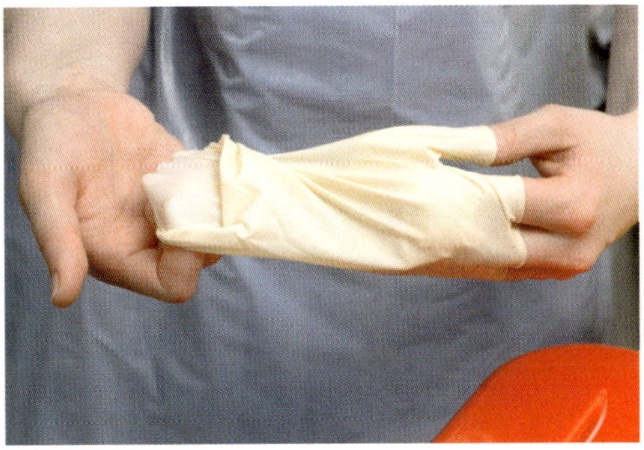

c

darüber streifen, so dass die Innenseite nach außen zeigt (**Abb. H.9 c**) und die verschmutzten Seiten der Handschuhe umschlossen sind (kontaminationsfreies Ausziehen),

- Handschuhe direkt entsorgen und abschließend hygienische Händedesinfektion durchführen.

Infobox

Literatur

Jassoy C, Schwarzkopf A. Hygiene, Mikrobiologie und Ernährungslehre für Pflegeberufe. Stuttgart: Thieme; 2004

Internetadressen

http://www.dgkh.de

http://www.rki.de

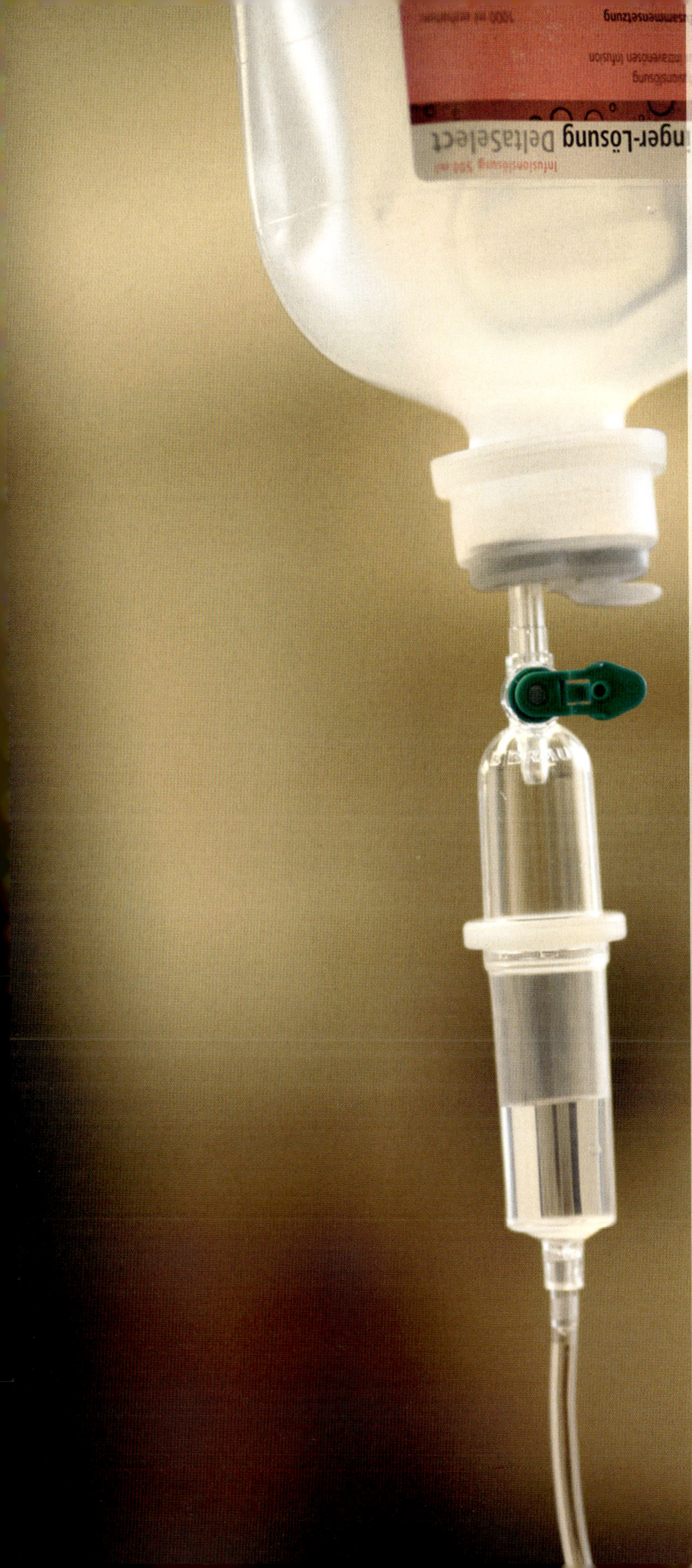
Ringer-Lösung DeltaSelect

Infusionen richten und verabreichen

Definitionen

Infundere (lat.) = hineingießen. Gemeint ist allgemein das Einbringen von Flüssigkeiten in den Körper, meist über einen peripheren Katheter (▶ *Venenverweilkanüle*) oder zentralen venösen Katheter (seltener subkutane oder intraarterielle Infusionen). Nach der Infusionsmenge unterscheidet man Kurzinfusionen (ca. 100 ml über 30 Min.) oder Dauerinfusionen (größere Mengen über mehrere Stunden). Die ▶ *Tropfgeschwindigkeit* einer Infusion muss genau berechnet werden. Mithilfe z. B. von ▶ *Dreiwegehähnen* und ▶ *Hahnenbänken* ist es möglich, mehrere Infusionen gleichzeitig zu verabreichen, in die Medikamente zugespritzt werden können. Infusionen können entweder frei laufen (schwerkraftgesteuert), über Infusionspumpen bzw. Spritzenpumpen (S. 282 f) oder mit Druck (Druckinfusion).

Ziele

- ausreichende parenterale Ernährung durch Applikation von Grundnahrungsstoffen wie Fett, Eiweiß, Kohlenhydraten, Vitaminen und Spurenelementen,
- Aufrechterhaltung bzw. Verbesserung des Flüssigkeitsvolumens,
- Aufrechterhaltung bzw. Wiederherstellung der Elektrolytkonzentration,
- Aufrechterhaltung bzw. Wiederherstellung eines konstanten ▶ *osmotischen Drucks*,
- medikamentöse Versorgung.

Indikationen

Indiziert ist die Gabe von Infusionen z. B. bei:

- Erkrankungen mit hohem Elektrolyt- und Flüssigkeitsverlust (z. B. chronisches Erbrechen, massive Diarrhoe, Verbrennungskrankheit),
- perioperativer Flüssigkeitsversorgung (vor, während und nach Operationen),
- Notwendigkeit einer parenteralen Ernährung (Umgehung des Magen-Darm-Trakts),
- medikamentöser Unterstützung des Patienten z. B. durch Schmerzmittel (Analgetika),
- gestörtem Säure-Basen-Haushalt (▶ *Azidose* / ▶ *Alkalose*).

Schwerkraftgesteuerte Infusion richten und anschließen

Vorbereitung der Materialien

- Infusionsbehälter (z. B. Glas-, Kunststoffflasche oder -beutel) nach Arztverordnung,
- ▶ *Infusionsbesteck* nach DIN 58 362,
- Infusionsständer,
- Desinfektionsmittel.

M Der behandelnde Arzt hat die Anordnungsverantwortung und entscheidet, welche Infusionen über welchen Zeitraum mit welcher Geschwindigkeit und welchen eventuellen Zusätzen gegeben werden. Juristisch einwandfrei sollte die erste Infusion (außer Kochsalz-und Ringerlösung) vom Arzt angehängt werden. Das gilt auch für Infusionen mit veränderten Mischungsverhältnissen. Die zweite Infusion wird von einer examinierten Pflegeperson angehängt. Der Zeitraum zwischen dem Richten einer Infusion bis zu ihrer Verabreichung darf maximal 1 Stunde betragen.

Durchführung

- Hände nach ▶ *Hygieneplan* desinfizieren,
- benötigte Gegenstände auf desinfizierter Arbeitsfläche (z. B. fahrbarer Tisch) richten, Vollständigkeit und Verfalldatum überprüfen (▶ *R-Regel* beachten!),
- Verschlussring von der Infusionsflasche abziehen,
- bei Infusionsflaschen mit Metallverschluss Gummistopfen desinfizieren (**Abb. I.1 a**), Einwirkzeit beachten!) und evtl. noch vorhandene Desinfektionslösung abschütteln (darf nicht in die Infusionslösung gelangen),
- sterile Verpackung des Überleitsystems an der dafür vorgesehenen Stelle aufreißen (**Abb. I.1 b**) und System entnehmen,
- Verschlusskappe vom Einstichdorn abnehmen und diesen durch den Gummistopfen in die Flasche stechen (**Abb. I.1 c**),
- Rollklemme zudrehen (**Abb. I.1 d**) und Infusionsflasche am Infusionsständer aufhängen oder umgedreht halten,
- Tropfenkammer durch mehrfaches Zusammendrücken mit Daumen und Zeigefinger bis zur Markierung füllen (**Abb. I.1 e**),
- Belüftungsventil öffnen, Rollklemme aufdrehen und Lösung langsam durch das System fließen lassen (**Abb. I.1 f**), so dass keine Luft im Schlauch ist (Gefahr einer ▶ *Luftembolie!*).

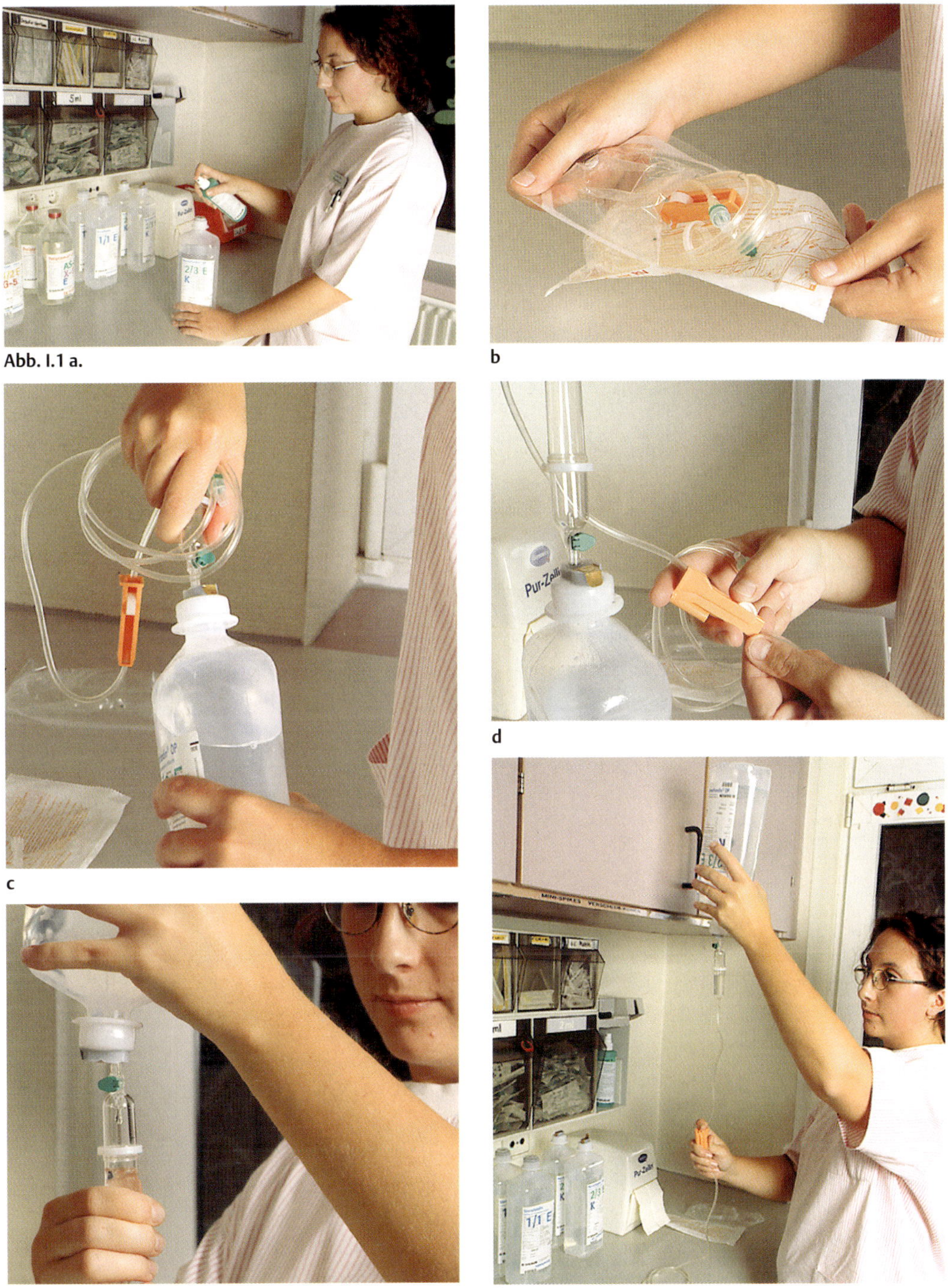

Abb. I.1 a. b c d e f

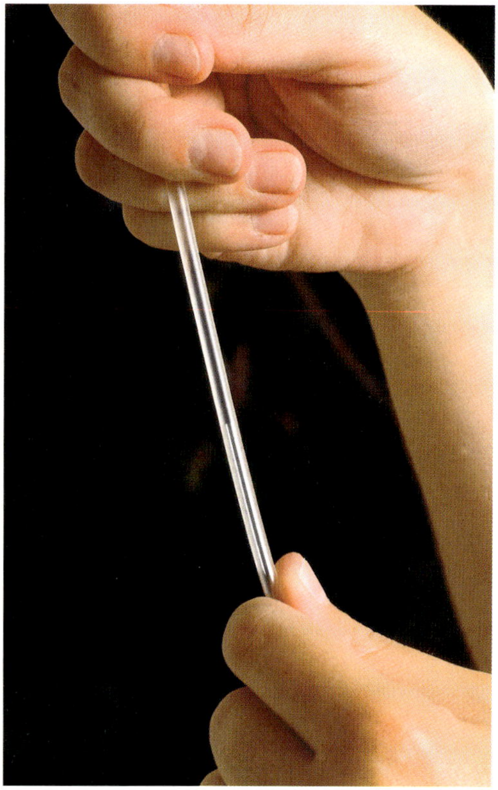

Abb. I.2.

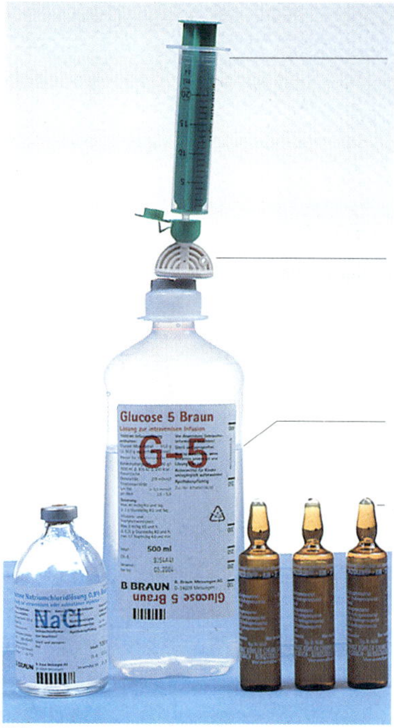

Abb. I.3.

P Sind Luftblasen im Schlauchsystem (**Abb. I.2**)? Ein Trick ist, die Rollklemme zu schließen und so weit wie möglich in Richtung Flasche zu schieben. Durch Wickeln des Infusionsschlauches von unten nach oben (z. B. um einen Stift) werden die Luftblasen in die Tropfenkammer gedrückt. Sind alle Luftblasen in der Tropfenkammer, Spiegel durch Rückpumpen der Lösung in die Flasche einstellen. Oder Sie halten nach dem Füllen der Tropfenkammer das Schlauchteil nach oben und füllen dann das System. Die Flüssigkeit breitet sich langsamer aus, die Wahrscheinlichkeit der Blasenbildung ist geringer.

Um die Inhalte zu vertiefen, können Sie sich das Video „Infusion richten" ansehen.

Medikamente zuspritzen

- Medikament in sterile Einmalspritze aufziehen und über sterile Kanüle oder Spike in die Infusionsflasche spritzen (**Abb. I.3**),
- bei Zuspritzen von mehreren Ampullen muss Flüssigkeitsmenge der Ampullen vorher aus der Infusionsflasche steril abgezogen werden,
- Infusionslösung mit Medikament durch Kippen durchmischen und auf Unverträglichkeit überprüfen (z. B. Ausflockungen),
- Infusionsflasche mit Namen des Patienten, Datum, Uhrzeit und Zusätzen beschriften (**Abb. I.4**). Wenn möglich, bei Kunststoffflaschen keinen Filzstift verwenden! (Lösungsmittel des Stifts kann durch den Kunststoff diffundieren.)

Wie eine Infusion mit Medikamentenzusatz gerichtet wird, können Sie sich auf der DVD ansehen.

Infusion anschließen

- Patienten über geplante Maßnahme informieren (auch bewusstlose Patienten!), Besucher evtl. aus dem Patientenzimmer bitten,
- den Handlungsablauf störende Kleidungsstücke und Schmuck entfernen, dabei die Intimsphäre beachten; Patienten unterstützen, sich bequem zu lagern,
- Schlauchsystem an die liegende ▶ ***Venenverweilkanüle*** anschließen und ▶ ***Tropfgeschwindigkeit*** nach Arztverordnung einstellen; Überleitsystem evtl. mit Pflaster am Unterarm des Patienten fixieren, um Abknickungen zu vermeiden,

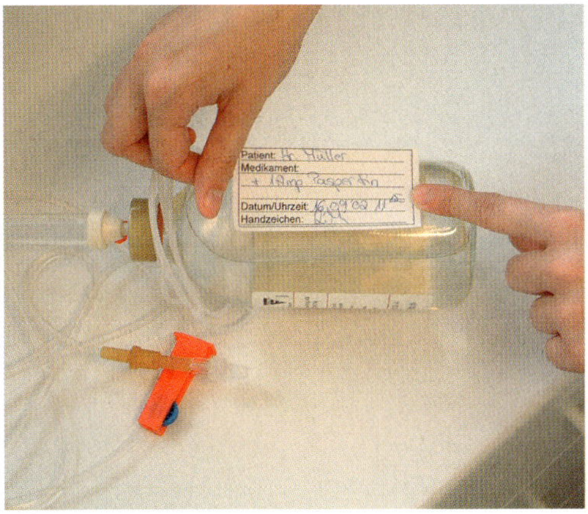

Abb. I.4.

- Infusionsgeschwindigkeit überwachen und Patienten auf Nebenwirkungen bzw. Reaktionen beobachten (z. B. ▸ ***Thrombophlebitis***),
- Patienten informieren, sich bei Veränderungen (z. B. Übelkeit) zu melden und Rufanlage in Reichweite bringen.

M Werden mehrere Infusionslösungen gleichzeitig verabreicht oder wird ein Medikament in eine Infusion zugespritzt, muss die Verträglichkeit (Kompatibilität) der Lösungen untereinander überprüft und z. B. auf Ausflockungen beobachtet werden.

Den Verbandwechsel an der Venenverweilkanüle können Sie sich auf der DVD ansehen.

Nachbereitung

- Sich vor dem Verlassen des Zimmers nach dem Befinden des Patienten und seiner Bedürfnisse bezüglich Lagerung, Getränken, Belüftung des Zimmers usw. erkundigen,
- gebrauchte Materialien sachgerecht ver- bzw. entsorgen (z. B. Mülltrennung für Verpackungsmaterialien beachten),

P Nach Beendigung der Infusion kann der Einstichdorn am Gummistopfen abgebrochen werden, um Gefahr einer Stichverletzung zu reduzieren.

- abschließend Hände nach ▸ ***Hygieneplan*** desinfizieren,
- Maßnahme durch Eintragung in die ▸ ***Patientendokumentation*** mit Handzeichen, Uhrzeit und evtl. Nebenwirkungen dokumentieren.
- **Blick zurück:** Wurde der Infusionsschlauch sicher fixiert? Tropft die Infusion? Ist der Patient informiert, sich z. B. bei Übelkeit zu melden oder wenn Infusion nicht mehr läuft? Rufanlage in Reichweite? Ist die Tropfgeschwindigkeit richtig eingestellt?

Druckinfusion

Ziel

Ziel ist es, große Flüssigkeitsmengen schnell zu infundieren (▸ ***Volumenersatzmittel***).

Indikation

Indiziert ist eine Druckinfusion z. B. beim hypovolämischen ▸ ***Schock***.

Vorbereitung der Materialien

- Spezielle Druckmanschette mit Manometer,
- Infusionslösung in einem Kunststoffbeutel,
- ▸ ***Infusionsbesteck*** mit verschließbarer Belüftung.

Durchführung

- Infusion richten s. Vorbereitung „Schwerkraftgesteuerte Infusion" (S. 138),
- gerichtete Infusion in die spezielle Druckmanschette einspannen (**Abb. I.5**),
- Belüftungsventil schließen,
- Patienten über geplante Maßnahme informieren (auch bewusstlose Patienten!), Besucher evtl. aus dem Patientenzimmer bitten,

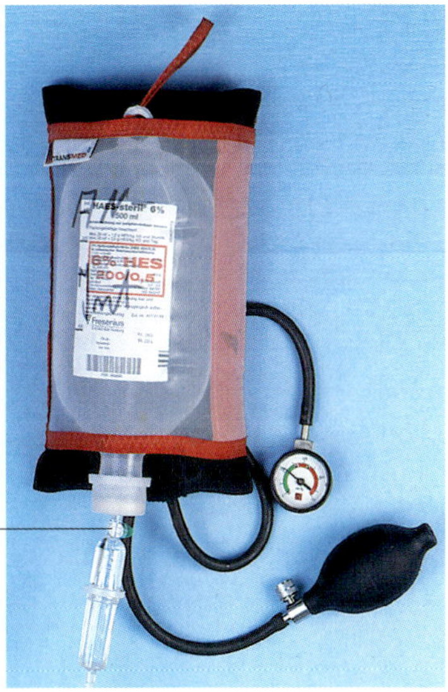

Luftfilter geschlossen

Abb. I.5.

- den Handlungsablauf störende Kleidungsstücke und Schmuck entfernen, dabei die Intimsphäre beachten; Patienten unterstützen, sich bequem zu lagern,
- Überleitsystem mit der Venenverweilkanüle oder dem ▶ ***Venenkatheter*** unter aseptischen Bedingungen verbinden,
- Infusionsverlauf kontrollieren und ständig personell überwachen; Patienten informieren, sich bei Veränderungen zu melden (z. B. Übelkeit) und Rufanlage in Reichweite bringen,
- Vitalzeichen des Patienten kontrollieren (z. B. ▶ ***Schockindex*** berechnen),
- nach Beendigung der Druckinfusion, Druck aus der Manschette durch Öffnen des Reduzierventils entweichen lassen und Folgeinfusion anhängen oder Venenverweilkanüle abstöpseln.

M Druckinfusionen dürfen nur als Einzelinfusionen an der Venenverweilkanüle angeschlossen werden, da sonst die Gefahr besteht, dass die unter Druck stehende Lösung in den Behälter der frei laufenden Infusion gedrückt wird. Es muss sichergestellt werden, dass sich keine Luft im Infusionsbeutel befindet, da ansonsten die Gefahr einer ▶ ***Luftembolie*** besteht.

Nachbereitung

Siehe Nachbereitung „Schwerkraftgesteuerte Infusion" (S. 141).

Pumpengesteuerte Infusion

Vorbereitung der Materialien

- Infusionsbehälter (z. B. Glas-, Kunststoffflasche oder -beutel) nach Arztverordnung,
- ▶ ***Infusionspumpe*** (Infusomat) mit Tropfendetektor,
- ▶ ***Infusionsbesteck*** für Infusionspumpe,
- Infusionsständer,
- Desinfektionsmittel.

Durchführung

- Infusion richten s. „Schwerkraftgesteuerte Infusion" (S. 138),
- Infusomat am Infusionsständer befestigen,
- Überleitsystem in Infusomat nach Herstellerangaben einlegen (**Abb. I.6 a**); dabei überprüfen, ob sich keine Luftblasen im System befinden,
- Klappe am Infusomat schließen und Tropfendetektor an der Tropfenkammer anbringen (**Abb. I.6 b**), Rollerklemme ist geschlossen.
- Patienten über geplante Maßnahme informieren (auch bewusstlose Patienten!), Besucher evtl. aus dem Patientenzimmer bitten,

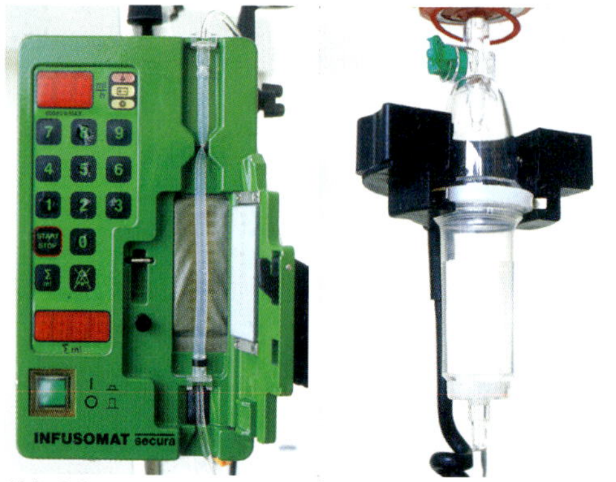

Abb. I.6 a. b

- den Handlungsablauf störende Kleidungsstücke und Schmuck entfernen, dabei die Intimsphäre beachten; Patienten unterstützen, sich bequem zu lagern,
- Infusomat an den Stromkreis anschließen und einschalten (das Gerät nimmt eine Überprüfung vor, danach kann die Tropfenzahl eingetippt werden (**Abb. I.7**),
- Rollklemme öffnen und Gerät am Startknopf starten,
- kurze Zeit abwarten, ob Alarm des Infusomaten ausgelöst wird durch z. B. Luft im System, nicht geöffnete Rollklemme o. ä.,
- Patient informieren, sich bei Veränderungen (z. B. Alarm, Übelkeit o. Ä.) zu melden, Rufanlage in Reichweite bringen,

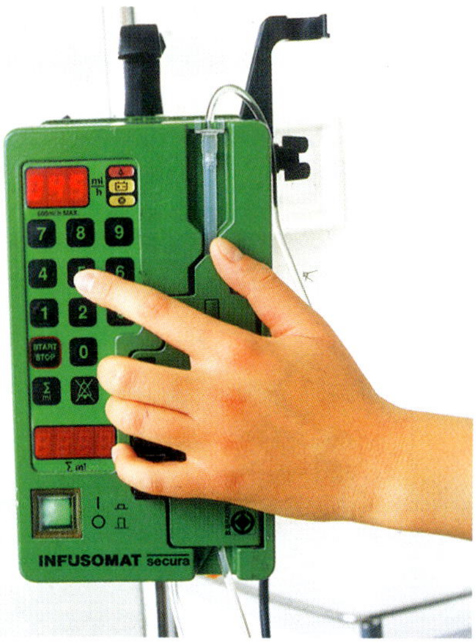

Abb. I.7.

- nach Beendigung der Infusion Folgeinfusion anhängen oder Venenverweilkanüle abstöpseln.

Um die Inhalte zu vertiefen, können Sie sich auf der DVD, den Film „Infusionspumpe" ansehen.

Nachbereitung

Siehe Nachbereitung „Schwerkraftgesteuerte Infusion" (S. 141).

Infobox

Literatur

Hartig W et al. (Hrsg.). Ernährungs- und Infusionstherapie, 8. Aufl. Stuttgart: Thieme; 2004

Humbert, H.: Injektionen und Blutentnahmen. Stuttgart: Kohlhammer; 2002

Internetadressen

http://www.bundesaerztekammer.de

http://www.bbraun.ch

Inhalationen

Definition

Inhalation bezeichnet das Einbringen bzw. Einatmen von Nebeln, Gasen, Dämpfen oder feinster, in Luft zerstäubter Teilchen (▶ ***Aerosole***) durch einen ▶ ***Inhalator***, einen ▶ ***Turbohaler*** oder ein ▶ ***Dosieraerosol*** (S. 76 f) in die oberen und unteren Atemwege und – je nach ▶ ***Tröpfchengröße*** – bis in die ▶ ***Alveolen***.

Inhalation mit dem Ultraschallvernebler (ohne Maske)

Ziele

- Befeuchten der Tracheal- und Bronchialschleimhaut durch das Anfeuchten der Atemluft,
- Einbringen von Medikamenten in die Atemwege.

Indikationen

Indiziert ist eine Inhalation mit dem Ultraschallvernebler z. B. als:

- Therapie von Lungenerkrankungen (z. B. bei ▶ ***Asthma bronchiale***, Bronchitis),
- Maßnahme im Rahmen der ▶ ***Pneumonieprophylaxe***.

Vorbereitung der Materialien

- Ultraschallvernebler (**Abb. I.8**),
- Schlauchsysteme,
- Flüssigkeitsbehälter mit dem ▶ ***Inhalat*** (Aqua destillata und ggf. Medikamentenzusätze, z. B. Emser Salz oder ein Sekretolytikum),
- Abwurfschale, Zellstoff.

Durchführung

- Hände nach ▶ ***Hygieneplan*** desinfizieren,
- Ultraschallvernebler, benötigte Materialien und das Inhalat auf desinfizierter Arbeitsfläche richten und Vollständigkeit bzw. Verfallsdatum überprüfen,
- Gerät nach Herstellerangaben zusammenbauen,
- Schlauchsystem anschließen und darauf achten, dass die Schläuche nicht durchhängen,
- ggf. Medikament nach Arztanordnung zusetzen,
- Patienten über geplante Maßnahme informieren (auch bewusstlose Patienten!), Fenster und Türen schließen und Besucher aus dem Patientenzimmer bitten,
- Patienten, wenn möglich, mit erhöhtem Oberkörper lagern und zu normaler Atmung anhalten,
- Zellstoff mit Abwurfschale für abgehusteten Schleim bereitlegen,
- Ultraschallvernebler in ca. 50 cm Entfernung zum Patienten aufstellen,

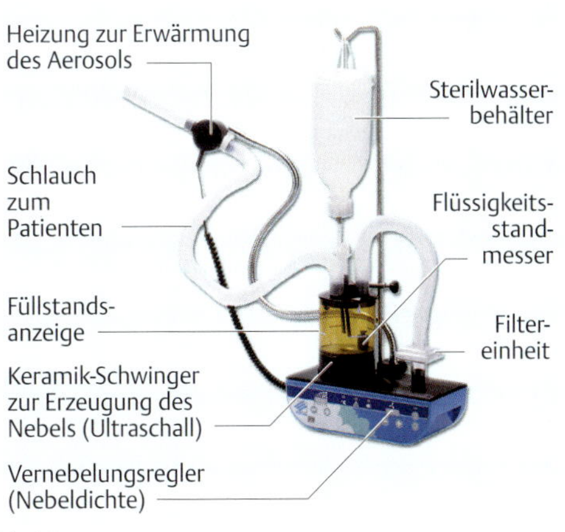

Abb. I.8.

- Verneblungsgrad einstellen und Vernebler nach Herstellerangaben in Betrieb nehmen,
- Inhalationsdauer nach Arztanordnung beachten,
- nach der Inhalation den Patienten zum Abhusten anhalten.

Nachbereitung

- Patienten beim Rücklagern unterstützen und evtl. Mund ausspülen lassen,
- sich vor dem Verlassen des Zimmers nach dem Befinden des Patienten und seiner Bedürfnisse bezüglich Lagerung, Getränken, Belüftung des Zimmers usw. erkundigen,
- gebrauchte Materialien sachgerecht ver- bzw. entsorgen (z. B. Schlauchsystem nach Herstellerangaben und Hygienerichtlinien der Klinik aufbereiten lassen),
- abschließend Hände nach ▸ ***Hygieneplan*** desinfizieren,
- Maßnahme durch Eintragung in die ▸ ***Patientenkurve*** bzw. Patientendokumentation mit Handzeichen, Uhrzeit und evtl. Erfolg der Maßnahme dokumentieren.
- **Blick zurück:** Wurde die Inhalationsdauer eingehalten? Ist das Gerät für den nächsten Einsatz startklar?

Inhalation mit dem Düsenvernebler

Ziele

- Befeuchten der Tracheal- und Bronchialschleimhaut durch das Anfeuchten der Atemluft,
- Einbringen von Medikamenten in die Atemwege.

M Die Inhalation mit ▸ ***Düsenvernebler*** und Maske oder Mundstück ist deutlich effektiver als die oben beschriebene Inhalation ohne Maske. Daher wird sie auch eher zur Therapie als zur Prophylaxe eingesetzt (**Abb. I.9**).

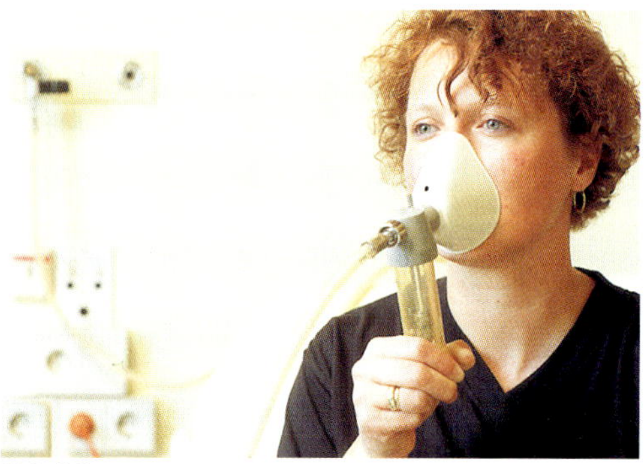

Abb. I.9.

Indikationen

Indiziert ist eine Inhalation mit Düsenvernebler z. B. als:

- Therapie von Lungenerkrankungen (z. B. bei Asthma bronchiale, Bronchitis),
- Maßnahme im Rahmen der ▸ ***Pneumonieprophylaxe.***

Vorbereitung der Materialien

- Inhalationsgerät,
- Schlauchsystem und Maske bzw. Mundstück,
- Flüssigkeitsbehälter mit dem Inhalat (Aqua destillata und ggf. Medikamentenzusätze, z. B. ein Spasmo- oder Sekretolytikum),
- Zellstoff mit Abwurfschale.

Durchführung

- Hände nach ▸ ***Hygieneplan*** desinfizieren,
- benötigte Materialien und das Inhalat auf desinfizierter Arbeitsfläche richten und Vollständigkeit bzw. Verfallsdatum überprüfen,
- Gerät nach Herstellerangaben zusammenbauen,
- Schlauchsystem und Maske anschließen,
- ggf. Medikament nach Arztanordnung zusetzen,
- Patienten über geplante Maßnahme informieren, Fenster und Türen schließen und Besucher aus dem Patientenzimmer bitten,
- Zellstoff mit Abwurfschale für abgehusteten Schleim bereitlegen,
- wenn möglich, den Patienten mit erhöhtem Oberkörper lagern,
- Patienten richtige Atemtechnik erklären:
  - Maske dicht anlegen bzw. Mundstück dicht mit den Lippen umschließen,
  - tief und langsam bei gedrücktem Kompressionsknopf durch den Mund einatmen,
  - Knopf loslassen und durch die Nase ausatmen,
  - Vorgang zweimal hintereinander wiederholen und kurz pausieren (**Abb. I.10**).

M Weisen Sie den Patienten darauf hin, dass zu schnelles Atmen rasch zu Schwindel und möglicherweise sogar zu Übelkeit führt. Bleiben Sie so lange beim Patienten, bis Sie sicher sind, dass er die richtige Atemtechnik beherrscht.

- Inhalationsdauer nach Arztanordnung beachten (15 Min. sollten nicht überschritten werden),
- nach der Inhalation den Patienten zum Abhusten anhalten.

Nachbereitung

Siehe oben: Nachbereitung „Inhalation mit dem Ultraschallvernebler".

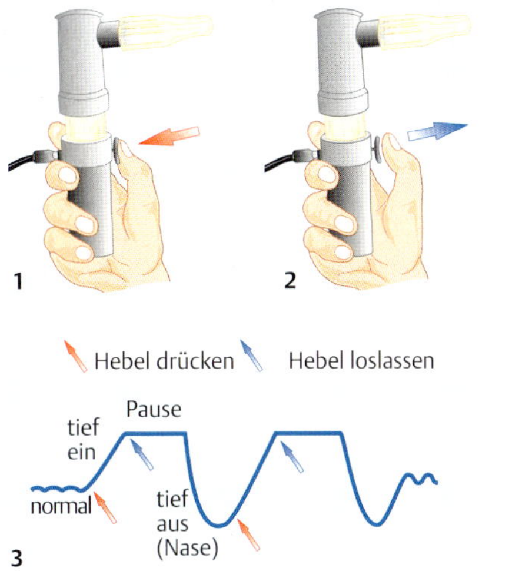

Abb. I.10.

Dampfinhalation (Kopfdampfbad)

Ziele

- Abschwellen der Schleimhaut in den oberen Atemwegen,
- Schleimlösung.

Indikationen

Indiziert ist eine Dampfinhalation z. B. bei:

- Entzündung der Nasennebenhöhlen, Schnupfen.

Vorbereitung der Materialien

- große Schüssel, Badetuch,
- 1,5 – 2 l nicht mehr kochendes Wasser,
- Zusatz (z. B. Kamillentee, Salbeitee, kleiner Strang Pinimentholsalbe o. Ä.),
- Papiertaschentuch, Handtuch,
- Waschlappen mit kaltem Wasser.

Durchführung

- Hände nach ▸ ***Hygieneplan*** desinfizieren,
- Patienten über geplante Maßnahme informieren, Fenster und Türen schließen und Besucher aus dem Patientenzimmer bitten,
- benötigte Materialien am Tisch oder am Nachttisch richten (Patient muss sicher sitzen können),
- Papiertaschentuch zum Schneuzen bereithalten,
- Patient beugt den Kopf über die dampfende Schüssel,
- Badetuch so über Kopf und Schüssel hängen, dass möglichst wenig Dampf entweicht.

M Wegen der Verbrühungsgefahr darf diese Inhalationsform nicht im Bett beim liegenden Patienten durchgeführt werden; ebenso kommen nur kooperationsfähige und orientierte Patienten dafür in Frage. Bei Kindern müssen Sie als Pflegekraft aus Sicherheitsgründen mit unter das Tuch.

- Etwa 10 Min. durch den Mund atmen; ist das Wasser leicht abgekühlt, kann der Patient versuchen, durch die Nase zu atmen,
- um die Hauptgefäße wieder zu verengen, das Gesicht nach der Inhalation mit kaltem Wasser abwaschen, abtrocknen und ggf. mit Hautcreme einreiben.

Nachbereitung

Siehe Nachbereitung „Inhalation mit dem Ultraschallvernebler“ (S. 144).

Infobox

Literatur

Burtke H. Neue Wege in der Asthmatherapie. Heilberufe 1999;1;52

Holl P. Asthma bronchiale - Schulung und Pflegeprozess im Krankenpflegeunterricht. Die Schwester, Der Pfleger 1999;6:464

Internetadresse

http://www.atemwegsliga.de

Injektionen

Definition
Injektion bezeichnet die parenterale Verabreichung von Medikamenten oder anderen Stoffen nach Arztanordnung in das Gewebe mit Hilfe einer ▸ ***Injektionskanüle***. Intraarterielle und intravenöse Injektionen sind ärztliche Tätigkeit. Für jede Injektion durch die Pflegeperson muss eine Arztanordnung vorliegen. Nach Applikationsort und -form werden verschiedene Injektionen (**Abb. I.11**) unterschieden:

Intrakutane (i. c.) Injektion: Verabreichen eines Medikaments in die Haut (Epidermis). Die Resorption des Medikaments findet langsam statt.

Subkutane (s. c.) Injektion: Verabreichen eines Medikaments unter die Haut (Subkutis). Die Resorption des Medikaments findet verzögert statt.

Intramuskuläre (i. m.) Injektion: Verabreichen eines Medikaments in den Muskel. Die Resorption des Medikaments findet leicht verzögert statt.

Injektionspen: Form der subkutanen Injektion über eine Injektionshilfe in Füllhalterformat, bestehend aus einer Medikamentenpatrone (z. B. Insulin), einem Dosierkopf zum Einstellen der Medikamenteneinheiten und einer Injektionskanüle. Durch Knopfdruck wird die vorgegebene Medikamentenmenge gespritzt.

Intrakutane Injektion

Ziel
Verabreichung eines Medikaments in die oberste Hautschicht (Epidermis).

Indikationen
Indiziert ist eine intrakutane Injektion z. B. bei:
- Allergieaustestung,

▸ ***Lokalanästhesie*** (▸ ***Quaddeln***) vor Punktionen (S. 256 f),
- Impfung (z. B. ▸ ***BCG-Impfung***),
- Sensibilisierungstest (z. B. Tuberkulintest).

Vorbereitung der Materialien
- ärztlicher Verordnungsplan,
- Spritzentablett,
- verordnete Injektionslösung,
- evtl. Ampullensäge,
- Zellstofftupfer,
- evtl. Fettstift zur Markierung der Einstichstelle z. B. bei der Allergieaustestung,
- Aufziehkanüle,
- sterile ▸ ***Einmalspritze*** (Größe entsprechend der Injektionsmenge),
- sterile ▸ ***Injektionskanüle*** (Größe z. B. 25 – 29 G),
- Schnellverband,
- ▸ ***Kanülensicherheitsbox***,
- Desinfektionsmittel.

M Zur Vermeidung eines ▸ ***Injektionsschadens*** dürfen Injektionen **nicht** verabreicht werden in entzündete oder geschwollene Gewebeabschnitte (z. B. Ödeme, Hämatome), in veränderte Hautareale (z. B. Narben, Muttermale), bei Patienten mit Gerinnungsstörungen (z. B. mit erhöhter Blutungsneigung) oder mit einer ▸ ***Zentralisation*** des Kreislaufs (z. B. bei Herzinfarkt, Schock).

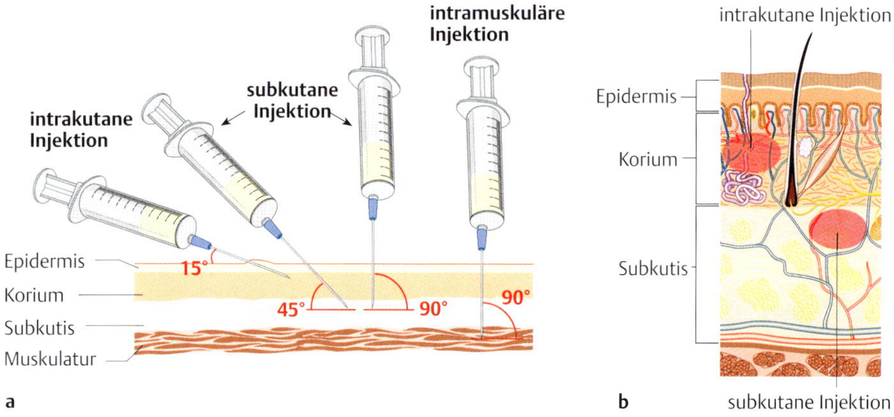

Abb. I.11.

Durchführung
- Hände nach ▸ ***Hygieneplan*** desinfizieren,
- benötigte Gegenstände auf desinfizierter Arbeitsfläche (z. B. Tablett) richten und Vollständigkeit überprüfen; wenn nötig Injektionslösung mit Aufziehkanüle aufziehen (S. 195) oder Fertigspritze richten,
- Patienten über geplante Maßnahme informieren (auch bewusstlose Patienten!), Fenster und Türen schließen,
- Besucher aus dem Patientenzimmer bitten, ▸ ***Patientenbett*** auf eine Rücken schonende Arbeitshöhe bringen und evtl. den Handlungsablauf störende Kleidungsstücke entfernen, dabei die Intimsphäre beachten und für Sichtschutz sorgen,
- Injektionsstelle (z. B. Unterarminnenseite, Schulterblattbereich) auswählen und Patient unterstützen, sich bequem zu lagern,
- Injektionsstelle desinfizieren (Einwirkzeit beachten!),
- Haut spannen und Injektionsnadel flach zur Haut einführen (**Abb. I.11**). Alternativ kann die Haut mit Daumen und Zeigefinger auch einige Millimeter abgehoben werden,
- Medikament langsam injizieren (Anschliff der Kanüle zeigt nach oben); bei korrekter Applikation kommt es zur Quaddelbildung (kleine Hauterhebung),
- Patienten auf mögliche Reaktionen (Nebenwirkungen) beobachten und informieren, sich bei Veränderungen zu melden (Rufanlage in Reichweite bringen),
- Kanüle entfernen und direkt in der Kanülensicherheitsbox entsorgen,
- nach der Injektion **keinen** Tupfer auf die Einstichstelle drücken oder Quaddel verreiben,
- Injektionsstelle bei Allergieaustestungen mit einem Fettstift markieren und Patienten informieren, markierten Bereich nicht zu berühren oder zu waschen.

Nachbereitung
- Patienten beim Rücklagern und Anziehen unterstützen,
- sich vor dem Verlassen des Zimmers nach dem Befinden des Patienten und seiner Bedürfnisse bezüglich Lagerung, Getränken, Belüftung des Zimmers usw. erkundigen,
- gebrauchte Materialien sachgerecht ver- bzw. entsorgen (z. B. Einmalspritze in Plastikmüll),
- abschließend Hände nach ▸ ***Hygieneplan*** desinfizieren,
- Maßnahme durch Eintragung in die ▸ ***Patientendokumentation*** mit Handzeichen und Uhrzeit dokumentieren.
- **Blick zurück:** Wurde die Einstichstelle markiert? Ist notiert, welche Stellen nicht gewaschen werden dürfen?

Subkutane Injektion

Ziel

Verabreichung eines Medikaments in das subkutane Fettgewebe.

Indikationen

Indiziert ist eine subkutane Injektion z. B. bei:
- Insulin- und Heparininjektion (s. Thromboseprophylaxe S. 318),
- Schmerzmittelinjektion.

Vorbereitung der Materialien
- ärztlicher Verordnungsplan,
- Spritzentablett,
- verordnete Injektionslösung,
- evtl. Ampullensäge,
- Zellstofftupfer,
- Aufziehkanüle, sterile Injektionskanüle (Größe z. B. 20 – 25 G),
- sterile Einmalspritze (Größe der Injektionsmenge entsprechend, bei Insulininjektion Spritze mit spezieller Graduierung),
- Schnellverband,
- ▸ ***Kanülensicherheitsbox***,
- Desinfektionsmittel,
- Einmalhandschuhe.

Durchführung
- Hände nach ▸ ***Hygieneplan*** desinfizieren,
- benötigte Gegenstände auf desinfizierter Arbeitsfläche (z. B. Tablett) richten und auf Vollständigkeit überprüfen,
- Injektionslösung mit Aufziehkanüle aufziehen (S. 195) bzw. Fertigspritze richten; gerichtetes Medikament mit ▸ ***5-R-Regel*** überprüfen,
- Patienten über geplante Maßnahme informieren (auch bewusstlose Patienten!), Fenster und Türen schließen,
- Besucher aus dem Patientenzimmer bitten, Patientenbett auf eine Rücken schonende Arbeitshöhe bringen und evtl. den Handlungsablauf störende Kleidungsstücke entfernen, dabei die Intimsphäre beachten und für Sichtschutz sorgen,
- Injektionsstelle auswählen: Oberarm- bzw. Oberschenkelaußenseite, Bauchdecke zwischen Darmbeinstachelhöhe und Bauchnabel, ober- oder unterhalb des Schulterblattes,
- Patienten je nach Lokalisation der Injektionsstelle lagern,
- Einmalhandschuhe anziehen.

M Wegen der Gefahr der Nachblutung aus der Einstichstelle sollten sowohl bei der s. c. als auch bei der i. m. Injektion Handschuhe getragen werden.

- Injektionsstelle desinfizieren (**Abb. I.12 a**) und Einwirkzeit beachten,
- Hautfalte mit Daumen und Zeigefinger abheben (**Abb. I.12 b**), bei sehr dünnen Patienten Haut spannen,
- Injektionsnadel im 45°- bzw. 90°-Winkel einführen (**Abb. I.12 c**), selbst aufgezogene Insuline im 45°-Winkel in die Bauchdecke verabreichen, Fertigspritzen mit Heparin im Winkel von 90° (S. 318),

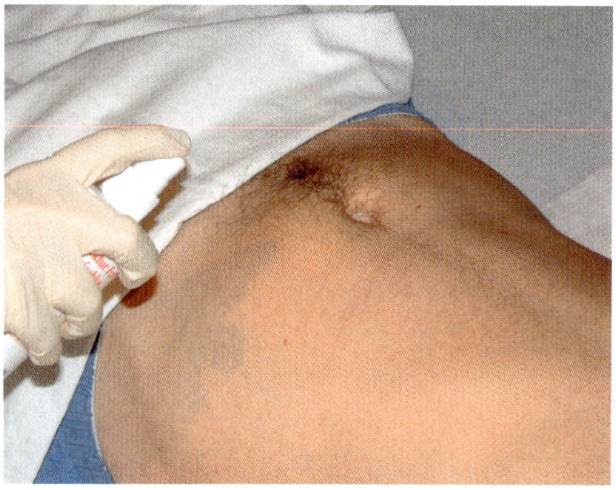

Abb. I.12 a.

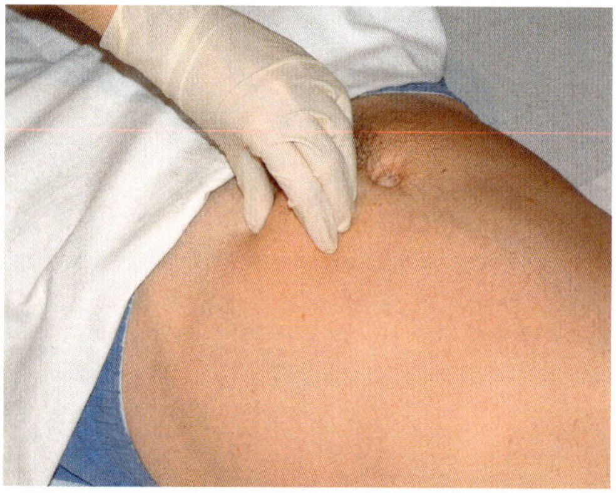

b

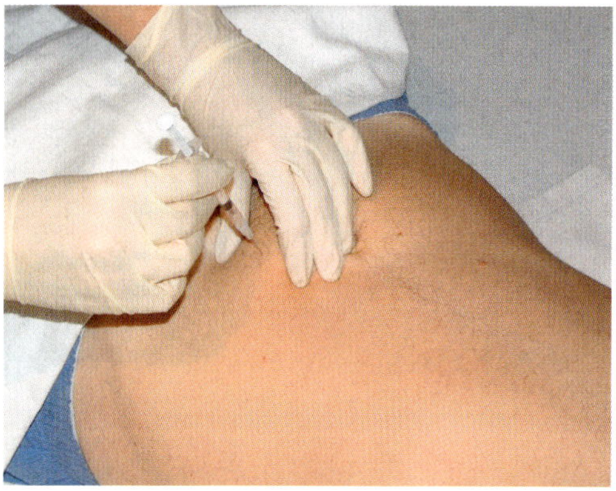

c

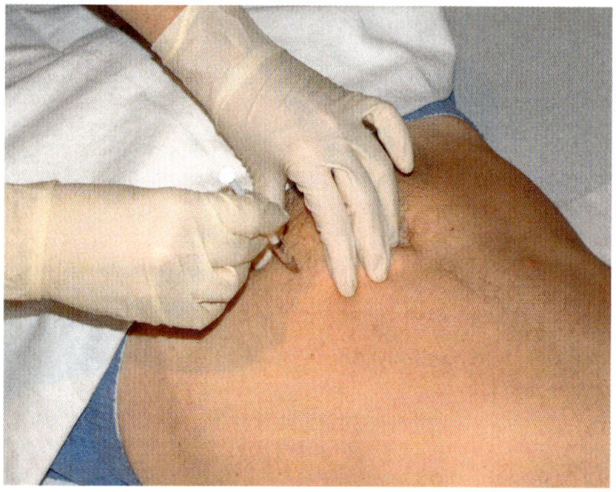

d

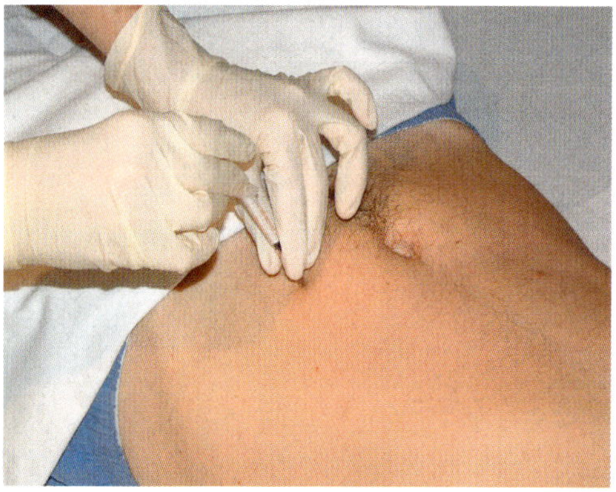

e

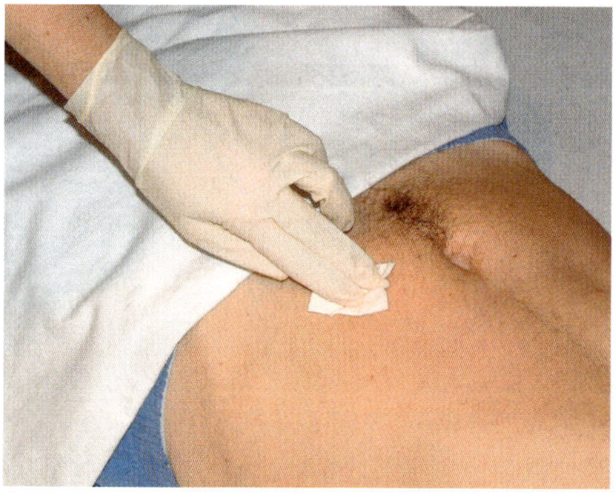

f

- Medikament ohne zu aspirieren langsam in die noch abgehobene Hautfalte injizieren; nach der Injektion Kanüle noch kurze Zeit liegen lassen, um zu vermeiden dass das Medikament beim Herausziehen zurückfließt (**Abb. I.12 d**).

M Aspirationsversuch ist nur noch notwendig, wenn keine Hautfalte abgehoben werden kann oder bei speziellen durch den Arzt ausgeführten Injektionen z. B. zur ▸ ***Lokalanästhesie*** oder Immuntherapie.
Die Notwendigkeit eines Aspirationsversuches wird unterschiedlich diskutiert.
Ohne Aspirationsversuch kommt es zu weniger Komplikationen, wie z. B. Hämatombildung durch Mikroverletzungen, und das Handling ist einfacher, da die Hautfalte nicht losgelassen werden muss.
Nach Aussagen von Patienten ist sie durch die geringere Manipulation (Bewegung der Kanüle) auch weniger schmerzhaft. Bei kachetischen Patienten und bei Pen-Injektionen ist ein Aspirationsversuch ohnehin nicht möglich.
Dagegen lässt sich nur mithilfe eines Aspirationsversuches eindeutig prüfen, ob sich die Kanülenspitze auch wirklich im subkutanen Fettgewebe und nicht in einem Gefäß befindet.
Die Herstellerangaben bzgl. des Aspirationsversuches sind auf jeden Fall zu beachten.

- Patienten auf mögliche Reaktionen (Nebenwirkungen) beobachten,
- Tupfer auf die Einstichstelle legen, Kanüle rasch entfernen (**Abb. I.12 e**)und direkt in der Kanülensicherheitsbox entsorgen,
- Einstichstelle kurz abtupfen (**Abb. I.12 f**), Medikament nicht verreiben!,
- bei Nachblutung aus der Einstichstelle Schnellverband anlegen.

P Wenn Patienten über lange Zeit s. c. Injektionen erhalten, wie z. B. Diabetiker, dann empfiehlt es sich, ein Injektionsschema anzulegen. Darin werden wechselnde Injektionsstellen für jede neue Injektion festgelegt, um die Haut zu schonen.

Nachbereitung

- Patienten beim Rücklagern und Anziehen unterstützen,
- sich vor dem Verlassen des Zimmers nach dem Befinden des Patienten und seiner Bedürfnisse bezüglich Lagerung, Getränken, Belüftung des Zimmers usw. erkundigen,
- gebrauchte Materialien sachgerecht ver- bzw. entsorgen (z. B. Einmalspritze in Plastikmüll),
- abschließend Hände nach ▸ ***Hygieneplan*** desinfizieren,
- Maßnahme durch Eintragung in die ▸ ***Patientendokumentation*** mit Handzeichen und Uhrzeit dokumentieren, evtl. in Injektionsschema eintragen.
- **Blick zurück:** Blutet es aus der Einstichstelle nach? Wurde die Injektion auch im Injektionsschema eingetragen?

Intramuskuläre Injektion

Ziel

Verabreichung eines Medikaments in das Muskelgewebe.

Indikationen

Eine intramuskuläre Injektion ist z. B. indiziert bei:
- Schmerzmittelinjektion,
- Impfung (z. B. Tetanusprophylaxe),
- ▸ ***Injektionen*** von Präparaten mit Depotwirkung.

Injektion in den Gesäßmuskel (ventrogluteale Injektion nach v. Hochstetter)

Vorbereitung der Materialien

- ärztlicher Verordnungsplan,
- Spritzentablett,
- verordnete Injektionslösung,
- evtl. Ampullensäge,
- sterilisierte Zellstofftupfer,
- Aufziehkanüle, sterile Injektionskanüle (Größe z. B. 20 G, abhängig vom Körpergewicht),
- sterile Einmalspritze (Größe der Injektionsmenge entsprechend),
- Schnellverband,
- Kanülensicherheitsbox,
- Desinfektionsmittel,
- Einmalhandschuhe.

Durchführung

- Hände nach ▸ ***Hygieneplan*** desinfizieren,
- benötigte Gegenstände auf desinfizierter Arbeitsfläche (z. B. Tablett) richten und Vollständigkeit überprüfen (**Abb. I.13**); Injektionslösung mit Aufziehkanüle aufziehen (S. 195) bzw. Fertigspritze richten; gerichtetes Medikament mit ▸ ***5-R-Regel*** überprüfen,
- Patienten über geplante Maßnahme informieren (auch bewusstlose Patienten!), Fenster und Türen schließen,
- Besucher aus dem Patientenzimmer bitten, ▸ ***Patientenbett*** auf eine Rücken schonende Arbeitshöhe bringen und evtl. den Handlungsablauf störende Kleidungsstücke entfernen, dabei die Intimsphäre beachten und für Sichtschutz sorgen,

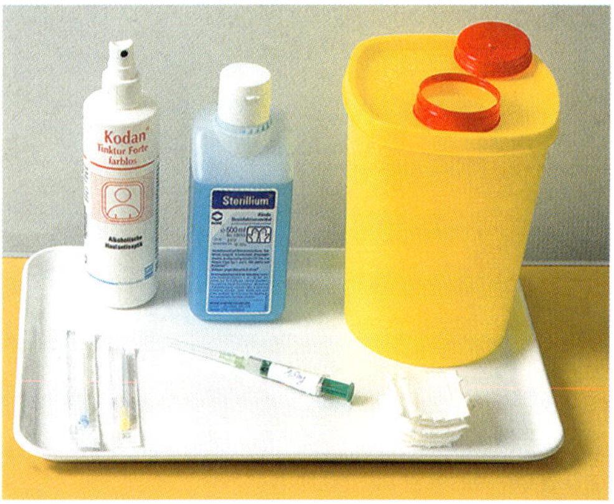

Abb. I.13.

- Patienten unterstützen, sich flach auf die Seite zu lagern (das Knie ist zur Entspannung der Muskulatur leicht angezogen),
- Einmalhandschuhe anziehen,
- mit dem Zeigefinger den höchsten Punkt des Darmbeinkamms ertasten, mit dem Mittelfinger den Darmbeinstachel (**Abb. I.14 a**),
- Hand um ca. 2 cm nach unten drehen, so dass der Handballen auf den großen Rollhügel (= Trochanter major) zu liegen kommt (**Abb. I.14 b**).

P Um den Injektionsort zu bestimmen, können Sie vor oder hinter dem Patienten stehen. Bei ängstlichen Patienten wie z. B. Kindern empfiehlt es sich, davor zu stehen, um Blickkontakt halten zu können. Wenn Sie **vor dem Patienten** stehen und mit der linken Hand abmessen, liegt der Mittelfinger auf dem Darmbeinkamm, der Zeigefinger auf dem Darmbeinstachel. Wenn Sie mit der rechten Hand abmessen, umgekehrt (Zeigefinger am Darmbeinkamm, Mittelfinger am Darmbeinstachel). Wenn Sie **hinter dem Patienten** stehen und mit der linken Hand abmessen, dann ist der Mittelfinger am Darmbeinstachel und der Zeigefinger am Darmbeinkamm (vgl. **Abb. I.14 b**). Wenn Sie mit der rechten Hand abmessen, umgekehrt (Zeigefinger am Darmbeinstachel, Mittelfinger am Darmbeinkamm).

- Zeige- und Mittelfinger bilden mit dem Darmbeinkamm ein Dreieck, in dessen Winkel der Injektionsort liegt (**Abb. I.14 c**),
- Einstichstelle an der Spitze des Dreiecks markieren z. B. mit dem Fingernagel,
- Einmalhandschuhe anziehen,
- Injektionsstelle desinfizieren und Einwirkzeit beachten (**Abb. I.14 d**),
- Haut mit Daumen und Zeigefinger spannen (**Abb. I.14 e**) und Injektionsnadel im 90°-Winkel einstechen (**Abb. I.14 f**),
- beim Aspirationsversuch Kanüle fixieren, um Lageveränderungen zu vermeiden (**Abb. I.14 g**) (bei Aspiration von Blut Vorgang abbrechen, Medikament neu aufziehen und Injektion an anderer Stelle wiederholen),
- Medikament langsam injizieren.
- Patienten auf mögliche Reaktionen (Nebenwirkungen) beobachten; ihn informieren, sich bei Veränderungen (z. B. Schmerzen) zu melden und sich nach seinem Befinden erkundigen.

M Äußert der Patient beim Einführen der Kanüle einen stechenden Schmerz, der in das Bein ausstrahlt, wurde vermutlich ein Nerv angestochen. Dann Kanüle sofort entfernen und Arzt informieren. Ebenso bei Taubheitsgefühl oder Missempfindungen.

- Frischen Tupfer auf die Einstichstelle legen und Kanüle rasch entfernen,
- Kanüle direkt in die Kanülensicherheitsbox entsorgen und Stichkanal mit Tupfer kurz komprimieren (**Abb. I.14 h**),
- bei Nachblutung Schnellverband anlegen.

Um die Inhalte zu vertiefen, können Sie sich auf der DVD den Film „ventrogluteale Injektion“ ansehen.

Nachbereitung

- Patienten beim Rücklagern und Anziehen unterstützen,
- sich vor dem Verlassen des Zimmers nach dem Befinden des Patienten und seiner Bedürfnisse bezüglich Lagerung, Getränken, Belüftung des Zimmers usw. erkundigen,
- gebrauchte Materialien sachgerecht ver- bzw. entsorgen (z. B. Einmalspritze in Plastikmüll),
- abschließend Hände nach ▶ ***Hygieneplan*** desinfizieren,
- Maßnahme durch Eintragung in die ▶ ***Patientendokumentation*** mit Handzeichen und Uhrzeit dokumentieren.
- **Blick zurück:** Blutet es aus der Einstichstelle nach? Ist der Patient informiert, sich bei Veränderungen (z. B. Schmerzen) zu melden und ist die Rufanlage in Reichweite?

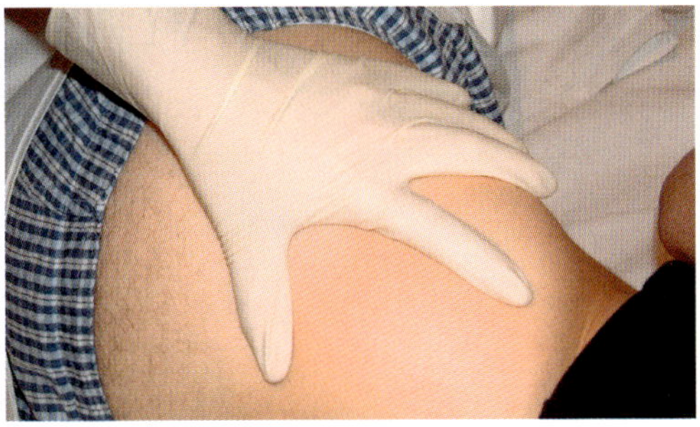

Abb. I.14 a.

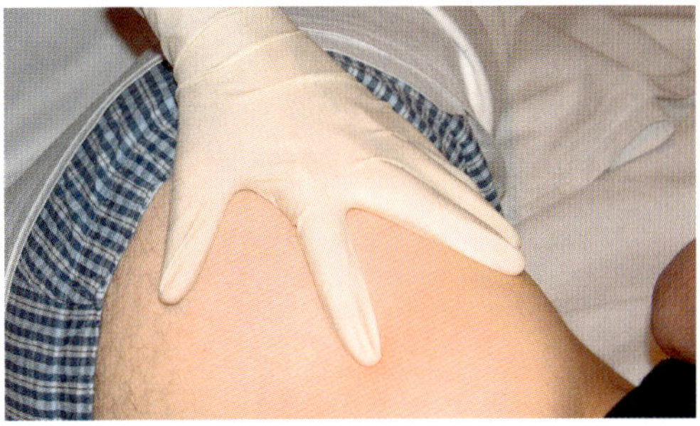

b

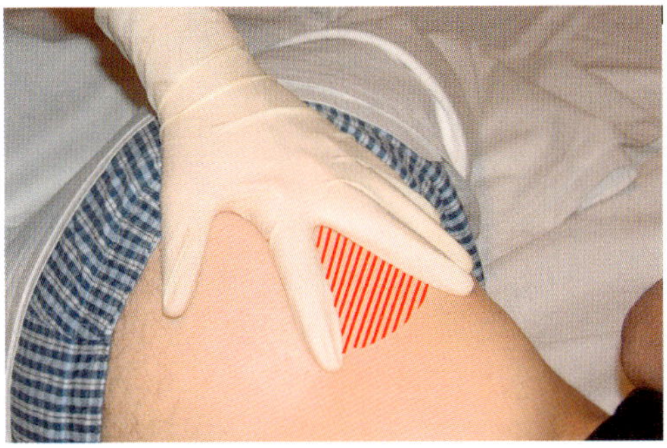

c

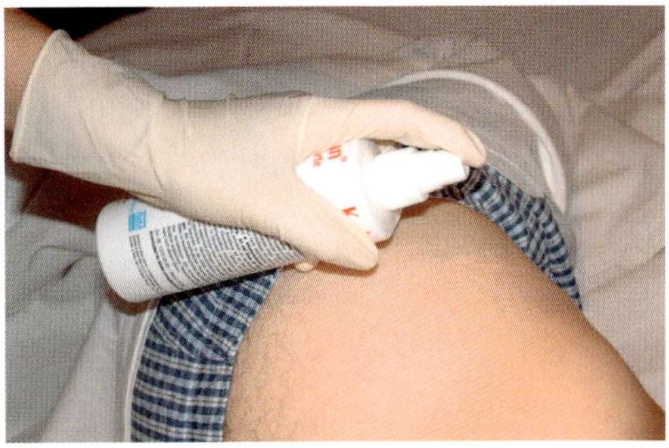

d

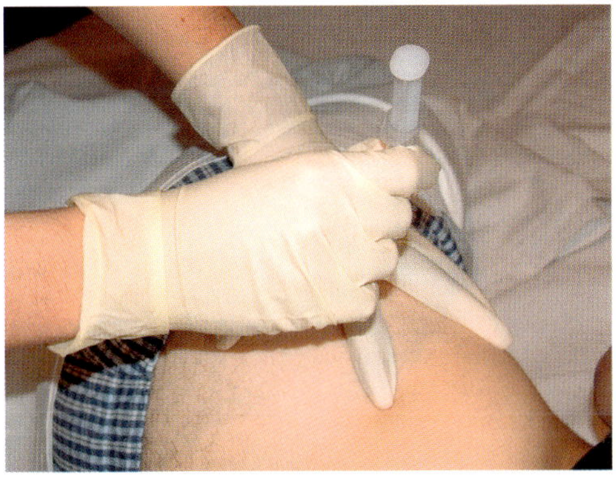

e

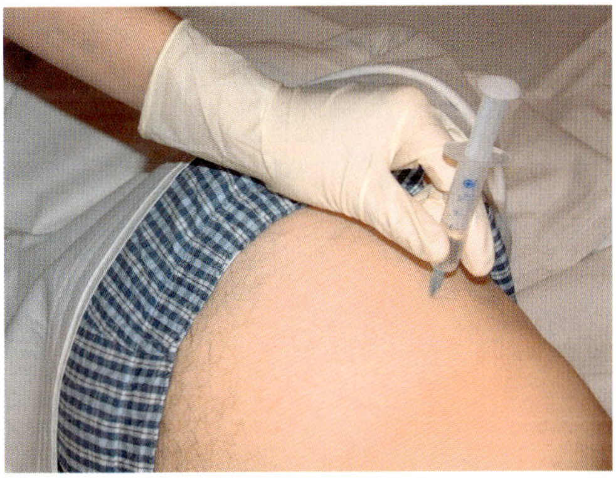

f

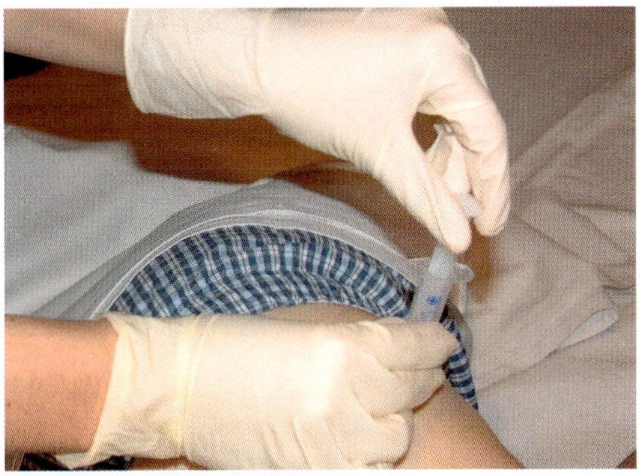

g

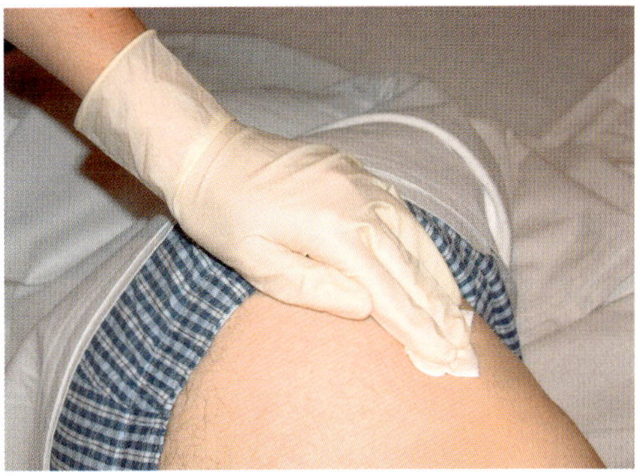

h

Injektion in den Oberschenkelmuskel

Vorbereitung der Materialien

Siehe Vorbereitung „Injektion in den Gesäßmuskel" (S. 149).

Durchführung

- Hände nach ▸ ***Hygieneplan*** desinfizieren,
- benötigte Gegenstände auf desinfizierter Arbeitsfläche (z. B. Tablett) richten und Vollständigkeit überprüfen; Injektionslösung mit Aufziehkanüle aufziehen (S. 195) bzw. Fertigspritze richten; gerichtetes Medikament mit ▸ ***5-R-Regel*** überprüfen,
- Patienten über geplante Maßnahme informieren (auch bewusstlose Patienten!), Fenster und Türen schließen,
- Besucher aus dem Patientenzimmer bitten, ▸ ***Patientenbett*** auf eine Rücken schonende Arbeitshöhe bringen und evtl. den Handlungsablauf störende Kleidungsstücke entfernen, dabei die Intimsphäre beachten und für Sichtschutz sorgen,
- Patient liegt entspannt in Rückenlage,
- Injektionsstelle auswählen (ca. eine Handbreit unterhalb des Rollhügels im äußeren mittleren Drittel des Oberschenkels, **Abb. I.15 a**),
- Einmalhandschuhe anziehen,
- Injektionsstelle desinfizieren und Einwirkzeit beachten (**Abb. I.15 b**),
- Injektionsnadel im 90°-Winkel einführen (**Abb. I.15 c,d**) und Kanüle sicher fixieren, um Lageveränderungen zu vermeiden,
- Aspirationsveruch (**Abb. I.15 e**) und Medikament langsam injizieren (bei Aspiration von Blut Vorgang abbrechen, Medikament neu aufziehen und Injektion wiederholen),
- Patienten auf mögliche Reaktionen (Nebenwirkungen) beobachten, ihn informieren, sich bei Veränderungen (z. B. Schmerzen) zu melden,
- frischen Tupfer auf die Einstichstelle legen und Kanüle rasch entfernen,
- Kanüle direkt in der Kanülensicherheitsbox entsorgen und Stichkanal mit Tupfer kurz komprimieren (**Abb. I.15 f**),
- bei Nachblutung Schnellverband anlegen.

Nachbereitung

Siehe Nachbereitung „Injektion in den Gesäßmuskel" (S. 150).

Injektion in den Oberarmmuskel

Vorbereitung der Materialien

S. Vorbereitung „Injektion in den Gesäßmuskel" (S. 149).

Durchführung

- Hände nach ▸ ***Hygieneplan*** desinfizieren,
- benötigte Gegenstände auf desinfizierter Arbeitsfläche (z. B. Tablett) richten und Vollständigkeit überprüfen; Injektionslösung mit Aufziehkanüle aufziehen (S. 195) bzw. Fertigspritze richten; gerichtetes Medikament mit ▸ ***5-R-Regel*** überprüfen,
- Patienten über geplante Maßnahme informieren (auch bewusstlose Patienten!), Fenster und Türen schließen,
- Besucher aus dem Patientenzimmer bitten, ▸ ***Patientenbett*** auf eine Rücken schonende Arbeitshöhe bringen und evtl. den Handlungsablauf störende Kleidungsstücke entfernen, dabei die Intimsphäre beachten und für Sichtschutz sorgen,
- Patient liegt entspannt auf der Seite,
- Einmalhandschuhe anziehen,
- Injektionsstelle auswählen (**Abb. I.16 a,** höchste Stelle des Deltamuskels, drei Querfinger unterhalb der Schulterhöhe (Akromion), Injektionsstelle z. B. mit dem Fingernagel markieren),
- Injektionsstelle desinfizieren und Einwirkzeit beachten (**Abb. I.16 b**),
- Injektionsnadel im 90°-Winkel einführen (**Abb. I.16 c, d**),
- Aspirationsversuch (**Abb. I.16 e**) und Medikament langsam injizieren,
- Patienten auf mögliche Reaktionen (Nebenwirkungen) beobachten, ihn informieren, sich bei Veränderungen (z. B. Schmerzen) zu melden,
- frischen Tupfer auf die Einstichstelle legen und Kanüle rasch entfernen,
- Kanüle direkt in die Kanülensicherheitsbox entsorgen und Stichkanal mit Tupfer kurz komprimieren (**Abb. I.16 f**),
- bei Nachblutung Schnellverband anlegen.

Eine Injektion in den Oberarm können Sie sich auf der DVD ansehen.

Nachbereitung

Siehe Nachbereitung „Injektion in den Gesäßmuskel" (S. 150).

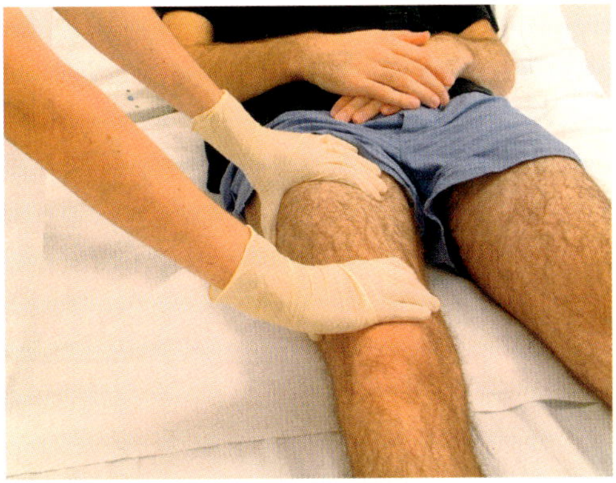

Abb. I.15 a.

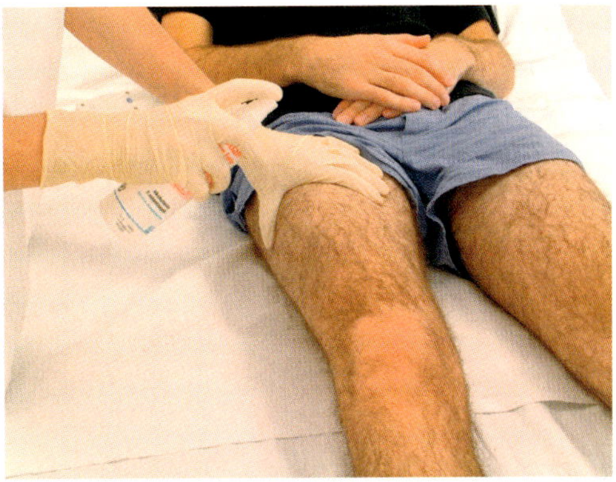

b

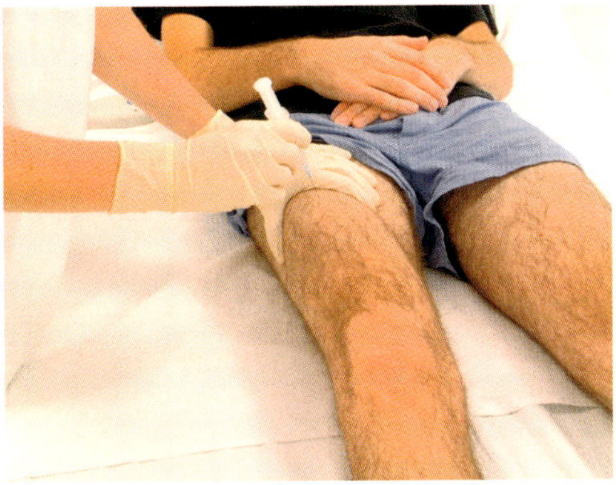

c

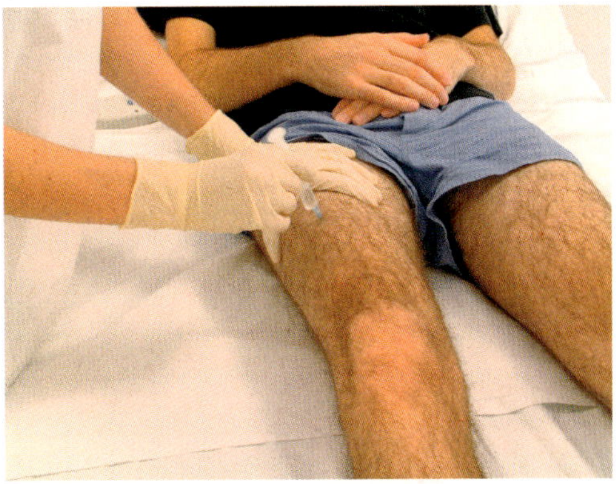

d

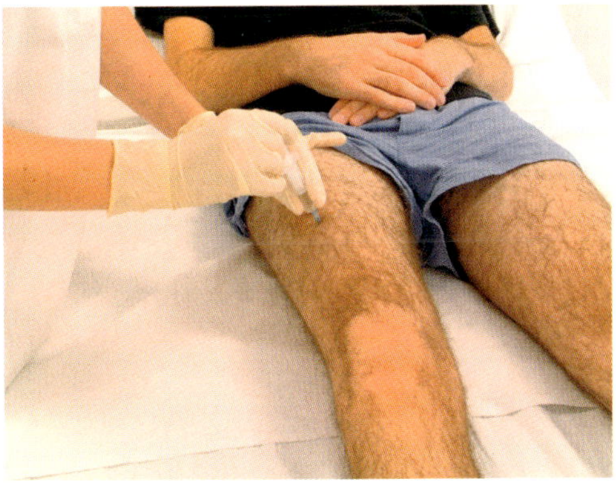

e

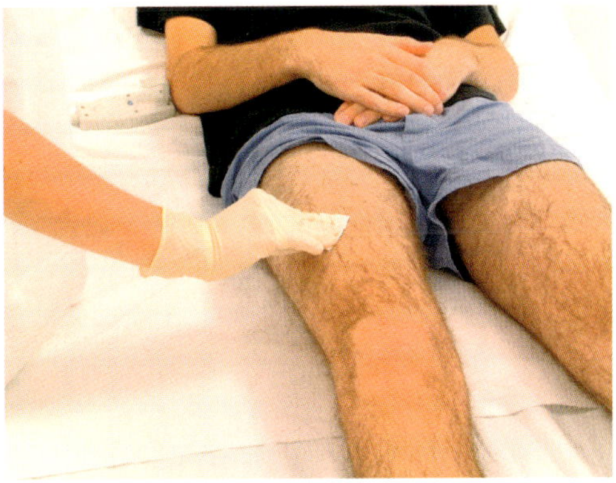

f

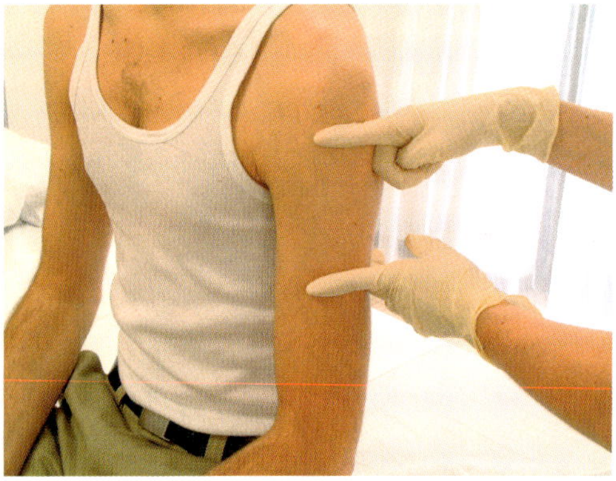

Abb. I.16

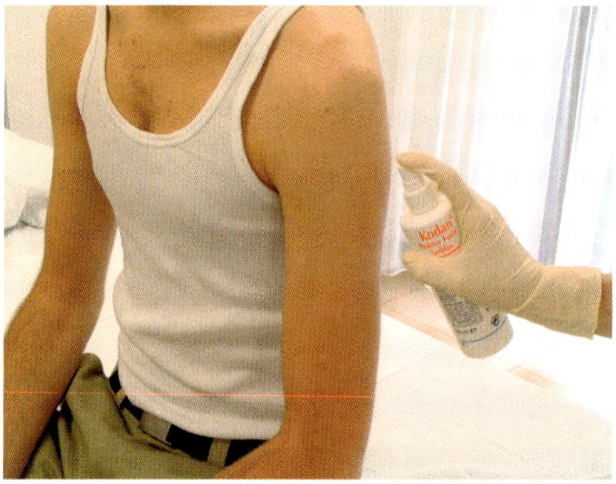

b

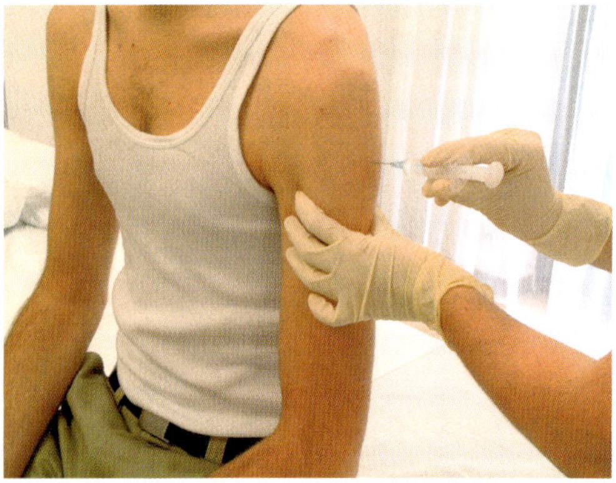

c

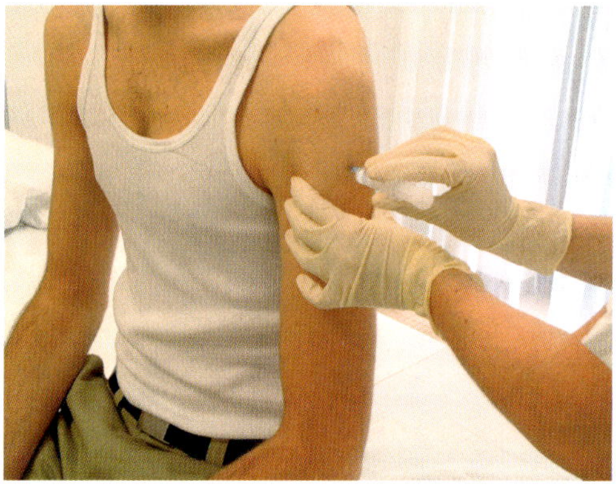

d

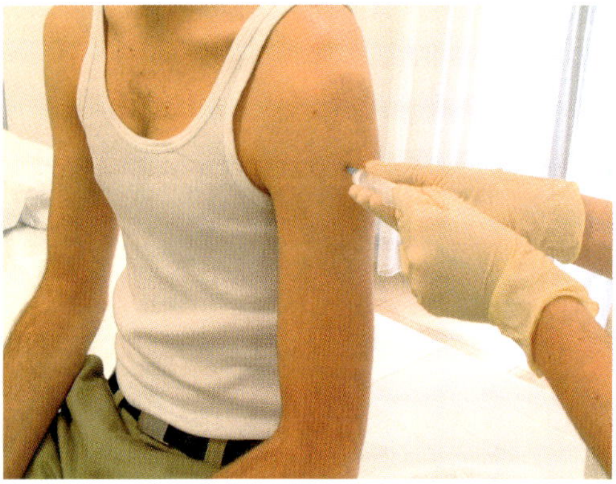

e

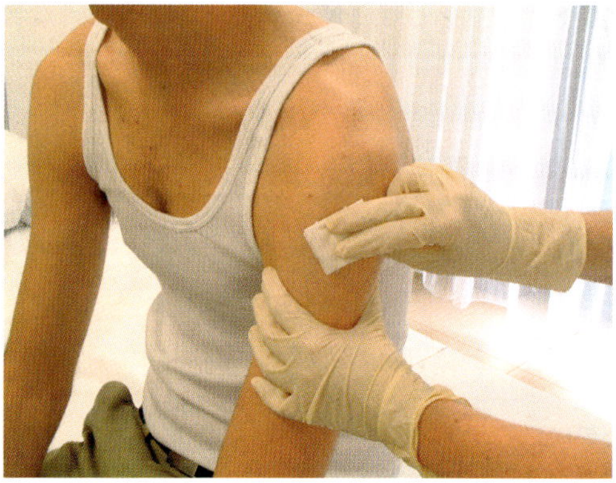

f

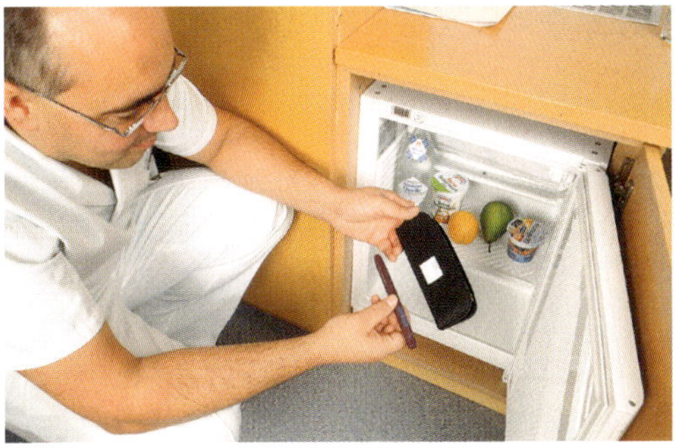

Abb. I.17.

Umgang mit Injektionspen (z. B. Insulininjektion)

Ziel

Selbstständige Injektion von Insulin.

Indikationen

Indiziert ist ein Injektionspen z. B. bei insulinpflichtigem Diabetes.

Vorbereitung der Materialien

- Injektionspen,
- Spezialkanüle,
- ▶ *Kanülensicherheitsbox,*
- evtl. neue Zylinderampulle.

Durchführung

- Hände nach ▶ *Hygieneplan* desinfizieren,
- benötigte Gegenstände auf desinfizierter Arbeitsfläche (z. B. Tablett) richten; den mit dem Namen des Patienten beschrifteten Pen rechtzeitig vor dem Essen aus dem Kühlschrank nehmen (**Abb. I.17**) und überprüfen, ob noch genügend Insulin in der Ampulle ist,
- Patienten über geplante Maßnahme informieren (auch bewusstlose Patienten!), Fenster und Türen schließen,
- Besucher aus dem Patientenzimmer bitten, Angehörige evtl. anleiten,
- ▶ *Patientenbett* auf eine Rücken schonende Arbeitshöhe bringen und evtl. den Handlungsablauf störende Kleidungsstücke entfernen, dabei die Intimsphäre beachten,
- Spezialkanüle auf den Pen aufschrauben (evtl. ist Mehrfachbenutzung möglich),
- Insulindosis nach Arztverordnung durch Drehen am Dosierring einstellen (**Abb. I.18 a**); eingestellter Wert ist am Sichtfenster ablesbar,
- Injektionsstelle nach Injektionsschema auswählen, Schutzkappe von der Kanüle entfernen,

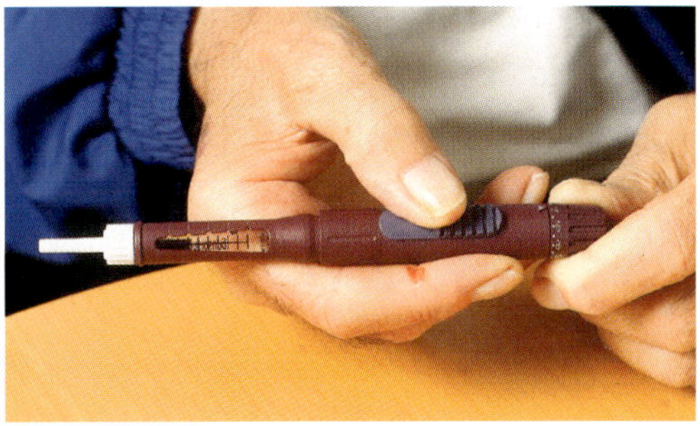

Abb. I.18 a.

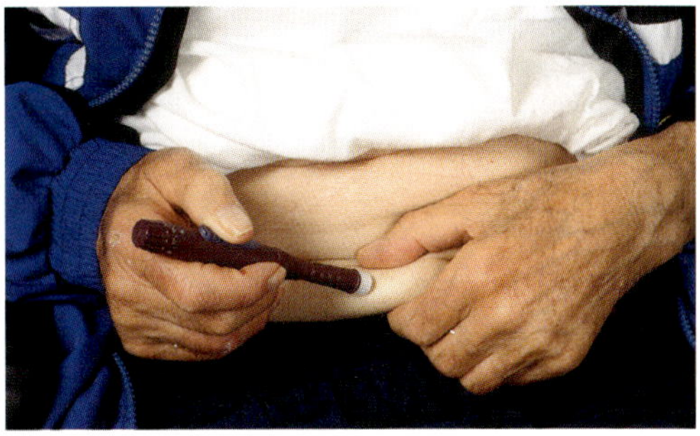

b

- Hautfalte abheben und Injektionsnadel im 90°-Winkel einführen (**Abb. I.18 b**),
- Insulin durch Druck auf den Penkopf vollständig injizieren und Kanüle kurz im Stichkanal belassen, um den Rückfluss des Medikaments beim Herausziehen zu vermeiden,
- Injektionsnadel rasch herausziehen,
- nach der Injektion Sicherungsring wieder in die Ausgangsposition drehen, Spezialkanüle abschrauben und direkt in die Kanülensicherheitsbox entfernen,
- bei Nachblutung Schnellverband anlegen.

Nachbereitung

Siehe Nachbereitung „Injektion in den Gesäßmuskel" (S. 150).

Infobox

Literatur

Humbert H. Injektionen und Blutentnahmen. Stuttgart: Kohlhammer; 2002

Internetadressen

http://www.bundesaerztekammer.de
http://www.bbraun.ch
http://www.medizinfo.de

Inkontinenz (Unterstützung)

Definitionen
Unter Inkontinenz versteht man das Unvermögen, die Ausscheidungsvorgänge (Stuhl und Urin) willkürlich zurückzuhalten. Es gibt verschiedene Formen der Stuhl- und Urininkontinenz, die mithilfe von ▸ ***Stuhl-*** oder ▸ ***Miktionsprotokollen*** beobachtet werden können. Wichtig bei jeder Form der Inkontinenz ist eine sorgfältige Intimtoilette und ▸ ***Hautpflege***. Es gibt eine Vielzahl von Inkontinenzhilfsmitteln, die vorübergehend, therapieunterstützend oder dauerhaft eingesetzt werden. Dazu zählen z. B. ▸ ***Analtampons*** oder ▸ ***Inkontinenzeinlagen***.
Harninkontinenz: unwillkürlicher Harnabgang. Verschiedene Formen sind bekannt.

1. *Überlaufinkontinenz:* durch Spannungsverluste der Blase ist eine vollständige Blasenentleerung nicht mehr möglich. Die Blase ist schmerzhaft gefüllt und erweitert, Harn fließt nur in kleinen Portionen unkontrolliert und in unregelmäßigen Abständen ab. Ursachen: z. B. Prostatahyperplasie.
2. *Urge-Inkontinenz (engl. urge = Drang):* Dranginkontinenz, bei der der Patient schon bei geringer Blasenfüllung einen starken Harndrang verspürt. Ursachen: z. B. ▸ ***multiple Sklerose***.
3. *Stressinkontinenz:* unkontrollierbarer Urinabgang (z. B. Harnträufeln) von weniger als 50 ml, der bei erhöhtem abdominellen Druck (z. B. Husten, Lachen) auftritt. Einteilung in 3 Grade.
   - Grad I: Harntröpfeln im Stehen und Liegen,
   - Grad II: Harnabgang im Strahl während dem Stehen,
   - Grad III: Harnabgang im Liegen. Ursache: z. B. schwache Beckenbodenmuskulatur.

- *Reflexinkontinenz:* unwillkürlicher Harnabgang, der immer dann auftritt, wenn eine bestimmte Blasenfüllung erreicht ist. Hauptkennzeichen sind fehlender Harndrang, fehlendes Gefühl der Blasenfüllung und eine ungehemmte Blasenkontraktion in regelmäßigen Zeitabständen. Ursache: z. B. Rückenmarksverletzungen, die die Reizleitung zum Gehirn oberhalb der Höhe des Reflexbogens stören.

M Inkontinente Patienten trinken oft viel zu wenig, weil sie Angst vor dem Einnässen haben. Daher ist die Gefahr eines Blaseninfekts erhöht, der wiederum die Inkontinenz verstärken kann. Wichtig ist daher, dass Sie den Patienten über die Zusammenhänge aufklären und die Flüssigkeitszufuhr beobachten bzw. ihn zur Selbstbeobachtung anleiten.

Der Expertenstandard „**Förderung der Harnkontinenz in der Pflege**" des Deutschen Netzwerks für Qualitätsentwicklung in der Pflege ist zu beachten!
Stuhlinkontinenz: unwillkürlicher Stuhlabgang. Angeborenes oder erworbenes Unvermögen, den Stuhl in der Mastdarmampulle willkürlich zurückzuhalten. Die Einteilung erfolgt in 3 Grade:

- Grad I*:* leichte Unfähigkeit zwischen Abgang von Wind und dünnem Stuhl zu unterscheiden,
- Grad II*:* mittlere Unfähigkeit, Stuhldrang und unkontrollierten Abgang von Winden und dünnem Stuhl zu unterdrücken,
- Grad III*:* schwere Stuhlinkontinenz mit völlig unkontrolliertem Abgang von Winden und festem Stuhl. Ursachen: z. B. Bewusstlosigkeit, Rückenmarksverletzung.

Im Folgenden werden die Anwendung des Fäkalkollektors und des Kondomurinals ausführlicher beschrieben.

Fäkalkollektor

Ziel
Auffangen größerer flüssiger Stuhlmengen.

Indikationen
Indiziert ist ein Fäkalkollektor z. B. wenn immobile Patienten stuhlinkontinent sind.

Vorbereitung der Materialien

- Stuhlkollektor,
- Einmalhandschuhe,
- Gegenstände zur Intimpflege,
- evtl. Materialien zur Einmalrasur,
- Bettschutz,
- Zellstoff, Abwurfbehälter.

Durchführung

- Hände nach ▸ ***Hygieneplan*** desinfizieren,
- benötigte Gegenstände auf desinfizierter Arbeitsfläche (z. B. Tablett) richten und Vollständigkeit überprüfen,
- Patienten über geplante Maßnahme informieren (auch bewusstlose Patienten!), Fenster und Türen schließen,
- Besucher aus dem Patientenzimmer bitten, ▸ ***Patientenbett*** auf eine Rücken schonende Arbeitshöhe bringen und Patienten unterstützen, sich auf die Seite zu lagern,
- den Handlungsablauf störende Kleidungsstücke entfernen, dabei die Intimsphäre beachten und für Sichtschutz sorgen,

- Einmalhandschuhe anziehen und Bettschutz unter Gesäß positionieren,
- Intimregion waschen und evtl. störende Haare mit Einmalrasierer vorsichtig entfernen,
- ringförmige Öffnung des Fäkalkollektors durch Ausschneiden anpassen und zunächst an zwei Stellen oben und unten auf die trockene Haut aufkleben (**Abb. I.19 a**),
- Öffnungsring den anatomischen Gegebenheiten entsprechend anlegen und Rest der Folie vom Klebestreifen abziehen (**Abb. I.19 b**),
- Ring fest am Damm, oberhalb des Anus und an den Gesäßhälften andrücken,
- überprüfen, ob die Klebeflächen überall fest an der Haut haften,
- sich beim Patienten erkundigen, ob der Fäkalkollektor drückt oder unbequem sitzt,
- Rufanlage in Reichweite legen, damit Patient sich bei Veränderungen melden kann.

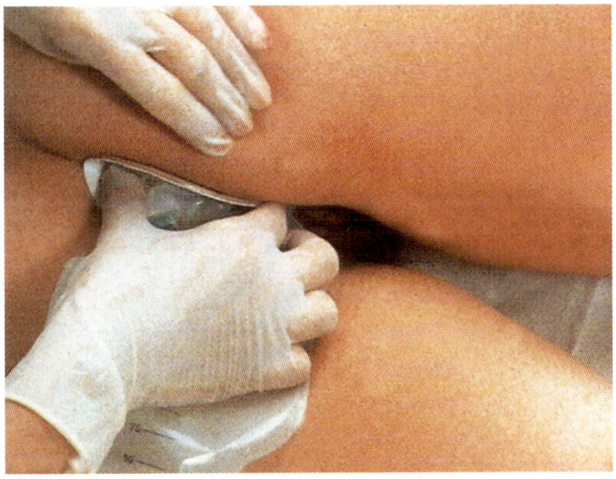

Abb. I.19 a.

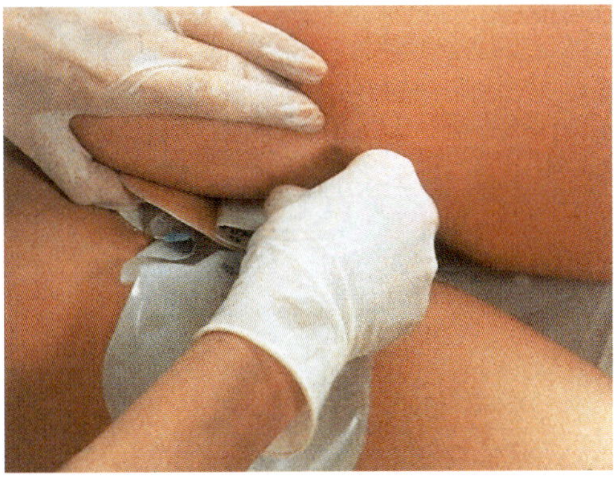

b

Nachbereitung

- Patienten beim Rücklagern und Anziehen unterstützen,
- sich vor dem Verlassen des Zimmers nach dem Befinden des Patienten und seiner Bedürfnisse bezüglich Lagerung, Getränken, Belüftung des Zimmers usw. erkundigen,
- gebrauchte Materialien sachgerecht ver- bzw. entsorgen,
- abschließend Hände nach ▸ ***Hygieneplan*** desinfizieren,
- Maßnahme durch Eintragung in die ▸ ***Patientendokumentation*** mit Handzeichen und Uhrzeit dokumentieren (ebenso Beobachtung von ▸ ***Stuhlgeruch***, ▸ ***Stuhlfarbe*** und ▸ ***Stuhlkonsistenz*** eintragen).
- **Blick zurück:** Wann muss der Füllungszustand des Fäkalkollektors das nächste Mal überprüft werden? Ist das System sicher verbunden oder leckt es irgendwo?

P Fäkalkollektoren eignen sich v. a. bei Patienten, die viele kleine Mengen flüssigen Stuhl absetzen, um die Haut zu schonen. Sie bieten z. B. auch die Möglichkeit der Flüssigkeitsbilanzierung durch eine Graduierung am Auffangbeutel.

Kondomurinal

Ziel

Auffangen größerer Urinmengen.

Indikationen

Indiziert ist ein Kondomurinal z. B. bei:

- Reflexinkontinenz,
- Stressinkontinenz,
- Überlaufinkontinenz.

Vorbereitung der Materialien

- Kondomurinale in der richtigen Größe (**Abb. I.20**),
- ▸ ***Urinauffangbeutel*** bzw. Beinbeutel,
- Einmalhandschuhe,
- Gegenstände zur Intimpflege,
- evtl. Gegenstände zur Einmalrasur,
- Bettschutz,
- Zellstoff,
- Abwurfbehälter.

Durchführung

- Hände nach ▸ ***Hygieneplan*** desinfizieren,
- benötigte Gegenstände auf desinfizierter Arbeitsfläche (z. B. Tablett) richten und Vollständigkeit überprüfen (am besten Kondomurinale in verschiedenen Größen mitnehmen, wenn die Größe noch nicht bestimmt wurde),

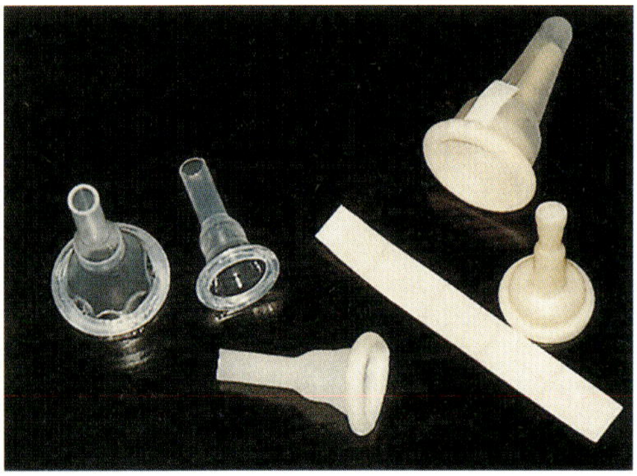

Abb. I.20.

- Patienten über geplante Maßnahme informieren (auch bewusstlose Patienten!), Fenster und Türen schließen,
- Besucher aus dem Patientenzimmer bitten. ▸ ***Patientenbett*** auf eine Rücken schonende Arbeitshöhe bringen und Patienten unterstützen, sich auf den Rücken zu lagern,
- evtl. den Handlungsablauf störende Kleidungsstücke entfernen und für Sichtschutz sorgen,
- Größe des Kondomurinals mit Hilfe einer Messschablone bestimmen (wird vom Hersteller mitgeliefert),
- Einmalhandschuhe anziehen und Bettschutz positionieren,
- Intimregion waschen und evtl. störende Haare mit Einmalrasierer entfernen,
- Penis strecken und Kondom abrollen,

P Je nach Hersteller ist hier zur Erleichterung des Abrollens ein Bändchen angebracht (**Abb. I.21**) und das Kondom ist selbsthaftend. Bei anderen Kondomurinalen muss ein Haftsteifen am Penis angebracht werden. Bei der Verwendung von Haftstreifen ist darauf zu achten, dass der Streifen nicht zirkulär, sondern spiralförmig angelegt wird (Gefahr der Abschnürung!).

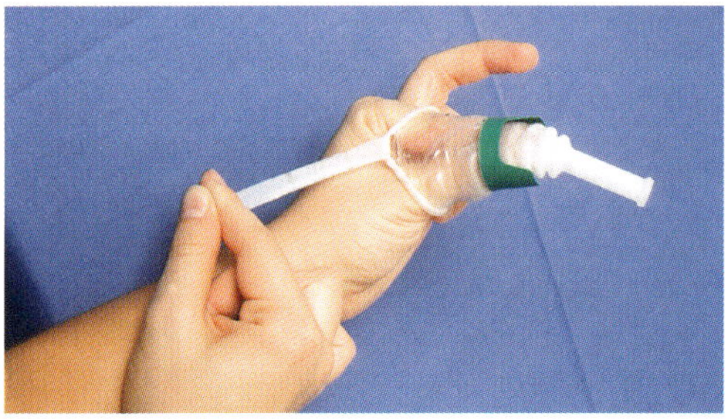

Abb. I.21.

- Zwischen Kondom- und Penisspitze soll ca. 1 cm Abstand zum Abfangen des Harnstrahls sein; Die Vorhaut muss über die Eichel gezogen sein, um eine ▸ ***Paraphimose*** zu vermeiden,
- Urinauffangbeutel bzw. Beinbeutel für mobile Patienten anschließen. Beinbeutel können am Ober- oder Unterschenkel in einer speziellen Befestigungsvorrichtung (Holster) getragen werden.

Nachbereitung

- Patienten beim Rücklagern und Anziehen unterstützen,
- sich vor dem Verlassen des Zimmers nach dem Befinden des Patienten und seiner Bedürfnisse bezüglich Lagerung, Getränken, Belüftung des Zimmers usw. erkundigen,
- gebrauchte Materialien sachgerecht ver- bzw. entsorgen,
- abschließend Hände nach ▸ ***Hygieneplan*** desinfizieren,
- Maßnahme durch Eintragung in die ▸ ***Patientendokumentation*** mit Handzeichen und Uhrzeit dokumentieren (ebenso Beobachtung von ▸ ***Urinfarbe*** und ▸ ***Uringeruch*** eintragen).
- **Blick zurück:** Ist das Ablaufsystem sicher verbunden oder leckt es irgendwo? Wurde die richtige Größe ausgewählt?

M Kondomurinale müssen nach 24 Stunden gewechselt werden. Beinbeutel können bis zu 3 Tagen verwendet werden. Zur Nacht wird immer ein Urinauffangbeutel am Bett befestigt. Kondomurinale können nicht angewendet werden bei Patienten mit zu kleinem Penis.

Altenpflege

Pad-Weight-Test

Der so genannte „Windel-Test" wird eingesetzt, um den Grad der Inkontinenz und der Menge eines unwillkürlichen Handabgangs bei Flüssigkeitsaufnahme, Husten, Niesen und Körperbewegungen festzustellen.

Dabei werden 12 Windeln vorbereitet und stündlich gewechselt. Jede gewechselte Windel wird gewogen und die Gewichtszunahme bestimmt.

Nach folgenden Ergebnissen wird die Schwere der Harninkontinenz bezeichnet:

- 1 bis 10 Gramm = leichte Inkontinenz
- 11 bis 50 Gramm = mäßige Inkontinenz
- 51 bis 100 Gramm = schwere Inkontinenz
- über 100 Gramm = sehr schwere Inkontinenz

Gleichzeitig zum Windeltest sollte auch ein Miktionsprotokoll geführt werden, um Aufschluss über das Miktionsverhalten in Abhängigkeit zur zugeführten Flüssigkeit zu bekommen.

Zusätzlich kann der Pad-Weight-Test auch als Auswahlhilfe für das richtige Inkontinenzprodukt eingesetzt werden.
Dazu werden alle in 48 Stunden benutzten Inkontinenzprodukte einzeln gewogen. Die durchschnittliche Ausscheidungsmenge pro Stunde errechnet sich dann wie folgt:
Gewicht aller eingenässten Produkte in 48 Stunden beträgt z. B. 3900 g.
Das Trockengewicht der eingesetzten Produkte (z. B. 8 × Inkontinenzprodukte à 120 g) beträgt dann z. B. 960 g.
Das Gesamtgewicht der eingenässten Produkte abzüglich des so genannten Trockengewichtes ist die Ausscheidungsmenge. Sie beträgt in unserem Beispiel in 48 Std. 2940 g bzw. ca. 62 g pro Stunde (= durchschnittliche Ausscheidungsmenge pro Stunde).
Bei einem Wechselrhythmus von tagsüber z. B. alle 5 Stunden wird daher für die Versorgung ein Inkontinenzprodukt mit einer Saugkapazität von mind. 305 g benötigt. Bei einer Anwendungsdauer von 8 Stunden (z. B. während Nacht) ist eine Saugkapazität von mind. 496 g (8 × 62 g = 496 g) erforderlich.

Altenpflege

Verwirrte ältere Menschen werden häufig inkontinent, weil sie die Toilette nicht finden und Räume und Situationen verwechseln. Eine Hilfe bietet das Realitätsorientierungstraining mit einer auffälligen Kennzeichnung der Toilettenräume, kontinuierlichen Hinweisen auf deren Funktion und die Einhaltung von Toilettenzeiten zur Konditionierung. Hier wird während der Miktion z. B. das plätschernde Geräusch von einlaufendem Wasser als zusätzlicher akustischer Reiz verwendet.

Infobox

Literatur

Weide M van der. Inkontinenz. Bern: Hans Huber; 2001

Internetadressen

http://www.gih.de
http://www.dnqp.de

Intertrigo-Prophylaxe

Definition

Intertrigo (lat.: wund reiben) ist eine hochrote, nässende ▸ ***Hautläsion***, die durch eine ▸ ***Mazeration*** der Haut z. B. bei Inkontinenz (S. 156 f) oder starkem Schwitzen und durch Reibung entsteht und hauptsächlich in Hautfalten vorkommt.
Prophylaxe: Vorbeugung, Zuvorkommen, ▸ ***Prävention***; die Einteilung erfolgt in 3 Stufen: Erkennen, Begrenzen, Verringern von Krankheitsursachen.

Ziele

- Gesunderhaltung der Oberhaut (▸ ***Epidermis***),
- Vermeidung der Entstehung von „Feuchtkammern".

Indikationen

Eine Intertrigo-Prophylaxe wird z. B. durchgeführt bei:

- starker ▸ ***Schweißbildung*** (z. B. fiebrige Erkrankungen, ▸ ***Herzinsuffizienz***, ▸ ***Diabetes mellitus***),
- Reibungen an besonders gefährdeten Körperstellen wie z. B. Leistenbeugen, unter den Brüsten, Bauchfalten bei adipösen Menschen, Achselhöhlen, Zwischenräumen zwischen den Fingern und Zehen, Hautpartien zwischen den Gesäßfalten und Gliedmaßenstumpf bei Prothesenträgern,
- Inkontinenz (S. 156 f).

Vorbereitung der Materialien

- Hautpflegemittel,
- saugfähige, weiche Verbandmaterialien (z. B. Vlies-Kompressen),
- Heilsalbe,
- Einmalhandschuhe,
- Gegenstände zur Körperteilwaschung (z. B. Waschschüssel, Einmalwaschlappen und Einmaltrockentücher, Badezusatz, Bettschutz).

Durchführung

- Hände nach ▸ ***Hygieneplan*** desinfizieren,
- benötigte Gegenstände auf desinfizierter Arbeitsfläche (z. B. Tablett) richten und auf Vollständigkeit überprüfen,
- Patienten über geplante Maßnahme informieren (auch bewusstlose Patienten!), Fenster und Türen schließen,
- Besucher aus dem Patientenzimmer bitten und ▸ ***Patientenbett*** auf eine Rücken schonende Arbeitshöhe bringen,

- auf angepasste Raumtemperatur achten und evtl. den Handlungsablauf störende Kleidungsstücke entfernen, dabei die Intimsphäre beachten und für Sichtschutz sorgen,
- Patienten so lagern, dass die zu schützenden Stellen gut einsehbar und zugänglich sind,
- gefährdete Hautareale gründlich waschen und abtrocknen (**tupfen, nicht reiben!**),
- Heilsalbe vorsichtig auftragen und evtl. in die Hautfalte eine Vlies-Kompresse einlegen.

Nachbereitung

- Patienten evtl. rücklagern und beim Anziehen unterstützen,
- sich vor dem Verlassen des Zimmers nach dem Befinden des Patienten und seiner Bedürfnisse bezüglich Lagerung, Getränken, Belüftung des Zimmers usw. erkundigen,
- gebrauchte Materialien sachgerecht ver-, bzw. entsorgen (z. B. Arbeitsfläche desinfizieren),
- abschließend Hände nach ▶ ***Hygieneplan*** desinfizieren,
- Maßnahme durch Eintragung in die ▶ ***Patientendokumentation*** mit Handzeichen und Uhrzeit dokumentieren.
- **Blick zurück:** Sind alle gefährdeten Hautstellen durch das Auftragen einer Heilsalbe geschützt worden?

Infobox

Literatur

Biesalski HK et al. (Hrsg.). Ernährungsmedizin, 4. Aufl. Stuttgart: Thieme; 2009

Kamphausen, U.: Prophylaxen in der Pflege, 3. Aufl. Stuttgart: Kohlhammer; 2005

Internetadresse

http://www.modernealtenpflege.de

Intubation

Definition

Unter Intubation versteht man das Einführen eines Endotrachealtubus (Tubus = Rohr) durch die Stimmritze in die Luftröhre (Trachea) oder einen Hauptbronchus. Der Tubus kann über den Nasen-Rachenraum (nasotracheale Intubation, **Abb. I.22 a**) oder über den Mund-Rachenraum eingeführt werden (orotracheale Intubation, **Abb. I.22 b**). Hierfür stehen verschiedene Tubusarten wie z. B. der ▶ ***Magill-Tubus***, der ▶ ***Oxford-Tubus*** oder der ▶ ***Woodbridge-Tubus*** zur Verfügung. Eine Intubation wird nur im Notfall auf der Normalstation vorgenommen, i. d. R. findet sie im Bereich der Anästhesie- und Intensivabteilung statt.

Ziele

- Sicherung der Atemwege,
- kontrollierte ▶ ***Beatmung*** zur Therapie respiratorischer Insuffizienzen,
- Durchführung einer ▶ ***Narkose***.

Indikationen

Indiziert ist eine Intubation z. B. bei:

- Notfallmaßnahme bei Herz- und Atemstillstand,
- Sicherung der Atemwege bei Störungen des Bewusstseins z. B. bei Vergiftungen,

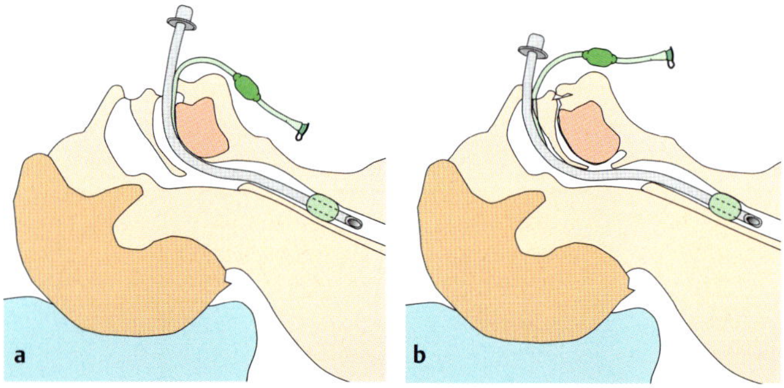

Abb. I.22.

- Absaugen des Tracheobronchialsystems,
- maschinelle Beatmung nach Verletzungen z. B. ▶ ***Polytraumen*** (Mehrfachverletzungen, bei denen mehr als 3 Organsysteme betroffen sind) oder postoperativ,
- akute Erkrankungen wie ▶ ***Pneumonie*** (Lungenentzündung), ARDS (acute respiratory distress syndrom = akutes Lungenversagen),
- ▶ ***Laryngospasmus***,
- Intubationsnarkose bei verschiedenen Operationen z. B. Operationen am Herz, an den Atemwegen, am Hals usw.,
- ungünstige Lagerung bei Operationen, die eine Maskenbeatmung nicht erlauben.

Vorbereitung der Materialien

- Einmalhandschuhe,
- sterile Endotrachealtuben (entsprechende Größen sind nach Alter und Geschlecht festgelegt), s. **Tab. I.1**, z. B. für eine erwachsene Frau Tubus der Größe 32 ▶ *Charrière.*

M Immer zusätzlich einen größeren und kleineren Tubus bereitlegen (z. B. Tubus Ch. 30 und 34), da oft erst unter Sicht deutlich wird, welcher Tubus verwendet werden kann.

- Laryngoskop und Spatel,
- ▶ ***Führungsstab*** als Intubationshilfe,
- Spritze zum Blocken des Tubus,
- ▶ ***Magillzange***,
- ▶ ***Lokalanästhetikum*** (z. B. Xylocain-Gel),
- Kochsalz als Gleitmittel für den Tubus,
- ▶ ***Oropharyngealtubus*** als Beißschutz,
- Fixiermaterialien für den Tubus (z. B. Pflaster, Tubushalteband),
- ▶ ***Beatmungsbeutel*** und -maske mit Sauerstoffanschluss,
- ▶ ***Stethoskop*** zur Überprüfung und Beurteilung der Lungenbelüftung,
- ▶ ***Absauggerät*** mit Absaugkathetern,
- Sauerstoffflasche,
- Endotest zur Kontrolle des ▶ ***Cuffdrucks***,
- Medikamente zur Kurznarkose,
- Notfallmedikamente.

Durchführung

Die Durchführung der Intubation ist ärztliches Aufgabengebiet. Die Pflegeperson unterstützt den Arzt bei dieser Maßnahme (z. B. Materialien vorbereiten und anreichen und Patienten betreuen).

- Hände nach ▶ ***Hygieneplan*** desinfizieren,
- benötigte Gegenstände auf desinfizierter Arbeitsfläche (z. B. Notfallwagen) richten (**Abb. I.23**) und Vollständigkeit überprüfen,
- Spatel mit Laryngoskop zusammenstecken,
- Lichtquelle am Laryngoskop prüfen,
- Dichtigkeit des ▶ ***Cuffs*** überprüfen, Cuff mit 10 ml Luft blocken; überprüfen, ob Ballon Füllung behält, dann Luft wieder ablassen,

Tab. I.1 Tubusgrößen in Abhängigkeit von Alter und Geschlecht

Alter	Tubusgröße (mmID = Millimeter Innendurchmesser)	Charrière
Frühgeborenes	2,5	12
▶ *Neugeborenes*	3,0	14
1 Monat	3,5	16
6 Monate	3,5	16
1 Jahr	4,0	18
2 Jahre	4,5	20
4 Jahre	5,0	22
6 Jahre	5,5	24
8 Jahre	6,0	26
10 Jahre	6,5	28
Erwachsener (weiblich)	7,0 – 7,5	30 – 34
Erwachsener (männlich)	7,5 – 8,5	32 – 36

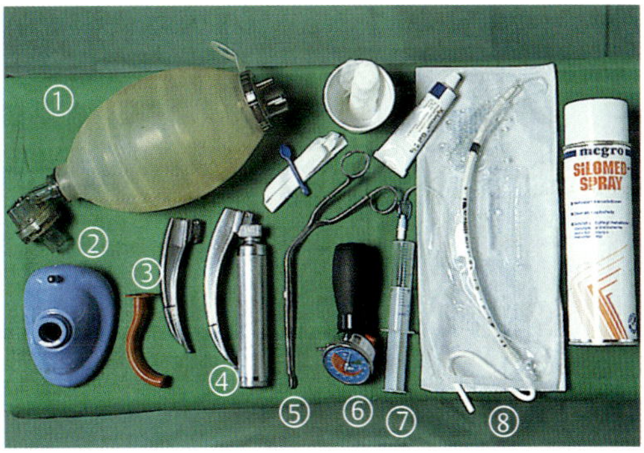

① Beatmungsbeutel
② Gesichtsmaske
③ Oropharyngealtubus
④ Laryngoskop
⑤ Magillzange
⑥ Luftdruck-Messgerät
⑦ Spritze zum Blocken
⑧ Endotrachealtubus

Abb. I.23.

- Patienten über geplante Maßnahme informieren (auch bewusstlose Patienten!), Fenster und Türen schließen,
- Besucher aus dem Patientenzimmer bitten und Patientenbett auf eine Rücken schonende Arbeitshöhe bringen,
- Zahnprothesen und Zahnspangen unbedingt entfernen,
- Patient auf den Rücken lagern,
- nach Anordnung des Arztes ein Hypnotikum und ein Analgetikum injizieren, damit der Patient den starken Reiz der Intubation besser toleriert,
- zur Intubation Hals des Patienten überstrecken. Der Arzt verschafft sich Sicht über das Laryngoskop und schiebt den Tubus durch die Stimmritze in die Trachea (**Abb. I.24**).
- Nach erfolgter Intubation wird der Tubus durch Einspritzen von Luft über die Zuleitung zum Cuff geblockt und der Cuffdruck mit einem speziellen Manometer (Endotest, **Abb. I.25**) berprüft.
- Zur Kontrolle der korrekten Tubuslage (seitengleiche Belüftung der Lunge) wird der Patient beatmet. Dabei werden mittels Stethoskop die Atemgeräusche an der Lungenspitze und -basis abgehört. Zur Sicherheit wird auch der Magen abgehört, um eine Fehlintubation auszuschließen (Sicherheit nur relativ!),
- Beißschutz (z. B. Oropharyngealtubus) einlegen,
- Abschließend lageüberprüften und geblockten Tubus mit Pflasterstreifen oder Tubushalteband befestigen,
- Patienten in 30°-Oberkörperhochlagerung bringen,
- weitere Maßnahmen wie z. B. Anschluss an ein Beatmungsgerät einleiten.

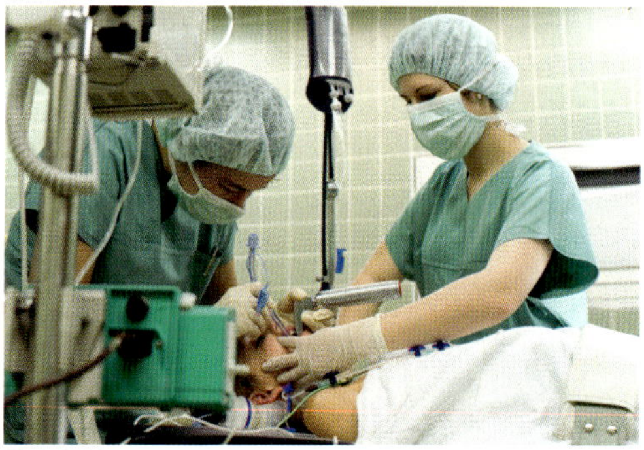

Abb. I.24.

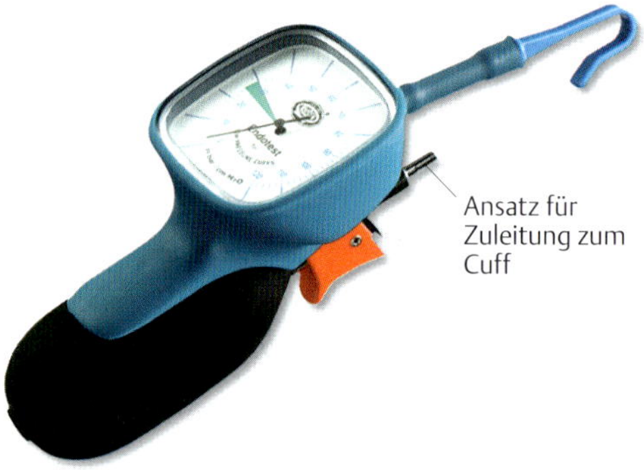

Abb. I.25.

Nachbereitung

- gebrauchte Materialien sachgerecht ver- bzw. entsorgen (z. B. Laryngoskop desinfizieren und reinigen),
- abschließend Hände nach ▸ *Hygieneplan* desinfizieren,
- Maßnahme durch Eintragung in die ▸ ***Patientendokumentation*** mit Handzeichen, Uhrzeit, Tubusgröße, -art und Intubationstiefe dokumentieren.
- **Blick zurück:** Ist die Lage des Tubus korrekt (seitengleiche Belüftung)? Wurde der Tubus richtig fixiert und geblockt? Ist die Atmung ausreichend? Wurde die Tubuslage bzw. -tiefe dokumentiert?

Infobox

Literatur

Genzwürker H, Hinkelbein J. Fallbuch Anästhesie, Intensivmedizin und Notfallmedizin. 2. Aufl. Stuttgart: Thieme; 2007

Ullrich L et al. (Hrsg.). Thiemes Intensivpflege und Anästhesie. Stuttgart: Thieme 2005

Internetadresse

www.pflege-kurse.de

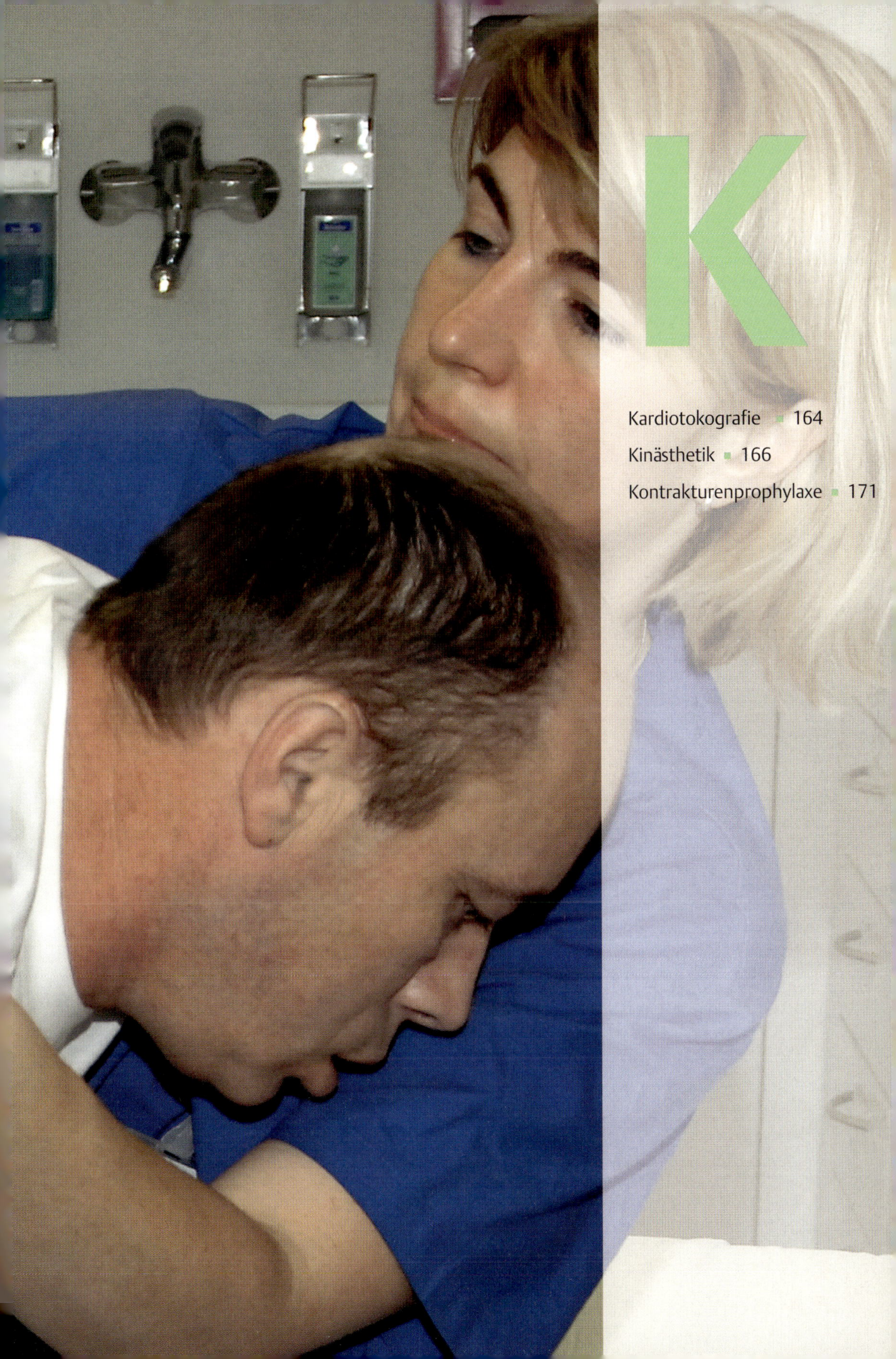

K

Kardiotokografie

Definition

Bei einer Kardiotokografie wird die Wehentätigkeit (Tokogramm) durch einen mechanischen Druckabnehmer (▸ ***Kardiotokograf***) und gleichzeitig die kindlichen Herztöne durch ein Mikrofon (Herztontransducer) aufgezeichnet. Ein ▸ ***Kardiotokogramm*** (CTG = engl. **C**ardio**t**oko**g**ramm) wird in der Arztpraxis mehrmals vor der Geburt und im Krankenhaus in der Geburtsphase erstellt.

Ziele

- Beurteilung und Überwachung der Kreislaufsituation des ▸ ***Feten***, v. a. Reaktion der kindlichen Herztöne auf die Wehentätigkeit, um Komplikationen rechtzeitig zu erkennen,
- Beurteilung der Wehentätigkeit während der Geburtsphase, insbesondere die Häufigkeit der ▸ ***Wehen***, um z. B. eine ▸ ***Wehenschwäche*** rechtzeitig zu erkennen.

Vorbereitung der Materialien

- Kardiotokograf,
- Ultraschallgel,
- Gummiband bzw. elastischer Schlauchverband zur Fixierung des Herzton- und des Druckaufnehmers.

Durchführung

- Hände nach ▸ ***Hygieneplan*** desinfizieren,
- benötigte Gegenstände richten und Papiervorrat des Gerätes überprüfen (**Abb. K.1 a**),
- Schwangere über geplante Maßnahme informieren
- Besucher aus dem Zimmer bitten, ▸ ***Patientenbett*** auf eine Rücken schonende Arbeitshöhe bringen und Schwangere dabei unterstützen, eine gute Position zu finden (z. B. linke Seitenlage). Längere Rückenlage vermeiden, um einem ▸ ***Vena-cava-Kompressionssyndrom*** vorzubeugen,
- CTG-Streifen mit den Personalien der Schwangeren (Name, Vorname, Geburtsdatum), dem errechneten Entbindungstermin (= ET bzw. SSW = Schwangerschaftswochen plus überfällige Tage), der Lage der Schwangeren, der aktuellen Medikation (z. B. zur ▸ ***Wehenhemmung***), sowie aktuellem Datum und Uhrzeit beschriften (**Abb. K.1 b**); zusätzlich können weitere Angaben wie I P (= eine Entbindung), die Anzahl der Schwangerschaften (II G = 2. Gravidität) oder der mütterliche Puls (= MP) festgehalten werden,
- evtl. den Handlungsablauf störende Kleidungsstücke entfernen, dabei Intimsphäre beachten,
- Lage des Kindes bestimmen, um die Elektroden richtig zu platzieren. Dazu den Bauch der Schwangeren abtasten, um den Rücken des Kindes zu erspüren (**Abb. K.2**). Im oberen Bereich des kindlichen Rückens können die Herztöne am besten abgehört werden.

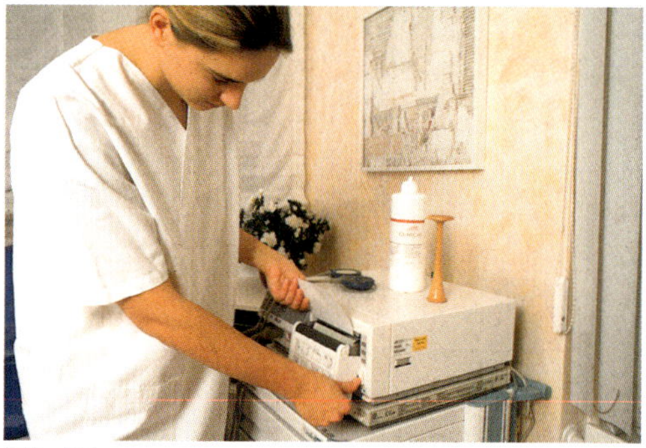

Abb. K.1 a.

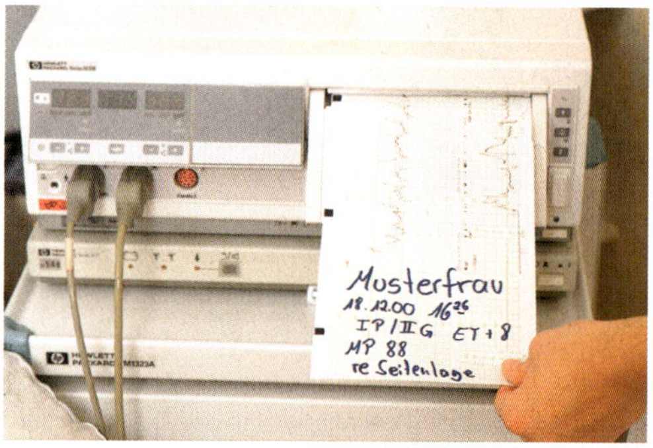

b

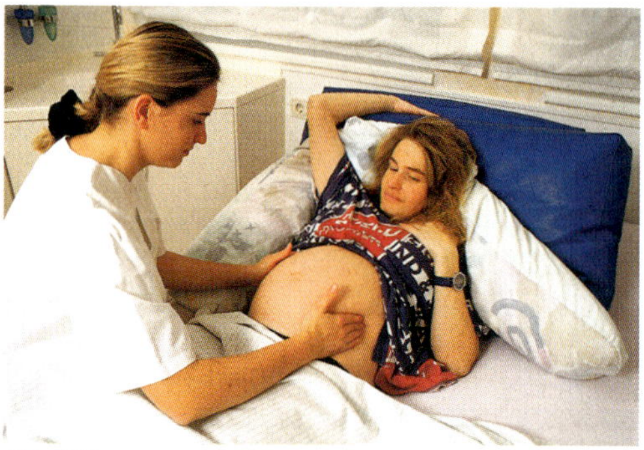

Abb. K.2.

M Bitte bedenken Sie, dass sich das Kind, gerade auch kurz vor der Geburt, noch drehen kann und sich damit seine Lage im Vergleich zum Vorbefund verändert haben kann. In der überwiegenden Mehrheit liegt eine normale Schädellage vor (**Abb. K.3 a**), Beckenendlagen z. B. sind eher selten (**Abb. K.3 b**). Für Ihre Kollegen können Sie Ihren Tastbefund z. B. als kleine Zeichnung im Dokumentationssystem festhalten, auf jeden Fall sollte die Lage des Kindes auch auf dem CTG vermerkt sein.

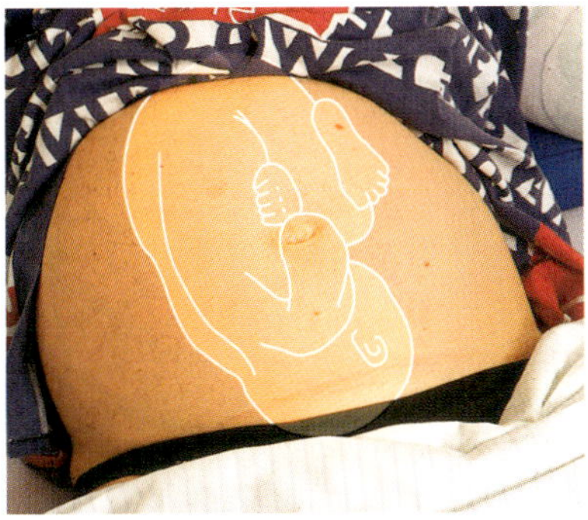

Abb. K.3 a.

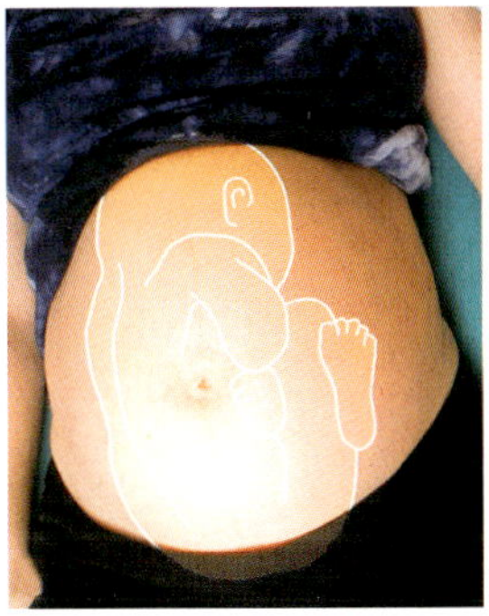

b

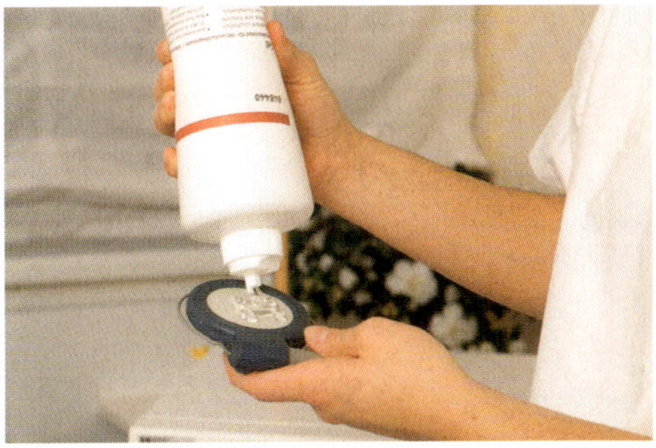

Abb. K.4.

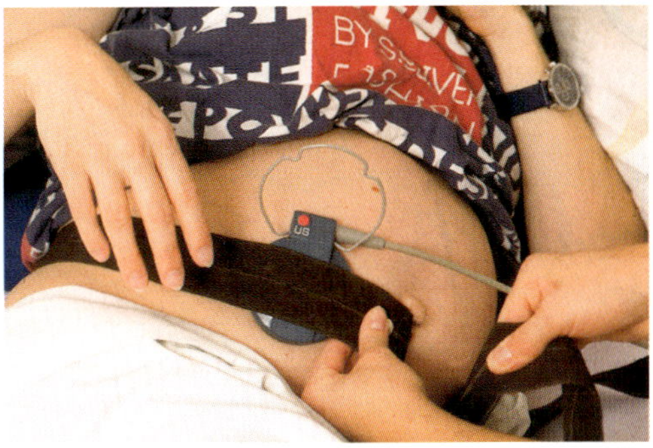

Abb. K.5 a.

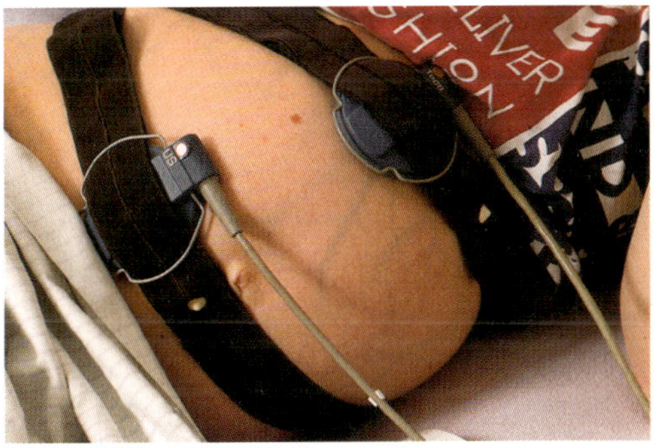

b

- Elektrode mit Ultraschallgel bestreichen (**Abb. K.4**),
- Herztonaufnehmer bei normaler Schädellage auf bzw. unter Nabelhöhe anbringen, entweder mit Gurt oder Schlauchverband. Der Rücken kann sich vom Nabel aus gesehen links befinden (1. Schädellage, **Abb. K.5 a**) oder rechts (2. Schädellage),
- Druckaufnehmer über dem Gebärmutterfundus befestigen (**Abb. K.5 b**),
- liegt das Kind nicht in normaler Schädellage, Elektroden entsprechend dem Tastbefund platzieren, z. B. bei einem Kind in Beckenendlage Herztonaufnehmer oberhalb des Nabels (**Abb. K.6**),
- Gerät starten und Aufzeichnung kontrollieren (**Abb. K.7**). Lageveränderungen oder äußere Einwirkungen auf Papierstreifen dokumentieren (z. B. Patientin hustet, lacht, steht auf usw.).

P Bitte bedenken Sie, dass die Frau in dieser Situation sehr sensibel ist. Bereiten Sie sie darauf vor, dass es möglich ist, dass die Herztöne zu Beginn oder evtl. während der Aufzeichnung kurz nicht zu hören sind. Dies kann z. B. daran liegen, dass der Herztonaufnehmer durch Lageveränderung der Schwangeren verrutscht ist und neu platziert werden muss. Auch adipöse Bauchdecken können die Ableitung erschweren. Wichtig ist, dass die Schwangere gut informiert ist und sich sicher und geborgen fühlt.

Nachbereitung

- Nach Beendigung der Aufzeichnung Elektroden und Fixierung entfernen, Bauch vom Ultraschallgel reinigen,
- Schwangere über das Ergebnis der Aufzeichnung informieren, evtl. weitere Termine festlegen,

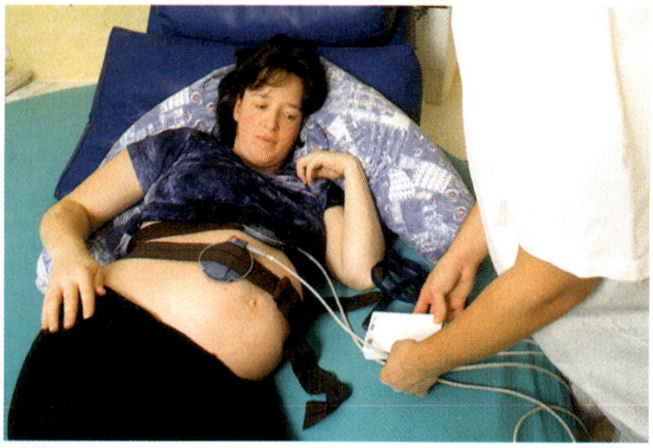

Abb. K.6.

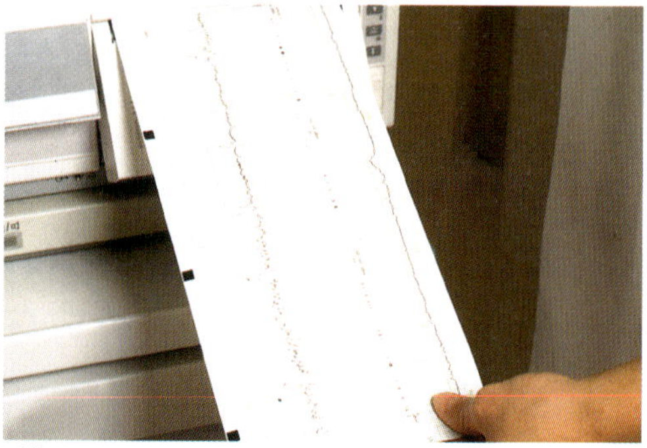

Abb. K.7.

- Schwangere bei der bequemen Lagerung und beim Anziehen unterstützen,
- ich vor dem Verlassen des Zimmers nach dem Befinden der Patientin und ihrer Bedürfnisse bezüglich Lagerung, Getränken, Belüftung des Zimmers usw. erkundigen,
- gebrauchte Materialien sachgerecht entsorgen (z. B. Gummiband desinfizieren),
- abschließend Hände nach ▸ ***Hygieneplan*** desinfizieren,
- Maßnahme durch Eintragung in den Überwachungsbogen mit Handzeichen und Uhrzeit dokumentieren.
- **Blick zurück:** Ist der CTG-Streifen korrekt beschriftet worden? Sind alle Aktivitäten der Schwangeren darauf vermerkt? Ist noch genügend Papier für die nächste Benutzung des Geräts vorhanden?

Infobox

Literatur

Gauge SM, Henderson C. CTG-Training, 4. Aufl. Stuttgart: Hippokrates; 2007

Löseke A, Skibbe X. Gynäkologie und Geburtshilfe für Pflegeberufe. 2. Aufl. Stuttgart: Thieme; 2007

Martius G, Heidenreich W (Hrsg.). Hebammenlehrbuch, 7. Aufl. Stuttgart: Hippokrates; 1999

Internetadresse

http://www.schwanger-plus.de

Kinästhetik

Definitionen

Kinästhetik: Lehre vom Bewegungsempfinden (Kinesis = Bewegung, aesthetics = Empfinden). Von Hatch/Maietta entwickeltes Konzept, das die Handlungs- und Bewegungskompetenz der Pflegeperson soweit entwickelt, dass sie in der Lage ist, den Patienten zur gezielten Bewegung und Organisation seines Körpers anzuleiten. Nach kinästhetischen Richtlinien wird der Körper in 7 Massen- und 6 Zwischenräume eingeteilt (**Abb. K.8**). Ein Zwischenraum ist z. B. der Hals, eine Masse der Brustkorb.

M Kinästhetik ist keine Bewegungstechnik, sondern eine Interaktion zwischen Pflegeperson und Patient. Bewegt wird so, wie der Patient sich selbst bewegen würde. Ein häufiger Fehler ist, dass die Pflegeperson nicht den Bewegungsmöglichkeiten des Patienten folgt, sondern ihren eigenen Vorstellungen.

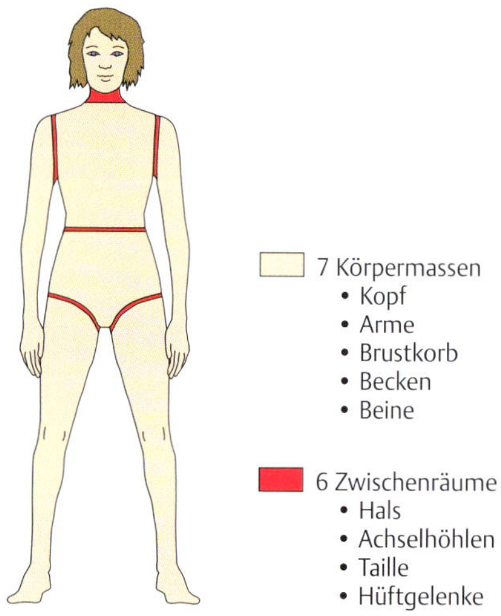

Abb. K.8.

Kinästhesie: Sammelbezeichnung für die Wahrnehmung von Stellung und Position, Muskeltonus und Bewegung von Körperteilen und Gliedmaßen.

Um sich der eigenen Bewegungsmuster bewusst zu werden, können Sie sich auf der DVD den Film „Bewegungsökonomie" ansehen.

Ziele

- organische Bewegungsabläufe initiieren,
- Bewegungsmöglichkeiten des Patienten analysieren, unterstützen und erweitern,
- Körperbewusstsein des Patienten fördern und Wohlbefinden steigern,
- Interaktion von Pflegeperson und z. B. Patient mit ▸ ***Bewusstseinsstörung***,
- Rücken schonend arbeiten und bewegen.

Indikationen

Kinästhetisch bewegt können z. B.:

- bewusstseinsgestörte, benommene Patienten (z. B. nach ▸ ***Schädel-Hirn-Trauma***),
- Patienten mit ▸ ***Lähmungen*** z. B. bei ▸ ***Hemiplegie*** nach Schlaganfall (▸ ***Apoplex***), mit ▸ ***Paralyse*** oder mit ▸ ***Querschnittslähmung***,
- desorientierte und pflegebedürftige Patienten (z. B. mit ▸ ***Demenz***).

Fortbewegen im Liegen

Durchführung

- Hände nach ▸ ***Hygieneplan*** desinfizieren,
- Patienten über geplante Maßnahme informieren, Fenster und Türen schließen,
- Besucher aus dem Patientenzimmer bitten bzw. Situation zur Anleitung nutzen,
- Lagerungshilfsmittel, Kissen und Bettdecke aus dem Bett entfernen, um die Bewegung nicht zu hemmen,
- ▸ ***Patientenbett*** auf eine Rücken schonende Arbeitshöhe bringen und auf geraden Rücken während der Tätigkeit achten,
- Patient bitten, Arme über dem Bauch festzuhalten,
- einen Arm unter beide Schulterblätter des Patienten schieben, den anderen Arm unter das Becken (**Abb. K.9 a**).

M Becken und Brustkorb sind in diesem Fall die Massen, Taille und Hals die Zwischenräume. Nach kinästhetischen Richtlinien darf niemals an den Zwischenräumen angefasst werden, um die Bewegung nicht zu blockieren.

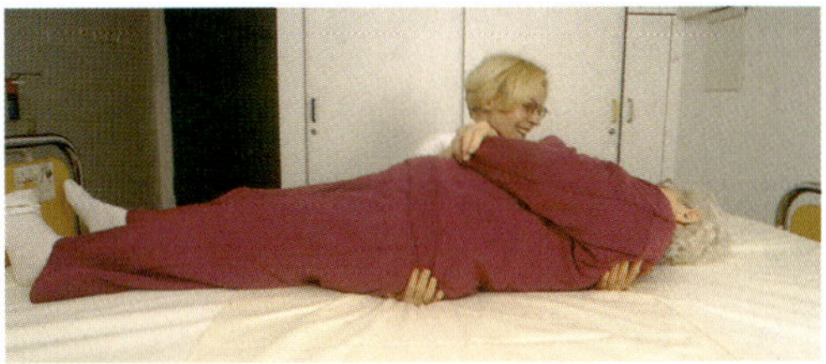

Abb. K.9 a.

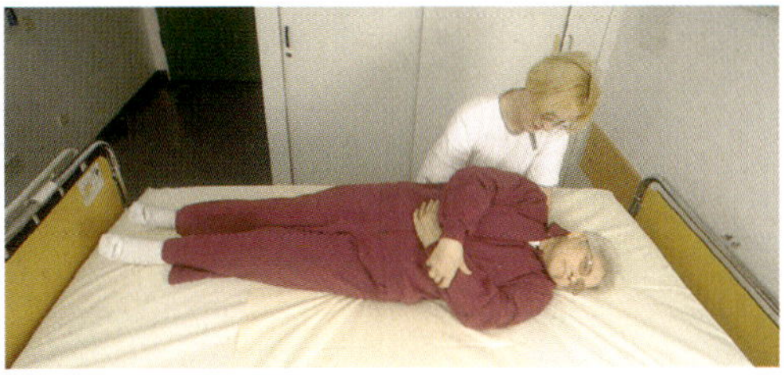

b

- Eigenes Gewicht nach vorne verlagern und dabei den Patient auf ihren Armen etwas von sich weg und nach oben rollen (**Abb. K.9 b**),
- eigenes Gewicht nach hinten verlagern und den Patient auf den Armen zu sich her und dabei weiter nach oben rollen (**Abb. K.9 c**),
- ist der Patient weit genug nach oben bewegt worden, wieder bequem und evtl. mit Lagerungshilfsmitteln lagern, Rufanlage in Reichweite bringen.

Wie man einen Patienten in Rückenlage zum Kopfende bewegt, können Sie sich auf der DVD ansehen.

Nachbereitung

- Sich vor dem Verlassen des Zimmers nach dem Befinden des Patienten und seiner Bedürfnisse bezüglich Lagerung, Getränken, Belüftung des Zimmers usw. erkundigen.
- abschließend Hände nach ▸ ***Hygieneplan*** desinfizieren,
- Maßnahme durch Eintragung in die ▸ ***Patientendokumentation*** mit Handzeichen und Uhrzeit dokumentieren.
- **Blick zurück:** Hat der Patient alle persönlichen Gegenstände in Reichweite? Ist er informiert sich zu melden, wenn die eingenommene Position für ihn unbequem wird?

Fortbewegen vom Liegen zum Sitzen

Durchführung

- Hände nach ▶ ***Hygieneplan*** desinfizieren,
- Patienten über geplante Maßnahme informieren, Fenster und Türen schließen,
- Besucher aus dem Patientenzimmer bitten bzw. Situation zur Anleitung nutzen,
- ▶ ***Patientenbett*** auf eine Rücken schonende Arbeitshöhe bringen und auf geraden Rücken während der Tätigkeit achten,
- der Patient befindet sich in Rückenlage, Oberkörper leicht erhöht,
- durch Berührung Impuls zum Beugen des Kopfes geben (**Abb. K.10 a**),
- unter das Schulterblatt greifen und durch Bewegung zur Seite Patienten Gewichtsverlagerung auf den linken Ellenbogen ermöglichen (Patient kann sich über diesen aufrollen, **Abb. K.10 b**),
- durch Unterstützung der Masse Brustkorb erfolgt ein erneuter Bewegungsimpuls zum vollständigen Aufsitzen (**Abb. K.10 c**).

Wie ein Patient aus der Rückenlage zum Sitzen im Bett gebracht wird, können Sie sich auf der DVD ansehen.

Nachbereitung

Siehe Nachbereitung „Fortbewegen im Liegen".

Fortbewegen im Sitzen

Durchführung

- Hände nach ▶ ***Hygieneplan*** desinfizieren,
- Patienten über geplante Maßnahme informieren, Fenster und Türen schließen,
- Besucher aus dem Patientenzimmer bitten bzw. die Situation zur Anleitung nutzen,
- Patient sitzt auf einem Stuhl: unter beide Schulterblätter greifen und Oberkörper des Patienten nach vorne bringen, indem eigenes Gewicht nach hinten verlagert wird (**Abb. K.11 a**),
- Gewicht des Patienten auf die rechte Seite lagern, damit sich das Becken links abhebt; mit einer Hand die Vorwärtsbewegung am Becken links unterstützen (**Abb. K.11 b**)und somit linkes Bein nach vorne bringen,
- Gewicht des Patienten auf die andere Seite verlagern (Becken hebt sich rechts ab), mit einer Hand die Vorwärtsbewegung am Becken rechts unterstützen (**Abb. K.11 c**) und somit rechtes Bein nach vorne bringen,

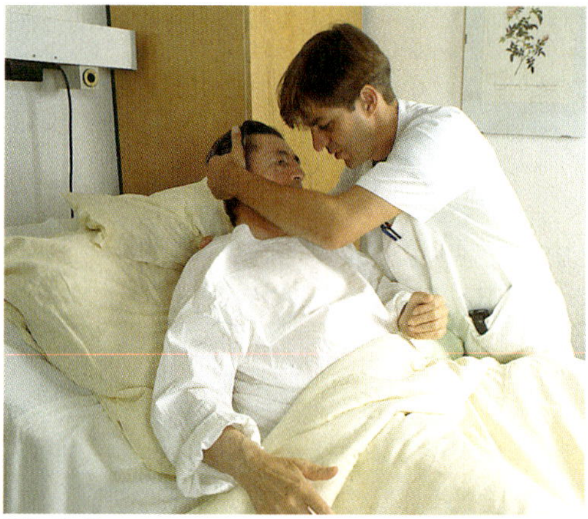

Abb. K.10 a.

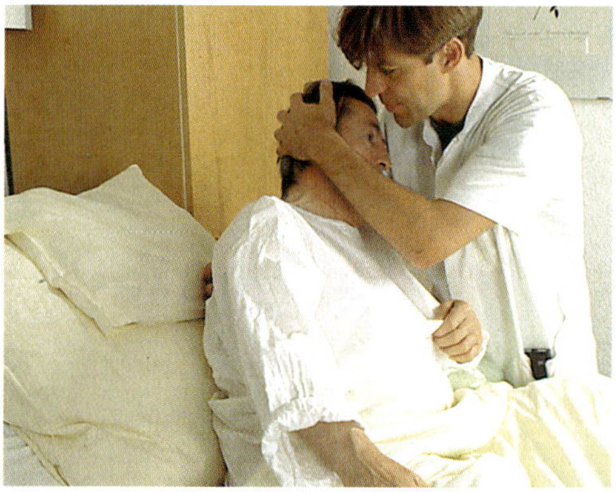

b

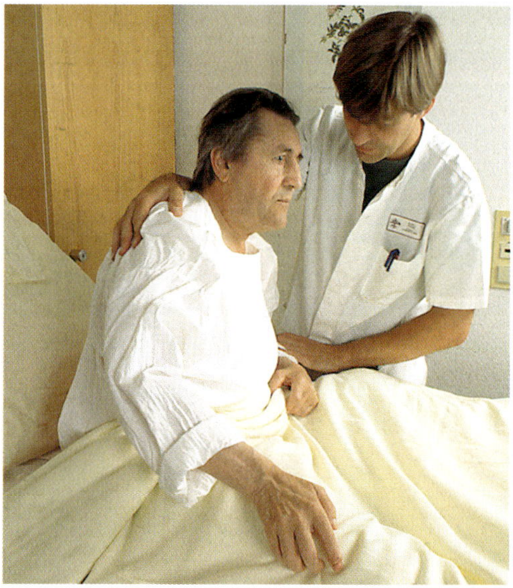

c

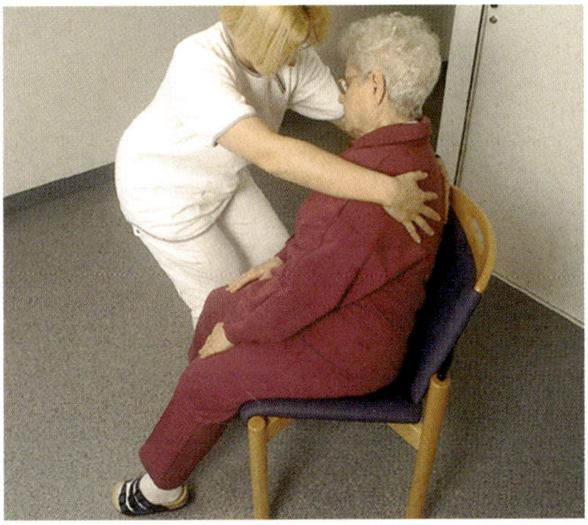

Abb. K.11 a.

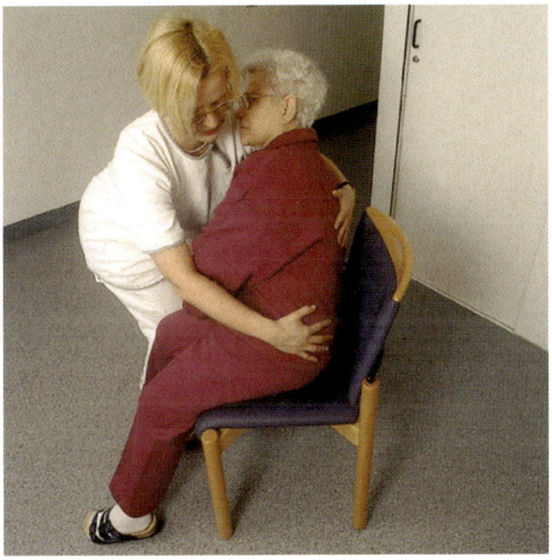

b

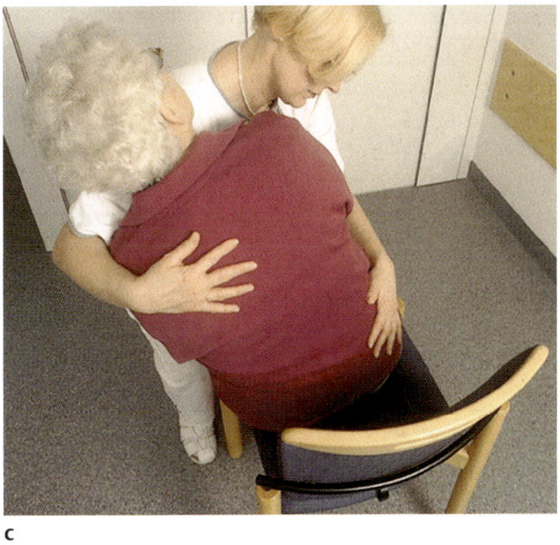

c

- Vorgang so lange wiederholen, bis der Patient sich an der Stuhlkante befindet und durch weitere Gewichtsverlagerungen aufstehen kann.

P Häufig klappt die Vorwärtsbewegung im Sitzen deswegen nicht, weil die zu bewegende Körperseite nicht genügend entlastet wurde, d. h. es wurde nicht ausreichend Gewicht verlagert. Sie sollten daher dem Patienten ein sicheres Gefühl vermitteln, dass er sich ganz auf die Seite lehnt und sich ausreichend mitbewegt.

Wie ein Patient im Sitzen nach vorn bewegt werden kann, können Sie sich auf der DVD ansehen („Aus der Sitzposition über den Stand zum Sitzen mit Zwischenschritten“).

Nachbereitung
Siehe Nachbereitung „Fortbewegen im Liegen“ (S. 167).

Fortbewegen vom Sitzen zum Stehen

Durchführung

- Hände nach ▸ ***Hygieneplan*** desinfizieren,
- Patienten über geplante Maßnahme informieren, Fenster und Türen schließen,
- Besucher aus dem Patientenzimmer bitten bzw. die Situation zur Anleitung nutzen,
- mehrere Varianten des Aufstehens sind möglich und richten sich nach den Ressourcen des Patienten,
- Patient sitzt möglichst weit vorne auf der Stuhlkante.

Aufstehen von der Seite

- Beim hemiplegischen Patienten mit relativer Standsicherheit steht die Pflegeperson auf der betroffenen Seite und unterstützt Bewegung mit einer Hand am Gesäß des Patienten (**Abb. K.12 a**); Oberkörper des Patienten weit nach vorne bringen lassen und damit Gewicht auf die Beine verlagern; mit der anderen Hand stützt Pflegeperson Knie des Patienten,
- durch Impuls am Gesäß hebt sich das Gesäß ab, gleichzeitig wird durch Druck auf das Knie Impuls zum Durchdrücken des Beins und damit zum Aufrichten gegeben (**Abb. K.12 b**),
- Pflegeperson stabilisiert im Stehen das Knie des Patienten mit ihrem eigenen Knie. Impuls am Oberkörper führt zum Aufrichten (**Abb. K.12 c**).

Wie ein hemiplegischer Patient beim Aufstehen unterstützt werden kann, können Sie sich auf der DVD ansehen („Aus der Sitzposition über den Stand zum Sitzen bei Hemiplegie“).

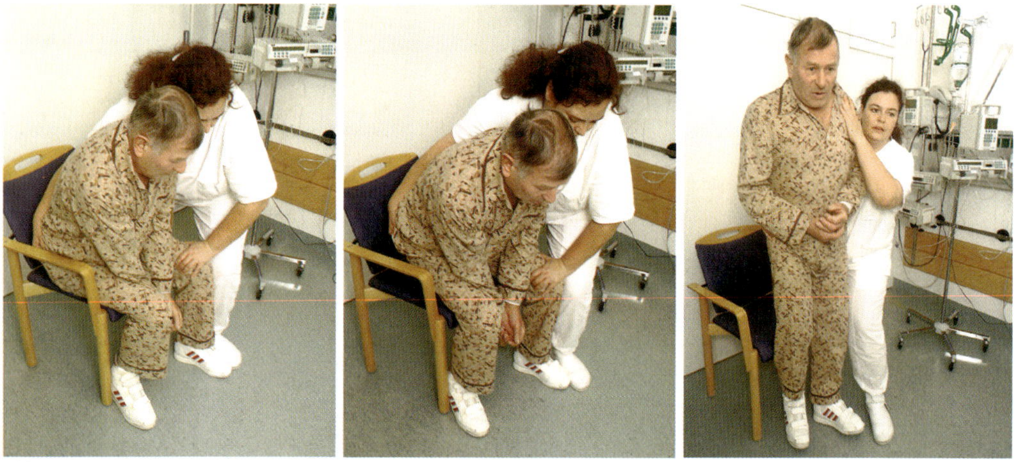

Abb. K.12 a. b c

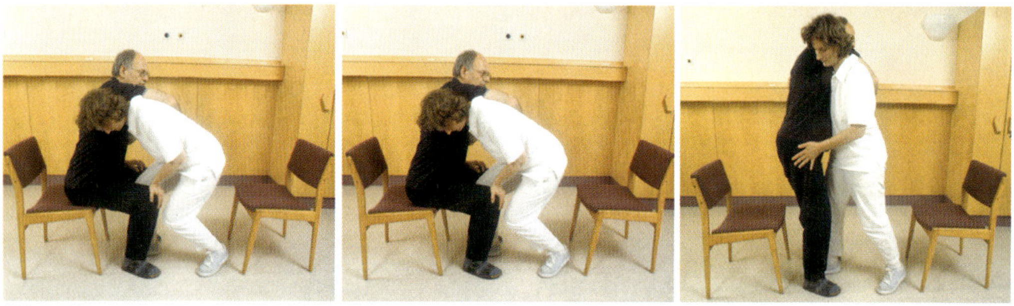

Abb. K.13 a. b c

Aufstehen von vorne

- Patient ergreift seine Hände und legt den Oberkörper auf den Rücken der Pflegeperson (**Abb. K.13 a**). Patient muss möglichst weit nach vorne kommen. Pflegeperson nimmt Knie der betroffenen Seite zwischen ihre Knie zur Stabilisierung,
- Pflegeperson verlagert ihr Gewicht nach hinten, richtet sich auf (**Abb. K.13 b**)und bringt durch die Aufwärtsbewegung den Patienten zum Stehen (**Abb. K.13 c**).

Wie ein Patient beim Aufstehen unterstützt wird, können Sie sich auf der DVD ansehen („Aus der Sitzposition über den Stand zum Sitzen mit Zwischenschritten").

Nachbereitung

Siehe Nachbereitung „Fortbewegen im Liegen" (S. 167).

Infobox

Literatur

Hatch F, Maietta L. Kinästhetik, 2. Aufl. München: Urban & Fischer; 2003

Citron I. Kinästhetik - Kommunikatives Bewegungslernen, 2. Aufl. Stuttgart: Thieme; 2004

Internetadressen

http://www.bobathpflege.de

http://www.kinaesthetics.net

Kontrakturenprophylaxe

Definitionen

Kontraktur: Dauerverkürzung (lat. contrahere = zusammenziehen) bestimmter Muskeln oder Muskelgruppen. Einschränkung der Gelenkbeweglichkeit bis zur Gelenksteifigkeit. Ursachen: z. B. myogen (durch Verkürzung von Muskeln), dermatogen (durch Narbenverwachsung), neurogen (z. B. durch Störung des zentralen Nervensystems), fasziogen (bänder-, faszienbedingt z. B. durch Verletzungen), knöchern (durch Veränderung der knöchernen und knorpeligen Gelenkanteile).

Prophylaxe: alle vorbeugenden Maßnahmen, um die Entstehung einer Krankheit zu verhindern. Dazu gehören das Erkennen der Gefährdung, die Auswahl der geeigneten Maßnahmen, die Information und angemessene Unterstützung der gefährdeten Person bei der Durchführung der Maßnahmen sowie die Überwachung der Durchführung.

Kontrakturenprophylaxe: alle Maßnahmen zur Sicherstellung und Erhaltung einer funktionellen Gelenkstellung und eines physiologischen Bewegungsablaufs. Dies erfolgt über Bewegungsübungen und professionelle Lagerung.

Ziele

- Erhaltung bzw. Wiederherstellung der funktionell richtigen Gelenkstellung,
- Erhaltung bzw. Wiederherstellung eines physiologischen Bewegungsablaufs.

Indikationen

Eine Kontrakturenprophylaxe ist z. B. indiziert bei:

- Immobilität (Unbeweglichkeit) des Patienten,
- Veränderungen im Bereich eines Gelenks z. B. durch Entzündungen oder traumatische Schädigung,
- Schlaganfall (Apoplex) mit ▸ *Halbseitenlähmung*.

Bewegungsübungen

Vorbereitung der Materialien

Evtl. ein kleines Handtuch.

Durchführung

- Hände nach ▸ *Hygieneplan* desinfizieren,
- Patienten über geplante Maßnahme informieren (auch bewusstlose Patienten!), Fenster und Türen schließen,
- Besucher aus dem Patientenzimmer bitten bzw. Situation evtl. zur Anleitung von Angehörigen nutzen,
- ▸ *Patientenbett* auf eine Rücken schonende Arbeitshöhe bringen und auf geraden Rücken während der Tätigkeit achten,

Abhängig von den Ressourcen des Patienten werden Übungen komplett von der Pflegeperson durchgeführt (passive Bewegungsübungen), teilweise unterstützt (aktiv-assistive Bewegungsübungen) oder vom Patienten selbst durchgeführt (aktive Bewegungsübungen).

M Die Festlegung des Übungsprogramms ist Aufgabe des Physiotherapeuten. Sie als Pflegeperson müssen jedoch ebenfalls die entsprechenden Übungen durchführen bzw. korrekt anleiten können, um den Patienten auch in Abwesenheit des Physiotherapeuten professionell zu fördern. Bedenken Sie, dass Sie bei Ihrer Arbeit mit dem Patienten sehr häufig Bewegungsübungen integrieren können. Wenn der Patient z. B. mit Ihrer Hilfe seine Haare kämmen kann, dann lassen Sie ihm die Zeit, auch wenn es etwas länger dauert. Damit fördern Sie nicht nur seine Eigenständigkeit, sondern es werden gleichzeitig die Fingergelenke, das Hand-, Ellbogen- und Schultergelenk bewegt.

- **Fußgelenk:** eine Hand fixiert den Unterschenkel, die andere ergreift den Fuß und bewegt ihn vorsichtig nach oben und unten (**Abb. K.14 a**). In gleicher Weise kann mit der Hand verfahren werden. Hier evtl. ein kleines Handtuch unterlegen.
- **Kniegelenk:** eine Hand liegt auf dem Oberschenkel, die andere ergreift den Unterschenkel und schiebt die Ferse Richtung Hüfte (**Abb. K.14 b**).
- **Hüftgelenk:** eine Hand fixiert das Becken, die andere stabilisiert das Kniegelenk, das Bein wird vom Arm getragen (**Abb. K.14 c**).
- **Schultergelenk:** entweder die Pflegeperson führt den Arm des Patienten nach oben Richtung Kopf und fixiert dabei den Oberarm, oder sie bittet den Patienten, die Hände zu ergreifen und beide Arme nach oben und unten zu führen (**Abb. K.14 d**).

Bewegungsübungen zur Kontrakturenprophylaxe an Fuß-, Knie-, Hüft- und Schultergelenk können Sie sich auf der DVD ansehen.

Nach Beendigung der Bewegungsübung Patient wieder bequem lagern und Rufanlage in Reichweite bringen.

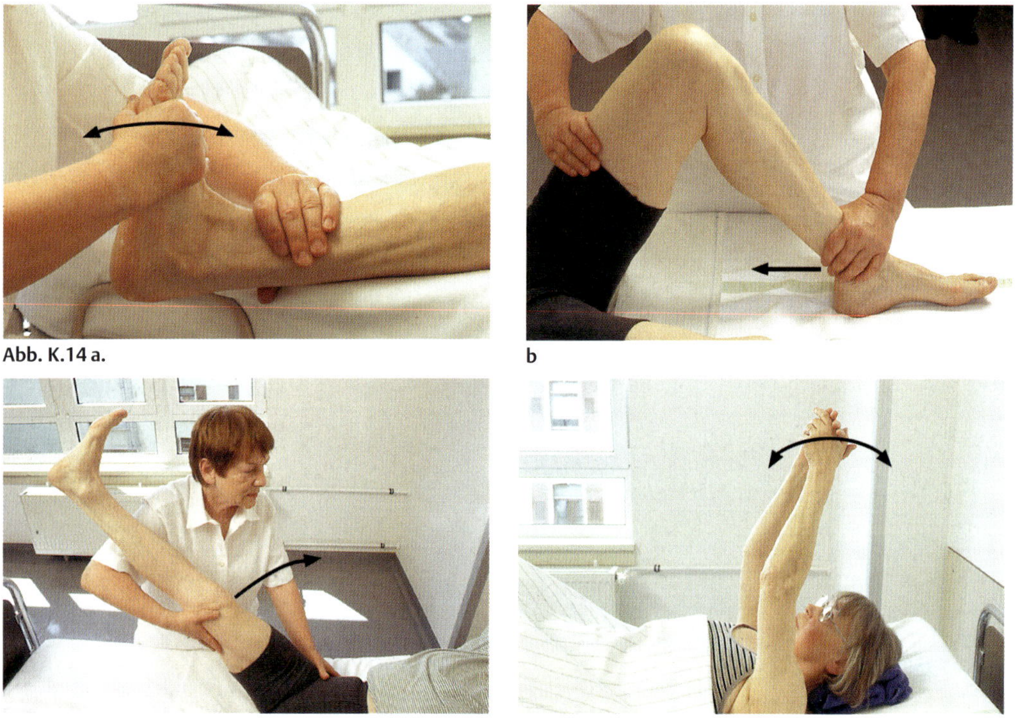

Abb. K.14 a. b c d

Nachbereitung

- Sich vor dem Verlassen des Zimmers nach dem Befinden des Patienten und seiner Bedürfnisse bezüglich Lagerung, Getränken, Belüftung des Zimmers usw. erkundigen,
- abschließend Hände nach ▸ ***Hygieneplan*** desinfizieren,
- Maßnahme durch Eintragung in die ▸ ***Patientendokumentation*** mit Handzeichen und Uhrzeit dokumentieren.
- **Blick zurück:** Ist der Patient mit allen Lagerungshilfsmitteln wieder korrekt gelagert worden? Ist das Bettlaken durch die Bewegungsübungen faltig geworden und muss geglättet werden?

Lagerung

Vorbereitung der Materialien

Lagerungshilfsmittel (z. B. Schienen, Lagerungskissen).

Durchführung

- Hände nach ▸ ***Hygieneplan*** desinfizieren,
- benötigte Gegenstände z. B. auf einem fahrbaren Tisch richten und Vollständigkeit überprüfen,
- Patienten über geplante Maßnahme informieren (auch bewusstlose Patienten!), Fenster und Türen schließen,
- Besucher aus dem Patientenzimmer bitten bzw. Situation zur Anleitung nutzen, Patientenbett auf eine Rücken schonende Arbeitshöhe bringen,
- Lagerung zur Vorbeugung von Fehlstellungen entsprechend der gewünschten Lage durchführen.

Lagerung in Rückenlage

Die Lagerung in Rückenlage ist in **Abb. K.15** dargestellt.

- Wirbelsäule: gerade,
- Kopf: leicht gebeugt und mit einem kleinen Kissen unterlagert,
- Schulter: Oberarm in 30°- ▸ ***Abduktionsstellung,***
- Ellenbogen: Unterarm im Winkel von 100°, leicht erhöht, Hand in ▸ ***Pronationsstellung***.

M Überall dort, wo Nerven oberflächlich verlaufen (z. B. im Bereich des Ellenbogens), muss Druckschäden und damit Nervenlähmungen durch Weichlagerung vorgebeugt werden.

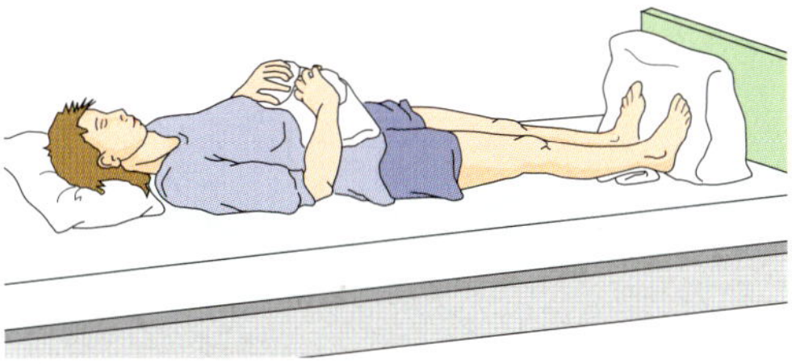

Abb. K.15.

- Hand: Schalenstellung, Daumen in Opposition zum Zeigefinger,
- Hüftgelenk: möglichst gestreckt in ▸ ***Neutral-Null-Stellung***, Außenrotation der Beine durch seitliche Kissen verhindern,
- Kniegelenk: möglichst gestreckt,
- Füße: 90°-Winkel, gepolsterte Fußstütze (Druck von oben durch die Bettdecke vermeiden, indem ein Bettbogen benutzt wird).

Lagerung in Seitenlage

Die Lagerung in Seitenlage ist in **Abb. K.16** dargestellt.

- Wirbelsäule: gerade,
- Kopf: leicht gebeugt,
- oben liegender Arm: auf Kissen in Höhe des Schultergelenks vorgelagert, mit 90°-Beugung (Flexion) im Ellenbogengelenk, Hand in Neutral-Null-Stellung,
- unten liegender Arm: liegt unter dem Ohr, starke Beugung im Ellenbogengelenk,
- oben liegendes Bein: auf Kissen in Höhe Hüftgelenk vorgelagert, mit 90°-Beugung im Hüft- und Kniegelenk, Fußgelenk in Neutral-Null-Stellung,
- unten liegendes Bein: in Neutral-Null-Stellung, Streckung (Extension) von Hüft- und Kniegelenk, Fußgelenk in Neutral-Null-Stellung.

Lagerung in Bauchlage

Die Lagerung ist in **Abb. K.17** dargestellt.

- Wirbelsäule: gerade,
- Kopf: abwechselnd zur rechten oder linken Seite gedreht,
- Arme: abwechselnd in Abduktion, ▸ ***Elevation***, Außenrotation, Neutral-Null-Stellung,
- Beine: Neutral-Null-Stellung mit Unterlagerung der Füße im oberen Sprunggelenk oder über die Matratze frei heraus hängen lassen.

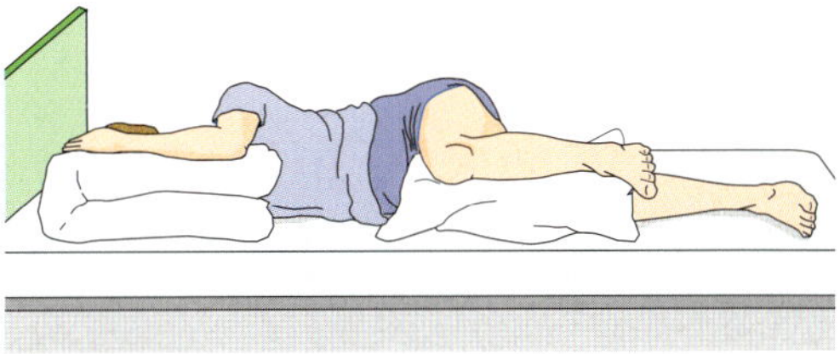

Abb. K.16.

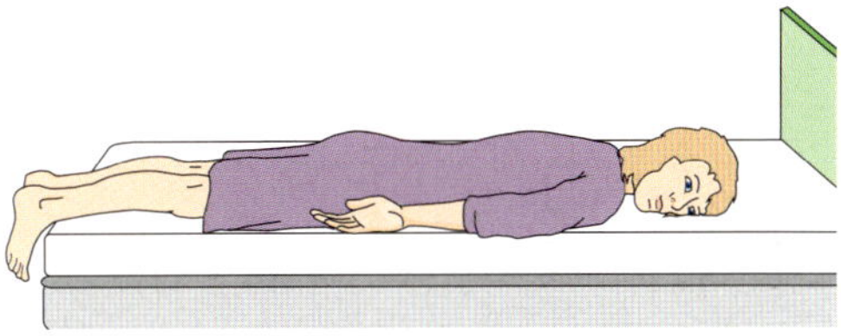

Abb. K.17.

Nachbereitung

- Sich vor dem Verlassen des Zimmers nach dem Befinden des Patienten und seiner Bedürfnisse bezüglich Lagerung, Getränken, Belüftung des Zimmers usw. erkundigen,
- abschließend Hände nach ▸ ***Hygieneplan*** desinfizieren,
- Maßnahme durch Eintragung in die ▸ ***Patientendokumentation*** mit Handzeichen und Uhrzeit dokumentieren.
- **Blick zurück:** Ist die Rufanlage in Reichweite und der Patient informiert, dass er sich melden soll, wenn die Lagerung unbequem wird?

Infobox

Literatur

Kamphausen U. Prophylaxen in der Pflege, 3. Aufl. Stuttgart: Kohlhammer; 2005

Internetadresse

http://www.modernealtenpflege.de

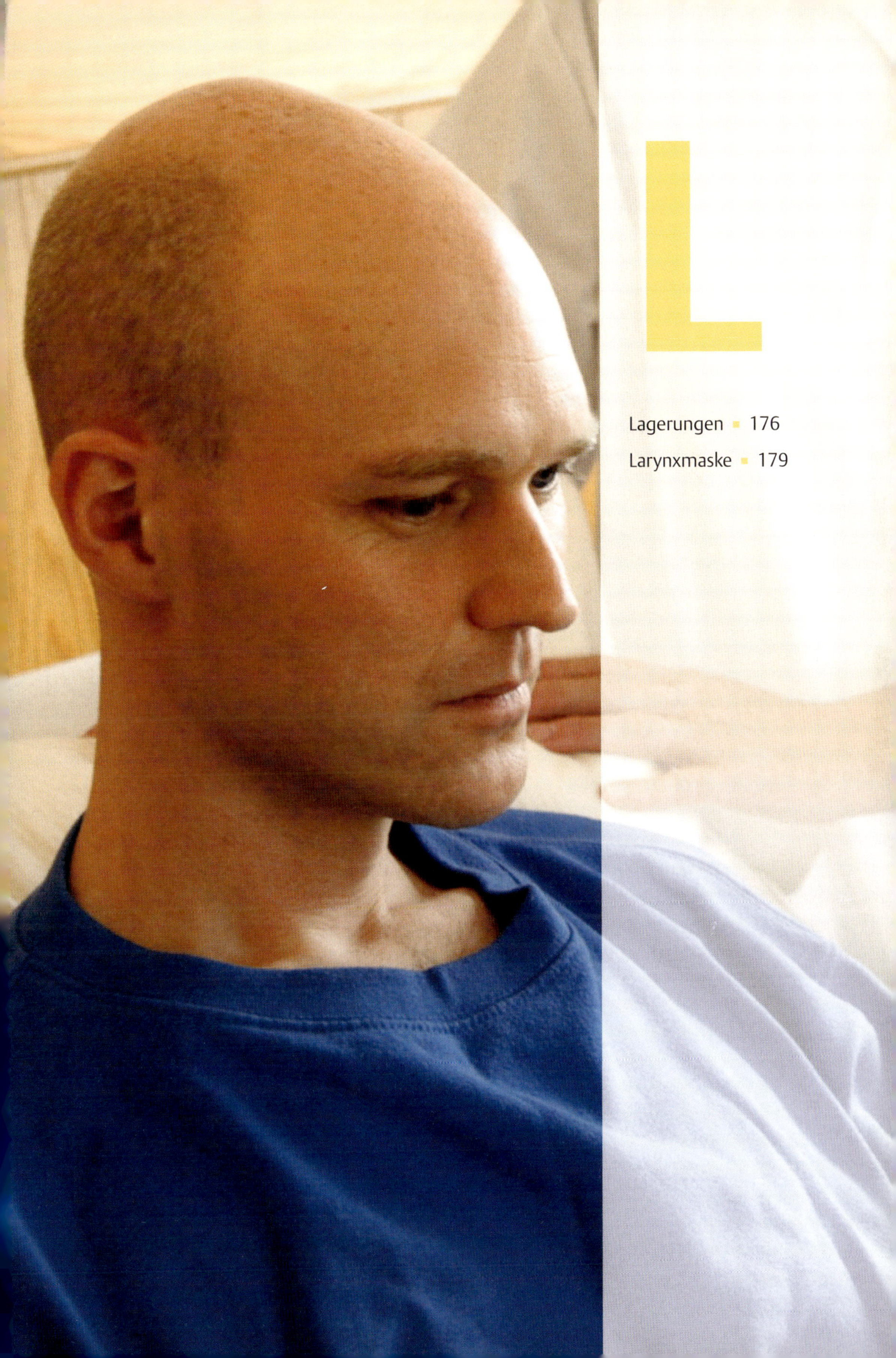

L

Lagerungen

Definitionen

Gelagert wird ein Patient nach persönlichen und therapeutischen Bedürfnissen und im Rahmen der Prävention von Folgeerkrankungen. Es gibt viele verschiedene Lagerungsarten, deren Anwendung von der zu Grunde liegenden Erkrankung abhängt. So gibt es z. B. die Beinhoch- bzw. Beintieflagerung, die ▸ ***Fritschelagerung***, ▸ ***Hodenhochlagerung***, Oberkörperhochlagerung und Stufenbettlagerung. Lagerungen zur Dekubitus-, Kontraktur- und Thromboseprophylaxe (S. 73 f, S. 172 f, S. 312 f) sowie die stabile Seitenlagerung (S. 229) werden an anderer Stelle beschrieben. Im Folgenden werden die VATI-Lagerung, die Beinhoch- bzw. Beintieflagerung, Oberkörperhochlagerung und Stufenbettlagerung dargestellt.

VATI-Lagerung

Definition

4 Dehnlagerungen, bei denen einzelne Lungenabschnitte gedehnt werden. Dabei werden die Kissen in der Form des jeweiligen Buchstabens (V, A, T, I) gelegt.

Ziel

Verbesserung der Lungenbelüftung.

Indikationen

Indiziert ist eine VATI-Lagerung z. B.:

- als Pneumonieprophylaxe (S. 245 f),
- bei obstruktiven bzw. restriktiven ▸ ***Ventilationsstörungen***.

Vorbereitung der Materialien

Mehrere Lagerungskissen.

Durchführung

- Hände nach ▸ ***Hygieneplan*** desinfizieren,
- benötigte Gegenstände auf desinfizierter Arbeitsfläche (z. B. fahrbarer Tisch) richten und Vollständigkeit überprüfen,
- Patienten über geplante Maßnahme informieren (auch bewusstlose Patienten!), Fenster und Türen schließen,
- Besucher aus dem Patientenzimmer bitten und ▸ ***Patientenbett*** auf eine Rücken schonende Arbeitshöhe bringen.
- **V-Lagerung** (**Abb. L.1 a**): zwei Kissen zu einem „Schiffchen" formen und zu einem V legen. Die sich etwas überlappenden Kissen an der Spitze des V's liegen im Sakralbereich, für den Kopf wird ein kleines Kissen eingelegt. Die Wirbelsäule liegt frei, die unteren Lungenabschnitte werden gedehnt. Lagerung ca. 20 Min. belassen.
- **A-Lagerung (Abb. L.1 b):** zwei Kissen zu einem „Schiffchen" formen und zu einem A legen. Die sich etwas überlappenden Kissen an der Spitze des A's liegen im Bereich der Halswirbelsäule, für den Kopf wird ein kleines Kissen eingelegt. Die oberen Lungenabschnitte werden gedehnt. Lagerung ca. 20 Min. belassen.
- **T-Lagerung (Abb. L.1 c):** zwei Kissen zu einem „Schiffchen" formen und zu einem T legen. Der Patient liegt mit seiner Wirbelsäule auf dem Längskissen, für den Kopf wird ein kleines Kissen eingelegt. Je nachdem wie hoch das Querkissen eingelegt wird, werden die unteren, mittleren oder oberen Lungenabschnitte gedehnt. Lagerung ca. 20 Min. belassen.
- **I-Lagerung (Abb. L.1 d):** statt eines Kissens eine Rolle unter die Wirbelsäule legen, für den Kopf ein kleines Kissen einlegen. Die Wirkung ist mit der T-Lagerung vergleichbar. Die Anwendung sollte nur kurz erfolgen.
- Zur Spitzfußprophylaxe am Bettende eine Decke einlegen, um die Füße abzustützen; abschließend Patient zudecken,
- Rufanlage in Reichweite positionieren und Patient informieren sich zu melden, wenn er die Lagerung nicht mehr toleriert.

Nachbereitung

- Sich vor dem Verlassen des Zimmers nach dem Befinden des Patienten und seiner Bedürfnisse bezüglich Lagerung, Getränken, Belüftung des Zimmers usw. erkundigen,
- Überprüfen ob Rufanlage und Telefon in Reichweite sind,
- abschließend Hände nach ▸ ***Hygieneplan*** desinfizieren,
- Maßnahme durch Eintragung in die ▸ ***Patientendokumentation*** mit Handzeichen und Uhrzeit dokumentieren.
- **Blick zurück:** Wann muss die Lagerung wieder entfernt werden?

Beinhochlagerung

Indikationen

Eine Beinhochlagerung wird z. B. angewendet zur:

- Förderung des venösen Rückflusses,
- Entstauung bei Venenerkrankungen

Durchführung

Gesamtes Bett schräg stellen, sodass die Beine höher als der Oberkörper liegen oder nur Fußteil hoch stellen (**Abb. L.2**). Alternativ kann auch nur die betroffene Extremität auf einer Schiene hoch gelagert werden (z. B. ein Bein nach der operativen Entfernung von Krampfadern).

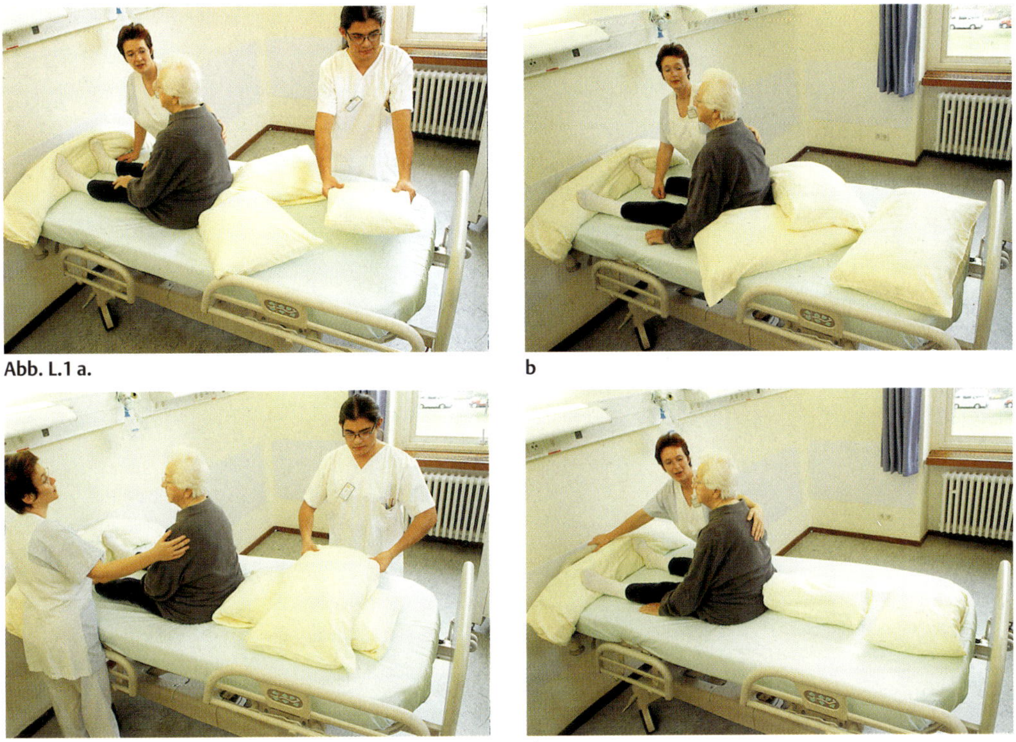

Abb. L.1 a. b c d

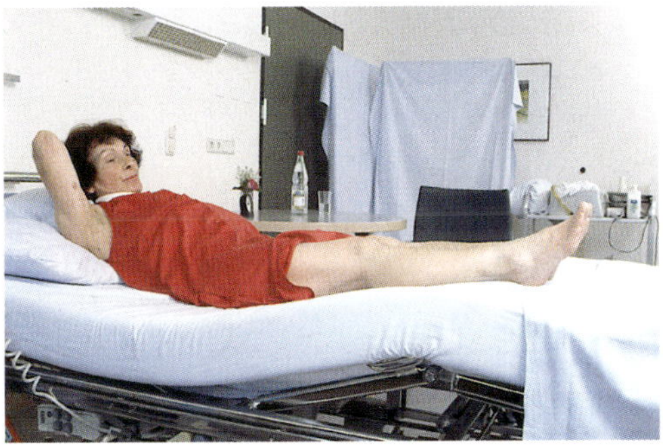

Abb. L.2.

M Vermeiden Sie eine zu starke Abknickung in der Leistenbeuge. Dies kann die Blutzirkulation beeinträchtigen.

Beintieflagerung

Indikation

Eine Beintieflagerung wird durchgeführt zur Förderung der arteriellen Durchblutung z. B. bei peripherer arterieller Verschlusskrankheit.

Durchführung

Gesamtes Bettniveau schräg stellen, so dass die Beine deutlich tiefer als der Oberkörper liegen. Fußstütze zur Spitzfußprophylaxe einbringen.

Nachbereitung

- Sich vor dem Verlassen des Patienten nach Bedürfnissen bezüglich seiner Lagerung, Getränken, Belüftung des Zimmers usw. erkundigen.
- Abschließend Hände nach ▸ ***Hygieneplan*** desinfizieren,
- Maßnahme durch Eintragung in die ▸ ***Patientendokumentation*** mit Handzeichen und Uhrzeit dokumentieren.
- **Blick zurück:** Ist die Lagerung korrekt?

Oberkörperhochlagerung

Durchführung

Der Oberkörper kann in verschiedenen Stufen hoch gelagert werden. Grundsätzlich sollte eine weiche Fußstütze zur Spitzfußprophylaxe eingebracht werden. Der Bettknick, der durch das Hochstellen des Kopfteils entsteht, muss mit dem Abknicken im Hüftgelenk übereinstimmen, da ansonsten die Dekubitusgefahr durch Druckverstärkung im Steißbeinbereich steigt.

- *leicht erhöht:* z. B. nach Schilddrüsenoperation oder bei Gallenkoliken. Rückenteil des Bettes um ca. 20° erhöhen. Bei Gallenkolik zusätzlich kleines Kissen unter die Knie zur Bauchdeckenentlastung. Bei Schilddrüsenoperation zusätzlich kleines Kissen unter den Hals zur Entlastung der Naht.
- *halbsitzend:* entstauende Lagerung z. B. bei Lungenödem. Rückenteil des Bettes um ca. 45° erhöhen (**Abb. L.3 a**). Rücken und Knie werden mit einem kleinen Kissen bzw. Knierolle unterstützt. Die Hochlagerung der Arme erleichtert die Atmung durch Unterstützung der Atemhilfsmuskulatur.

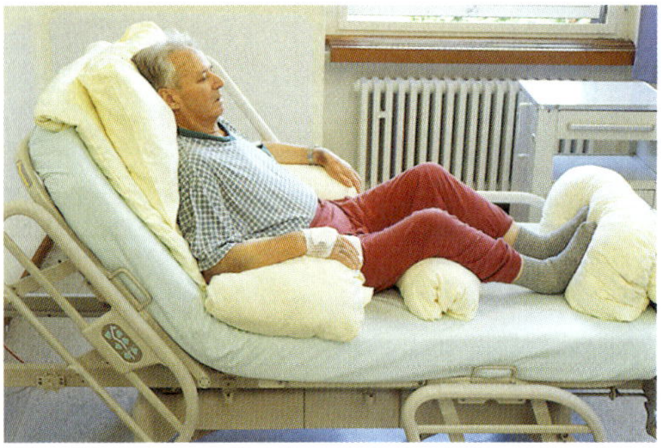

Abb. L.3 a.

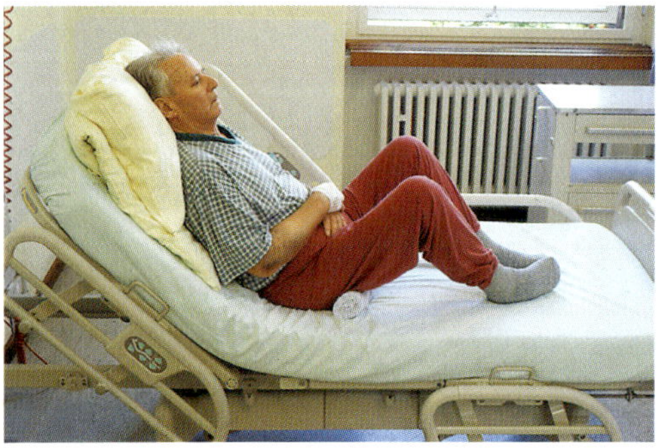

b

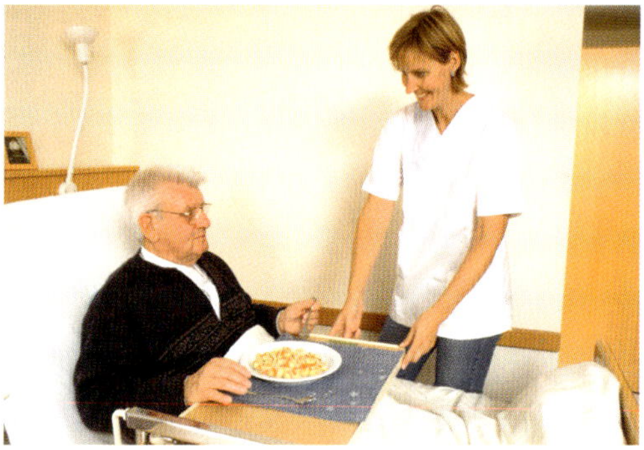

Abb. L.4.

P Um das Herunterrutschen des Patienten im Bett zu vermeiden, kann eine sog. Rutschbremse eingelegt werden (**Abb. L.3 b**). Dazu werden z. B. zwei zusammengerollte Handtücher unter die Sitzbeinhöcker des Patienten gelegt.

- *sitzend:* z. B. beim Essen und Trinken im Bett. Rückenteil des Bettes um ca. 90° erhöhen (**Abb. L.4**). Rücken und Knie werden mit einem kleinen Kissen bzw. Knierolle unterstützt.

Nachbereitung

- Sich vor dem Verlassen des Patienten nach Bedürfnissen bezüglich seiner Lagerung, Getränken, Belüftung des Zimmers usw. erkundigen.
- Abschließend Hände nach ▸ ***Hygieneplan*** desinfizieren,
- Maßnahme durch Eintragung in die ▸ ***Patientendokumentation*** mit Handzeichen und Uhrzeit dokumentieren.
- **Blick zurück:** Ist die Lagerung korrekt?

Infobox

Literatur

Grechenig W, Szyszkowitz R. Lagerungstechniken in der Traumatologie. Heidelberg: ecomed; 2002

Internetadresse

http://www.basale.at

Larynxmaske

Definition

Die Larynxmaske (Synonym: Kehlkopfmaske) ist ein Mittel zum Offenhalten der Atemwege in der Anästhesie bzw. Notfallmedizin. Im Gegensatz zur endotrachealen ▶ ***Intubation*** wird hier kein ▶ ***Laryngoskop*** benötigt. Die Larynxmaske wird nur bis kurz über den Kehlkopf geschoben, dort mit einem aufblasbaren Luftwulst abgedichtet und dabei die Speiseröhre verschlossen. Am oberen Ende kann wie bei einem Endotracheltubus die Larynxmaske mit einem Beatmungs-, bzw. Narkosegerät verbunden werden. Die Larynxmaske wird hauptsächlich für kürzere Eingriffe beim nüchternen Patienten benutzt.

Ziele

- Sicherung der Atemwege,
- kontrollierte ▶ ***Beatmung*** im Rahmen der Notfalltherapie und bei kurzzeitigen Anästhesien.

Indikationen

Indiziert ist die Larynxmaske z. B.

- zur Sicherung der Atemwege im Notfall bei Unmöglichkeit der orotracheale Intubation und Notwendigkeit der Atemwegssicherung,
- bei Unmöglichkeit der direkten Laryngoskopie (z. B. eingeklemmte Personen),
- Beatmung eines nüchternen Patienten bei kurzen operativen Eingriffen

Vorbereitung der Materialien

- Einmalhandschuhe
- ▶ ***Larynxmaske*** in der richtigen Größe (siehe **Tab. L.1**)
- evtl. steriles wasserlösliches Gleitmittel
- ▶ ***Beatmungsbeutel***,
- ▶ ***Absauggerät*** mit Absaugkatheter
- ▶ ***Stethoskop*** zur Überprüfung und Beurteilung der Lungenbelüftung
- Fixiermaterialien für die Larynxmaske (z. B. Pflaster oder Tubushalteband)

Tab. L.1 Größen der Larynxmaske

Größe	geeignet für
1	Kleinkinder bis 5 kg
1,5	Kleinkinder 5 – 10 kg
2	Kinder 10 – 20 kg
2,5	Kinder 20 – 30 kg
3	Kinder 30 – 50 kg
4	Erwachsene 50 – 70 kg
5	Erwachsene 70 – 100 kg

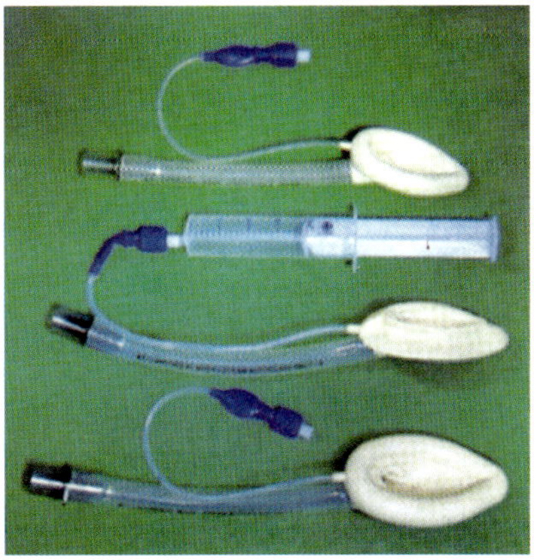

Abb. L.5. Larynxmaske.

Durchführung

Das Legen einer Larynxmaske ist ärztliches Aufgabengebiet. Die Pflegeperson unterstützt den Arzt bei dieser Maßnahme (z. B. Materialien vorbereiten und anreichen und Patienten überwachen und betreuen.

- Hände nach ▶ ***Hygieneplan*** desinfizieren
- benötigte Gegenstände auf desinfizierter Arbeitsfläche (z. B. Tablett) richten,
- Larynxmaske entnehmen und steriles wasserlösliches Gleitmittel auf die Larynxmaske auftragen, um das Einführen zu erleichtern,
- Larynxmaske faltenfrei entblocken,
- Patienten über geplante Maßnahme informieren (auch bewusstlose Patienten!), Fenster und Türen schließen und Besucher aus dem Patientenzimmer bitten,
- ▶ ***Patientenbett*** auf eine den Rücken schonende Arbeitshöhe bringen,
- Einmalhandschuhe anziehen,
- Hals des Patienten leicht überstrecken (**Abb. L.6 a**),
- Larynxmaske mit der Öffnung zur Zunge hin zwischen Daumen, Zeigefinger und Mittelfinger halten,
- unter direkter Sicht seitlich am harten Gaumen entlang in den Pharynx bis zu einem leichten federnden Widerstand einführen. Leichte Drehbewegungen können dabei das Einführen erleichtern (**Abb. L6 b–c**),
- anschließend Larynxmaske mit dem max. vorgeschriebenen Füllvolumen (Herstellerangaben beachten) blocken (**Abb. L.6 d**),
- zur Kontrolle der korrekten Lage (seitengleiche Belüftung der Lunge) wird der Patient beatmet. Dabei werden mittels Stethoskop die Atemgeräusche an der Lungenspitze und -basis abgehört, um eine Fehllage auszuschließen.

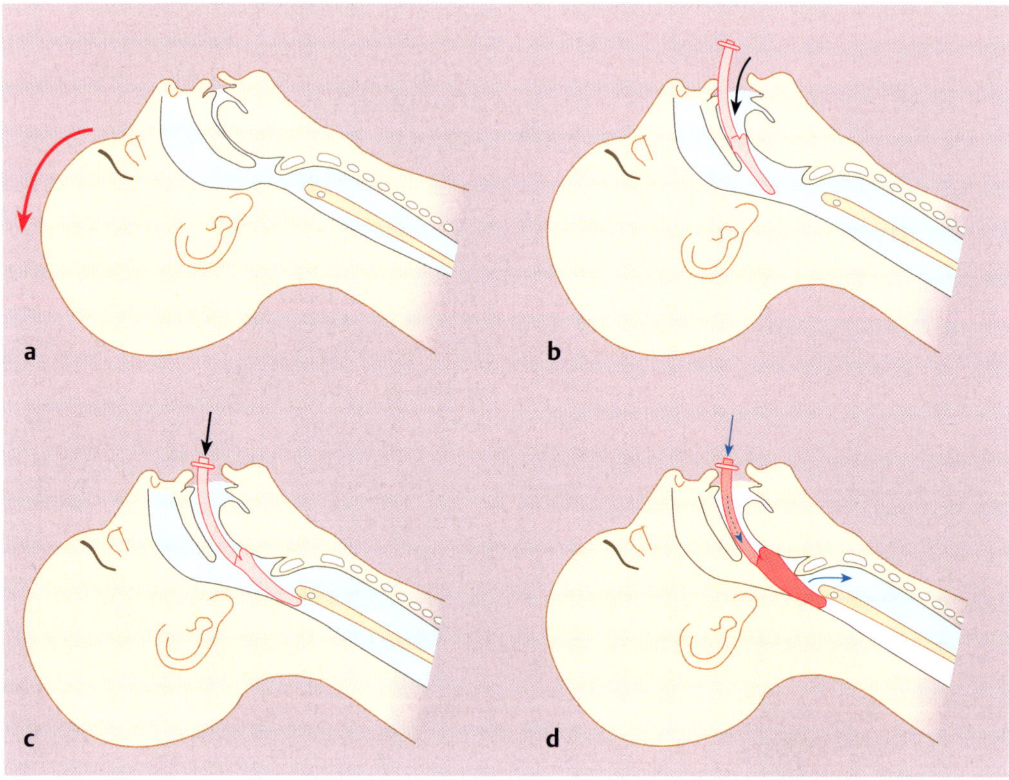

Abb. L.6.

- Anschließend wird die korrekt positionierte Larynxmaske am Gesicht des Patienten fixiert.

M Achten Sie immer darauf, dass die Larynxmaske ohne Anwendung von Kraft eingeführt und platziert wird! Lässt sich der Patient nicht gut beatmen oder ist die Larynxmaske nicht dicht, muss sie entfernt und neu platziert werden. Larynxmasken bieten nicht den gleichen Aspirationsschutz wie die Intubation mit einem blockbaren endotrachealen Tubus.

Nachbereitung

- Gebrauchte Materialien sachgerecht ver-, bzw. entsorgen (z. B. Desinfektion der Arbeitsfläche),
- abschließend Hände nach ▸ ***Hygieneplan*** desinfizieren,
- Maßnahme durch Eintragung in die ▸ ***Patientendokumentation*** mit Handzeichen; Uhrzeit und Maskengröße dokumentieren.
- **Blick zurück:** Liegt die Larynxmaske korrekt (seitengleiche Belüftung)? Wurde die Maske richtig fixiert und geblockt? Wurde die Maskengröße dokumentiert?

Infobox

Literatur

Ulrich L et al. (Hrsg). Thiemes Intensivpflege und Anästhesie. Stuttgart: Thieme; 2005

M

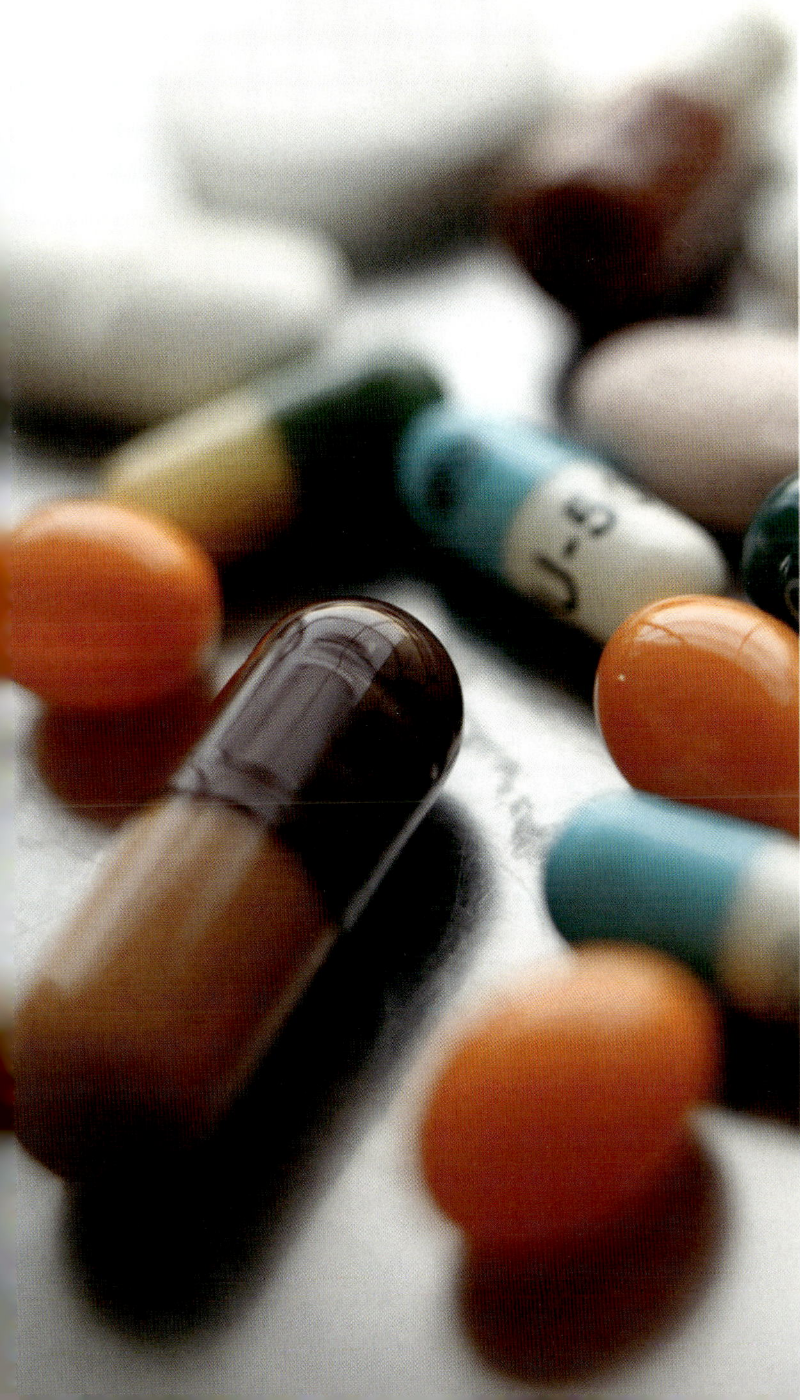

Magensonde – Ernährungssonde

Definitionen

Ernährungssonde: Diese dünne und sehr weiche Sonde wird nasal oder oral in den Magen oder bis ins Duodenum eingeführt. Hierüber wird die Ernährungsflüssigkeit verabreicht.

Magensonde: Die Magensonde wird nasal oder oral in den Magen eingeführt. Spezielle Sonden können bis zum Duodenum (▸ *Duodenalsonde*) oder Jejunum (▸ *Jejunalsonde*, ▸ *Miller-Abbott-Sonde*) reichen. ▸ *Ösophaguskompressionssonden* sind Magensonden, die (blutende) Varizen in der Speiseröhre komprimieren.

Sondenernährung: Durch die Sondenernährung kann der Körper künstlich ernährt werden. Die dünnbreiige oder flüssige Nahrung wird über eine vorübergehend durch Mund oder Nase eingeführte Sonde in den Magen oder über eine PEG-Sonde direkt in den Gastrointestinaltrakt zugeführt.

PEG-Sonde: Abkürzung für perkutane endoskopische Gastrostomie. Zur künstlichen Ernährung wird operativ eine Magenfistel angelegt: Während einer Magenspiegelung wird ein Katheter nach vorheriger Punktion durch die Bauchdecke in den Magen eingelegt und fixiert.

Legen einer nasalen Magensonde bzw. Ernährungssonde

Ziel

Die Sonde wird durch ein Nasenloch über die Speiseröhre in den Magen gelegt.

Indikationen

Nasale Magensonden bzw. Ernährungssonden (**Abb. M.1**) sind z. B. bei folgenden Maßnahmen indiziert:

- Ableiten von gestautem Magensaft oder Blut zur Entlastung (z. B. bei einem Ileus oder einer Magenblutung),
- Verabreichen von Medikamenten,

Zufuhr von Spülflüssigkeit bei einer orthograden Darmspülung (s. Darmspülung über Magensonde, S. 192),

- Gewinnen von Magensaft zu diagnostischen Zwecken,
- Entleerung von Mageninhalt (z. B. vor Notfalloperationen oder nach Suizidversuchen),
- Zufuhr von Sondennahrung.

M Das Legen einer Magen- bzw. Ernährungssonde erfolgt ausschließlich auf ärztliche Anordnung. Die Einwilligung des Patienten muss vorliegen.

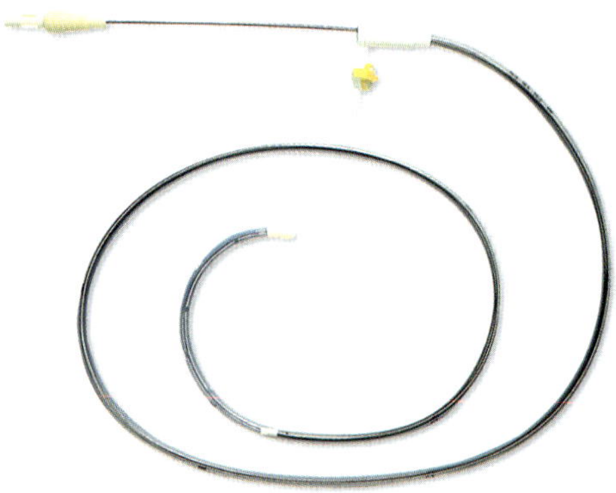

Abb. M.1.

Vorbereitung der Materialien

P Sonden, die gekühlt wurden (Aufbewahrung im Kühlschrank), sind beim Legen formstabiler; außerdem wird durch die Kühle die Nasenschleimhaut weniger gereizt.

- Gleitmittel (z. B. anästhesierendes Gel),
- ▸ *Schleimhautanästhetikum* zur Rachenanästhesie,
- anatomische Klemme,
- Pflasterstreifen (Sondenfixierung),
- Markierungsstift,
- Ableitungssystem (z. B. Auffangbeutel) bei Entlastungssonden,
- Verschlusskonus bei Ernährungssonden,
- Nierenschale mit Zellstoff,
- Papiertaschentücher,
- evtl. Zahnprothesenschale,
- evtl. Glas Wasser,
- Patienten- und Bettschutz,
- unsterile Einmalhandschuhe,
- ▸ *Indikatorpapier* (Säurenachweis),
- Einmalspritze (20 ml) und ggf. Adapter,
- Stethoskop,
- Abwurfbeutel,
- bei sedierten bzw. intubierten Patienten evtl. zusätzlich ▸ *Laryngoskop*, ▸ *Magillzange*, funktionsfähiges ▸ *Absauggerät*.

Durchführung

- Hände nach ▸ *Hygieneplan* desinfizieren,
- benötigte Gegenstände auf desinfizierter Arbeitsfläche (z. B. Tablett) richten und Vollständigkeit überprüfen (**Abb. M.2**).
- Patienten über die geplante Maßnahme informieren (auch bewusstlose Patienten!),

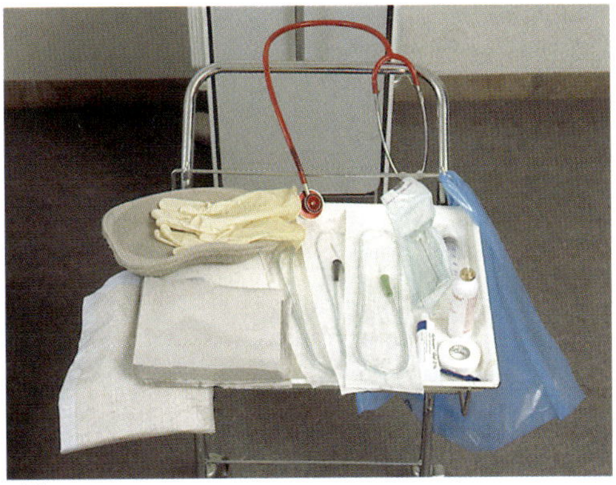
Abb. M.2.

- Fenster und Türen schließen und die Besucher aus dem Patientenzimmer bitten,
- ▶ ***Patientenbett*** auf eine Rücken schonende Arbeitshöhe bringen,
- Intimsphäre beachten und für Sichtschutz sorgen,
- Oberkörper leicht erhöht lagern, bewusstlose oder bewusstseinsgetrübte Patienten in Seitenlage bringen,
- Nase säubern bzw. schnäuzen lassen,
- geeignetes Nasenloch auswählen.

P Oftmals weiß der Patient selbst am besten, welche Nasenöffnung das größere Lumen hat und bei welchem am wenigsten Widerstand zu befürchten ist. Dünne Ernährungssonden können meist auch durch das kleinere Nasenloch gelegt werden, der Patient hat dann die größere Nasenöffnung zum Atmen übrig.

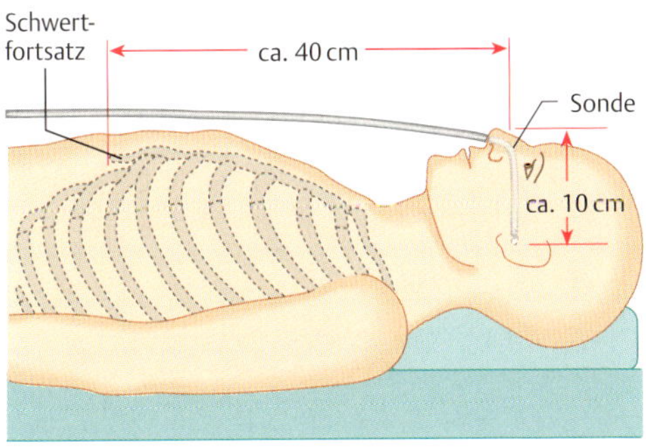

Abb. M.3.

- Evtl. ▶ ***Zahnprothese*** entfernen und in der gekennzeichneten Zahnprothesenschale aufbewahren,
- Schleimhaut zur Rachenanästhesie einsprühen (Patient soll während des Vorgangs nicht einatmen) und Einwirkzeit beachten,
- Schutztuch umhängen und Bettschutz anbringen,
- Sondenlänge abmessen (Nasespitze – Ohrläppchen – Magengrube bzw. Schwertfortsatz) und benötigte Länge mit Markierungsstift auf der Sonde markieren (**Abb. M.3**),
- Patienten Nierenschale in die Hand geben,
- Patienten auffordern, ruhig und gleichmäßig durch den offenen Mund zu atmen,
- Einmalhandschuhe anziehen.
- Sonde mit anästhesierendem Gel gleitfähig machen,
- Sonde über ein Nasenloch ca. 10 cm tief unter Drehbewegungen einführen (**Abb. M.4 a**),
- Patienten bitten, den Kopf nach vorne zu neigen (**Abb. M.4 b**), um die Glottis zu verschließen und während des Weiterschiebens der Sonde mehrfach zu schlucken (evtl. ein Glas Wasser anbieten),
- Sonde während des Schluckaktes zügig bis zur Markierung vorschieben und abklemmen.

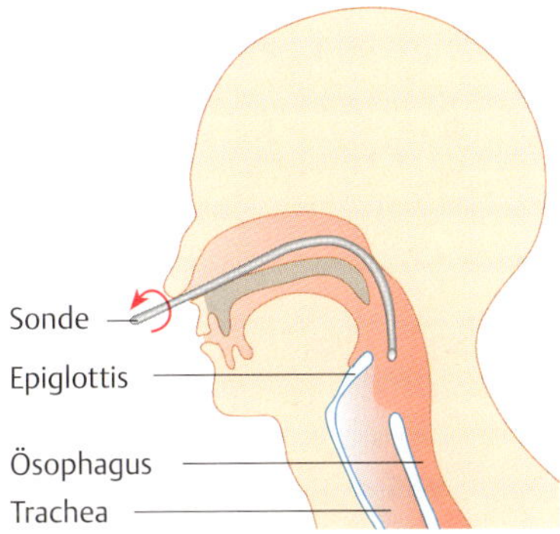

Abb. M.4 a.

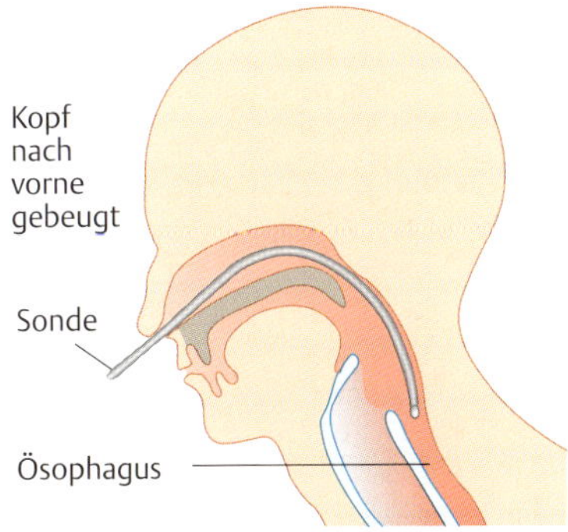

b

P Rollt sich die Sonde im Mund auf, ist sie möglicherweise nicht steif genug. In diesem Fall eine gut gekühlte Sonde oder eine Sonde mit Führungsmandrin benutzen.

M Luftnot oder ein starker Hustenreiz deutet darauf hin, dass die Sonde in der Luftröhre liegt. Bei Anzeichen einer ▸ *Zyanose*, Husten oder starkem Würgen, Sonde etwas zurückzuziehen und eine Pause einlegen.

- Richtige Lage kontrollieren durch Insufflation von Luft: Dafür mindestens 10 ml aus der mit Luft gefüllten Spritze (ggf. Adapter aufsetzen) über die Sonde insufflieren und das Geräusch mit dem Stethoskop über dem Magen lokalisieren (**Abb. M.5**). Die Lagekontrolle kann auch durch den Säurenachweis mit dem ▸ ***Indikatorpapier*** im aspirierten Magensaft durchgeführt werden. Bei zweifelhafter Lage ist eine Röntgenkontrolle notwendig,
- Sonde sicher mit Pflaster auf dem Nasenrücken ohne Druck auf den Nasenflügel fixieren (**Abb. M.6**). Damit das Pflaster hält, sollte die Haut fettfrei sein. Daher bei fettiger Haut z. B. Tupfer mit Desinfektionsmittel abseits des Patienten einsprühen und über Nasenrücken wischen.

P Um Zug von der Sonde zu nehmen und die Gefahr des Herausrutschens zu vermindern, Sonde mit einem Pflasterzügel am Pyjama fixieren.

- Bei einer Magensonde Auffangbeutel anschließen und Ableitungssystem sichern, Klemme entfernen. Bei Ernährungssonden Verschlusskonus aufstecken,
- bei einer Entlastungssonde: Mageninhalt nach Arztverordnung permanent oder fraktioniert ableiten, Mengen dokumentieren,
- Patienten Mund ausspülen lassen und evtl. ▸ ***Zahnprothese*** wieder einsetzen, Informationen über den Umgang einer liegenden Magensonde geben (S. 187).

Nachbereitung

- Patienten bei der bequemen Lagerung unterstützen, sich nach dem Befinden und seiner Bedürfnisse bezüglich Getränken, Belüftung des Zimmers usw. erkundigen,
- gebrauchte Materialien sachgerecht ver- bzw. entsorgen,
- abschließend Hände nach ▸ ***Hygieneplan*** desinfizieren,
- Maßnahme durch Eintragung in die ▸ ***Patientenkurve*** mit Handzeichen, Uhrzeit, Sondenart und Längenangabe dokumentieren.
- **Blick zurück:** Wurde die Sonde druckfrei am Naseneingang fixiert? Ist kein Zug auf der Sonde? Behindert die Fixierung nicht den Patienten?

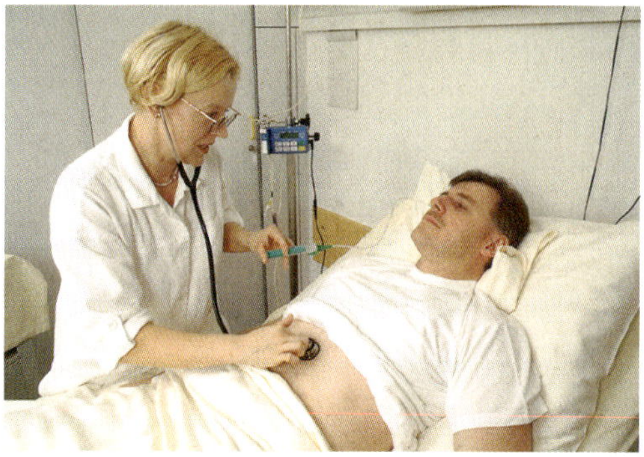

Abb. M.5.

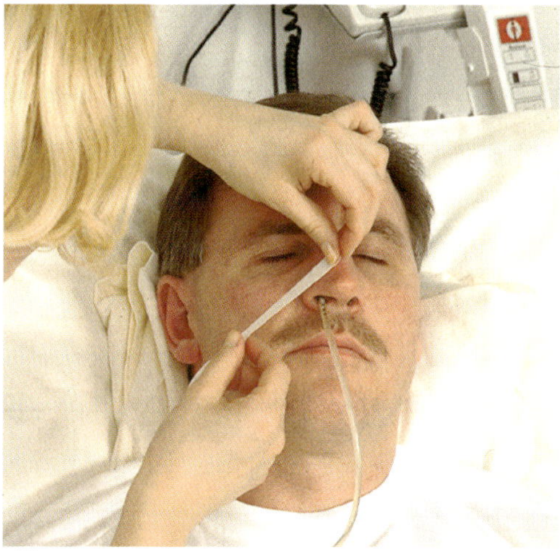

Abb. M.6.

M Das Legen einer PEG-Sonde geschieht durch einen kleinen endoskopischen und chirurgischen Eingriff und ist daher ärztliches Aufgabengebiet.

Wie eine PEG-Sonde gelegt wird, können Sie sich auf der DVD ansehen.

Sondenernährung per Schwerkraft verabreichen

Ziel

Ziel ist es, dem Patienten ausreichend Nährstoffe, Flüssigkeit, Vitamine usw. zuzuführen.

Indikationen

Eine kontinuierliche künstliche Sondenernährung ist z. B. indiziert bei:

- schweren ▸ *Schluckstörungen*,
- Ösophagustumoren,
- eingeschränkter Bewusstseinslage,
- reduziertem ▸ *Ernährungszustand*,
- gestörter ▸ *Nährstoffrelation*.

Vorbereitung der Materialien

- Sondenkostbeutel mit Einfüllstutzen,
- Sondenkost (**Abb. M.7**) nach Arztanordnung (rechtzeitig vorher im Wasserbad auf Körpertemperatur anwärmen),
- spezielles Überleitungssystem für Ernährungssonde bzw. PEG-Sonde (**Abb. M.8**),
- Infusionsständer,
- Materialien zur Überprüfung der richtigen Sondenlage (20-ml-Spritze, Stethoskop, Teststreifen),
- evtl. Flaschenöffner für Nährlösungen in Flaschen mit Kronkorken,
- Wanne für Wasserbad zur Erwärmung der Sondenkost,
- handwarmes Wasser.

M Überleitungssysteme müssen alle 24 Stunden gewechselt werden (Infektionsgefahr!). Nährlösungen sind der ideale Boden für Keimwachstum.

Durchführung

- Hände nach ▸ *Hygieneplan* desinfizieren,
- benötigte Gegenstände auf desinfizierter Arbeitsfläche (z. B. fahrbarer Tisch) richten und Vollständigkeit überprüfen,
- Sondenkost kurz schütteln,
- Lösung in Sondenkostbeutel einfüllen und an Infusionsständer hängen, Überleitungssystem an Beutel anschließen und dieses entlüften, spezielle Überleitungssysteme können auch direkt an die Sondenkostflasche angeschlossen werden,
- Patienten über geplante Maßnahme informieren (auch bewusstlose Patienten!),
- Fenster und Türen schließen, Besucher aus dem Zimmer bitten,
- ▸ *Patientenbett* auf eine Rücken schonende Arbeitshöhe bringen und Patienten mit erhöhtem Oberkörper lagern,
- korrekte Sondenlage durch Einspritzen von ca. 20 ml Luft in den Magen (vgl. **Abb. M.5**) oder durch Aspiration von Magensaft überprüfen (bei korrekter Lage sind gurgelnde Luftgeräusche über dem Magen mit dem Stethoskop hörbar bzw. ist ein Magensäurenachweis durch den Teststreifen möglich), bei einer PEG-Sonde ist diese Kontrolle nicht notwendig,

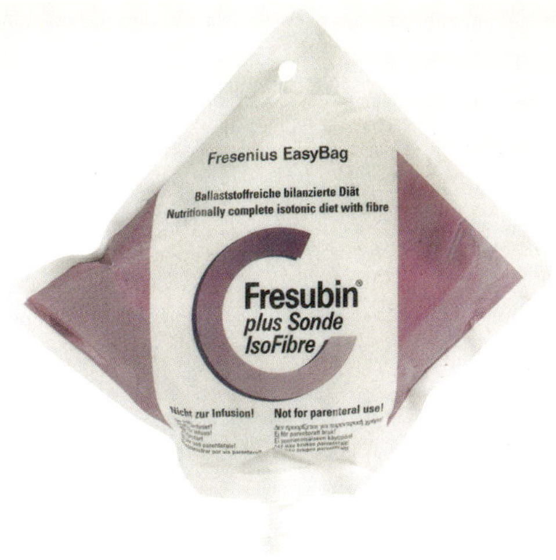

Abb. M.7.

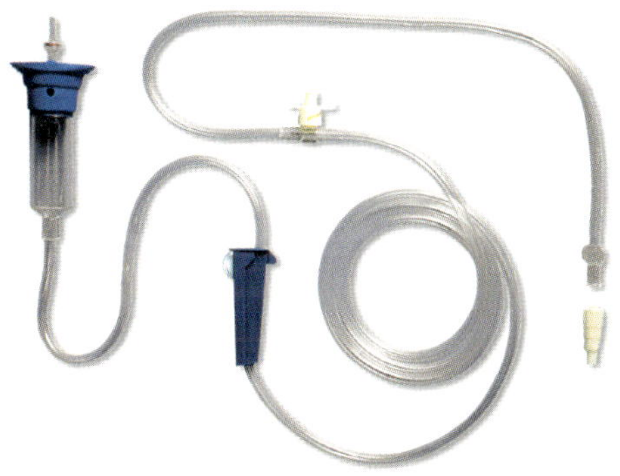

Abb. M.8.

- Überleitungssystem an die Ernährungssonde anschließen (**Abb. M.9**) und Tropfengeschwindigkeit nach Arztanordnung einstellen.

M Bei der Sondenernährung über Schwerkraftsonden verringert sich sehr oft im Laufe einer Sondenkostgabe die eingestellte Tropfrate. Daher ist eine regelmäßige Kontrolle der Tropfrate notwendig.

- Nach Verabreichen der Sondenkost, gesamtes System und Sonde mit stillem Wasser spülen. Vorsicht beim Durchspülen mit Tee (**Abb. M.10**), da dieser Ablagerungen bilden kann, wenn er längere Zeit in der Sonde verbleibt. Keine säurehaltigen Säfte oder gesüßten Flüssigkeiten zum Durchspülen der Sonde verwenden (führt zu Gärungsprozessen und Verklebungen!),

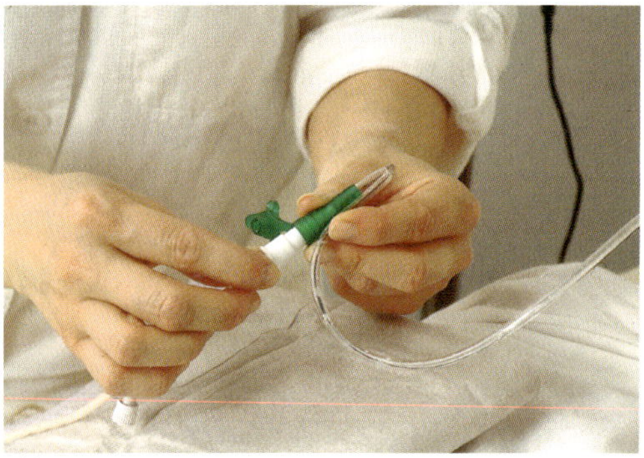

Abb. M.9.

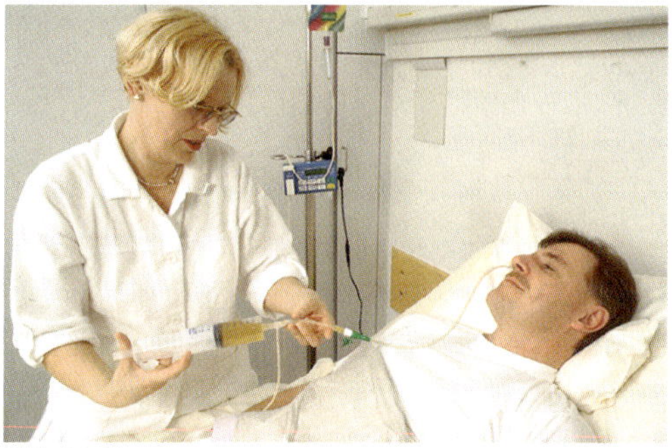

Abb. M.10.

- Patienten noch ca. 30 Min. mit erhöhtem Oberkörper lagern, um einen ▸ ***Reflux*** in die Speiseröhre zu vermeiden,
- Patienten während und nach der Sondenernährung immer wieder beobachten und ihn auffordern, sich bei Übelkeit oder Unwohlsein zu melden. Rufanlage in Reichweite bringen,
- Sonde abstöpseln und Fixierung überprüfen. Patient bei der Mundpflege unterstützen (**Abb. M.11**).

Medikamente verabreichen

- Medikamentengaben zum richtigen Zeitpunkt (vor, während oder nach der Ernährung) einplanen,
- Medikamente mit Stößel zermörsern und mit einer Spritze aufziehen,
- Lösung separat über die Sonde verabreichen oder mit einer Blasenspritze direkt in die Magensonde geben. Danach gut durchspülen.

M Beachten Sie: Nicht alle Tabletten bzw. der Inhalt von Kapseln dürfen im Mörser zerkleinert werden. Lesen Sie die Packungsbeilagen oder halten Sie Rücksprache mit dem Arzt oder der Apotheke. Zermörserte Medikamente nie mit Sondenkost vermischen, da diese ausflocken und die Sonde dadurch verstopfen kann.

Nachbereitung

- Sich vor dem Verlassen des Zimmers nach dem Befinden des Patienten und seiner Bedürfnisse bezüglich Lagerung, Getränken, Belüftung des Zimmers usw. erkundigen,
- ggf. Patienten nach 30 Min. wieder zurücklagern,
- gebrauchte Materialien sachgerecht ver- bzw. entsorgen,
- abschließend Hände nach ▸ ***Hygieneplan*** desinfizieren,
- Maßnahme durch Eintragung in die ▸ ***Patientenkurve*** mit Handzeichen und Uhrzeit dokumentieren; Mengenangabe und Art der Sondennahrung werden in einem Ernährungsprotokoll festgehalten.

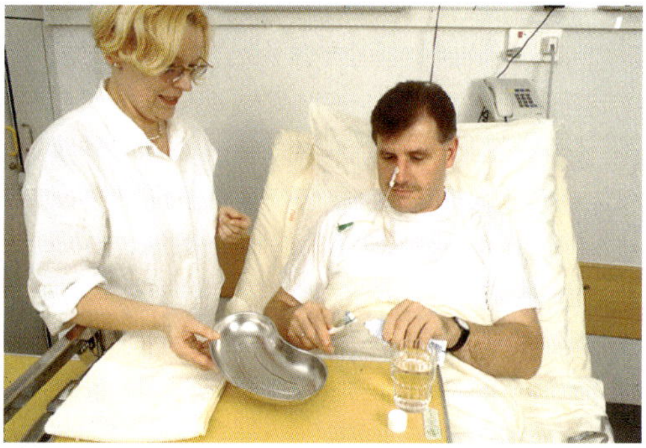

Abb. M.11.

- **Blick zurück:** Ist der Patient informiert, sich bei Übelkeit oder Unwohlsein zu melden? Ist die Rufanlage in Reichweite? Ist die Sonde durchgespült?

M Angebrochene Sondenkostbehältnisse nicht offen stehen lassen und nicht länger als 12 Stunden im Kühlschrank aufbewahren. Zur Haltbarkeit Herstellerangaben beachten.

Sondenernährung mit einer Ernährungspumpe

Ziel und Indikation

Siehe Ziel und Indikation bei „Sondenkost per Schwerkraft verabreichen“ (S. 184 f).

Vorbereitung der Materialien

Siehe Materialien bei „Sondenkost per Schwerkraft verabreichen“ (S. 185). Zusätzlich benötigte Materialien:

- ▸ ***Ernährungspumpe,***
- spezielles Überleitungssystem für den Einsatz in Ernährungspumpen.

Durchführung

- Hände nach ▸ *Hygieneplan* desinfizieren,
- benötigte Gegenstände auf desinfizierter Arbeitsfläche (z. B. fahrbarer Tisch) richten und auf Vollständigkeit überprüfen; Sondenkost sollte im Wasserbad auf Körpertemperatur angewärmt sein,
- Ernährungspumpe nach Herstellerangaben überprüfen,
- Lösung in Sondenkostbeutel einfüllen und an Infusionsständer hängen, Überleitungssystem an Beutel anschließen und dieses entlüften, spezielle Überleitungssysteme können auch direkt an die Sondenkostflasche angeschlossen werden,
- Überleitungssystem in die Ernährungspumpe einlegen (**Abb. M.12 a**) und nach Herstellerangaben in Betrieb nehmen (**Abb. M.12 b**),
- Patienten über geplante Maßnahme informieren (auch bewusstlose Patienten!), Fenster und Türen schließen und Besucher aus dem Zimmer bitten,
- ▸ *Patientenbett* auf eine Rücken schonende Arbeitshöhe bringen und Patienten mit erhöhtem Oberkörper lagern,
- korrekte Sondenlage durch Einspritzen von Luft in den Magen (vgl. **Abb. M.5**) oder durch Aspiration von Magensaft überprüfen, bei korrekter Lage sind gurgelnde Luftgeräusche über dem Magen mit dem Stethoskop hörbar bzw. ist ein Magensäurenachweis durch den Teststreifen möglich,
- nach Arztanordnung Tropfrate einstellen,
- nach Verabreichen der Sondenkost, gesamtes System und Sonde mit stillem Wasser spülen.

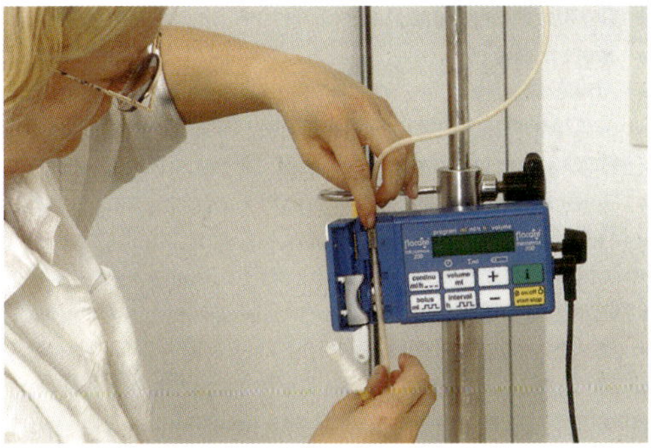

Abb. M.12 a.

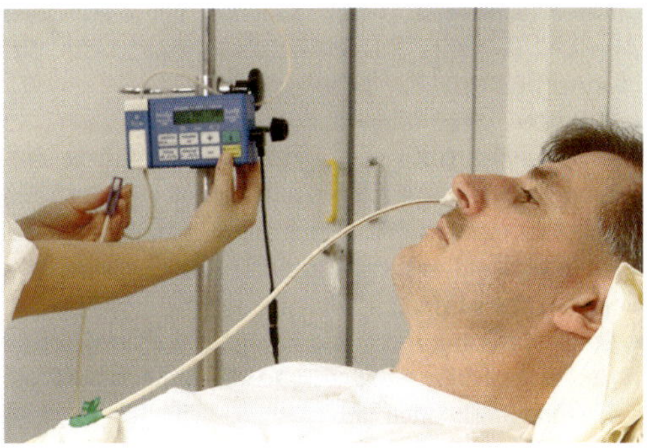

b

M Vorsicht beim Durchspülen mit Tee, da dieser Ablagerungen bilden kann, wenn er längere Zeit in der Sonde verbleibt. Keine säurehaltigen Säfte oder gesüßten Flüssigkeiten zum Durchspülen der Sonde verwenden (führt zu Gärungsprozessen und Verklebungen!),

- Patienten noch ca. 30 Min. mit erhöhtem Oberkörper lagern, um einen Reflux in die Speiseröhre zu vermeiden,
- Patienten während und nach der Sondenernährung immer wieder beobachten und auffordern, sich bei Übelkeit oder Unwohlsein zu melden; Rufanlage in Reichweite bringen,
- Sonde abstöpseln und Fixierung überprüfen; Patient bei der Mundpflege unterstützen,
- darauf achten, dass Ernährungspumpe nach Gebrauch zum Aufladen des Akkus am Stromnetz hängt.

Nachbereitung

Siehe Nachbereitung bei „Sondenkost per Schwerkraft verabreichen" (S. 186).

Sondenpflege bei liegender nasaler Magen- bzw. Ernährungssonde

Vorbereitung der Materialien

- Markierungsstift,
- Pflasterstreifen,
- kleine Wattestäbchen,
- physiologische Kochsalzlösung,
- Nasensalbe.

Durchführung

- Sondenlage anhand der Längenmarkierung täglich kontrollieren,
- ggf. Markierungsstrich erneuern,
- Sondenfixierung täglich lösen (**Abb. M.13 a**), um dem Entstehen von Druckgeschwüren vorzubeugen,
- Nasenpflege durchführen (bei gelöster Fixierung):
  - Nasenschleimhaut und Nasenöffnungen auf Veränderungen (z. B. Rötung) beobachten,
  - Verkrustungen und Verklebungen mit einem mit physiologischer Kochsalzlösung angefeuchteten Wattestäbchen entfernen,
  - geeignete Nasensalbe (z. B. Bepanthen) über einen Watteträger applizieren (**Abb. M.13 b**),

Infobox

Literatur
Löser C, Keymling M. Praxis der enteralen Ernährung. Stuttgart: Thieme; 2001
Biesalski HK, Grimm P. Taschenatlas Ernährung, 4. Aufl. Stuttgart: Thieme; 2007
Kahl C, Lehrian B. Sonden, Drainagen, Kathetersysteme. Stuttgart: Wissenschaftliche Verlagsgesellschaft; 2005

Internetadressen
http://www.dife.de
http://www.meine-gesundheit.de
http://www.medizin.de/gesundheit/deutsch/1.htm
http://www.enterale-ernaehrung.de
http://www.medknowledge.de
http://www.ernaehrung.de

Magenspülung – Orthograde Darmspülung über Magensonde

Definitionen

Magenspülung (Gastro ▸ *lavage*): Entfernung von Mageninhalt (z. B. Alkohol, Gift) durch mehrmaliges Auffüllen des Magens mit lauwarmem Wasser und anschließendem Ausheben über den liegenden ▸ *Magenschlauch*. Kontraindikationen sind z. B. Vergiftungen mit Säuren und Laugen. Eine Magenspülung kann vor großen Magen-Darmoperationen bis zur orthograden Darmspülung ausgedehnt werden.
Darmspülung (Darmlavage): Reinigung des Darms mit einer großen Flüssigkeitsmenge.
orthograd: in physiologischer Richtung verlaufend, hier von oral nach rektal.

Magenspülung

Ziel

Ziel einer Magenspülung ist es, den Mageninhalt zu entleeren.

Indikationen

Die Magenspülung ist z. B. indiziert bei:
- ▸ *Intoxikationen* durch Nahrungsmittel, Medikamente (Suizid) usw.,
- Alkoholabusus.

Vorbereitung der Materialien

- Dicklumiger Magenschlauch,
- Verbindungsschlauch mit Ansatz,
- Trichter,
- Beißring,
- Schüttgefäß,
- Auffanggefäße,
- lauwarme Spülflüssigkeit (Wasser),
- anatomische Klemme,
- Gleitmittel (z. B. anästhesierendes Gel),
- ▸ *Schleimhautanästhetikum* zur Rachenanästhesie,
- evtl. Zahnprothesenschale,
- Einmalspritze (20 ml) und ggf. Adapter oder ▸ *Indikatorpapier* (Säurenachweis),
- Stethoskop,
- Bettschutz,
- 2 Plastikschürzen,
- unsterile Einmalhandschuhe,
- Abwurfbeutel,
- evtl. Medikamente: Kohlekompretten, Abführmittel (Karlsbader Salz) in Flüssigkeit gelöst,
- Notfalltablett mit Intubationsbesteck und Notfallmedikamenten,
- evtl. Laborröhrchen zur Giftbestimmung.

Durchführung

- Hände nach ▸ *Hygieneplan* desinfizieren,
- benötigte Gegenstände auf desinfizierter Arbeitsfläche (z. B. Notfallwagen) richten und Vollständigkeit überprüfen (**Abb. M.15 a**),
- den Patienten über geplante Maßnahme informieren (auch bewusstlose Patienten!), Fenster und Türen schließen und Besucher aus dem Zimmer bitten,
- ▸ *Patientenbett* auf eine Rücken schonende Arbeitshöhe bringen, Intimsphäre beachten und für Sichtschutz sorgen,
- während des ganzen Vorgangs versuchen, beruhigend auf den Patienten einzuwirken,
- ▸ *Vitalfunktionen* des Patienten kontrollieren (▸ *Monitoring*!).

M Denken Sie bei Vergiftungen auch an Ihren eigenen Schutz! Manche Gifte (v. a. Insektizide) sind Kontaktgifte, die durch die Haut in den Körper eindringen können. Tragen Sie daher unbedingt Schutzhandschuhe, evtl. auch Mundschutz.

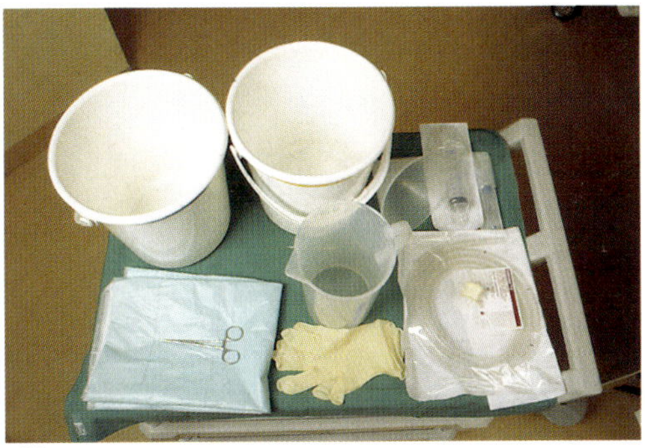

Abb. M.15 a.

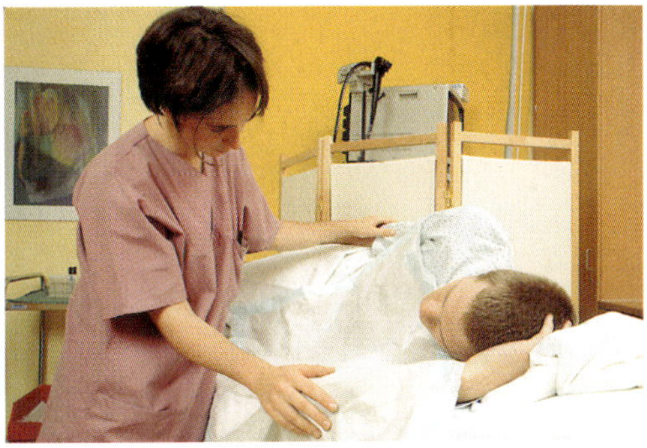

b

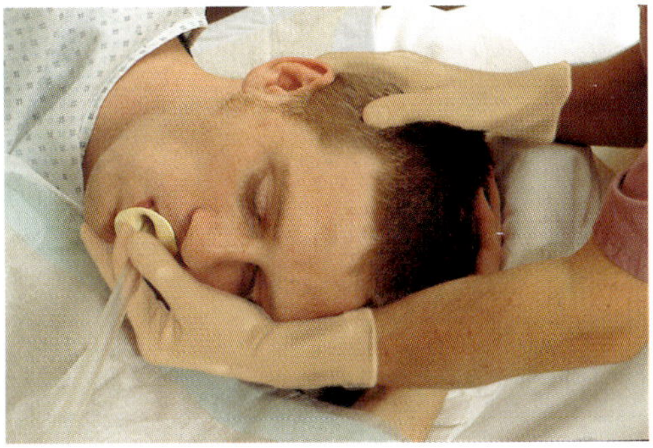

c

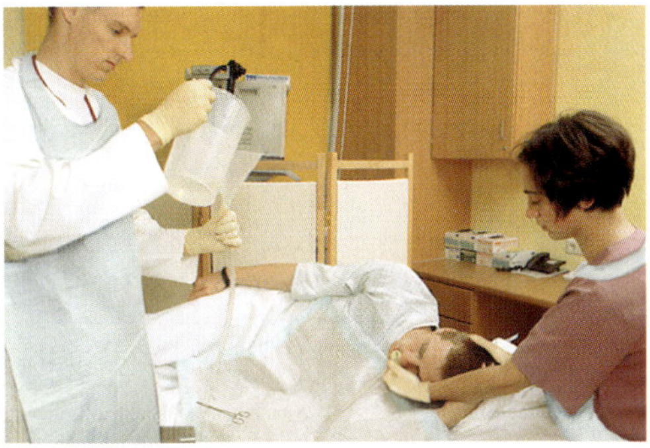

d

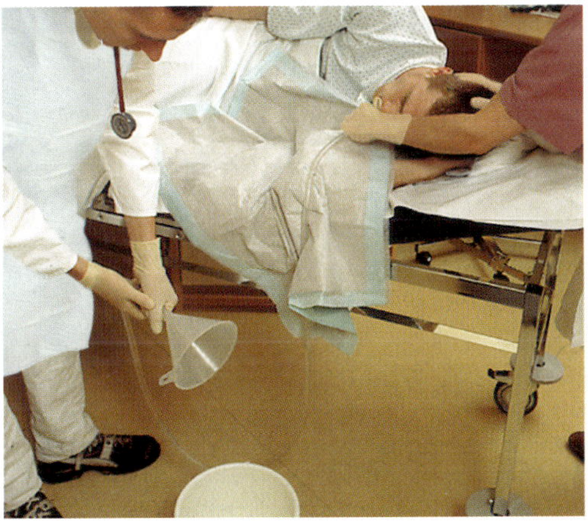

e

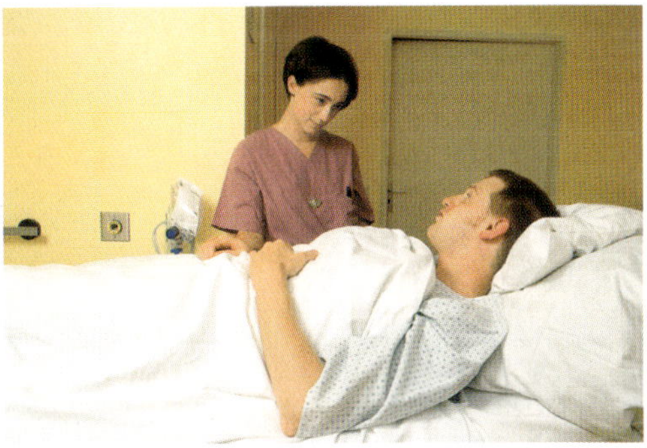

f

- Wenn nötig Zahnprothese entfernen und in der gekennzeichneten Zahnprothesenschale aufbewahren,
- Schleimhaut zur Rachenanästhesie einsprühen (Patient soll während des Vorgangs nicht einatmen) und Einwirkzeit beachten,
- Patienten je nach Zustand lagern: aufrecht sitzend, linke Seitenlage oder Bauchlage, evtl. Kopftieflage; bewusstlose Patienten werden intubiert (**Abb. M.15 b**),
- Patienten mit Plastikschürze schützen,
- Handschuhe und Plastikschürze anziehen,
- Patient nimmt Beißring zwischen die Zähne,
- Schlauch mit anästhesierendem Gel gleitfähig machen,
- Schlauch zügig durch den Mund in den Magen schieben, Patienten dabei zum mehrmaligen Schlucken auffordern (**Abb. M.15 c**);

- richtige Lage der Sonde kontrollieren:
  - durch Insufflation von Luft: dazu einige ml aus der mit Luft gefüllten Spritze über die Sonde in den Magen spritzen und das Geräusch mit dem Stethoskop über dem Magen lokalisieren,
  - durch Säurenachweis: die Magensäure im aspirierten Magensaft mit dem ► ***Indikatorpapier nachweisen,***
- Mageninhalt in das Auffanggefäß entleeren (ggf. Probe für die toxikologische Untersuchung entnehmen),
- Trichter und Schlauch mit Wasser füllen und durch Hochheben einlaufen lassen (**Abb. M.15 d**),
- bevor der Trichter ganz leer ist, Trichter senken und Mageninhalt in den Eimer entleeren (**Abb. M.15 e**).
- Vorgang so oft wiederholen, bis die Flüssigkeit klar aus dem Magen zurückkommt,
- nach Arztanordnung ggf. ½ Glas Wasser mit aufgelösten Kohletabletten und Karlsbader Salz durch den ► ***Magenschlauch*** verabreichen,
- Schlauch abklemmen und zügig entfernen,
- Patienten den Mund ausspülen lassen und zurücklagern (**Abb. M.15 f**), Rufanlage in Reichweite legen.

M Engmaschige Kreislaufkontrolle (Vitalzeichen) und sorgfältige Krankenbeobachtung auf einer Intensivstation durchführen. Komplikationen, wie ► ***Bradykardie*** durch ► ***Vagusreizung***, Kreislaufversagen, Bewusstseinseintrübung durch Gifte und ► ***Magenperforation*** sind möglich.

Nachbereitung

- Sich vor dem Verlassen des Zimmers nach dem Befinden des Patienten und seiner Bedürfnisse bezüglich Lagerung, Getränken, Belüftung des Zimmers usw. erkundigen,
- gebrauchte Materialien sachgerecht ver- bzw. entsorgen (z. B. Desinfektion und Reinigung des ► ***Magenschlauchs***),
- abschließend Hände nach ► ***Hygieneplan*** desinfizieren,
- Maßnahme durch Eintragung in die ► ***Patientenkurve*** mit Handzeichen, Uhrzeit und Aussehen des entleerten Mageninhalts dokumentieren.
- **Blick zurück:** Ist eine Nierenschale in Reichweite, falls der Patient erbrechen muss? Ist notiert, wann die nächste Kreislaufkontrolle durchgeführt werden muss? Ist das Bett nicht durch Spülflüssigkeit nass geworden?

Orthograde Darmspülung über Magensonde

Ziele

- ► ***Darmentkeimung,***
- Darmreinigung.

Indikationen

Die orthograde Darmspülung über Magensonde ist z. B. indiziert zur:

- Vorbereitung vor Darmoperationen oder endoskopischen Untersuchungen,
- Darmreinigung bei Patienten, die Darmspüllösung wegen eines Widerwillens gegen den Geschmack nicht trinken können.

Vorbereitung der Materialien

- ► ***Magensonde***,
- Gleitmittel (z. B. anästhesierendes Gel),
- wasserfester Markierungsstift,
- ► ***Schleimhautanästhetikum*** (Rachenanästhesie),
- anatomische Klemme,
- Pflasterstreifen (Sondenfixierung),
- Nierenschale mit Zellstoff,
- Papiertaschentücher,
- evtl. Zahnprothesenschale,
- evtl. Glas Wasser,
- Patienten- und Bettschutz,
- Einmalhandschuhe,
- Einmalspritze (20 ml) und ggf. Adapter oder ► ***Indikatorpapier*** (Säurenachweis),
- Stethoskop,
- Blutdruckmessgerät,
- Abwurfbeutel,
- funktionsbereites Absauggerät,
- ca. 10 l Spüllösung in Infusionsbeuteln (z. B. Ringer-Laktat),
- Infusionsständer,
- spezielles Überleitungssystem,
- evtl. Nachtstuhl.

P Sonden, die gekühlt wurden (Aufbewahrung im Kühlschrank), sind beim Legen formstabiler; außerdem wird durch die Kühle die Nasenschleimhaut weniger gereizt.

Durchführung

- Hände nach ► ***Hygieneplan*** desinfizieren,
- benötigte Gegenstände auf desinfizierter Arbeitsfläche (z. B. fahrbarer Tisch) richten und auf Funktionsfähigkeit und Vollständigkeit überprüfen,
- Patienten (auch bewusstlose Patienten) über geplante Maßnahme informieren (**Abb. M.16 a**),

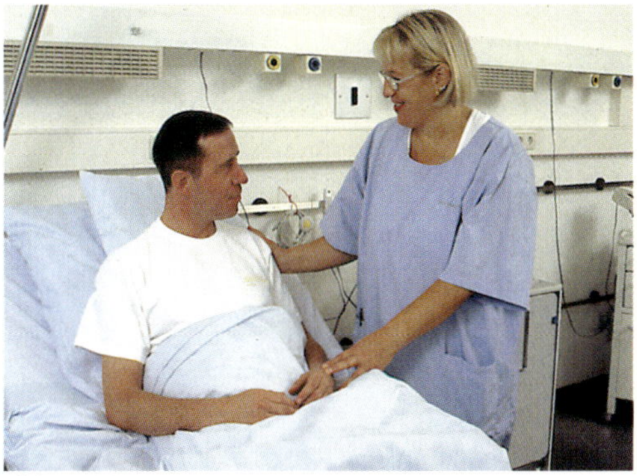

Abb. M.16 a.

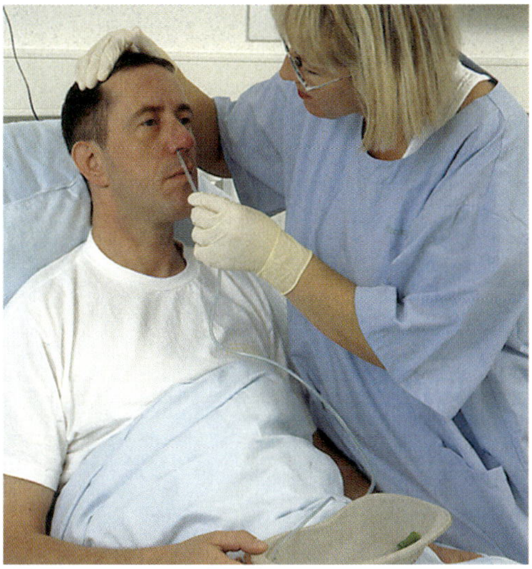

b

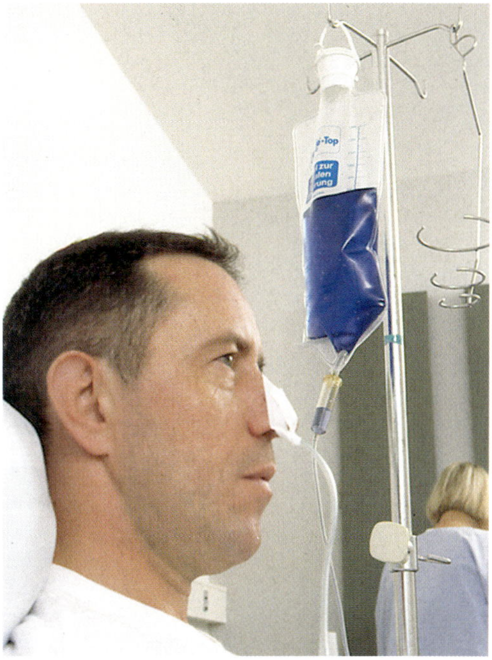

c

- Fenster und Türen schließen und Besucher aus dem Zimmer bitten,
- ▸ *Patientenbett* auf eine Rücken schonende Arbeitshöhe bringen und Patienten mit erhöhtem Oberkörper lagern,
- evtl. Zahnprothese entfernen und in beschriftete Prothesenschale legen,
- Magensonde pylorusnah legen (S. 190 f), d. h. die Sonde entsprechend weit vorschieben (**Abb. M.16 b**) und mit dem Flüssigkeitsbeutel über ein spezielles Überleitungssystem verbinden,
- die Spülflüssigkeit in ca. 3 – 4 Stunden verabreichen (**Abb. M.16 c**) und dabei den Kreislauf engmaschig kontrollieren (alle 15 – 30 Min.).

P Sie können die richtige Einlaufgeschwindigkeit daran überprüfen, ob aus dem Flüssigkeitsbeutel in die Tropfenkammer einzelne Tropfen fallen. Dann läuft die Spülung zu langsam. Die Geschwindigkeit ist in etwa richtig, wenn beim Höherdrehen der Einlaufrate gerade ein dünner ununterbrochener Strahl entsteht.

- Toilette frei halten bzw. Nachtstuhl bereitstellen und den Patienten informieren, dass die Stuhlausscheidung von einer Pflegeperson auf Beimengungen und Aussehen kontrolliert werden muss,
- Spülung kann abgebrochen werden, wenn die über den Darm ausgeschiedene Flüssigkeit klar und ohne Beimengungen ist,
- dem Patienten wärmende Kleidung anbieten, ggf. Heizung höher stellen, da bei der Spülung viel Körperwärme entzogen wird,

- Magensonde entfernen und Mund ausspülen lassen,
- Rufanlage in Reichweite legen und den Patienten informieren, sich bei Unwohlsein zu melden. Zur orthograden Darmspülung durch Trinken von salinischer Lösung bzw. zur rektalen Darmspülung s. Einläufe, S. 97.

Nachbereitung

- Patienten bei der bequemen Lagerung unterstützen und evtl. ▸ ***Zahnprothese*** wieder einsetzen,
- ich vor dem Verlassen des Zimmers nach dem Befinden des Patienten und seiner Bedürfnisse bezüglich Lagerung, Getränken, Belüftung des Zimmers usw. erkundigen,
- gebrauchte Materialien sachgerecht ver- bzw. entsorgen,
- abschließend Hände nach ▸ ***Hygieneplan*** desinfizieren,
- Maßnahme durch Eintragung in die ▸ ***Patientenkurve*** mit Handzeichen, Uhrzeit und ggf. Ein- und Ausfuhr dokumentieren.
- **Blick zurück:** Zeigt der Patient Anzeichen, dass er friert? Ist es warm genug im Zimmer?

P Falls keine genaue Ein- und Ausfuhrkontrolle erforderlich oder möglich ist (z. B., wenn der Patient die Toilette benutzt), kann der Patient auch vor und nach der Maßnahme gewogen werden. Flüssigkeitseinlagerungen sind hiermit schnell festzustellen.

Infobox

Literatur

Paetz B. Chirurgie für Pflegeberufe, 21. Aufl. Stuttgart: Thieme; 2009

Internetadressen

http://www.bbges.de

http://www.ernaehrung.de

Medikamente richten

Definition

Arzneimittel sind nach dem ▸ ***Arzneimittelgesetz*** Stoffe und Zubereitungen aus Stoffen, die durch ▸ ***Applikation*** am oder im menschlichen Körper eingesetzt werden. Arzneimittel werden u. a. verwendet, um:

- krankhafte Beschwerden zu heilen, zu lindern, zu verhüten,
- den Zustand des Körpers zu erkennen,
- vom Körper erzeugte ▸ ***Wirkstoffe*** oder Körperflüssigkeiten zu ersetzen,
- Krankheitserreger oder körperfremde Stoffe abzuwehren oder unschädlich zu machen,
- den Zustand oder die Funktionen des Körpers oder seelischer Zustände zu beeinflussen.

Ziel

Ziel ist es, Medikamente nach ärztlicher Verordnung zu verabreichen.

Indikationen

- Tägliche Medikamenteneinnahme nach Therapieplan,
- Sondergabe von Medikamenten z. B. bei Bedarf oder vor Untersuchungen.

Vorbereitung der Materialien

- Patientendokumentation mit Arztverordnung,
- vom Arzt verordnetes Arzneimittel,
- von der ▸ ***Darreichungsform*** des Medikaments (▸ ***Glasampulle***, ▸ ***Stechampulle***, ▸ ***Tablette*** usw.) hängt die Vorbereitung des weiteren Materials ab:
  - evtl. Medikamententeiler, Medikamentenschieber,
  - evtl. Messlöffel,
  - evtl. ▸ ***Spritze*** mit ▸ ***Kanülen*** (Aufzieh- und Injektionskanüle), Ampullenfeile, ▸ ***Kanülensicherheitsbox*** und ▸ ***Tupfer***,
  - evtl. Desinfektionsmittel.

M Egal, welches Medikament Sie richten, lassen Sie sich während des Vorgangs nicht ablenken. Stimmen Sie mit Ihren Kollegen ab, dass derjenige, der Medikamente richtet, in dieser Zeit nicht ansprechbar ist, damit er konzentriert und in Ruhe arbeiten kann. Durch Ablenkungen passieren Fehler!

Tabletten richten

Durchführung

- Hände nach ▸ ***Hygieneplan*** desinfizieren,
- benötigte Gegenstände auf desinfizierter Arbeitsfläche (z. B. Medikamententablett) richten;
- ▸ ***5-R-Regel*** beachten,
- dreifache Kontrolle durchführen:
  - beim Herausnehmen aus dem Medikamentenschrank,
  - bei der Entnahme aus der Originalpackung,
  - beim Zurückstellen der Packung.

P Um Medikamentenverwechslungen zu vermeiden, ist es hilfreich, das, was auf der Medikationskarte steht (z. B. Patientennamen, Präparat, ▶ ***Dosis und Einnahmezeitpunkt***), laut vor sich hinzusprechen. Das Ablesen verstärkt die Aufmerksamkeit, ermöglicht unmittelbar das Erkennen von Abweichungen und wirkt so als zusätzliches Kontrollinstrument.

- Medikamententablett mit Name und Zimmernummer des Patienten sowie Medikamentenschälchen bereitstellen,
- Medikamente in der verordneten ▶ ***Darreichungsform*** (z. B. Tabletten, ▶ ***Dragées***) nach Verordnungsplan richten,
- neu angefangene Medikamentenpackungen mit einem Stift kennzeichnen, damit nicht mehrere Packungen gleichzeitig angebrochen werden,
- **Einnahmezeit berücksichtigen:** manche Medikamente müssen z. B. 30 Min. vor der Mahlzeit eingenommen werden (allgemein sollte beachtet werden, dass Medikamente bei nüchternem Magen die Magenschleimhaut angreifen können, daher sollte immer eine Kleinigkeit vorher gegessen werden),
- Medikamente dürfen nicht in der Verpackung zum Patienten gelangen, sondern müssen vorher ausgedrückt werden. Medikamente nicht mit den Fingern berühren, sondern direkt in den Schieber/Becherchen fallen lassen. Bei verwirrten Patienten sollte die Pflegeperson bei der Einnahme anwesend sein.

P Manche Tabletten brauchen die Verpackung als Lichtschutz und dürfen daher erst unmittelbar vor der Verabreichung ausgedrückt werden. Beachten Sie dazu bitte die Packungsbeilage.

- Zur Kontrolle den Medikamentenschieber direkt neben die Verordnung stellen (**Abb. M.17**) und abschließend überprüfen, wie viele Medikamente insgesamt sich in den Fächern für morgens, mittags und abends befinden sollten. So fällt auf, wenn ein Medikament aus Versehen in das falsche Fach gelangt ist,

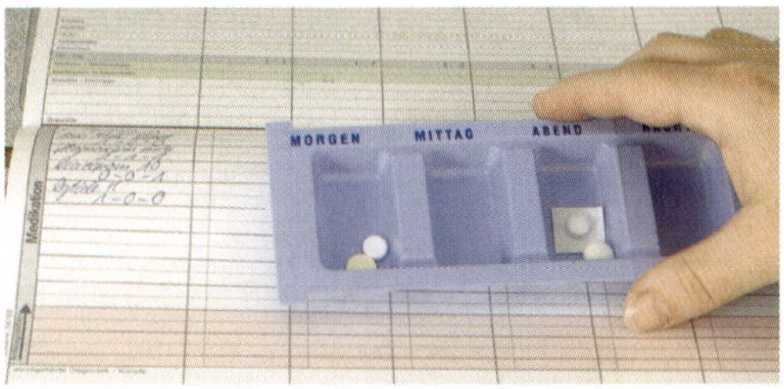

Abb. M.17.

- auf den Boden gefallene oder aus anderen Gründen zu entsorgende Medikamente sachgerecht in dafür vorgesehene Behälter entsorgen.

Aufziehen aus einer Glasampulle

Durchführung

- Hände nach ▶ ***Hygieneplan*** desinfizieren,
- benötigte Gegenstände auf desinfizierter Arbeitsfläche richten,
- ▶ ***5-R-Regel*** beachten,
- Spritze mit Aufziehkanüle zusammensetzen,
- Ampulle anfeilen oder aufbrechen. Die meisten Ampullen sind heute Brechampullen. Beim Abbrechen muss der farbige Punkt auf dem Ampullenhals zur Pflegeperson zeigen. Zum Selbstschutz nur mit ▶ ***Tupfer*** abbrechen (**Abb. M.18 a**),
- Aufziehkanüle unter aseptischen Bedingungen in die Ampulle einführen und Medikament aufziehen (**Abb. M.18 b**),
- ▶ ***Spritze*** nach oben halten und luftleer machen (**Abb. M.18 c**),
- Aufziehkanüle direkt in die ▶ ***Kanülensicherheitsbox*** entsorgen,
- Injektionskanüle aufsetzen und ▶ ***Spritze*** mit Medikamentenetikett kennzeichnen (**Abb. M.18 d**).

P Wenn Sie vor dem Öffnen der Ampulle sehen, dass sich Flüssigkeit im Ampullenhals festgesetzt hat, dann führen Sie mit der Ampulle eine schnelle, großzügige Kreisbewegung aus oder ziehen Sie sie auf dem Tisch rasch zu sich her. Durch die Rotations- und Fliehkräfte wird die gesamte Flüssigkeit aus dem Ampullenhals in den Ampullenbehälter befördert.

Aufziehen aus einer Stechampulle

Durchführung

- Hände nach ▶ ***Hygieneplan desinfizieren,***
- benötigte Gegenstände auf desinfizierter Arbeitsfläche richten,
- ▶ ***5-R-Regel*** beachten,
- ▶ ***Spritze*** mit Aufziehkanüle zusammensetzen,
- Schutzdeckel der ▶ ***Stechampulle*** entfernen,
- Gummistopfen desinfizieren (Einwirkzeit beachten),
- Aufziehkanüle einstechen,
- ▶ ***Stechampulle*** kippen und Medikament aufziehen (**Abb. M.19**),
- ▶ ***Spritze*** nach oben halten und luftleer machen,
- Aufziehkanüle direkt in die ▶ ***Kanülensicherheitsbox*** entsorgen,

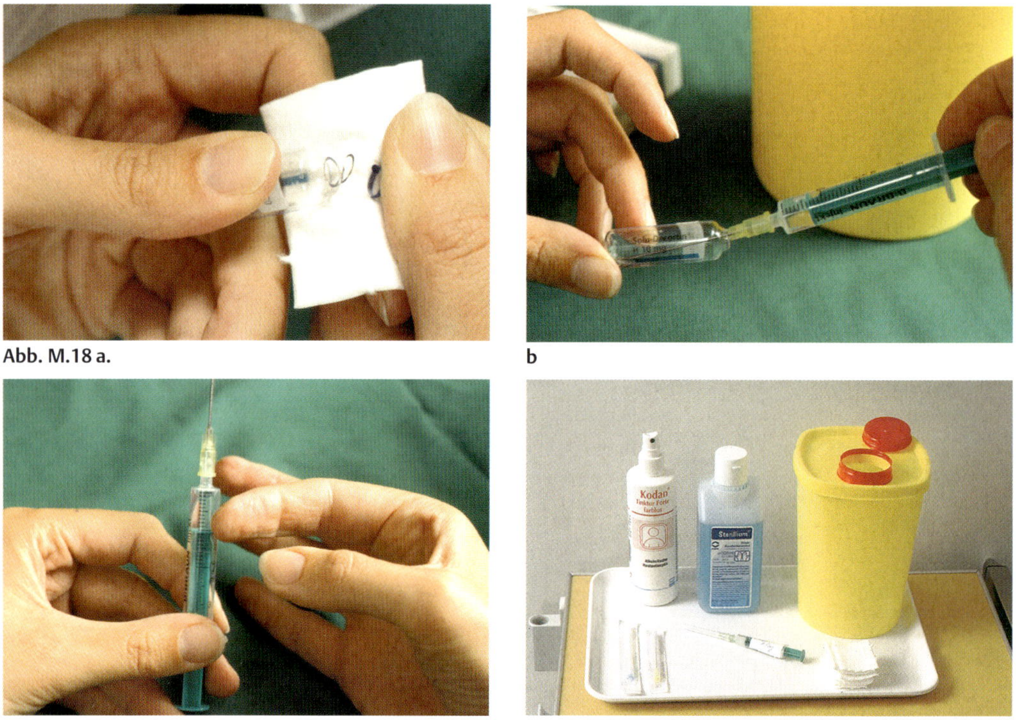

Abb. M.18 a. b c d

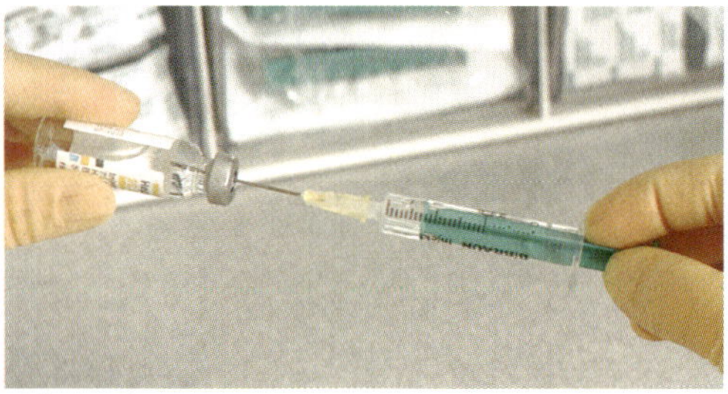

Abb. M.19.

- Injektionskanüle aufsetzen und ▸ *Spritze* mit Medikamentenetikett kennzeichnen,
- Entnahmedatum auf der ▸ *Stechampulle* notieren, wenn es sich um eine Mehrfachentnahmeflasche handelt.

M Medikamente sind nur eine gewisse Zeit nach der Erstentnahme haltbar, dazu den Beipackzettel berücksichtigen.

Aufziehen bzw. Herstellen einer Lösung aus Trockensubstanzen

Durchführung

- Hände nach ▸ ***Hygieneplan*** desinfizieren,
- benötigte Gegenstände auf desinfizierter Arbeitsfläche richten,
- ▸ *5-R-Regel* beachten.

Aufziehkanüle

- Spritze mit Aufziehkanüle zusammensetzen,
- vorgeschriebenes Lösungsmittel aufziehen (z. B. Aqua ad injectabila),
- Lösungsmittel in die Glas- oder ▸ ***Stechampulle*** spritzen (**Abb. M.20**), bei ▸ ***Stechampullen*** Gummistopfen vorher desinfizieren,
- warten, bis die Trockensubstanz vollständig aufgelöst ist,
- Medikament aufziehen,
- ▸ *Spritze* nach oben halten und luftleer machen,
- Aufziehkanüle direkt in die ▸ ***Kanülensicherheitsbox*** entsorgen,
- Injektionskanüle aufsetzen und ▸ ***Spritze*** mit Medikamentenetikett kennzeichnen.

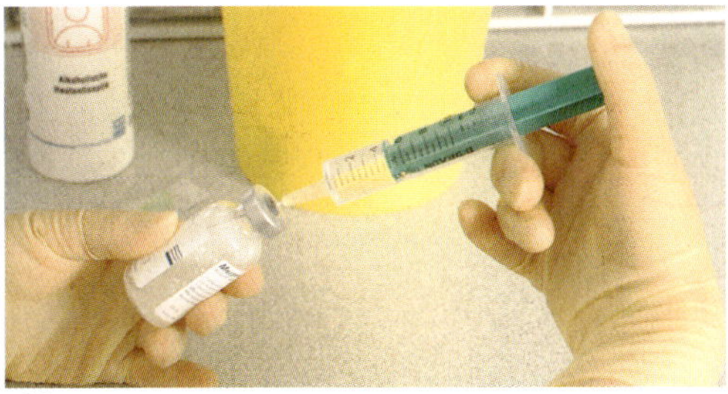

Abb. M.20.

P Ein kleiner Tipp, wenn sich die Flüssigkeit aus der Ampulle schlecht aufziehen lässt: Es geht leichter, wenn Sie vorher Luft in die Spritze aufziehen und in die Stechampulle spritzen. Dadurch entsteht im Behälter ein Überdruck und die Spritze füllt sich automatisch mit der Injektionslösung. Dieser Mechanismus basiert auf dem physikalischen Prinzip, dass ein Überdruck immer einen Druckausgleich sucht. Schrittweise Luft und Lösung austauschen. Nicht mit zu hohen Drücken arbeiten, weil es sonst beim Herausziehen der Kanüle zu Verspritzungen des Wirkstoffs kommen kann. Das Zuspritzen von Luft darf aber nur durchgeführt werden, wenn die gesamte Flüssigkeit auch sofort verbraucht wird (Keimbesiedelung!).

Überleitungskanüle

- Gummistopfen des Behälters mit Trockensubstanz desinfizieren,
- Schutzkappe von einer Seite der Überleitungskanüle nehmen und in den Behälter mit Trockensubstanz einstechen (**Abb. M.21 a**),
- zweite Schutzkappe abziehen und Trockenflasche auf Lösungsflasche aufstecken (**Abb. M.21 b**),
- dann drehen, sodass die Trockenflasche unten steht und die Flüssigkeit der Lösungsflasche einlaufen kann (**Abb. M.21 c**),
- abwarten, bis sich die Trockensubstanz völlig aufgelöst hat,
- Medikamentenlösung mit Namen des Patienten, Zimmernummer und Uhrzeit beschriften.

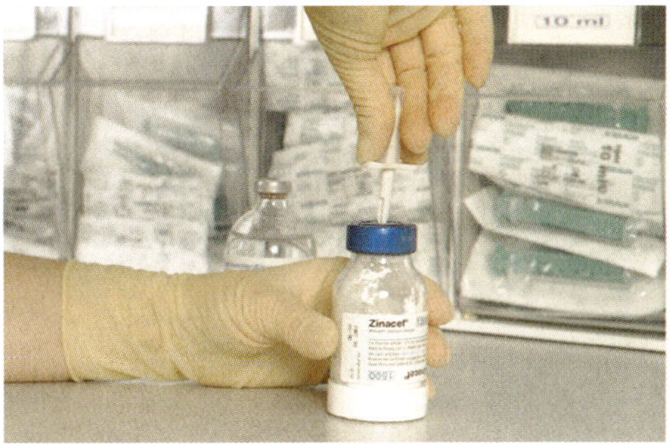

Abb. M.21 a.

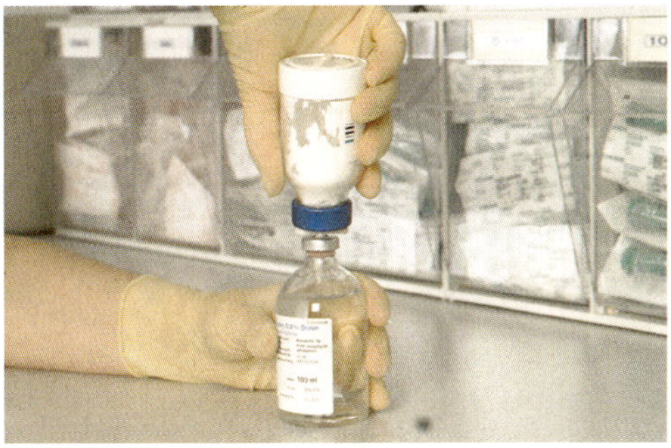

b

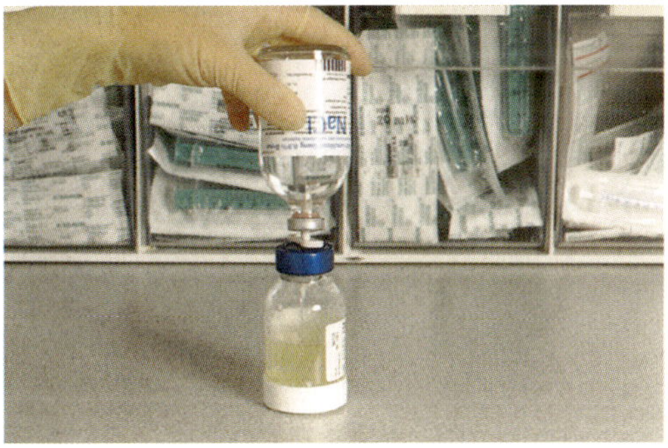

c

Medikamente – Aufziehen von Insulingemischen

Vorbereitung der Materialien

- Patientendokumentation mit Arztverordnung,
- Insulin (Stechampulle),
- feingraduierte Insulinspritze mit Aufzieh- und Injektionskanüle,
- Desinfektionsmittel, Tupfer und ▸ *Kanülensicherheitsbox.*

Durchführung

- Hände nach ▸ *Hygieneplan* desinfizieren (**Abb. M.22 a**),
- benötigte Materialien auf desinfizierter Arbeitsfläche richten (**Abb. M.22 b**),
- ▸ *5-R-Regel beachten,*
- Spritze mit Aufziehkanüle zusammensetzen,
- Schutzdeckel der Stechampulle entfernen,
- bei Verzögerungsinsulin Stechampulle langsam zwischen den Händen rollen (**Abb. M.22 c**), da sich der Verzögerungswirkstoff absetzt (schütteln soll wegen der Schaumbildung und Schädigung der Insulinkristalle vermieden werden),

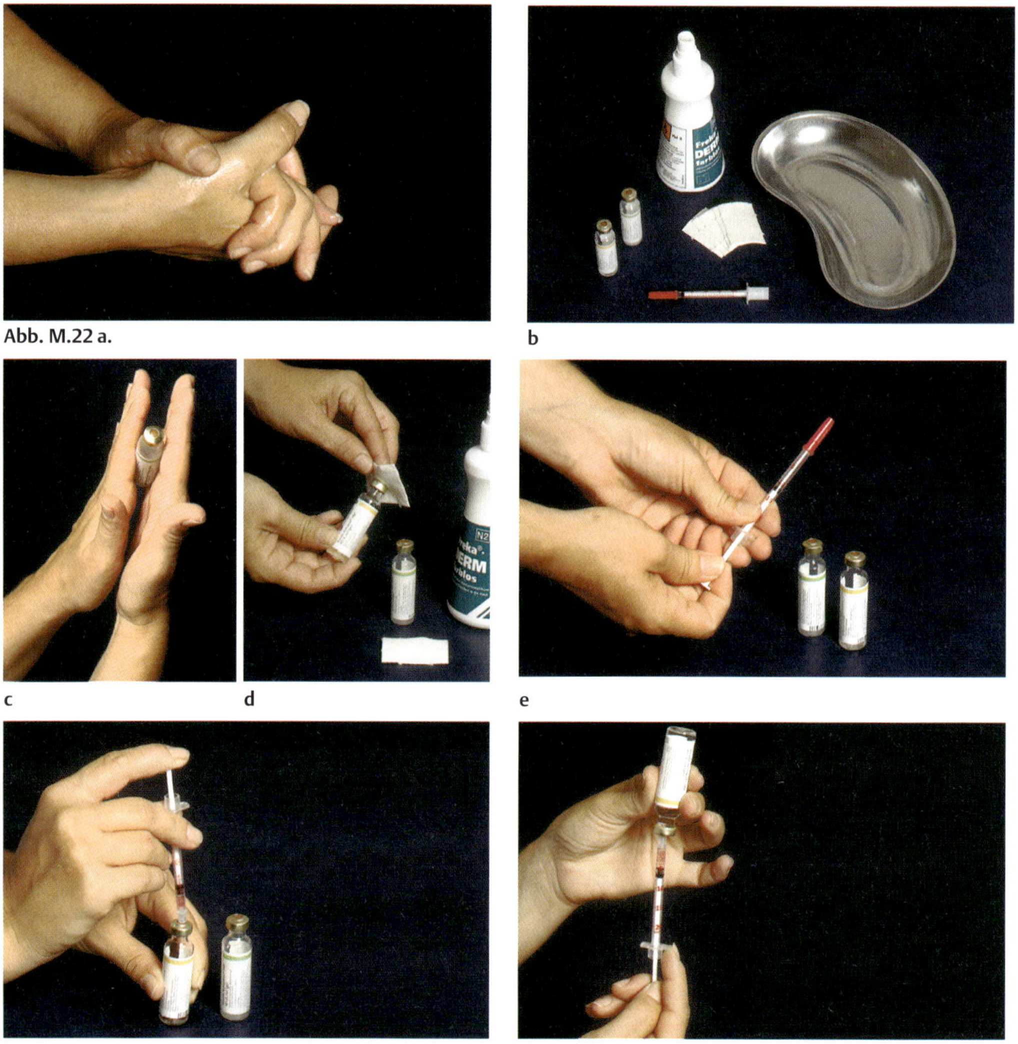

Abb. M.22 a. b c d e f g

- Gummimembran desinfizieren und Einwirkzeit beachten(**Abb. M.22 d**),
- Luft in die Spritze aufziehen (**Abb. M.22 e**),
- Aufziehkanüle einstechen und Luft in die Ampulle geben (**Abb. M.22 f**),
- Stechampulle kippen und Medikament aufziehen (**Abb. M.22 g**),
- Spritze nach oben halten und luftleer machen,
- Aufziehkanüle direkt in die Kanülensicherheitsbox entsorgen,
- Injektionskanüle aufsetzen und ▸ *Spritze* mit Medikamentenetikett kennzeichnen,
- Entnahmedatum auf der Stechampulle notieren und wieder kühl lagern.

Kinderkrankenpflege

Arzneimittel sollen nicht in die Flasche gegeben werden, da sie den ▸ *Geschmack* verändern können. Verweigert das Kind die Nahrung oder trinkt nicht die gesamte Menge, wird nur ein Teil der verordneten Wirkstoffmenge aufgenommen. Besser ist es, die ▸ *Lösung* z. B. in einer Spritze aufzuziehen und dem Kind langsam in den Mund zu träufeln. Anschließend wird dem Säugling die Trinkflasche angeboten. Bei größeren Kindern können auch Messlöffel verwendet werden (**Abb. M.23**).

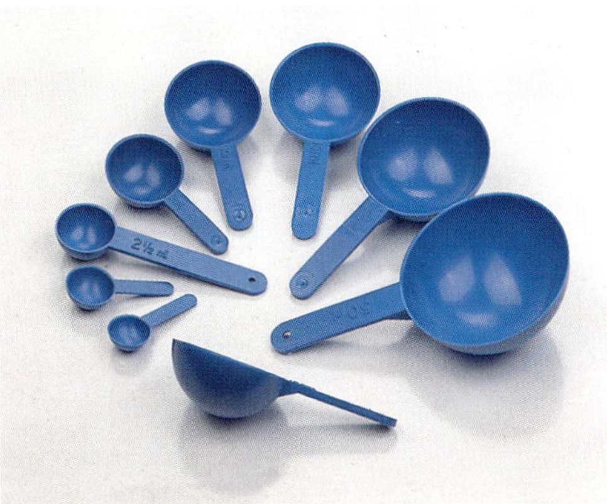

Abb. M.23.

Infobox

Literatur

Lüllmann H et al. Pharmakologie und Toxikologie, 16. Aufl. Stuttgart: Thieme; 2006

Internetadresse

http://www.rote-liste.de/

Mobilisation

Definitionen

Unter Mobilisation versteht man alle Maßnahmen, um einen Menschen zu bewegen bzw. ein Gelenk beweglich zu machen. Maßnahmen bzw. Richtlinien zur Mobilisation werden auch in den Kapiteln Kinästhetik (S. 166 f), Kontrakturenprophylaxe (S. 171 f) und Rücken schonendes Arbeiten (S. 273 f) abgehandelt. Eine Vielzahl von ▸ ***Gehhilfen*** und Handgriffen stehen zur Verfügung, um die Mobilisation zu erleichtern und entsprechend der individuellen Situation des Patienten durchzuführen. Der Mobilisationsgrad hängt vom zugrunde liegenden Krankheitsbild sowie den ▸ ***Ressourcen*** des Patienten ab und muss vom behandelnden Arzt angeordnet werden.

Aufsetzen en bloc: Aufsetzen des Patienten an die Bettkante in einem Arbeitsgang, z. B. nach abdominellen Operationen.

Unterarmgehstütze: ▸ *Gehhilfe* mit einem Handgriff und einer Unterarmmanschette in verschiedenen Farben, Formen und Längen (ca. 60 – 95 cm) mit einem höhenverstellbaren Metallrohr und einem rutschsicheren Gummistopfen. Die Belastbarkeit beträgt bis zu 130 kg.

Rollstuhl: Mobilisationshilfe, die aus einem Grundgestell mit Handgriffen und Fußhebel, 4 Rädern, Bremsen, Sitzfläche, Rückenlehne sowie 2 Beinstützen mit Fußplatte besteht. Verschiedene Ausführungen wie z. B. Standard-, Aktiv-/Sport-, Elektro-und handbetriebene Rollstühle stehen zur Verfügung. Folgendes Zubehör ist möglich: Rutschbrett zum seitlichen Umsteigen auf einen Stuhl oder ins Bett, Einkaufsnetz zwischen den beiden Schiebegriffen, Tischplatte zum Befestigen an den Armlehnen und spezielle Sicherheitsgurte.

Grundsätzliches zur Mobilisation

Ziele

- Selbstständigkeit und Eigenständigkeit des Patienten wiederherstellen und fördern,
- Anregung des Kreislaufs,
- Muskeltraining,
- Vorbeugung von ▸ ***Pneumonie-***, ▸ ***Thrombose-***, ▸ ***Dekubitus-*** und ▸ ***Kontrakturengefahr***.

M Eine Grundregel der Mobilisation lautet: Liege nicht, wenn Du sitzen kannst. Sitze nicht, wenn Du stehen kannst. Und stehe nicht, wenn Du gehen kannst. Grundsätzlich gilt: Ressourcen des Patienten nutzen, seine Wünsche, wenn möglich, mit in die Mobilisationsmaßnahmen einbeziehen und Sicherheit gewährleisten (sicherer Sitz, Vitalzeichenkontrolle, Rufanlage in Reichweite usw.).

Indikationen

Die Mobilisation ist z. B. indiziert:

- nach Ruhigstellung eines Gelenks,
- beim Transfer des Patienten z. B. vom Bett in den Sessel.

Vorbereitung der Materialien

- Blutdruckmessgerät mit Stethoskop,
- 1 Paar passende ▸ ***Antithrombosestrümpfe*** bzw. 4 elastische Binden zum Anlegen eines Pütterverbands (wenn keine Kontraindikation vorliegt),
- geschlossene rutschfeste Schuhe,
- Morgenmantel,
- Patientensessel.

M In vielen Häusern gibt es für verschiedene Krankheitsbilder einen Mobilisationsplan von der Physiotherapie, in dem die einzelnen Schritte der Mobilisation und der Grad der Bewegungsfähigkeit des Patienten festgehalten werden. Damit kann von allen gleichermaßen auf den Ist-Zustand des Patienten eingegangen werden.

Durchführung

- Hände nach ▸ ***Hygieneplan*** desinfizieren,
- Vollständigkeit der benötigten Gegenstände überprüfen,
- Patienten über geplante Maßnahme informieren,
- Fenster und Türen schließen und Besucher aus dem Patientenzimmer bitten,
- ▸ ***Patientenbett*** auf eine Rücken schonende Arbeitshöhe bringen,
- evtl. Analgetika nach ärztlicher Anordnung rechtzeitig vor der Mobilisation verabreichen,
- ▸ ***Antithrombosestrümpfe*** anziehen bzw. Beine wickeln (S. 312),
- Vitalzeichen kontrollieren (bei niedrigem Blutdruck kann dem Patienten empfohlen werden, durch Bewegungsübungen im Bett, den Kreislauf anzuregen),
- auf genügend Spielraum zwischen dem Patienten und den Zu- und Ableitungen der Überwachungseinheiten (z. B. Monitor, Infusionsleitungen, Katheterschlauch usw.) achten,
- entsprechend der ärztlichen Anordnung und dem Leistungsvermögen Patienten zunächst an die Bettkante sitzen lassen, dann z. B. Steh- oder Gehübungen vor dem Bett oder Transfer in den Sessel vornehmen,
- Rufanlage in Reichweite legen.

M Beobachten Sie bitte während der gesamten Mobilisation den Patienten auf Anzeichen einer Kreislaufschwäche. Gerade bei der ersten Mobilisation nach längerer Bettlägerigkeit ist die Gefahr eines Kreislaufkollapses groß. Bei Patienten mit instabilem Kreislauf sollten Sie daher auf jeden Fall zu zweit sein. Informieren Sie den Patienten, sich bei Schwindel oder Unwohlsein sofort zu melden. Überfordern Sie den Patienten nicht und bauen Sie die Maßnahmen zur Mobilisation langsam auf. Anfangs genügt das Sitzen an der Bettkante.

Wie Sie einen Patienten beim Gehen unterstützen können, demonstriert Ihnen ein Film auf der DVD.

Nachbereitung

- Sich vor dem Verlassen des Zimmers nach dem Befinden des Patienten und seiner Bedürfnisse bezüglich Lagerung, Getränken, Belüftung des Zimmers usw. erkundigen,
- gebrauchte Materialien sachgerecht ver- bzw. entsorgen (z. B. Blutdruckmanschette und Stethoskop desinfizieren),
- abschließend Hände nach ▸ ***Hygieneplan*** desinfizieren,
- Maßnahme durch Eintragung in die ▸ ***Patientendokumentation*** bzw. Mobilisationsplan mit Handzeichen und Uhrzeit dokumentieren.
- **Blick zurück:** Sitzt der Patient sicher? Fühlt er sich kreislaufstabil?

Aufsetzen en bloc

Ziele

- Patient schmerzfrei vom Liegen zum Sitzen bringen,
- rückenschonendes Arbeitsverhalten.

Indikationen

Das Aufsetzen en bloc ist indiziert zur Lageveränderung des Patienten z. B. mit Bandscheibenbeschwerden oder Bauchnaht.

Durchführung

- Händedesinfektion nach ▸ ***Hygieneplan,***
- Patienten über geplante Maßnahme informieren,
- Fenster und Türen schließen und Besucher aus dem Patientenzimmer bitten,
- ▸ ***Patientenbett*** auf eine Rücken schonende Arbeitshöhe bringen,
- Patienten mit Bauchnaht üben mit ihren Händen einen leichten Druck auf die Operationswunde aus und liegen mit leicht angezogenen Beinen im Bett (Bauchdeckenentlastung!),
- mit der rechten Hand Patienten am Schulterblatt abstützen, mit der linken Hand unter die Kniekehlen des Patienten greifen und Beine aus dem Bett bewegen (**Abb. M.24 a**),
- mit dem rechten Arm Oberkörper des Patienten nach oben bringen und gleichzeitig Beine aus dem Bett drehen (**Abb. M.24 b**),
- auf geraden Rücken achten, Schrittstellung einnehmen,
- sich beim Patienten nach Schwindel und Unwohlsein erkundigen und ihn auffordern, sich bei Anzeichen einer Kreislaufschwäche zu melden.
- Selbstständigere Patienten können zu der Bewegung angeleitet werden: auf die Seite drehen, Füße aus dem Bett hängen lassen, mit einer Hand von der Matratze abstoßen und Oberkörper nach oben bringen (**Abb. M.25**).

Nachbereitung

Siehe Nachbereitung „Grundsätzliches zur Mobilisation".

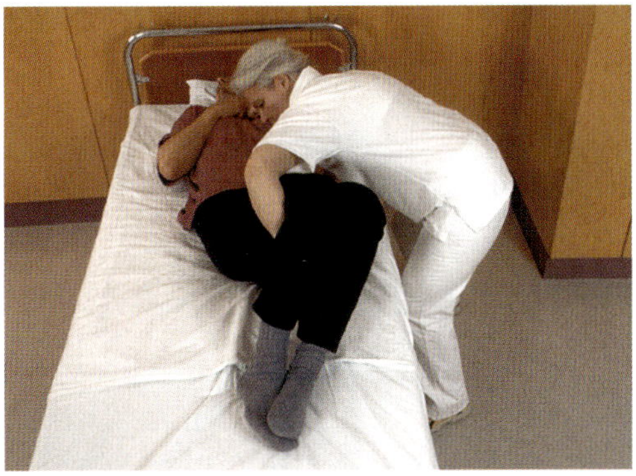

Abb. M.24 a.

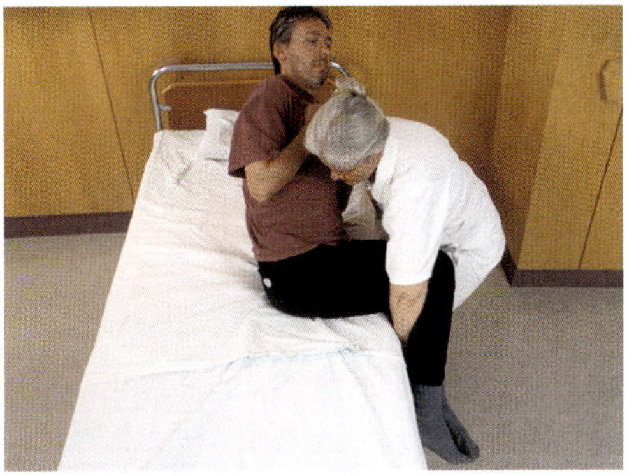

b

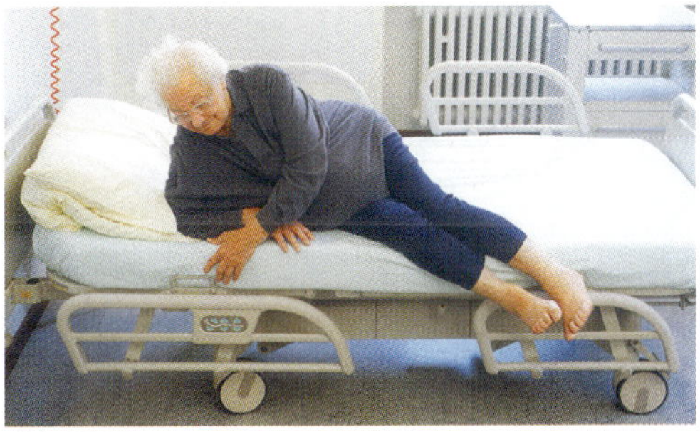

Abb. M.25.

Verschiedene nützliche Handgriffe

Ziel

Ziel ist es, den Patienten im Bett höher zu bewegen.

Indikation

Das Höher bewegen ist indiziert bei eingeschränkter Beweglichkeit des Patienten z. B. durch reduzierten Allgemeinzustand.

Vorbereitung der Materialien

Antirutschhilfe (wenn Patient durch Abstoßen der Beine mithelfen kann).

Durchführung

- Hände nach ▸ *Hygieneplan desinfizieren,*
- Antirutschhilfe richten,
- Patienten über geplante Maßnahme informieren (auch bewusstlose Patienten!),
- Fenster und Türen schließen, Besucher können, wenn gewünscht, angeleitet werden,
- ▸ *Patientenbett* auf eine Rücken schonende Arbeitshöhe bringen.
- **Hebegriff:** Pflegeperson umgreift mit einer Hand das Schultergelenk, mit der anderen Hand greift sie unter die Achselhöhle (**Abb. M.26**),
  - Patient stößt sich mit den Füßen auf der Antirutschhilfe ab und hebt dabei das Gesäß an,
  - gleichzeitig hebt Pflegeperson Oberkörper des Patienten an und bewegt ihn nach oben. Rücken der Pflegeperson bleibt gerade.
- **Haken-Stützgriff:** den Haken-Stützgriff ohne Patient zeigt **Abb. M.27 a**.
  - Eine Hand stützt jeweils Ober- und Unterkörper des Patienten, zwei Hände stützen den Beckenbereich,

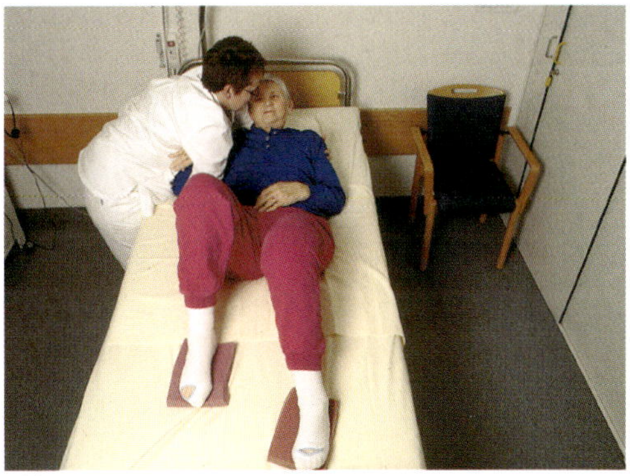

Abb. M.26.

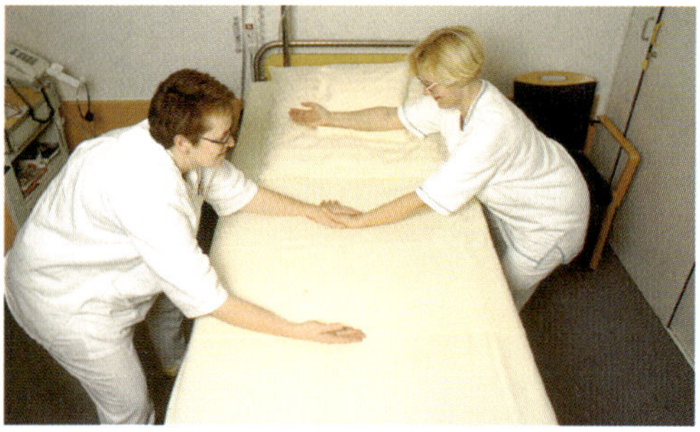

Abb. M.27 a.

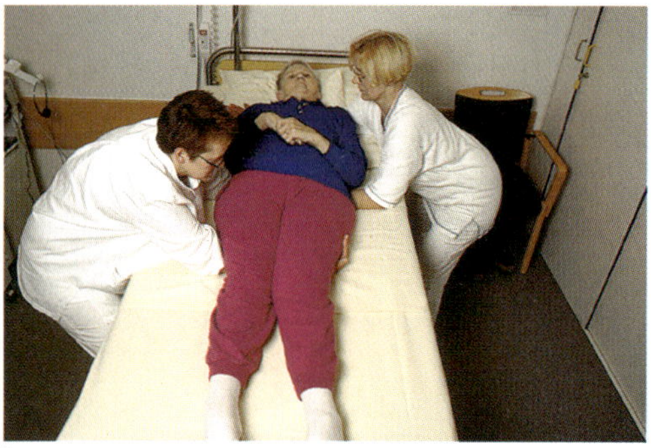

b

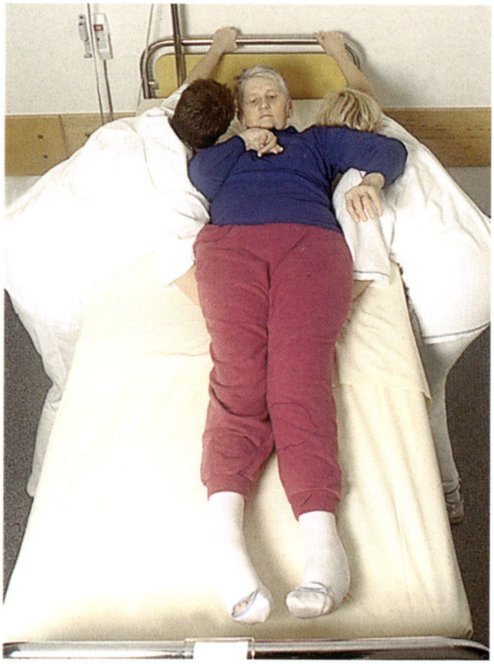

Abb. M.28.

die Hände der Pflegepersonen greifen dabei fest ineinander,
  - auf Kommando wird der Patient angehoben und in Richtung Kopfende bewegt (**Abb. M.27 b**), Rücken der Pflegepersonen bleiben gerade.
- **Australia-Griff:** Pflegepersonen stehen in Schrittstellung seitlich am Bett mit Blickrichtung zum Kopfende des Bettes,
  - Schultern der Pflegepersonen werden unterhalb der Achselhöhlen des Patienten in Position gebracht, sie fassen ihre Hände unter den Oberschenkeln des Patienten und stützen sich mit der anderen freien Hand am Kopfende des Bettes ab (**Abb. M.28**),
  - auf Kommando wird durch Aufrichten des eigenen Körpers der Patient in Richtung Kopfende bewegt, Rücken der Pflegepersonen bleiben gerade.

Nachbereitung

Siehe Nachbereitung „Grundsätzliches zur Mobilisation" (S. 200).

Rollstuhlmobilisation

Ziele

- Sicherer Umgang mit dem Rollstuhl,
- bestmögliche Beweglichkeit des Patienten.

Indikationen

Die Rollstuhlmobilisation ist indiziert bei Patienten, die ihre Gehfähigkeit teilweise oder völlig verloren haben z. B. nach Polytrauma mit Querschnittlähmung.

Vorbereitung der Materialien

- Rollstuhl (**Abb. M.29**) patientengerecht vorbereiten (z. B. Seitenteil abnehmen),
- vor der 1. Benutzung des Rollstuhls die technischen Merkmale (z. B. Arretierung der Bremsen) und die Funktionstüchtigkeit (z. B. Luftdruck der Bereifung) überprüfen,
- Einzelfußstützen hochklappen.

Durchführung

- Patienten über geplante Maßnahme informieren, Fenster und Türen schließen und Besucher aus dem Patientenzimmer bitten bzw. wenn gewünscht anleiten,

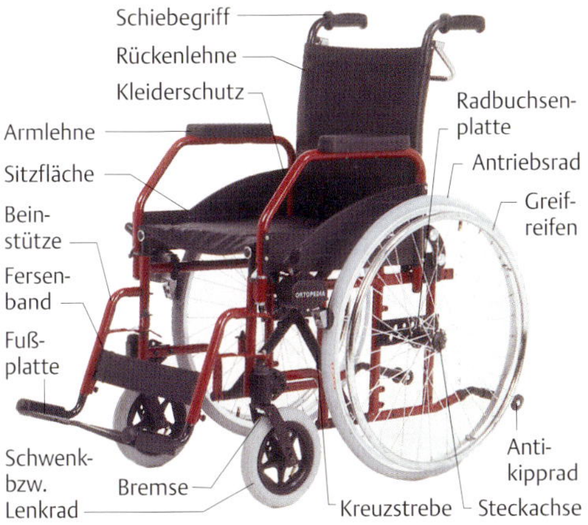

Abb. M.29.

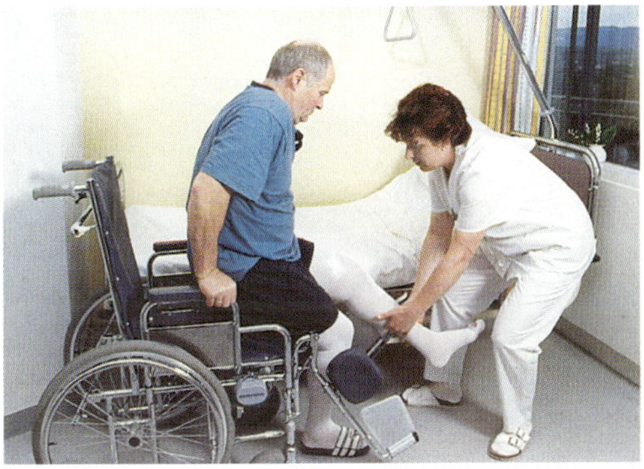
Abb. M.30.

- auf angemessene Kleidung achten (Patienten außerhalb der Klinik nicht im Schlafanzug befördern).

Vom Bett in den Rollstuhl

- Patienten entsprechend seinen Bedürfnissen unterstützen, sich in den Rollstuhl zu setzen; z. B. operiertes Bein halten, während Patient sich umsetzt (**Abb. M.30**),
- darauf achten, dass das Gesäß Kontakt zur Rückenlehne hat (evtl. Sicherheitsgurte anlegen),
- Einzelfußstützen runterklappen und Füße aufsetzen,
- Rollstuhl immer an beiden Griffen anschieben.

Vom Rollstuhl ins Bett

- Rollstuhl in unmittelbare Nähe des Bettes seitlich heranfahren und Feststellbremse sicher arretieren,
- Einzelfußstützen hochklappen und Patient Füße auf den Boden stellen lassen,
- Patient legt die Beine über die Oberschenkel der Pflegeperson und seinen Oberkörper über die Schulter (**Abb. M.31**),
- Pflegeperson bewegt sich nach hinten Richtung Bettende, dadurch hebt sich Gesäß des Patienten. Gleichzeitig Becken des Patienten auf das Bett drehen.

Treppenstufe hochfahren

- Rollstuhl bis an die Bordsteinkante heranfahren,
- mit einem Fuß auf das Auftrittrohr treten und Rollstuhl leicht nach hinten kippen, bis die kleinen Räder auf der Höhe der Bordsteinkante stehen (**Abb. M.32**),
- Rollstuhl nach vorne schieben und an den Schiebegriffen anheben, bis auch die großen Räder auf dem Boden stehen.

Treppenstufe hinunterfahren

- Rollstuhl bis an die Bordsteinkante rückwärts heranfahren (**Abb. M.33**),
- mit einem Fuß auf das Auftrittrohr treten und Rollstuhl leicht nach hinten kippen,

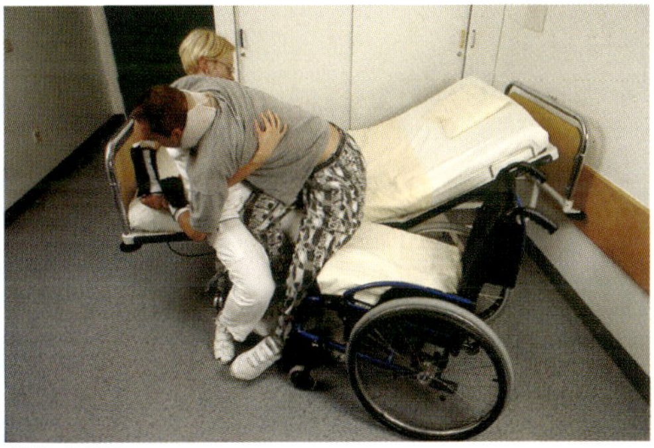
Abb. M.31.

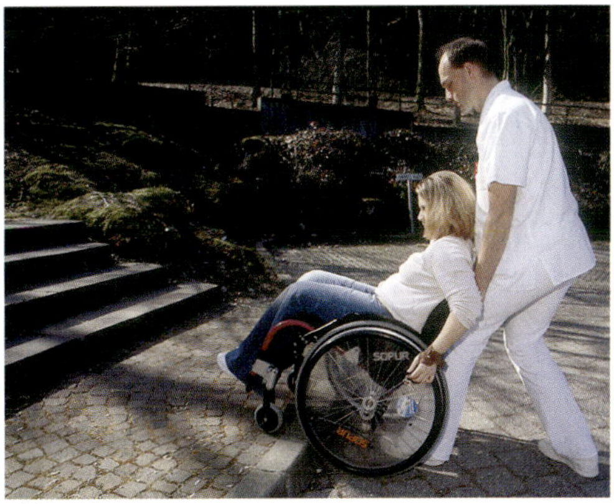
Abb. M.32.

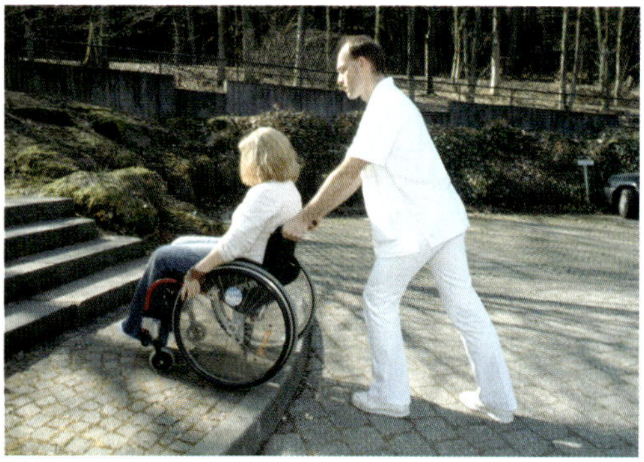

Abb. M.33.

- ohne Ruck mit den großen Rädern an der Bordsteinkante oder Treppenstufe hinuntergleiten,
- Vorgang ist beendet, wenn die kleinen Räder des Rollstuhls wieder auf dem Boden stehen.

Das Überwinden einer Bordsteinkante mit dem Rollstuhl zeigt Ihnen ein Film auf der DVD.

Nachbereitung

- Patient ins Zimmer zurückbegleiten und, wenn gewünscht, bei der bequemen Lagerung unterstützen.
- Sich vor dem Verlassen des Zimmers nach dem Befinden des Patienten und seiner Bedürfnisse bezüglich Lagerung, Getränken, Belüftung des Zimmers usw. erkundigen.
- gebrauchte Materialien sachgerecht ver- bzw. entsorgen (z. B. Blutdruckmanschette und Stethoskop desinfizieren),
- abschließend Hände nach ▸ ***Hygieneplan*** desinfizieren,
- Maßnahme durch Eintragung in die ▸ ***Patientendokumentation*** bzw. Mobilisationsplan mit Handzeichen und Uhrzeit dokumentieren.
- **Blick zurück:** Ist der Rollstuhl aufgeräumt bzw. stellt er im Zimmer keine Gefahrenquelle dar?

Umgang mit Unterarmgehstützen

Ziel

Entlastung der unteren Extremitäten.

Indikationen

Der Umgang mit Unterarmgehstützen ist z. B. indiziert bei Erkrankungen der unteren Extremitäten, die das Gehvermögen einschränken.

Vorbereitung der Materialien

- Unterarmgehstützen.

P Hat der Patient Angst vor dem Umgang mit Gehstöcken? Ein mögliches präoperatives Training erleichtert den späteren Umgang und vermittelt Sicherheit!

Durchführung

- Hände nach ▸ ***Hygieneplan*** desinfizieren,
- benötigte Unterarmgehstützen richten und Funktionsfähigkeit überprüfen,
- Patienten über geplante Maßnahme informieren, Fenster und Türen schließen und Besucher aus dem Patientenzimmer bitten,
- für angemessene Kleidung (z. B. Trainingsanzug, feste Schuhe) sorgen.

Unterarmgehstützen anpassen

- Gehstütze neben den stehenden Patienten stellen. Patient lässt die Arme seitlich hängen,
- Handgriff durch Verschieben des Metallrohres auf die Höhe des Handgelenks einstellen. Die Unterarmstütze soll sich dabei ca. 2 – 4 Fingerbreit unter dem Ellenbogengelenk befinden (**Abb. M.34**),
- in Zusammenarbeit mit dem Physiotherapeuten mit dem Patienten Gehübungen durchführen.

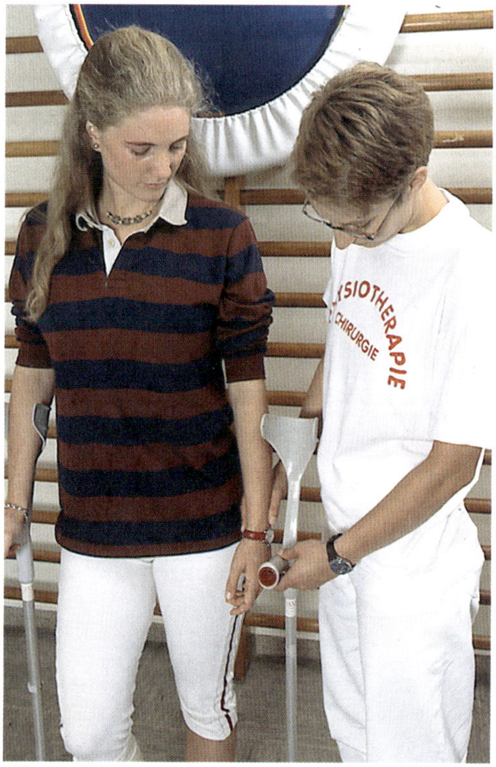

Abb. M.34.

Zweipunktegang (Kreuzgang)

- beide Unterarmgehstützen nach vorne setzen,
- zu entlastendes Bein ohne Bodenkontakt nach vorne halten,
- belastbares Bein nachholen und zwischen die Unterarmgehstützen aufsetzen,
- Vorgang bis zur sicheren Beherrschung üben lassen.

Dreipunktegang

- beide Unterarmgehstützen nach vorne setzen,
- zu entlastendes Bein zwischen die Unterarmgehstützen unter Berücksichtigung der vom Arzt verordneten Belastbarkeit auf den Boden aufsetzen,
- belastbares Bein nachholen und vor die Unterarmgehstützen aufsetzen,
- beide Unterarmgehstützen erneut nach vorne setzen,
- Vorgang wiederholen und bis zur sicheren Beherrschung üben lassen.

Vierpunktegang

- Unterarmgehstütze auf der Seite des betroffenen (z. B. rechten) Beins nach vorne setzen,
- linkes Bein vorsetzen und auf Höhe der Unterarmgehstütze platzieren,
- linke Unterarmgehstütze vorsetzen,
- rechtes Bein nachholen,
- Vorgang wiederholen und bis zur sicheren Beherrschung üben lassen.

P Darf der Patient nach Arztverordnung sein erkranktes Bein nur zu einem bestimmten Grad belasten, kann er mithilfe einer Waage lernen, die Belastung selbst einzuschätzen. Dazu stellt er sein Bein auf eine Personenwaage und kann so die Be- und Entlastung am angezeigten Gewicht ablesen!

Treppensteigen (aufwärts)

- gesundes Bein eine Stufe höher setzen (**Abb. M.35 a**),
- beide Unterarmgehstützen auf die höhere Stufe setzen,
- betroffenes Bein nachziehen,
- Vorgang bis zur sicheren Beherrschung üben lassen.

Treppensteigen (abwärts)

- beide Unterarmgehstützen auf die Stufe tiefer setzen (**Abb. M.35 b**),
- betroffenes Bein eine Stufe tiefer setzen,
- gesundes Bein nachziehen,
- Vorgang bis zur sicheren Beherrschung üben lassen.

Wie Sie einen Patienten beim Treppensteigen mit Unterarmgehstützen begleiten, demonstriert Ihnen ein Film auf der DVD. Auch das Bewegen mit verschiedenen ► *Gehhilfen* können Sie sich auf der DVD anschauen.

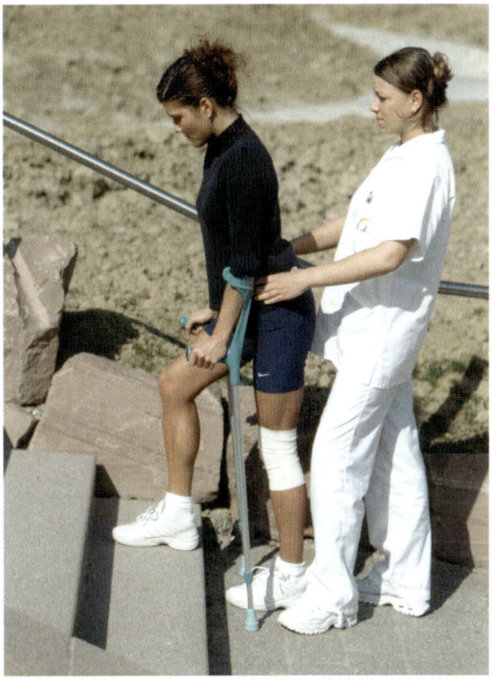

Abb. M.35 a.

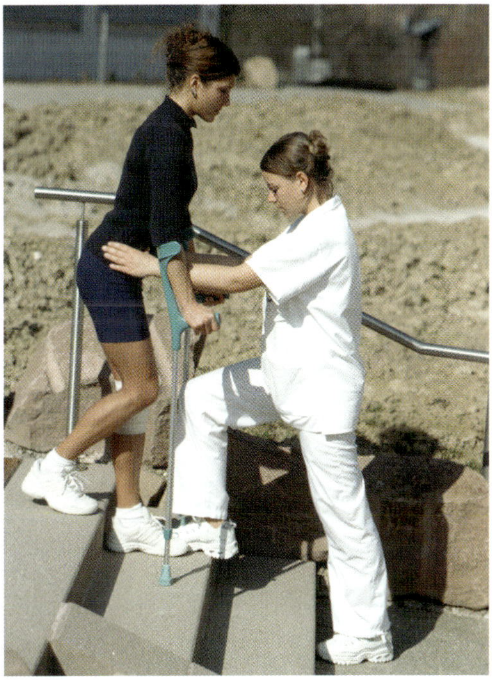

b

Nachbereitung

- Patient ins Zimmer zurück begleiten und, wenn gewünscht, bei der bequemen Lagerung unterstützen,
- sich vor dem Verlassen des Zimmers nach dem Befinden des Patienten und seiner Bedürfnisse bezüglich Lagerung, Getränken, Belüftung des Zimmers usw. erkundigen,
- gebrauchte Materialien sachgerecht ver- bzw. entsorgen (z. B. Blutdruckmanschette und Stethoskop desinfizieren),
- abschließend Hände nach ▸ ***Hygieneplan*** desinfizieren,
- Maßnahme durch Eintragung in die ▸ ***Patientendokumentation*** bzw. Mobilisationsplan mit Handzeichen und Uhrzeit dokumentieren.
- **Blick zurück:** Gehstützen aufgeräumt bzw. so am Bett befestigt, dass sie keine Gefahrenquelle darstellen?

Die Mobilisation mit Rollstuhl und Unterarmgehstützen und die Fortbewegung mit Gehwagen und Bock zeigt Ihnen die DVD.

Altenpflege

Checkliste zur Erfassung der Mobilität

Fragen zur Vorgeschichte

- Wie war die Mobilität/Bewegungsfähigkeit (z. B. vor der Erkrankung)?
- Gab es Krankheitszeiten mit Bettlägerigkeit?
- Wurden Hilfsmittel zur Fortbewegung eingesetzt? Wenn ja, welche?
- Welche Bewegungsgewohnheiten sind bekannt im Hinblick auf gehen, sitzen, liegen?
- Wie ausgeprägt ist das Bewegungs- bzw. Ruhebedürfnis?
- Welche weiteren Probleme bzw. Krankheiten sind bekannt:
  - vereinzelte oder häufige Stürze, Knochenbrüche,
  - Schmerzen und Steifheit in Hüft- und/oder Kniegelenken,
  - Behinderungen wie z. B. Lähmungen, Versteifungen, Anomalien, ▸ ***Amputationen,***
  - Erkrankungen wie z. B. ▸ ***Schwindel***, Seh- und Hörstörungen, ▸ ***Depressionen***, Ängste?

Werden Medikamente eingenommen, die Einfluss auf die Mobilität haben?

Beobachtungen zur aktuellen Bewegungsfähigkeit

- Wie beweglich sind Beine, Füße, Arme, Hände, Finger?
- Was sagt die Körperhaltung aus?
- Wie ist die Bewegungskoordination?
- Hat der Betroffene Schmerzen?
- Ist der Kreislauf stabil oder liegt Schwindel vor?

Beobachtungen zu den Bewegungsabläufen

- Kann sich der Betroffene selbst fortbewegen?
- Kann er stehen, sitzen, liegen, sich bücken?

Einschätzen der Fähigkeit sich fortzubewegen

- Kann sich der Betroffene:
  - im Zimmer fortbewegen,
  - im Flur fortbewegen,
  - Treppen steigen,
  - zur Toilette gehen,
  - im Haus bewegen,
  - im Garten/Park bewegen,
  - situationsgerecht kleiden,
  - nach dem Weg fragen?
- Kann er Gefahren selbst erkennen?
- Hat er Orientierungsvermögen?
- Hat er Selbstvertrauen?
- Wie beweglich ist er im Bett? Leistet er selbstständig den Bewegungsablauf Bett – Bettkante – Stuhl?

Infobox

Literatur

Casser HR, Forst R. Mobilität im Alter. Köln: Deutscher Ärzte Verlag; 2005

Internetadressen

http://www.vitanet.de
http://physiotherapie.de

Mund- bzw. Zahnpflege – Soor- und Parotitisprophylaxe

Definitionen

Mundpflege: Zur Mundpflege gehören alle Maßnahmen im Rahmen der Mundhygiene, die Schädigungen der Mundschleimhaut, der Zähne und der Lippen vorbeugen oder mindern. Zur Vorbeugung zählt auch die Soor- und Parotitisprophylaxe.

Soor-, Stomatitis- und Parotitisprophylaxe: alle Maßnahmen (▸ ***Prophylaxen***), die die Gefahr einer Pilzinfektion der Mundhöhle (Soormykose), einer Stomatitis (Entzündung der Mundschleimhaut), einer ▸ ***Parotitis*** (Entzündung der Ohrspeicheldrüsen), die Bildung von ▸ ***Zungenbelägen*** und ▸ ***Mundgeruch*** verhindern.

Zahnpflege: alle Maßnahmen, die zur Vorbeugung oder Minderung von Schädigungen der Zähne bzw. ▸ ***Zahnprothesen*** dienen.

Mund- und Zahnpflege übernehmen

Ziele

Ziele der Mund- und Zahnpflege sind u. a.:

- die Mundschleimhaut intakt, die Zunge frei von Belägen und Lippen geschmeidig zu halten,
- eine beschwerdefreie Kautätigkeit und die Nahrungsaufnahme zu erhalten,
- der Bildung von ▸ ***Plaques***, ▸ ***Karies***, Zahnstein, ▸ ***Parodontose*** und ▸ ***Mundgeruch*** vorzubeugen,
- das Wohlbefinden zu fördern und frischen Atem zu erhalten.

Indikationen

Die Mund- und Zahnpflege ist z. B. indiziert:

- als tägliche Hygienemaßnahme nach den Mahlzeiten (mindestens 3-mal täglich) bzw. bei Bedarf,
- bei ▸ ***Belägen*** auf der Zunge,
- zum Verabreichen von verordneten ▸ ***Mundpflegemitteln***,
- bei Foetor (Mundgeruch).

Vorbereitung der Materialien

- Péan-Klemme oder Arterienklemme nach Collin,
- Mundspatel,
- Kugeltupfer oder Kompressen,
- Taschenlampe,
- Schälchen mit Mundspüllösung,
- Zahnbürste mit Zahnpasta, evtl. Zahnseide,
- Zahnputzbecher mit Wasser, Nierenschale,
- evtl. Prothesenschale und Reinigungsmittel,
- Handtuch,
- pflegende Salbe für die Lippen,
- Einmalhandschuhe,
- Abwurfbehälter,
- evtl. Absauggerät mit Absaugkatheter.

P In vielen Krankenhäusern gibt es heute Mundpflegetabletts mit Deckel, die am Patientenbett stehen. Die Wischlösung wird täglich erneuert, verbrauchte Materialien aufgefüllt. Damit können Mundpflegematerialien hygienisch aufbewahrt werden und stehen bei Bedarf jederzeit zur Verfügung.

Durchführung

- Hände nach ▸ ***Hygieneplan*** desinfizieren,
- benötigte Gegenstände auf desinfizierter Arbeitsfläche (z. B. Tablett) richten und Vollständigkeit überprüfen (**Abb. M.36**).
- Patienten über geplante Maßnahme informieren (auch bewusstlose Patienten!),
- Fenster und Türen schließen und Besucher aus dem Patientenzimmer bitten bzw. Situation zur Anleitung nutzen,
- Intimsphäre beachten und für Sichtschutz sorgen,
- ▸ ***Patientenbett*** auf eine Rücken schonende Arbeitshöhe bringen,
- Patienten beim Aufsetzen unterstützen (sofern keine Kontraindikation vorliegt), bewusstlose Patienten auf die Seite lagern,
- evtl. Sekret aus der Mundhöhle absaugen (S. 5),
- Handtuch auf die Brust legen, Einmalhandschuhe anziehen,
- Lippen und Mundwinkel auf Veränderungen beobachten, ebenso Mundhöhle (Zunge, Zähne und Zahnfleisch) mit Taschenlampe und Mundspatel inspizieren (**Abb. M.37 a**),

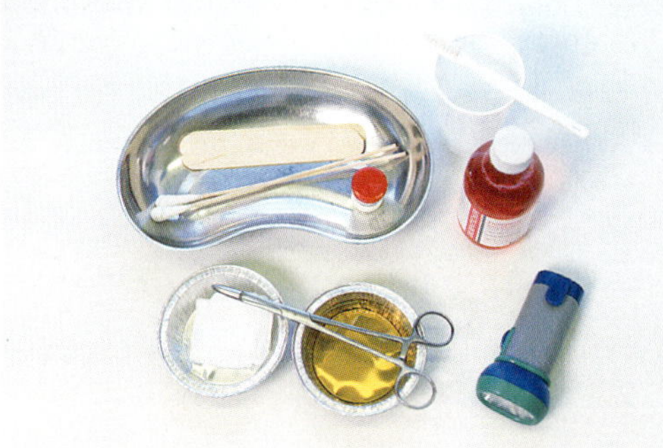

Abb. M.36.

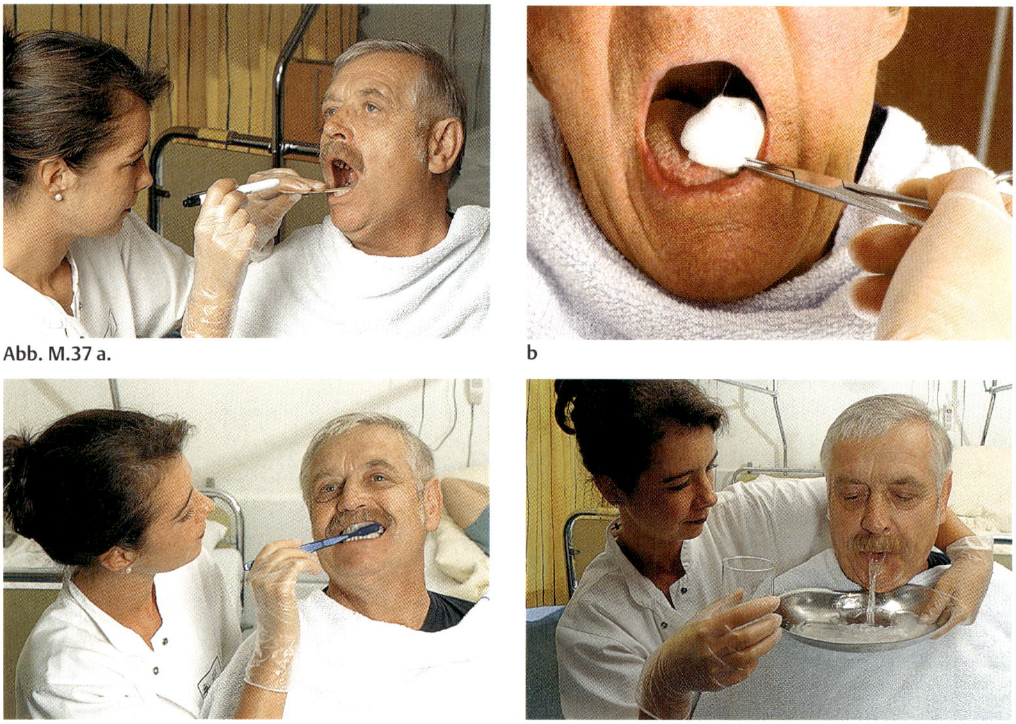

Abb. M.37 a. b c d

- Tupfer in der Klemme so befestigen, dass die Klemmenspitzen umwickelt sind (Verletzungsgefahr!),
- Tupfer in das Schälchen mit Mundspüllösung eintauchen und am Rand ausdrücken,
- Mundhöhle sorgfältig auswischen (**Abb. M.37 b**): Zunge, Wangentaschen, harter und weicher Gaumen, Kauflächen der Zähne; pro Wischvorgang neuen Tupfer benutzen; bei sehr unruhigen Patienten hält eine zweite Pflegeperson den Kopf),
- Zähne durch kleine Rüttelbewegungen in systematischer Reihenfolge von oben nach unten reinigen. Die Zahnbürste liegt dabei im Winkel von 45° am Übergang des Zahnfleisches zum Zahn an (**Abb. M.37 c**),
- anschließend Kaufläche und innen liegende Seite der Zähne in der gleichen Rütteltechnik putzen,
- Zahnseide oder spezielle Interdentalbürstchen nach Gewohnheit des Patienten anwenden: Dazu ca. 50 cm Zahnseide aus dem Spender nehmen, um beide Mittelfinger wickeln und zwischen Daumen und Zeigefinger spannen,
- gespannten Faden im Oberkiefer vorsichtig in die Zahnzwischenräume einführen und einige Male an den benachbarten Zahnflächen entlang gleiten lassen,
- Vorgang anschließend im Unterkiefer wiederholen,
- danach Mund des Patienten mit Wasser ausspülen lassen und Mundbereich mit Handtuch abtrocknen. Sitzt die Pflegeperson etwas hinter dem Patienten, kann dieser abgestützt und gleichzeitig die Nierenschale gehalten werden (**Abb. M.37 d**),
- abschließend Lippenpflege durchführen.

M Wichtig ist, die Mundpflege so weit wie möglich durch den Patienten selbst durchführen zu lassen. Er kennt sich bei sich selbst am besten aus und wird so in seiner Eigenaktivität gefördert. Bedenken Sie, auch wenn die Zeit drängt: über 80 Zahnflächen benötigen eine Putzzeit von ca. 2 bis 3 Min. Mentholhaltige Lösungen (z. B. Hexoral) nicht bei alkoholkranken Patienten anwenden (Rückfallgefahr!).

Umgang mit Zahnprothesen

- Im Dokumentationssystem nachlesen, ob es sich um eine Voll- oder Teilprothese (**Abb. M.38**) handelt. Teilprothesen sind durch spezielle Haltevorrichtungen mit den erhaltenen Zähnen verbunden und müssen daher anders entfernt werden als Vollprothesen.
- Handschuhe anziehen und Prothesenschale in eine Hand nehmen oder vom Patienten halten lassen,

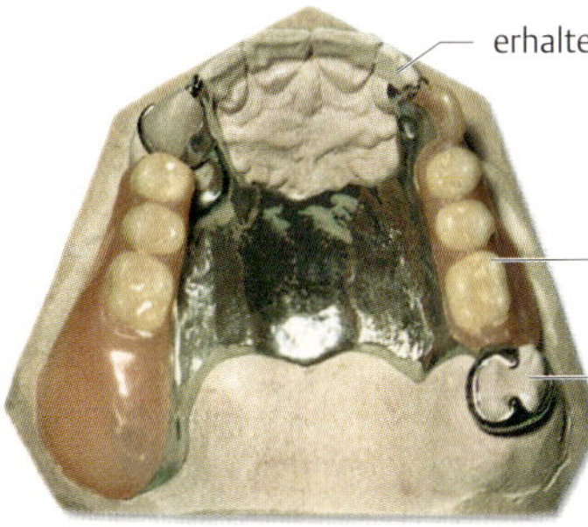

Abb. M.38.

- Patient bitten, Prothese herauszunehmen. Muss dies übernommen werden, mit dem Daumen unter die Kante der Prothese am Ober- bzw. Unterkiefer greifen, Lippe dabei etwas zur Seite schieben. Prothese mit sanftem Druck entfernen, der Zeigefinger dient dabei als Widerlager, um ein Herunterfallen der Prothese zu verhindern (**Abb. M.39 a**).

P Bedenken Sie, dass zum Umgang mit Prothesen Fingerspitzengefühl gehört. Man muss lernen, wie viel Kraft nötig ist, um den Unterdruck, mit dem eine Vollprothese am Gaumen haftet, zu überwinden oder wo man bei einer Teilprothese am besten anfasst. Lassen Sie sich von erfahrenen Kollegen beraten.

- Prothese des Ober- bzw. Unterkiefers sicher in die Hand nehmen, um ein Herunterfallen zu vermeiden und in die Prothesenschale ablegen,
- im Waschbecken Wasser einlaufen lassen, damit beim versehentlichen Herunterfallen die Zahnprothese nicht zerbricht (**Abb. M.39 b**),
- Prothese unter fließendem Wasser mit der Zahnbürste reinigen und abspülen,
- evtl. Zahnprothese in die Prothesenschale mit Wasser und Reinigungsmittel über Nacht einlegen,
- vor dem Einsetzen Zahnprothese unter fließendem Wasser abspülen und zuerst die obere (**Abb. M.39 c**) und dann die untere Prothese einsetzen (**Abb. M.39 d**). Das Einführen von der Seite erleichtert das Einsetzen, evtl. gegenüberliegende Backentasche leicht zur Seite ziehen.

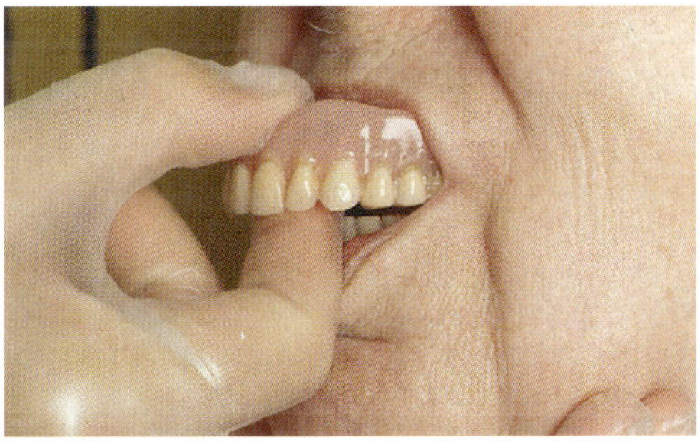

Abb. M.39 a.

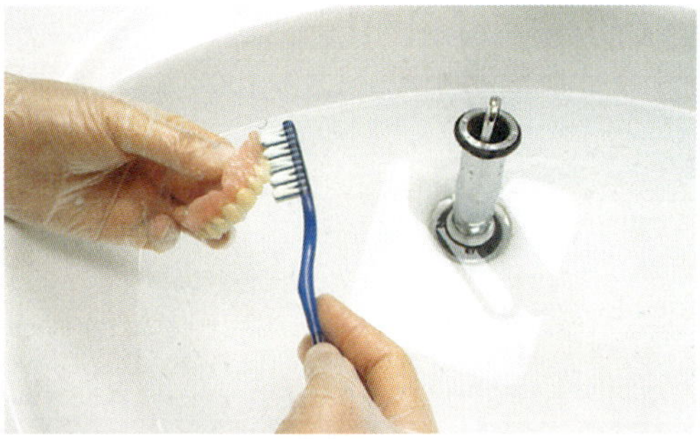

b

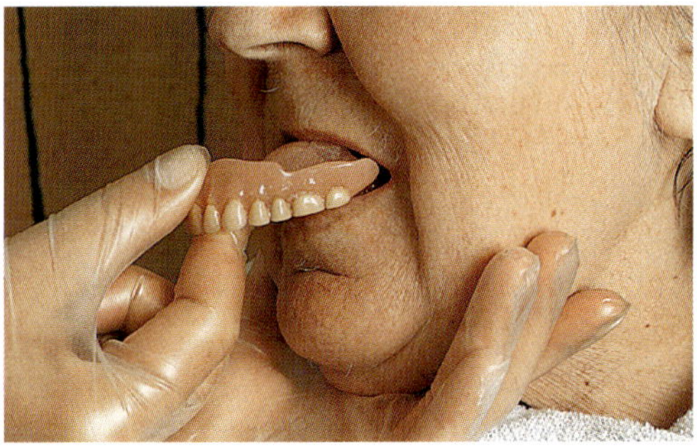

c

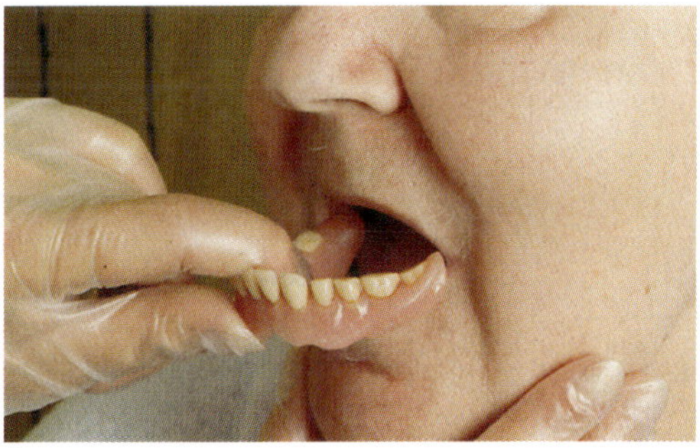

d

M Zahnprothesen sollten so oft wie möglich getragen werden, da sich sonst der Kiefer verändert und die Prothese dann nicht mehr passt. Ausnahme bilden bewusstlose Patienten (Aspirationsgefahr!). Prothesen müssen immer in namentlich gekennzeichneten Prothesenschalen mit Reinigungsmittel aufbewahrt werden, um ein Verwechseln, Herunterfallen oder Verlieren zu vermeiden.

Die Pflege von Zahnprothesen zeigt Ihnen ein Film auf der DVD.

Nachbereitung

- Patienten beim Rücklagern unterstützen,
- sich vor dem Verlassen des Zimmers nach dem Befinden des Patienten und seiner Bedürfnisse bezüglich Lagerung, Getränken, Belüftung des Zimmers usw. erkundigen,
- gebrauchte Materialien sachgerecht ver- bzw. entsorgen,
- abschließend Hände nach ▸ ***Hygieneplan*** desinfizieren,
- Maßnahme durch Eintragung in die ▸ ***Patientendokumentation*** mit Handzeichen und Uhrzeit dokumentieren.
- **Blick zurück:** Ist die Prothese in der richtigen Prothesenschale? Ist sie eingeweicht? Sind noch alle Materialien auf dem Mundpflegetablett?

Soor-, Stomatitis- und Parotitisprophylaxe

Ziele

Ziele der Soor-, Stomatitis- und Parotitisprophylaxe sind:

- Mundschleimhaut intakt und die Zunge frei von Belägen zu halten,
- Speichelfluss zu fördern,
- eine beschwerdefreie Kautätigkeit und die Nahrungsaufnahme zu erhalten,
- das Wohlbefinden zu fördern.

Indikationen

Soor-, Stomatitis- und Parotisprophylaxe sind indiziert bei:

- Schädigungen der ▸ ***Mundflora,***
- Schwächung des Immunsystems z. B. im Rahmen einer Chemotherapie,
- Operationen im Kopfbereich, die eine weitgehende Ruhigstellung der Gesichtsmuskeln nach sich ziehen.

Vorbereitung der Materialien

Welche Materialien gerichtet werden müssen, hängt von der durchzuführenden Maßnahme ab:

- **Soor- und Stomatitisprophylaxe:**
  - Glas mit Mundspüllösung (z. B. Bepanthen),
  - Mundspatel, Taschenlampe,
  - Watteträger bzw. Kompressen mit Péan-Klemme,
  - Nierenschale mit Zellstoff, Einmalhandschuhe.
- **Parotitisprophylaxe:**
  - Mundpflegestäbchen (z. B. Lemonsticks) oder frische Zitrone und Glas Wasser,
  - Dörrobst.

Durchführung

Soor- und Stomatitisprophylaxe

- Hände nach ▸ ***Hygieneplan*** desinfizieren,
- benötigte Gegenstände auf desinfizierter Arbeitsfläche (z. B. Tablett) richten und auf Vollständigkeit überprüfen,
- Patienten über geplante Maßnahme informieren (auch bewusstlose Patienten!),
- Fenster und Türen schließen, Besucher aus dem Patientenzimmer bitten bzw. Situation zur Anleitung nutzen,
- Intimsphäre beachten und für Sichtschutz sorgen,
- ▸ ***Patientenbett*** auf eine Rücken schonende Arbeitshöhe bringen und Patient unterstützen, Oberkörper hoch zu lagern oder in die Seitenlage bringen,
- bei Prothesenträgern Prothese entfernen und reinigen,
- evtl. Mundhöhle absaugen (S. 5),
- Mundhöhle mit Taschenlampe inspizieren,
- bei Mundbelägen Mundhöhle mit befeuchteten Watteträgern oder Klemme mit Tupfer auswischen,
- Glas mit Mundspüllösung und Wasser füllen (**Abb. M.40**). Bei jeder Behandlung frisches Glas verwenden! Patient informieren, Lösung im Mund hin und her zu bewegen, aber nicht zu schlucken,
- anschließend Lösung in die Abwurfschale ausspucken lassen. Evtl. Vorgang wiederholen. Bei Prothesenträgern Prothese wieder einsetzen.

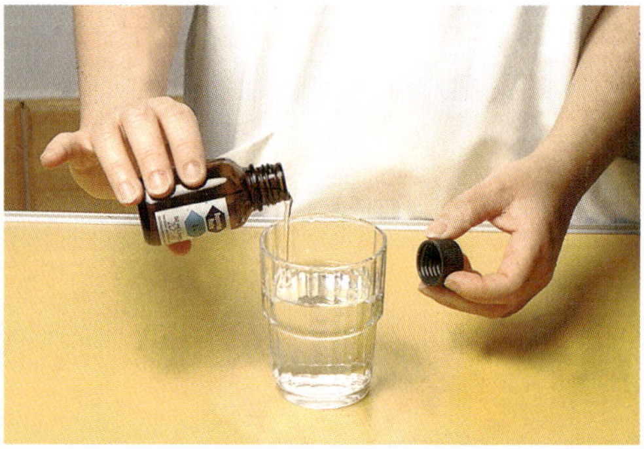

Abb. M.40.

Parotitisprophylaxe

- Parotis regelmäßig beidseitig abtasten und auf Schwellung oder Schmerzhaftigkeit untersuchen (**Abb. M.41 a**). Patient über Parotitisgefahr informieren und bitten, sich bei Veränderungen zu melden,
- einige Tropfen vor den Augen des Patienten aus einer frischen Zitrone in ein Glas Wasser pressen (**Abb. M.41 b**) bzw. Lemmonsticks verwenden,
- Patient Dörrobst zum Kauen anbieten (**Abb. M.41 c**). Geeignet sind außerdem Kaugummi, Fruchtgummi usw.

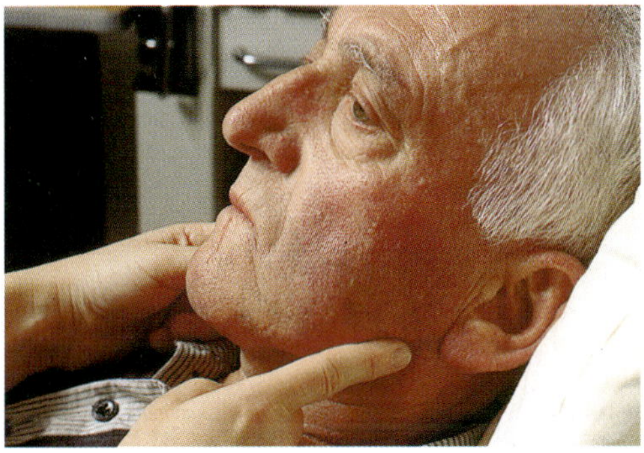

Abb. M.41 a.

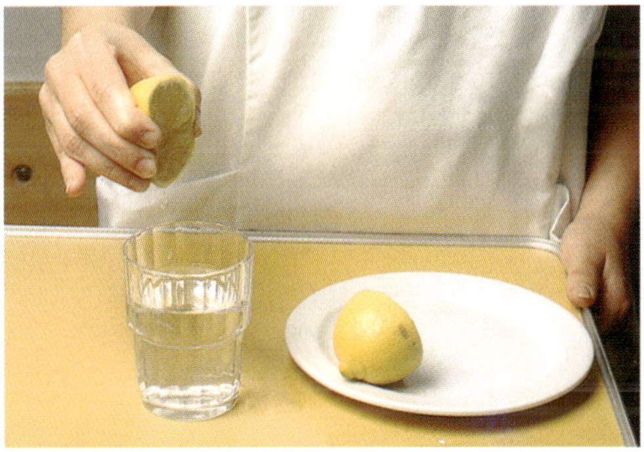

b

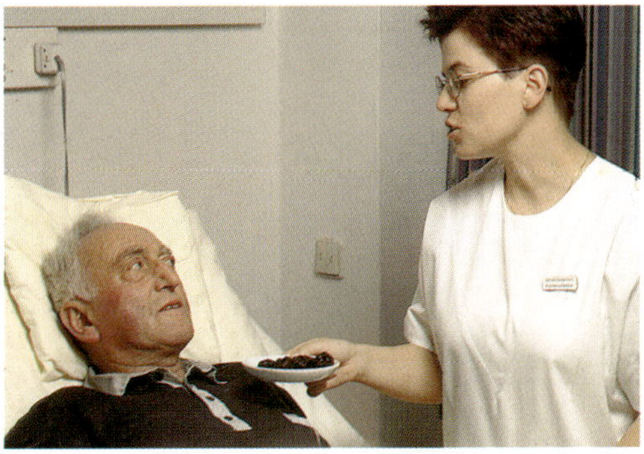

c

Nachbereitung

- Patienten beim Rücklagern unterstützen,
- sich vor dem Verlassen des Zimmers nach dem Befinden des Patienten und seiner Bedürfnisse bezüglich Lagerung, Getränken, Belüftung des Zimmers usw. erkundigen,
- gebrauchte Materialien sachgerecht ver- bzw. entsorgen,
- abschließend Hände nach ► ***Hygieneplan*** desinfizieren,
- Maßnahme durch Eintragung in die ► ***Patientendokumentation*** mit Handzeichen und Uhrzeit dokumentieren.
- **Blick zurück:** Ist der Patient ausreichend über die möglichen Veränderungen informiert?

M Die Spüllösungen müssen vor jeder Anwendung erneuert werden. Sie sollten eine antiseptische (z. B. Kamillenlösung) oder adstringierende (zusammenziehende) Wirkung haben (z. B. Myrrhetinktur). Medikamentöse Spüllösungen müssen vom Arzt angeordnet werden. Bei alkoholabhängigen Patienten keine alkoholhaltigen Lösungen verwenden.

Kinderkrankenpflege

Kinder haben einen ► ***Zahnschmelz***, der leichter von ► ***Karies*** angegriffen und zerstört werden kann. Sobald die ersten Zähne durchgebrochen sind, werden sie mindestens einmal täglich mit einer weichen, angefeuchteten Bürste oder einem Wattestäbchen mit einem erbsengroßen Stück Kinderzahnpasta gereinigt. Ungefähr mit drei Jahren kann das Kind selbst mit der Zahnpflege beginnen. Bleiben Sie dabei und helfen Sie dem Kind, da es noch nicht so gründlich die Zähne putzt, wie es erforderlich ist.

Infobox

Literatur

Schewior-Popp S et al. (Hrsg.). Thiemes Pflege, 11. Aufl. Stuttgart: Thieme; 2009

Hoehl M, Kullick P. Thiemes Gesundheits- und Kinderkrankenpflege. 3. Aufl. Stuttgart: Thieme; 2008

Internetadressen

http://www.gaba-dent.de

http://www.ag-zahn-gt.de

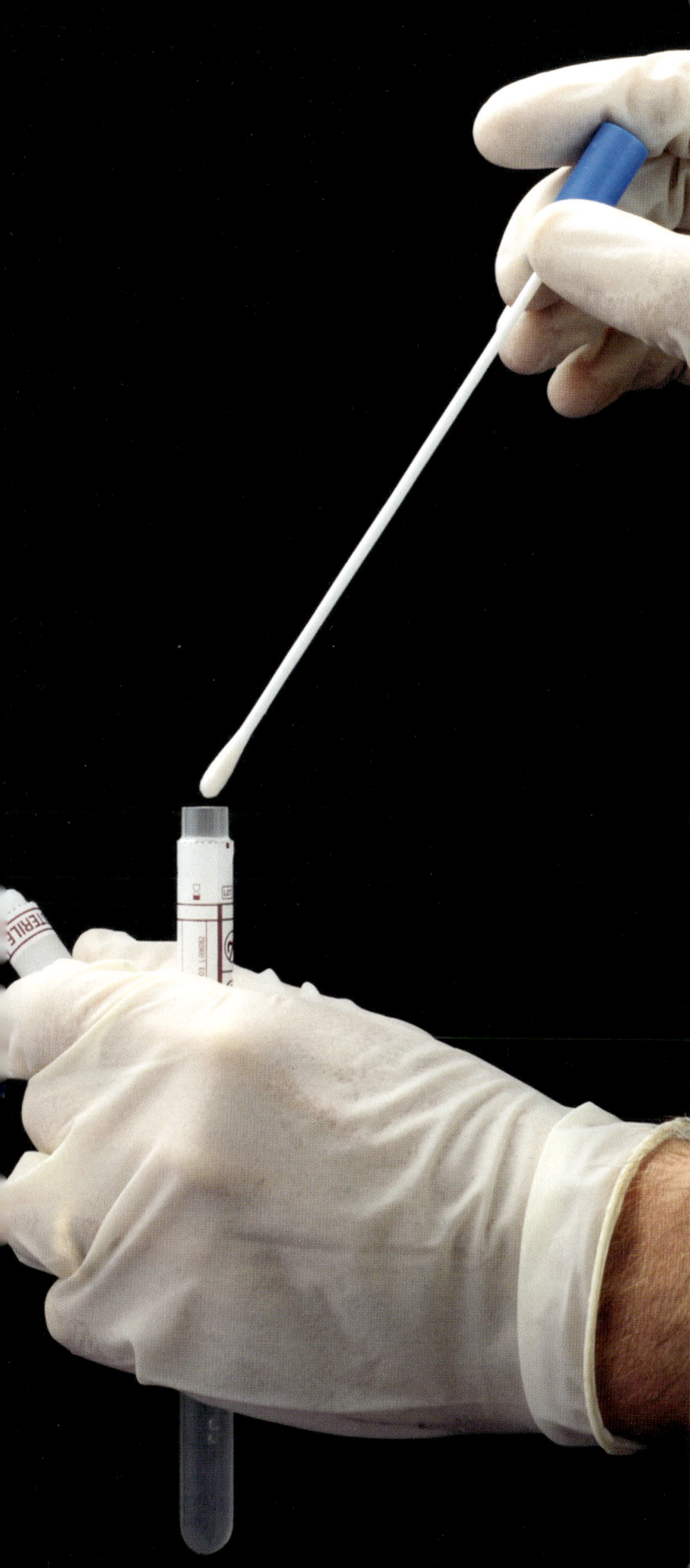

N

Nagelpflege

Definition

Unter Nagelpflege versteht man alle Maßnahmen an Fuß- und ▸ ***Fingernägeln*** (z. B. Baden der Hände und Füße, Nägel reinigen und schneiden), die nach Einwilligung des Patienten von der Pflegeperson oder an den Füßen von einem medizinischen Fußpfleger durchgeführt werden.

Ziele

- Erhaltung und Förderung des Wohlbefindens des Patienten,
- Vorbeugung von Infektionen und Verletzungen.

Indikationen

Die Nagelpflege ist z. B. indiziert:

- im Rahmen der Körperpflege,
- bei Patienten mit Durchblutungsstörungen am Fuß, die ihre Fußnägel nicht selbst schneiden sollten, um Verletzungen und damit Wundheilungsstörungen vorzubeugen (z. B. bei ▸ ***Diabetes mellitus***).

M Bei erhöhter Infektionsgefahr und Wundheilungsstörungen (z. B. bei Patienten mit arteriellen Durchblutungsstörungen oder ▸ ***Diabetes mellitus***) ist die Pediküre nur von ausgebildetem Fachpersonal durchzuführen. Klären Sie den Patienten über die Gefahren auf, die aus einer Hautverletzung resultieren können. Stimmen Sie mit ihm bzw. den Angehörigen den Zeitpunkt ab, wann die Fußpflegerin zum Patienten kommen soll.

Vorbereitung der Materialien

- Handtuch,
- Schüssel mit warmem Wasser,
- Bettschutz,
- Waschlotion,
- Nagelschere und Nagelfeile,
- evtl. ▸ ***Nagelpflegemittel***,
- Hautpflegemittel,
- Abwurfschale.

Durchführung

- Hände nach ▸ ***Hygieneplan*** desinfizieren,
- benötigte Gegenstände auf desinfizierter Arbeitsfläche (z. B. Tablett) richten und Vollständigkeit überprüfen,
- Patienten über geplante Maßnahme informieren (auch bewusstlose Patienten!),
- Fenster und Türen schließen und Besucher aus dem Patientenzimmer bitten bzw. Situation zur Anleitung nutzen,
- ▸ ***Patientenbett*** auf eine Rücken schonende Arbeitshöhe bringen und evtl. den Handlungsablauf störende Kleidungsstücke entfernen, dabei die Intimsphäre beachten und für Sichtschutz sorgen,
- Patient unterstützen, bequeme Rückenlage einzunehmen und Bettschutz positionieren,
- sich beim Patienten nach Wünschen zur Wassertemperatur erkundigen und Schüssel mit Wasser füllen,
- Schüssel auf Bettschutz in das Bett stellen und Patient unterstützen, Hand bzw. Fuß ins Wasser zu stellen (**Abb. N.1 a**),
- Fuß- bzw. Handbad vornehmen und Füße bzw. Hände gründlich abtrocknen, insbesondere die Zehenzwischenräume (**Abb. N.1 b**).

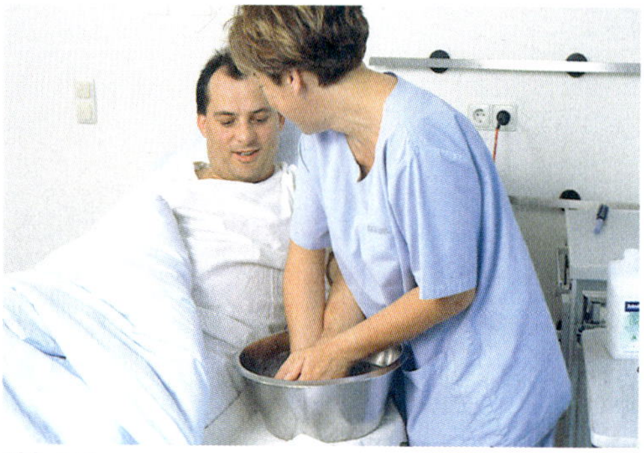

Abb. N.1 a.

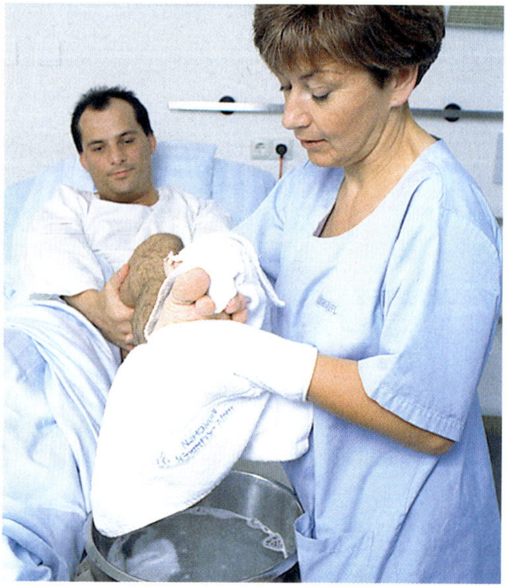

b

M Achten Sie bitte darauf, dass die Zehenzwischenräume wirklich gründlich abgetrocknet sind und erkundigen Sie sich beim Patienten, ob sich die Zehen trocken anfühlen. Ein feuchtes Milieu in den Zehenzwischenräumen erhöht die Fußpilzgefahr.

- Zehen und Zehenzwischenräume genau inspizieren und kontrollieren, ob ▸ ***Nagelveränderungen*** oder z. B. ein Panaritium vorliegen,
- Nägel, wenn nötig, mit der Feile säubern und schneiden (Zehennägel gerade und Fingernägel rund schneiden, **Abb. N.2 a**),
- raue Stellen und/oder scharfe Kanten am Nagel mit der Nagelfeile glätten (**Abb. N.2 b**),
- Nagelhäutchen nicht abschneiden, höchstens nach einem warmen Seifenbad mit einem Holzstäbchen sanft zurückschieben,
- Hautpflegemittel, wenn nötig (z. B. bei trockener Haut), auf Hände und Füße auftragen.

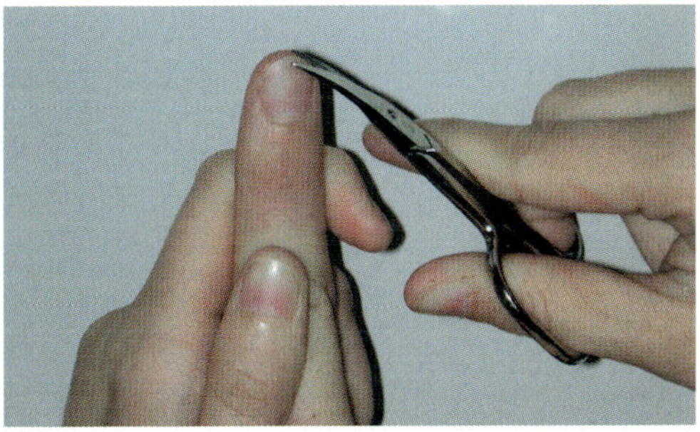

Abb. N.2 a.

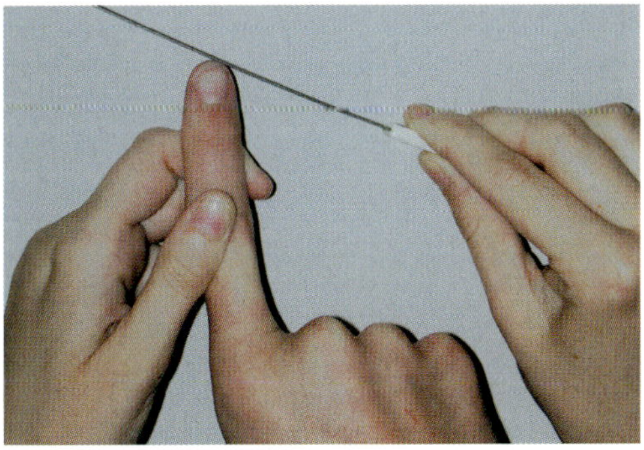

b

Nachbereitung

- Patienten bei der bequemen Lagerung und beim Anziehen unterstützen,
- sich vor dem Verlassen des Zimmers nach dem Befinden des Patienten und seiner Bedürfnisse bezüglich Lagerung, Getränken, Belüftung des Zimmers usw. erkundigen,
- gebrauchte Materialien sachgerecht ver- bzw. entsorgen (z. B. Nagelfeile und -schere desinfizieren),
- abschließend Hände nach ▸ ***Hygieneplan*** desinfizieren,
- Maßnahme durch Eintragung in die ▸ ***Patientendokumentation*** mit Handzeichen und Uhrzeit dokumentieren.
- **Blick zurück:** Befinden sich keine abgeschnittenen Fingernägel im Bett? Vor allem bei Patienten mit Durchblutungsstörungen überprüfen, ob nicht doch die Haut beim Schneiden der Zehennägel verletzt wurde. Patienten spüren dies oft selber nicht mehr.

Kinderkrankenpflege

Neugeborenen werden die Nägel in den ersten 4 Wochen nicht geschnitten, da sie sehr weich sind und von selbst abschilfern. Bei Säuglingen wird die Finger- und Fußnagelpflege aus hygienischen Gründen durchgeführt, um zu verhindern, dass sie ihr Gesicht verkratzen. Die Nagelpflege erfolgt am besten beim schlafenden Kind. Dazu nimmt man die geöffnete Hand des Kindes und hält die oberen Fingerglieder fest. Die Nägel werden möglichst kurz geschnitten und von der Fingerspitze weggedrückt. Bei Kleinkindern werden die Nägel nur so kurz geschnitten, dass die Nagellinien den Fingerkuppen angepasst sind.

Infobox

Literatur

Nedder KH. Fußgesund bei Diabetes. Stuttgart: Trias; 2005

Internetadresse

http://www.gesundheit.com
http://www.manikuere.de

Nasenabstrich

Definition

Nasenabstrich ist die Entnahme von körpereigenem Untersuchungsmaterial aus der Nase mit einem sterilen Wattetupfer, zur mikrobiologischen und/oder zytologischen Diagnostik.

Ziel

- Erregernachweis

Indikationen

Indiziert ist der Nasenabstrich z. B. zum Nachweis vom Keimträgertum (Staphylococcus aureus oder methicillin-restistenster Staphylococcus aureus (MRSA).

Vorbereitung der Materialien

- Einmalhandschuhe und evtl. Mundschutz
- Watteträger
- Probenröhrchen mit ▸ *NaCl Lösung*
- Versandbox mit Begleitschein

Durchführung

- Hände nach ▸ *Hygieneplan* desinfizieren
- benötigte Gegenstände auf desinfizierter Arbeitsfläche (z. B. Tablett) richten,
- Begleitschein mit Abnahmedatum ausfüllen und unterschreiben,
- Patienten über geplante Maßnahme informieren (auch bewusstlose Patienten!), Fenster und Türen schließen und Besucher aus dem Patientenzimmer bitten,
- evtl. ▸ *Patientenbett* auf eine Rücken schonende Arbeitshöhe bringen,
- Einmalhandschuhe anziehen und evtl. ▸ *Mundschutz* anlegen,
- Abstrichtupfer korrekt entnehmen (**Abb. N.3 a–c**),
- den mit 0,9 % NaCl befeuchteten Watteträger mit leichten Drehbewegungen tief in die Nase des Patienten einführen und mit drehender Bewegung Nasensekret von der Schleimhaut abstreichen, (**Abb. N.3 d–f**),
- Watteträger in das mit steriler NaCl-Lösung befüllte Probenröhrchen geben (▸ *non-touch-Technik*) und sofort verschließen (**Abb. N.3 g–h**).
- Abschließend Röhrchen beschriften (**Abb. N3 i**) und in Versandbox verpacken

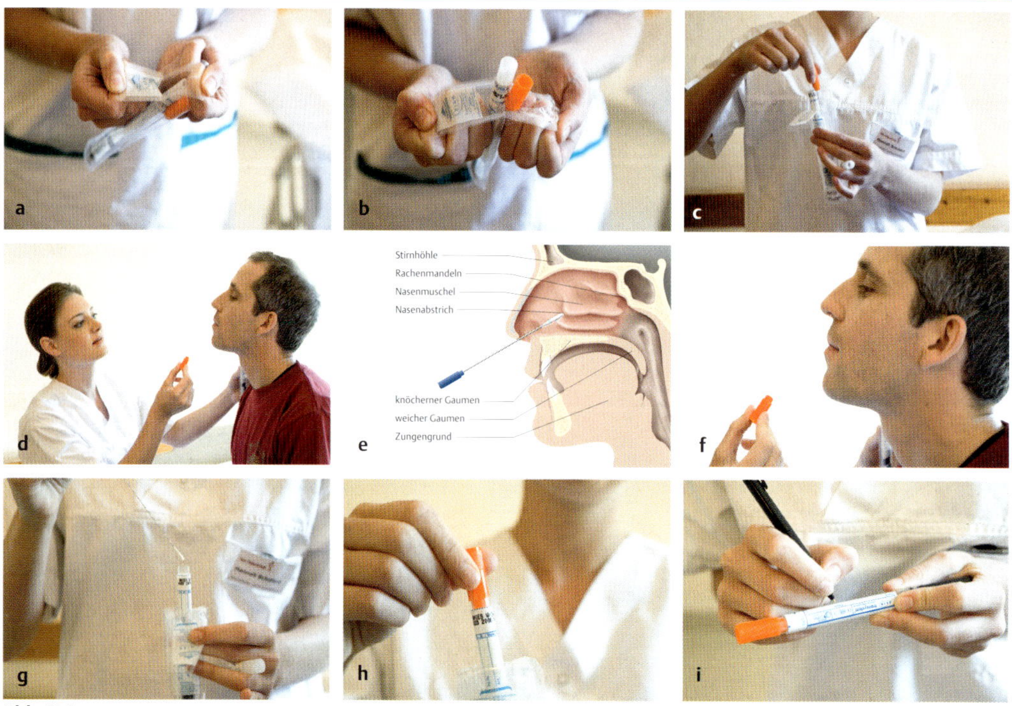

Abb. N.3.

Nachbereitung

- Patienten evtl. rücklagern und beim Anziehen unterstützen,
- sich vor dem Verlassen des Zimmers nach dem Befinden des Patienten und seiner Bedürfnisse bezüglich Lagerung, Getränken, Belüftung des Zimmers usw. erkundigen,
- gebrauchte Materialien sachgerecht ver-, bzw. entsorgen (z. B. Desinfektion der Arbeitsfläche),
- abschließend Hände nach ▸ ***Hygieneplan*** desinfizieren,
- Maßnahme durch Eintragung in die ▸ ***Patientendokumentation*** mit Handzeichen; Abnahmedatum und Uhrzeit dokumentieren.
- **Blick zurück:** Wurde der Nasenabstrich korrekt entnommen?

Infobox

Literatur

Schewior-Popp S et al (Hrsg.). Thiemes Pflege. 11. Aufl. Stuttgart: Thieme; 2009

Internetadresse

www.medizinfo.de

Nasenpflege

Definition

Die Nasenpflege umfasst das Beobachten der Nasenschleimhaut, das Entfernen von Verkrustungen und Verklebungen sowie die Applikation von verordneten ▸ ***Nasentropfen*** oder -salben. Im Folgenden werden allgemeine Maßnahmen zur Nasenpflege beschrieben. Zur Nasenpflege bei liegender Ernährungssonde s. S. 187 f.

Ziel

Ziel der Nasenpflege ist es,

- die intakte Nasenschleimhaut zu erhalten,
- Schädigungen der Nasenschleimhaut vorzubeugen,
- das allgemeine Wohlbefinden zu fördern.

Indikationen

Die Nasenpflege ist z. B. indiziert:

- im Rahmen der Körperpflege,
- bei Patienten mit Nasensonden bzw. behinderter ▸ ***Nasenatmung***,
- bei Patienten mit ▸ ***Ozaena*** oder ▸ ***Schnupfen***.

Nasenpflege allgemein

Vorbereitung der Materialien

- Wattestäbchen,
- ▸ ***Tupfer***,
- physiologische Kochsalzlösung,
- pflegende (z. B. panthenolhaltige) Nasensalbe,
- evtl. Einmalhandschuhe,
- Abwurfbehälter.

Durchführung

- Hände nach ▸ ***Hygieneplan*** desinfizieren,
- benötigte Gegenstände auf desinfizierter Arbeitsfläche (z. B. Tablett) richten und Vollständigkeit überprüfen,
- Patienten über geplante Maßnahme informieren (auch bewusstlose Patienten!),
- Fenster und Türen schließen und Besucher aus dem Patientenzimmer bitten bzw. Situation zur Anleitung nutzen,
- ▸ ***Patientenbett*** auf eine Rücken schonende Arbeitshöhe einstellen und Patienten in eine erhöhte Rückenlage bringen, sofern keine Kontraindikation vorliegt,
- Nase auf Veränderungen inspizieren und sich beim Patienten erkundigen, ob Nasenlöcher verstopft sind,
- feuchtes Wattestäbchen vorsichtig in das Nasenloch einführen (**Abb. N.4 a**) und an der Nasenwand entlang wieder herausziehen (dabei drehende Bewegung durchführen, damit Verunreinigungen vom Wattettäger aufgenommen werden können),
- Vorgang mit neuem Wattestäbchen wiederholen bis es sauber wieder zurückgezogen werden kann und der Patient ein freies Gefühl hat,
- Borken vorsichtig lösen, damit die Nasenschleimhaut nicht verletzt wird (evtl. vorher mit Nasensalbe aufweichen und geschmeidig machen),
- evtl. verordnete Nasentropfen bei zurückgeneigtem Kopf einträufeln (**Abb. N.4 b**),
- pflegende Nasensalbe in den Naseneingang einbringen.

Nachbereitung

- Patienten beim Rücklagern unterstützen,
- sich vor dem Verlassen des Zimmers nach dem Befinden des Patienten und seiner Bedürfnisse bezüglich Lagerung, Getränken, Belüftung des Zimmers usw. erkundigen,

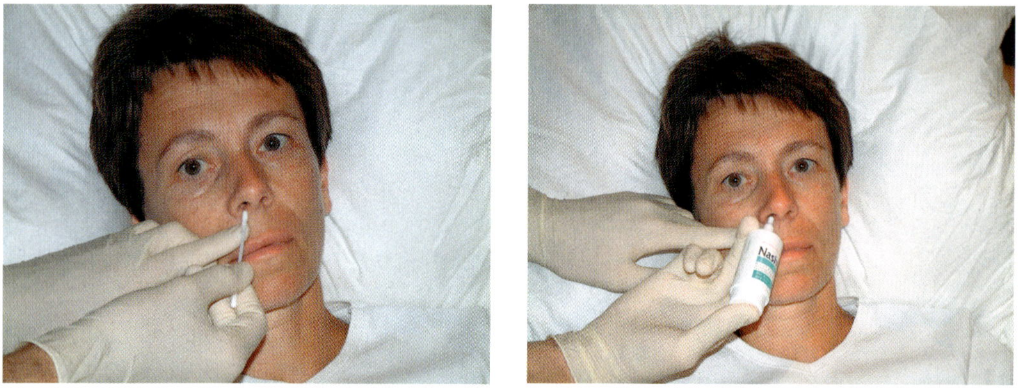

Abb. N.4 a. b

- gebrauchte Materialien sachgerecht ver- bzw. entsorgen,
- abschließend Hände nach ▸ *Hygieneplan* desinfizieren,
- Maßnahme durch Eintragung in die ▸ *Patientendokumentation* mit Handzeichen und Uhrzeit dokumentieren.
- **Blick zurück:** Wurde nicht zu viel Salbe aufgetragen, sodass die Atmung des Patienten erschwert ist?

Infobox

Literatur

Schewior-Popp S et al. (Hrsg.). Thiemes Pflege, 11. Aufl. Stuttgart: Thieme 2009

Internetadresse

www.gesundheit.com

Notfallmaßnahmen

Definitionen

Ein Notfall ist eine plötzlich eintretende Situation, die Leben vernichten bzw. bleibende gesundheitliche Schäden mit sich bringen kann. Verursacht wird dies durch Einfluss von außen (z. B. Unfall) oder von innen (z. B. Komplikation im Rahmen einer Erkrankung). An erster Stelle bei der Betreuung des Patienten steht die Kontrolle des Bewusstseins (S. 38), das Freimachen und Freihalten der Atemwege, die Überprüfung von Blutdruck (S. 55) und Puls (S. 258) und ggf. die ▸ *Reanimation*.

Atemwege freimachen und freihalten: Maßnahmen zur Befreiung und Freihaltung der oberen Atemwege. Dazu kann auch im Notfall die ▸ *Tracheotomie* und das Einlegen eines ▸ *Endotrachealtubus* gehören.

Kardiopulmonale Reanimation (kardiopulmonal = Herz und Lunge betreffend; Reanimation = Wiederbelebung). Alle Maßnahmen, die zur Wiederherstellung und Aufrechterhaltung von ausgefallenen oder eingeschränkten vitalen Funktionen führen.

Defibrillation: Verabreichen eines Elektroschocks mittels Defibrillator durch einen Wechsel- oder Gleichstromstoß, der über großflächige Elektroden auf die Thoraxwand appliziert wird.

ABC-Schema: A = Atemwege freimachen, B = Beatmen (S. 30), C = Zirkulation sichern (engl. circulation) z. B. durch Herzdruckmassage.

M Wenn Sie einen Patienten in einer lebensbedrohlichen Situation vorfinden, bemühen Sie sich, ruhig zu bleiben. Sprechen Sie den Patienten an, überprüfen Sie seine Bewusstseinslage. Klingeln Sie nach einem Kollegen, schicken Sie die Mitpatienten aus dem Zimmer und überprüfen Sie die Atmung. Machen Sie die Atemwege frei, stellen Sie eine ausreichende Atmung sicher (z. B. bei Atemnot Kopfteil des Bettes hoch stellen). Atmet der Patient nicht, muss er zweimal beatmet und dann der Karotispuls überprüft werden. Ist kein Puls tastbar, muss sofort eine Herzdruckmassage erfolgen.

BLS (Basic Life Support): Lebensrettende Sofortmaßnahmen im Rahmen der Reanimation, die der Aufrechterhaltung eines minimalen Kreislaufes durch Herzdruckmassage und Mund-zu-Mund-Beatmung bzw. Mund-zu-Nase-Beatmung (s. S. 220) dienen und die Zeit bis zur Anwendung erweiterter Therapiemaßnahmen (ACLS) überbrücken. Zur Standardisierung und Vereinheitlichung der Maßnahmen wird in den ERC - Richtlinien (**E**uropean **R**esuscitation **C**ouncil) der Ablauf als Algorithmus (siehe **Abb. N.13**) beschrieben.

ACLS (Advanced Cardiac Life Support): Erweiterte lebensrettende Sofortmaßnahmen im Rahmen der Reanimation mit dem Ziel, einen physiologischen Herzrhythmus wiederherzustellen, die Atemwege mittels Intubation zu sichern und einen venösen Zugang für die medikamentöse Basistherapie zu legen. Zur Standardisierung und Vereinheitlichung der Maßnahmen wird in den ERC-Richtlinien (**E**uropean **R**esuscitation **C**ouncil) der Ablauf als Algorithmus beschrieben.

Sicherstellung der Atmung

Atemwege freimachen und freihalten

Ziel

- Sicherstellen einer ausreichenden Sauerstoffversorgung.

Indikationen

Die Sicherstellung der Atmung ist z. B. indiziert bei:

- ▸ *Bewusstseinsstörungen*,
- ▸ *Bewusstlosigkeit*,
- ▸ *Lähmungen*.

Durchführung

Welche Maßnahmen zur Sicherung der ▸ *Atmung* erforderlich sind, hängt von der individuellen Situation des Patienten ab. Möglich sind z. B.:

- manuelles Ausräumen und Absaugen (S. 5) des Mund- und Rachenraums,
- Überstrecken des Halses,
- Einlegen eines ▸ *Oropharyngealtubus*,
- Beutel-Maske-Beatmung (S. 30).

Manuelles Ausräumen des Mund-Rachen-Raums

Das Ausräumen des Mund-Rachen-Raums mit der Hand (manuell) wird z. B. zur Entfernung von Erbrochenem, Blutkoageln oder Fremdkörpern durchgeführt:

- Zum Beißschutz Mundkeil einlegen und die Spitzen einer Zange sicher mit einem Kugeltupfer umhüllen,
- mit der Zange oder nur mit Zeige- und Mittelfinger Mundhöhle leeren,
- bei nicht bewusstlosen Patienten kann durch Reizung am Zungengrund ein Würgen oder Erbrechen ausgelöst werden.

Überstrecken des Halses

- Eine Hand liegt am Haaransatz des Patienten, die andere Hand umgreift das Kinn und hebt den Unterkiefer an (**Abb. N.5 a**),

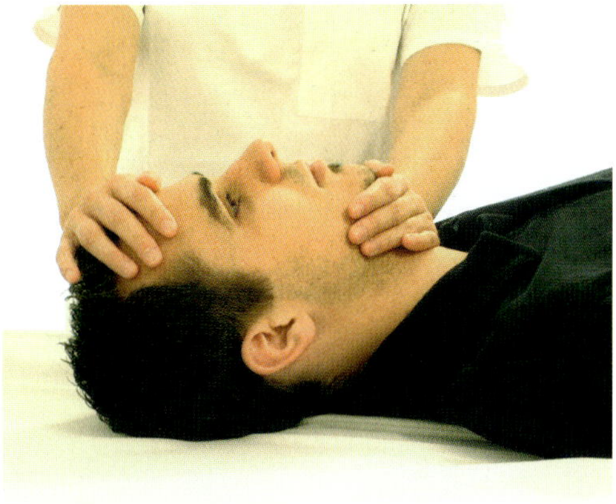

Abb. N.5 a.

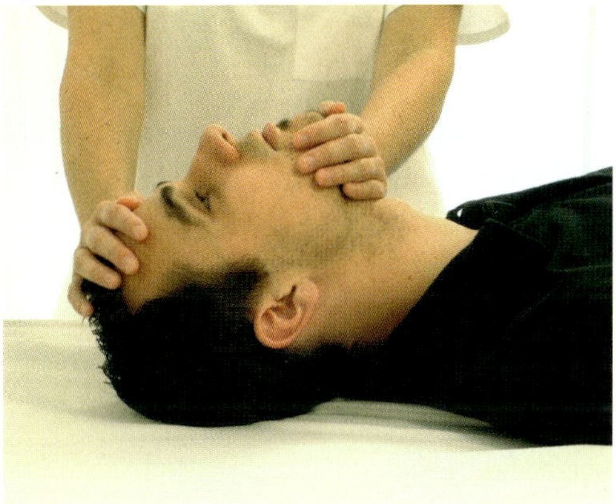

b

- beide Hände bewegen den Kopf nackenwärts (**Abb. N.5 b**).

Einlegen eines Oropharyngealtubus

Der Tubus wird v. a. bei Patienten mit zurückgefallenem Zungengrund eingesetzt, um eine Luftbrücke in den Rachenraum zu schaffen:

- Oropharyngealtubus in der richtigen Größe auswählen (**Tab. N.1**): die Tubuslänge sollte der Entfernung zwischen Ohrläppchen und Mundwinkel entsprechen.
- Mund mit dem ▸ *Esmarch-Handgriff* öffnen,
- Tubus mit der Krümmung auf der Zunge liegend bis zur Mitte der Mundhöhle einführen (Öffnung des Tubus zeigt zum Gaumen),
- durch eine Drehung um 180° legt sich die Tubuskrümmung der Zungenform an,
- Tubus vorsichtig weiterschieben, bis die Gummiplatte an den Lippen abschließt (Achtung: Durch Berühren des Rachens durch den Tubus kann bei nicht bewusstlosen Patienten ein Würgereiz oder Erbrechen ausgelöst werden).

Tab. N.1 Verschiedene Größenangaben und entsprechender Altersbereich für Oropharyngeal-Tuben

Altersbereich	Größe	ISO	mm
Frühgeborene	000	3	9,0 × 31,0
Neugeborene	00	4	10,0 × 38,0
Kleinkinder	0	5	13,5 × 54,5
Kinder	1	6	13,5 × 62,3
Jugendliche	2	7	16,0 × 67,0
Frauen	3	8	18,0 × 82,0
Männer	4 5 6	9 10 12	22,0 × 93,7 21,0 × 99,0 22,0 × 118,7

M Bei der Verwendung zu großer Tuben wird der Kehldeckel auf den Kehlkopfeingang gedrückt und der Luftstrom behindert. Bei der Verwendung zu kleiner Tuben wird der Zungengrund gegen die Rachenhinterwand gedrückt und der Rachenraum verlegt.

Atemspende

Definition
Wichtiger Bestandteil der lebensrettenden Sofortmaßnahmen mit Ziel, den Körper einer Person ausreichend mit Sauerstoff zu versorgen. Ob die Atemspende über die Mund-zu-Mund- bzw. die Mund-zu-Nase-Beatmung verabreicht wird, hängt von der individuellen Situation des Patienten und des Helfers ab. Nach der Entfernung von Blut und Erbrochenem aus dem Mund bevorzugen manche Helfer die Mund-zu-Nase-Beatmung.

Ziele
- Sicherstellung einer ausreichenden Versorgung des Körpers mit Sauerstoff,

Indikation
Indiziert ist die Atemspende bei Atemstillstand

Durchführung – Mund-zu-Nase-Beatmung
- Hals überstrecken, Unterkiefer bei geschlossenem Mund (▸ *Esmarch-Handgriff*) anheben, dabei eine Hand an das Kinn des Patienten legen und mit dem Daumen den Mund durch Druck der Unterlippe gegen die Oberlippe abdichten. Der Hals wird dabei nach hinten überstreckt gehalten.
- Luft über die Nase des Patienten einblasen (der Mund des Patienten muss dabei fest verschlossen sein, **Abb. N.6a**), während der passiven Ausatemphase Brustkorb auf Bewegungen beobachten und auf Atemgeräusche hören.

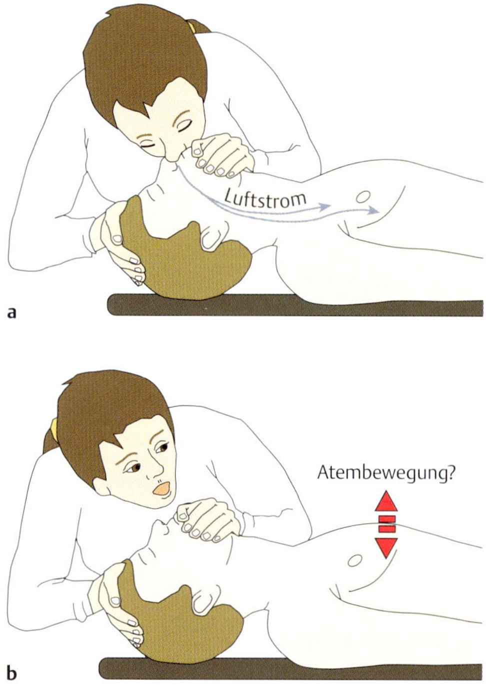

Abb. N.6.

Durchführung – Mund-zu-Mund-Beatmung
- Hals überstrecken, Unterkiefer leicht öffnen, dabei mit Daumen und Zeigefinger Nase des Patienten verschließen. Der Hals wird dabei nach hinten überstreckt gehalten.
- Luft über den Mund des Patienten einblasen (Nase des Patienten muss dabei verschlossen sein).
- Während der passiven Ausatemphase Brustkorb auf Bewegungen beobachten und auf Atemgeräusche hören (**Abb. N.6 b**).

M Durch ein höheres ▸ ***Atemvolumen*** und einem erhöhten Ausatemdruck (z. B. durch Aufregung des Beatmers) kann es zur Überblähung des Magens mit nachfolgendem Zwerchfellhochstand kommen. Es besteht dann ▸ *Aspirationsgefahr*.
Wenn möglich soll die Beatmung mit vorhandenen Hilfsmitteln (▸ *Oropharyngealtubus*, ▸ B*eatmungsbeutel* mit Maske) durchgeführt und O_2 zugegeben werden.

Defibrillation

Ziel

- Normalisierung des Herzrhythmus.

Indikationen

Indiziert ist eine Defibrillation z. B. bei Herzrhythmusstörungen (z. B. Kammerflimmern oder -flattern).

Vorbereitung der Materialien

- ▸ *Notfallwagen*,
- Defibrillator,
- Elektrodengel,
- ▸ *Monitoring*.

Durchführung

- Benötigte Gegenstände auf desinfizierter Arbeitsfläche (z. B. ▸ ***Notfallwagen***) richten, Vollständigkeit überprüfen,
- überprüfen, ob das Gerät geladen ist,
- Patienten flach auf den Rücken lagern,
- beide ▸ ***Elektroden*** mit Elektrodengel bestreichen,
- Energiestufe nach Arztanordnung einstellen (Faustregel: 3 Joule/kg Körpergewicht).

M Richtwerte für die Energiemenge bei der Defibrillation: Säuglinge: 50 bis 100 Joule; Kinder: 100 bis 200 Joule; Erwachsene: 200 bis 400 Joule. 1 Joule entspricht 1 Wattsekunde.

- Über die Elektroden wird ein EKG abgeleitet, das am Monitor zu sehen ist (**Abb. N.7**). Schockauslösung nach Arztverordnung auf synchron oder asynchron einstellen. Synchron = Schockauslösung erfolgt synchron zur R-Zacke, asynchron = Schockauslösung erfolgt sofort, wenn das Gerät im EKG keine R-Zacke erkennt.
- Defibrillator auf die gewählte Energiestufe hochladen (Signalton und Kontrollleuchte zeigen an, wenn das Gerät einsatzbereit ist),
- Elektroden fest aufsetzen: Eine Elektrode unter dem rechten Schlüsselbein (Herzbasis) und die andere seitlich unter der linken Brustwarze (Herzspitze) platzieren (**Abb. N.8**),
- alle Maßnahmen der Reanimation am Patienten unterbrechen und Hinweis geben: **„Vorsicht Defibrillation!"** Alle Helfer müssen zurücktreten und dürfen weder den Patienten, noch sein Bett noch die mit ihm in Verbindung stehenden Systeme berühren. Die auf den Patienten übertragene Energie kann zu Schädigungen des Helfers führen (z. B. Herzrhythmusstörungen),
- Elektroschock durch Druckschalter an den Elektroden auslösen (**Abb. N.9**),
- Erfolg der Elektrodefibrillation durch das Elektrokardiogramm kontrollieren. Einige Sekunden nach dem Schock abwarten; wenn z. B. Kammerflimmern weiter besteht, Maßnahme wiederholen,
- bei erfolgreicher Reanimation Patienten auf die ▸ ***Intensivpflegestation zur Intensivüberwachung*** verlegen (eine kontinuierliche Kreislaufüberwachung muss gewährleistet sein),

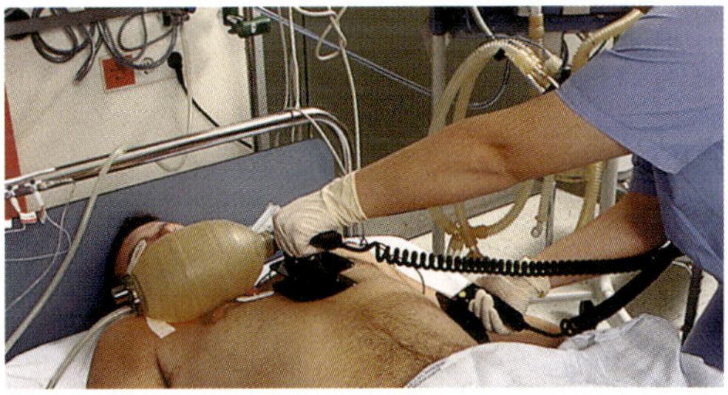

Abb. N.8.

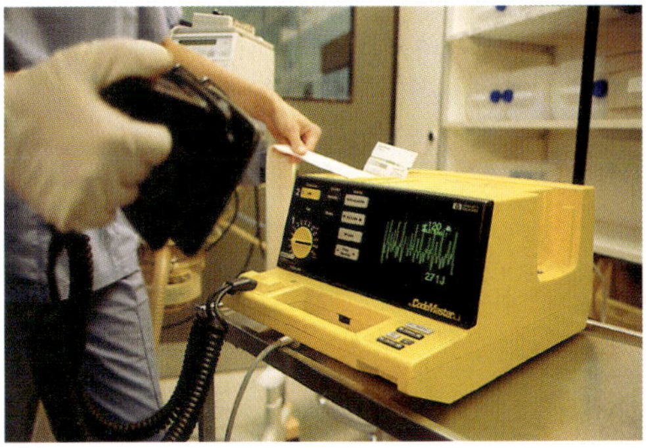

Abb. N.7.

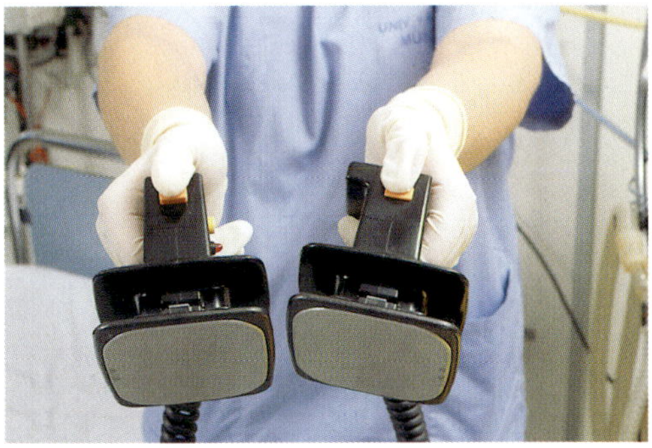

Abb. N.9.

- evtl. vorbereitende Maßnahmen für diagnostische Maßnahmen treffen,
- abschließend Defibrillator reinigen, desinfizieren und wieder laden. Alle benutzten Materialien sachgerecht entsorgen, das Zimmer aufräumen.

M Elektromedizinische Geräte (z. B. Hörgeräte), die keinen Defibrillationsschutz haben, sind vor der Defibrillation zu entfernen. Bei der Defibrillation von Säuglingen und Kleinkindern dürfen nur vom Hersteller empfohlene Elektroden mit Energiereduzierung verwendet werden. Defibrillationen dürfen nur von speziell ausgebildeten und befugten Personen durchgeführt werden.

Herzdruckmassage (Kardiokompression)

Definition

Die Herzdruckmassage ist Hauptbestandteil der Wiederbelebung, bei der durch Druck auf das Sternum das Herz massiert und dadurch eine ausreichenden Auswurfleistung für einen Notkreislauf erreicht wird.

Ziel

Sicherstellung eines Notkreislaufs.

Indikation

Indiziert ist die Herzdruckmassage bei Herz- und Kreislauf- und Atemstillstand.

Durchführung

- Betroffenen auf eine harte Unterlage legen (im Bett z. B. Bettbrett unterlegen!) und Oberkörper freimachen. Nur wenn der Patient auf einer harten Unterlage liegt, kommt der Druck auch an die richtige Stelle.
- Druckpunkt aufsuchen, dazu an der Seite des Betroffenen knien. Der Druckpunkt befindet sich in der Mitte des Sternums (**Abb. N.10a**).
- Handballen auf den ermittelten Druckpunkt aufsetzen. Zweiten Handballen auf Handrücken der ersten Hand setzen und Finger ineinander verschränken,
- Arme ganz durchstrecken, Druck senkrecht auf den Druckpunkt durch Gewichtsverlagerung des Oberkörpers über die gestreckten Arme ausüben (**Abb. N.10b**), die Kompressionstiefe beträgt ca. 4 – 5 cm. Auf eine vollständige Druckentlastung ist zu achten (Kompressionszeit = Entlastungszeit).
- Es werden 30 Thoraxkompressionen mit einer Frequenz von ca. 100 / Min. durchgeführt.
- Nach 5 Zyklen wird die Herzdruckmassage zur kurzen Kontrolle (Dauer der Unterbrechung < 15 Sekunden) von Puls und Atmung unterbrochen.

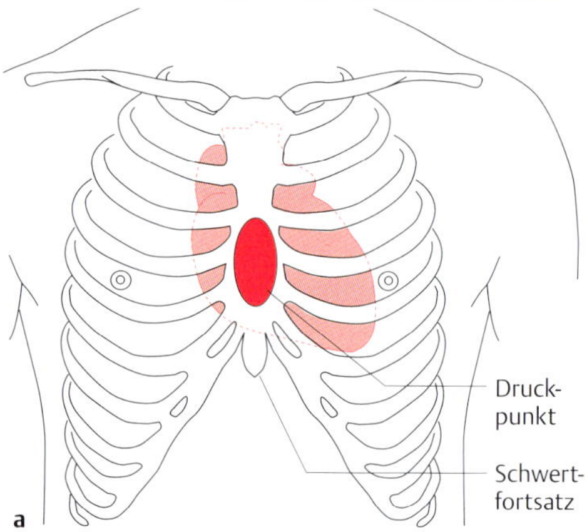

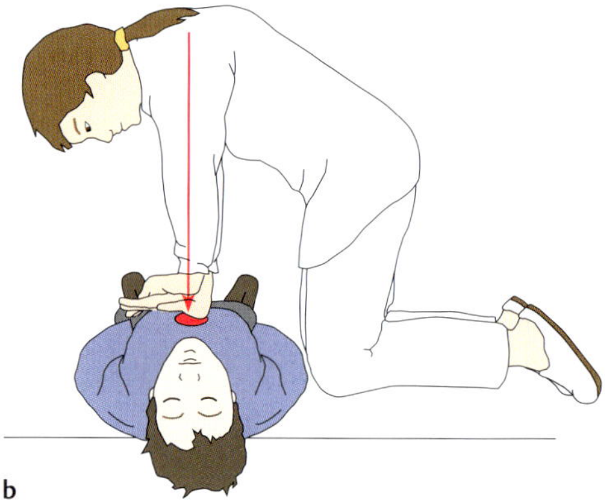

Abb. N.10.

Kardiopulmonale Reanimation (Herz-Lungen-Wiederbelebung)

Die hier beschriebene Erwachsenen-Reanimation bezieht sich auf Grundlagen der am 28. 11. 2005 veröffentlichten neuen Empfehlungen zur kardiopulmonalen Reanimation des **E**uropean **R**esuscitation **C**ouncil (ERC), die am 13. 12. 2005 publizierten neuen Empfehlungen der **A**merican **H**eart **A**ssociation (AHA), sowie auch auf die Eckpunkte der Bundesärztekammer für die Reanimation (Stand 24. 03. 2006).

Definition

Herz-Kreislauf-Stillstand: Zustand eines Patienten mit Herz-, Kreislauf. und Atemstillstand (▸ ***klinischer Tod***). Der Puls (A. carotis communis oder A. femoralis) ist nicht messbar und es sind keine Atembewegungen sichtbar. Die Folge ist eine Sauerstoffunterversorgung der

Zellen, wobei die Gehirnzellen bereits nach 4 – 6 Min. ▶ *irreversibel* geschädigt sind.

Begriffdefinitionen

- **ACLS** (**A**dvanced **Ca**rdiac **L**ife **S**upport)**:** Erweiterte lebensrettende Sofortmaßnahmen im Rahmen der Reanimation.
- **AED**: (**A**utomatisierter **e**xterner ▶ ***D**efibrillator*)**:** Vollautomatisches Gerät zur Behandlung von lebensbedrohlichen Herzrhythmusstörungen durch einen Stromstoß, welches ohne besondere Einschulung auch von medizinischen Laien verwendet werden kann.
- **BLS** (**B**asic **L**ife **S**upport):)Lebensrettende Sofortmaßnahmen mit ▶ ***Herzdruckmassage*** und ▶ ***Beatmung***.
- **CPR:** **C**ardio**p**ulmonale **R**eanimation (beinhaltet alle Maßnahmen der Wiederbelebung).
- **HDB:** **H**ämo**d**ynamischer **B**lock (besteht aus 5 Zyklen à 30:2 und entspricht 2 Min. CPR).
- **HDM**: **H**erz**d**ruck**m**assage.
- **PACLS** (**P**aediatric **A**dvanced **C**ardiac **L**ife **S**upport)**:** Erweiterte lebensrettende Sofortmaßnahmen im Rahmen der Reanimation bei einem kindlichen Herz-Kreislauf- und Atemstillstand.
- **PBLS** (**P**aediatric **B**asic **L**ife **S**upport): Lebensrettende Sofortmaßnahmen mit ▶ ***Herzdruckmassage*** und ▶ ***Beatmung*** bei einem kindlichen Herz-Kreislauf- und Atemstillstand.
- **Zyklus**: 30 × HDM/ 2 × Beatmung

Ursachen

Ursachen für einen Herz-Kreislauf-Stillstand können z. B. sein:

- ▶ ***Herzinfarkt***,
- massiver Blutverlust (z. B. Schock),
- ▶ ***Intoxikation*** (z. B. Schlafmittelvergiftung),
- ▶ ***Ventilationsstörung*** (z. B. Lungenembolie).

Symptome

Mögliche Symptome eines Herz-Kreislauf-Stillstandes sind:

- ▶ ***Bewusstlosigkeit***,
- ▶ ***Atemstillstand***,
- ▶ ***Zyanose***,
- ▶ ***Pulslosigkeit***,
- kein messbarer ▶ ***Blutdruck***,
- Herzrhythmusstörungen im EKG (▶ ***EKG-Veränderungen***).

Tabelle **N.2** gibt einen Überblick darüber, wann welche Symptome feststellbar sind.

M Eine Herz-Lungen-Wiederbelebung ist grundsätzlich dann erforderlich, wenn ▶ ***Atemstillstand***, ▶ ***Pulslosigkeit*** und ▶ ***Bewusstlosigkeit*** gemeinsam auftreten. Je nach Situation wird die Herz-Lungen-Wiederbelebung alleine oder mit einem anderen Helfer ausgeführt. Unabhängig von der Anzahl der Helfer wird die Reanimation bei Kindern ab dem Pubertätsalter und Erwachsenen immer im folgendem Rhythmus durchgeführt: **30 Thoraxkompressionen – 2 Beatmungen** (**Tab. N.3**). Ausnahmen bilden Neugeborene, Säuglinge und Kleinkinder.

Tab. N.2 Symptome eines Herz-Kreislauf-Stillstands in zeitlicher Reihenfolge ihres Auftretens.

Symptome	Zeitpunkt des Auftretens
1. Pulslosigkeit	sofort
2. Bewusstlosigkeit	nach ca. 6 Sek.
3. Atemstillstand (Schnappatmung), nur wenn Atemstillstand nicht primäre Ursache ist	nach ca. 15 Sek.
4. Hautfarbe (graublau), teilweise Änderung der Zyanose in graue fahle Hautfarbe bei primärem Atemstillstand	nach ca. 15 Sek.
5. Atemstörung (Schnappatmung)	nach ca. 60 Sek.
6. Pupillenveränderungen (lichtstarr)	nach ca. 90 Sek.
7. Klinischer Tod nach Kreislaufstillstand. Eingetretener Zustand mit: ▪ Pulslosigkeit ▪ Bewusstlosigkeit ▪ Atemstillstand ▪ graublaue Verfärbung der Haut und Schleimhäute	nach ca. 1,5 – 3 Min.

Erfahrene Kräfte sind am Patienten und führen die Maßnahmen der Basisreanimation (Herzdruckmassage und Beatmung) durch. Unerfahrene Kräfte sind nicht am Patienten. Sie holen z. B. den ▶ ***Defibrillator*** und den ▶ ***Notfallwagen*** und lesen die Patientendiagnosen vor.

Tab. N.3 Thoraxkompression und Beatmung in den verschiedenen Altersgruppen.

Altersgruppe	Rhythmus (Kompression : Beatmung)	Frequenz – Kompression
Erwachsene:	30 : 2	100 / min.
Kinder ab dem Pubertätsalter	30 : 2	100 / min.
Kleinkinder und Säuglinge	1 Helfer: 30 : 2 2 Helfer: 15 : 2 (Ausnahme)	100 / min.
Neugeborene	1 Helfer: 30 : 2 2 Helfer: 15 : 2 (Ausnahme)	120 / min.

* nur bei ungesicherten Atemwegen

Grundsätzlich gilt: Mehr als zwei Pflegekräfte plus ein Arzt sind für eine Reanimation kontraproduktiv!

Es empfiehlt sich folgende Anordnung der Helfer und Geräte (**Abb. N.11**).

Durchführung (Abb. N.12)

- **Ruhe bewahren!**
- **Platz schaffen und Patienten auf Lebenszeichen überprüfen** (z. B. lautes ansprechen, vorsichtiges Schütteln an den Schultern, Puls fühlen). Wenn keine Lebenszeichen vorhanden sind (z. B. Patient reagiert nicht, atmet nicht normal und hat keinen Puls), dann Atemwege durch z. B. Ausräumen der Mundhöhle und Hals überstrecken freimachen.
- **Notruf auslösen.** Das Notfallteam, welches die erweiterten Maßnahmen (▸ *ACLS* = Advanced Cardiac Life Support) wie z. B. Defibrillation einleitet, muss informiert werden. Hierzu sind die abteilungsinternen Regelungen zum EMS (emergency medical service) zu beachten.
  Bei bewusstlosen Patienten soll der Helfer zuerst den Arzt alarmieren und dann mit den kardiopulmonale Reanimation beginnen (Phone first). Die Alarmierung des Arztes und von Helfern geht vor Reanimation. Ausnahmen stellen Kinder unter 8 Jahren dar, wo zuerst beatmet und dann der Notruf abgesetzt werden soll (Phone fast).
- **Sofort mit der Basisreanimation** (▸ *BLS* = *Basic Life Support*) beginnen:
  - Betroffenen auf eine harte Unterlage legen
  - Druckpunkt aufsuchen,
  - 30 Thoraxkompressionen mit einer Frequenz von 100 Kompressionen /Min. durchführen, dabei auf eine ausreichende Entlastung achten

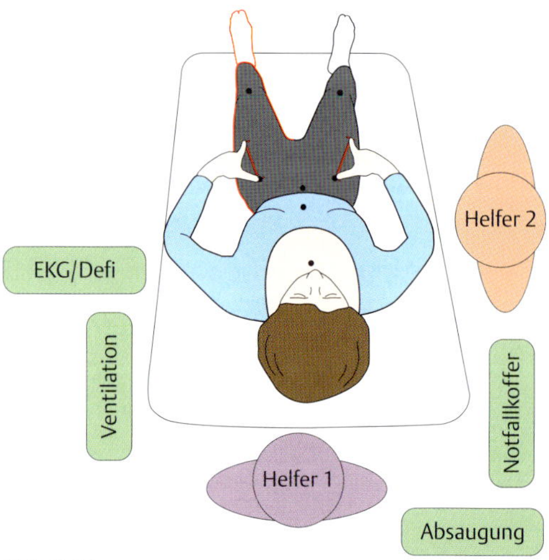

Abb. N.11.

- **Anschließend Patienten 2-mal mit max. 1 Sek. pro Atemzug beatmen.** Falls Beatmung nicht durchführbar erfolgt nur die Thoraxkompression!
- **Fortführen der Thoraxkompressionen.** Das Verhältnis Thoraxkompressionen zur Beatmung beträgt 30:2.

M Nach 5 Zyklen folgt eine weitere Atem- und Pulskontrolle. Je nach Ergebnis der Kontrolle wird weiter gehandelt. Dieser Ablauf ist in **Abb. N.12** dargestellt (ACLS ▸ *Advanced Cardiac Life Support*).

Ist der Karotispuls nicht tastbar, müssen die erweiterten Maßnahmen (Advanced Cardiac Life Support, ▸ *ACLS*) wie z. B. Defibrillation, Intubation und Gabe von Medikamenten eingeleitet werden (**Abb. N.13**). Ist der Karotispuls wieder tastbar, kann die Herzdruckmassage beendet werden. Die Beatmung muss jedoch evtl. fortgesetzt werden.

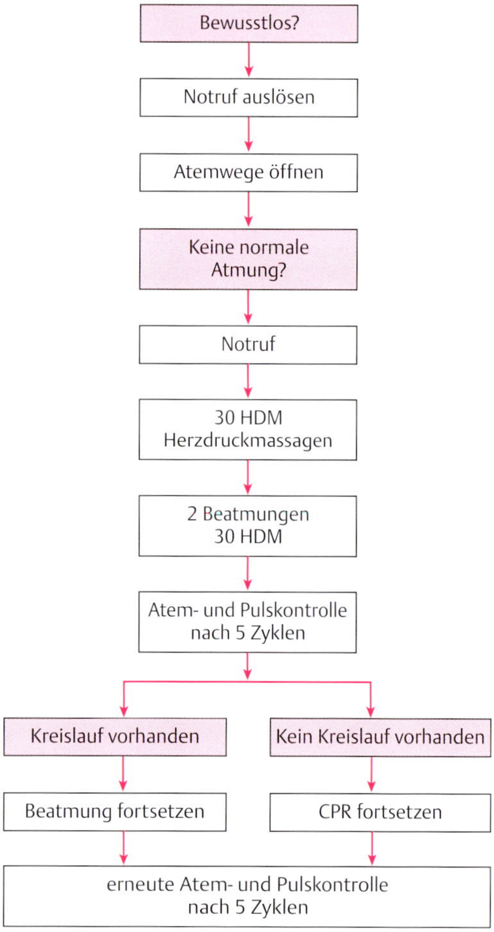

Abb. N.12.

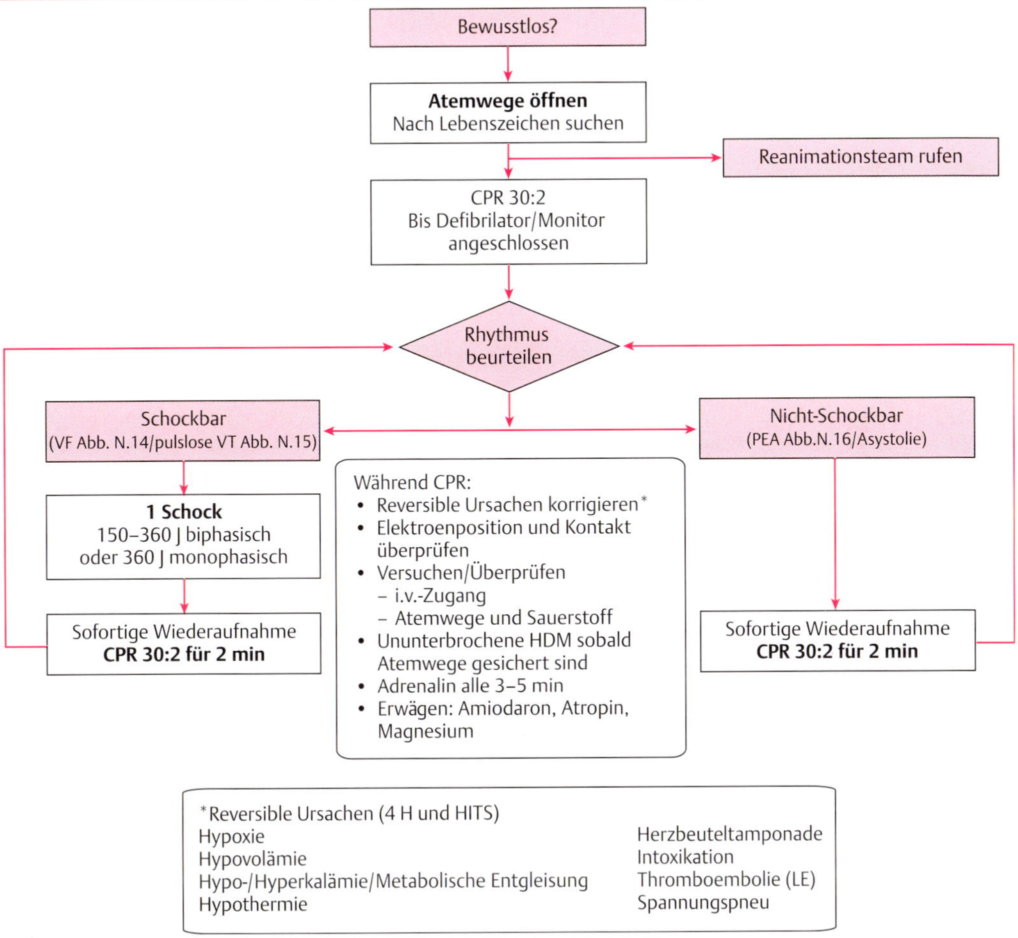

Abb. N.13.

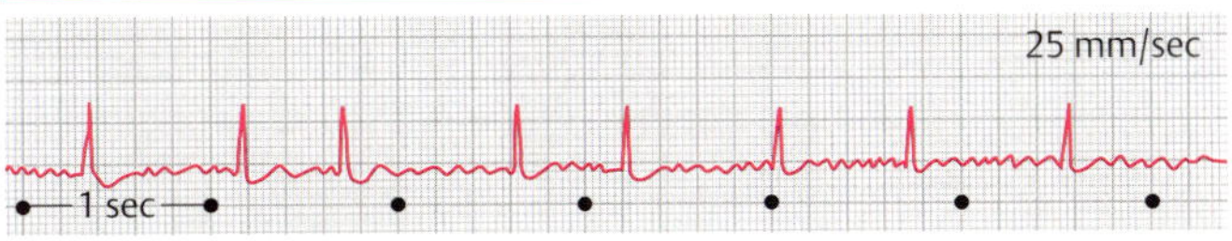

Abb. N.14. Vorhofflimmern

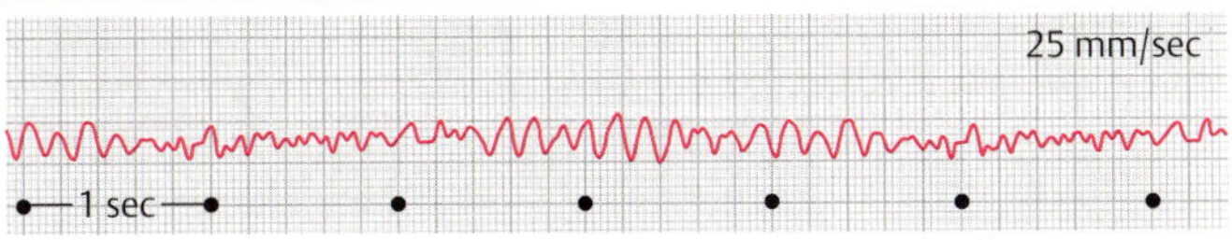

Abb. N.15. Pulslose ventrikuläre Tachykardie bzw. Kammerflimmern

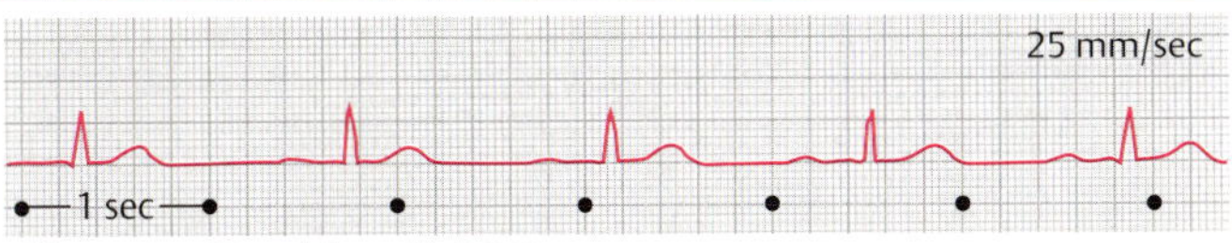

Abb. N.16. PEA pulslose Aktivität

Folgende Situationen sind deshalb nach einer kardiopulmonalen Reanimation möglich:

- tastbarer Puls, aber weiterhin fehlende Spontanatmung:
  Maßnahmen: Atemspende, bzw. Beatmung fortsetzen und ständig Puls und Atmung kontrollieren,
- tastbarer Puls, ausreichende Atmung, aber bestehende Bewusstlosigkeit:
  Maßnahmen: stabile Seitenlagerung durchführen und ständig Puls und Atmung kontrollieren,
- tastbarer Puls, ausreichende Eigenatmung und Wiedererlangung des Bewusstseins:
  Maßnahmen: zum Liegenbleiben veranlassen, ständig Puls, Atmung und Bewusstseinslage kontrollieren.

Voraussetzungen zur Beendigung der Herz-Lungen-Wiederbelebung sind:

- tastbarer Puls am Hals ohne Ausübung der Herzdruckmassage,
- Einsetzen der Atmung,
- Spontanbewegungen,
- Beendigung der Maßnahmen nach Anordnung durch einen Arzt.

Abb. N.17 gibt eine Übersicht über die Handlungsabläufe, **Abb. N.18** beschreibt den Handlungsplan lebensrettender Sofortmaßnahmen (beide nach ERC 2005).

Nachbereitung

- Bei der Beatmung nicht intubierter Patienten ▸ ***Magensonde*** (S. 182) legen, um der Überblähung des Magens entgegenzuwirken,
- Patienten an ▸ ***Monitoring*** zur automatischen Überwachen der Vitalzeichen anschließen und Alarmgrenzen nach Arztverordnung einstellen,
- Patienten nicht allein lassen, zumindest in Sichtweite sein und Rufanlage in Reichweite legen.
- Patient informieren, sich bei Veränderungen (z. B. Kreislaufschwäche, Unwohlsein, Atemnot usw.) sofort zu melden,
- sich nach dem Befinden des Patienten und seiner Bedürfnisse z. B. bezüglich seiner psychische Situation, Lagerung, Getränken, Belüftung des Zimmers usw. erkundigen, dabei, wenn erwünscht, Gelegenheit zum Gespräch geben,
- vorbereitende Maßnahmen treffen, wenn weitere diagnostische Untersuchungen geplant sind,
- gebrauchte Materialien sachgerecht ver-, bzw. entsorgen (z. B. Desinfektion der Arbeitsfläche),
- Hände nach ▸ ***Hygieneplan*** desinfizieren,
- Notfallprotokoll ausfüllen und ▸ ***Notfallkoffer***, bzw. -wagen auffüllen und einsatzbereit (evtl. ▸ ***Defibrillator*** aufladen) machen
- **Blick zurück:** Sind die Alarmgrenzen eingestellt? Laufen alle Infusionen nach Arztverordnung? Wie ist die psychische Situation des Patienten?

M Nach einer Reanimation sollte immer ein Nachgespräch stattfinden: Was ist gut gelaufen? Wo haben sich Schwächen gezeigt? Was sollte geübt oder zumindest gut durchgedacht werden?

Kinderkrankenpflege

Herz-Lungen -Wiederbelebung bei Kleinkindern und Säuglingen

Merke Entscheidend für den Erfolg der Herz-Lungen-Wiederbelebung ist der sofortige Beginn der Maßnahmen. Wichtig ist daher, so rasch wie möglich den Notruf auszulösen und die Information weiterzugeben, ob es sich um ein Kleinkind oder einen Säugling handelt.

- Bewusstseinslage prüfen: Kind bzw. Säugling ansprechen, berühren und Reaktion überprüfen. Ist es bewusstlos und reagiert nicht?,
- Atmung kontrollieren: sind Atemgeräusche vernehmbar? Ist die Hautfarbe zyanotisch? Hebt und senkt sich der Brustkorb? Liegt ein Atemstillstand vor?,
- Mund- und Rachenraum inspizieren, wenn nötig ausräumen,
- vorsichtig den Hals überstrecken,
- atmet das Kind nicht, initial 5-mal Atemspende durchführen, dabei nicht zu kräftig beatmen (Volumen sollte ungefähr dem Inhalt der Mundhöhle eines Erwachsenen entsprechen),
- Notruf auslösen. Das Notfallteam, das die erweiterten Maßnahmen (▸ ***ACLS*** (Advanced Cardiac Life Support) wie z.B. Defibrillation einleitet, muss über die Säuglings- bzw. Kinderreanimation informiert werden. Hierzu sind die abteilungsinternen Regelungen zum ▸ ***EMS*** (emergency medical service) zu beachten.
- Puls nacheinander an beiden Seiten des Halses, Fontanellen, in Achselhöhle oder Leiste kontrollieren,
- bei Pulslosigkeit, Bewusstlosigkeit und Atemstillstand Herz-Lungen-Wiederbelebung durchführen,
- Kind/Säugling auf eine harte Unterlage legen, Oberkörper freimachen und Druckpunkt aufsuchen: Druckpunkt liegt bei Kleinkindern in der Mitte des Brustbeins (etwa 1 cm unterhalb der Brustwarzen),
- 15-mal Herzdruckmassage im Wechsel mit 2 Atemspenden durchführen. Bei einem Helfer kann auch der Rhythmus 30 : 2 (Thoraxkompressionen : Atemspenden) durchgeführt werden.

Merke

- Die Herzdruckmassage und Beatmung im Rahmen einer Säuglingsreanimation erfolgen bereits bei einer festgestellten ▸ ***Bradykardie*** unter 80 Schläge/Min. und fehlender Spontanatmung. Die Beatmung erfolgt im Notfall über Mund und Nase des

Ablauf einer Reanimation

Helfer 1
Nimmt Position am Kopfende des Patienten ein.
Prüft Vitalfunktionen durch vorsichtiges Schütteln an den Schultern, lautes Ansprechen und Kontrolle der Atmung. Evtl. werden die Atemwege freigemacht durch den Esmarch-Handgriff.
Falls keine Lebenszeichen vorhanden sind,
Ruf: **„Herz-Kreislauf-Stillstand – Reanimation!“**
Reanimationsteam, Arzt, bzw. Notarzt anfordern (lassen).

Helfer 2
Nimmt Position seitlich am Patienten ein.

Macht den Oberkörper des Patienten frei und beginnt sofort mit 30-mal Herzdruckmassage mit einer Frequenz von ca. 100/min

1. Zyklus
5 Durchgänge à (30:2) mit einer Gesamtdauer von 2 Minuten

Während der Herz-Druck-Massage (Pause zwischen den Beatmungen) werden folgende Aufgaben vom Helfer 1 durchgeführt:
- Geräte anordnen (s. Abb. N.11)
- Beutel + Maske richten und verwenden
- Sauerstoff-Flasche aufdrehen Flow auf 15 l/min einstellen
- Oropharyngealtubus einlegen
- Absaugpumpe klarmachen
- EKG-, bzw. Defi-Elektroden aufkleben
- EKG-, bzw. Defi-Verkabelung herstellen

Wenn noch Zeit besteht, Intubation richten (erfolgt aber erst ab dem 2. Zyklus!)

30 x HDM (ab 20 laut zählen)
2 x beatmen (laut zählen)
30 x HDM (ab 20 laut zählen)
2 x beatmen (laut zählen)
30 x HDM (ab 20 laut zählen)
2 x beatmen (laut zählen)
30 x HDM (ab 20 laut zählen)
2 x beatmen (laut zählen)
30 x HDM (ab 20 laut zählen)
2 x beatmen (laut zählen)

Während der Herz-Druck-Massage schaut Helfer 2, dass Helfer 1 nichts übersieht und gibt evtl. Anweisungen.

Nach dem 1. Zyklus erfolgt die EKG-Rhythmus-Analyse:
- Kein Puls vorhanden (Asystolie) → sofort weiter mit der CPR
- Kein Puls vorhanden (PEA) → sofort weiter mit der CPR
- Kein Puls vorhanden (Vorhofflimmern, Vorhoftachykardie) → sofort 1 x Schock, nach Schock sofort weiter mit CPR ohne EKG- oder Puls-Check
- Puls vorhanden → **keine CPR**, evtl. Beatmung

2. Zyklus
5 Durchgänge à (30:2) mit einer Gesamtdauer von 2 Minuten

- Intubation griffbereit legen und intubieren; dabei die HDM so lange wie möglich durchführen
- Auskulation von Magen und Lunge
- Tubus sicher fixieren

Die 5 Auskulations-Beatmungen (1 x Magen und 4 x Lunge) zählen als 2 Beatmungen.

30 x HDM (ab 20 laut zählen)
2 x beatmen (laut zählen)
30 x HDM (ab 20 laut zählen)
2 x beatmen (laut zählen)
30 x HDM (ab 20 laut zählen)
2 x beatmen (laut zählen)
30 x HDM (ab 20 laut zählen)
2 x beatmen (laut zählen)
30 x HDM (ab 20 laut zählen)
2 x beatmen (laut zählen)

Während der Herz-Druck-Massage schaut Helfer 2, dass Helfer 1 nichts übersieht und gibt evtl. Anweisungen.

Nach erfolgreicher und gesicherter Intubation kann ein Helfer alleine von der Seite per Tubus und Beutel im Rhythmus (30:2) weiter reanimieren.

Abb. N.17.

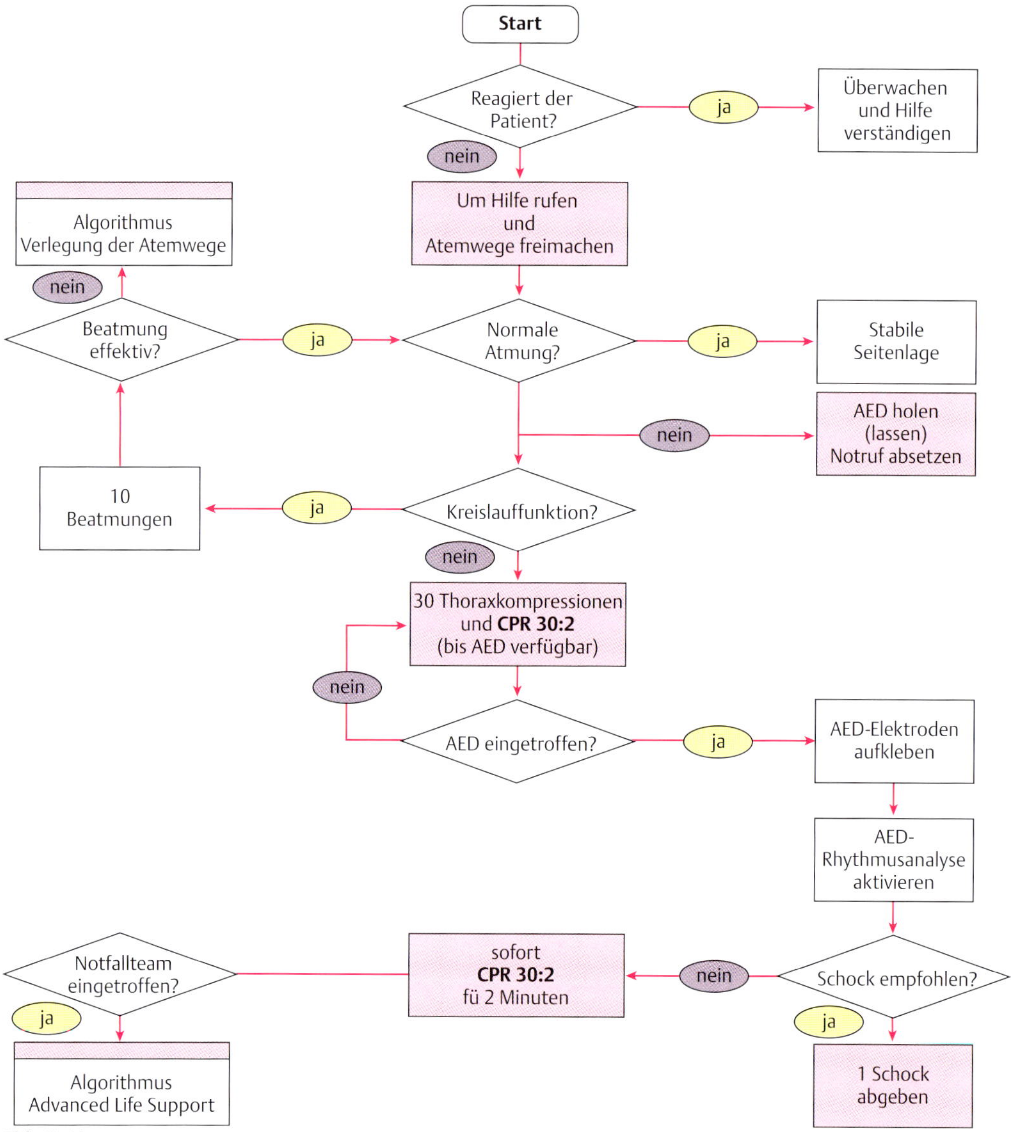

Abb. N.18.

Säuglings (werden vom Mund des Helfers umschlossen) oder mit passenden Beatmungsbeuteln.

- Der Druckpunkt befindet sich ca. eine Fingerbreite unter den Brustwarzen, im mittleren Sternumbereich. Beiden Händen umschließen den Brustkorb, bzw. beide Daumen liegen auf den Druckpunkt und drücken den Thorax ca. 2–3 cm tief ein.
- Generell müssen Säuglinge und Kleinkinder vor Auskühlung geschützt werden.

Nachbereitung

Siehe „Nachbereitung Herz-Lungen-Wiederbelebung" S. 226. Gerade bei Kindern ist nach einem Notfall ein sensibles Eingehen auf die psychische Situation des Kindes und der Eltern wichtig

Assistenz des Arztes bei Herz-Lungen-Wiederbelebung

Vorbereitung der Materialien

- ▶ *Notfallkoffer*,
- ▶ *Blutdruckapparat* und ▶ *Stethoskop*,
- EKG-Gerät (S. 100),
- Defibrillator (S. 221),
- Pulsoximeter (S. 255),
- Intubationsbesteck mit ▶ *Laryngoskop* (verschiedene Spatel), ▶ *Magillzange*, Führungsstab, Blockerspritze, Klemme, ▶ *Endotrachealtuben* (verschiedene Größen),
- ▶ *Oropharyngealtuben* (verschiedene Größen),
- ▶ *Beatmungsbeutel* mit Reservoir,
- Sauerstoffanschluss, evtl. Sauerstoffflasche, Fühler zur Messung der ▶ *Sauerstoffsättigung*,
- ▶ *Beatmungsgerät*, ▶ *Absauggerät*.

M Ist der Patient endotracheal intubiert, so können Beatmung (ca. 12 – 15/Min.) und Herzdruckmassage (ca. 100/Min.) unabhängig voneinander durchgeführt werden.

Durchführung

- Elektrokardiogramm anlegen (S. 100 f),
- Defibrillator richten und einsatzbereit halten z. B. bei Kammerflimmern (S. 221),
- Infusion nach Arztverordnung richten (S. 138),
- Materialien zum Legen eines zentralen Venenkatheters richten und Assistenz des Arztes (S. 388),
- Intubationsbesteck richten und Assistenz (S. 161),
- 100 % Sauerstoffinsufflation (ca. 10 l pro Min.) über das Reservoir des ▶ *Beatmungsbeutels*, ▶ *Sauerstoffsättigung* überprüfen,
- Medikamente nach Arztverordnung aufziehen (S. 195).

P Der Erfolg einer Reanimation ist u. a. von einem zielgerichteten und sicheren Handeln abhängig. Doch gleichzeitig sind diese Situationen extreme Belastungen für alle Beteiligten, weil sich innerhalb weniger Minuten Weiterleben oder Tod des Patienten entscheiden. Die meisten Helfer haben Angst, die an sie gestellten Erwartungen nicht zu erfüllen und fühlen sich verunsichert. Sie können dem entgegenwirken, wenn Sie sich immer die wichtigsten Schritte vor Augen führen. Wie löse ich den Alarm aus? Wen muss ich anrufen und wo finde ich die Telefonnummern dieser Personen? Wo finde ich den Notfallkoffer und wie öffne ich ihn? Wie ziehe ich welche Medikamente auf? Spielen Sie die Situation immer wieder gedanklich durch. Nutzen Sie auch die Möglichkeit, an einer Puppe zu üben oder entsprechende Auffrischungskurse zu besuchen. Damit verschaffen Sie nicht nur sich selbst mehr Sicherheit, sondern sichern auch die Überlebenschancen des Patienten.

Stabile Seitenlagerung

Definition

Standardlagerung Rahmen der lebensrettenden Sofortmaßnahmen bei selbstständig atmenden bewusstseinsgetrübten oder bewusstlosen Personen. Durch die stabile Seitenlage wird sichergestellt, dass die Atemwege freigehalten werden und Erbrochenes, Blut etc. ablaufen kann, der Mund des Betroffenen durch diese Lagerung zum tiefsten Punkt des Körpers wird.

Ziele

- Vermeiden einer ▶ *Aspiration*,
- Freihalten der Atemwege.

Indikation

Indiziert ist die stabile Seitenlagerung z. B. bei Bewusstlosigkeit. Ausnahmen sind jedoch bewusstlose Patienten z. B. mit ▶ *Halswirbelsäulenverletzung*, ▶ *Querschnittslähmung*.

Durchführung – 1. Methode (Beispiel Lagerung auf die linke Seite)

- Patienten in Rückenlage bringen,
- linken Arm seitlich an den Körper heranführen und etwas unter das Gesäß schieben (**Abb. N.19a**),
- linkes Bein aufstellen und durch Gegendrücken mit dem eigenen Körper am Umfallen hindern; mit je einer Hand an der rechten Schulter und am Becken des Patienten anfassen und ihn vorsichtig auf die linke Seite drehen (**Abb. N.19b**),
- linken Arm am Ellbogengelenk nach hinten bewegen, dabei kippt die Schulter des Patienten etwas nach vorne (**Abb. N.19 c**),
- Hals vorsichtig überstrecken und rechte Hand des Patienten unter sein Kinn schieben (**Abb.N.19 d**).
- Rechtes Bein liegt gestreckt über dem angewinkelten linken Bein,
- wenn keine weitere Person zur Verfügung steht und der Patient kurz alleine gelassen werden kann, Arzt verständigen, Unterstützung holen, Vitalzeichen kontrollieren, vorbereitende Maßnahmen zur Intubation treffen (nach Arztanordnung, s. S. 160).

M Während der stabilen Seitenlage Vitalfunktionen des Patienten überprüfen und Atmung ständig überwachen

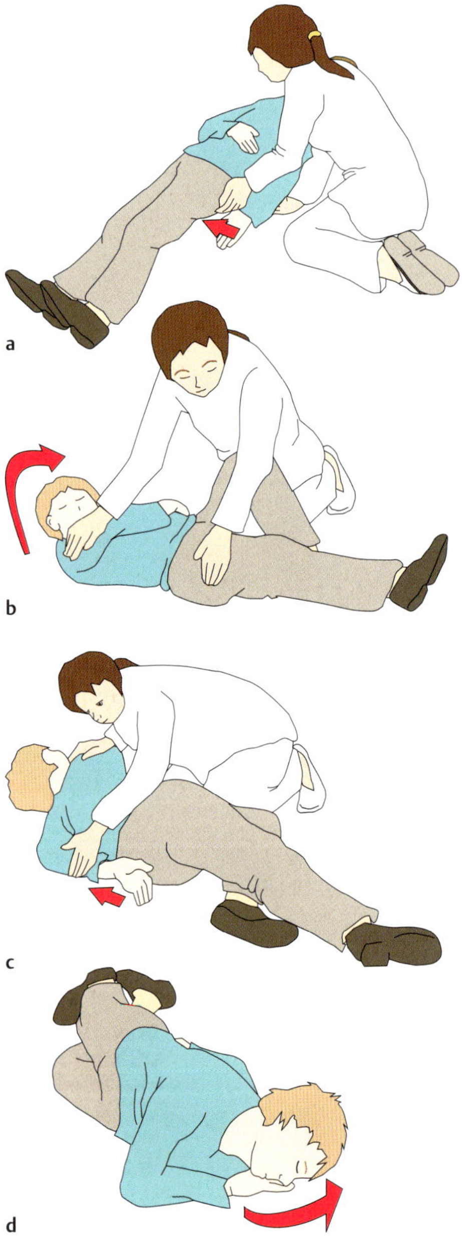

Abb. N.19.

Durchführung – 2. Methode (Beispiel Lagerung auf die linke Seite)

- Patienten in Rückenlage bringen,
- seitlich neben dem Patienten knien und Beine strecken.
- Den nahen Arm angewinkelt nach oben legen. Die Handinnenfläche zeigen dabei nach oben (**Abb. N.20 a**).
- Den gegenüberliegenden Arm des Patienten am Handgelenk greifen, vor der Brust kreuzen und die Handoberfläche an dessen Wange legen. Hand bis zum Abschluss der Lagerung nicht mehr loslassen (**Abb. N.20 b**).
- An den fernen Oberschenkel des Patienten greifen und Bein beugen.
- Patienten zu sich herüber ziehen und das oben liegende Bein so ausrichten, dass der Oberschenkel im rechten Winkel zur Hüfte steht (**Abb. N.20 c**).
- Hals zum freimachen und freihalten der Atemwege überstrecken. Den Mund des Patienten dabei leicht öffnen.
- Abschließend die an der Wange liegende Hand so ausrichten, dass der Hals überstreckt bleibt (**Abb. N.20 d – e**).
- Endgültige Lage (**Abb. N.20 f**) überprüfen und evtl. korrigieren.
- Wenn keine weitere Person zur Verfügung steht und der Patient kurz alleine gelassen werden kann, Arzt verständigen, Unterstützung holen, Vitalzeichen kontrollieren, vorbereitende Maßnahmen zur Intubation treffen (nach Arztanordnung, s. S. 160).

M Während der stabilen Seitenlage Vitalfunktionen des Patienten überprüfen und Atmung ständig überwachen.

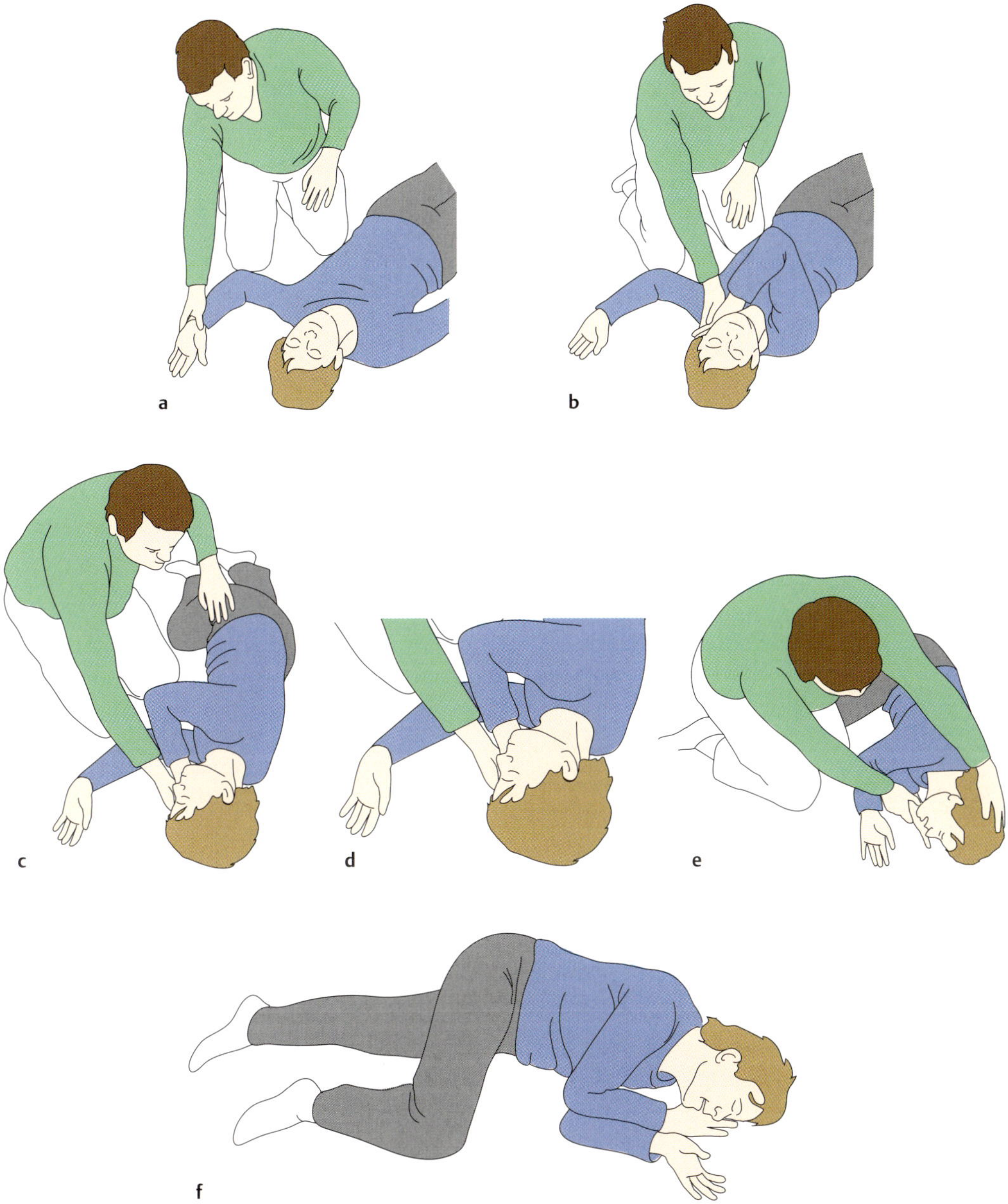

Abb. N.20.

Infobox

Literatur

Knuth P, Sefrin P. Notfälle nach Leitsymptomen. 5. Aufl. Köln: Deutscher Ärzte Verlag; 2005

Rall M. Akute Notfälle (Via medici). Stuttgart: Thieme; 2001

Kirschnick O. Kompendium Rettungsdienst. München: Urban & Fischer; 1997

Kirschnick O. Pflegeleitfaden Notfallsituationen. München: Urban & Fischer; 1998

Kirschnick O Pflegeleitfaden für Krankenschwestern und -pfleger. München: Urban & Schwarzenberg; 1997

Kirschnick O. Pflegeleitfaden für Auszubildende und Tutoren in Pflegeberufen. München: Urban & Schwarzenberg; 1997

Schewior-Popp S et al. (Hrsg.). Thiemes Pflege. 11. Aufl. Stuttgart: Thieme; 2009

Internetadressen

http://www.bundesaerztekammer.de

http://www.bdsoft.de/rettungsdienst/index.htm

http://www.dgai.de

http://www.medizin.de

O

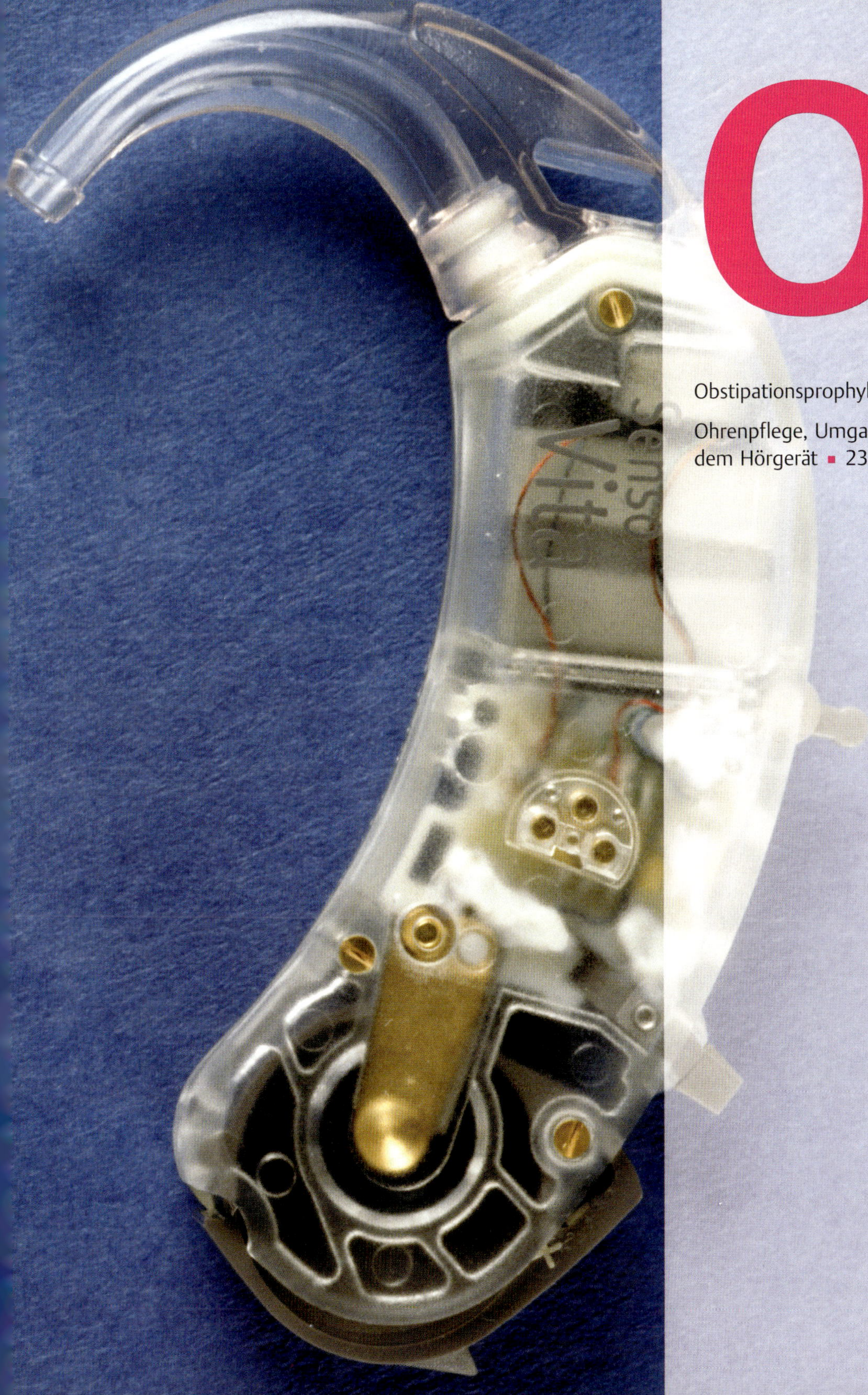

Obstipationsprophylaxe

Definitionen

Obstipation: Stuhlverstopfung; die Darmentleerung ist schmerzhaft und verzögert, die Stuhlfrequenz erniedrigt (alle 3 – 4 Tage) und die ▸ ***Stuhlkonsistenz*** hart.

Obstipationsprophylaxe: alle Maßnahmen bzw. Interventionen (▸ ***Prophylaxen***, z. B. Veränderungen der Essgewohnheiten, körperliche Bewegung, Darmtraining), um eine regelmäßige und natürliche Darmentleerung zu erreichen.

Darmmassage: Massieren des Darmes mit der Hand in Richtung des Kolonverlaufes (z. B. während der Ganzwaschung).

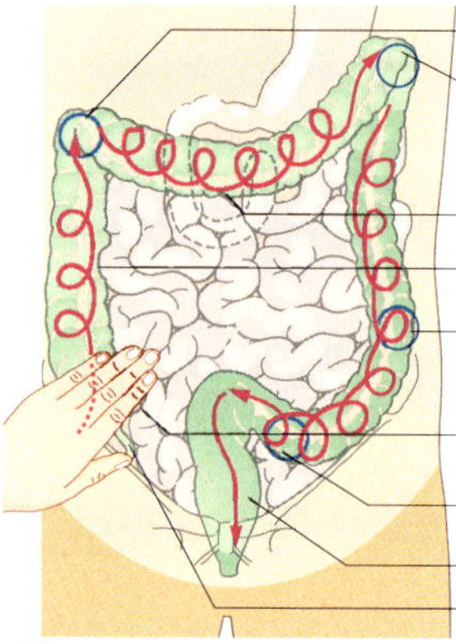

Abb. O.1.

Darmmassage

Ziel

Ziel der Darmmassage ist die regelmäßige und natürliche Stuhlentleerung.

Indikationen

Die Darmmassage ist z. B. indiziert bei:

- Erkrankungen der ▸ ***Analregion***,
- Peristaltikstörungen.

Vorbereitung der Materialien

- Evtl. Pflege- oder Massageöl.

Durchführung

- Hände nach ▸ ***Hygieneplan desinfizieren,***
- benötigte Gegenstände auf desinfizierter Arbeitsfläche (z. B. Tablett) richten und auf Vollständigkeit überprüfen,
- Patienten über geplante Maßnahme informieren (auch bewusstlose Patienten!),
- Fenster und Türen schließen und Besucher aus dem Patientenzimmer bitten,
- ▸ ***Patientenbett*** auf eine Rücken schonende Arbeitshöhe bringen, Patienten flach auf den Rücken lagern, Beine zur Entspannung der Bauchdecke etwas anziehen lassen,
- auf angepasste Raumtemperatur achten und evtl. den Handlungsablauf störende Kleidungsstücke entfernen, dabei die Intimsphäre beachten und für Sichtschutz sorgen,
- die Massage beginnt mit mäßigem Druck im rechten Unterbauch (▸ ***McBurney-Punkt***), verläuft dann gerade nach oben bis zum Rippenbogen, weiter quer unterhalb der Rippen nach links, weiter gerade nach unten bis zum Darmbeinstachel und weiter schräg zur Symphyse,
- Massage 3- bis 4-mal wiederholen mit erneutem Einsetzen im rechten Unterbauch (**Abb. O.1**).

Nachbereitung

- Patienten evtl. rücklagern und beim Anziehen unterstützen,
- sich vor dem Verlassen des Patienten nach seinen Bedürfnissen bezüglich seiner Lagerung, Getränke, Belüftung des Zimmers usw. erkundigen,
- gebrauchte Materialien sachgerecht ver- bzw. entsorgen (z. B. Öl evtl. auffüllen),
- abschließend Hände nach ▸ ***Hygieneplan*** desinfizieren,
- Maßnahme durch Eintragung in die ▸ ***Patientendokumentation*** mit Handzeichen und Uhrzeit dokumentieren.
- **Blick zurück:** Ist die am Patienten vorgenommene Handlung korrekt (z. B. wurde die Massage in die richtige Richtung durchgeführt) und vollständig ausgeführt worden? Können schon Vorbereitungen für evtl. nachfolgende Tätigkeiten getroffen werden?

Weitere Maßnahmen

Neben der Darmmassage können weitere Maßnahmen zur Obstipationsprophylaxe angewendet werden. Hierzu gehören:

- auf eine regelmäßige Stuhlentleerung achten (genügend Zeit nehmen!),
- ballaststoff- und flüssigkeitsreiche (wenn möglich mindestens 2 Liter/pro Tag) Ernährung zu sich nehmen,
- stopfende Nahrungsmittel (z. B. Schokolade, Bananen) meiden,
- auf ausreichende körperliche Bewegung (z. B. Frühmobilisation, s. Mobilisation, S. 199) achten,
- zum richtigen Einsatz der ▸ ***Bauchpresse*** anleiten,
- nach Arztverordnung ▸ ***Laxanzien***, ▸ ***Mikroklysma***, ▸ ***Klysma***, ▸ ***Reinigungseinlauf*** anwenden (s. Einläufe, S. 92 f).

Altenpflege

Bei der Einnahme von Laxanzien sind 2 Grundregeln zu beachten:

1. Eine kontinuierliche Gabe von Laxanzien in geringer Dosierung ist einer gelegentlichen Einnahme in hoher Dosis vorzuziehen, da der Stuhl dadurch weich gehalten wird und erst keine Obstipation entsteht. Bei der gelegentlichen Verabreichung kommt es meistens zu Durchfällen mit Wasser- und Elektrolytverlusten.
2. Natürliche „Laxanzien" wie z. B. Abführtee sollten vermieden werden, da sie über einen längeren Anwendungszeitraum zu Darmschädigungen führen.

Infobox

Literatur

Biesalski HK et al. (Hrsg.). Ernährungsmedizin, 4. Aufl. Stuttgart: Thieme; 2007

Ziegenhagen DJ, Kruis W. Obstipation und Diarrhoe. Heidelberg: Springer; 2002

Kamphausen U. Prophylaxen in der Pflege, 3. Aufl. Stuttgart: Kohlhammer; 2005

Internetadresse

http://www.modernealtenpflege.de

Ohrenpflege, Umgang mit dem Hörgerät

Definitionen

Die Ohrenpflege umfasst die Beobachtung des Ohrs (z. B. auf Schmerzen, Rötungen, Ohrenschmalz usw.), das Entfernen von Verklebungen und Verkrustungen des äußeren Gehörgangs, das Anleiten von Patienten und Angehörigen zum richtigen Reinigen des äußeren Gehörgangs, die Applikation von verordneten Ohrentropfen oder Ohrensalbe bzw. die Assistenz bei der Ohrspülung. Bei Patienten mit Hörgerät und krankheitsbedingter, eingeschränkter körperlicher und geistiger Leistungsfähigkeit muss von der Pflege der Umgang mit dem Hörgerät übernommen werden.

Hörgeräte: technische Hilfsmittel zur Verbesserung der akustischen Wahrnehmung, z. B. bei Schwerhörigkeit. Verschiedene Modelle sind im Handel: Das HdO (**H**inter-**d**em-**O**hr-Gerät) besteht aus einem Ohrpassstück zum Einbringen in die Ohrmuschel und dem eigentlichen Hörgerät hinter der Ohrmuschel. Das IdO (**I**n-**d**em-**O**hr-Gerät) wird in den Gehörgang eingelegt.

Ohrensalben/Ohrentropfen: spezielle Präparate auf Salbenbasis oder als wässrige Lösungen mit z. B. antiseptischer, antibiotischer und/oder adstringierender Wirkung zur Anwendung im äußeren Gehörgang.

Reinigung des äußeren Ohres

Ziel

- Reinigung der Ohrmuschel und des Gehöreingangs,
- Förderung des Wohlbefindens.

Indikation

Die Reinigung des äußeren Ohres ist eine Maßnahme im Rahmen der täglichen Körperpflege.

Vorbereitung der Materialien

- Wattestäbchen oder Wattebausch,
- ölige Lösung (z. B. Babyöl),
- Abwurfbehälter,
- Einmalhandschuhe.

Durchführung

- Hände nach ▶ ***Hygieneplan*** desinfizieren,
- benötigte Gegenstände auf desinfizierter Arbeitsfläche (z. B. Tablett) richten und Vollständigkeit überprüfen,
- Patienten über geplante Maßnahme informieren (auch bewusstlose Patienten!),
- Fenster und Türen schließen und Besucher aus dem Patientenzimmer bitten bzw. Situation zur Anleitung nutzen,
- ▶ ***Patientenbett*** auf eine Rücken schonende Arbeitshöhe bringen,
- Patienten unterstützen, Oberkörper hoch zu lagern und Kopf auf die Seite zu drehen, sofern keine Kontraindikation vorliegt,
- Reinigung des sichtbaren Teils des äußeren Gehörgangs und der Ohrmuschel mit ölgetränkten Wattestäbchen (**Abb. O.2**). Für jeden Wischvorgang neues Wattestäbchen verwenden bzw. Wischen mit dem Wattebausch.
- Ohrmuschel auf Veränderungen (Rötung, Absonderungen aus dem Gehörgang) beobachten. Auch hinter der Ohrmuschel auf Hautveränderungen inspizieren.

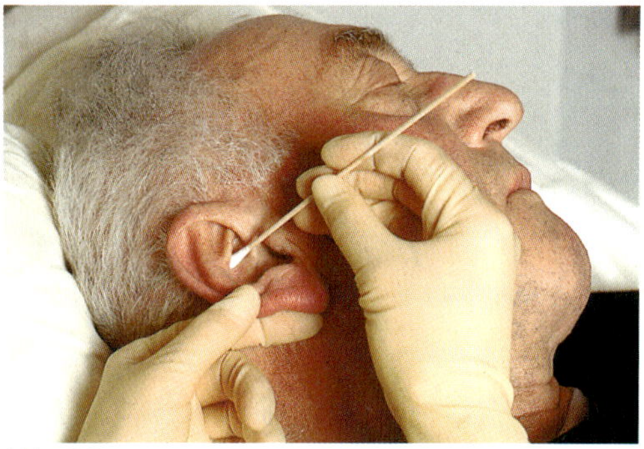

Abb. O.2.

M Die Reinigung beschränkt sich auf die Ohrmuscheln und die Bereiche hinter den Ohren. Das Einführen von Wattestäbchen in den Gehörgang ist verboten. Das Entfernen von Zerumen (Ohrschmalz) oder eines ▸ ***Zeruminalpfropfes*** ist Aufgabe des Facharztes für Ohrenheilkunde.

Nachbereitung

- Patienten beim Rücklagern unterstützen,
- sich vor dem Verlassen des Zimmers nach dem Befinden des Patienten und seiner Bedürfnisse bezüglich Lagerung, Getränken, Belüftung des Zimmers usw. erkundigen,
- gebrauchte Materialien sachgerecht ver- bzw. entsorgen (z. B. Tablett desinfizieren),
- abschließend Hände nach ▸ ***Hygieneplan*** desinfizieren,
- Maßnahme durch Eintragung in die ▸ ***Patientendokumentation*** mit Handzeichen und Uhrzeit dokumentieren.
- **Blick zurück:** Wurde nicht zu viel Öl verwendet? Hat der Patient ein angenehmes Gefühl in den Ohren?

Applikation von Ohrentropfen bzw. Ohrensalben

Ziel

Ziel ist es, die vom Arzt verordneten Ohrentropfen bzw. Ohrensalbe in den äußeren Gehörgang zu verabreichen.

Indikationen

Ohrentropfen oder -salben werden appliziert:

- bei ▸ ***Otitis media***,
- zum Auflösen eines ▸ ***Zeruminalpfropfes***.

Vorbereitung der Materialien

- Verordnete Ohrentropfen bzw. Ohrensalbe.

P Ohrentropfen sollten mit dem Namen des Patienten beschriftet sein, um Verwechslungen und damit evtl. Keimverschleppungen vorzubeugen.

Durchführung

- Hände nach ▸ ***Hygieneplan*** desinfizieren,
- benötigte Gegenstände auf desinfizierter Arbeitsfläche (z. B. Tablett) richten und Vollständigkeit überprüfen,
- Patienten über geplante Maßnahme informieren (auch bewusstlose Patienten!),
- Fenster und Türen schließen und Besucher aus dem Patientenzimmer bitten,
- ▸ ***Patientenbett*** auf eine Rücken schonende Arbeitshöhe bringen und Patienten unterstützen, den Oberkörper hoch zu lagern und Kopf auf die Seite zu drehen, sofern keine Kontraindikation vorliegt,
- Ohrentropfen auf Körpertemperatur anwärmen (dazu z. B. Tropfenbehälter in der Hand halten),
- Ohrmuschel sanft nach hinten außen zum Strecken des Gehörgangs ziehen und verordnete Anzahl von Tropfen (**Abb. O.3**) bzw. einen 1 – 2 cm langen Salbenstrang in den Gehörgang einträufeln bzw. einfallen lassen,
- sich nach dem Befinden des Patienten erkundigen und ihn bitten, anschließend noch ca. 15 – 20 Min. auf der Seite liegen zu bleiben, Rufanlage in Reichweite bringen,
- keine aufsaugenden Materialien (z. B. Watte oder Kompressen) auf das Ohr legen.

Nachbereitung

- Patienten beim Rücklagern unterstützen,
- sich vor dem Verlassen des Zimmers nach dem Befinden des Patienten und seiner Bedürfnisse bezüglich Lagerung, Getränken, Belüftung des Zimmers usw. erkundigen,

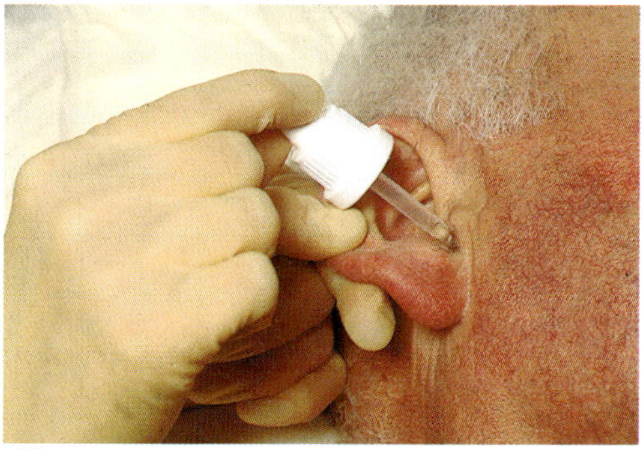

Abb. O.3.

- gebrauchte Materialien sachgerecht ver- bzw. entsorgen (z. B. Tablett desinfizieren),
- abschließend Hände nach ▸ ***Hygieneplan*** desinfizieren,
- Maßnahme durch Eintragung in die ▸ ***Patientendokumentation*** mit Handzeichen und Uhrzeit dokumentieren.
- **Blick zurück:** Sind die Tropfen bzw. die Salbe wieder ordnungsgemäß versorgt, z. B., wenn Lagerung im Kühlschrank erforderlich ist?

Ohrspülung

Ziel

Ziel der Ohrenspülung ist ein durchgängiger, freier Gehörgang.

Indikationen

Die Ohrspülung ist z. B. indiziert zur:

- Reinigung des Gehörgangs,
- Entfernung von Fremdkörpern, Zerumen bei Verlegung des Gehörgangs.

Vorbereitung der Materialien

- ▸ ***Ohrspekulum,***
- Ohrenspritze (100 ml) mit stumpfer Kanüle bzw. spezielles Spülsystem,
- Schale mit körperwarmem Wasser,
- Nierenschale,
- Bettschutz,
- unsterile Kompressen,
- evtl. Materialien für einen ▸ ***Ohrenverband***.

Durchführung

- Hände nach ▸ ***Hygieneplan*** desinfizieren,
- benötigte Gegenstände auf desinfizierter Arbeitsfläche (z. B. Tablett) richten und auf Vollständigkeit überprüfen,
- Patienten über geplante Maßnahme informieren (auch bewusstlose Patienten!),
- Fenster und Türen schließen und Besucher aus dem Patientenzimmer bitten bzw. Situation zur Anleitung nutzen,
- ▸ ***Patientenbett*** auf eine Rücken schonende Arbeitshöhe bringen und Patienten unterstützen, den Oberkörper hoch zu lagern, sofern keine Kontraindikation vorliegt,
- Bettschutz platzieren,
- Arzt muss durch Inspektion sicher eine Trommelfellperforation ausschließen (**Abb. O.4**).
- Gehörgang strecken durch sanftes Ziehen an der Ohrmuschel nach hinten außen,
- körperwarmes Wasser in Ohrenspritze aufziehen bzw. spezielles Spülsystem füllen,

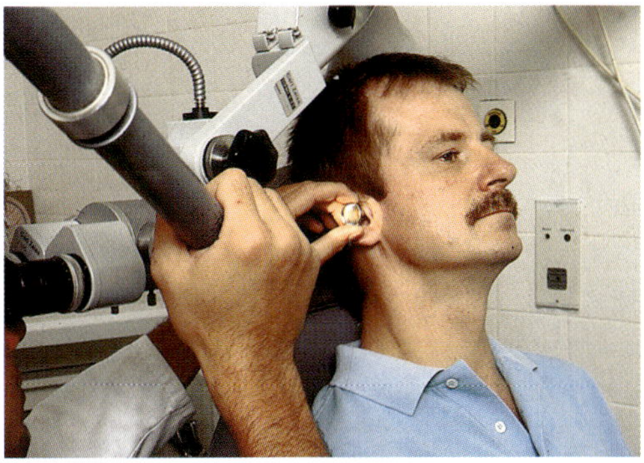

Abb. O.4.

- Pflegeperson bringt Nierenschale unterhalb des Ohrläppchens und hält evtl. Kopf des Patienten, wenn nötig, Arzt spritzt Wasser mit mäßigem Druck in den äußeren Gehörgang ein,
- Flüssigkeit ausfließen lassen und evtl. Vorgang so lange wiederholen, bis der Fremdkörper entfernt bzw. die Spüllösung klar ist,
- nach Abschluss der Spülung Ohr mit Kompresse abtrocknen und evtl. Ohrenverband anlegen,
- Patienten während der Maßnahme beobachten, da durch Reizung des Gleichgewichtsorgans Schwindel und Übelkeit auftreten können,
- Patient informieren, sich bei Veränderungen zu melden.

P Indem Sie sich etwas Spüllösung über die Innenseite des Handgelenks laufen lassen, können Sie die richtige Temperatur der Spüllösung leicht überprüfen.

Nachbereitung

- Patienten beim Rücklagern unterstützen,
- sich vor dem Verlassen des Zimmers nach dem Befinden des Patienten und seiner Bedürfnisse bezüglich Lagerung, Getränken, Belüftung des Zimmers usw. erkundigen,
- gebrauchte Materialien sachgerecht ver- bzw. entsorgen (z. B. Instrumente desinfizieren, reinigen und sterilisieren lassen),
- abschließend Hände nach ▸ ***Hygieneplan*** desinfizieren,
- Maßnahme durch Eintragung in die ▸ ***Patientendokumentation*** mit Menge, Art und Dauer der Spülung mit Handzeichen und Uhrzeit dokumentieren.
- **Blick zurück:** Fließt noch Spüllösung aus dem Ohr nach? Ist der Patient informiert, sich bei Schwindel oder Übelkeit zu melden?

Umgang mit dem Hörgerät

Ziel
Verbesserung des Hörvermögens.

Indikationen
In der Regel kennt sich der Patient selbst am besten mit seinem Hörgerät aus. Der Umgang wird von der Pflegeperson z. B. bei Erkrankungen der Hände bzw. Arme oder bei Nachlassen der geistigen Leistungsfähigkeit des Patienten übernommen. Gründe für das Tragen eines Hörgeräts sind z. B.:
- ▶ *Altersschwerhörigkeit*
- ▶ *Lärmschwerhörigkeit*,
- ▶ *Schwerhörigkeit* nach ▶ *Hörsturz*.

Vorbereitung der Materialien
Hinter-dem-Ohr-Gerät (HdO, **Abb. O.5 a–b**) oder In-dem-Ohr-Gerät (IdO, **Abb. O.6**).

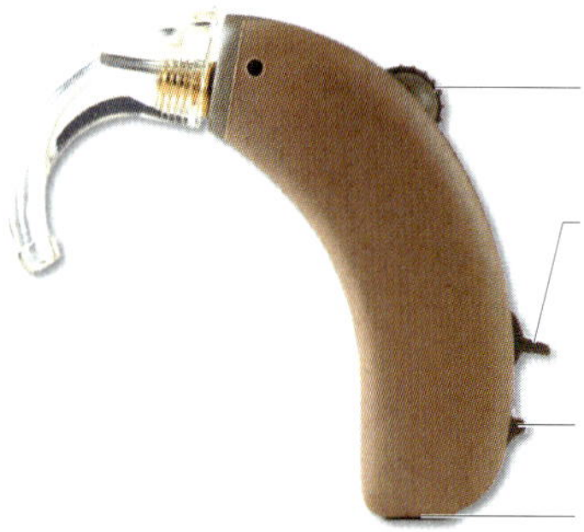

Abb. O.5 a.

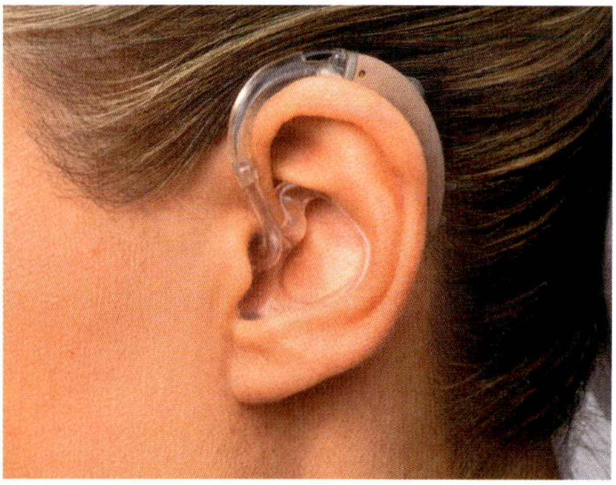

b

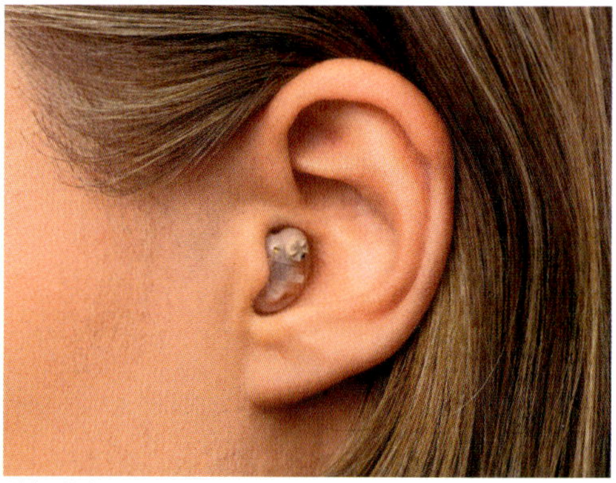

Abb. O.6.

Durchführung
- Hände nach ▶ *Hygieneplan desinfizieren*,
- Patienten über geplante Maßnahme informieren und, wenn möglich, Situation zur Anleitung von Angehörigen nutzen bzw. sich nach Besonderheiten des Geräts und Gewohnheiten des Patienten erkundigen,
- ▶ *Patientenbett* auf eine Rücken schonende Arbeitshöhe bringen und Patienten unterstützen, den Oberkörper hoch zu lagern, sofern keine Kontraindikation vorliegt,
- äußeres Ohr auf Entzündungen und Druckstellen hin untersuchen. Ohrschmalz ggf. entfernen.

Einsetzen HdO
- Gerät auf äußere Defekte und Verschmutzungen überprüfen,
- Lautstärkeregler des Hörgerätes auf niedrigste Stufe stellen, Ohrpassstück vorsichtig in den äußeren Gehörgang einführen (**Abb. O.7 a**), evtl. Ohrmuschel dazu leicht nach hinten ziehen,
- Hörgerät durch leichte Drehung hinter der Ohrmuschel anbringen. Darauf achten, dass linkes und rechtes Hörgerät nicht verwechselt werden,
- zwischen den drei Stufen des Hörgeräts wählen: M = Mikrofon, T = Telefon, 0 = aus. Die Lautstärke lässt sich über das Rädchen am Lautstärkeregler regulieren (**Abb. O.7 b**).

P Beim Auftreten von Pfeiftönen überprüfen Sie bitte den korrekten Sitz des Ohrpassstückes. Verschließen Sie die Schallaustrittsöffnung am Ohrpassstück mit dem Finger. Wenn das Pfeifen dann aufhört, ist das Gerät in Ordnung. Ist es zu leise, nehmen Sie einen Batteriewechsel vor und reinigen Sie es.

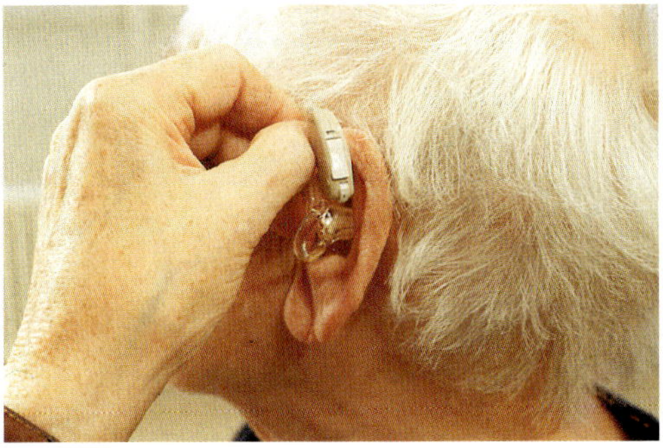

Abb. O.7 a.

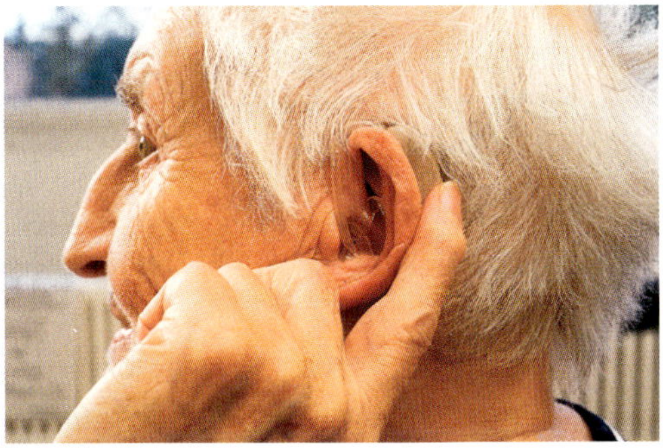

b

Herausnehmen HdO

- Lautstärkeregler des Hörgeräts auf niedrigste Stufe stellen,
- Ohrpassstück vorsichtig aus dem äußeren Gehörgang entfernen und Schalter auf 0 stellen,
- Ohrpassstück auf Verschmutzungen inspizieren und ggf. reinigen (mind. einmal/Woche). Ohrpassstück dazu in spezielles Reinigungsbad einlegen, Hörgerät selbst mit Reinigungstüchern säubern (nicht mit Wasser!).

Einsetzen IdO

- Gerät auf äußere Defekte und Verschmutzungen überprüfen. Achten Sie darauf, dass das Batteriefach ganz geschlossen ist, nur dann ist das Gerät betriebsbereit,
- Ohrläppchen leicht nach unten ziehen und Hörgerät mit der Schallöffnung in Richtung Gehörgang einführen,
- Gerät für linkes und rechtes Ohr nicht verwechseln, evtl. ist dies durch Farbmarkierung gekennzeichnet.

Herausnehmen IdO

- Gerät mit Daumen und Zeigefinger entfernen und sicher halten,
- auf Verschmutzungen kontrollieren und ggf. reinigen,
- Batteriewechsel über einer weichen Unterlage ausführen. Das Gerät rutscht leicht durch die Finger. Schutzfolie von der neuen Batterie abziehen.

P Hörgerät vor Feuchtigkeit, praller Sonne, Haarspray, Kurzwellen oder Röntgenstrahlung schützen. Bei Nichtgebrauch Gerät abschalten, um Batterie zu sparen. Denken Sie vor dem Duschen daran, das Hörgerät herauszunehmen.

Nachbereitung

- Patienten beim Rücklagern unterstützen,
- sich vor dem Verlassen des Zimmers nach dem Befinden des Patienten und seiner Bedürfnisse bezüglich Lagerung, Getränken, Belüftung des Zimmers usw. erkundigen,
- gebrauchte Materialien sachgerecht ver- bzw. entsorgen (z. B. Batterie nach Batteriewechsel in Sondermüll),
- abschließend Hände nach ▶ ***Hygieneplan*** desinfizieren,
- Maßnahme durch Eintragung in die ▶ ***Patientendokumentation*** mit Handzeichen und Uhrzeit dokumentieren.
- **Blick zurück:** Versteht der Patient Sie gut? Muss die Lautstärke nachreguliert werden? Sitzt das Gerät bequem?

P Einige Tipps zur Kommunikation mit hörbehinderten Menschen: Sprechen Sie langsam und deutlich und etwas lauter. Legen Sie kleinere Sprechpausen ein und sprechen Sie in Richtung des Patienten. Vermeiden Sie zu schreien. Dadurch wird die Stimme höher und diese Frequenz hört der Patient schlechter. Ermöglichen Sie ihm eine gute Sicht auf Ihre Lippen. Vermeiden Sie, dass Sie ihm von weitem etwas zurufen oder durch laute Nebengeräusche (z. B. Radio) gestört werden. Erkundigen Sie sich, ob der Patient Sie verstanden hat. Achten Sie z. B. bei der Visite darauf, dass der Patient sein Hörgerät eingesetzt hat, sodass er dem Gespräch folgen kann.

Infobox

Literatur

Oestreicher E et al. HNO, Augenheilkunde, Dermatologie und Urologie für Pflegeberufe. Stuttgart: Thieme; 2003

Internetadressen

http://www.schwerhoerigkeit.de
http://www.gesundheit.com

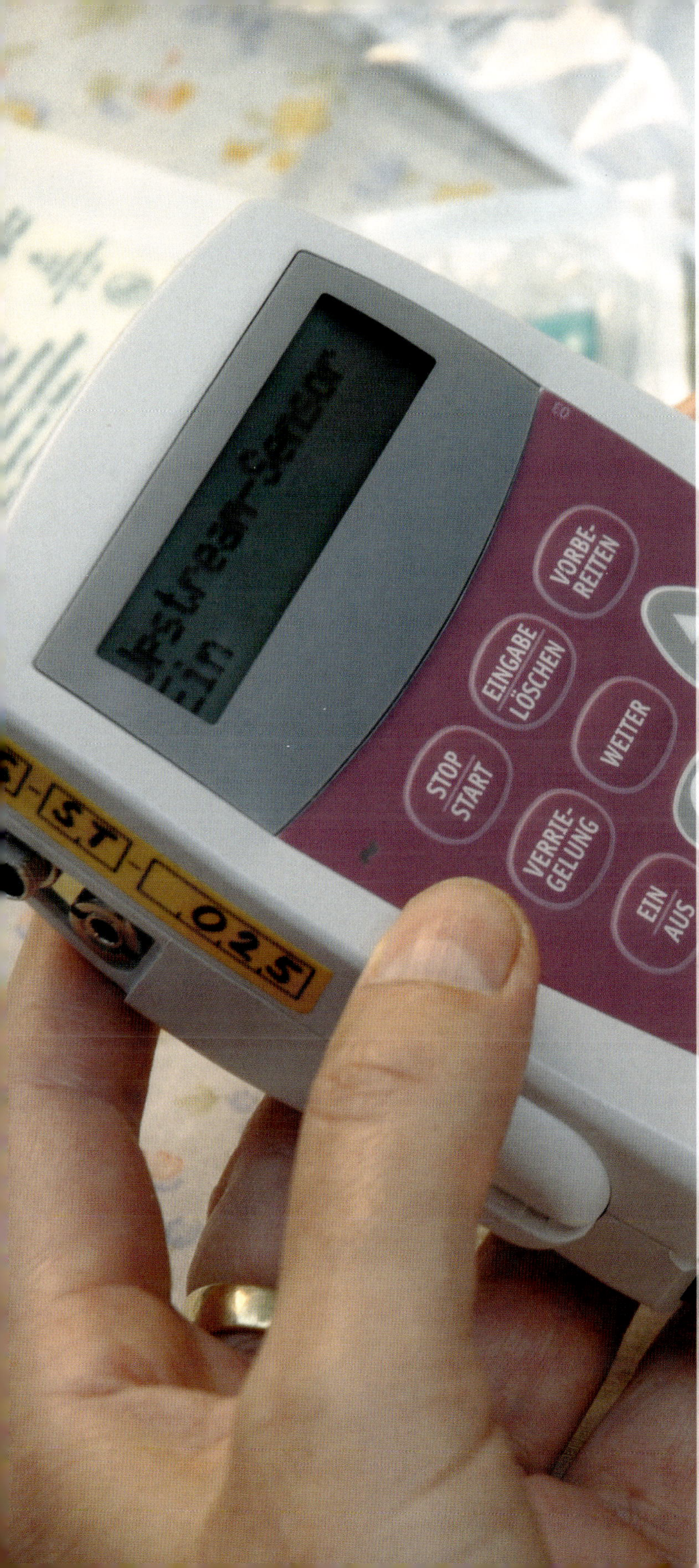
VORBE-
REITEN
EINGABE
LÖSCHEN
WEITER
STOP
START
VERRIE-
GELUNG
EIN
AUS
BOLUS

P

PCA-Pumpe (Schmerzbeobachtung)

Definition

PCA (Patient controlled analgesia): Parenterale Zufuhr von ▶ *Analgetika* mithilfe elektronisch gesteuerter Pumpsysteme. Der Hauptvorteil liegt in der Möglichkeit, dass der Patient die Dosis entsprechend seines individuellen Bedarfs abfordern kann.

Pumpe: Automatisch druckreguliertes und auf Injektionszeit bzw. -volumen einstellbares Pumpsystem zur Verabreichung von z. B. Schmerzmittel (**Abb. P.1**).

Ziele

- Frühzeitige postoperative ▶ *Analgesie*
- Beschleunigung des ▶ *Heilungsverlaufes*,
- Verbesserung der Befindlichkeit der Patienten.

Indikationen

Indiziert ist der Einsatz einer PCA-Pumpe z. B. bei:

- ▶ *postoperativer* Analgesie nach stark schmerzhaften Operationen z. B. in der Urologie, Unfallchirurgie, Orthopädie, Gefäß- und Thoraxchirurgie, Kinderchirurgie, ▶ *Gynäkologie*, ▶ *Geburtshilfe*,
- ▶ *präoperativer* Analgesie (z. B. starke ▶ *Ruheschmerzen* einer Extremität bei bestehenden schweren Durchblutungsstörungen),
- geburtshilfliche Analgesie,
- rehabilitative Maßnahmen ohne Operationen (z. B. Gelenkmobilisation).

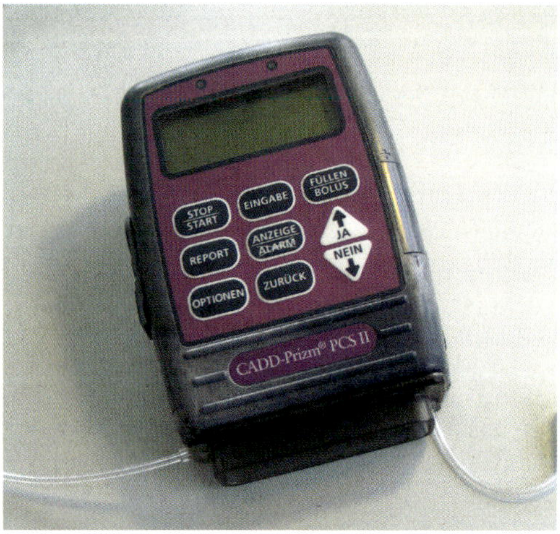

Abb. P.1.

Voraussetzungen

- ▶ *subkutan* liegende ▶ *Kanüle*, bzw. ▶ *venöser Zugang*.

Vorbereitung der Materialien

- Pumpensystem,
- ▶ *Analgetikum* und evtl. notwendige Trägerlösung nach Arztverordnung,
- Desinfektionsmittel,
- Einmalhandschuhe.

Durchführung

- Hände nach ▶ *Hygieneplan* desinfizieren,
- benötigte Gegenstände auf desinfizierter Arbeitsfläche (z. B. fahrbarer Tisch) richten und auf Vollständigkeit überprüfen,
- Pumpensystem nach Herstellerangaben vorbereiten und auf Funktionsfähigkeit überprüfen,
- Patienten über geplante Maßnahme informieren (auch bewusstlose Patienten!), Fenster und Türen schließen und Besucher aus dem Patientenzimmer bitten,
- evtl. den Handlungsablauf störende Kleidungsstücke entfernen, dabei die Intimsphäre beachten und für Sichtschutz sorgen,
- Patienten so lagern, dass ein ungehinderter Zugang zur ▶ *Applikationsstelle* (z. B. subkutane Kanüle, venöser Zugang) möglich ist, ▶ *Patientenbett* auf Rücken schonende Arbeitshöhe bringen,
- Handschuhe anziehen und Konnektionsstelle desinfizieren,
- Pumpensystem anschließen,
- kontinuierliche Dosierung und mögliche ▶ *Bolusgaben* durch den Patienten nach Arztverordnung einstellen,
- Gerät aktivieren, erneut Funktionsfähigkeit überprüfen und Patienten über die Möglichkeit der Bolusgabe informieren und unterweisen.

Nachbereitung

- Patienten evtl. rücklagern und beim Anziehen unterstützen,
- sich vor dem Verlassen des Patienten nach Bedürfnissen bezüglich Lagerung, Getränken, Belüftung des Zimmers usw. erkundigen,
- gebrauchte Materialien sachgerecht ver-, bzw. entsorgen (z. B. Ablagefläche desinfizieren),
- abschließend Hände nach ▶ *Hygieneplan* desinfizieren,
- Maßnahme durch Eintragung in die ▶ *Patientendokumentation* mit Handzeichen und Uhrzeit im Überwachungsbogen für die PCA–Therapie dokumentieren (Geräteeinstellungen und mögliche Bolusgaben eintragen, **Abb. P.2**).

Überwachungsbogen für PCA-Therapie

Für Rückfragen Schmerzdienst .... anpiepsen

Name: Vorname: Geb.-Dat.: Station:	Diagnose:	
	OP am: ___ . ___ . ___	Eingriff:

Medikament:			**Konzentration:** **[mg/ml]**		
Loading dose: ______ ml in ______ min			☐ aus Pumpe ☐ separat		
Einstellung	Bolus	Lockout [min]	Datum	Zeit	Unterschrift
in AWR			___ . ___ . ___	___ : ___	
auf Station					

Datum	Zeit	Station	Analgesie* Ruhe	Analgesie* Husten	Sedierung **	Verbrauch [ml]	Bolus [ml]	Lockout [min]	AF	SaO_2	Anmerkung	Arzt

Analgesie*	0 (schmerzfrei)	1 (leichtes ziehen)	2 – 3 (gering)	4 - 5 (mittel)	6 - 7 (stark)	8 – 9 (sehr stark)	10 (stärkster Schmerz)
Sedierung**	1 (wach)	2 (leicht müde)	3 (sehr müde)	4 (schläft)	5 (keine Reaktion)		

PCA-Pumpe abgebaut am: ___ . ___ . ___ um: ___ : ___ Gesamtverbrauch: ______________

Beurteilung durch Patienten: ☐ sehr gut ☐ gut ☐ befr. ☐ ausr. ☐ mangelh.

Abb. P.2.

- **Blick zurück:** Ist die am Patienten vorgenommene Handlung korrekt (z. B. wurde das Pumpensystem richtig eingestellt und ist die Bolusgabe nach Arztverordnung aktiviert) und vollständig ausgeführt worden? Können schon Vorbereitungen für evtl. nachfolgende Tätigkeiten getroffen werden"?

M Bei den meisten PCA-Pumpen stehen 3 verschiedene Förderarten zu Auswahl! Wahlweise können z. B. die Modi „Kontinuierlich", „Bolusanforderung" und eine Kombination aus Beidem ausgewählt werden. Die Grenzen der Bolusanforderungen werden festgelegt, indem Bolusvolumen, Bolussperrzeit zwischen zwei Anforderungen und Anzahl von Boli je Stunde eingestellt werden.

Kinderkrankenpflege

Die Schmerzbeobachtung bei Kindern gestaltet sich schwierig. Für eine individuelle Einschätzung sind folgende Beobachtungspunkte wichtig:

- Wie reagiert das Kind auf Schmerzen? (z. B. schreien, weinen, zurück ziehen, leiden),
- Welche Begrifflichkeiten verwendet das Kind für Schmerzen? (z. B. Aua, tut weh),
- Welche Erfahrungen hat das Kind schon mit Schmerzen gemacht? (kein, gelegentlich, häufig),
- Verwendung eines Körperschemas zur Schmerzlokalisation und Beschreibung der Stärke (**Abb. P.3**).

Erläuterungen zum Schmerztagebuch

Damit Sie Ihrem Kind dabei helfen können, das Tagebuch richtig auszufüllen, erklären wir noch einmal die einzelnen Fragen:

Woche vom:

Dein/e Ärztin/Arzt muss sehen können, wann du deine Notizen gemacht hast, damit er/sie erkennen kann, welche Medizin wann geholfen hat.

Schmerzstärke und -zeitpunkt

Hier kannst du die Stärke Deiner Schmerzen einschätzen: Der erste Smiley sagt, dass du keine Schmerzen hast, und der sechste Smiley sagt, dass deine Schmerzen so stark sind, dass sie nicht mehr schlimmer werden können.

Die Zahl unter dem Smiley trägst du dann in das Zifferblatt ein.

Wenn du zum Beispiel morgens um 10 Uhr keine Schmerzen hast, aber nachmittags um 16 Uhr starke Schmerzen, sieht deine Uhr so aus:

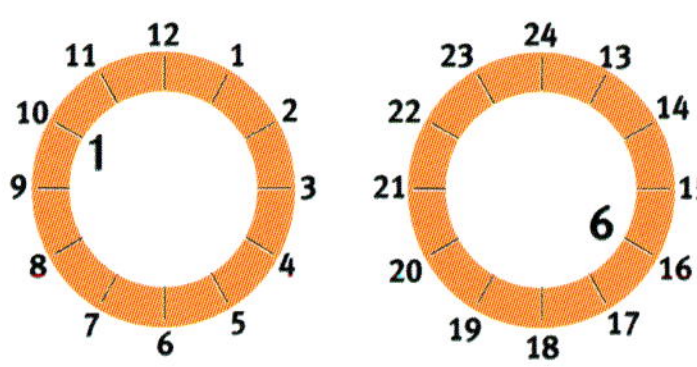

Wo hattest du Schmerzen?

In dieser Spalte trägst du ein, wo du die Schmerzen gespürt hast: Hattest du Kopfschmerzen oder Bauchschmerzen oder Schmerzen im rechten Bein oder anderswo?

Wenn du zum Beispiel Schmerzen im rechten Bein hast, sieht Dein Bild so aus:

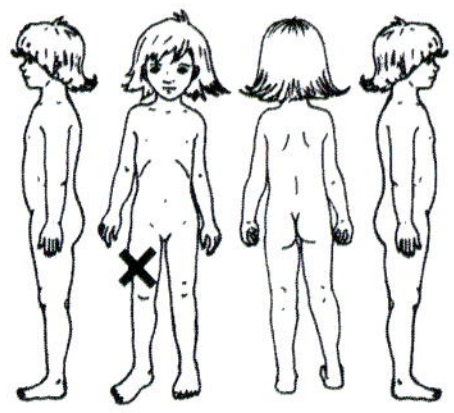

Wie fühlten sich die Schmerzen an?

Waren die Schmerzen stechend, brennend, dumpf, drückend, pulsierend, klopfend, einengend?

Zutreffendes einfach ankreuzen. ☒

Abb. P.3.

Infobox

Literatur

Beck H et al (Hrsg.). Schmerztherapie. ains Band 4. Stuttgart: Thieme; 2002

Braun R. Manual der Schmerztherapie, 3. Aufl. Stuttgart: Thieme; 2002

Flöter T, Zimmermann M. Der multimorbide Schmerzpatient. Stuttgart: Thieme; 2003

Huber H, Winter E. Checkliste Schmerztherapie. Stuttgart: Thieme; 2005

Internetadressen

http://www.omeda.de

http://www.forumschmerz.de

http://www.schmerzliga.de

Pneumonie- und Atelektasenprophylaxe

Definitionen

Pneumonieprophylaxe: vorbeugende Maßnahmen, um das Entstehen einer Lungenentzündung zu vermeiden. Dazu zählen u. a. die Beobachtung von Auswurf, die Verbesserung der Lungenventilation z. B. durch häufiges Umlagern bzw. spezielle Lagerungstechniken (S. 176) oder eine atemstimulierende Einreibung, die Sekretmobilisation z. B. durch Atemtraining und die Förderung der Sekretentleerung z. B. durch ▶ ***Abhusten***, ▶ ***Abklopfen*** und ▶ ***Vibrieren***. Zum Absaugen von Sekret s. S. 3, zur Inhalation s. S. T43 f.

Atelektasenprophylaxe: Maßnahmen, um die Bildung von Atelektasen zu verhindern z. B. durch Atemtherapie. Atelektasen sind luftleere Lungenbezirke, die nicht mehr am Gasaustausch teilnehmen.

Atemstimulierende Einreibungen (ASE)

Definition

Eine in der Hand angewärmte Lotion oder Salbe wird mit kreisenden Bewegungen in einem bestimmten Rhythmus auf den Rücken aufgetragen. Dies führt zu einer vertieften Atmung und damit zu einer verringerten Pneumoniegefahr. Außerdem wirkt sie beruhigend und führt zu einer verstärkten Körperwahrnehmung bei bewusstseinsgestörten oder verwirrten Patienten.

Ziele

- Vertiefung der Atmung,
- Beruhigung, Entspannung,
- Förderung der Körperwahrnehmung.

Indikationen

Indiziert ist eine atemstimulierende Einreibung z. B. bei:

- Patienten mit Atemstörungen (▶ ***Ateminsuffizienz***),
- Patienten mit Schonatmung durch Schmerzen,
- Patienten vor und nach operativen Eingriffen z. B. ▶ ***Strumaresektion***.

Vorbereitung der Materialien

- Unparfümierte Wasser-in-Öl-Lotion oder Massageöl.

Durchführung

- Hände nach ▶ ***Hygieneplan*** desinfizieren,
- Patienten über geplante Maßnahme informieren (auch bewusstlose Patienten!). Zeitpunkt abstimmen, Pflegeperson und Patient sollten Ruhe mitbringen,
- Fenster und Türen schließen,
- Besucher aus dem Patientenzimmer bitten, ▶ ***Patientenbett*** auf eine Rücken schonende Arbeitshöhe bringen,
- evtl. den Handlungsablauf störende Kleidungsstücke entfernen, dabei die Intimsphäre beachten und für Sichtschutz und Ruhe im Zimmer sorgen,
- Patienten unterstützen, sitzende Haltung einzunehmen und Arme z. B. auf dem Nachttisch aufzustützen (immobile Patienten in 135°-Lagerung bringen),
- einen Spritzer der Lotion zwischen den Händen anwärmen, dabei keine Handschuhe oder Ringe bzw. Armbanduhr tragen,
- Lotion in langen gleichmäßigen Strichen von oben nach unten auf dem Rücken des Patienten verteilen (**Abb. P.4 a**); Patient bitten, nicht zu reden (Pflegeperson sollte auch nicht sprechen!), sich zu entspannen und auf die Berührung zu konzentrieren,
- Hände auf der Schulter des Patienten ablegen,
- Finger und Daumen liegen aneinander, die gesamte Handfläche ruht auf der Haut des Patienten,
- Hände gleiten in Kreisbewegungen nach unten, dabei üben Daumen und Zeigefinger einen sanften Druck aus,

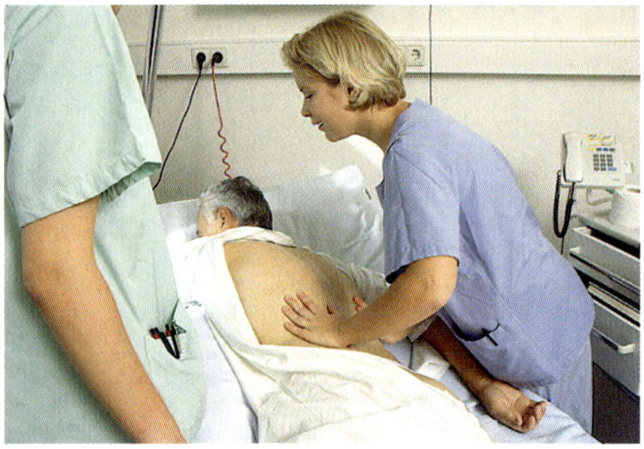

Abb. P.4 a.

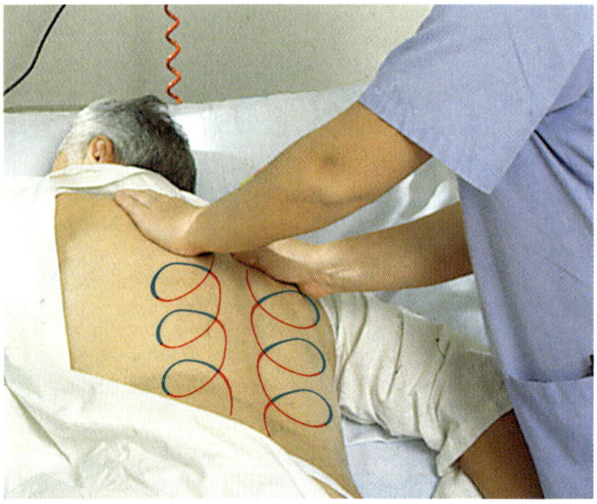

Ausatmen —— Einatmen ——
b

- während der Ausatmung beidseits der Wirbelsäule leichten Druck ausüben und die Kreisbewegung nach außen beginnen (**Abb. P.4 b**),
- den Druck langsam reduzieren, so dass während der ▸ ***Inspiration*** der Kreis in Richtung Wirbelsäule ohne Druck geschlossen wird,
- in dieser Weise mehrere Kreisbewegungen bis zum unteren Rand des Brustkorbes ausführen,
- anschließend die Hände nacheinander lösen und auf die Schultern zur Ausgangsposition zurücklegen,
- fünf- bis achtmal in gleichmäßigem ▸ ***Atemrhythmus*** den gesamten Rücken einreiben; abschließend vom Nacken bis zum Steißbein ausstreichen,
- Rücken warm zudecken und Patienten ruhen lassen.

M Während der gesamten Einreibung bleibt der Körperkontakt zwischen der Pflegekraft und dem Patienten bestehen. Zum Zurückbringen der Hände vom Steiß- zum Nackenbereich Hände versetzt vom Rücken nehmen.

Wie eine atemstimulierende Einreibung durchgeführt wird, können Sie sich auf der DVD ansehen.

Nachbereitung

- Patient beim Rücklagern unterstützen,
- sich vor dem Verlassen des Zimmers nach dem Befinden des Patienten und seiner Bedürfnisse bezüglich Lagerung, Getränken, Belüftung des Zimmers usw. erkundigen,
- gebrauchte Materialien sachgerecht versorgen,
- abschließend Hände nach ▸ ***Hygieneplan*** desinfizieren,
- Maßnahme durch Eintragung in die ▸ ***Patientendokumentation*** mit Handzeichen und Uhrzeit dokumentieren.
- **Blick zurück:** Hat der Patient Ruhe? Ist er gut zugedeckt?

Atemtraining

Definition

Verfahren zum Training der Lungenfunktion durch Beeinflussung der Ausatmung z. B. durch **V**ario-**R**esistance-**P**ressure-Gerät (VRP) oder der Einatmung z. B. durch **S**ustained-**M**aximal-**I**nspiration-Trainer (lange anhaltende Einatmung, SMI-Trainer).

Ziel

- Verbesserung der Atemfunktion durch Training der Ein- und Ausatmung.

Indikationen

Ein Atemtraining ist z. B. indiziert bei:

- schlechter oder ungenügender Belüftung der Lunge durch flachere Atmung z. B. nach Operationen,
- Bettlägerigkeit.

M Patienten mit geplanten Eingriffen sollten bereits vor der Operation von der Physiotherapie in Techniken zum schmerzfreien Atmen und Abhusten sowie in die Anwendung des Atemtrainers eingewiesen werden.

Vorbereitung der Materialien

- ▸ ***Atemtrainer*** (z. B. VRP-Gerät, SMI-Atemtrainer),
- frisches Mundstück, wenn Patient Gerät zum ersten Mal benutzt.

Durchführung

- Hände nach ▸ ***Hygieneplan*** desinfizieren,
- benötigte Gegenstände auf desinfizierter Arbeitsfläche (z. B. Nachttischablage) richten und Atemtrainer auf Funktionsfähigkeit überprüfen,
- Patienten über geplante Maßnahme informieren, Türen schließen und Besucher aus dem Patientenzim-

mer bitten bzw. die Situation zur Anleitung nutzen, wenn gewünscht,
- ▶ *Patientenbett* auf eine Rücken schonende Arbeitshöhe bringen,
- Patient unterstützen, Oberkörper hoch zu lagern,
- Patient soll mit seinem Mund das Mundstück fest umschließen.
- **SMI-Atemtrainer:** Ball der ersten oder zweiten Kammer durch eine tiefe Einatmung nach oben bewegen (**Abb. P.5 a**) und kurz oben halten.
- **VRP-Gerät:** Luft durch das Gerät ausatmen (**Abb. P.5 b**). Eine Kugel im Innern sorgt für unterschiedliche Widerstände, wodurch die Ausatmenluft in den Bronchien eine Sekretmobilisation bewirkt.
- Jedes Training sollte ca. 10 Min. dauern, wobei der Patient kurze Pausen einlegen sollte. Führt der Patient die Übungen zu schnell durch, dann besteht die Gefahr der ▶ *Hyperventilation*.

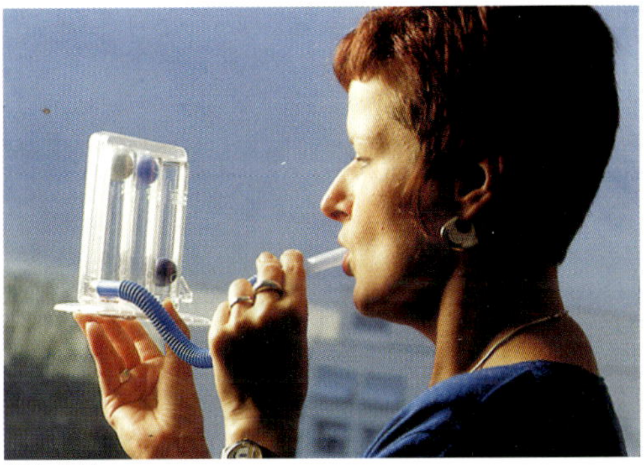

Abb. P.5 a.

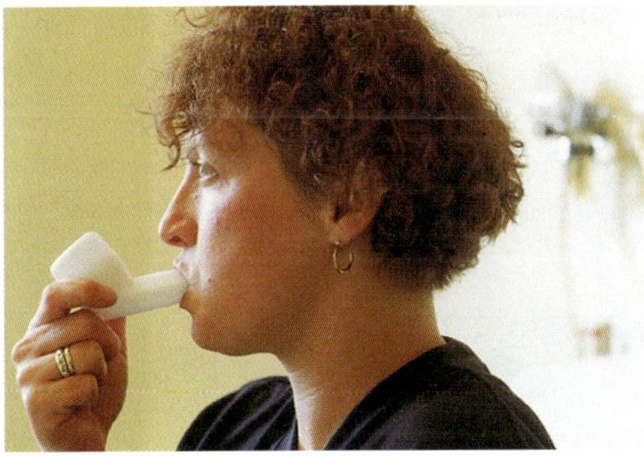

b

P Ein sehr einfacher Atemtrainer, der ohne großen Kostenaufwand eingesetzt werden kann, ist die sog. Blubberflasche. Der Patient bläst über einen Plastikschlauch in eine halb gefüllte Wasserflasche. Dadurch erhöht sich der Ausatemwiderstand und die Lunge entfaltet sich.

Nachbereitung
- Patient beim Rücklagern unterstützen,
- sich vor dem Verlassen des Zimmers nach dem Befinden des Patienten und seiner Bedürfnisse bezüglich Lagerung, Getränken, Belüftung des Zimmers usw. erkundigen,
- gebrauchte Materialien sachgerecht ver- bzw. entsorgen (z. B. Mundstück und Schlauchsystem desinfizieren),
- abschließend Hände nach ▶ *Hygieneplan* desinfizieren,
- Maßnahme durch Eintragung in die ▶ *Patientendokumentation* mit Handzeichen und Uhrzeit dokumentieren.
- **Blick zurück:** Hat der Patient ausreichend lang trainiert?

Kinderkrankenpflege

Vibrationen sind eine zusätzliche Möglichkeit zur Sekretlösung. Dazu eignen sich für Säuglinge und Kleinkinder sehr gut elektrische Zahnbürsten.

Durchführung
- Borsten mit einem Mulltupfer umwickeln,
- in verschiedenen Lagen (**Abb. P.6**) immer in Richtung der ▶ *Hauptbronchien* von z. B. außen nach innen und unten nach oben vibrieren (dabei nicht zu fest aufdrücken),
- Vibrationen mehrmals täglich durchführen.

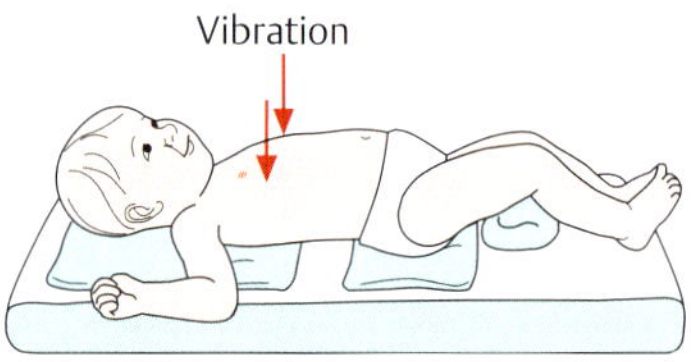

a Rückenlage, flach

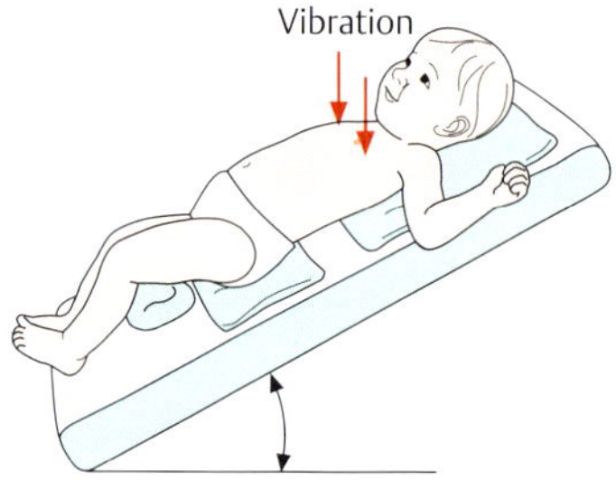

b Rückenlage, Oberkörper hoch

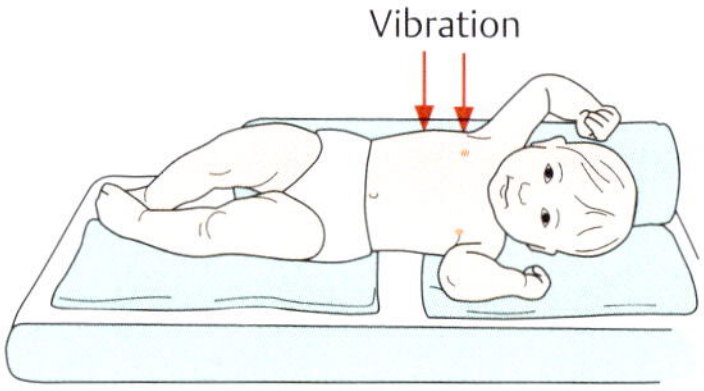

c Seitenlage, flach

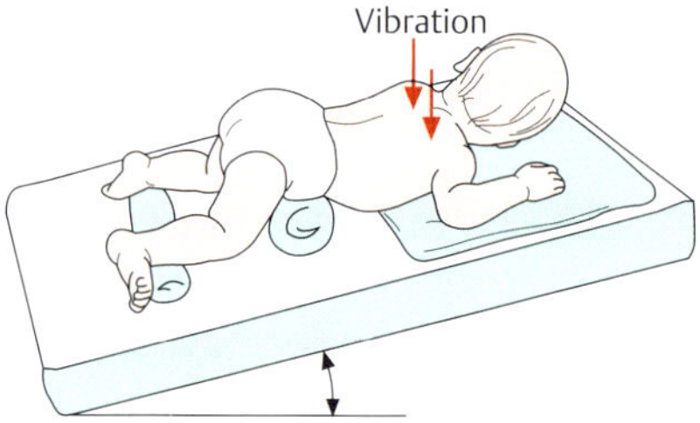

d Hängebauchlage

Abb. P.6.

Infobox

Literatur

Kamphausen U. Prophylaxen in der Pflege, 3. Aufl. Stuttgart: Kohlhammer; 2005

Hoehl M, Kullick P. Kinderkrankenpflege und Gesundheitsförderung, 3. Aufl. Stuttgart: Thieme; 2008

Internetadressen

http://www.modernealtenpflege.de

http://www.atemwegsliga.de

Port-Pflege / Injektion

Definition

Port (engl. Anschluss, Schnittstelle): subkutan implantiertes kleines Metall-Gehäuse mit Membran und Gefäßanschluss zur Durchführung der Infusions-Chemotherapie, häufiger Blutabnahmen. Die ▸ ***Implantation*** eines Ports erfolgt unter Lokalanästhesie bzw. Allgemeinnarkose. Empfohlene venöse Implantationsstellen für den Katheter sind die Vena cephalica, die Vena subclavia oder die Vena jugularis interna und externa (**Abb. P.7**).

Der Port besteht aus der Portkammer, der Portbasis, dem Auslassröhrchen und dem Septum (oder der Membran) aus Silikon (**Abb. P.8**). Die Kammer oder das Gehäu-

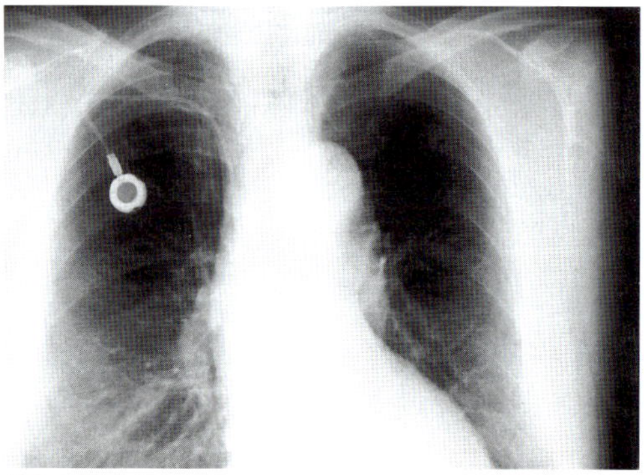

Abb. P.7.

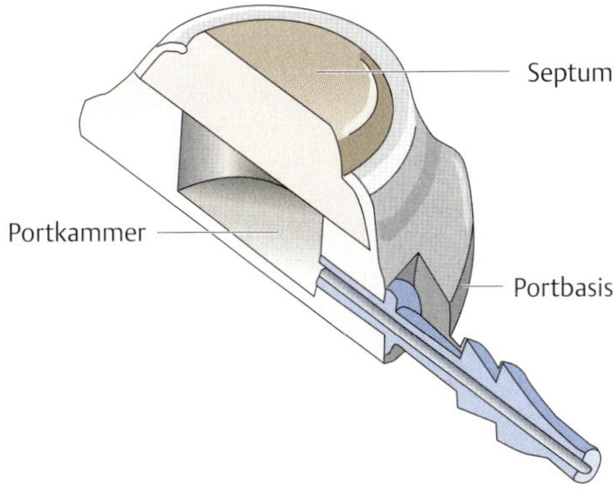

Abb. P.8.

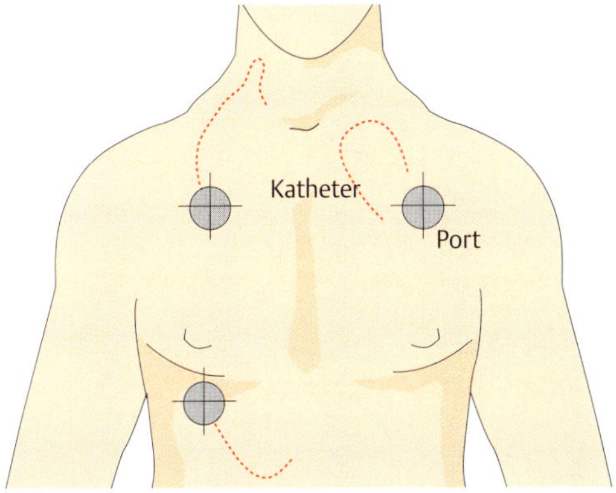

Abb. P.9 a.

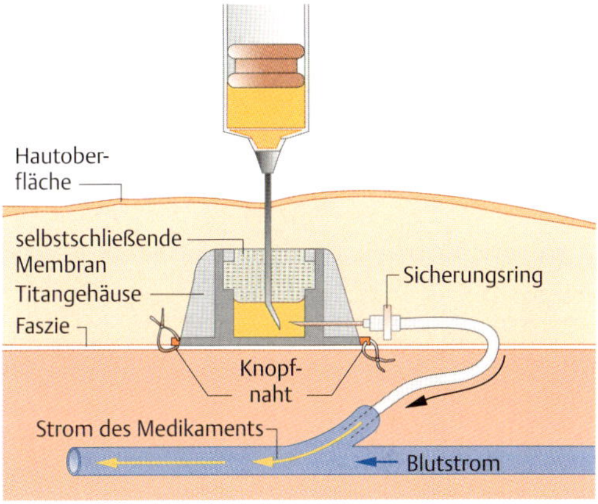

b

se besteht entweder aus dem Metall „Titan" oder aus einem Kunststoff-Mantel, in die eine Kammer aus Titan eingebaut ist. Der Katheter wird mit einem speziellen Verschluss auf dem Auslassröhrchen fixiert.

Ziel

- Dauerhafter Zugang zum venösen oder arteriellen Gefäßsystem (**Abb. P.9**).

Indikationen

Indiziert ist ein Port z. B.:

- zur Langzeittherapie von Zytostatika (S. 393),
- bei Patienten mit schlechtem peripherem Venenstatus,
- zur ▸ ***Infusionstherapie***,
- zur ▸ ***parenteralen Ernährung***.

M Die Implantation eines Ports ist ärztliches Aufgabengebiet. Die Pflegeperson assistiert dem Arzt (z. B. Patienten in die richtige Lage bringen, Anreichen von Materialien, Fixieren des Ports) und überwacht die ▸ ***Vitalfunktionen***. Nach dem Legen kontrolliert sie regelmäßig die Durchgängigkeit und beobachtet die Hautumgebung auf Entzündungszeichen.

Punktion des Ports zur Infusionstherapie

Vorbereitung der Materialien

- Unsterile Materialien:
  - Einmalhandschuhe,
  - Desinfektionslösung,
  - Abwurfbeutel,
  - Infusionsständer.
- Sterile Materialien:
  - ▸ ***Portpunktionsset*** mit spezieller ▸ ***Portkanüle*** (non-coring = nicht stanzend) und 10 ml Spritze,
  - 10 ml NaCl 09 % Lösung,
  - ▸ ***Heparin***-Lösung,
  - Aufziehkanüle, Tupfer,
  - ▸ ***Infusionsbesteck***,
  - Infusionslösung nach Arztverordnung,
  - ▸ ***Transparentverband***.

Durchführung

- Hände nach ▸ ***Hygieneplan*** desinfizieren,
- benötigte Gegenstände auf desinfizierter Arbeitsfläche (z. B. fahrbarer Tisch) richten und auf Vollständigkeit überprüfen,
- Infusion richten (S. 138 f), Spritze mit z. B. 200 I.E. Heparin in 10 ml NaCl 0,9 % nach Arztverordnung aufziehen (S. 195) und beschriften,
- Patienten über geplante Maßnahme informieren (auch bewusstlose Patienten!), Fenster und Türen

schließen und Besucher aus dem Patientenzimmer bitten,
- evtl. den Handlungsablauf störende Kleidungsstücke entfernen, dabei die Intimsphäre beachten und für Sichtschutz sorgen,
- Patienten so lagern, dass ein ungehinderter Zugang zum Port möglich ist, ▸ ***Patientenbett*** auf eine Rücken schonende Arbeitshöhe bringen,
- Handschuhe anziehen und Konnektionsstellen großflächig mit sterilem Tupfer und alkoholischer Hautdesinfektionslösung desinfizieren (**Abb. P.10 a**); Einwirkzeit beachten.

M Vor jeder Behandlung muss die korrekte Lage des Portgehäuses getastet werden und sichergestellt sein, dass keine Wunde oder Infektion vorliegt.

- Portkammer mit „alkoholnassen" Fingern unter der Haut abtasten und mit 2 Fingern in ihrer Lage fixieren (**Abb. P.10 b**),
- Kanüle vorsichtig und senkrecht zur Grundplatte in die Silikonmembran einführen bis der Widerstand des Portkapsel-Bodens erreicht ist (**Abb. P.10 c**),
- kleine Lösungsmengen (1 – 2 ml) im Intervall ins Portsystem injizieren, einwirken lassen und Durchgängigkeit prüfen,
- Infusion anschließen und ▸ ***Tropfgeschwindigkeit*** nach Arztverordnung einstellen,
- Portnadel mit sterilem Gaze- oder ▸ ***Transparentverband*** verbinden (**Abb. P.10 d**).

Nachbereitung

- Patienten evtl. rücklagern und beim Anziehen unterstützen,

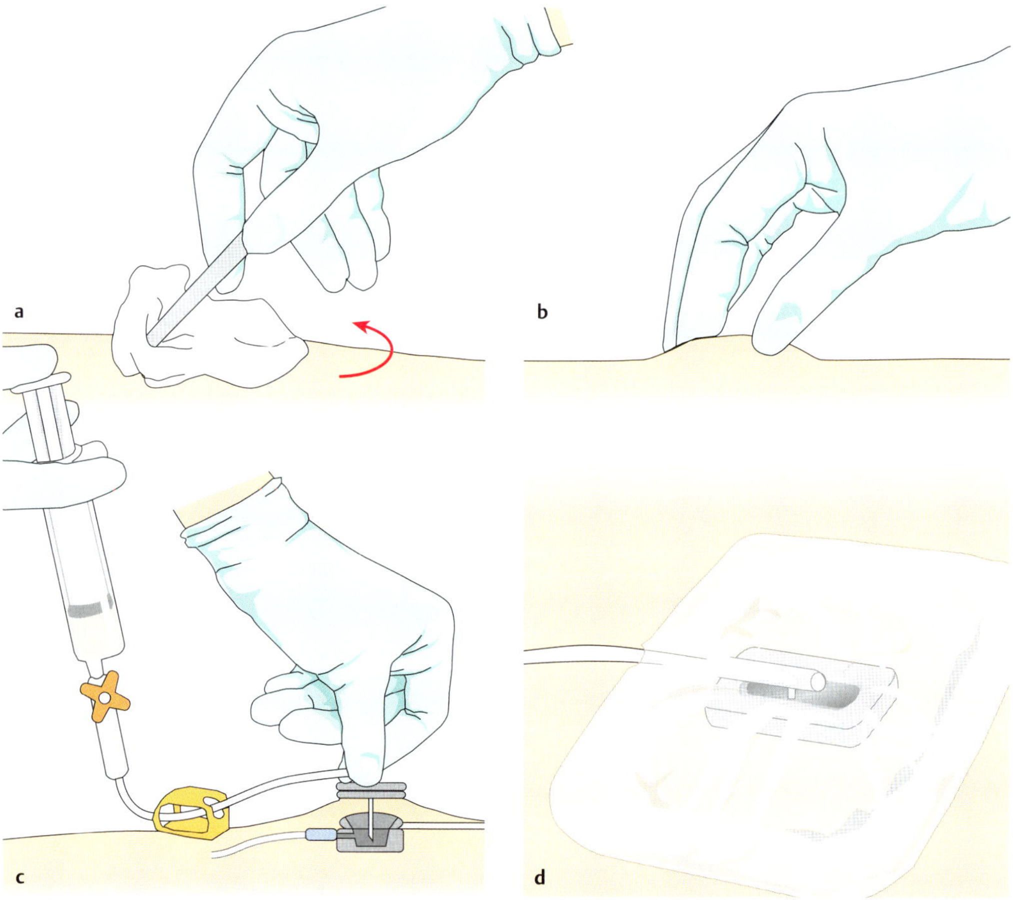

Abb. P.10.

- sich vor dem Verlassen des Zimmers nach dem Befinden des Patienten und seiner Bedürfnisse bezüglich Lagerung, Getränken, Belüftung des Zimmers usw. erkundigen,
- gebrauchte Materialien sachgerecht ver-, bzw. entsorgen (z. B. Einmalspritze in Plastikmüll),
- abschließend Hände nach ▸ ***Hygieneplan*** desinfizieren,
- Maßnahme durch Eintragung in die ▸ ***Patientendokumentation*** (▸ ***Fieberkurve***) mit Handzeichen und Uhrzeit dokumentieren.
- **Blick zurück:** Ist die am Patienten vorgenommene Handlung korrekt (z. B. wurde der Port richtig punktiert und anschließend richtig verbunden?) und vollständig ausgeführt worden. Können schon Vorbereitungen für evtl. nachfolgende Tätigkeiten getroffen werden?

Regeln zum weiteren Umgang mit Portsystemen

- Zur Punktion des Septums möglichst eine 10 ml Spritze verwenden sowie ausschließlich ▸ ***non-coring Spezialkanülen***. Die Kanülen sind nur für den Einmalgebrauch bestimmt.
- Eine Punktion von Ports mit herkömmlichen Nadeln ist **absolut verboten**, da dadurch Fragmente aus dem Pfropfen gestanzt werden, welche den Katheter verlegen können und ein kompakter Verschluss des Stichkanals nach Entfernen der Kanüle nicht erfolgt.
- Um eine höhere Durchflussrate zu erreichen, kann das System mit maximal drei Kanülen gleichzeitig punktiert werden.
- Wenn unterschiedliche Lösungen nacheinander (insbesondere Zytostatika) infundiert werden, sollte das System jeweils mit 5 – 10 ml NaCl 0.9 % zwischengespült werden, um Interaktionen der jeweiligen Medikamente zu vermeiden.
- Nach dem Einlaufen der Infusion wird der Port-Katheter abgeklemmt und die Infusion entfernt. Anschließend wird er mit einer 10 ml Heparin/ NaCl 0,9 %Lösung (200 I.E. Heparin in 10 ml NaCl 0,9 %) nach Arztverordnung gespült, ▸ ***heparinisiert*** und abgestöpselt. Die Maßnahme ist bei einem ruhenden Port alle 3 – 4 Wochen zu wiederholen. Ein Wechsel der Port-Nadel soll spätestens nach 7 Tagen erfolgen.
- Laut Herstellerangaben können die Kathetersysteme zwischen 240 bis 315 Tage liegen.
- Von der Aspiration von Blut als Positions- bzw. Durchgängigkeitskontrolle wird dringend abgeraten, da die Port-Innenfläche eine nicht physiologische und damit gerinnungsaktivierende Oberfläche darstellt.
- Bei Verdacht auf ▸ ***Thrombosierung*** oder unklarer Situation wird der Port nach Arztverordnung ▸ ***radiologisch*** oder ▸ ***dopplersonografisch*** kontrolliert.

Infobox

Literatur

Schewior-Popp S et al. (Hrsg.). Thiemes Pflege, 11. Aufl. Stuttgart: Thieme; 2009

Internetadresse

http://www.schmerzliga.de
http://www.forum-schmerz.de

Pulskontrolle

Definition

Der Puls ist die vom Herzschlag durch das Arteriensystem getriebene und an den Gefäßwänden spürbare Blutwelle. Er ist tastbar, wo eine oberflächliche Arterie gegen eine härtere Unterlage gedrückt werden kann (z. B. Radialispuls) oder in herznahen Gefäßen (z. B. Karotispuls). Kontrolliert werden ▸ ***Pulsfrequenz***, ▸ ***Pulsqualität*** und ▸ ***Pulsrhythmus***. Der Puls kann in Ruhe oder über ein Herzfrequenzmessgerät während Belastung gemessen werden.

Ziele

- Pulskontrolle im Rahmen der Vitalzeichenkontrolle,
- rechtzeitiges Erkennen von Veränderungen.

Indikationen

Indiziert ist eine Pulskontrolle z. B.:

- zur Überwachung bei Herz-Kreislauferkrankungen,
- beim ▸ *Schellong-Test*.

Vorbereitung der Materialien

- Pulsuhr,
- evtl. ▸ ***Herzfrequenzmessgerät*** mit elastischem Brustgurt und Elektrode.

Manuelle Pulskontrolle

Durchführung

- Hände nach ▸ ***Hygieneplan*** desinfizieren,
- Patienten über geplante Maßnahme informieren (auch bewusstlose Patienten!), Fenster und Türen

schließen und Besucher aus dem Patientenzimmer bitten,
- Arterie zur Pulsmessung auswählen (**Abb. P.11 a**). In der Regel wird der Puls an der A. radialis (= Speichenschlagader an der Daumenseite des Handgelenks) getastet. Bei Patienten im Schock, mit Herz-Kreislauf-Stillstand oder mit schlecht tastbarem Radialispuls, erfolgt die Kontrolle herznah an der A. carotis (Halsschlagader) oder A. femoralis (Leistenschlagader),
- Patienten unterstützen, sich so zu lagern, dass der gewünschte Pulsort gut zugänglich ist (z. B. flache Rückenlage bei der Pulskontrolle in der Leiste), Bett auf eine Rücken schonende Arbeitshöhe bringen,
- Zeige-, Mittel- und Ringfinger auf den Pulsort legen (z. B. Radialispuls) und Arterie mit sanftem Druck nach unten drücken (**Abb. P.11 b**),
- bei Normalwerten Pulsschläge 15 Sek. lang auszählen und Ergebnis mit 4 multiplizieren (= 1 Min). Bei Patienten mit ▸ ***Herzrhythmusstörungen*** (z. B. ▸ ***Arrhythmien*** oder ▸ ***Bradykardie****/Tachykardie*) Puls eine volle Minute auszählen und Arzt informieren, wenn diese Veränderungen nicht bekannt sind. Evtl. beim Patienten nachfragen, ob er sich vorher körperlich belastet hat (bei Tachykardie), viel Sport treibt (bei Bradykardie) bzw. Rhythmusstörungen bekannt sind,
- beim Auszählen auf ▸ ***Pulsrhythmus*** und -qualität achten.

M Beim Messen des Karotispulses sollte immer beidseitig aber nie gleichzeitig gemessen werden, um evtl. Unterschiede durch Gefäßverengung festzustellen (Arztinfo!). Mit mäßigem Druck messen, da es sonst durch eine Reizung von Druckrezeptoren zu einer Verlangsamung der Pulsfrequenz kommen kann.

Nachbereitung

- Patienten beim Rücklagern unterstützen,
- sich vor dem Verlassen des Zimmers nach dem Befinden des Patienten und seiner Bedürfnisse bezüglich Lagerung, Getränken, Belüftung des Zimmers usw. erkundigen,
- abschließend Hände nach ▸ ***Hygieneplan*** desinfizieren,
- Maßnahme durch Eintragung in die ▸ ***Patientendokumentation*** mit Handzeichen und Uhrzeit dokumentieren (einen arrhythmischen Puls durch eine geschlängelte Linie im Dokumentationssystem festhalten).
- **Blick zurück:** Wann muss bei einem veränderten Puls das nächste Mal kontrolliert werden?

P Messen Sie den Puls nicht mit dem eigenen Daumen, denn dann besteht die Gefahr, dass Sie Ihren eigenen Daumenpuls ermitteln und nicht den Puls des Patienten.

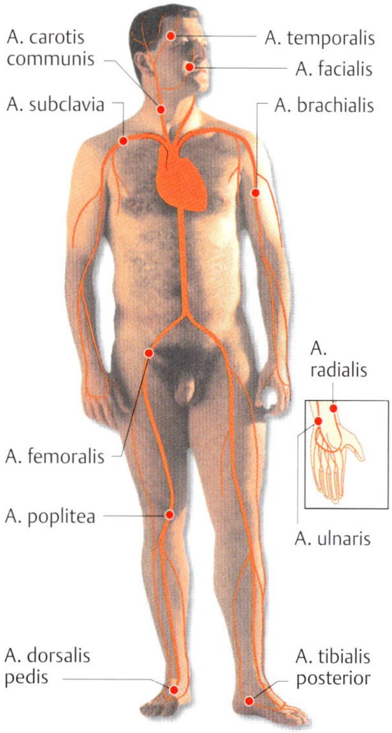

Abb. P.11 a.

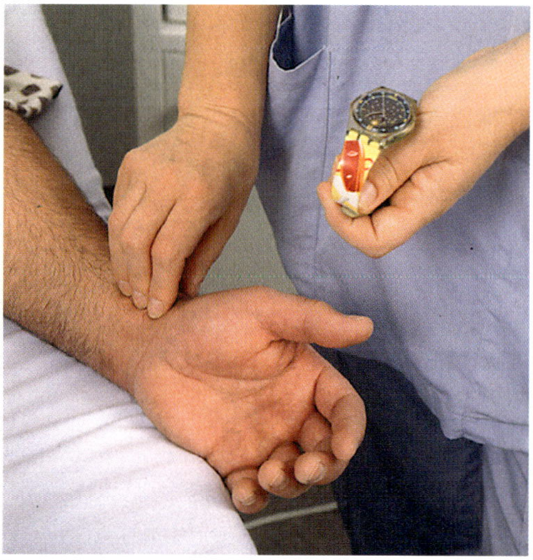

b

Pulsmessung mit dem Herzfrequenzmessgerät

Durchführung

- Hände nach ▸ ***Hygieneplan*** desinfizieren,
- benötigte Gegenstände (Brustgurt und Uhr, **Abb. P.12**) auf desinfizierter Arbeitsfläche (z. B. Tablett) richten und Funktionsfähigkeit überprüfen,
- Patienten über geplante Maßnahme informieren, Fenster und Türen schließen,
- evtl. den Handlungsablauf störende Kleidungsstücke entfernen, dabei die Intimsphäre beachten und für Sichtschutz sorgen,
- Patient unterstützen, zum Anbringen des Gurts Oberkörper nach oben zu bringen bzw. bei einer Belastungsprobe bitten, sich auf das Fahrrad zu setzen,
- Sender mit einem elastischen Brustgurt verbinden (Brustgurt nach Herstellerangaben anfeuchten),
- Gurt um den Brustkorb legen: Sender liegt bei Frauen unter dem Brustansatz, bei Männern zwei Finger breit unter der Brustwarze (**Abb. P.13 a**),
- Empfänger wie eine Armbanduhr anlegen und Herzfrequenz-Grenzwerte nach Arztverordnung einstellen bzw. programmieren und Alarm aktivieren (Sender schaltet Empfänger automatisch ein, beim Ablegen automatisch aus),
- exakte Funktion des Herzfrequenzmessgeräts durch Pulsfühlen und Blutdruckmessen überprüfen (**Abb. P.13 b**); Patienten während der Maßnahme auf Kreislaufschwäche beobachten und informieren, sich bei Veränderungen zu melden,
- nach Beendigung der Maßnahme Brustgurt und Uhr abnehmen, gespeicherte Herzfrequenzen dokumentieren.

Nachbereitung

- Patienten beim Rücklagern unterstützen,
- sich vor dem Verlassen des Zimmers nach dem Befinden des Patienten und seiner Bedürfnisse bezüglich Lagerung, Getränken, Belüftung des Zimmers usw. erkundigen,
- abschließend Hände nach ▸ ***Hygieneplan*** desinfizieren,
- Maßnahme durch Eintragung in die ▸ ***Patientendokumentation*** mit Handzeichen und Uhrzeit dokumentieren.
- **Blick zurück:** Wurde der Patient nicht überfordert? Ist die Rufanlage in Reichweite, damit er sich bei Veränderungen melden kann?

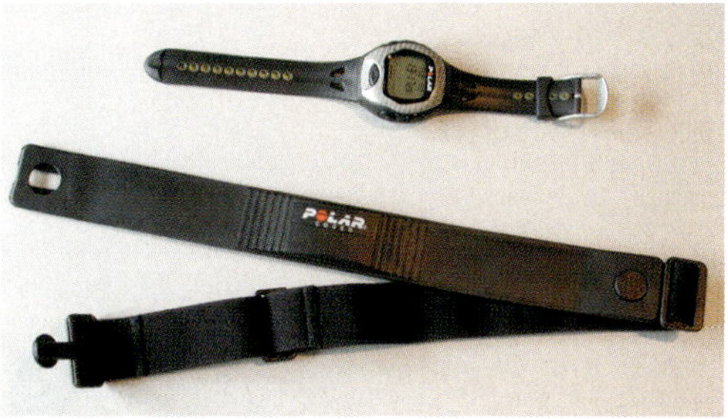

Abb. P.12.

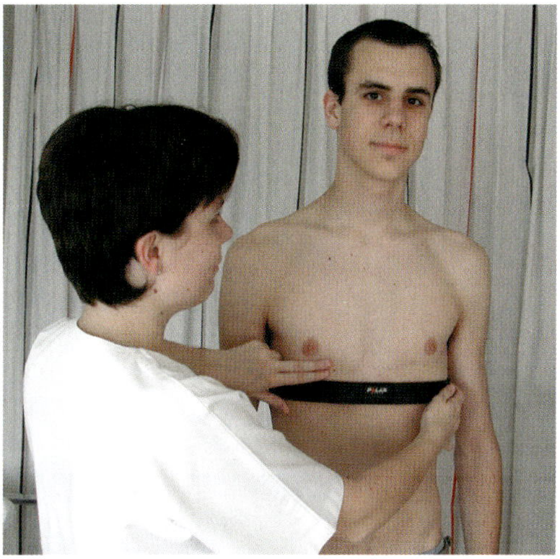

Abb. P.13 a.

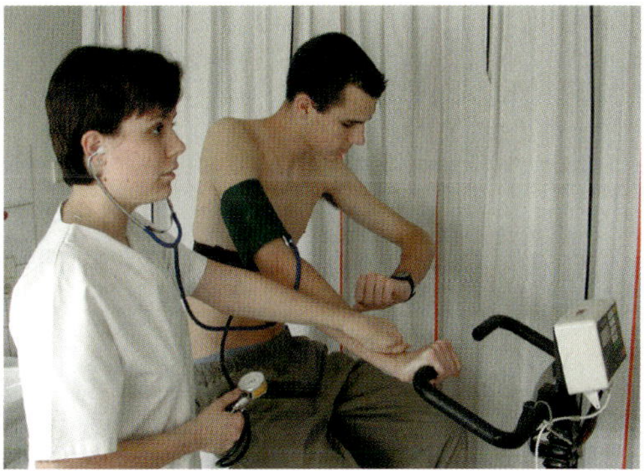

b

Kinderkrankenpflege

Bei Kindern ist das Pulsfühlen an der Arteria radialis schwierig. Fettpolster an den Unterarmen und das Wegziehen machen es oft unmöglich. Alternativen dazu sind z. B. Arteria temporalis, Arteria brachialis und die Arteria tibialis posterior (**Abb. P.14**). Kinder haben meist Angst vor diesen Maßnahmen, die die Pulsfrequenz beeinflussen kann. Daher ist es vor dem Pulsfühlen wichtig, dem Kind die Maßnahme alters- und situationsgerecht zu erklären.
Der Normalwert verändert sich in Abhängigkeit vom Alter (**Tab. P.1**).

Tab. P.1 Pulsfrequenz in Abhängigkeit vom Lebensalter

Alter	Normwert (Schläge pro Minute)
Frühgeborenes	bis 150
Neugeborenes	bis 140
Säugling bis 1 Jahr	ca. 110
Kleinkind	ca. 95
Schulkind	ca. 85
Jugendlicher	ca. 75
Erwachsener	ca. 60

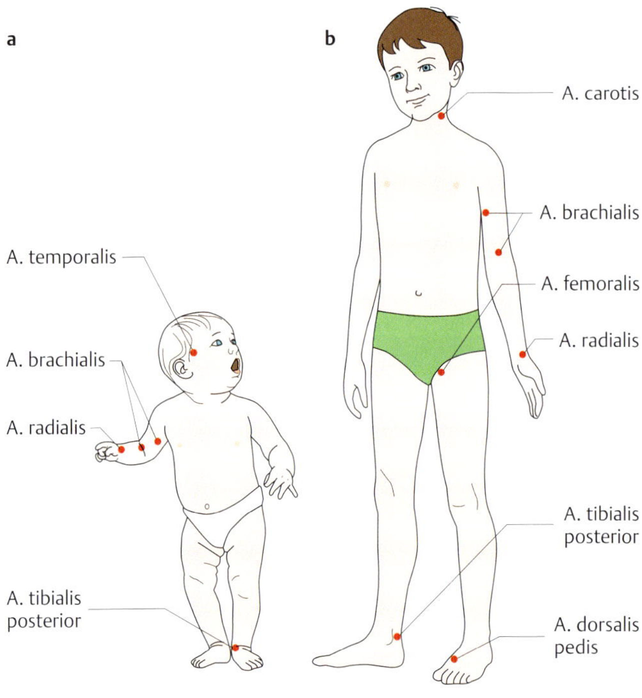

Abb. P.14.

Infobox

Literatur

Faller A, Schünke M. Der Körper des Menschen, 15. Aufl. Stuttgart: Thieme; 2008

Schewior-Popp S et al. (Hrsg.). Thiemes Pflege, 11. Aufl. Stuttgart: Thieme; 2009

Hoehl M, Kullick P. Kinderkrankenpflege und Gesundheitsförderung, 3. Aufl. Stuttgart: Thieme; 2008

Internetadressen

http://www.medizinfo.de
http://www.herz.hexal.de
http://www.medizinfo.de
http://www.dgk.org

Pulsoximetrie

Definition

Pulsoximetrie: Unblutige Messung der ▸ ***Sauerstoffsättigung*** (S_aO_2) des Blutes mittels eines transkutan angebrachten Messfühlers. Die Messung erfolgt spektralfotometrisch, je nach Gerät an den Fingerkuppen, Zehen oder Ohrläppchen.

Pulsoximeter: kleines batteriebetriebenes Gerät (**Abb. P.15**) a. y. b. mit Sensor zur nichtinvasiven Messung der arteriellen Sauerstoffsättigung und Pulsfrequenz.

Ziele

- Kontinuierliche Messung bzw. Kontrolle der Sauerstoffsättigung des Blutes.

Indikationen

Indiziert ist eine Pulsoximetrie z. B.:

- bei allen Notfällen (z. B. Patienten mit ▸ ***Ateminsuffizienz***, ▸ ***Schock***), bei denen eine kontinuierliche Überwachung der arteriellen Sauerstoffsättigung notwendig ist,
- zur Überwachung des Patienten während einer atmungs- und kreislaufbelastenden Untersuchung (z. B. ▸ ***Bronchoskopie***).

Vorbereitung der Materialien

- funktionsfähiger Pulsoximeter,
- evtl. Nagellackentferner und Tupfer.

Durchführung

- Hände nach ▸ ***Hygieneplan*** desinfizieren,
- benötigte Gegenstände auf desinfizierter Arbeitsfläche (z. B. Tablett) richten und auf Funktionsfähigkeit überprüfen,
- Patienten über geplante Maßnahme informieren (auch bewusstlose Patienten!), Fenster und Türen schließen und Besucher aus dem Patientenzimmer bitten,
- Patienten auf den Rücken lagern und Messdiode je nach Gerätetyp z. B. auf die vorher gereinigte Fingerkuppe anschließen (Fingernagel muss frei von Nagellack oder Blutresten sein!),
- Pulsoximeter einschalten,
- Messwerte (S_aO_2 und ▸ ***Pulsfrequenz***) kontinuierlich ablesen und Veränderungen registrieren.

M Der Normalwert für die arterielle Sauerstoffsättigung beträgt 95 – 100 %. Messfehler können sein: verschmutzte Messdioden, Nagellack, *Artefaktüberlagerungen* bei unruhigen Patienten oder Bewegungen an der betroffenen Patientenhand, lockerer oder zu fester Sitz der Messdiode, starke Umgebungshelligkeit und kalte Extremitäten (▸ ***Hypothermie***) des Patienten.

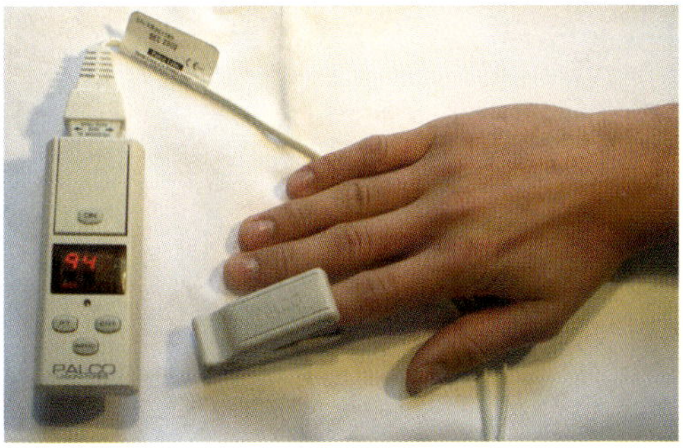

Abb. P.15 a.

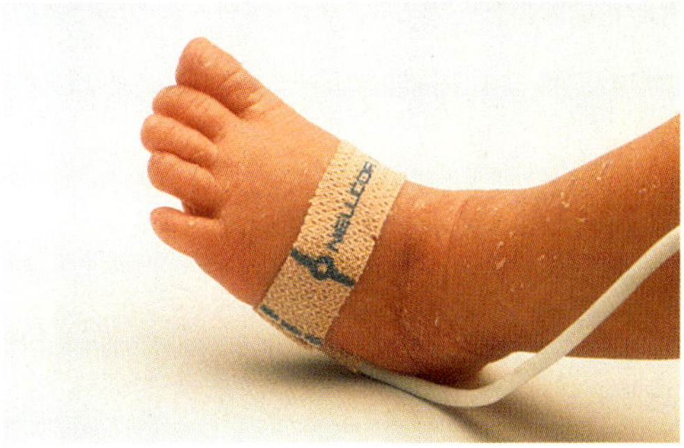

b

Nachbereitung

- Patienten evtl. rücklagern und beim Anziehen unterstützen,
- sich vor dem Verlassen des Zimmers nach dem Befinden des Patienten und seiner Bedürfnisse bezüglich Lagerung, Getränken, Belüftung des Zimmers usw. erkundigen,
- gebrauchte Materialien sachgerecht ver-, bzw. entsorgen (z. B. Tablett desinfizieren),
- abschließend Hände nach ▸ ***Hygieneplan*** desinfizieren,
- Maßnahme durch Eintragung in die ▸ ***Patientendokumentation/Notfallprotokoll*** mit Handzeichen und Uhrzeit dokumentieren.
- **Blick zurück:** Wurde der Pulsoximeter fachgerecht desinfiziert?

Infobox

Literatur

Ullrich L et al. (Hrsg.). Thiemes Intensivpflege und Anästhesie. Stuttgart: Thieme; 2005

Hoehl M, Kullick P. Kinderkrankenpflege und Gesundheitsförderung, 3. Aufl. Stuttgart: Thieme, 2008

Internetadresse

http://www.bdsoft.de/rettungsdienst

Punktionen und Biopsien

Definitionen

Punktion: Einstechen in eine natürliche (z. B. Blase, Bauchraum, Gefäß, Herzbeutel, Pleuraspalt, Duralsack) oder unnatürliche Körperhöhle (z. B. Abszess). Diagnostisch z. B. zur Gewinnung von Untersuchungsmaterialien und therapeutisch z. B. als Entlastungspunktion. Zur Punktion einer Vene s. S. 53, zur Blasenpunktion s. S. 46 f.

Biopsie: Entnahme einer Gewebeprobe zu diagnostischen Zwecken. Es gibt eine Vielzahl von Punktionen und Biopsien, von denen im Folgenden nur einige beschrieben werden können. Trotz der unterschiedlichen Punktionsorte ist das Vorgehen meist ähnlich. **Abb. P.16** gibt einen Überblick über den grundsätzlichen Ablauf einer Punktion.

M ▸ ***Patientenaufklärung*** und Durchführung ist ärztliches Aufgabengebiet. Die Pflegeperson richtet die Materialien, bereitet den Patienten vor (z. B. ▸ ***Prämedikation***) und sorgt für eine korrekte Lagerung. Sie assistiert dem Arzt während des Eingriffs und beobachtet bzw. überwacht den Patienten. Sie ist zuständig für den sachgerechten Transport des Untersuchungsmaterials ins Labor und die Versorgung der gebrauchten Gegenstände.

Arterielle Gefäßpunktion

Ziel

- Punktion einer Arterie zu diagnostischen oder therapeutischen Zwecken.

Indikationen

Indiziert ist eine arterielle Gefäßpunktion z. B. zur/zum:

- Injektion von Medikamenten zur Gefäßerweiterung (z. B. bei ▸ ***arterieller Verschlusskrankheit***),
- Einlegen eines Katheters zur ▸ ***Hämodialyse***, arteriellen Blutdruckmessung,
- ▸ ***Röntgenkontrastuntersuchung*** z. B. bei einer ▸ ***Nierenangiografie***,
- Blutentnahme zur Blutgasanalyse (S. 51 f).

Vorbereitung der Materialien

- Unsterile Materialien:
  - Blutdruckapparat mit Stethoskop,
  - Materialien zur ▸ ***Hautdesinfektion,***

Ablauf der Punktion – allgemeines Vorgehen

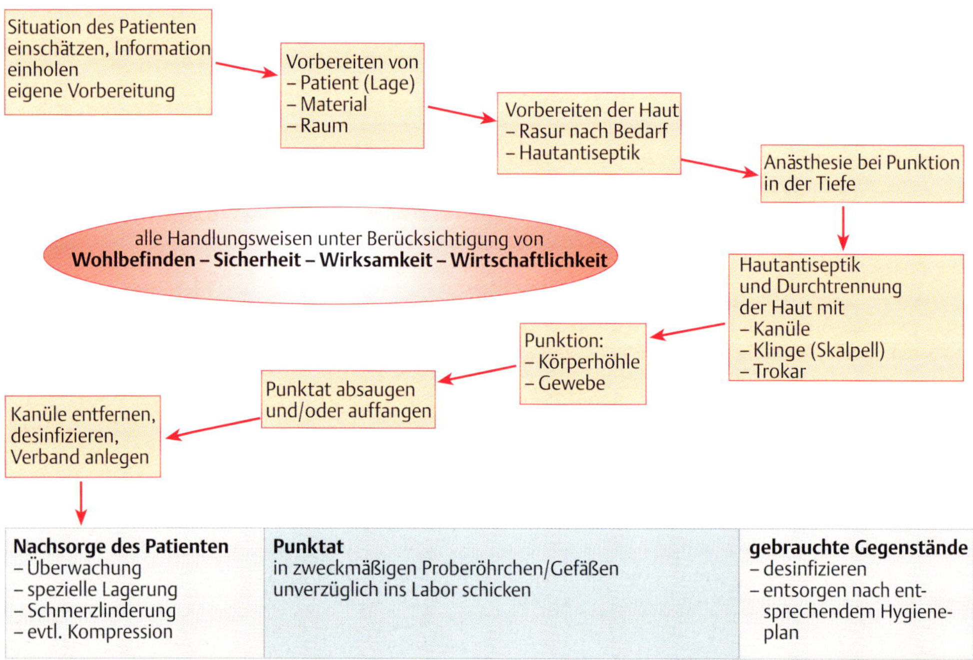

Abb. P.16.

- Materialien zur ▶ ***Lokalanästhesie***,
- Einmalhandschuhe,
- evtl. Materialien zur Rasur (S. 268),
- Bettschutz,
- Sandkissen zur Kompression,
- Laborröhrchen mit Leistungsanforderungsschein,
- Auffanggefäß,
- Abwurfbehälter,
- ▶ ***Kanülensicherheitsbox***,
- Blutgerinnungswerte und Einverständniserklärung des Patienten.

- Sterile Materialien:
  - Punktionskanüle (**Abb. P.17**) je nach Punktionsort (z. B. A. femoralis, A. radialis),
  - Spritze (z. B. für Lokalanästhetikum oder Kontrastmittel),
  - Tupfer,
  - Handschuhe,
  - Verbandmaterialien.

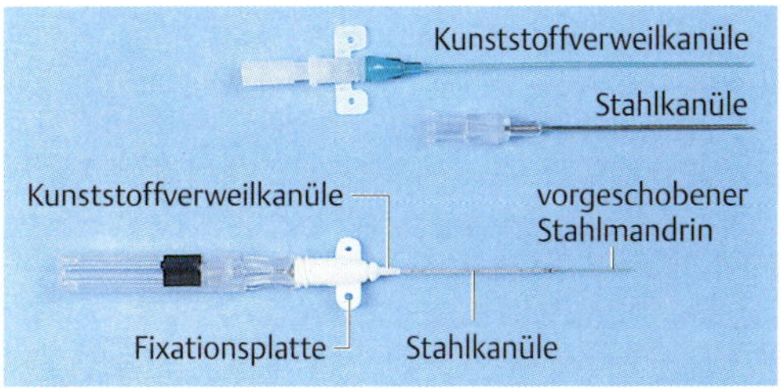

Abb. P.17.

Durchführung (am Beispiel Punktion der A. femoralis)

- Hände nach ▶ ***Hygieneplan*** desinfizieren,
- benötigte Gegenstände auf desinfizierter und steriler Arbeitsfläche (z. B. fahrbarer Beistelltisch) richten und Vollständigkeit überprüfen,
- Laborröhrchen mit den Patientendaten etikettieren,
- Patienten nach Arztverordnung prämedizieren, Blase entleeren lassen und sich über Nüchternheit rückversichern,
- Patient über den Beginn der Maßnahme informieren (auch bewusstlose Patienten!), Fenster und Türen schließen,
- Besucher aus dem Patientenzimmer bitten und ▶ ***Patientenbett*** auf eine Rücken schonende Arbeitshöhe bringen,
- evtl. den Handlungsablauf störende Kleidungsstücke entfernen, dabei die Intimsphäre beachten, für Sicht- und für ausreichenden Wärmeschutz sorgen,
- Patienten unterstützen, flache Rückenlage einzunehmen,
- Bettschutz unterlegen und Einmalhandschuhe anziehen,
- evtl. Punktionsstelle rasieren (S. 268),
- dem Arzt assistieren: sterile Handschuhe anreichen, Desinfektionsmittel, Katheter, evtl. Spritze (z. B. mit Lokalanästhetikum oder Kontrastmittel),
- Patienten während der Punktion psychisch betreuen und ablenken,
- Puls, Blutdruck und Atmung während der Maßnahme regelmäßig kontrollieren und überwachen (evtl. EKG-Monitor und Pulsoximeter (S. 255) anschließen),
- evtl. auftretende Abwehrreflexe zum Schutz des Patienten verhindern und beruhigend auf ihn einwirken,
- beim Anlegen eines sterilen ▶ ***Kompressionsverbands*** mit Sandkissen (**Abb. P.18**) assistieren und Punktionsstelle für 5 Min. komprimieren.

Nachbereitung

- Patienten beim Rücklagern und beim Anziehen unterstützen; auf Bettruhe (je nach Situation) für ca. 6 Stunden hinweisen und Punktionsstelle mit Sandkissen komprimieren,
- Patient informieren, sich bei Schmerzen, Kreislaufschwäche oder Beobachtung von Nachblutung aus Punktionsgebiet sofort zu melden; Rufanlage in Reichweite bringen,
- sich vor dem Verlassen des Zimmers nach dem Befinden des Patienten und seiner Bedürfnisse bezüglich Lagerung, Getränken, Belüftung des Zimmers usw. erkundigen,
- gebrauchte Materialien sachgerecht ver- bzw. entsorgen; Blutprobe im Untersuchungsröhrchen mit Leistungsanforderungsschein ins Labor bringen lassen,
- abschließend Hände nach ▶ ***Hygieneplan*** desinfizieren,
- Maßnahme durch Eintragung in die ▶ ***Patientendokumentation*** mit Handzeichen und Uhrzeit dokumentieren.
- **Blick zurück:** Wurde der Verband ausreichend komprimiert? Ist der Kreislauf des Patienten stabil?

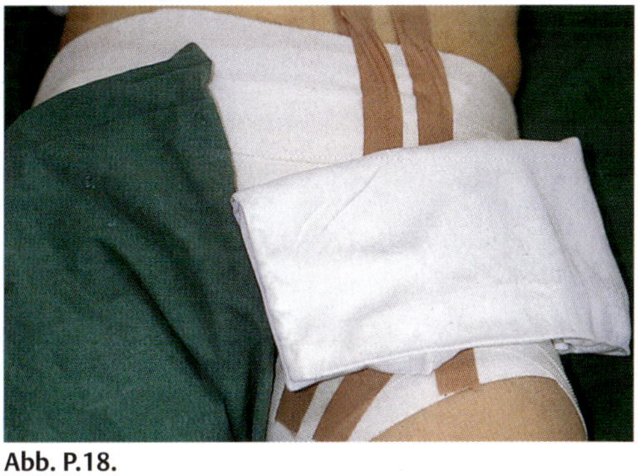

Abb. P.18.

M Nach der Punktion die Vitalzeichen engmaschig kontrollieren und den Verband auf Nachblutungen beobachten.

Aszitespunktion

Definition

Entleerung einer Flüssigkeitsansammlung im Bauchraum durch Punktion der freien Bauchhöhle. Durch den Einsatz von Diuretika ist diese Maßnahme seltener geworden.

Ziel

Entleerung von pathologischen Flüssigkeitsansammlungen aus der Bauchhöhle.

Indikationen

Indiziert ist eine Aszitespunktion z. B.:

- als Entlastungspunktion bei ausgedehntem ▸ ***Aszites***,
- zum Nachweis von Zellen und Erregern.

Vorbereitung der Materialien

- Unsterile Materialien:
  - Blutdruckapparat mit Stethoskop,
  - Materialien zur ▸ ***Hautdesinfektion***,
  - Materialien zur ▸ ***Lokalanästhesie***,
  - Einmalhandschuhe,
  - Klemme,
  - evtl. Materialien zur Rasur (S. 268),
  - Bettschutz,
  - Bauchbinde,
  - Laborröhrchen mit Leistungsanforderungsschein,
  - Auffanggefäß,
  - Abwurfbehälter,
  - Senkwaage zur Bestimmung des ▸ ***spezifischen Gewichts***,
  - ▸ ***Kanülensicherheitsbox***,
  - Blutgerinnungswerte, Körpergewicht und Einverständniserklärung des Patienten.
- Sterile Materialien:
  - ▸ ***Trokar*** oder dicklumige Punktionskanüle mit Drainagekatheter,
  - Tupfer,
  - Pinzetten,
  - ▸ ***Stichlanzette***,
  - Spritze (20 ml) zur Probengewinnung,
  - Ablaufschlauch,
  - Lochtuch,
  - Handschuhe,
  - evtl. ▸ ***Nahtmaterial*** mit ▸ ***chirurgischen Nadeln***,
  - Verbandmaterialien.

P Alternativ kann eine *Venenverweilkanüle* mit einem Infusionssystem verbunden (die Tropfenkammer ist abgeschnitten) als Punktionskanüle verwendet werden.

Durchführung

- Hände nach ▸ ***Hygieneplan*** desinfizieren,
- Patienten nach Arztverordnung prämedizieren und sich über Nüchternheit rückversichern,
- Laborröhrchen mit den Patientendaten etikettieren,
- benötigte Gegenstände auf desinfizierter und steriler Arbeitsfläche richten und Vollständigkeit überprüfen,
- Patienten über Beginn der geplanten Maßnahme informieren und Blase entleeren lassen, Fenster und Türen schließen,
- Besucher aus dem Patientenzimmer bitten und ▸ ***Patientenbett*** auf eine Rücken schonende Arbeitshöhe bringen,
- den Handlungsablauf störende Kleidungsstücke entfernen, dabei Intimsphäre wahren und für Sichtschutz und ausreichenden Wärmeschutz sorgen,
- bettlägerige Patienten in leichte Linksseitenlage mit leicht erhöhtem Oberkörper bringen,
- Bauchumfang messen: dazu ober- und unterhalb des Zentimeterbandes Messstellen mit einem Stift links und rechts am Bauch kennzeichnen (**Abb. P.19**); ermittelten Wert dokumentieren,
- Bettschutz unterlegen und Einmalhandschuhe anziehen,
- evtl. Punktionsstelle rasieren (S. 268),
- Desinfektion und Lokalanästhesie der Punktionsstelle durch den Arzt (Einwirkzeit beachten!), evtl. Lochtuch vorlegen,
- dem Arzt assistieren: Stichlanzette, Trokar und Spritze anreichen. Flüssigkeit zur Probengewinnung abziehen, Rest in Auffangefäß ablaufen lassen. Nach Punktion Kanüle in Kanülensicherheitsbox entsorgen,
- Patienten während der Punktion psychisch betreuen und ablenken,

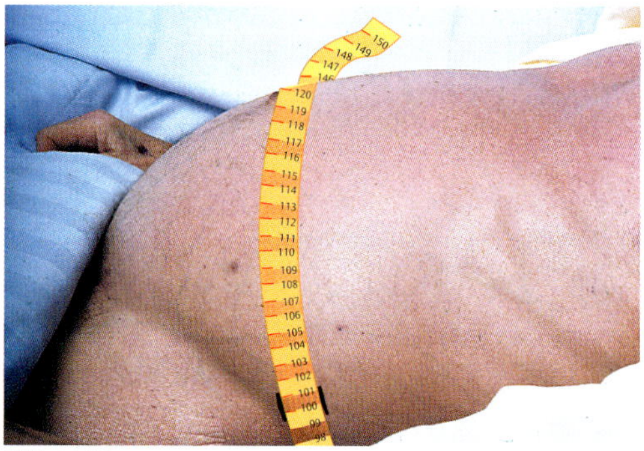

Abb. P.19.

- Puls, Blutdruck und Atmung während der Punktion und den Abfluss der Aszitesflüssigkeit regelmäßig kontrollieren,
- Bauchdecke auf evtl. auftretende Abwehrspannungen hin beobachten, beruhigend auf den Patienten einwirken,
- Geschwindigkeit und Menge der abfließenden Aszitesflüssigkeit nach Arztverordnung kontrollieren und evtl. durch das Setzen einer Klemme regulieren.

M Zu schnelles Ablassen der Aszitesflüssigkeit kann zu Kreislaufversagen und starkem Eiweißverlust führen.

- Menge des Punktats messen, spezifisches Gewicht zur Unterscheidung von ▶ ***Exsudat*** und ▶ ***Transsudat*** bestimmen und erneut Bauchumfang messen,
- assisitieren beim Anlegen eines aseptischen Verbands und beim Anlegen der Bauchbinde zur Kompression der Punktionsstelle für 24 Stunden.

Nachbereitung

- Patienten beim Rücklagern und beim Anziehen unterstützen; auf Bettruhe (je nach Situation) für ca. 6 Stunden hinweisen und Punktionsstelle mit Sandkissen komprimieren,
- Patient informieren, sich bei Schmerzen, Kreislaufschwäche oder Beobachtung von Flüssigkeitsaustritt aus Punktionsgebiet sofort zu melden; Rufanlage in Reichweite bringen,
- sich vor dem Verlassen des Zimmers nach dem Befinden des Patienten und seiner Bedürfnisse bezüglich Lagerung, Getränken, Belüftung des Zimmers usw. erkundigen,
- gebrauchte Materialien sachgerecht ver- bzw. entsorgen (z. B. Stichlanzette in die Kanülensicherheitsbox),
- Flüssigkeitsprobe im Untersuchungsröhrchen mit Leistungsanforderungsschein ins Labor bringen lassen,
- abschließend Hände nach ▶ ***Hygieneplan*** desinfizieren,
- Maßnahme durch Eintragung mit Mengenangabe, Aussehen und Beschaffenheit der abgelaufenen Aszitesflüssigkeit in die ▶ ***Patientendokumentation*** mit Handzeichen und Uhrzeit dokumentieren.
- **Blick zurück:** Ist die Punktionsstelle ausreichend komprimiert? Ist der Kreislauf des Patienten stabil?

M Nach der Punktion engmaschig die Vitalzeichen kontrollieren und den Verband auf Nachblutung beobachten.

Beckenkammpunktion, Beckenkammbiopsie (Crista-Biopsie)

Definition

Knochen- und/oder ▶ ***Knochenmarkbiopsie*** mittels Stanzkanüle (z. B. nach Jamshidi) oder Hohlfräse im Bereich des Darmbeinkamms (Crista iliaca) zur Gewinnung von Untersuchungsmaterial. Eine weitere Möglichkeit zur Gewinnung von Knochenmark ist die ▶ ***Sternalpunktion***.

Ziele

- Beckenkammpunktion: Aspiration von Knochenmark mit einer Spritze,
- Beckenkammbiopsie: Ausstanzen eines Knochenzylinders.

Indikationen

Indiziert ist eine Beckenkammpunktion bzw. -biopsie z. B.:

- zum Nachweis von Blutbildungsstörungen,
- zur Diagnose einer ▶ ***Leukämie***.

Vorbereitung der Materialien

- Unsterile Materialien:
  - Blutdruckapparat mit Stethoskop,
  - Materialien zur ▶ ***Hautdesinfektion***,
  - Materialien zur ▶ ***Lokalanästhesie***,
  - Einmalhandschuhe,
  - evtl. Materialien zur Rasur (S. 268),
  - Bettschutz,
  - Sandkissen,
  - Abwurfbehälter,
  - ▶ ***Kanülensicherheitsbox***,
  - Laborröhrchen mit Leistungsanforderungsschein,
  - Blutgerinnungswerte und Einverständniserklärung des Patienten.
- Sterile Materialien:
  - Punktionskanüle nach Jamshidi mit Trokar,
  - 5-ml-Spritze,
  - Loch-, Schlitztuch,
  - Handschuhe,
  - Verbandmaterialien.

Durchführung

- Hände nach ▶ ***Hygieneplan*** desinfizieren,
- Patienten nach Arztverordnung prämedizieren und sich über Nüchternheit rückversichern,
- Laborröhrchen mit den Patientendaten etikettieren,
- benötigte Gegenstände auf desinfizierter und steriler Arbeitsfläche richten und Vollständigkeit überprüfen,
- Patienten über Beginn der geplanten Maßnahme informieren und Blase entleeren lassen,

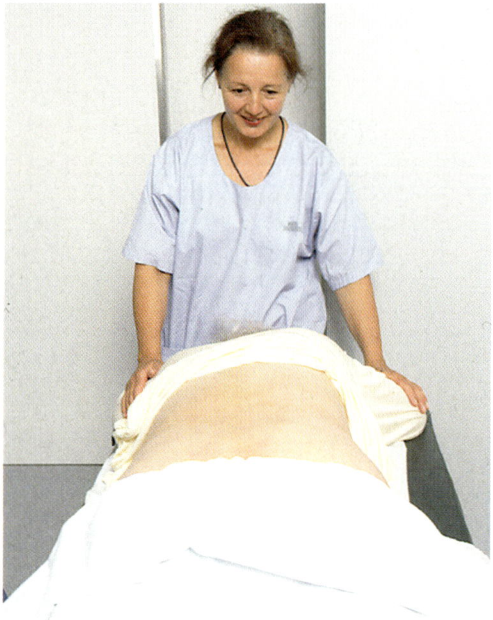

Abb. P.20.

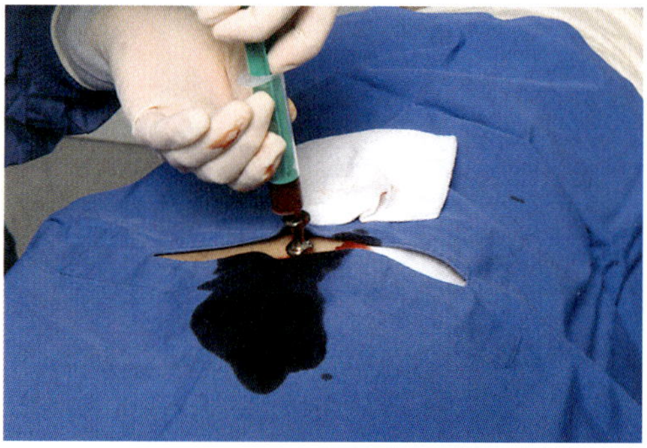

Abb. P.21 a.

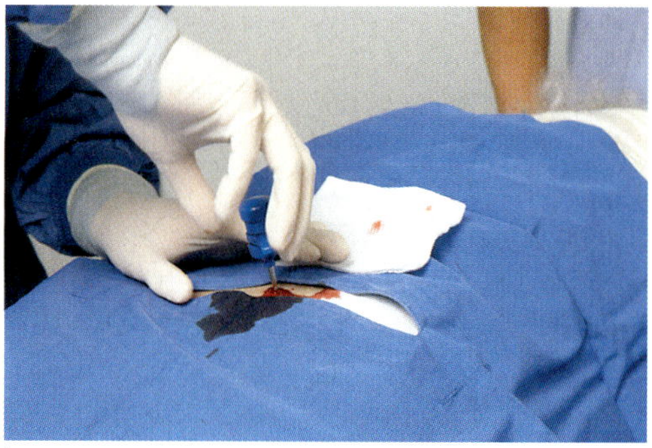

b

- Fenster und Türen schließen, Besucher aus dem Patientenzimmer bitten und ▸ ***Patientenbett*** auf eine Rücken schonende Arbeitshöhe bringen,
- den Handlungsablauf störende Kleidungsstücke entfernen, dabei Intimsphäre wahren und für Sichtschutz und ausreichenden Wärmeschutz sorgen,
- Patienten in flache Bauchlage bringen (**Abb. P.20**).
- Bettschutz unterlegen und Einmalhandschuhe anziehen,
- evtl. Punktionsstelle rasieren (S. 268),
- Desinfektion und Lokalanästhesie der Punktionsstelle durch den Arzt (Einwirkzeit beachten!), evtl. Loch-, Schlitztuch vorlegen,
- dem Arzt assistieren:
  - Handschuhe anreichen,
  - Kanüle mit ▸ ***Mandrin*** anreichen,
  - Kanüle wird eingeführt, Mandrin steril abgelegt,
  - Spritze anreichen zum Aspirieren. Patient darauf vorbereiten, dass das Absaugen von Knochenmark (**Abb. P.21 a**) schmerzhaft ist, weil Lokalanästhesie nur bis zur Knochenhaut reicht. Evtl. auftretende reflexartige Abwehrbewegungen verhindern, um ein Verrutschen der Nadel zu vermeiden,
  - Reagenzglas anreichen und aspiriertes Material einspritzen lassen,
  - Kanüle wird mit Mandrin wieder verschlossen und entfernt,
  - zur Biopsie Stanznadel anreichen. Nach Einbringen der Stanznadel (**Abb. P.21 b**) wird die Kanüle entfernt und das Material über den Mandrin in das Reagenzglas mit Lösung gegeben.
- Patienten während der gesamten Maßnahme psychisch betreuen und ablenken,
- Puls, Blutdruck und Atmung kontrollieren und überwachen,
- beim Anlegen eines aseptischen Verbands assistieren (S. 360 f) und Stichwunde für wenige Minuten komprimieren; evtl. Sandkissen auf die Wunde legen.

Nachbereitung

- Patienten beim Rücklagern und beim Anziehen unterstützen; auf Bettruhe (je nach Situation) für ca. 6 Stunden hinweisen und Punktionsstelle mit Sandkissen komprimieren,
- Patient informieren, sich bei Schmerzen, Kreislaufschwäche oder Beobachtung von Flüssigkeitsaustritt aus Punktionsgebiet sofort zu melden; Rufanlage in Reichweite bringen,
- sich vor dem Verlassen des Zimmers nach dem Befinden des Patienten und seiner Bedürfnisse bezüglich Lagerung, Getränken, Belüftung des Zimmers usw. erkundigen,

- gebrauchte Materialien sachgerecht ver- bzw. entsorgen (z. B. Stichlanzette in die Kanülensicherheitsbox),
- Flüssigkeitsprobe im Untersuchungsröhrchen mit Leistungsanforderungsschein ins Labor bringen lassen,
- abschließend Hände nach ▸ ***Hygieneplan*** desinfizieren,
- Maßnahme durch Eintragung in die ▸ ***Patientendokumentation*** mit Handzeichen und Uhrzeit dokumentieren.
- **Blick zurück:** Ist die Punktionsstelle ausreichend komprimiert? Ist der Kreislauf des Patienten stabil?

M Nach der Punktion engmaschig die Vitalzeichen und den Verband auf Flüssigkeitsaustritt aus dem Punktionsgebiet kontrollieren.

Leberbiopsie

Definition

Probeentnahme mithilfe spezieller Punktionsnadeln aus der Leber zur Untersuchung des Lebergewebes.

Ziel

- Entnahme von Lebergewebezylindern.

Indikationen

Indiziert ist eine Leberbiopsie z. B. zum:

- Nachweis einer chronischen Hepatitis,
- Tumorzellennachweis.

Vorbereitung der Materialien

- Unsterile Materialien:
  - Blutdruckapparat mit Stethoskop,
  - Materialien zur ▸ ***Hautdesinfektion***,
  - Materialien zur ▸ ***Lokalanästhesie***,
  - Einmalhandschuhe,
  - evtl. Materialien zur Rasur (S. 268),
  - Bettschutz,
  - Sandkissen,
  - Abwurfbehälter,
  - ▸ ***Kanülensicherheitsbox***,
  - Laborröhrchen mit Fixierlösung und Leistungsanforderungsschein.
  - Blutgerinnungswerte, Blutgruppe und Einverständniserklärung des Patienten.
- Sterile Materialien:
  - Punktionskanüle nach Menghini mit Spezialspritze,
  - physiologische Kochsalzlösung zum Ausspülen des Gewebezylinders,
  - Skalpell oder Stichlanzette,
  - Loch-, Schlitztuch,
  - Handschuhe,
  - Verbandmaterialien.

Durchführung

- Hände nach ▸ ***Hygieneplan*** desinfizieren,
- Patienten nach Arztverordnung prämedizieren und sich über Nüchternheit rückversichern,
- Laborröhrchen mit den Patientendaten etikettieren,
- benötigte Gegenstände auf desinfizierter und steriler Arbeitsfläche richten und Vollständigkeit überprüfen,
- Patienten über Beginn der geplanten Maßnahme informieren und Blase entleeren lassen,
- Fenster und Türen schließen, Besucher aus dem Patientenzimmer bitten und ▸ ***Patientenbett*** auf eine Rücken schonende Arbeitshöhe bringen,
- den Handlungsablauf störende Kleidungsstücke entfernen, dabei Intimsphäre wahren und für Sichtschutz und ausreichenden Wärmeschutz sorgen,
- Patienten in Rückenlage mit leicht angezogenen Beinen bringen. Der Patient greift zur Dehnung der Zwischenrippenräume (= Interkostalräume) mit dem rechten Arm über seinen Kopf zur linken Schulter,
- Bettschutz unterlegen und Einmalhandschuhe anziehen,
- evtl. Punktionsstelle rasieren (S. 268),
- Desinfektion und Lokalanästhesie der Punktionsstelle durch den Arzt (Einwirkzeit beachten!), evtl. Lochtuch vorlegen,
- dem Arzt assistieren: Handschuhe anreichen, Skalpell oder Stichlanzette zum Hautschnitt, Punktionskanüle mit Spezialspritze zur Punktion (**Abb. P.22**), nach der Punktion Spitze zum Ausspülen des Gewebezylinders anreichen und Laborröhrchen zum Einspritzen des Punktats,
- Patienten während der gesamten Maßnahme psychisch betreuen und ablenken,
- Bauchdecke auf evtl. auftretende Abwehrspannung beobachten,
- Puls, Blutdruck und Atmung während der Punktion kontrollieren und überwachen, (evtl. EKG-Monitor und Pulsoxymeter anschließen),
- beim Anlegen eines aseptischen Verbands assistieren (S. 360 f) und Punktionsstelle für wenige Minuten komprimieren (evtl. Sandkissen auf die Wunde legen).

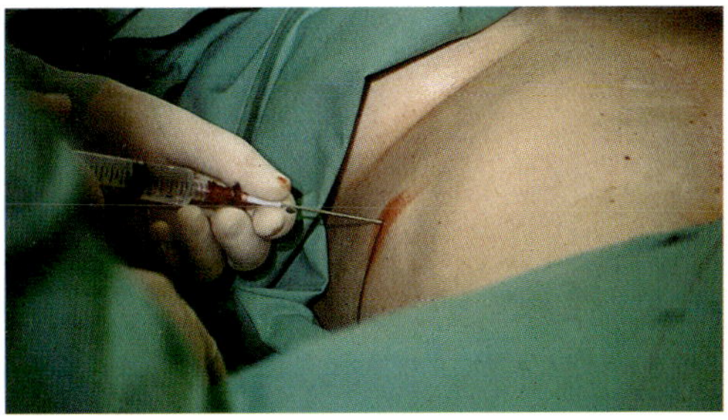

Abb. P.22.

Nachbereitung

- beim Ankleiden des Patienten und bei Rücklagerung auf die rechte Seite zur Kompression der Punktionsstelle mithelfen,
- Patienten auf Bettruhe (je nach Zustand) und Nahrungskarenz für ca. 24 Stunden hinweisen,
- Patient informieren, sich bei Schmerzen, Kreislaufschwäche oder Beobachtung von Nachblutung aus Punktionsgebiet sofort zu melden; Rufanlage in Reichweite bringen,
- sich vor dem Verlassen des Zimmers nach dem Befinden des Patienten und seiner Bedürfnisse bezüglich Lagerung, Getränken, Belüftung des Zimmers usw. erkundigen,
- gebrauchte Materialien sachgerecht ver- bzw. entsorgen (z. B. Stichlanzette in die Kanülensicherheitsbox) und Gewebeprobe im Untersuchungsröhrchen mit Leistungsanforderungsschein ins Labor bringen lassen,
- abschließend Hände nach ▶ ***Hygieneplan*** desinfizieren,
- Maßnahme durch Eintragung in die ▶ ***Patientendokumentation*** mit Handzeichen und Uhrzeit dokumentieren.
- **Blick zurück:** Ist die Punktionsstelle ausreichend komprimiert? Ist der Patient informiert, sich bei Nachblutung aus der Punktionsstelle sofort zu melden?

M Die Leberbiopsie wird i. d. R. unter Ultraschallkontrolle durchgeführt. Nach der Punktion engmaschig die Vitalzeichen und den Verband kontrollieren, da eine große Nachblutungsgefahr besteht. Evtl. ist nach Arztverordnung eine Röntgenuntersuchung der Lunge (Ausschluss eines ▶ *Pneumothorax*) und eine blutchemische Untersuchung (Hämoglobingehalt) notwendig.

Lumbalpunktion

Definition

Punktion des Duralsacks zwischen dem 3. und 4. bzw. 4. und 5. Lendenwirbelkörper zur Gewinnung von Gehirn-Rückenmark-Flüssigkeit (Liquor cerebrospinalis).

Ziel

- Gewinnung von Gehirn-Rückenmark-Flüssigkeit (Liquor).

Indikationen

Indiziert ist eine Lumbalpunktion z. B.:

- zum Nachweis von infektiösen Erkrankungen des Zentralnervensystems,
- zur Druckentlastung bei erhöhtem Hirndruck z. B. bei Hydrozephalus („Wasserkopf") Erweiterung der Liquorräume,
- zum Tumorzellennachweis.

Vorbereitung der Materialien

- Unsterile Materialien:
  - Blutdruckapparat mit Stethoskop,
  - Materialien zur ▶ ***Hautdesinfektion***,
  - Materialien zur ▶ ***Lokalanästhesie***,
  - Einmalhandschuhe,
  - evtl. Materialien zur Rasur (S. 268),
  - Bettschutz,
  - Abwurfbehälter,
  - Liquorröhrchen mit Leistungsanforderungsschein,
  - Blutgerinnungswerte und Einverständniserklärung des Patienten.
- Sterile Materialien:
  - Punktionskanüle mit ▶ ***Mandrin*** in verschiedenen Größen (**Abb. P.23**),
  - 5-ml-Spritze,
  - evtl. Steigrohr zum Durchführen des ▶ ***Queckenstedtversuchs***,
  - Lochtuch,
  - Handschuhe,
  - Verbandmaterialien,

Materialien zur Venenpunktion (S. 52).

Durchführung

- Hände nach ▶ ***Hygieneplan*** desinfizieren,
- Patienten nach Arztverordnung prämedizieren und sich über Nüchternheit rückversichern,
- Laborröhrchen mit den Patientendaten etikettieren,
- benötigte Gegenstände auf desinfizierter und steriler Arbeitsfläche richten und Vollständigkeit überprüfen,
- Patienten über Beginn der geplanten Maßnahme informieren und Blase entleeren lassen,
- Fenster und Türen schließen, Besucher aus dem Patientenzimmer bitten und ▶ ***Patientenbett*** auf eine Rücken schonende Arbeitshöhe bringen,

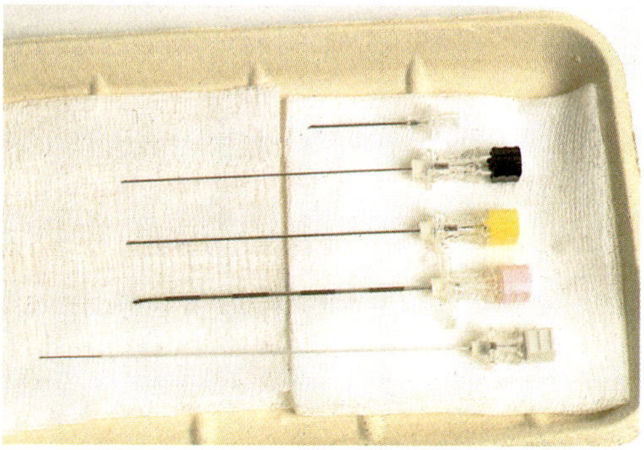

Abb. P.23.

- den Handlungsablauf störende Kleidungsstücke entfernen bzw. Flügelhemd anziehen, dabei Intimsphäre wahren und für Sichtschutz und ausreichenden Wärmeschutz sorgen,
- Patienten in Seitenlage mit gekrümmtem Rücken oder sitzend mit Rundrücken („Katzenbuckel") und angezogenen Beinen lagern,
- den Patienten nach vorne abstützen, ihn auf Zeichen der Kreislaufschwäche beobachten und beruhigend auf ihn einwirken,
- Bettschutz unterlegen und Einmalhandschuhe anziehen, evtl. Punktionsstelle rasieren (S. 268),
- Desinfektion und Lokalanästhesie der Punktionsstelle durch den Arzt (Einwirkzeit beachten!), evtl. Lochtuch vorlegen,
- dem Arzt assistieren:
  - Handschuhe und Punktionskanüle anreichen (**Abb. P.24 a**),
  - Patient vor dem Einstich informieren und sich nach seinem Befinden erkundigen, nach Punktion wird der Mandrin herausgezogen (**Abb. P.24 b**). Wenn kein Liquor fließt, muss die Lage der Kanüle korrigiert bzw. evtl. mit neuer Kanüle nochmals punktiert werden.

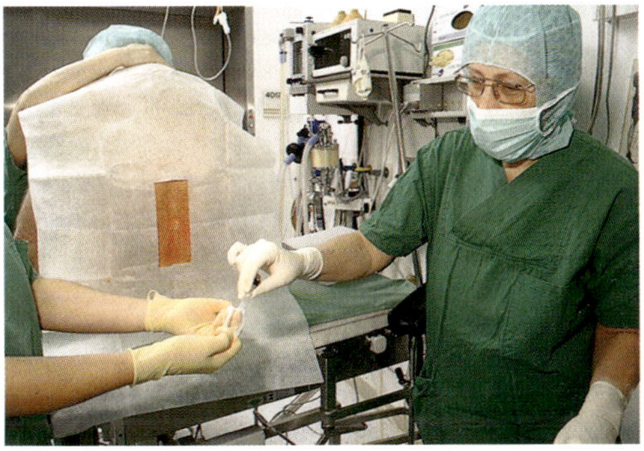

Abb. P.24 a.

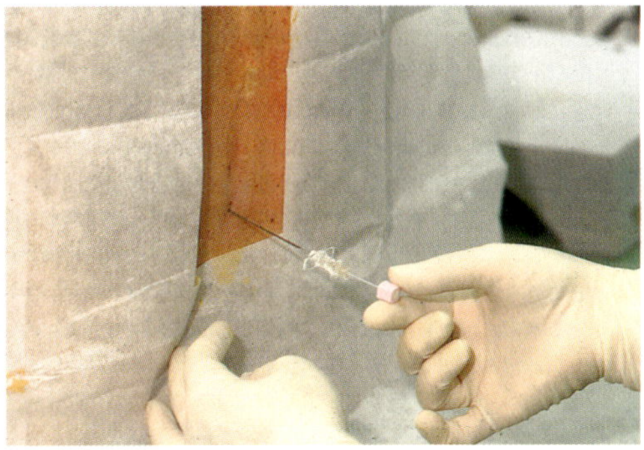

b

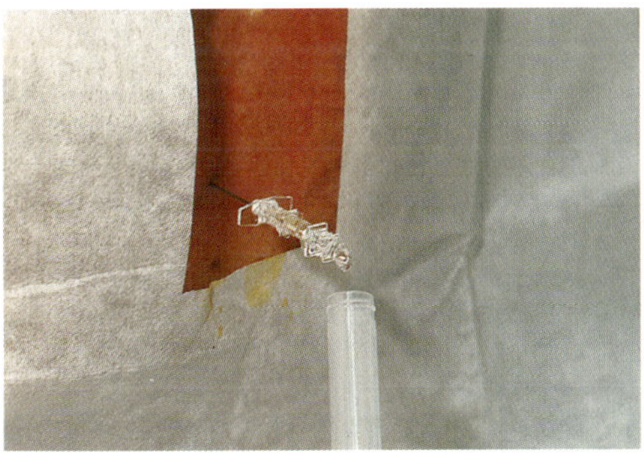

c

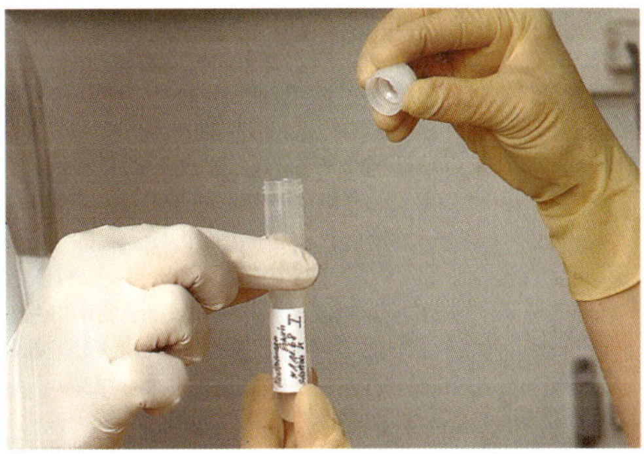

d

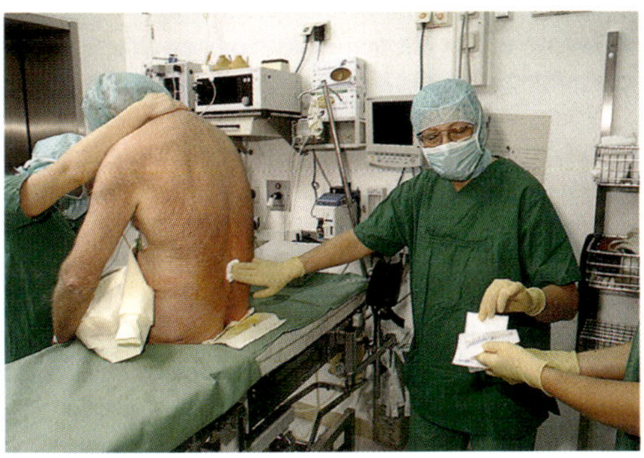

e

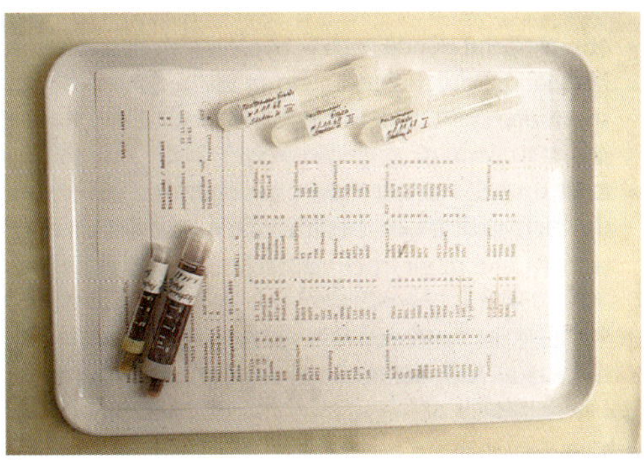

f

- Fenster und Türen schließen, Besucher aus dem Patientenzimmer bitten und ▸ ***Patientenbett*** auf eine Rücken schonende Arbeitshöhe bringen,
- den Handlungsablauf störende Kleidungsstücke entfernen, dabei Intimsphäre wahren und für Sichtschutz und ausreichenden Wärmeschutz sorgen,
- Patienten in sitzender Position lagern und Arme zur Erweiterung der Interkostalräume auf die Schulter einer Pflegeperson legen lassen (bei Punktion im Liegen Patienten auf die Seite lagern, Beine anziehen lassen und den Arm der oben liegenden Seite über den Kopf legen lassen),
- Patient informieren, während der Punktion nicht zu husten, zu sprechen oder zu pressen,
- Bettschutz unterlegen und Einmalhandschuhe anziehen,
- evtl. Punktionsstelle rasieren (S. 268),
- Desinfektion und Lokalanästhesie der Punktionsstelle durch den Arzt (Einwirkzeit beachten!), evtl. Lochtuch vorlegen,
- dem Arzt assistieren: Handschuhe und Punktionskanüle anreichen, Punktion an der zuvor markierten Stelle. Dreiwegehahn mit Perfusorspritze wird auf die Kanüle gesetzt und Flüssigkeit abgezogen (**Abb. P.25**). Danach Umleiten in den Sekretbeutel durch Umstellen des Dreiwegehahns,
- Patienten während der Punktion psychisch betreuen und ablenken; evtl. auftretende reflexartige Abwehrbewegungen verhindern, um ein Verrutschen der Kanüle zu vermeiden,
- Puls, Blutdruck und Atmung während der Punktion kontrollieren und überwachen,
- Punktionsstelle für wenige Minuten komprimieren und beim Anlegen eines aseptischen Verbands assistieren (S. 360 f).

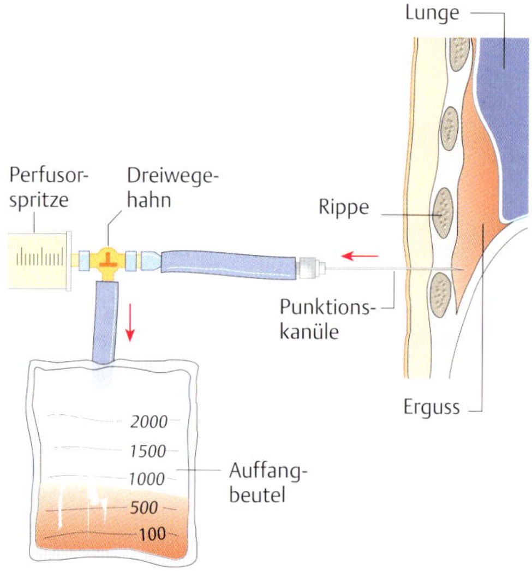

Abb. P.25.

Nachbereitung

- Oberkörper des Patienten erhöht lagern und beim Ankleiden unterstützen,
- Patienten auf Bettruhe (je nach Situation) für ca. 24 Std. und auf Nahrungskarenz bis zum Ausschluss von Komplikationen hinweisen. Ihn bitten, sich sofort zu melden, wenn der Verband feucht wird oder Veränderungen (z. B. Schmerzen bei der Atmung) auftreten, Rufanlage in Reichweite bringen,
- sich vor dem Verlassen des Zimmers nach dem Befinden des Patienten und seiner Bedürfnisse bezüglich Lagerung, Getränken, Belüftung des Zimmers usw. erkundigen,
- Menge des Punktats an der Graduierung des Sekretbeutels messen und ▸ ***spezifisches Gewicht*** zur Unterscheidung von ▸ ***Exsudat*** und ▸ ***Transsudat*** bestimmen.

M Tragen Sie immer Schutzhandschuhe beim Umgang mit Punktat, da es infektiös sein kann.

- Gebrauchte Materialien sachgerecht ver- bzw. entsorgen und Punktat mit Leistungsanforderungsschein ins Labor bringen lassen. Kontrolle Röntgen-Thorax zur Überprüfung der Wirksamkeit der Maßnahme nach Arztanordnung veranlassen,
- abschließend Hände nach ▸ ***Hygieneplan*** desinfizieren,
- Maßnahme durch Eintragung in die ▸ ***Patientendokumentation*** mit Handzeichen und Uhrzeit dokumentieren.
- **Blick zurück:** Ist der Patient kreislaufstabil? Wird deutlich, dass der Patient leichter atmet oder sind Anzeichen von Schmerzen bei der Atmung erkennbar?

M Nach der Punktion engmaschig Puls, Blutdruck und die Atmung kontrollieren. Beobachten Sie den Verband auf nachlaufende Flüssigkeit. Es besteht die Gefahr, dass durch die Punktion die Lunge verletzt wurde und ein ▸ ***Pneumothorax entsteht.***

Infobox

Literatur

Schewior-Popp, S et al. (Hrsg.). Thiemes Pflege, 11. Aufl. Stuttgart: Thieme; 2009
Humbert H. Injektionen, Punktionen und Blutentnahmen. Stuttgart: Kohlhammer; 2002
Gerlach U et al. Innere Medizin für Pflegeberufe, 5. Aufl. Stuttgart: Thieme; 2006

Internetadresse
http://www.uni-duesseldorf.de/AWMF/

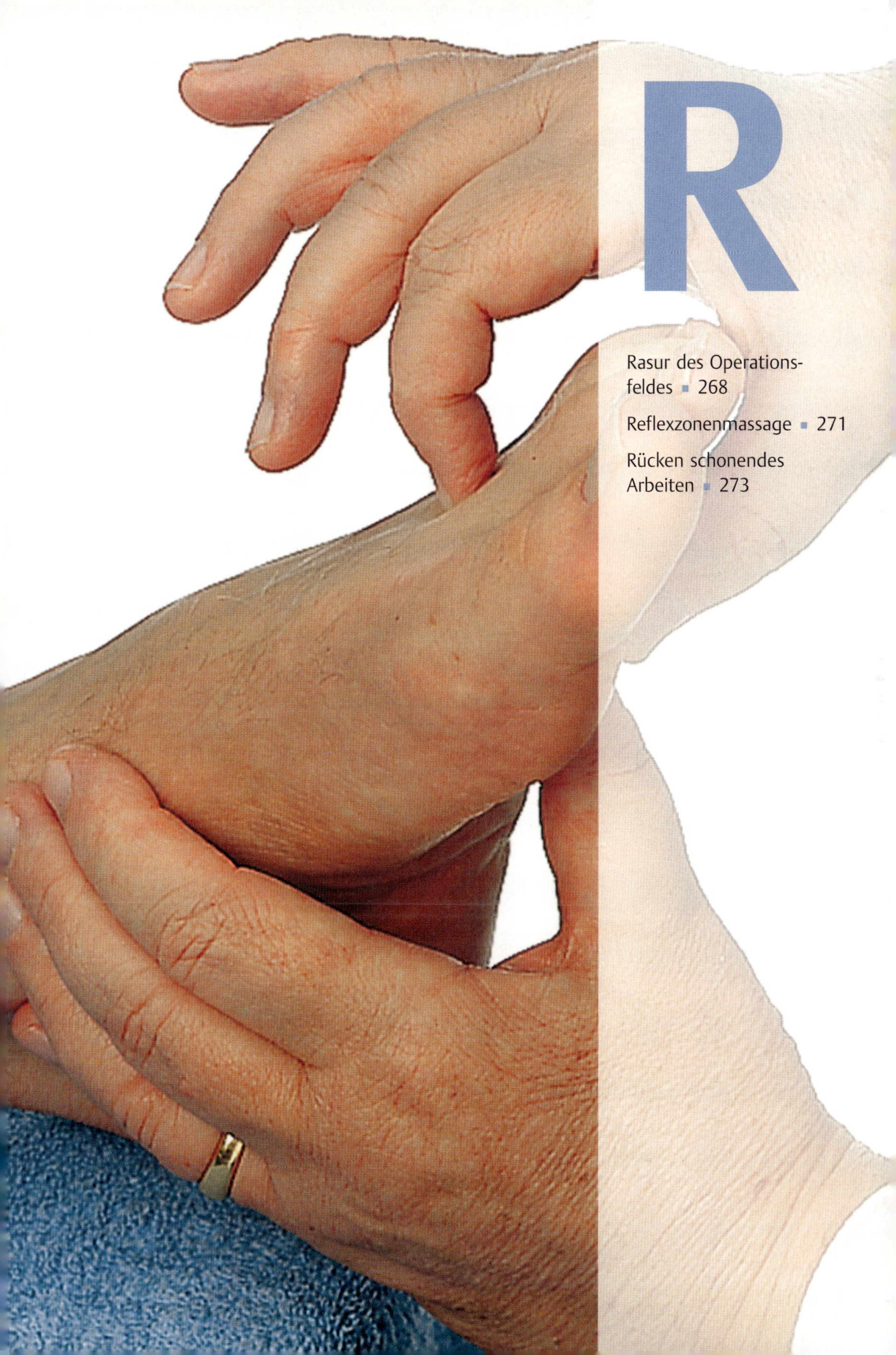

R

Rasur des Operationsfeldes

Definitionen

Die Rasur im erweiterten Bereich des Operationsfelds ist eine Maßnahme der ▶ ***Operationsvorbereitung*** und dient der Infektionsprophylaxe, denn Haare sind Keimträger. Die Haare können entweder durch Trockenrasur mit Rasierapparat (z. B. Hair-Clipper), durch Anwendung von Enthaarungscremes oder durch Nassrasur mit Rasierschaum und Rasiermesser entfernt werden. Bei der Anwendung von Cremes sind mögliche Allergien zu berücksichtigen.

Operation: jeder Eingriff an einem Patienten, der die natürliche Barriere der Haut oder Schleimhaut durchbricht.

Operationsfeld: Körperareal, in dem der operative Eingriff durchgeführt wird. Die Umgebung ist mit sterilen Tüchern abgedeckt und markiert so das Operationsfeld.

Ziele

- Keimreduzierung am Operationstag vor der ▶ ***Prämedikation***,
- Vermeidung einer postoperativen Infektion.

Indikationen

Als Indikation gelten alle operativen Eingriffe z. B. ▶ ***Appendektomie***, ▶ ***Gastrektomie***, ▶ ***Leistenhernie***, ▶ ***Mammaamputation***, ▶ ***Nephrektomie***, ▶ ***Rektumamputation***, ▶ ***Strumaresektion***.

M In manchen Einrichtungen ist es üblich, das Operationsfeld bereits am Tag vor der Operation zu rasieren. Das sollten Sie möglichst vermeiden, da bei jeder Rasur ▶ ***Mikroläsionen*** entstehen, die später als Eintrittspforte bzw. Fokus für eine bakterielle Streuung dienen. Je länger diese vorhanden sind, desto länger können neue Keime wachsen.

Die bevorzugte Rasur wird mit einem elektrischen Rasierer (**Abb. R.1**) durchgeführt, da sie nachweislich weniger Hautläsionen verursacht. Clippen hinterlässt kleine „Stoppeln", die ein Zeichen dafür sind, dass die Hautoberfläche unversehrt und intakt geblieben ist.

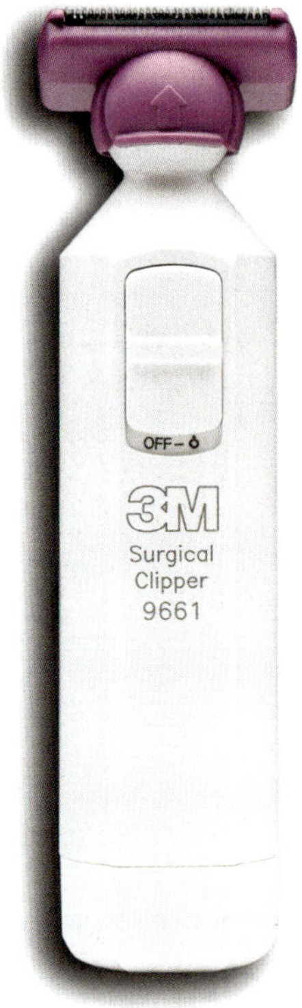

Abb. R.1.

Trockenrasur mit einem Hair-Clipper

Vorbereitung der Materialien

- Handtuch bzw. Bettschutz,
- Hair-Clipper mit Einmalscherkopf,
- Einmalhandschuhe.

Durchführung

- Hände nach ▶ ***Hygieneplan*** desinfizieren,
- benötigte Gegenstände auf desinfizierter Arbeitsfläche (z. B. Tablett) richten und Vollständigkeit überprüfen,
- Patienten über geplante Maßnahme informieren (auch bewusstlose Patienten!),
- Fenster und Türen schließen und Besucher aus dem Patientenzimmer bitten,
- ▶ ***Patientenbett*** auf eine Rücken schonende Arbeitshöhe bringen und evtl. den Handlungsablauf störende Kleidungsstücke entfernen, dabei die Intimsphäre beachten und für Sichtschutz sorgen,
- Handtuch oder Bettschutz zum Schutz unter das zu rasierende Körperteil legen,
- Einmalhandschuhe anziehen,
- Folie von der Verpackung abziehen und Einmalscherkopf auf den Clipper-Griff aufsetzen. Dabei den Clipper in einem Winkel von 45° halten (**Abb. R.2 a**)
- je nach geplanter Operation Rasur nach Rasurplan durchführen. Dazu Haut spannen und Körperhaare gegen die Wuchsrichtung vorsichtig abrasieren.

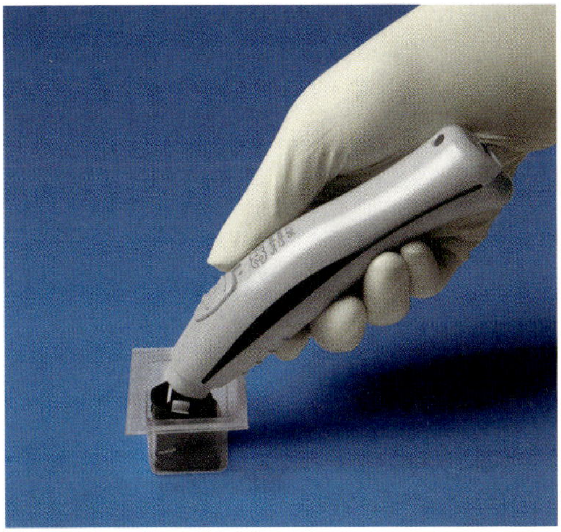

Abb. R.2 a.

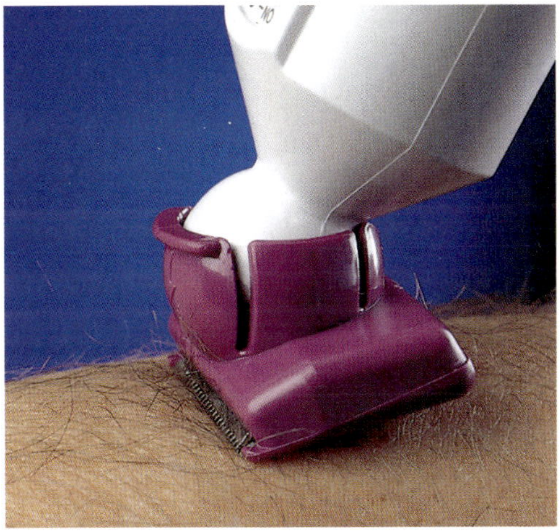

b

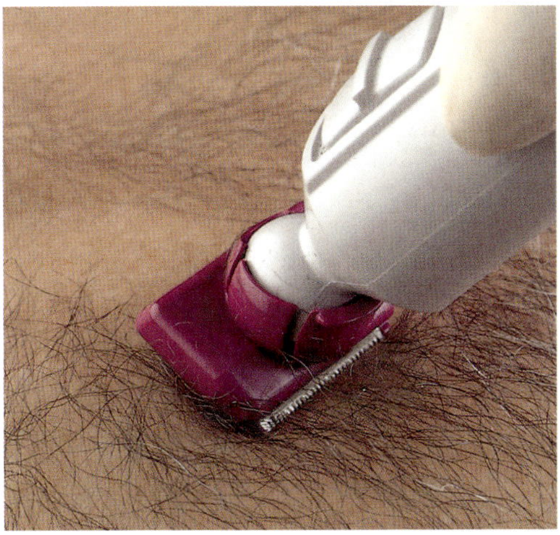

c

- Die Rasur erfolgt durch Schieben oder Ziehen. Beim Schieben wird der Clipper in einem Winkel von 15° bis 30° zur Hautoberfläche gehalten und über die Haut geschoben (**Abb. R.2 b**). Beim Ziehen dagegen muss der Scherkopf um 180° gedreht werden. Er wird dann ebenfalls in einem Winkel von 15° bis 30° zur Hautoberfläche gehalten und mit mäßigem Druck über die Haut gezogen (**Abb. R.2 c**).

Nachbereitung

- Patient bei der bequemen Lagerung und beim Anziehen unterstützen,
- vor dem Verlassen des Zimmers sich nach dem Befinden des Patienten und möglichen Bedürfnissen erkundigen,
- gebrauchte Materialien sachgerecht ver- bzw. entsorgen (z. B. Einmalscherkopf in einem Winkel von 45° zum Clipper halten und mit dem Daumen den gebrauchten Scherkopf in die ▸ ***Kanülensicherheitsbox*** entsorgen (**Abb. R.3**). Anschließend Handstück desinfizieren und im Ladegerät aufladen. Die Herstellangaben sind dabei zu beachten,
- abschließend Hände nach ▸ ***Hygieneplan*** desinfizieren,
- Maßnahme durch Eintragung in die ▸ ***Patientendokumentation*** mit Handzeichen und Uhrzeit dokumentieren.
- **Blick zurück:** Wurde das Operationsfeld ausreichend rasiert? Wurde der Clipper wieder aufgeladen?

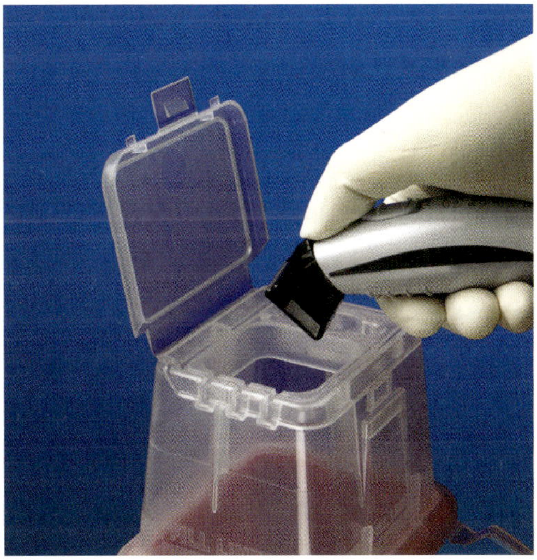

Abb. R.3.

Rasurplan

- Er gibt vor, wie viel Haut um das Operationsgebiet rasiert werden muss. Dies hängt von hausinternen Gepflogenheiten ab. Als Richtwert kann gelten: ca. eine Hand breit ober- und unterhalb des Operationsortes. **Abb. R.4** zeigt einige Beispiele für einen möglichen Rasurplan:
  - ▶ *Appendektomie* (**Abb. R.4 a**): handbreit oberhalb der Nabellinie bis zur Schenkelbeuge,
  - ▶ *Leistenhernie* (**Abb. R.4 b**): von der Nabellinie bis eine Hand breit unter der Schenkelbeuge, einschließlich der Schambehaarung und des Skrotums,
  - ▶ *Gastrektomie* (**Abb. R.4 c**): Mamillarlinie bis eine Hand breit unter der Nabellinie,
  - ▶ *Rektumamputation* (**Abb. R.4 d**): gesamte Schambehaarung, einschließlich Analregion und Gesäß,
  - ▶ *Nephrektomie* (**Abb. R.4 e**): Mamillarlinie bis zur Schenkelbeuge, ausgehend von der Mittellinie vorne bis zur Wirbelsäule,
  - ▶ *Strumaresektion* (**Abb. R.4 f**): Kinn einschließlich Bart, bei Männern bis zur Mamillarlinie.
  - ▶ *Mammaamputation* (**Abb. R.4 g**): vom Kinn bis zur Nabellinie der zu operierenden Seite, einschließlich der Achselhöhle,
  - Extremitäten je nach Operation mind. 20 cm ober- und unterhalb des Operationsfeldes.

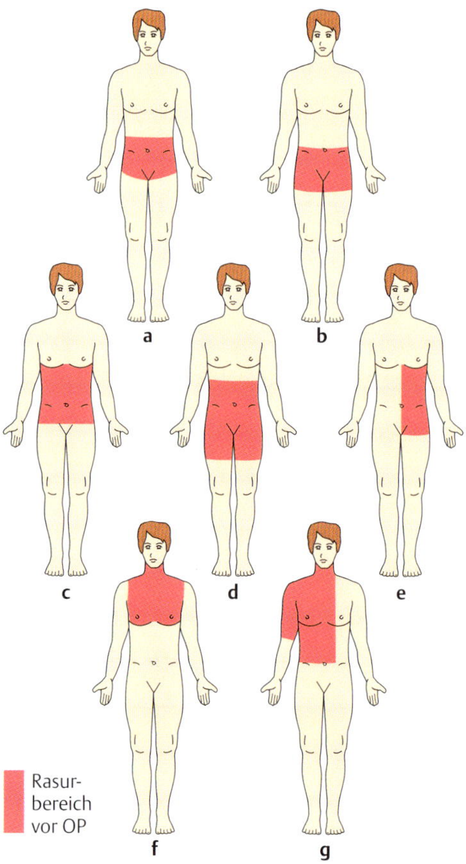

Abb. R.4 a – g.

Nassrasur

Vorbereitung der Materialien

- Handtuch bzw. Bettschutz,
- Waschlappen,
- Waschschüssel,
- Rasiercreme oder -schaum bzw. Waschlotion,
- Einmalrasiermesser,
- Einmalhandschuhe,
- Abwurfschale.

Durchführung

- Hände nach ▶ *Hygieneplan* desinfizieren,
- benötigte Gegenstände auf desinfizierter Arbeitsfläche (z. B. Tablett) richten und Vollständigkeit überprüfen,
- Patienten über geplante Maßnahme informieren (auch bewusstlose Patienten!),
- Fenster und Türen schließen und Besucher aus dem Patientenzimmer bitten,
- ▶ *Patientenbett* auf eine Rücken schonende Arbeitshöhe bringen und evtl. den Handlungsablauf störende Kleidungsstücke entfernen, dabei die Intimsphäre beachten und für Sichtschutz sorgen,
- Handtuch zum Schutz vor evtl. herabfließender Seife anlegen,
- Einmalhandschuhe anziehen, Hautbereich anfeuchten und mit Rasiercreme bzw. Waschlotion einschäumen,
- Rasierer in Wasser eintauchen,
- je nach geplanter Operation Rasur nach Rasurplan durchführen: dazu Haut spannen und Körperhaare gegen die Wuchsrichtung vorsichtig abrasieren (**Abb. R.5**); wenn viel Körperoberfläche rasiert werden muss, evtl. mehrere Einmalrasierer verwenden,
- Verletzungen der Haut beim Rasieren unbedingt vermeiden, da diese eine Eintrittspforte für Keime darstellen (auf Hauterhebungen z. B. Warzen, kleine Pickel achten),
- restlichen Rasierschaum mit angefeuchtetem Waschlappen entfernen. Patient (wenn möglich) anschließend duschen lassen, damit keine abrasierten Haare haften bleiben. Dies dient auch als weitere Maßnahme der postoperativen Infektionsprophylaxe.

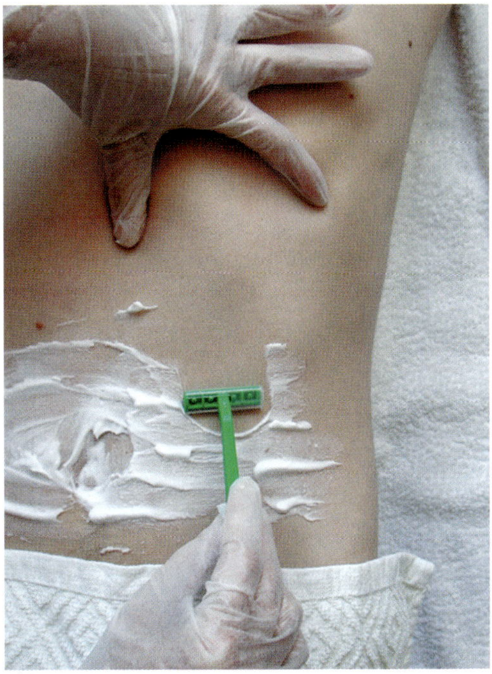
Abb. R.5

Nachbereitung

- Patient bei der bequemen Lagerung und beim Anziehen unterstützen,
- sich vor dem Verlassen des Zimmers nach dem Befinden des Patienten und seiner Bedürfnisse bezüglich Lagerung, Getränken, Belüftung des Zimmers usw. erkundigen,
- gebrauchte Materialien sachgerecht ver- bzw. entsorgen (z. B. Einmalrasierer in ▶ ***Kanülensicherheitsbox*** entsorgen, um Verletzungen zu vermeiden),
- abschließend Hände nach ▶ ***Hygieneplan*** desinfizieren,
- Maßnahme durch Eintragung in die ▶ ***Patientendokumentation*** mit Handzeichen und Uhrzeit dokumentieren.
- **Blick zurück:** Wurde das Operationsfeld ausreichend rasiert? Ist das Bett nicht verschmutzt?

M Das Rasieren des Operationsfeldes, die Nahrungskarenz, ▶ ***Prämedikation***, das Anziehen des Flügelhemds: All dies rückt die bevorstehende Operation für den Patienten näher und kann Angst in ihm auslösen. Nutzen Sie daher die Zeit während der Rasur, um auf das Befinden des Patienten einzugehen.

Infobox

Literatur

Schewior-Popp S et al. (Hrsg.). Thiemes Pflege, 11. Aufl. Stuttgart: Thieme; 2009
Paetz B. 21. Aufl. Stuttgart: Thieme; 2004

Internetadresse

http://www.nassrasur.com

Reflexzonenmassage

Definition

Durch die Massage der Reflexzonen am Fuß können die zugehörigen inneren Organe gezielt beeinflusst werden. Massage: systematisches und mechanisches Einwirken auf die äußeren Schichten des Körpers.

Ziel

Ziel ist es, funktionelle Störungen und ▶ *Verspannungen* positiv zu beeinflussen.

Indikationen

Die Reflexzonenmassage wird z. B. eingesetzt bei:

- ▶ *Dysmenorrhö*,
- ▶ *Meteorismus*,
- ▶ *Spannungskopfschmerzen*,
- ▶ *Zervikalsyndrom*,
- ▶ *Lumbago*.

Formenanalogie

Abb. R.6 zeigt die Formenanalogie zwischen Mensch und Fuß.

Massageformen

Bindegewebsmassage: eine Massage der Haut und Unterhaut ohne wesentliche Druckwirkung der massierenden Fingerkuppe auf tiefere Gewebeabschnitte. Sie erfolgt mit tangentialen, lang oder kurz „anhakenden“, ziehenden Streichbewegungen.

Effleurage: Massageöl wird mit der Hand oder mit den Fingerkuppen unter leichtem Druck in die Haut eingerieben. Die Hände oder Finger bleiben in ständigem Kontakt mit dem Körper, die Streichbewegungen sind dabei langsam und gleichmäßig. Durch diese einfache Massa-

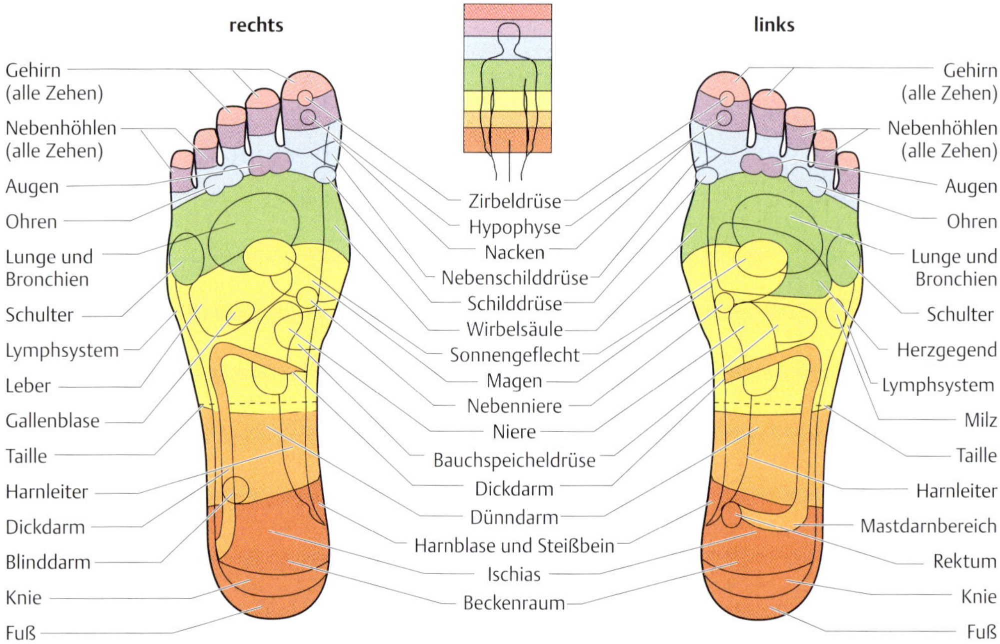

Abb. R.6

getechnik wird die Blutzirkulation in den Venen verbessert und der Lymphtransport erhöht.

Kopfhautmassage: klein- oder großflächige Kreisbewegungen auf der Kopfhaut des Patienten z. B. beim Einshampoonieren.

Streichmassage: leichte Massage, die mit der Handfläche oder den flach aufsetzenden Fingerspitzen in gleicher Richtung ausgeführt wird. Sie wirkt hyperämisierend und auf das Vegetativum dämpfend.

Vibrationsmassage: gezielte Massage, die durch einen Vibrator oder durch Zitterbewegungen der Fingerspitzen oder flachen Hand erzeugt werden.

Zentrifugalmassage: Spezialmassage, bei der Streichungen am Arm in zentrifugaler Richtung ausgeführt werden.

Reflexzonenmassage am Fuß

Vorbereitung der Materialien

- Lagerungskissen,
- Massageöl.

Durchführung

- Hände nach ▸ *Hygieneplan* desinfizieren,
- benötigte Gegenstände auf desinfizierter Arbeitsfläche (z. B. Tablett) richten und auf Vollständigkeit überprüfen,
- Patienten über geplante Maßnahme informieren (auch bewusstlose Patienten!),
- Fenster und Türen schließen und Besucher aus dem Patientenzimmer bitten,
- für Ruhe und Entspannung sorgen und auf eine angepasste Raumtemperatur achten,
- Patientenbett auf eine Rücken schonende Arbeitshöhe bringen,
- evtl. den Handlungsablauf störende Kleidungsstücke entfernen, dabei die Intimsphäre beachten und für Sichtschutz sorgen (Patient bleibt zugedeckt, nur der zu massierende Fuß ist unbedeckt),
- Patienten mit erhöhtem Oberkörper bequem auf den Rücken lagern und Lagerungskissen unter die Unterschenkel der leicht gespreizten Beine legen,
- Fuß inspizieren (z. B. Stellung und Form der Zehen, Gewebebeschaffenheit, Haut und Nägel),
- anschließend Massage der ausgewählten Reflexzone mit mäßigem Druck durchführen, dabei auf ▸ *Wirkungen* und ▸ *Nebenwirkungen* achten (**Abb. R.7**).

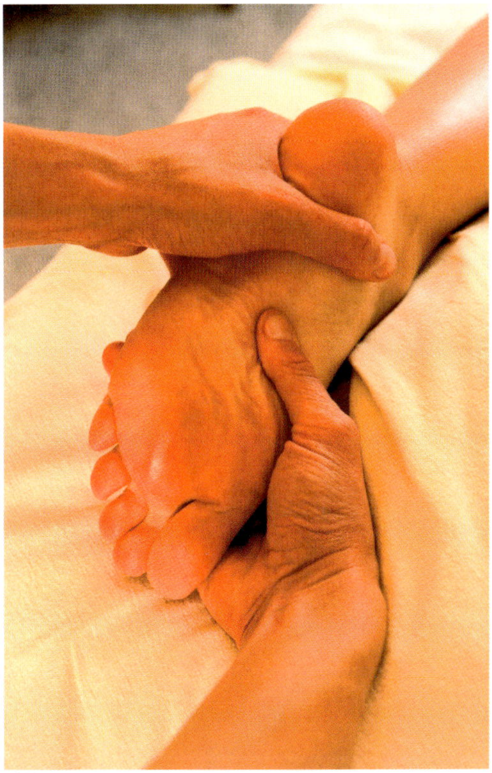

Abb. R.7.

Nachbereitung

- Patienten evtl. rücklagern und beim Anziehen unterstützen,
- sich vor dem Verlassen des Zimmers nach dem Befinden des Patienten und seiner Bedürfnisse bezüglich Lagerung, Getränken, Belüftung des Zimmers usw. erkundigen,
- gebrauchte Materialien sachgerecht ver- bzw. entsorgen (z. B. Lagerungskissen in der ▸ ***Bettenzentrale*** aufbereiten lassen),
- abschließend Hände nach ▸ ***Hygieneplan*** desinfizieren,
- Maßnahme durch Eintragung in die ▸ ***Patientendokumentation*** mit Handzeichen und Uhrzeit dokumentieren.
- **Blick zurück:** Ist die am Patienten vorgenommene Handlung korrekt und vollständig ausgeführt worden (wurden z. B. die richtigen Reflexzonen massiert)? Können schon Vorbereitungen für evtl. nachfolgende Tätigkeiten getroffen werden?

Infobox

Literatur

Wagner F. Reflexzonen Massage. München: Gräfe und Unzer; 2005

Storck U. Technik der Massage. 19. Aufl. Stuttgart: Thieme; 2004

Internetadressen

http://www.medizinfo.de

http://www.methode.de

Rücken schonendes Arbeiten

Definition

Unter Rücken schonendem Arbeiten versteht man Verhaltensweisen und Arbeitstechniken, die die Wirbelsäule vor Belastung schützen. Dazu leisten auch Kinästhetik (S. 166) und Bobath-Lagerung (S. 62 f) ihren Beitrag. Zum Rücken schonenden Arbeiten stehen viele Hilfsmittel zur Verfügung: die ▸ ***Anti-Rutsch-Matte***, das ▸ ***Aufrichtband***, die ▸ ***Drehscheibe***, das höhenverstellbare ▸ ***Patientenbett***, das ▸ ***Rutschbrett***. Ausführlicher sollen im Folgenden der Umgang mit dem Patientenlifter und dem Rollbrett beschrieben werden.

Ziele

- Erhaltung der eigenen ▸ ***Gesundheit*** und Schonung der Kräfte bzw. ▸ ***Ressourcen,***
- physiologische Belastung der Wirbelsäule,
- adäquater Hilfsmitteleinsatz,
- Reduzierung des Kräfteaufwands beim Umsetzen und Umlagern von Patienten.

Indikationen

Das Rücken schonende Arbeiten ist wichtig im Umgang mit immobilen bzw. bewegungseingeschränkten Patienten oder Patienten mit ▸ ***Adipositas*** und in Situationen, in denen die Wirbelsäule von Pflegenden stark belastet wird.

Allgemeine Hinweise

- Geeignetes Schuhwerk (rutschfest, geschlossen mit anatomischem Fußbett) und geeignete Dienstkleidung (weiter und bequemer Schnitt) tragen,

- Umgebung den Arbeitsanforderungen anpassen (z. B. Anordnung Rollstuhl zum Bett),
- ▸ *Ressourcen* des Patienten (z. B. Restmobilität) berücksichtigen, ihn über den geplanten Bewegungsablauf informieren und beim Transfer oder Umlagern mit einbeziehen,
- wenn möglich Hilfsmittel verwenden (dazu gehört auch, höhenverstellbare ▸ *Patientenbetten* zu jeder Pflegetätigkeit in Hüfthöhe der Pflegenden zu bringen),
- Ausgangsstellung der Beine ist die Schritt-, bzw. Grätschstellung, um eine größtmögliche Standfestigkeit zu gewährleisten und um das Gleichgewicht zu unterstützen,
- mit geradem Rücken arbeiten, in die Knie gehen,
- erst Gewicht des Patienten verlagern, dann bewegen; Patienten dabei immer an Körperschwerpunkten (z. B. Becken oder Thorax) anfassen,
- wenn möglich, den Körper des Patienten abschnittsweise (z. B. untere Gliedmaßen, Oberkörper) bewegen,
- schwere Lasten entweder zu zweit tragen oder mit Mehrzweckwagen transportieren (Lasten immer körpernah tragen),
- Rückenmuskulatur trainieren, um die eigene Körperwahrnehmung zu steigern und zur Vorbeugung von Rückenbeschwerden an ▸ *Rückenschulungen* teilnehmen.

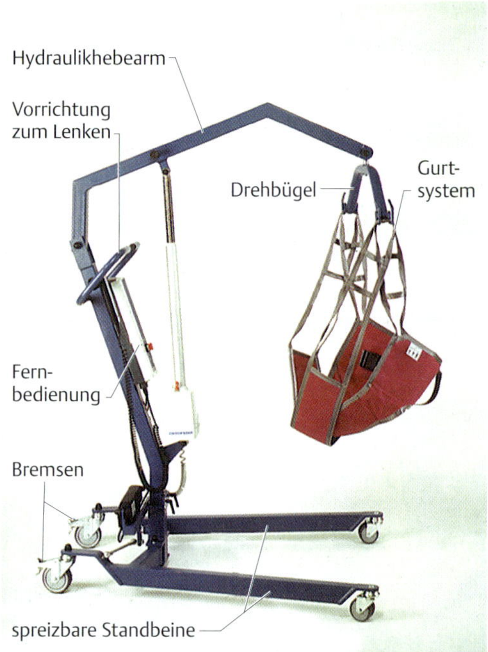

Abb. R.8.

Patientenlifter

Definition

Der Patientenlifter ist ein technisches Gerät mit feststellbarem Fahrgestell, Hydraulikhebearm, Drehbügel, zwei- oder mehrteiligem Gurtsystem sowie einem Spezialtragegurt.

Ziel

Der Patientenlifter unterstützt beim Anheben, Umlagern und Umsetzen eines Patienten.

Indikation

Der Patientenlifter wird eingesetzt beim Transfer von immobilen Patienten z. B. vom Bett auf den Stuhl.

Vorbereitung der Materialien

- Patientenlifter (**Abb. R.8**),
- diverse Haltegurte.

Durchführung

- Hände nach ▸ *Hygieneplan* desinfizieren,
- vor der ersten Benutzung des Patientenlifters sind technische Merkmale (z. B. Arretierung der Bremsen) sowie die Funktionstüchtigkeit (z. B. Hydraulik) zu überprüfen,
- Patienten über geplante Maßnahme informieren, Fenster und Türen schließen und Besucher aus dem Patientenzimmer bitten bzw. die Situation zur Anleitung nutzen, wenn gewünscht,
- ▸ *Patientenbett* auf eine Rücken schonende Arbeitshöhe bringen,
- auf angemessene Kleidung achten (Patienten außerhalb des Patientenzimmers nicht im Schlafanzug befördern),
- mehrteilige Haltegurte (z. B. Kopf-, Rücken-, Sitz- und Beingurt) nach Herstellerangaben sicher und sanft unter den Patienten legen (**Abb. R.9 a**),
- Patientenlifter an den Patienten heranfahren und Bremsen feststellen,
- Haltegurte nach Herstellerangaben in den Drehbügel einhängen und sichern; der Patient kann sich an den Haltegurten festhalten,
- Patienten durch mechanische oder elektrische Betätigung der Hydraulik vorsichtig über dem Bett etwas anheben; Haltegurte auf richtige Position am Patienten und Fixierung am Drehbügel überprüfen (**Abb. R.9 b**),
- nach Feststellung der Betriebssicherheit Patienten in gewünschte Position bringen bzw. transportieren

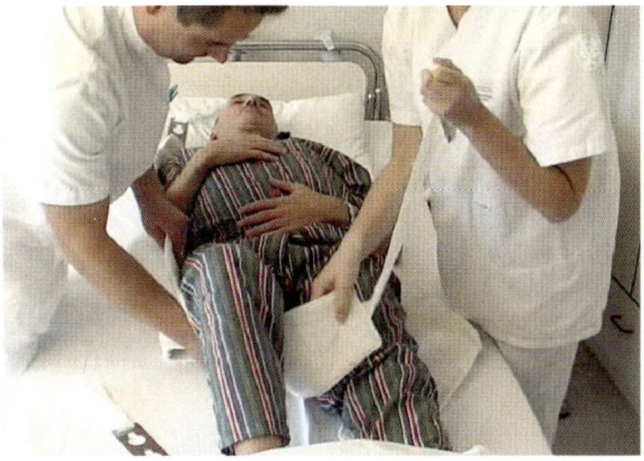

Abb. R.9 a.

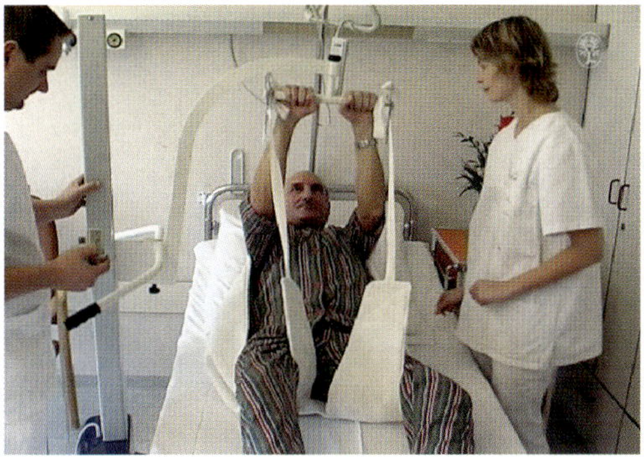

b

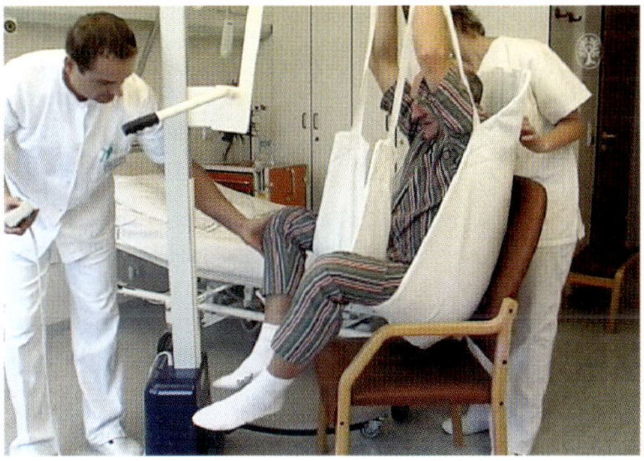

c

(**Abb. R.9 c**); zum Heranfahren an einen Stuhl können die Standbeine vieler Lifter gespreizt werden),

- Patienten über der Sitzfläche langsam ablassen und Haltegurte erst abmachen, wenn kein Zug mehr darauf ist,
- Lifter so verstauen, dass er für andere keine Gefahrenquelle darstellt (Sturzgefahr!),
- Patienten Rufanlage in Reichweite legen und ihn bitten, sich bei Kreislaufveränderungen usw. zu melden.

P Üben Sie den Umgang mit dem Lifter am besten einmal an einem Kollegen, einer Kollegin. Wenn Sie sich selber in den Gurt setzen, bekommen Sie ein Gespür dafür, wie der Patient sich fühlt, wenn er in der Luft schwebt. Viele Patienten haben Angst vor der ersten Benutzung des Lifters. Bewegen Sie den Lifter daher nur so, dass der Patient sieht, wohin er fährt und geben Sie ihm durch Berührung Sicherheit.

Nachbereitung

- Vor dem Verlassen des Zimmers sich nach dem Befinden des Patienten und möglichen Bedürfnissen erkundigen,
- gebrauchte Materialien sachgerecht ver- bzw. entsorgen (z. B. Gurtsysteme desinfizieren),
- abschließend Hände nach ▸ ***Hygieneplan*** desinfizieren,
- Maßnahme durch Eintragung in die ▸ ***Patientendokumentation*** mit Handzeichen und Uhrzeit dokumentieren.
- **Blick zurück:** Befindet sich der Patient in einer sicheren Position? Ist die Rufanlage in Reichweite? Wurde der Lifter so abgestellt, dass er keine Gefahrenquelle darstellt?

P Das Anheben, Umlagern und Umsetzen eines Patienten mit Hilfe eines Patientenlifters zeigt Ihnen ein Film auf der DVD.

Rollbrett

Definition

Das Rollbrett (Rollbord) ist eine Gleitmatte aus Kunststoff, mit der Patienten schonend umgelagert werden können. Es verursacht keine Scher- oder Reibungskräfte.

Ziel

Das Rollbrett ermöglicht ein Rücken schonendes Umlagern eines Patienten.

Indikation

Es wird eingesetzt zum Umlagern des Patienten von der Trage ins Bett oder von einem Bett in ein anderes.

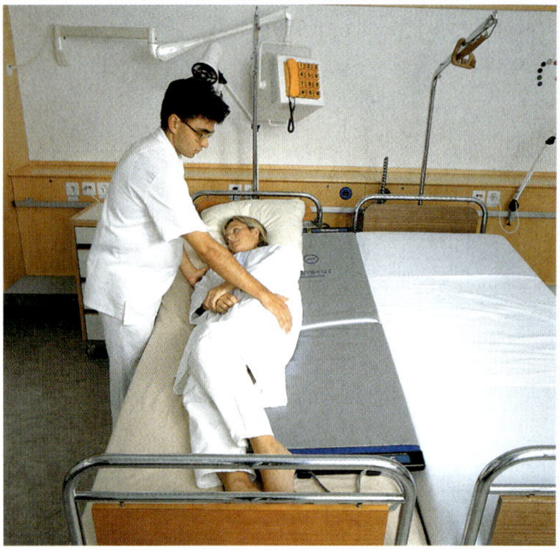

Abb. R.10 a.

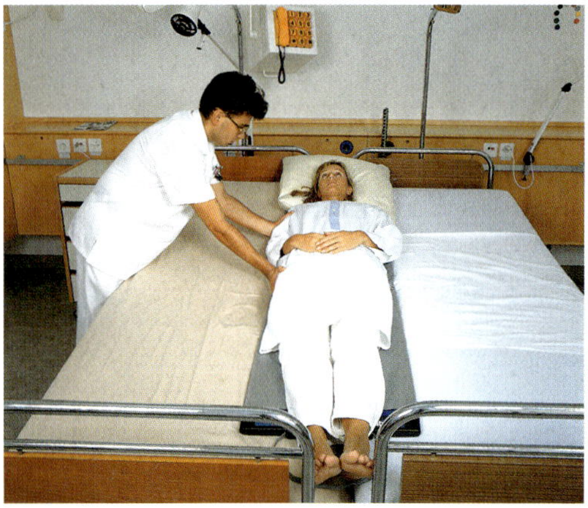

b

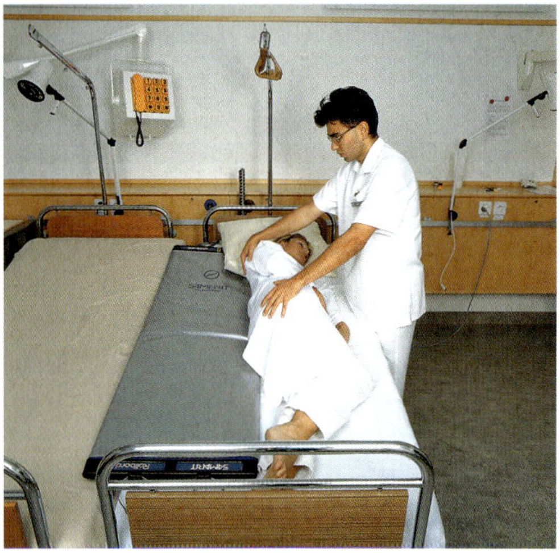

c

Durchführung

- Hände nach ▸ *Hygieneplan* desinfizieren,
- benötigtes Rollbrett richten,
- Patienten über geplante Maßnahme informieren, Fenster und Türen schließen und Besucher aus dem Patientenzimmer bitten,
- ▸ *Patientenbett* auf eine Rücken schonende Arbeitshöhe bringen,
- Bett oder Trage heranfahren,
- beim Aufdecken des Patienten Intimsphäre wahren, für Sichtschutz und ausreichenden Wärmeschutz sorgen,
- Patienten wenn möglich in flache Rückenlage bringen und zu sich auf die Seite drehen (**Abb. R.10 a**), der Rücken des Patienten zeigt zur gegenüberliegenden Endposition (immer vor dem Patienten stehen, um ihn vor dem Herausfallen zu sichern),
- Rollbrett bis zur Wirbelsäule unterlegen und Patienten wieder auf den Rücken lagern,
- durch mäßigen Druck gegen die Schulter und die Hüfte Patienten hinübergleiten lassen (**Abb. R.10 b**); die Distanz, die überwunden werden kann, beträgt 90 cm,
- Patienten erneut auf die Seite drehen und Rollbrett entfernen (**Abb. R.10 c**),
- Patienten unterstützen, sich bequem zu lagern.

Nachbereitung

- Sich vor dem Verlassen des Zimmers nach dem Befinden des Patienten und seiner Bedürfnisse bezüglich Lagerung, Getränken, Belüftung des Zimmers usw. erkundigen,
- gebrauchte Materialien sachgerecht ver- bzw. entsorgen (z. B. Rollbrett desinfizieren),
- abschließend Hände nach ▸ *Hygieneplan* desinfizieren,
- Maßnahme durch Eintragung in die ▸ *Patientendokumentation* mit Handzeichen und Uhrzeit dokumentieren.
- **Blick zurück:** Überprüfen ob Rufanlage und Telefon in Reichweite sind.

Infobox

Literatur

Wottke D. Die große orthopädische Rückenschule. Heidelberg: Springer; 2004

Dunkel, R.M.: Das Kreuz mit dem Kreuz. München: Reinhardt Verlag; 2004

Internetadresse

http://www.bgw-online.de

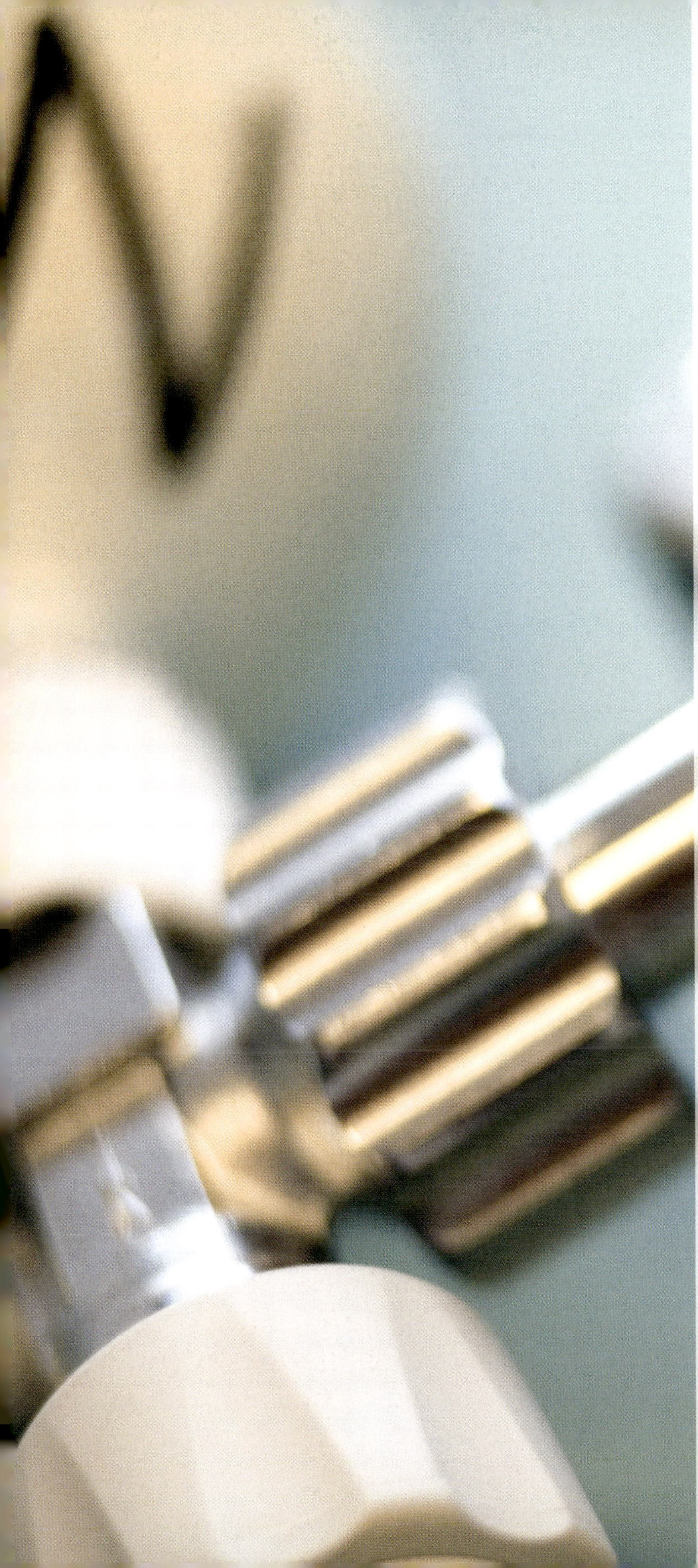

S

Sauerstoff (Umgang)

Definition

Sauerstoff ist ein lebensnotwendiges Gas, das in der Luft zu ca. 21 Vol.-% enthalten ist. Es wird im Krankenhaus entweder über eine Sauerstoffflasche oder über einen am Bett installierten Wandanschluss mit Verbindung zu einer Zentralversorgung bezogen. Es kann dem Patienten über verschiedene ▸ ***Insufflationsgeräte*** verabreicht werden.

Ziele

- Dosierte Anreicherung der Atemluft mit Sauerstoff,
- Erhöhung des ▸ ***Partialdrucks*** im Blut.

Indikationen

Die Insufflation von Sauerstoff ist indiziert bei Lungenerkrankungen mit ▸ ***Ateminsuffizienz***, ▸ ***Hypoxien***, ▸ ***Anämien***.

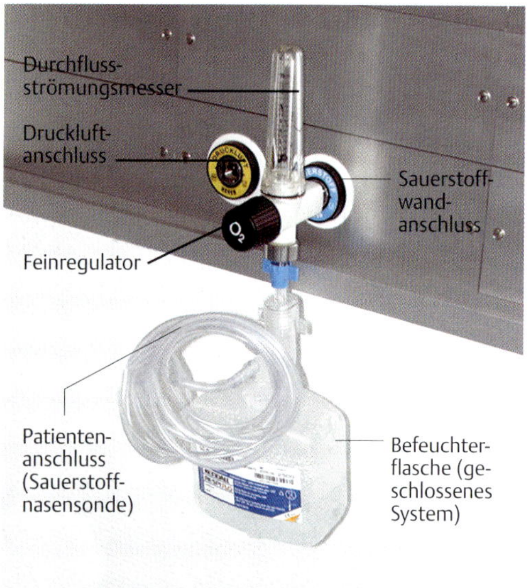

Abb. S.1.

Sauerstoff verabreichen

Vorbereitung der Materialien

- Verordnetes ▸ ***Insufflationsgerät*** (▸ ***Sauerstoffbrille***, ▸ ***Sauerstoffmaske***, ▸ ***Sauerstoff-Nasensonde***),
- zentrale Sauerstoffanlage mit Wandanschluss im Patientenzimmer oder Sauerstoffflasche (z. B. bei Transport von Patienten aus dem OP),
- ▸ ***Reduzierventil***,
- ▸ ***Sauerstoffbefeuchter***,
- Aqua destillata.

Durchführung

- Hände nach ▸ ***Hygieneplan*** desinfizieren,
- benötigte Gegenstände auf desinfizierter Arbeitsfläche (z. B. Tablett) richten,
- Sauerstoffflasche auf Inhalt (Aufschrift „Sauerstoff"), Füllungszustand und Dichtigkeit überprüfen,
- ▸ ***Sauerstoffvorrat*** berechnen,
- ▸ ***Sauerstoffbefeuchter*** mit Aqua destillata unter sterilen Bedingungen füllen und an Sauerstoffflasche oder Wandanschluss ankoppeln (**Abb. S.1**).
- Patienten über geplante Maßnahme informieren, Fenster und Türen schließen und Besucher aus dem Patientenzimmer bitten,
- ▸ ***Patientenbett*** auf eine Rücken schonende Arbeitshöhe bringen und Patienten unterstützen, eine sitzende Position einzunehmen (atemerleichternd), sofern keine Kontraindikation vorliegt,
- Nase reinigen lassen, evtl. nasal absaugen (S. 5),
- ▸ ***Insufflationsgerät*** (▸ ***Sauerstoffbrille***, **Abb. S.2a** oder ▸ ***Sauerstoffmaske***, **Abb. S.2b**) aufsetzen bzw. ▸ ***Sauerstoff-Nasensonde*** (**Abb. S.2c**) unter Drehbewegungen vorsichtig in ein Nasenloch einführen und mit dem ▸ ***Sauerstoffbefeuchter*** verbinden.
- Sauerstoffflasche öffnen und verordnete Literzahl nach Arztverordnung einstellen,
- Atemfrequenz und -tiefe, Puls, Blutdruck, Hautfarbe und Bewusstseinszustand des Patienten regelmäßig überprüfen.

Nachbereitung

- Sich vor dem Verlassen des Zimmers nach dem Befinden des Patienten und seiner Bedürfnisse bezüglich Lagerung, Getränken, Belüftung des Zimmers usw. erkundigen,
- gebrauchte Materialien sachgerecht ver- bzw. entsorgen (z. B. Verpackungsmaterialien zum Kunststoffabfall geben),
- abschließend Hände nach ▸ ***Hygieneplan*** desinfizieren,
- Maßnahme durch Eintragung in die ▸ ***Pflegedokumentation*** mit Angaben der Literzahl und verwendetem ▸ ***Insufflationsgerät***, Handzeichen und Uhrzeit dokumentieren.
- **Blick zurück:** Ist das ▸ ***Insufflationsgerät*** korrekt angebracht? Ist die verordnete Literzahl richtig eingestellt?

M Bei einer ▸ ***Sauerstofftherapie*** über einen längeren Zeitraum müssen die ▸ ***Sauerstoff-Nasensonde***, *-brille* oder *-maske* täglich gewechselt und Sonde und Brille auf Durchgängigkeit überprüft werden. Achten Sie auf ausrei-

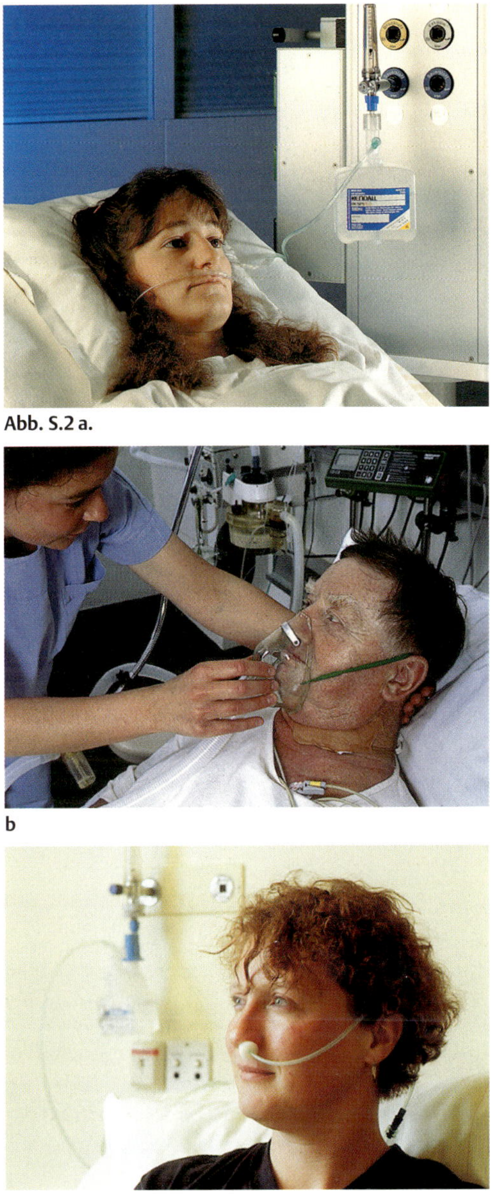

Abb. S.2 a.

b

c

chend Flüssigkeit (Aqua destillata) im ▸ ***Sauerstoffbefeuchter***. Bei Verwendung einer ▸ ***Sauerstoff-Nasensonde***, Nasenloch regelmäßig wechseln und auf Druckstellen inspizieren (Dekubitusgefahr!). Nasenschleimhaut mit Nasensalbe pflegen.

Wechseln einer leeren Sauerstoffflasche

Durchführung

- Hände nach ▸ ***Hygieneplan*** desinfizieren,
- neue Sauerstoffflasche richten und Inhalt (Aufschrift „Sauerstoff"), Füllungszustand und Dichtigkeit überprüfen,
- ▸ ***Sauerstoffvorrat*** berechnen,
- Patienten über geplante Maßnahme informieren, Fenster und Türen schließen und Besucher aus dem Patientenzimmer bitten,
- Sauerstoffzufuhr abstellen (Hauptventil schließen) und System durch nochmaliges Öffnen des Reglers entlüften,
- Verbindungsschlauch vom ▸ ***Insufflationsgerät*** trennen, Druckminderer und ▸ ***Sauerstoffbefeuchter*** abschrauben, Schutzkappe über das Hauptventil schrauben und Flasche im speziellen Transportsystem aus dem Patientenzimmer bringen,
- Sauerstoffflasche als „leer" kennzeichnen und getrennt von vollen Flaschen liegend oder an einer Wandhalterung fixiert lagern,
- neue Sauerstoffflasche mit speziellem Transportsystem ins Patientenzimmer bringen und ▸ ***Sauerstoffbefeuchter*** ankoppeln,
- Sauerstoffflasche öffnen,
- ▸ ***Insufflationsgerät*** (▸ ***Sauerstoffmaske*** oder *-brille*) aufsetzen bzw. ▸ ***Sauerstoff-Nasensonde*** unter Drehbewegungen vorsichtig in ein Nasenloch einführen,
- verordnete Literzahl nach Arztverordnung einstellen und mit dem ▸ ***Sauerstoffbefeuchter*** verbinden,
- Atemfrequenz und -tiefe, Puls, Blutdruck, Hautfarbe und Bewusstseinszustand des Patienten regelmäßig überprüfen.

Nachbereitung

Siehe Nachbereitung zu „Sauerstoff verabreichen", S. 278.

M Unfallverhütungsvorschriften (Sauerstoffflaschen): Gasflaschen vor Gebrauch kontrollieren (O_2-Flaschen haben entweder die Farbe Blau mit weißer Schulter oder sind gesamt weiß – **Abb. S.3**). Bei leeren Flaschen Befeuchtungssystem und Druckminderer abschrauben und Flasche durch Schutzkappe sichern. Leere Flaschen kennzeichnen und getrennt von Vollen aufbewahren. Flaschen liegend oder angekettet lagern, um ein Umfallen zu verhindern. Flaschen vor Überwärmung (z. B. direkte Sonneneinstrahlung, Heizung) schützen. Kein Fett, Öl oder Pflasterrückstände auf das Ventil bringen (= Brandgefahr). Flaschenventile vorsichtig handhaben (z. B. langsam öffnen und leicht

Ist-Zustand (überwiegt) **Neu**

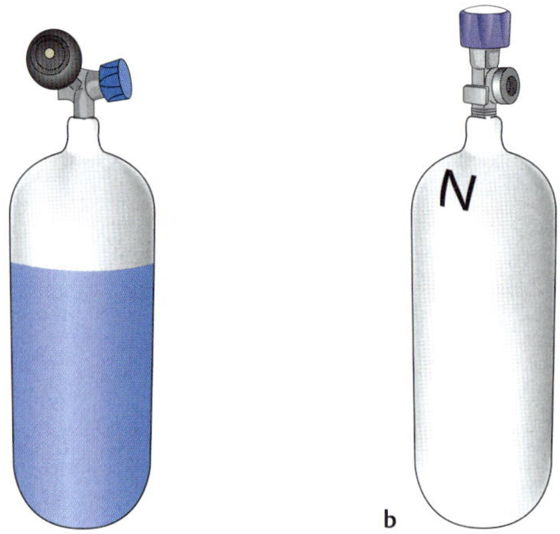

a b
Abb. S.3.

schließen). Schwergängige Ventile dürfen nur mit einem Aufsteckrad geöffnet werden. Nach der O_2-Applikation muss das Hauptventil geschlossen und das System entlüftet werden. Flaschen immer außerhalb des Patientenzimmers wechseln.

Infobox

Literatur

Zwermann M, Lilienkamp A. Überwachung der Sauerstofftherapie bei Neugeborenen. Kinderkrankenschwester 1999;6:229

Internetadressen

http://www.pneumologie.de
http://www.selbsthilfe-lot.de

Shunt (Training und Pflege)

Definitionen

Ein Shunt (engl.: Nebenschluss) ist ein natürlicher oder künstlicher, operativ angelegter arterio-venöser Nebenweg für die Hämodialyse. Dabei wird eine Unterarmvene an eine Unterarmarterie zur Ausweitung und besseren Punktierbarkeit angeschlossen (auch Cimino-Shunt genannt, **Abb. S.4**).

Cimino-Shunt: Cimino-Fistel, dauerhafte künstliche Überbrückung eines Blutgefäßabschnittes für die Hämodialyse (s. **Abb. S.4**).

Hämodialyse: Die Hämodialyse bezeichnet das künstliche Entfernen von z. B. wasserlöslichen Stoffwechselprodukten oder ▸ Giften aus dem Blut. Die extrakorporale Hämodialyse wird mittels einer direkt an den Blutkreislauf angeschlossenen „künstlichen Niere" (Hämodialysator) durchgeführt. Der Anschluss erfolgt z. B. über einen doppellumigen Katheter an eine Vene oder über einen Shunt an eine Vene und Arterie. Das Gerät besteht aus Pumpen, Wärmeaustauschern und dem eigentlichen Filtersystem (▸ *Dialysator*). Beim Durchfließen des heparinisierten Blutes über das Filtersystem werden durch ▸ *Diffusionsaustausch* mit einer entsprechenden ▸ *Dialysierflüssigkeit* die harnpflichtigen Substanzen oder ▸ *Gifte* entzogen und nach der Reinigung in den Blutkreislauf zurückgeleitet (**Abb. S.5**). Indikationen sind z. B. ▸ *Niereninsuffizienz*, ▸ *Urämie*.

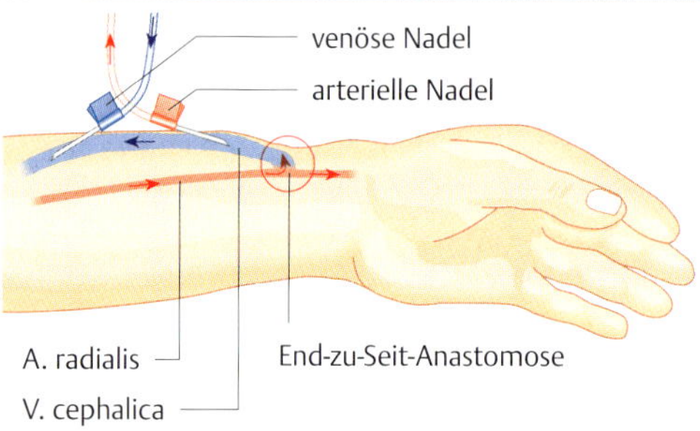

Abb. S.4 a.

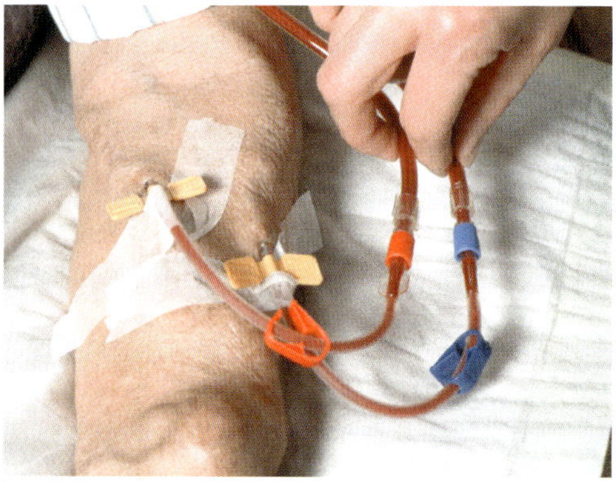

b

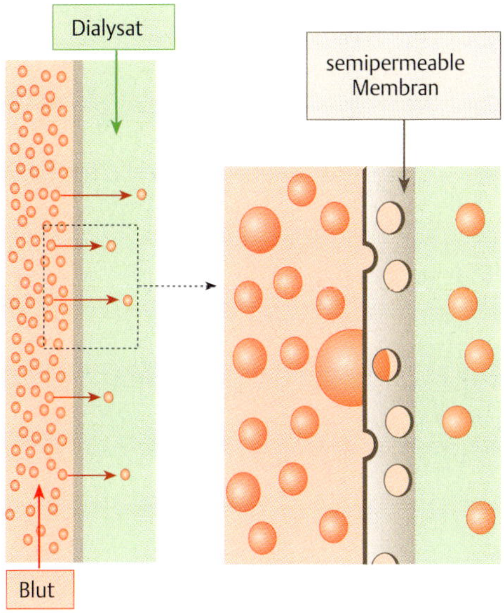

Abb. S.5 a.

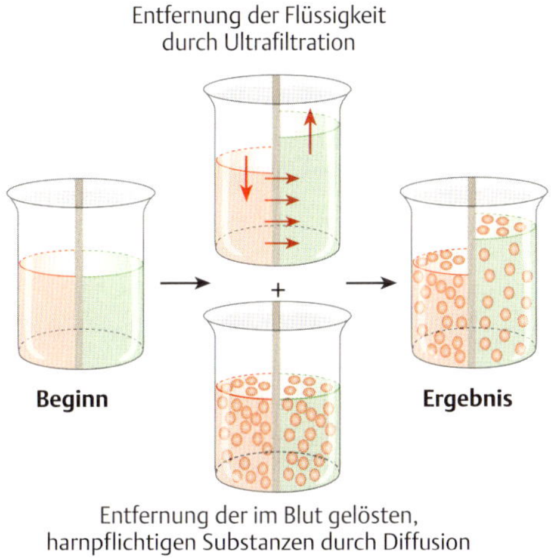

b

Ziel

Der Shunt dient als Gefäßanschluss und ist Voraussetzung für die chronische Hämodialyse.

Indikation

- Der Shunt ist nicht sofort nach der Operation für die Dialyse benutzbar. Er muss sich erst innerhalb von vier bis sechs Wochen entwickeln und muss trainiert werden. In dieser Zeit sollte der Shunt nach Möglichkeit nicht punktiert werden!
- Das Venentraining sollte so früh wie möglich beginnen, d. h. ca. 8 Wochen vor der Erstanlage eines Shunts bis ca. 8 Wochen nach der Shuntoperation.

Vorbereitung der Materialien

- Blutdruckmanschette mit Stethoskop,
- Handsoftball.

Durchführung

- Hände nach ▶ ***Hygieneplan*** desinfizieren,
- benötigte Gegenstände auf desinfizierter Arbeitsfläche (z. B. Tablett) richten und auf Vollständigkeit überprüfen,
- Patienten über geplante Maßnahme informieren (auch bewusstlose Patienten!), Fenster und Türen schließen und Besucher aus dem Patientenzimmer bitten,
- ▶ ***Patientenbett*** auf eine Rücken schonende Arbeitshöhe bringen,
- evtl. den Handlungsablauf störende Kleidungsstücke entfernen, dabei die Intimsphäre beachten und für Sichtschutz sorgen,
- Blutdruckmanschette am Oberarm des Shuntarms anlegen und auf ca. 60 mmHg aufpumpen (dabei muss unterhalb der Manschette eine Shuntpulsation tastbar sein); die Dauer der ▶ ***Stauung*** beträgt ca. 10 Minuten,
- nach dem Aufbau der ▶ ***Stauung*** soll der Patient im Sekundentakt den Handsoftball rhythmisch zusammendrücken (bei bewusstlosen Patienten übernimmt die Pflegende diese Aufgabe),
- während des Shunttrainings wird die Shuntfunktion durch Abhören mit dem Stethoskop überprüft; ein typisches Gefäßgeräusch („Schwirren") muss dabei hörbar sein,
- nach Ablauf der Trainingszeit, Blutdruckmanschette entlüften und eine erneute Funktionskontrolle durch ▶ ***Palpation*** und ▶ ***Auskultation*** durchführen. Dabei auf ▶ ***Infektionszeichen***, Schmerzen und ▶ ***Hämatome*** achten. Veränderungen dem Arzt mitteilen.

M Die Trainingsmaßnahme täglich ca. 10-mal wiederholen.

Nachbereitung

- Patienten evtl. rücklagern und beim Anziehen unterstützen,
- sich vor dem Verlassen des Zimmers nach dem Befinden des Patienten und seiner Bedürfnisse bezüglich Lagerung, Getränken, Belüftung des Zimmers usw. erkundigen,
- gebrauchte Materialien sachgerecht ver- bzw. entsorgen (z. B. Arbeitsfläche desinfizieren),
- abschließend Hände nach ▶ ***Hygieneplan*** desinfizieren,

- Maßnahme durch Eintragung in die ▸ *Pflegedokumentation* mit Handzeichen und Uhrzeit dokumentieren.
- **Blick zurück:** Ist die am Patienten vorgenommene Handlung korrekt und vollständig ausgeführt worden (wurde z. B. für das Shunttraining der Manschettendruck mit dem richtigen Druck angelegt)? Können schon Vorbereitungen für evtl. nachfolgende Tätigkeiten getroffen werden?

M Der Patient muss über folgende Gebote und Verbote zu seinem Shuntarm informiert werden:
- keine Blutdruckmessungen oder Blutabnahmen am Shuntarm durchführen lassen,
- keine schweren Lasten mit diesem Arm heben,
- Blutfluss im Shunt nicht durch Druck von außen unterbrechen (z. B. enge Kleidungsstücke; Bindenverbände, Armbanduhr usw.),
- keine Tätigkeiten ausführen, die zu Verletzungen führen können, evtl. Shuntschutz tragen,
- Shuntarm tägl. mit Wasser und Seife gründlich reinigen und an dialysefreien Tagen eincremen.

Wie die Funktionsfähigkeit der Dialysefistel (Shunt) geprüft wird, können Sie sich auf der DVD ansehen.

Infobox

Literatur

Oestreicher E et al. HNO, Augenheilkunde, Dermatologie und Urologie für Pflegeberufe. Stuttgart: Thieme; 2003

Deuber HJ et al. Praxisleitfaden Dialyse. Stuttgart: Kohlhammer; 2005

Internetadressen

http://www.netdoktor.de
http://www.niere.org
http://www.dialyse-online.de

Spritzenpumpen

Definition

Spritzenpumpen sind automatisch druckregulierte Pumpsysteme zur Injektion. Die Injektionszeit und das -volumen können genau eingestellt werden.

Ziel

Verabreichung hochwirksamer ▸ *Medikamente* in kleinen Verabreichungsmengen über einen längeren Zeitraum.

Indikationen

- ▸ *Schmerztherapie*,
- Verabreichen von Katecholaminen.

Vorbereitung der Materialien

- Spritzenpumpengerät,
- Spezialspritze,
- spezielles Schlauchsystem für Spritzenpumpen,
- ▸ *Medikament* nach Arztanordnung,
- Trägerlösung z. B. Aqua destillata,
- Schutzhandschuhe,
- evtl. Infusionsständer, wenn Spritzenpumpe daran fest gemacht werden soll,
- ▸ *Injektionsgeschwindigkeit* berechnen bzw. nach Arztverordnung einstellen.

Durchführung

- Hände nach ▸ *Hygieneplan* desinfizieren,
- benötigte Gegenstände auf desinfizierter Arbeitsfläche richten und Vollständigkeit überprüfen,
- ▸ *Injektionsgeschwindigkeit* anhand der vom Arzt verordneten Medikamentendosis und dem Verabreichungszeitraum errechnen bzw. nach Arztanordnung einstellen,
- Handschuhe anziehen,
- Medikament in der Spezialspritze aufziehen bzw. Medikament separat aufziehen und Trägerlösung mit Spezialspritze aufziehen; zur Arbeitserleichterung vor dem Aufziehen etwas Luft aus der Spritze in die Lösung spritzen (**Abb. S.6 a**); durch den Überdruck fließt ein Teil der Lösung von selbst in die Spritze; so viel aufziehen, dass Medikament noch zugespritzt werden kann,
- Spritze luftleer machen (**Abb. S. 6 b**),
- anschließend das Ansatzstück des Schlauchsystems aufschrauben und die Flüssigkeit vorsichtig durchspritzen, um das System luftleer zu machen; dabei den Flüssigkeitsspiegel genau beobachten (**Abb. S.6 c**),
- Spritze mit Name des Patienten, Zimmernummer, Uhrzeit und Inhalt etikettieren,
- Funktion der Injektionspumpe nach Herstellerangaben überprüfen,
- Spritze in die Halterung der Injektionspumpe einlegen (**Abb. S. 6 d**),
- Patienten (auch bewusstlose Patienten!) über geplante Maßnahme informieren,

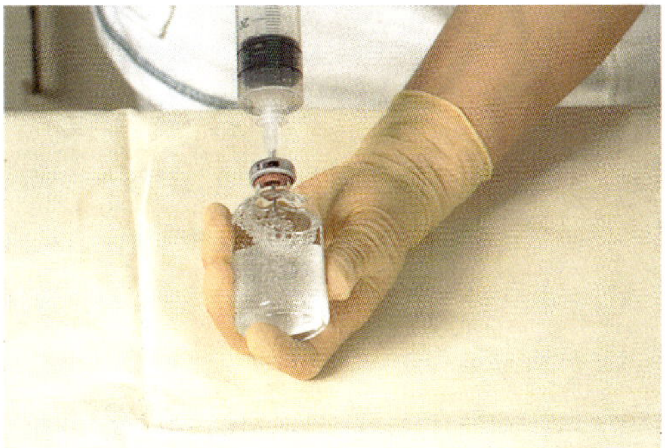

Abb. S.6 a.

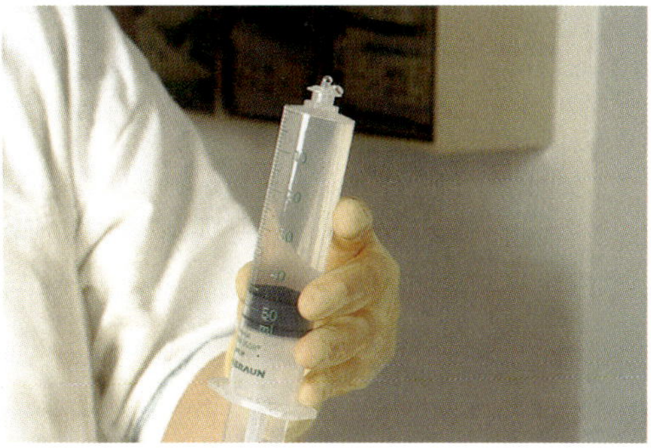

b

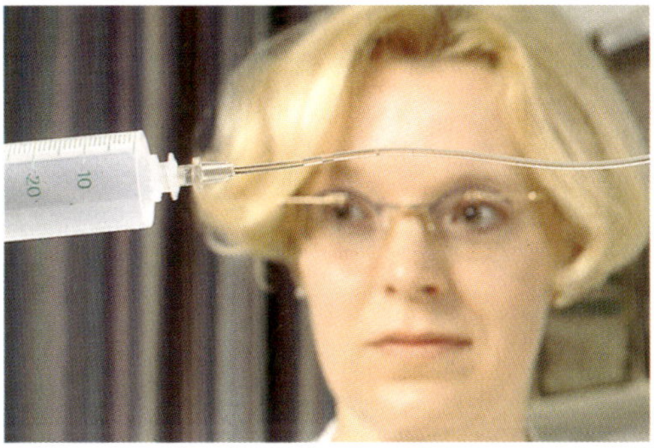

c

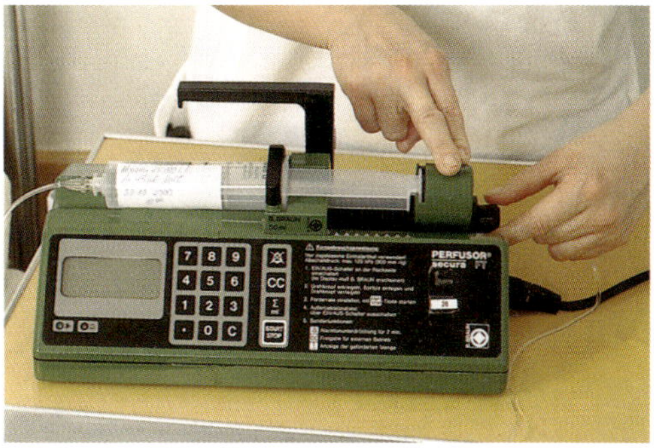

d

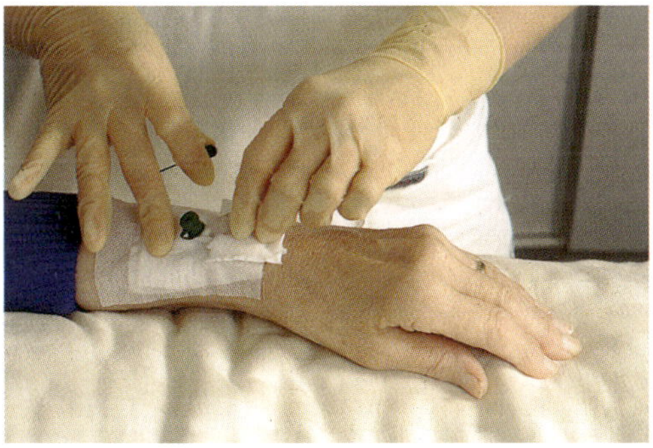

e

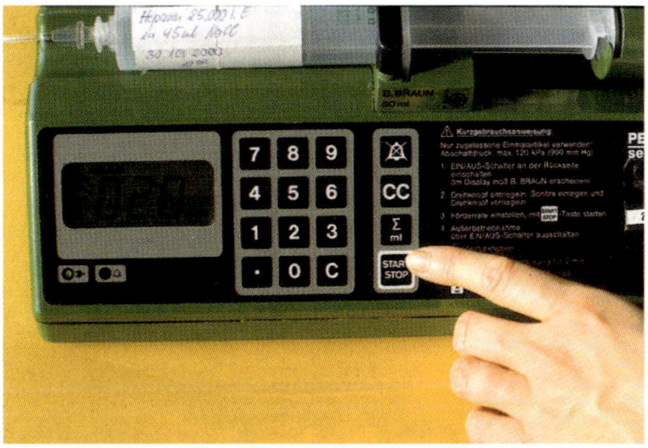

f

- Türen schließen, evtl. den Handlungsablauf störende Kleidungsstücke entfernen, dabei die Intimsphäre beachten,
- Zellstofftupfer unter die Anschlussstelle legen, Mandrin aus dem ▸ ***Venenkatheter*** entfernen und Schlauchsystem unter Beachtung der ▸ ***Asepsis*** anschließen (**Abb. S.6 e**),
- Pumpe in Betrieb nehmen und auf errechnete ▸ ***Injektionsgeschwindigkeit*** (ml/Std.) einstellen (**Abb. S. 6 f**),
- Alarmgrenzen (Patienten- und Gerätealarm) setzen; Patient informieren, sich bei Alarm oder bei auslaufender Flüssigkeit zu melden, ebenso bei Schmerzen an der Venenverweilkanüle bzw. bei Rötung an der Punktionsstelle,
- Rufanlage in Reichweite legen.

P Häufig wird ein Alarm ausgelöst, wenn der Spritzenkolben nicht richtig verankert wurde. Oft reicht es aus, die Verankerung zu lösen und noch einmal anzulegen, so dass der Kolben wirklich fest umschlossen ist.

Wie Sie Infusionen über Spritzenpumpen korrekt vorbereiten und anlegen, zeigt Ihnen ein Film auf der DVD.

Nachbereitung

- Patienten unterstützen, sich bequem zu lagern und die Kleidung zurechtzurücken (Vorsicht, dass der Arm nicht eingeschnürt wird!),
- sich vor dem Verlassen des Zimmers nach dem Befinden des Patienten und seiner Bedürfnisse bezüglich Lagerung, Getränken, Belüftung des Zimmers usw. erkundigen,
- gebrauchte Materialien sachgerecht ver- bzw. entsorgen (z. B. Mülltrennung der Verpackungsmaterialien beachten),
- abschließend Hände nach ▸ ***Hygieneplan*** desinfizieren,
- Maßnahme durch Eintragung in die ▸ ***Pflegedokumentation*** mit Angaben der Injektionsgeschwindigkeit, Handzeichen und Uhrzeit dokumentieren.
- **Blick zurück:** Ist die ▸ ***Infusionsgeschwindigkeit*** richtig eingestellt?

Infobox

Literatur

Hoffmann W. Von den Anfängen der Infusionstherapie zur modernen Infusionspumpe. Die Schwester, Der Pfleger 2000;11:964

Müller HJ. Tragbare Infusionspumpen. Krankenhauspharmazie 2000;10:18

Internetadressen

http://www.medizin-forum.de

http://www.space.bbraun.de

Sterbebegleitung, Versorgung Verstorbener

Definition

Sterben ist die letzte Phase des Lebens, bevor der Tod eintritt.

Sterbebegleitung

Ziele

- Ermöglichung eines menschenwürdigen, friedvollen und schmerzfreien Todes,
- Linderung körperlicher Beschwerden,
- Befriedigung der Grundbedürfnisse,
- Berücksichtigung des letzten Willens in der ▸ ***Patientenverfügung***.

M Informieren Sie sich bitte über Sitten und Gebräuche verschiedener Religionsgemeinschaften, um diese beim Umgang mit Sterbenden anderer Glaubensrichtungen berücksichtigen zu können und um deren Bedürfnisse besser zu verstehen.

Schwerpunkte der Pflege

- Individuelle Wünsche des Patienten berücksichtigen: Wunschlagerung, Wunschmusik, Wunschbild usw.,
- wenn möglich, Angehörige und Freunde bitten, den Patienten in seiner letzten Phase ruhig am Bett sitzend zu begleiten und ihm durch Körperkontakt zu vermitteln, dass er nicht alleine ist (**Abb. S.7**),
- Schmerzen lindern: z. B. durch Gabe von ▸ ***Analgetika*** nach Arztverordnung,
- Atmung erleichtern: z. B. für frische Luft und eine atemerleichternde Lagerung sorgen, Sauerstoff insufflieren,
- Ruhe und Schlaf ermöglichen: z. B. ruhiges Patientenzimmer anbieten, diagnostische und therapeutische Maßnahmen soweit zulässig einschränken, Sedativa nach Arztverordnung verabreichen.

M Alle Maßnahmen am Sterbenden müssen auf ihre Notwendigkeit und Belastung für den Patienten hin überprüft werden.

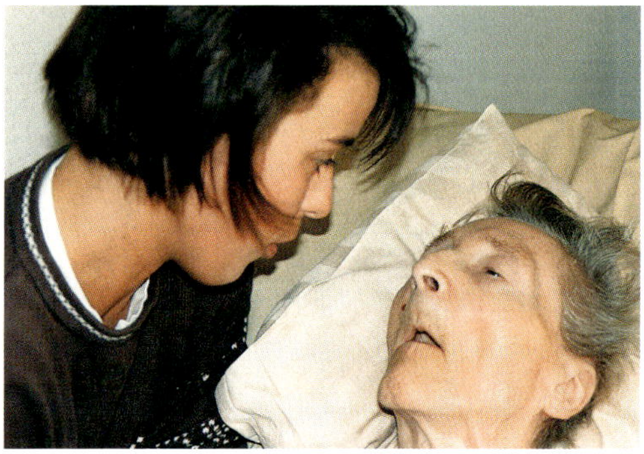

Abb. S.7.

Tab. S.1 Phasen des Sterbeprozesses und mögliche Verhaltensweisen (Schewior-Popp et al., 2009)

Phase	Was kann ich als Begleiter tun?
1. Phase: Nicht-wahr-haben-Wollen	▪ Akzeptieren Sie das Verhalten des Patienten und halten Sie seine Reaktionen aus. ▪ Lassen Sie ihn sprechen und hören Sie zu. Stellen Sie Rückfragen, sagen Sie jedoch niemals: „Reißen Sie sich zusammen!"
2. Phase: Zorn, Auflehnung, Depression, Protest	▪ Bleiben Sie ruhig und reagieren Sie nicht gereizt. Die Reaktion des Sterbenden ist nicht gegen Ihre Person gerichtet.
3. Phase: Verhandeln mit dem Schicksal	▪ Billigen Sie dem Sterbenden Hoffnung zu, aber unterstützen Sie keine Illusionen.
4. Phase: Depression	▪ Gestehen Sie dem Sterbenden das Recht auf Traurigkeit zu. Lassen Sie Zeichen der Trauer, wie z. B. Tränen zu. ▪ Unterstützen Sie den Sterbenden mit beruhigendem Auftreten.
5. Phase: Innere Ruhe	▪ Halten Sie letzte Wünsche und Anweisungen des Sterbenden schriftlich fest. ▪ Bleiben Sie in Kontakt zu ihm, z. B., indem Sie seine Hand halten, bei ihm bleiben.

- Für ausreichend Flüssigkeit und Nahrung sorgen: z. B. durch PEG-Sondenernährung (S. 184 f) und Infusionstherapie (S. 138 f),
- ▶ ***Ängste*** wenn möglich abbauen helfen: z. B. Gespräche führen, ▶ ***Sterbehilfe***, Körperkontakt anbieten,
- ▶ ***Sterbephasen*** erkennen und Patienten angemessen begleiten, so weit dies in den eigenen Kräften steht. **Tab. S.1** zeigt die verschiedenen Sterbephasen und wie Pflegende darauf möglicherweise reagieren können.
- Möglichkeiten zum ▶ ***Abschiednehmen*** und ▶ ***Trauern*** geben (z. B. Kontakt zu Angehörigen und Freunden herstellen), wenn möglich, auch in einem sterilen und maschinendominierten Umfeld für etwas Wärme sorgen (z. B. durch Blumen),
- Seelsorge ermöglichen und Religion des Sterbenden berücksichtigen (z. B. Kontakt zu Geistlichem ermöglichen), Bibelverse wie z. B. Psalm 23, 1 – 6 Psalm 73, 23 – 24, Johannes 11, 25 – 26 lesen, Gebete wie z. B. das Vaterunser und das Apostolische Glaubensbekenntnis sprechen, wenn der Patient dies wünscht (**Abb. S.8**).

M Fordern Sie von sich selbst nicht zu viel. Die Auseinandersetzung mit Tod und Sterben braucht Zeit. Kaum einer tritt seinen Dienst am Patientenbett mit fertigen Antworten an. Manche Angehörige fordern diese jedoch, andere brauchen eher gute Zuhörer. Sagen Sie lieber offen, wenn Sie keine Antwort haben und besprechen Sie im Team oder mit Freunden, was Ihnen bei einem Todesfall durch den Kopf geht, was Sie bedrückt.

Versorgung Verstorbener

Ziel

Die Versorgung des Verstorbenen geschieht, ebenso wie die Pflege des Sterbenden, in Achtung seiner Würde und seiner Persönlichkeit.

Vorbereitung der Materialien

- Einmalhandschuhe,
- Identifikationskarte,
- Beutel für Wertsachen und Inventarliste,
- Totenbescheinigung,
- evtl. Gegenstände zur Ganzkörperwaschung,
- evtl. Materialien zum fachgerechten Entfernen von z. B. Sonden, Drainagen, Kathetern und Verbandmaterialien zum Verschließen der Punktionsstellen,
- Abwurfbeutel,
- Flügelhemd,
- ▶ ***Kinnstütze,***
- Leintuch.

Durchführung

- Bei Eintritt des Todes Uhrzeit dokumentieren und Arzt verständigen,
- Mitpatienten bitten, das Zimmer zu verlassen bzw., wenn dies nicht möglich ist, Sichtschutz aufstellen,
- Arzt informieren, die Angehörigen zu verständigen,
- Angehörigen Zeit zum ▶ ***Abschiednehmen*** geben und ihnen zur Seite stehen (**Abb. S.9**),
- benötigte Gegenstände auf Arbeitsfläche (z. B. Tablett) richten,
- evtl. Angehörige aus dem Patientenzimmer bitten bzw. miteinbeziehen, wenn sie dies wünschen,
- Handschuhe anziehen,
- Patienten auf den Rücken lagern und entkleiden (nicht erschrecken, wenn durch das Entweichen von Luft seufzerähnliche Geräusche entstehen),
- Arzt evtl. bei der Leichenschau und Bestimmung des Todeszeitpunktes (z. B. ▶ ***Totenflecken***, ▶ ***Totenstarre*** und ▶ ***Totenkälte***) assistieren,
- alle medizinisch-technischen Geräte (z. B. EKG-Elektroden) und Medizinprodukte (z. B. Sonden, Katheter, Kanülen) und Lagerungshilfsmittel am Verstorbenen fachgerecht entfernen und evtl. Verband anlegen,

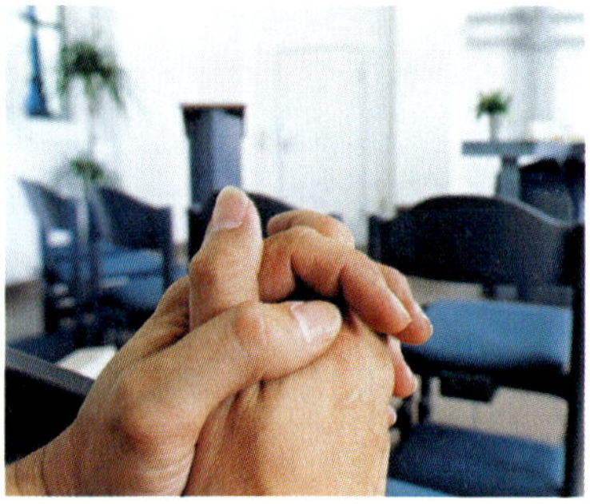

Apostolisches Glaubensbekenntnis

Ich glaube an Gott, den Vater, den Allmächtigen, den Schöpfer des Himmels und der Erde, und an Jesus Christus, seinen eingeborenen Sohn, unsern Herrn, empfangen durch den Heiligen Geist, geboren von der Jungfrau Maria, gelitten unter Pontius Pilatus, gekreuzigt, gestorben und begraben, hinabgestiegen in das Reich des Todes, am dritten Tage auferstanden von den Toten, aufgefahren in den Himmel. Er sitzt zur Rechten Gottes, des allmächtigen Vaters; von dort wird er kommen, zu richten die Lebenden und die Toten.
Ich glaube an den Heiligen Geist, die heilige christliche Kirche, Gemeinschaft der Heiligen, Vergebung der Sünden, Auferstehung der Toten und das ewige Leben. Amen.

Johannes 11, 25 - 26
Jesus spricht: Ich bin die Auferstehung und das Leben. Wer an mich glaubt, der wird leben, auch wenn er stirbt; und wer da lebt und glaubt an mich, der wird nimmermehr sterben.

Psalm 23, 1 – 6
Der Herr ist mein Hirte, / mir wird nichts mangeln. Er weidet mich auf einer grünen Aue / und führet mich zum frischen Wasser. Er erquicket meine Seele. / Er führet mich auf rechter Straße um seines Namens willen. Und ob ich schon wanderte im finstern Tal, / fürchte ich kein Unglück; denn du bist bei mir, / dein Stecken und Stab trösten mich. Du bereitest vor mir einen Tisch / im Angesicht meiner Feinde. Du salbest mein Haupt mit Öl / und schenkest mir voll ein. Gutes und Barmherzigkeit werden mir folgen mein Leben lang, / und ich werde bleiben im Hause des herrn immerdar.

Psalm 73, 23 – 24
Dennoch bleibe ich stets an dir; / denn du hälst mich bei meiner rechten Hand, du leitest mich nach deinem Rat / und nimmst mich am Ende mit Ehren an. Wenn ich nur dich habe, / so frage ich nichts nach Himmel und Erde. Wenn mir gleich Leib und Seele verschmachtet, / so bist du doch, Gott, allzeit meines Herzens Trost und mein Teil.

Vater unser
Vater unser im Himmel, geheiligt werde dein Name. Dein Reich komme. Dein Wille geschehe, wie im Himmel so auf Erden. Unser tägliches Brot gib uns heute und vergib uns unsere Schuld, wie auch wir vergeben unseren Schuldigern. Und führe uns nicht in Versuchung, sondern erlöse uns von dem Bösen. Denn dein ist das Reich und die Kraft und die Herrlichkeit in Ewigkeit. Amen.

Abb. S.8.

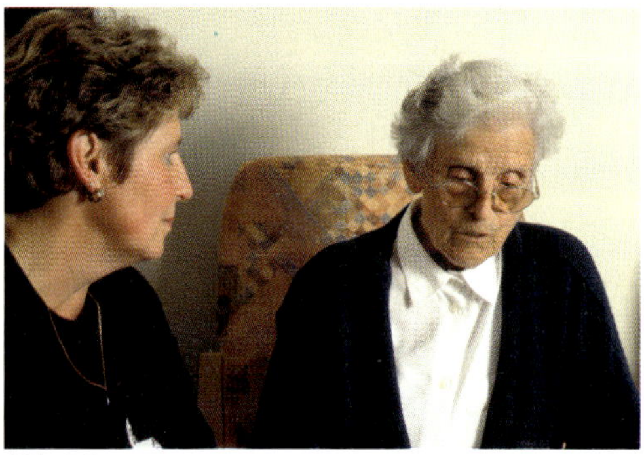

Abb. S.9.

- evtl. Ganzwaschung durchführen,
- frisches Flügelhemd oder, nach Wunsch der Angehörigen, dem Verstorbenen eigene Kleidung anziehen,
- Zahnprothese einsetzen und Mund durch Einsetzen der Kinnstütze (**Abb. S.10**) am Unterkiefer oder durch Abstützen mit einer Zellstoffrolle schließen,
- Augen schließen und evtl. mit feuchten Tupfern abdecken,
- Hände übereinander legen, nicht falten (Totenstarre!),
- unter Zeugen Schmuck entfernen, persönliche Gegenstände des Patienten zusammenpacken und in einen Beutel mit Inventarliste geben.

M Persönliche Gegenstände dürfen nur dem (bekannten!) Ehepartner gegen Unterschrift oder der Krankenhausverwaltung ausgehändigt werden. Andere Angehö-

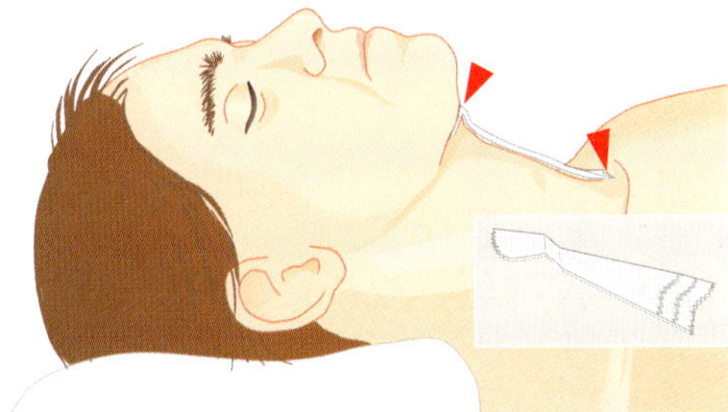

Abb. S.10.

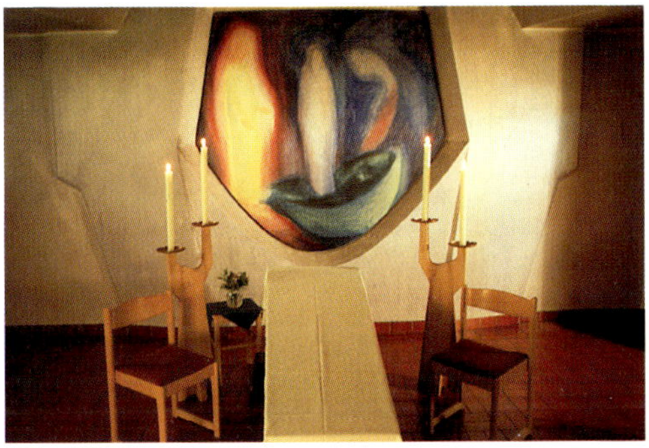

Abb. S.11.

rige müssen ihr Erbrecht mit einem amtlichen Erbschein nachweisen.

- Identifikationskarte mit Personalien, Todestag und Todesstunde an der Großzehe anbringen,
- sich selbst auch Zeit zum Abschied vom Verstorbenen geben,
- Leichnam mit einem Leintuch abdecken und für ca. 2 Std. auf der Station belassen,
- Verstorbenen in ein besonderes Zimmer zum Abschiednehmen für Angehörige bringen (**Abb. S.11**).

Nachbereitung

- Gebrauchte Materialien sachgerecht ver- bzw. entsorgen (z. B. Müll trennen),
- abschließend Hände nach ▶ ***Hygieneplan*** desinfizieren,
- administrative Aufgaben erledigen: z. B. Meldebescheinigung mit der ▶ ***Todesursache*** an die Verwaltung geben und evtl. Bestattungsunternehmen verständigen,
- Angehörigen zur Trauerbewältigung zur Seite stehen und sich selbst mit der ▶ ***Thanatologie*** auseinander setzen.
- **Blick zurück:** Ist der Raum so gut wie möglich gestaltet worden, wenn Angehörige noch einmal ins Zimmer kommen? Sind aus Punktionsstellen keine Flüssigkeiten (Blut, Sekret) nachgelaufen? Wurde die Zahnprothese eingesetzt und der Mund geschlossen?

M Bemühen Sie sich bitte, pflegerische Handlungen liebevoll und nicht nur routiniert auszuführen. Vom Arzt verständigte Angehörige dürfen erst in das Patientenzimmer, wenn alle Medizinprodukte entfernt sind und das Zimmer aufgeräumt ist. Ist ein spezieller Raum zum Abschiednehmen (Aufbahrungsraum, Kapelle) vorhanden, begleiten Sie die Angehörigen dorthin. Wenn möglich, stellen Sie Blumen neben das Bett. Bedenken Sie, dass dies der letzte Blick der Angehörigen auf den Verstorbenen ist, so behalten sie ihn in Erinnerung.

Infobox

Literatur

Arbeitsgemeinschaft christlicher Kirchen in Baden-Württemberg: Krankheit, Leiden, Sterben, Tod. Stuttgart: Arbeitsgemeinschaft christlicher Kirchen in Baden-Württemberg; 1995

Borasio, G.D. u. a. (Hrsg.): Patientenverfügung. Kohlhammer, Stuttgart 2005

Student JC, Napiwotzky A. Palliative Care wahrnehmen – verstehen – schützen. Stuttgart: Thieme; 2007

Internetadressen

http://www.ekd.de
http://www.oekumene-ack.de
http://www.bibel-online.de
http://www.bundesaerztekammer.de
http://www.igsl.de/

Stomapflege

Definitionen

Als Stoma oder Stomie (griech.: Mund, Öffnung) werden künstlich geschaffene Verbindungen zwischen einem inneren Hohlorgan und der äußeren Haut bezeichnet. Sie dienen der Ableitung von Harn (▸ *Urostoma*) oder Stuhl (Enterostoma). Unterschieden wird je nach Lokalisation des Stomas in ▸ *Ileostomie*, ▸ *Kolostomie* (Zäkostomie, Transversostomie, Sigmoidostomie) und je nach Art des Stomas in z. B. ▸ *Ileumconduit*, ▸ *endständiges* und ▸ *doppelläufiges Stoma*.

Stomaversorgung: Auffangvorrichtung, bestehend aus Haftmaterial und Stomabeutel. Die Einteilung erfolgt in einteilige und zweiteilige Systeme. Bei den zweiteiligen Systemen verbleibt die Basisplatte länger auf der Haut, der Beutel kann gewechselt werden. Zur Verfügung stehen geschlossene Beutel mit ▸ *Aktivkohlefilter*, Ausstreifbeutel mit Verschlussklammer, Urostomiebeutel mit Rücklaufsperre, Stomakappen und -verschlüsse. Im Rahmen der ▸ *Rehabilitation* des Patienten ist es Aufgabe der Pflege, aus der Vielzahl der Versorgungssysteme das für die individuellen Bedürfnisse passende auszuwählen (**Tab. S.2**), ihn zu beraten und bei der Anwendung anzuleiten bzw. dafür einen Stomatherapeuten hinzuziehen. Dazu gehört auch die Information über mögliche Pflegehilfsmittel (**Tab. S.3**).

Tab. S.2 Übersicht der gängigen Versorgungssysteme

Versorgungssystem	Beschreibung	Anwendungsbereich
Kolostomiebeutel, einteilig 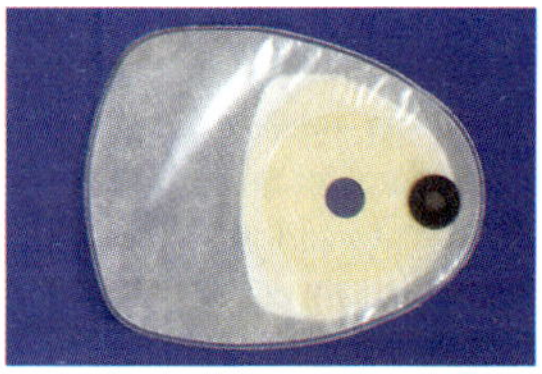 **Abb. S.14**	▪ geschlossener Beutel mit integriertem Hautschutz und Aktivkohlefilter ▪ in verschiedenen Größen (z. B. Minibeutel) und Farben (klarsichtig oder farbig) erhältlich	▪ bei endständiger Kolostomie ▪ kompletter Wechsel des Beutels 1 – 3-mal täglich ▪ ausgetretene Darmgase entweichen durch den Filter geruchsfrei
Ileostomiebeutel, einteilig mit Verschlussklammer 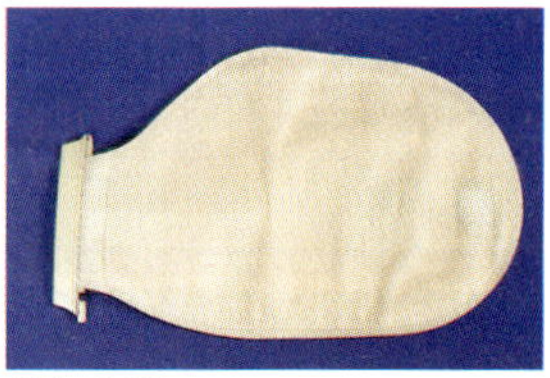 **Abb. S.15**	▪ Ausstreifbeutel mit integriertem Hautschutz ▪ in verschiedenen Größen und Farben erhältlich ▪ wird nach der Entleerung mit der Verschlussklammer wieder verschlossen. Das Prinzip wird im Bild rechts dargestellt	▪ Ileostomie, Kolostomie, bei der flüssiger Stuhl ausgeschieden wird (z. B. bei Durchfällen) ▪ kompletter Beutelwechsel in der Regel einmal täglich 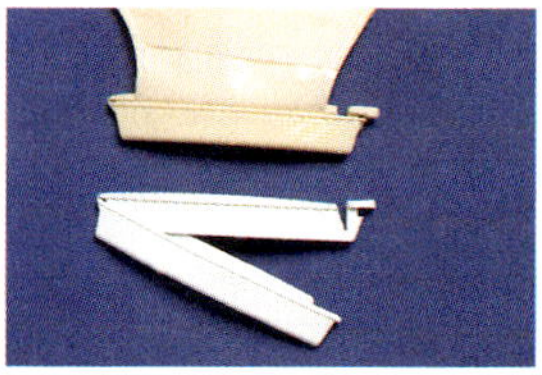 **Abb. S.16**
Urostomiebeutel, einteilig mit Auslasshahn 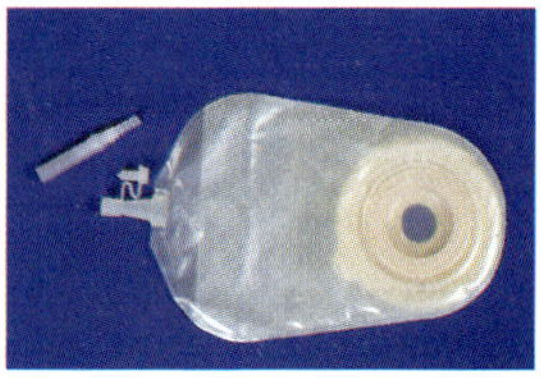 **Abb. S.17**	▪ Urostomiebeutel mit Rücklaufsperre und Auslasshahn, der zur Nacht mit Adapter an ein Bettbeutelsystem angeschlossen wird	▪ bei Urostomie ▪ Beutelwechsel in der Regel einmal täglich

Fortsetzung ▸

Tab. S.2 Fortsetzung

Versorgungssystem	Beschreibung	Anwendungsbereich
Stomakappen 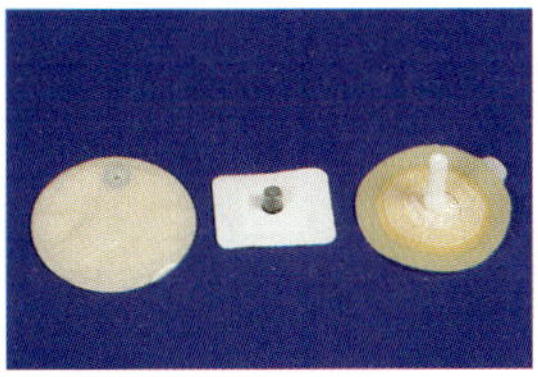 **Abb. S.18**	▪ kleine, runde Stomaversorgungen mit integriertem Filter	▪ zur Abdeckung des Stomas in kontinenten Zeiten z. B. nach der Irrigation oder beim Baden
Stomaversorgung, zweiteilig 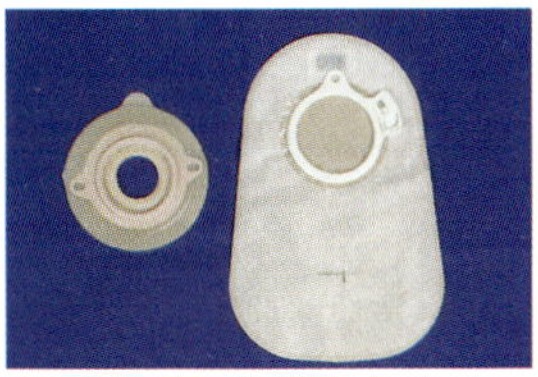 **Abb. S.19**	▪ bestehend aus Basisplatte und dem dazugehörigen Beutel ▪ alle gängigen Beutelformen können auf die Basisplatten aufgebracht werden	▪ bei Kolostomie, Ileostomie, Urostomie, wenn das längere Verbleiben des Haftmaterials auf der Haut erwünscht ist z. B. bei empfindlicher Haut und Hautschädigungen, auf Reisen, bei der postoperativen Versorgung ▪ zum bequemen und zeitsparenden Beutelwechsel bei verbleibender Basisplatte
postoperative Versorgungssysteme 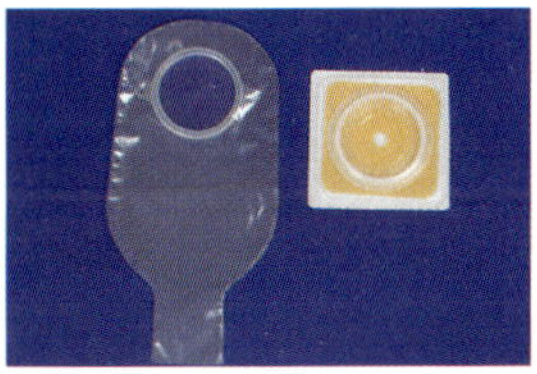 **Abb. S.20**	▪ meist zweiteilige Systeme oder Systeme mit Fensteröffnung ▪ transparenter Ausstreifbeutel (bessere postoperative Beobachtung möglich)	▪ postoperative Versorgung
Versorgungssysteme für Kinder, hier vier Produktvarianten 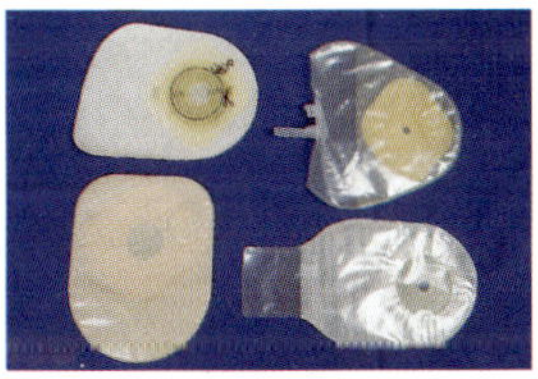 **Abb. S.21**	▪ meist Ausstreifbeutel, die in kleinen bis kleinsten Größen erhältlich sind	▪ bei Stomaanlagen im Säuglings- und Kindesalter ▪ größere Kinder verwenden normale Kolo-, Ileo- oder Urostomiebeutel in den kleineren Ausführungen
konvexe Versorgungssysteme (ein- oder zweiteilig) 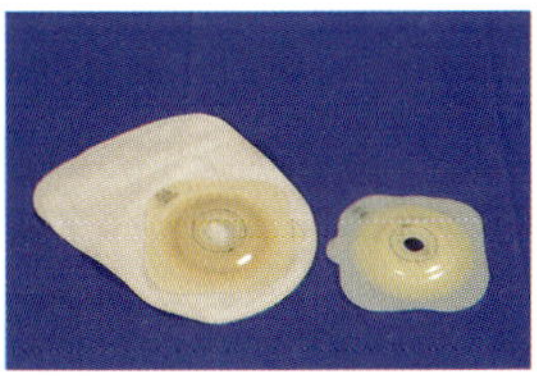 **Abb. S.22**	▪ besitzen eine Wölbung der Basisplatte ▪ in allen gängigen Versorgungsarten erhältlich	▪ retrahierten (zurückgezogenen) Stomaanlagen zur besseren Abdichtung

Stomabeutelwechsel

Ziel

Ziel ist es, die Stomaversorgung zu erneuern.

Indikationen

Indiziert ist ein Wechsel z. B. bei:

- Vollem Stomabeutel,
- undichter ▶ ***Adhäsivplatte***,
- routinemäßigem Wechsel (z. B. bei Hautkomplikationen).

Vorbereitung der Materialien

- Bettschutz,
- Stomaversorgung je nach System (die Auswahl ist abhängig von der Stomaart, den Bedürfnissen des Patienten und seiner Hautempfindlichkeit, s. **Tab. S.2**),
- benötigte Pflegehilfsmittel wie z. B. (s. **Tab. S.3**):
  - Fixiermaterial (z. B. Gürtel),
  - Klammer für Ausstreifbeutel,
  - zusätzliche Hautschutzmaterialien zum Abdichten (Hautschutzpaste, -ringe),
  - Pflasterentferner,
- Wasser und pH-neutrale Seife, nicht rückfettende Reinigungslotion und unsterile Kompressen (10 × 10 cm),
- evtl. Materialien zur Rasur (S. 268),
- Einmalhandschuhe,
- ▶ ***Schablone***,
- Abwurfsack.

Pflegehilfsmittel

Der Markt bietet dem Stomaträger eine Vielzahl von Pflegehilfsmitteln zum Hautschutz, zur Reinigung oder zur Unterstützung beim Anbringen und Tragen des Stomabeutels. **Tab. S.3** gibt einen Überblick über das Angebot an Pflegehilfsmitteln. Aufgabe der Pflegenden ist es, den Patienten bei der Auswahl zu beraten und bei der Anwendung anzuleiten.

P Manche Stomaträger verwenden Pflasterentferner, um Rückstände zu entfernen. Da es heute keine klebenden, sondern nur noch haftende Versorgungen gibt, sind Pflasterentferner nicht mehr notwendig.

Weitere Produktinformationen zu Versorgungssystemen und Pflegehilfsmitteln finden Sie auf der DVD.

Durchführung

- Hände nach ▶ ***Hygieneplan*** desinfizieren,
- benötigte Gegenstände auf desinfizierter Arbeitsfläche (z. B. Tablett) richten und Vollständigkeit überprüfen,
- Patienten über geplante Maßnahme informieren (auch bewusstlose Patienten!),
- Fenster und Türen schließen und Besucher aus dem Patientenzimmer bitten bzw. Situation, wenn gewünscht, zur Anleitung nutzen,
- ▶ ***Patientenbett*** auf eine Rücken schonende Arbeitshöhe bringen und evtl. den Handlungsablauf störende

Tab. S. 3 ***Überblick über das Pflegehilfsmittelangebot***

Produktgruppe	Eigenschaften	Anwendungsbereiche
Hautschutzprodukte		
▪ Hautschutzplatten ▪ Hautschutzringe ▪ Hautschutzpaste ▪ Hautschutzpuder ▪ Modellierstreifen	▪ heilungsfördernde Wirkung, können deshalb direkt auf die irritierte Haut aufgebracht werden ▪ hygroskopisch (feuchtigkeitsbindend) ▪ modellierbar	▪ Hautschutzprodukte dienen der besseren Abdichtung ums Stoma und zum Ausgleichen von Unebenheiten ▪ Hautschutzpaste verbindet sich nach der Trocknungszeit (ca. 1 Tag) mit der angelegten Versorgung und lässt sich dann mühelos entfernen ▪ Hautschutzpaste sollte aus diesem Grund nur mit Versorgungen kombiniert werden, die planmäßig länger als einen Tag auf der Haut belassen werden können

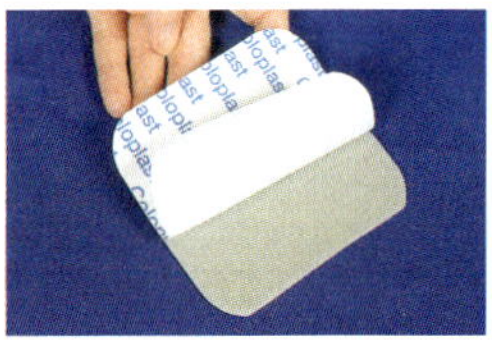

Abb. S. 23

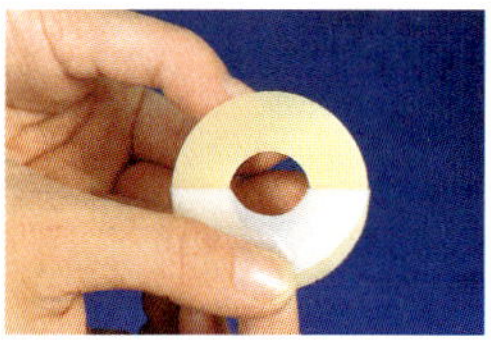

Abb. S. 24

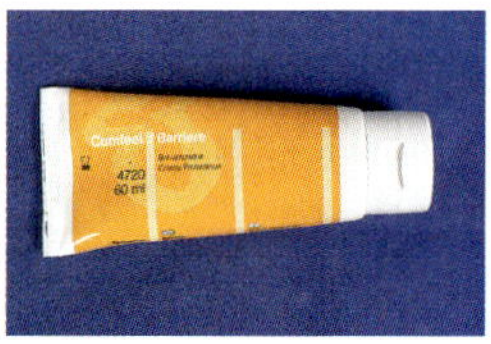

Abb. S. 25

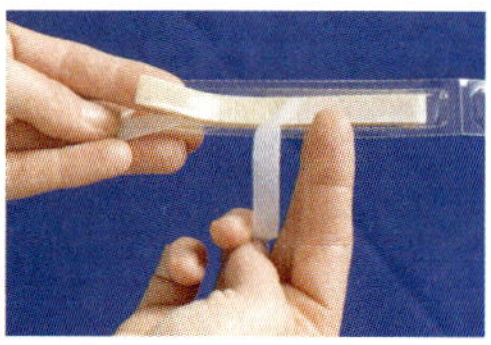

Abb. S. 26

Fortsetzung ▶

Tab. S. 3 Fortsetzung

Produktgruppe	Eigenschaften	Anwendungsbereiche
Reinigungs- und Pflegemittel		
Barrierecreme 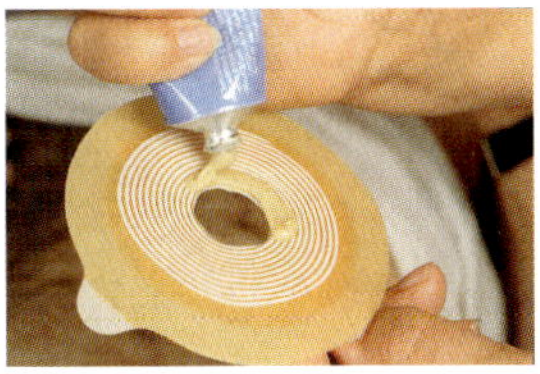 **Abb. S. 27**	▪ bilden eine schützende Schicht auf der Haut	▪ bei zu starker Haftung der Versorgung ▪ bei Hautrötungen
Hautschutzfilm 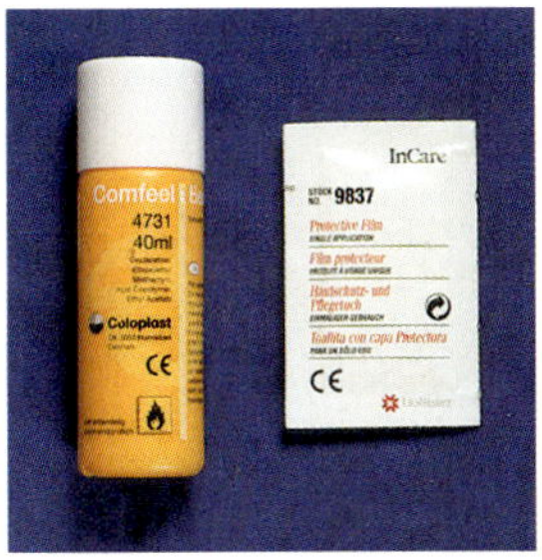 **Abb. S. 28**		
Pflasterlöser 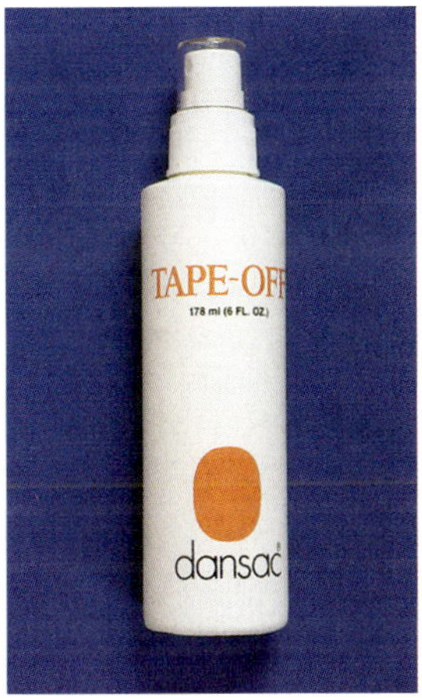 **Abb. S. 29**	▪ lösen die Versorgung ▪ enthalten alkoholische Substanzen	▪ bei zu starker Haftung ▪ um Rückstände auf der Haut zu entfernenVorsicht: Durch den enthaltenen Alkohol wird die Haut ausgetrocknet!

Fortsetzung ▸

Tab. S.3 Fortsetzung

Produktgruppe	Eigenschaften	Anwendungsbereiche
▪ **Zubehör**		
Deodorantien 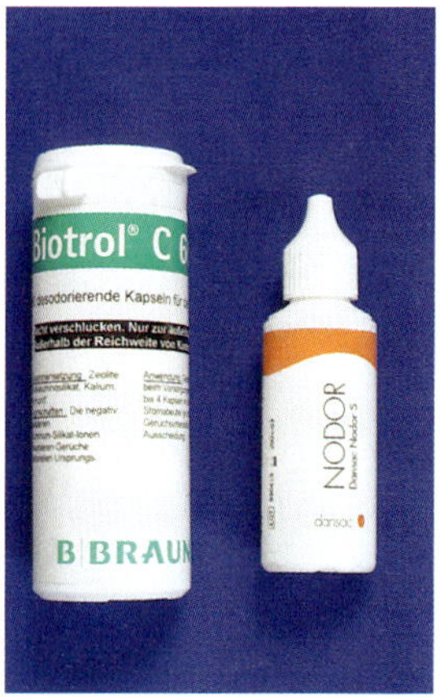 **Abb. S.30**	▪ Deodorantien, z. B. in Kapselform haben geruchsmindernde Eigenschaften Vorsicht: Diese Kapseln dürfen nicht geschluckt werden. Sie sind nur zur äußeren Anwendung gedacht!	▪ Deodorantien werden direkt in das Beutelsystem eingebracht oder zur Raumdeodorierung verwendet
Gürtel 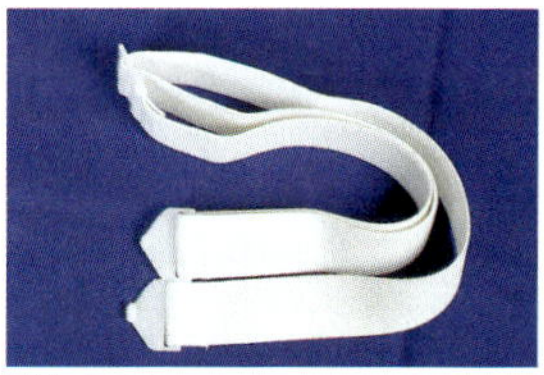 **Abb. S.31**	▪ Gürtel werden direkt an die Basisplatte oder an den Beutel angebracht ▪ sie sind individuell verstellbar und passen sich dem Bauchumfang des Patienten an	▪ Gürtel werden zur zusätzlichen Befestigung des Beutelsystems verwendet und geben dem Patienten ein sichereres Gefühl
Einlageringe 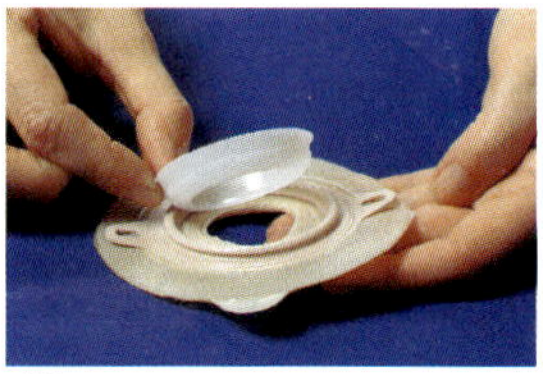 **Abb. S.32**	▪ Einlageringe sind konvexe Ringe aus Plastik	▪ Einlageringe werden in die Basisplatte eingelegt und dienen der Andruckverstärkung
Stanzette oder Ausschneidhilfen 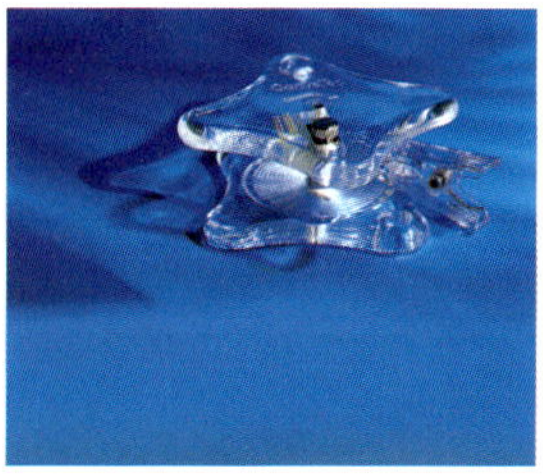 **Abb. S.33**	▪ Ausschneidhilfen mit individueller Größenauswahl	▪ Ausschneidhilfen erleichtern das wiederholte Ausschneiden von Basisplatten (bei runden Lochgrößen)

Kleidungsstücke entfernen, dabei die Intimsphäre beachten und für Sichtschutz sorgen,
- bettlägerige Patienten in Rücklage mit leicht erhöhtem Oberkörper bringen (bei mobilen Patienten wird die Versorgung im Stehen vor einem Spiegel trainiert),
- Bettschutz unterlegen und Einmalhandschuhe anziehen,
- Stomabeutel vorsichtig von oben nach unten lösen und einen Gegendruck auf die Haut ausüben,
- Stomaversorgung im Abwurfsack entsorgen,
- Stuhlreste sanft mit Hygienepapier entfernen,
- Haut mit Wasser und Waschlotion von außen nach innen reinigen (**Abb. S.34 a**) und anschließend mit einer Kompresse gut abtrocknen (z. B. zwei Kompressen mit Waschlotion, zwei mit Wasser und zwei zum Abtrocknen),
- Stoma v. a. in der postoperativen Phase beobachten auf gute Durchblutung, auf ein Abschwellen des Stomaödems, auf Stomaretraktion, Wundheilung und allgemein auf die Hautverhältnisse,
- evtl. den Stomabereich von innen nach außen rasieren; das Stoma dabei durch Vorlegen einer Kompresse vor Verletzungen schützen (**Abb. S.34 b**).

M Die Hautrasur im Bereich des Stomas ist notwendig, um ein Ausreißen der Haare beim Versorgungswechsel zu verhindern und damit einer Haarbalgentzündung vorzubeugen.

- Größe des Stomas mit Hilfe einer ▶ ***Schablone*** bestimmen (**Abb. S.34 c**),
- ▶ ***Schablone*** ausschneiden (**Abb. S.34 d**) und zur Kontrolle noch einmal auflegen,
- dann ▶ ***Schablone*** auf die Hautschutzplatte legen und ausschneiden (**Abb. S.34 e**); darauf achten, dass die Haut vollständig bedeckt ist; sie darf nicht mit Stuhl in Berührung kommen,
- eventuelle Hautunebenheiten können mit Paste ausgeglichen werden, die rund um den inneren Rand der Plattenöffnung aufgetragen wird. Sie kann auch noch von außen zum Abdichten von Unebenheiten aufgetragen werden (**Abb. S.34 f**).

P Hautschutzpaste wird nur dann angebracht, wenn die Versorgung länger als 24 Std. belassen werden kann, da sie bei kürzerer Verweildauer nur schwer von der Haut zu entfernen ist. Wird sie benötigt, so verwendet man immer ein zweiteiliges System, bei dem die Hautschutzplatte länger (2 – 4 Tage) belassen werden kann.

- Platte aufbringen und Beutel faltenfrei von unten nach oben anlegen und anstreichen (**Abb. S.34 g**). Bei bettlägerigen Patienten muss der Beutel seitlich, bei mobilen nach unten hängend angebracht werden. Abschließend den korrekten Sitz des Beutels durch leichtes Abheben kontrollieren (**Abb. S.34 h**).

Um die Inhalte zu vertiefen, können Sie sich die Videos „Stomaversorgung mit einteiligem System", „Anwendung einer Stomaverschlusskappe" und „Präoperative Markierung" ansehen.

Vorgehen bei einem Ausstreifbeutel

- Steckbecken unter den Beutel halten,
- Verschlussklammer lösen und Beutel ausstreifen,
- Auslass des Beutels mit Pflegetüchern reinigen und desinfizieren,
- neue Verschlussklammer anbringen,
- die benutzten Materialien in den Abwurfsack geben und die Luft daraus entfernen (**Abb. S.35**), anschließend Sack verknoten und aus dem Zimmer bringen.

Nachbereitung

- Patienten bei der bequemen Lagerung und beim Anziehen unterstützen,
- sich vor dem Verlassen des Zimmers nach dem Befinden des Patienten und seiner Bedürfnisse bezüglich Lagerung, Getränken, Belüftung des Zimmers usw. erkundigen,
- gebrauchte Materialien sachgerecht ver- bzw. entsorgen (z. B. Mülltrennung),
- abschließend Hände nach ▶ ***Hygieneplan*** desinfizieren,
- Maßnahme durch Eintragung in die ▶ ***Patientendokumentation*** mit Handzeichen, Uhrzeit, Beobachtung des Hautzustands und ▶ ***Stuhlbeobachtung*** dokumentieren.
- **Blick zurück:** Ist die Stomaversorgung dicht? Wurde der Abfallsack nicht im Zimmer vergessen? Sind noch genügend Materialien für die nächste Stomaversorgung vorhanden (z. B. genügend Ausstreifbeutel)?

Die Stomaversorgung mit Ausstreifbeutel zeigt Ihnen ein Video auf der DVD.

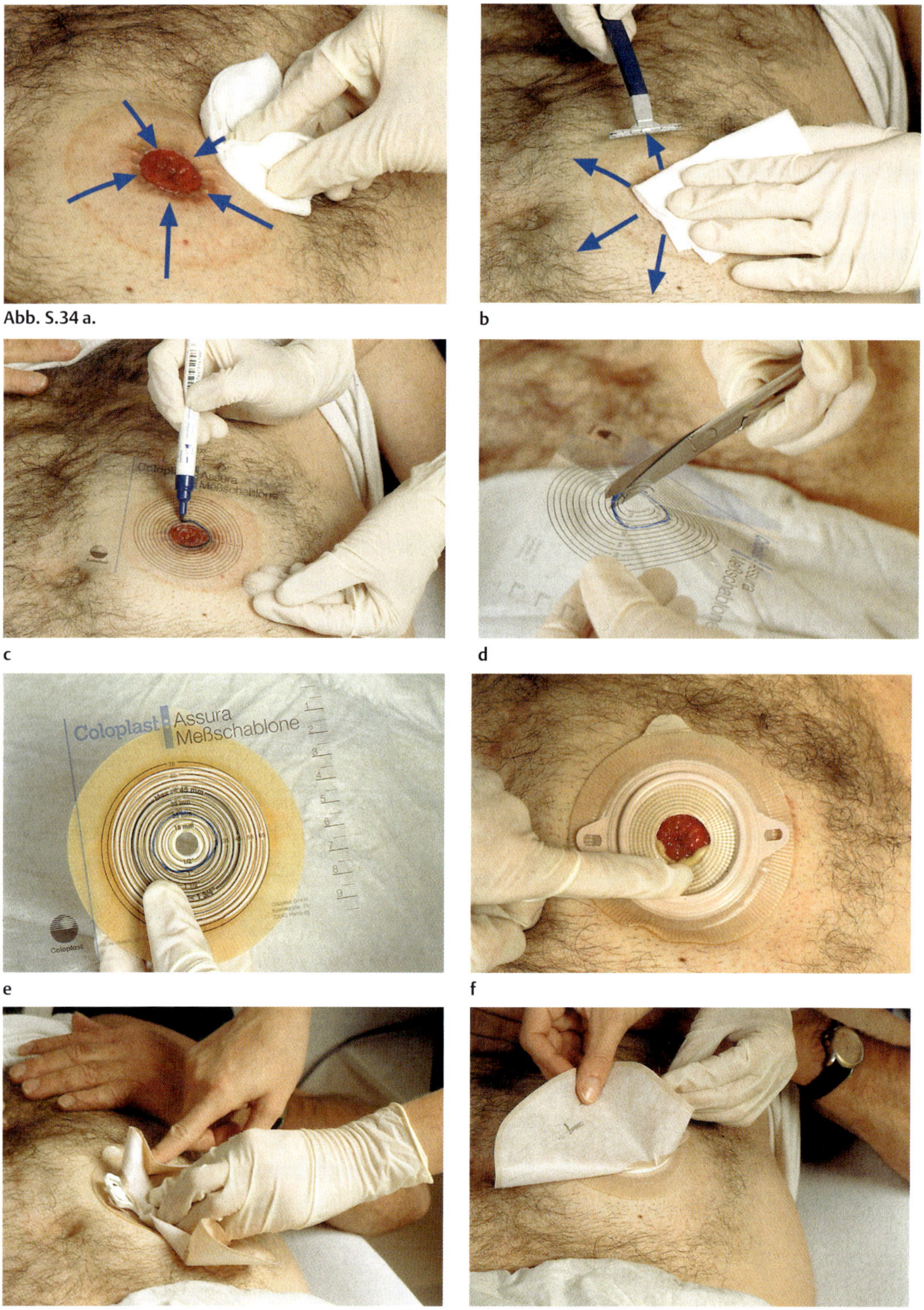

Abb. S.34 a. b c d e f g h

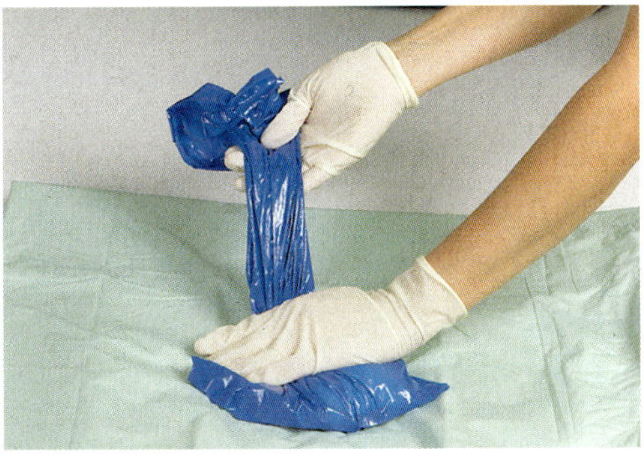

Abb. S.35.

Irrigation

Definition

Die Irrigation ist eine Durchspülung des Dickdarms. Durch das Einlaufenlassen von lauwarmem Leitungswasser entleert sich reflektorisch das gesamte Kolon. Der Stomaträger erreicht mit dieser Methode eine 24- bis 48-stündige Kontinenz.

Ziel

Die Spülung des Dickdarms provoziert eine komplette Darmentleerung. Damit kann eine längere ausscheidungsfreie Zeit (24 – 48 Std.) erreicht werden, in der das Stoma mit einer Stomakappe verschlossen werden kann.

Indikation

Indiziert ist eine Irrigation z. B. im Rahmen der täglichen Darmentleerung (bzw. jeden 2. Tag).

Vorbereitung der Materialien

- Irrigationsset (Wasserbehälter mit Aufhängvorrichtung, Ableitungsschlauch mit Rollenklemme, Irrigationsbeutel mit Klemme und Gürtel, (**Abb. S.36**),
- Infusionsständer,
- ca. 800 – 1000 ml körperwarmes Wasser,
- Materialien zur Reinigung,
- Stomakappe oder Minibeutel,
- Gleitmittel (z. B. Vaseline).

Durchführung

- Hände nach ▸ ***Hygieneplan*** desinfizieren,
- benötigte Gegenstände auf desinfizierter Arbeitsfläche (z. B. Tablett) richten und Vollständigkeit überprüfen,
- Wasserbehälter (▸ ***Irrigator***) mit 800 – 1000 ml Spüllösung füllen, auf Schulterhöhe hängen, Schlauchsystem anschließen und Wasser durchlaufen lassen, um Schlauch luftleer zu machen (**Abb. S.37 a**),
- die Irrigation sollte im Sitzen oder Stehen auf der Toilette erfolgen,
- Stomaversorgung abnehmen,
- Abflussbeutel über dem Stoma anbringen und mit Gürtel fixieren (**Abb. S.37 b**); dabei hängt das untere offene Ende in der Toilette,
- Einmalhandschuhe anziehen,
- Konus mit Vaseline einfetten und bis zur Abdichtung einführen,
- Wasser in den Darm innerhalb von ca. 10 Min. einfließen lassen,
- Konus noch kurz festhalten und dann entfernen,
- Stuhlentleerungen in den nächsten 30 bis 60 Min. abwarten (**Abb. S.37 c**),
- Abflussbeutel abnehmen und direkt im Abwurfbehälter entsorgen,
- nach der abschließenden Reinigung das Stoma mit einer Stomakappe (vgl. **Tab. S.2**) oder einem Minibeutel verschließen.

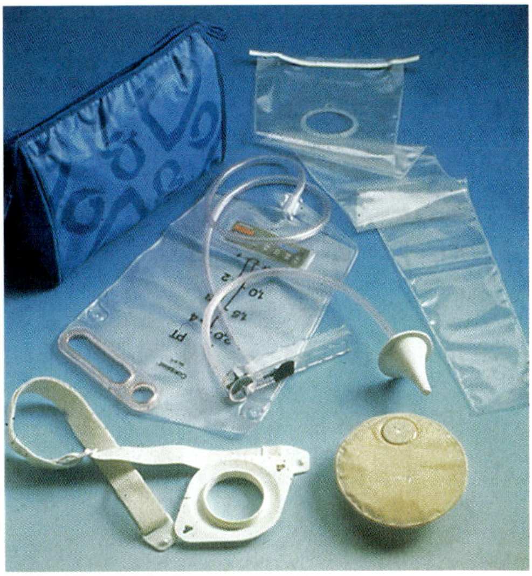

Abb. S.36.

Nachbereitung

- Vor dem Verlassen des Zimmers sich nach dem Befinden des Patienten und möglichen Bedürfnissen erkundigen,
- gebrauchte Materialien sachgerecht ver- bzw. entsorgen (z. B. Nachstuhl und Irrigator reinigen und desinfizieren),
- abschließend Hände nach ▸ ***Hygieneplan*** desinfizieren,

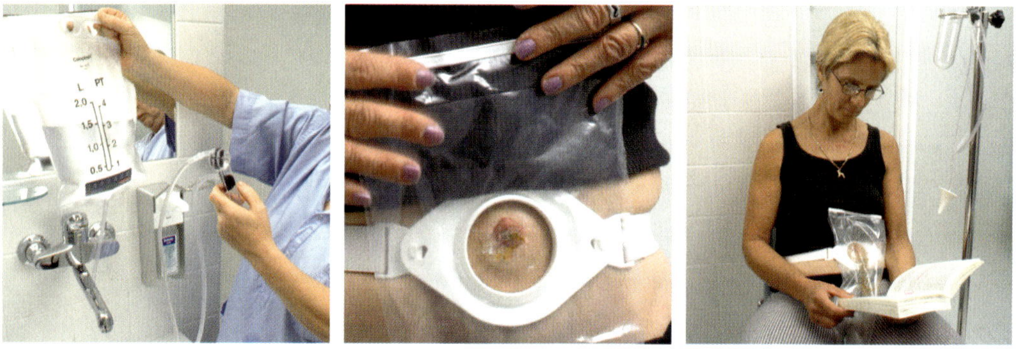

Abb. S.37 a. b c

- Maßnahme durch Eintragung in die ▸ *Pflegedokumentation* mit Handzeichen und Uhrzeit dokumentieren.
- **Blick zurück:** Sitzt die Kappe wirklich dicht auf dem Stoma? War die Stuhlentleerung ausreichend?

Um die Inhalte zu vertiefen, können Sie sich das Video „Irrigation“ ansehen.

Infobox

Literatur

Stoll-Salzer E, Wiesinger G. Stomatherapie. Stuttgart: Thieme; 2004

Internetadressen

http://www.stiftung-noah.de

http://www.dansac.de

Stuhlausscheidung (Umgang)

Definition

Stuhl (Faeces, Kot) ist ein Ausscheidungsprodukt des Darms, bestehend aus Wasser, Schleim, Darmepithelien, Darmbakterien, Farbstoffen und den unverdaulichen oder noch nicht verdauten Bestandteilen der Nahrung. Den Vorgang der Darmentleerung nennt man Defäkation. Es ist Aufgabe der Pflege, den Patienten bei der Stuhlausscheidung durch Pflegemaßnahmen (z. B. ▸ *Obstipationsprophylaxe*) bzw. mit Hilfsmitteln (z. B. ▸ *Steckbecken*, ▸ *Toilettenstuhl*) zu unterstützen sowie eine ▸ *Stuhlbeobachtung* durchzuführen. Außerdem unterstützt die Pflege die Maßnahmen zur Diagnostik von krankhaften Stuhlbeimengungen. Dazu zählen z. B. der Nachweis von ▸ *okkultem Blut*, von ▸ *Wurmeiern* oder die Abnahme einer ▸ *Stuhlkultur*.

Unterstützung der Stuhlausscheidung mit Hilfsmitteln

Definitionen

Steckbecken (Syn. Bettschüssel, Schieber, Pfanne)**:** Metallgefäß mit Griff zum Einschieben unter das Gesäß bei der Ausscheidung von Stuhl (oder Urin bei Frauen) im Bett. Nach der Benutzung wird das Steckbecken mit einem Deckel verschlossen (**Abb. S.38**).

Toilettenstuhl: fahrbarer Stuhl mit Öffnung in der Sitzfläche, die durch eine Sitzplatte abgedeckt ist. Armleh-

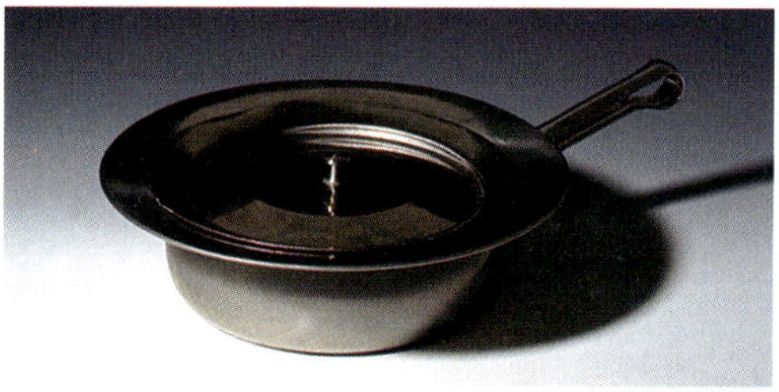

Abb. S.38.

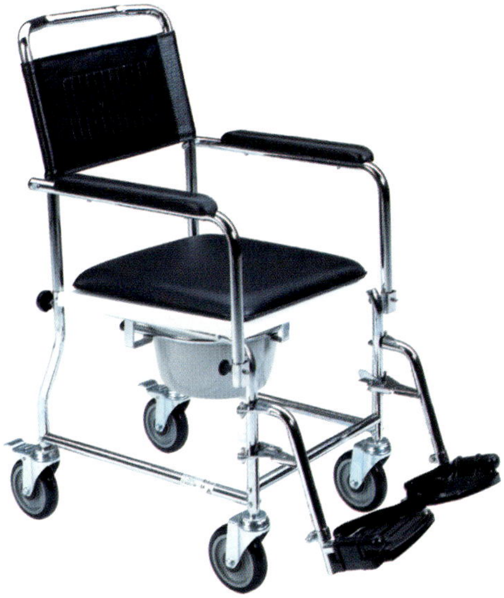

Abb. S.39.

nen sind z. T. absenkbar. Unter der Sitzfläche kann ein Steckbecken eingeschoben werden (**Abb. S.39**). Die Defäkation kann entweder direkt auf dem Stuhl erfolgen oder das Steckbecken wird entfernt und der Patient wird mit dem Stuhl über die Toilette gefahren.

Ziel

Patienten mit z. B. Bewegungseinschränkungen bei der Defäkation die bestmögliche Unterstützung zu geben.

Indikationen

Indiziert ist die Unterstützung der Stuhlausscheidung mit Hilfsmitteln z. B. bei:

- Patienten mit Bewegungseinschränkungen, die zwar stehen, aber nicht laufen können,
- Patienten mit ▸ ***Diarrhoe***, um den Weg zur Toilette zu verkürzen,
- Patienten mit Bettruhe, z. B. bei Thrombose oder nach operativen Eingriffen.

Vorbereitung der Materialien

- ▸ ***Steckbecken*** mit Deckel oder ▸ ***Toilettenstuhl***,
- Einmalhandschuhe, Zellstoff,
- evtl. feuchte und trockene Tücher zur Reinigung,
- Abwurfsack.

Durchführung

- Hände nach ▸ ***Hygieneplan*** desinfizieren,
- benötigte Gegenstände richten und Vollständigkeit überprüfen,
- Patienten über Vorgehen informieren (auch bewusstlose Patienten),
- Fenster und Türen schließen und Besucher aus dem Zimmer bitten bzw. Situation zur Anleitung nutzen,
- Intimsphäre beachten und für Sichtschutz sorgen, evtl. Mitpatienten aus dem Zimmer bitten,
- ▸ ***Patientenbett*** auf eine Rücken schonende Arbeitshöhe bringen und evtl. den Handlungsablauf störende Kleidung entfernen.

M Bedenken Sie, dass es vielen Patienten sehr unangenehm ist, bei Ausscheidungsvorgängen unterstützt werden zu müssen. Intimes muss hier vor fremden Menschen bloßgelegt werden. Gehen Sie so diskret wie möglich vor. Sorgen Sie, wenn möglich dafür, dass der Patient ungestört und unbeobachtet ist. Überlegen Sie sich, was in Ihnen als Patient vorginge. Was würden Sie sich von der Pflegenden erwarten?

Anwendung Steckbecken

- **Einbringen:** Bettdecke zurückschlagen und Patient bitten, eine Brücke zu machen. Wenn dies nicht möglich ist, Patient unterstützen, sich auf die Seite zu drehen (**Abb. S.40 a**),
  - eine Pflegende hält den Patienten, die andere schiebt das ▸ ***Steckbecken*** unter (**Abb. S.40 b**); dabei die Bettschüssel möglichst weit unter die unten liegende Gesäßhälfte schieben, der obere Rand sollte sich auf Kreuzbeinhöhe befinden),
  - Patient dreht sich auf den Rücken zurück, das Steckbecken wird dabei vollends untergeschoben, der Griff muss nach außen zeigen,
  - Patient wieder zudecken, Oberkörper leicht erhöht lagern, wenn keine Kontraindikation besteht und Rufanlage in Reichweite legen.
- **Entfernen:** Einmalhandschuhe anziehen und Patient unterstützen, sich auf die Seite zu drehen,
  - ▸ ***Steckbecken*** vorsichtig entfernen und Stuhlbeobachtung durchführen sowie Beobachtung der Analregion auf Rötung, ▸ ***Hämorriden*** usw.,
  - Deckel auf ▸ ***Steckbecken*** aufsetzen und z. B. auf einem Stuhl abstellen (Sitzfläche vorher abdecken),
  - zuerst das äußere Genitale reinigen (bei Frauen von vorne nach hinten wischen), dann die Analregion säubern. Dazu feuchte Tücher mit Seife verwenden, danach Seife mit Wasser wieder gründlich entfernen und gut abtrocknen.

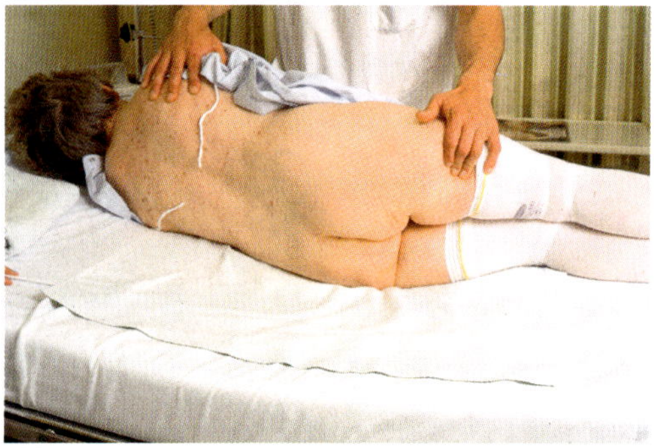

Abb. S.40 a.

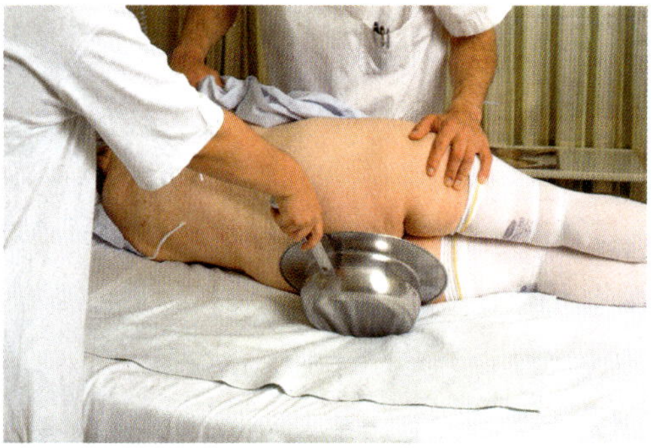

b

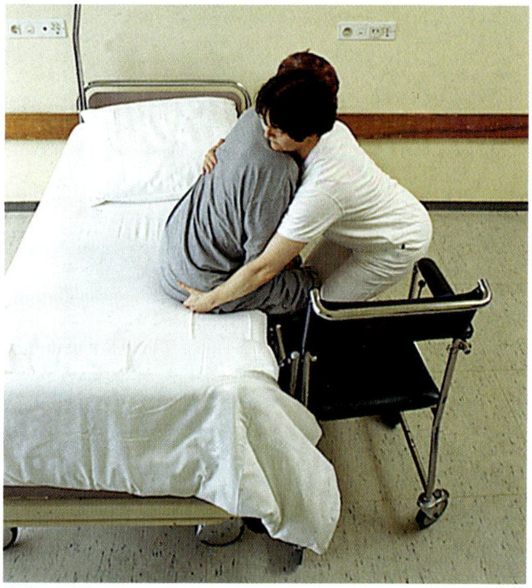

Abb. S.41.

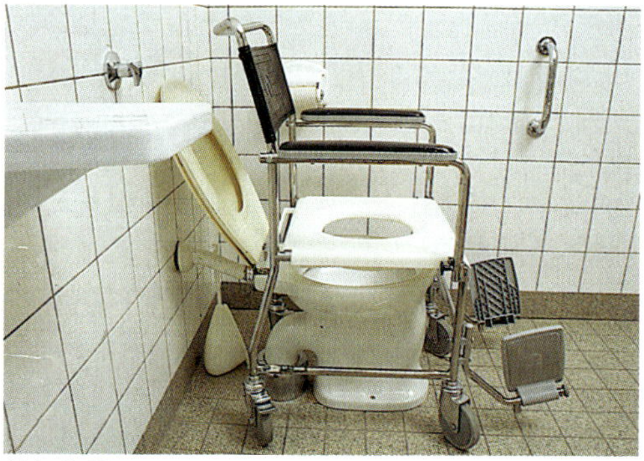

Abb. S.42.

Anwendung Toilettenstuhl

- **Auf den Stuhl:** Toilettenstuhl seitlich an das Bett heranfahren, Bremsen feststellen (vgl. Sturzprophylaxe, S. 302 f) und die patientennahe Armlehne, wenn möglich, absenken,
  - Patienten vom Bett in den Stuhl mobilisieren (**Abb. S.41**); wenn er das Zimmer nicht verlassen darf, sollte die Sitzplatte entfernt sein, sodass der Patient direkt auf dem ▸ ***Steckbecken*** zu sitzen kommt,
  - wenn der Patient auf die Toilette geschoben werden darf, Sitzplatte belassen und Patient aus dem Zimmer schieben (vor Zugluft schützen),
  - in der Toilette Stuhl über die Toilette schieben, dazu WC-Brille vorher hochklappen,
  - Patient unterstützen, sich hinzustellen und Sitzplatte des Stuhls entfernen (**Abb. S.42**),
  - wenn möglich, Patient alleine lassen und „Bitte-nicht-stören"-Schild an die Tür hängen. Darauf achten, dass Rufanlage in Reichweite ist.
- **Vom Stuhl:** Einmalhandschuhe anziehen und Patient bitten, hinzustehen; für sicheren Stand sorgen, evtl. Unterstützung durch zweite Pflegende anfordern,
  - Stuhlbeobachtung und Reinigung des Intimbereichs durchführen (s. S.119),
  - Patienten wieder vom Stuhl ins Bett bringen.

Nachbereitung

- Patienten beim Rücklagern unterstützen,
- sich vor dem Verlassen des Zimmers nach dem Befinden des Patienten und seiner Bedürfnisse bezüglich Lagerung, Getränken, Belüftung des Zimmers usw. erkundigen,
- gebrauchte Materialien sachgerecht ver- bzw. entsorgen, z. B. Steckbecken in Spüle reinigen und desinfizieren lassen (**Abb. S.43**) und sofort frisches Steckbecken ins Zimmer bringen, damit es bei der nächsten Defäkation griffbereit ist,
- abschließend Hände nach ▸ ***Hygieneplan*** desinfizieren,
- Maßnahme durch Eintragung in die ▸ ***Pflegedokumentation*** mit Handzeichen, Uhrzeit und Ergebnis der Stuhlbeobachtung dokumentieren.

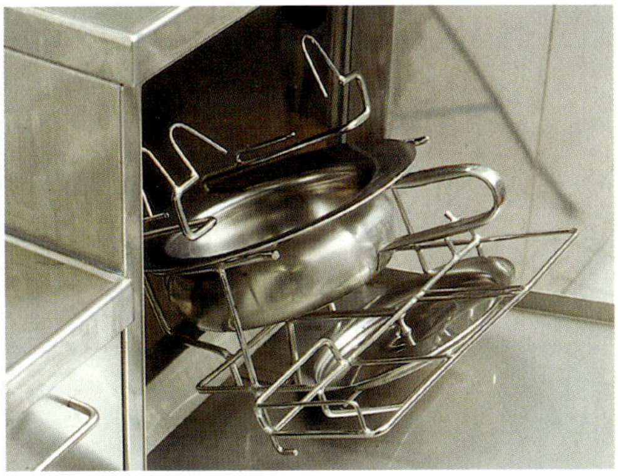

Abb. S.43.

- **Blick zurück:** Ist der Abwurfsack aus dem Zimmer entfernt? Ist ein frisches Steckbecken im Zimmer?

Kinderkrankenpflege

Kinder im Krabbelalter können eine Toilette noch nicht benutzen. Ersatz bietet ein Kindertopf (**Abb. S.44**). Er wird auf den Boden gestellt und zum hygienischen Schutz der nackten Kinderfüße wird eine Einmalunterlage verwendet.

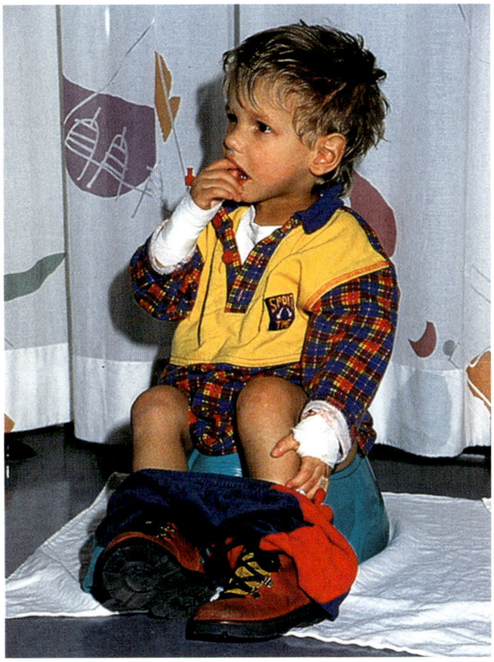

Abb. S.44.

Nachweis von okkultem Blut

Definition
Unter okkultem Blut versteht man Beimengungen von Blut im Stuhl, die mit dem bloßen Auge (makroskopisch) nicht erkennbar sind.

Ziel
Ziel ist es, nicht sichtbare Blutbestandteile im Stuhl nachzuweisen.

Indikationen
Das Diagnoseverfahren ist indiziert bei Verdacht auf Blutungen im Magen-Darm-Trakt.

Vorbereitung der Materialien
- Leistungsanforderungsschein mit Patientendaten,
- Testbriefchen,
- Pappspatel,
- Einmalhandschuhe,
- Abwurfbeutel.

M Es gibt verschiedene Tests zum Nachweis von okkultem Blut. Bei manchen wird z. B. nur von einer Stelle des Stuhls eine Probe entnommen und nicht, wie im Folgenden beschrieben, von mehreren Stellen. Lesen Sie sich daher vorher immer die Angaben des Herstellers durch.

Durchführung
- Hände nach ▸ ***Hygieneplan*** desinfizieren,
- benötigte Gegenstände auf desinfizierter Arbeitsfläche (z. B. Tablett) richten, auf Vollständigkeit überprüfen und Testbriefchen mit den Personalien des Patienten etikettieren,
- Patienten über das Vorgehen informieren und ggf. unterstützen, wenn er die Probe nicht alleine durchführen kann,
- dreimal nach der Stuhlentleerung, also i. d. R.an drei aufeinander folgenden Tagen, werden 2 Stuhlproben abgenommen (Stuhlproben sollten nicht mit dem Wasser der Toilette in Berührung gekommen sein); entweder Defäkation in ein Steckbecken oder Probe vom oberen Teil des Stuhls auf der Toilette abnehmen; Patient bitten, sich zu melden, wenn er fertig ist und nicht hinunterzuspülen,
- Einmalhandschuhe anziehen und mit dem Spatel eine linsengroße Probe entnehmen,

- auf einem der beiden Testfelder gleichmäßig verstreichen, Feld sollte nahezu ganz ausgefüllt sein,
- mit dem zweiten Spatel eine weitere Probe von einer anderen Stelle des Stuhls entnehmen und auf dem zweiten Testfeld verteilen (**Abb. S.45**).
- Testbriefchen verschließen,
- restliche Ausscheidungen auf ▸ ***Stuhlfarbe***, ▸ ***Stuhlgeruch*** und ▸ ***Stuhlkonsistenz*** beobachten und sachgerecht entsorgen,
- pathologische Veränderungen dem Arzt zeigen bzw. melden,
- mit den anderen zwei Stuhlproben genauso verfahren und mit Leistungsanforderungsschein ins Labor schicken.

Nachbereitung

- Sich vor dem Verlassen des Zimmers nach dem Befinden des Patienten und seiner Bedürfnisse bezüglich Lagerung, Getränken, Belüftung des Zimmers usw. erkundigen,
- gebrauchte Materialien sachgerecht ver- bzw. entsorgen (z. B. Steckbecken in Spüle reinigen und desinfizieren lassen),
- abschließend Hände nach ▸ ***Hygieneplan*** desinfizieren,
- Maßnahme durch Eintragung in die ▸ ***Pflegedokumentation*** mit Handzeichen, Uhrzeit und Ergebnis der Stuhlbeobachtung dokumentieren.
- **Blick zurück:** Ist der Testbrief sicher verschlossen? Stimmen die Patientendaten? Wurde er ins Labor gebracht?

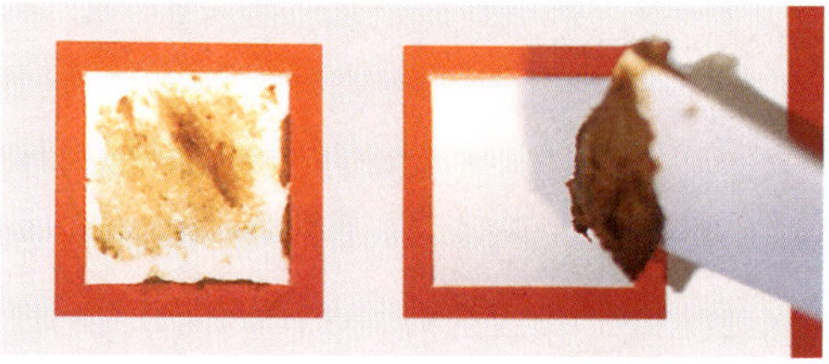

Abb. S.45.

M Während der Menstruation und bei der Einnahme von Vitamin-C-Präparaten sollte die Untersuchung wegen der Gefahr eines falschen Messergebnisses nicht durchgeführt werden.

Infobox

Literatur

Weide van der M. Inkontinenz. Bern: Hans Huber; 2001

Internetadressen

http://www.gesundheit.de
http://www.g-netz.de

Sturzprophylaxe

Definitionen

Als Sturz bezeichnet man ein unbeabsichtigtes zu Boden fallen (**Abb. S.46**). Ursachen hierfür können z. B. Gangunsicherheit, Ausrutschen, ▸ ***Schwindel***, körperliche und geistige Schwäche sein.

Prophylaxe: Vorbeugung, Zuvorkommen, ▸ ***Prävention***; die Einteilung erfolgt in drei Stufen: Erkennen, Begrenzen, Verringern von Krankheitsursachen.

Ziel

Ziel ist es, das ▸ ***Risiko*** eines Sturzes so gering wie möglich halten.

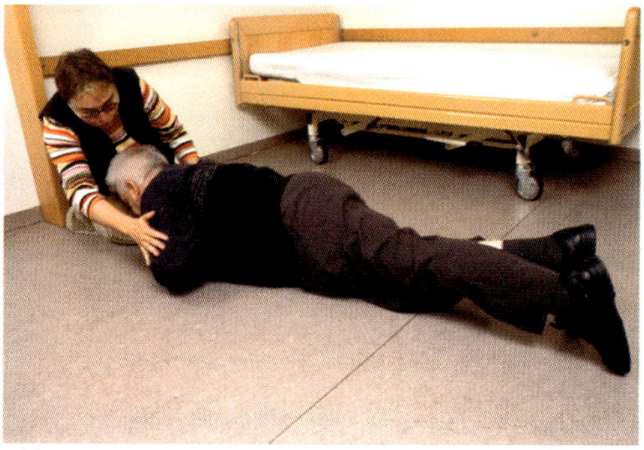

Abb. S.46.

Indikationen

Sturzprophylaktische Maßnahmen sind indiziert bei:

- nachlassender Reaktionsfähigkeit im zunehmenden Alter,
- körperlichen/geistigen Erkrankungen,
- ▸ ***Behinderungen***,
- ▸ ***Gleichgewichtsstörungen***.

Schwerpunkte

- Regelmäßig das ▶ *Risiko* einschätzen; **Abb. S.47** zeigt hierzu eine Sturzrisiko-Skala,
- Betthöhe so einstellen, dass ein bequemes Ein-/Aussteigen möglich ist,
- bei bekannter Sturzneigung dem Patienten eine sichere Hilfe und Begleitung anbieten (**Abb. S.48**) und mit ihm vereinbaren, dass er sich vor dem Aufstehen oder anderen „gefährlichen" Aktivitäten melden soll.

Name: ____________________

Zimmer: ____________________

Wohnbereich: ____________________

bis 4 Punkte	geringes Sturzrisiko
ab 4 Punkte	Maßnahmen zur Sturzverhütung einleiten
5 – 10 Punkte	hohes Sturzrisiko
11 – 24 Punkte	sehr hohes Sturzrisiko

Parameter	**4 Punkte**	**3 Punkte**	**2 Punkte**	**1 Punkt**	**Punkte**
Alter		80 +	70 – 79	60 – 69	
neutraler Zustand	zeitweise verwirrt/ desorientiert		verwirrt/ desorientiert		
Ausscheidung	harn- und stuhl-inkontinent	kontinent, braucht jedoch Hilfe		Blasenverweilkatheter/ Enterostoma	
Stürze in der Vorgeschichte	bereits mehr als dreimal gestürzt		bereits ein- oder zweimal gestürzt		
Aktivitäten	beschränkt auf Bett und Stuhl	Aufstehen aus Bett mit Hilfe		selbstständig/ benutzt Bad und Toilette	
Gang und Gleichgewicht	ungleichmäßig/ instabil kann kaum die Balance halten im Stehen und Gehen	orthostatische Störung/ Kreislaufprobleme beim Aufstehen und Gehen	Gehbehinderung/ evtl. Gehen mit Gehhilfe oder Assistenz		
Medikamente (hier auch zukünftig geplante sowie die letzten 7 Tage)	drei oder mehr Medikamente	zwei Medikamente	ein Medikament		
Alkohol/auch Melissengeist, Pepsinwein o.ä.	regelmäßig		gelegentlich		
Punkte gesamt					

Abb. S.47.

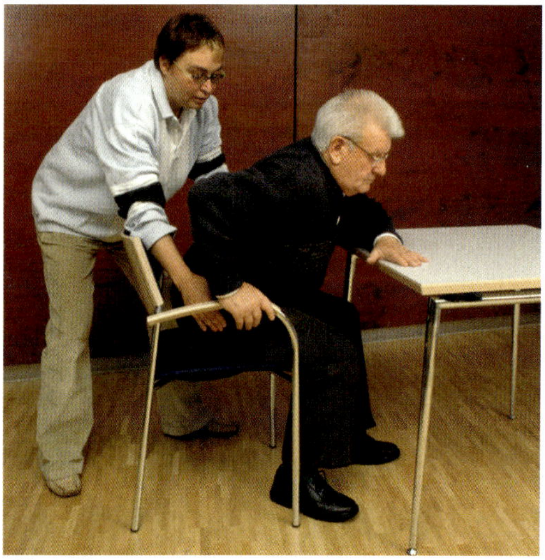
Abb. S.48.

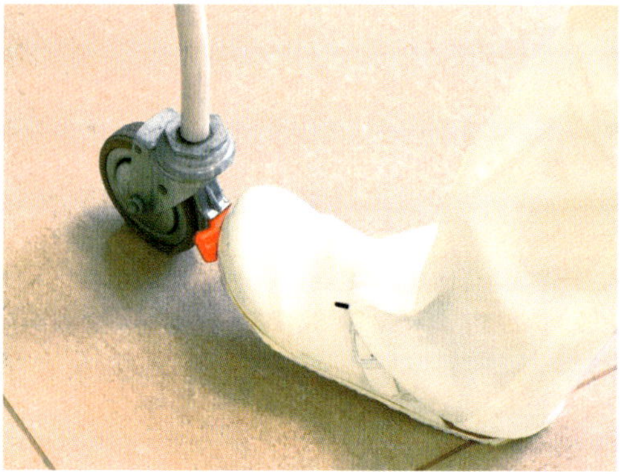
Abb. S.49.

- Unebenheiten im oder auf dem Fußboden wie z. B. Schwellen, herumliegende Kabel und Rutschgefahr durch Teppiche verhüten; Stufenkanten mit Antirutschprofil versehen bzw. farbig markieren,
- verschüttete Flüssigkeiten immer sofort aufwischen,
- ▸ *Roll-*, ▸ *Toilettenstühle* und Personenwaagen immer bei Benutzung feststellen (**Abb. S.49**); bewegliche Transportgeräte (z. B. Wäschewagen, Getränkewagen), die in Flurbereichen oder Nebenräumen stehen, feststellen,
- Festigkeit von Haltegriffen z. B. in Duschen und Toiletten bzw. ▸ *Toilettenstützgestellen* (**Abb. S.50**) regelmäßig überprüfen,
- auf langen Fluren Sitzmöglichkeiten bereitstellen,
- evtl. Hüftprotektoren anlegen (**Abb. S.51**),

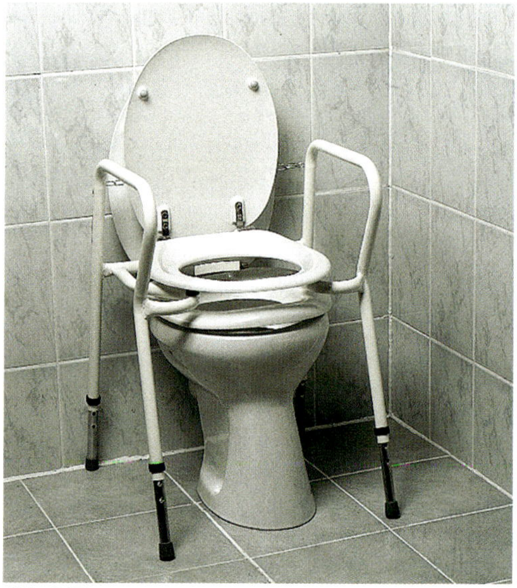
Abb. S.50.

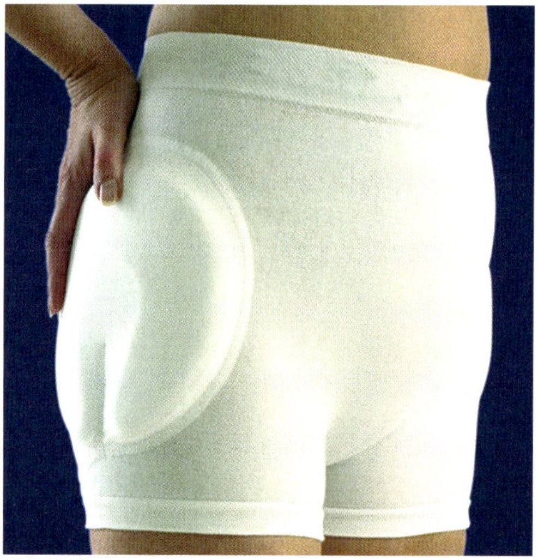
Abb. S.51.

- auf funktionierende Nachtbeleuchtung achten,
- bei Einnahme von Medikamenten, die die ▸ *Wahrnehmung*, ▸ *Koordination* oder Motorik beeinträchtigen (z. B. ▸ *Sedativa*) sind erhöhte Aufmerksamkeit und gezielte Hilfestellung erforderlich,
- bei Einnahme von ▸ *Diuretika* und ▸ *Laxanzien* besteht eine erhöhte Sturzgefahr, weil der Patient unter Umständen in großer Eile rechtzeitig die Toilette zu

erreichen versucht; Toilettenstuhl, wenn erforderlich, ans Bett stellen, feststellen und die Festigkeit der beweglichen Armlehnen überprüfen und auf Erschöpfungszeichen achten,

- Maßnahmen durch Eintragung in die ▶ ***Pflegedokumentation*** mit Handzeichen und Uhrzeit dokumentieren.

M Grundsätzlich gilt: so viel Hilfe wie nötig, jedoch so wenig Hilfe wie möglich!

Der Expertenstandard „**Sturzprophylaxe in der Pflege**" des Deutschen Netzwerks für Qualitätsentwicklung in der Pflege ist zu beachten!

Infobox

Literatur

Kamphausen U. Prophylaxen in der Pflege, 3. Aufl. Stuttgart: Kohlhammer; 2005

Internetadressen

http://www.modernealtenpflege.de
http://www.dnqp.de

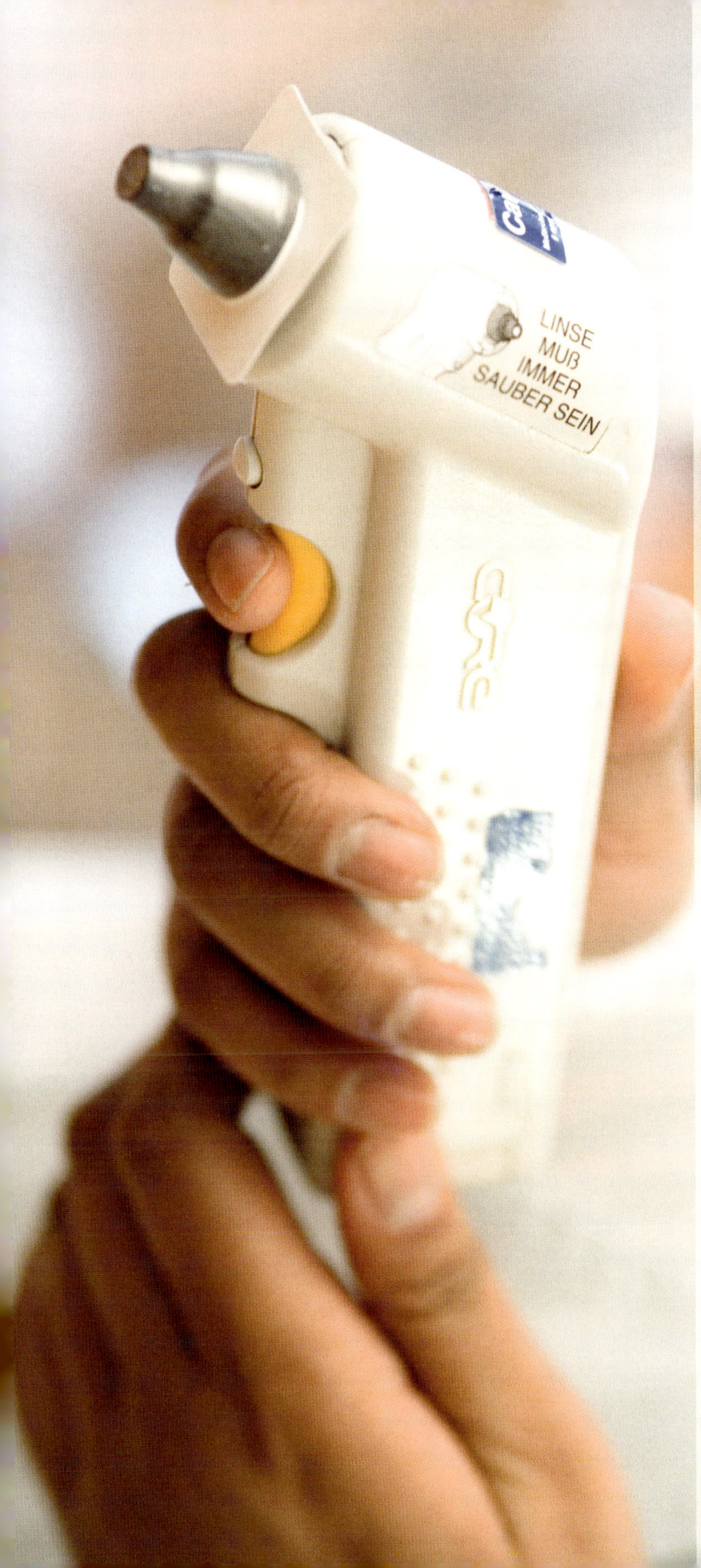

T

Temperatur messen

Definition
Die Temperatur ist der kinetische Energiezustand der Moleküle. Die übliche Maßeinheit ist Celsius.

Die Körpertemperatur kann an verschiedenen Stellen gemessen werden, die Messdauer ist dabei unterschiedlich lang (**Tab. T.1**). Für die Messung können verschiedene Thermometermodelle verwendet werden, wobei im Krankenhaus heute meistens digitale Thermometer eingesetzt werden. Auf der Intensivstation erfolgt die Messung häufig über eine rektale ▸ ***Temperatursonde***.

Bei der Körpertemperatur wird unterschieden zwischen ▸ ***Kerntemperatur*** und ▸ ***Schalentemperatur***. Abweichungen von der ▸ ***Basaltemperatur*** bzw. ▸ ***Aufwachtemperatur*** werden als ▸ ***Hyper***- bzw. ▸ ***Hypothermie*** bezeichnet. ▸ ***Fieber*** ist eine Erhöhung der Körpertemperatur auf über 38° Celsius. Bei Patienten mit ▸ ***Fieber*** müssen entsprechende fiebersenkende Maßnahmen (S. 111 f) ergriffen werden.

Tab. T.1 Messarten der Körpertemperatur

Messstelle	Messdauer	Anmerkungen
sublingual/oral unter der Zunge/im Mund	▪ ca. 2 Min.	▪ genauer Messwert ▪ nicht anwenden z. B. bei Patienten mit Hemiparese, wenn Mund nicht richtig geschlossen werden kann
axillar in der Achselhöhle	▪ ca. 5 Min.	▪ ungenauer Messwert ▪ relativ lange Messzeit
rektal im Enddarm	▪ ca. 3 Min.	▪ genauer Wert, jedoch Eingriff in den Intimbereich ▪ nicht anwenden z. B. bei Hämorriden
inguinal in der Leistenbeuge	▪ ca. 2 Min.	▪ wird nur noch selten angewendet
im Ohr im äußeren Gehörgang (z. B. mit ▸ *RED-Tympanon-Thermometrie* = Infrarot-Ohrthermometer)	▪ 1 – 2 Sek.	▪ genauer Messwert ▪ Verletzungsgefahr gering und Messort leicht zugänglich ▪ nicht anwenden bei Ohrerkrankungen

Ziele
- Rechtzeitiges Erkennen von Infektionen (z. B. postoperativ),
- Verlaufskontrolle einer Therapie.

Indikationen
Die Temperaturmessung ist z. B. indiziert:
- bei ▸ ***Fieber***, ▸ ***Fieberkrämpfen***, ▸ ***Fieberdelirium***,
- bei erhöhter Infektionsgefahr (z. B. bei Patienten mit offenen Wunden oder bei Abwehrgeschwächten),
- zur Kontrolle bei Anwendung von ▸ ***Fiebermitteln***.

Temperaturmessung mit Digitalthermometer

Vorbereitung der Materialien
- Digitalthermometer (**Abb. T.1**), vor der ersten Benutzung sich mit dem Gerät vertraut machen und Herstellerangaben durchlesen,
- Schutzhülle,
- evtl. Gleitmittel für rektale Messung,
- Patientendokumentationssystem.

Durchführung
- Hände nach ▸ ***Hygieneplan*** desinfizieren,
- Thermometer aus der Ladestation nehmen und Funktionstüchtigkeit des Thermometers überprüfen (z. B. ob Gerät aufgeladen ist),
- benötigte Gegenstände auf desinfizierter Arbeitsfläche (z. B. Tablett) richten,
- Schutzhülle über den Messfühler ziehen (bei Geräten, mit denen sowohl rektal als auch sublingual gemessen werden kann (**Abb. T.2**), auf die Farbmarkierung achten, damit der richtige Fühler verwendet wird),
- Patienten über geplante Maßnahme informieren (auch bewusstlose Patienten!),
- Fenster und Türen schließen und Besucher aus dem Zimmer bitten,
- ▸ ***Patientenbett*** auf eine Rücken schonende Arbeitshöhe bringen.

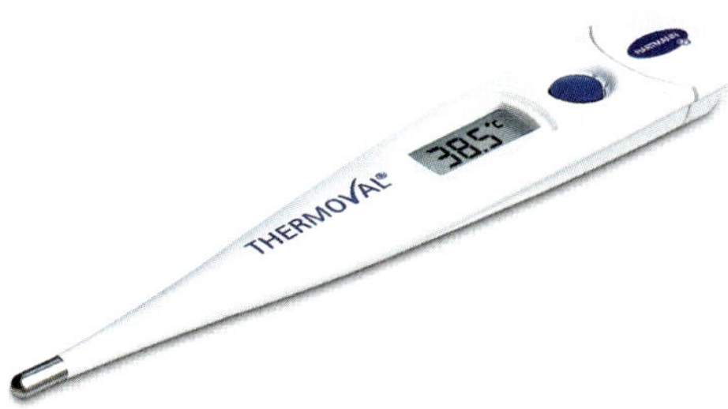

Abb. T.1.

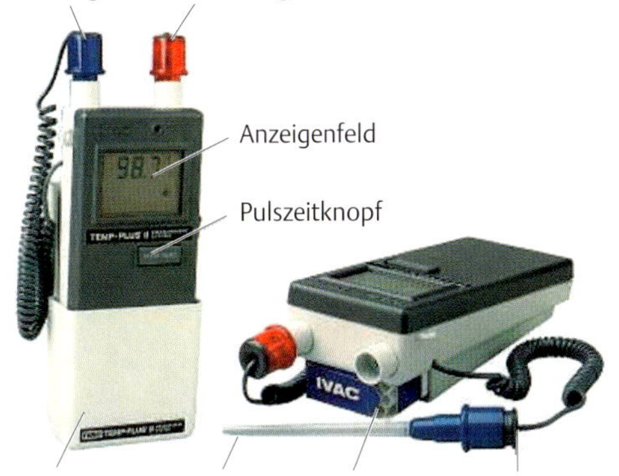

Abb. T.2.

Sublinguale Messung

- Patienten Mund öffnen lassen,
- Thermometer einschalten und mit Schutzhülle links oder rechts neben dem Zungenbändchen am Übergang vom Zungengrund zum Mundboden einlegen lassen (**Abb. T.3**); Lippen müssen während des Messvorgangs geschlossen sein,
- wenn der Patient die Messung selber durchführt, darauf achten, dass der Messfühler richtig platziert wird. Häufig entstehen durch unsachgemäße Anwendung falsche Messergebnisse. Messwerte liegen ca. 0,5 °C niedriger als bei der rektalen Messung.

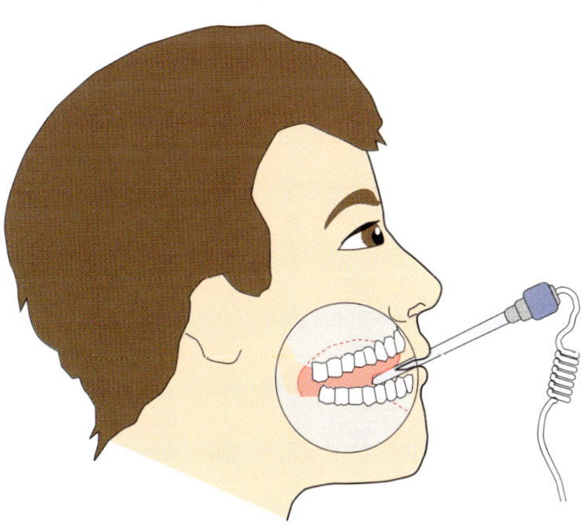

Abb. T.3.

M Bei der oralen Messung sollte der Patient 15 Min. vor der Messung nichts Heißes oder Kaltes gegessen oder getrunken haben.

Rektale Messung

- Patienten unterstützen, sich auf die Seite zu lagern und Gesäß zu entkleiden. Intimsphäre durch Sichtschutz wahren,
- Thermometer mit Schutzhülle unter Drehbewegungen einführen (evtl. anfeuchten, um die Gleitfähigkeit zu verbessern), dabei Patienten evtl. leicht pressen lassen.

M Bei der rektalen Temperaturmessung keine fettenden Salben verwenden. Fette isolieren und erniedrigen den Messwert! Bei unruhigen und verwirrten Patienten oder auch bei Kindern muss das Thermometer fest gehalten werden.

Nachbereitung

- Patienten beim Rücklagern unterstützen,
- sich vor dem Verlassen des Zimmers nach dem Befinden des Patienten und seiner Bedürfnisse bezüglich Lagerung, Getränken, Belüftung des Zimmers usw. erkundigen,
- gebrauchte Materialien sachgerecht ver- bzw. entsorgen (z. B. Schutzhülle entsorgen, Thermometer desinfizieren und reinigen); dabei Herstellerangaben beachten,
- abschließend Hände nach ▸ ***Hygieneplan*** desinfizieren,
- Maßnahme durch Eintragung in die ▸ ***Pflegedokumentation*** mit Handzeichen und Uhrzeit dokumentieren.
- **Blick zurück:** Wurde die richtige Messart vorgenommen? Wann muss die nächste Kontrolle durchgeführt werden?

P In der ▸ ***Fieberkurve*** wird der rektale Messwert in der Regel mit einem Kreis versehen, der sublinguale Messwert wird als Punkt festgehalten. So wird sichergestellt, dass die Werte vergleichbar sind.

Temperaturmessung mit Infrarot-Ohrthermometer (IRED-Tympanon-Thermometrie)

Definitionen

Die IRED-Tympanon-Thermometrie (engl.: **I**nfra**red**-**E**mission-**D**etection) ist ein Messverfahren, bei dem mit einer speziellen Messsonde die Körpertemperatur im Innenohr gemessen wird.

Infrarot: Infrarotstrahlung (IR-Strahlung) wird auch als Wärmestrahlung bezeichnet. Sie ist Teil der optischen Strahlung und wird vornehmlich zur kontaktlosen Übertragung von Wärme eingesetzt.

Ziele

- Routinekontrolle der Körpertemperatur,
- Beurteilung eines Krankheitsverlaufs,
- Verlaufskontrolle einer ▶ *Therapie.*

Indikationen

Die Temperaturmessung mit Infrarot-Ohrthermometer ist z. B. indiziert bei:

- ▶ *Fieber*,
- ▶ *Fieberkrämpfen*, ▶ *Fieberkrisen*, ▶ *Fieberdelirium*,
- Medikation mit ▶ *Fiebermitteln*,
- ▶ *Hibernation*.

Vorbereitung der Materialien

- Infrarot-Thermometer (**Abb. T.4**),
- Einmal-Messhülse,
- ▶ *Fieberkurve.*

Durchführung

- Hände nach ▶ *Hygieneplan* desinfizieren,
- benötigte Gegenstände auf desinfizierter Arbeitsfläche (z. B. Tablett) richten,
- Thermometer aus der Basisstation (Ladegerät) entnehmen, Modus „Ohrmessung" einstellen und Einmal-Messhülse auf die Thermometerspitze stecken,
- Patienten über geplante Maßnahme informieren (auch bewusstlose Patienten!),
- Fenster und Türen schließen und Besucher aus dem Patientenzimmer bitten,
- ▶ *Patientenbett* auf eine Rücken schonende Arbeitshöhe bringen,
- Temperaturaufnehmer so in den äußeren Gehörgang einführen, dass er diesen abdichtet (Messspitze soll schräg nach oben in Richtung Hypothalamus zeigen, **Abb. T.5**),
- Messung durch Betätigung des „Scan"-Knopfes starten,
- Ende des Messvorgangs wird durch akustische Signale angezeigt,
- Messwert auf dem Display ablesen und mit Messart dokumentieren.

M Das Messverfahren mit Infrarot-Thermometer ist sehr schnell (ca. 1 – 2 Sekunden) und genau, die Verletzungsgefahr sehr gering und der Messort leicht zugänglich. Patient soll ca. 30 Minuten vor der Messung keine Kälte- und Wärmeanwendung erhalten und sich nicht angestrengt oder erregt haben. Bei unruhigen und verwirrten Patienten und Kindern muss der Kopf festgehalten werden.

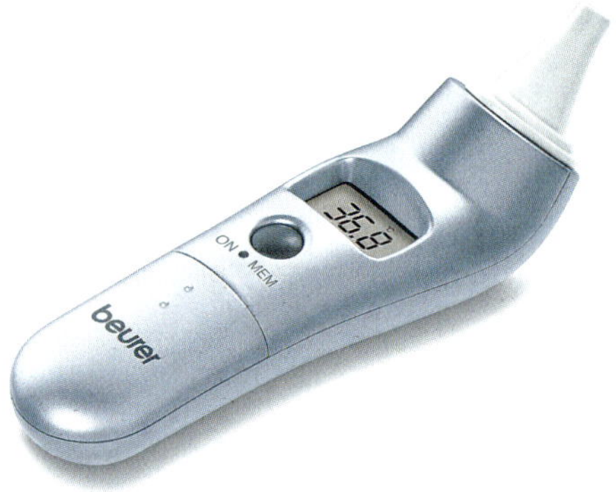

Abb. T.4.

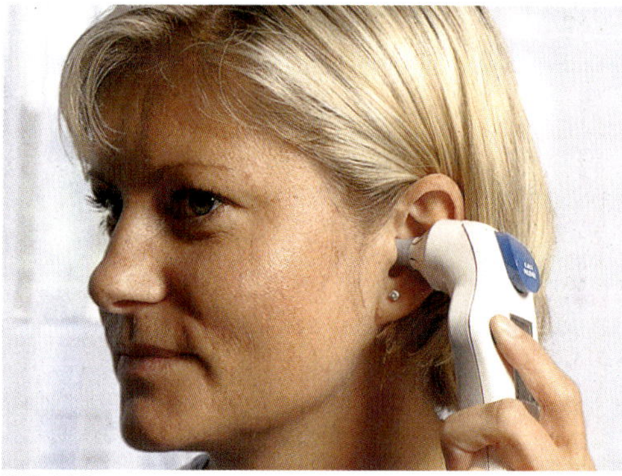

Abb. T.5.

Nachbereitung

- Patienten evtl. rücklagern und beim Anziehen unterstützen,
- sich vor dem Verlassen des Zimmers nach dem Befinden des Patienten und seiner Bedürfnisse bezüglich Lagerung, Getränken, Belüftung des Zimmers usw. erkundigen,
- gebrauchte Materialien sachgerecht ver- bzw. entsorgen (z. B. Messhülse durch Betätigung des „Eject"-Knopfes abwerfen und entsorgen, Infrarot-Thermometer nach Herstellerangaben reinigen und in Basisstation stellen),
- abschließend Hände nach ▶ *Hygieneplan* desinfizieren,
- Maßnahme durch Eintragung in die ▶ *Pflegedokumentation* (▶ *Fieberkurve*) mit Handzeichen und Uhrzeit dokumentieren.

- **Blick zurück:** Ist die am Patienten vorgenommene Handlung korrekt und vollständig ausgeführt worden (wurde z. B. bei der Messung der Gehörgang richtig abgedichtet)? Können schon Vorbereitungen für evtl. nachfolgende Tätigkeiten getroffen werden?

Kinderkrankenpflege

Das Kind soll über die beabsichtigte Temperaturmessung in kindgerechten Worten informiert werden (z. B. „Ich sehe nach, wie warm du bist"). Aus Sicherheitsgründen dürfen bei Frühgeborenen unter 1500 g Körpergewicht und unruhigen Kindern keine Maximalthermometer verwendet werden, da die Rektumschleimhaut verletzt werden könnte. Um eine sichere Messung gewährleisten zu können, müssen folgende Aspekte beachtet werden:

- **axillare Temperaturmessung:** der Arm liegt am Oberkörper seitlich an, der Unterarm quer über dem Brustkorb (**Abb. T.6**).
- **rektale Temperaturmessung:** Besonders bei Säuglingen unter drei Monaten darf das Thermometer nicht zu tief ins Rektum eingeführt werden, da sich der Verlauf des Darms nach ca. 3 cm vom Anus aus ändert, es besteht Perforationsgefahr (**Abb. T.7**).
- **Temperaturmessung im äußeren Gehörgang:** Bei Kindern bis zu einem Jahr wird die Ohrmuschel gerade nach hinten gezogen (**Abb. T.8 a**); bei Kindern über einem Jahr und Erwachsenen wird die Ohrmuschel nach schräg oben gezogen (**Abb. T.8 b**). Die Messspitze behutsam einführen (**Abb. T.8 c**).

Altenpflege

Bei älteren Menschen entspricht die Höhe des Fiebers nicht unbedingt der Schwere der Erkrankung, insbesondere wenn eine schlechte Abwehrlage des Körpers besteht. Typische Komplikationen, die bei Fieber auftreten können, wie z. B. ▸ ***Dehydration*** und ▸ ***Desorientiertheit***, drohen deshalb u. U. auch schon bei niedrigeren Temperaturerhöhungen!

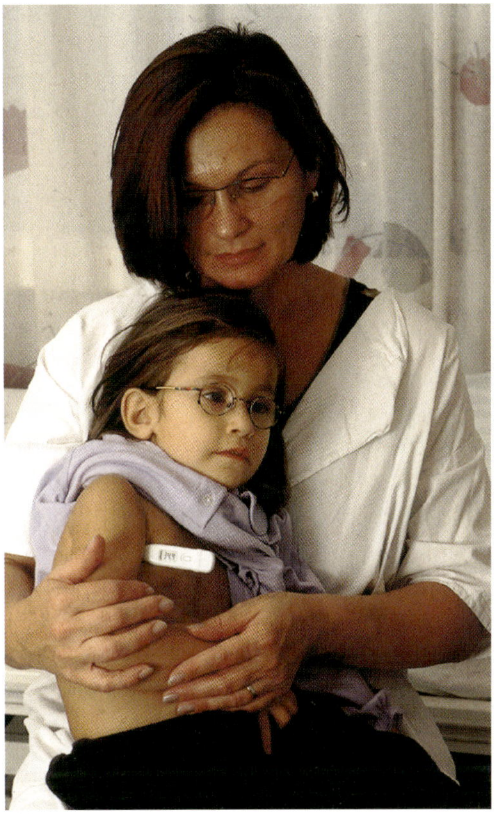

Abb. T.6.

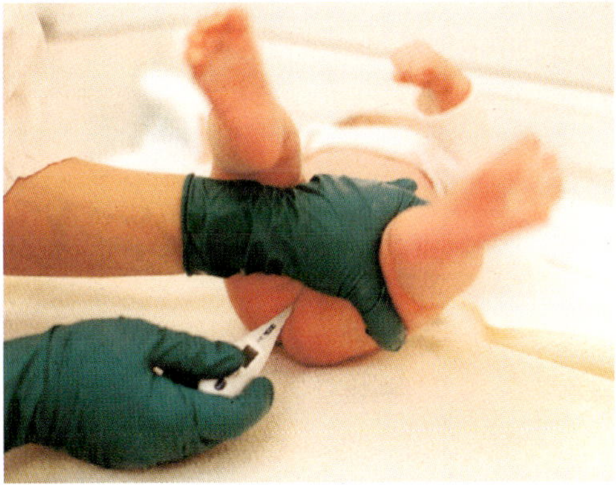

Abb. T.7.

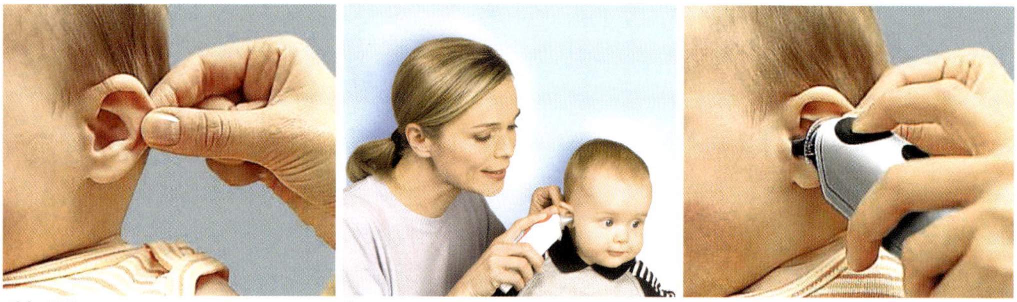

Abb. T.8 a. b c

Infobox

Literatur

Schewior-Popp, S et al. (Hrsg.). Thiemes Pflege, 11. Aufl. Stuttgart: Thieme; 2009

Panknin H. Fieberursachen bei Schwerkranken, Teil 1. Heilberufe 2000;9:18

Panknin H, Schwemmle K. Fieberursachen bei Patienten im stationären Verlauf. Krankenpflege-Journal 2000;5:161

Ullrich L et al (Hrsg.). Thiemes Intensivpflege und Anästhesie. Stuttgart: Thieme; 2005

Internetadressen

http://www.paediatrie-links.de
http://www.paediatrie-hautnah.de

Thromboseprophylaxe

Definitionen

Thrombose: Prozess der ▸ ***Thrombusbildung*** in Gefäßabschnitten des Herz- und Kreislaufsystems. Bei der Entstehung spielt die sog. Virchow-Trias eine entscheidende Rolle.

Thromboseprophylaxe: vorbeugende Maßnahmen (▸ ***Prophylaxe***), um eine Thrombose zu verhindern. Hierzu gehören z. B. Maßnahmen zur Mobilisation (S. 199 f), die Beobachtung des Patienten auf ▸ ***Thrombosezeichen***, die Venenkompression durch Antithrombosestrümpfe oder einen Kompressionsverband, die Gabe von gerinnungshemmenden Medikamenten wie z. B. ▸ ***Heparin***.

Medizinische Thromboseprophylaxestrümpfe

Definition

Antithrombosestrümpfe (Medizinische Thromboseprophylaxestrümpfe, auch Antithrombosestrümpfe oder MT-Strümpfe genannt) sind spezielle Strümpfe zur Kompression der oberflächlichen Beinvenen und zur Verbesserung der Strömungsgeschwindigkeit in den tieferen Beinvenen. Die Strumpfgröße wird durch exaktes Abmessen der Länge des Beines, der Dicke des Oberschenkels und des Wadenumfangs festgestellt. Diese Strümpfe sind nicht zu verwechseln mit den vom Orthopäden passgenau angefertigten Stützstrümpfen (▸ ***Kompressionsstrümpfe***), die z. B. bei einem ▸ ***postthrombotischen Syndrom*** eingesetzt werden.

Ziele

- Vermeidung einer ▸ ***Thrombose***,
- Verbesserung des Rückflusses aus den tiefen Beinvenen,
- Kompression der oberflächlichen Beinvenen.

Indikationen

Antithrombosestrümpfe sind indiziert bei:

- eingeschränkter Mobilität bzw. ▸ ***Immobilität***,
- nach einer Geburt,
- Krampfadern (▸ ***Varikosis***),
- postoperativ,
- ▸ ***Adipositas***.

Kontraindikationen

Die Strümpfe sind kontraindiziert bei:

- ▶ *Ödemen*,
- ▶ *arterieller Verschlusskrankheit*,
- Polyneuropathie,
- einer Allergie auf das Strumpfmaterial oder bei Operationswunden am Bein (in diesen Fällen können die Beine nach Rücksprache mit dem Arzt gewickelt werden).

Vorbereitung der Materialien

- Maßband zum Feststellen der exakt passenden Strumpfgröße,
- Anziehhilfe,
- Antithrombosestrümpfe entsprechender Größe.

P Das Anziehen der Strümpfe mit einer Anziehhilfe ist für den Patienten angenehmer und für die Pflegende nicht so beschwerlich wie das Anziehen ohne diese Vorrichtung.

Durchführung

- Hände nach ▶ *Hygieneplan* desinfizieren,
- Maßband und Anziehhilfe auf desinfizierter Arbeitsfläche (z. B. Tablett) richten,
- Patienten über geplante Maßnahme informieren (auch bewusstlose Patienten!),
- Fenster und Türen schließen und ggf. Besucher aus dem Patientenzimmer bitten,
- ▶ *Patientenbett* auf eine Rücken schonende Arbeitshöhe bringen und den Handlungsablauf störende Kleidungsstücke entfernen, dabei die Intimsphäre beachten und für Sichtschutz sorgen,
- Patienten auf den Rücken mit evtl. leicht erhöhten Beinen lagern.

M Die Beine müssen vor dem Anlegen der Kompressionsstrümpfe entstaut sein (ca. 20 Min. erhöht lagern). Beinausstreichungen unterstützen den venösen Rückstrom: 3- bis 5-mal das Bein von der Ferse bis oberhalb des Knies ausstreifen (**Abb. T.9**). Nicht bei herzinsuffizienten Patienten oder Patienten mit einer Thrombose bzw. Verdacht auf Thrombose durchführen!

Strumpfgröße ermitteln

- Länge des Beines messen, ebenso die Dicke des Oberschenkels und der Waden- bzw. Knöchelumfang (**Abb. T.10**), dabei Herstellerangaben beachten,
- bei Patienten, die Diuretika bekommen, müssen die Beine vor jedem Strumpfwechsel neu ausgemessen werden, da sich der Umfang von Ober- und Unterschenkel ändern kann,
- nach Herstellerangaben den passenden Strumpf auswählen. Die meisten Hersteller bieten ihre Strümpfe in 9 Größen an und kennzeichnen diese durch unterschiedliche Farben. Die passenden Farben sind mitunter schon auf dem Maßband abzulesen.

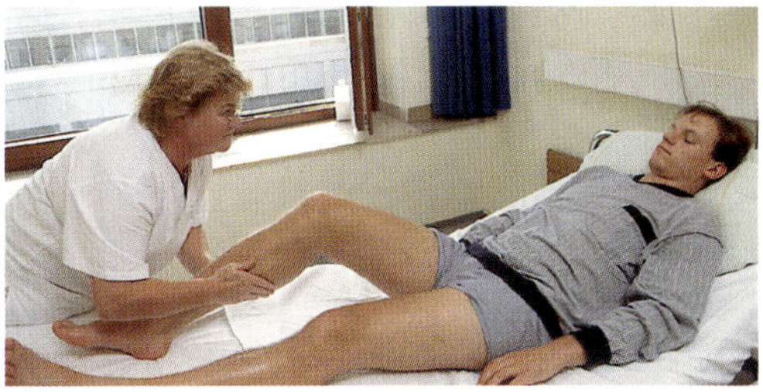

Abb. T.9.

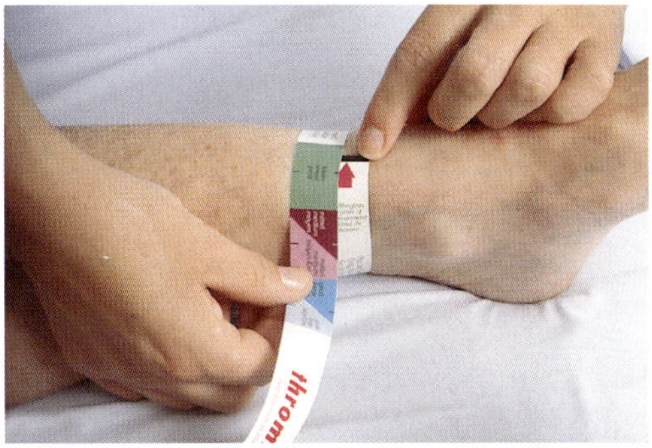

Abb. T.10.

Strümpfe anziehen mit Anziehhilfe

- Strumpf bis zur Ferse frei in die Anziehhilfe hängen (**Abb. T.11 a**),
- restlichen Strumpf umstülpen (**Abb. T.11 b**),
- Strumpf über den Fuß und die Ferse sorgfältig anziehen (**Abb. T.11 c**),
- Anziehhilfe bis zum Knie vorschieben.
- Strumpf bis zur Leiste von Hand hochstreifen, dabei darauf achten, dass keine Falten entstehen und dass der Strumpf ganz nach oben gezogen wird.

P Es ist leichter, wenn Sie bei diesem Vorgang eher seitlich am Bett mit dem Rücken zum Kopfende stehen und die Strümpfe hochziehen, anstatt sie vom Fußende aus zu schieben (vgl. **Abb. T.12 d**).

- Sichtfenster an den Zehen ausrichten (Fenster dient zur Überwachung der Zehendurchblutung).

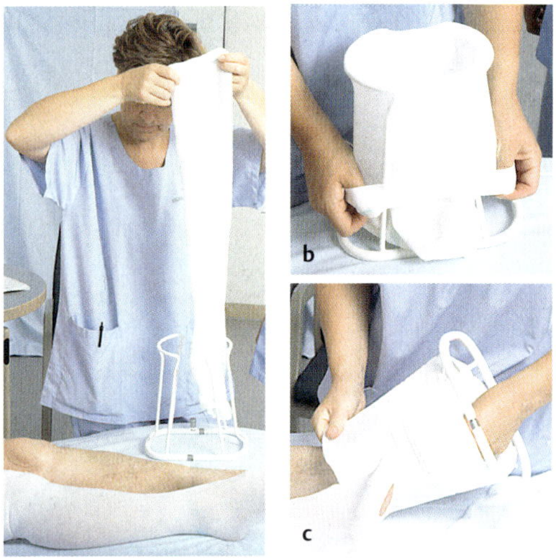

Abb. T.11 a.

AT-Strümpfe anziehen ohne Anziehhilfe

- Patienten vorbereiten, exakten Strumpfgröße feststellen usw. entsprechend dem Vorgehen mit der Anziehhilfe,
- Strümpfe bis zur Ferse umstülpen, indem Sie mit der Hand in den Strumpf fahren, die Ferse festhalten und den restlichen Strumpf darüber stülpen (**Abb. T.12 a**),
- Öffnung weiten, um das Anziehen im Fußbereich zu erleichtern (**Abb. T.12 b**),
- den Strumpf vorsichtig über den Vorfuß in Richtung Ferse ziehen (**Abb. T.12 c**),
- den restlichen Strumpf aufrollen und über die Ferse stülpen,
- nun den aufgerollten Strumpf über den Unter- und Oberschenkel ziehen (**Abb. T.12 d**).
- den Patienten anleiten, auf Taubheitsgefühle, Abschnürungen und Herunterrutschen der Strümpfe zu achten und sich zu melden, falls er Veränderungen feststellt,
- ► ***Gefäßtraining*** anbieten.

M Medizinische Thromboseprophylaxestrümpfe müssen aufgrund ihres Wirkprinzips kontinuierlich über 24 Std. getragen werden, d. h. auch nachts! Strümpfe zweimal täglich zum Beinewaschen und zur Hautpflege kurz ausziehen. Das Eincremen der Beine erschwert das Anziehen der Strümpfe erheblich. Beobachten Sie die Hautverhältnisse an den Beinen gut, da durch das vermehrte Schwitzen unter den Strümpfen die Fußpilzgefahr erhöht ist. Strümpfe mind. alle 2 – 3 Tage wechseln. Nach häufi-

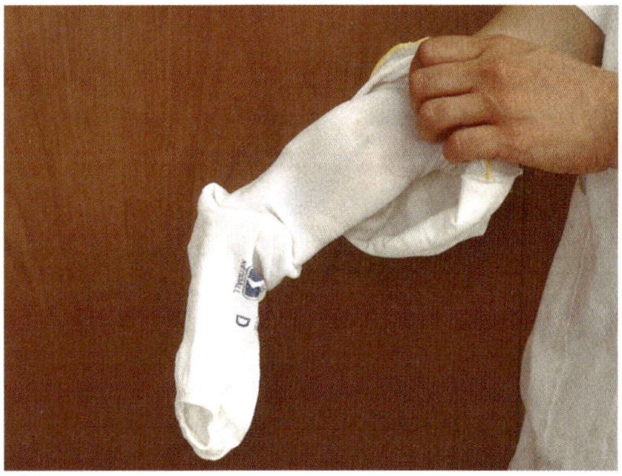

Abb. T.12 a.

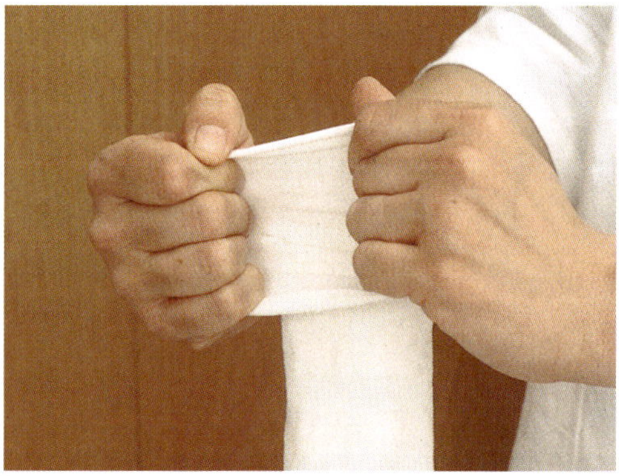

b

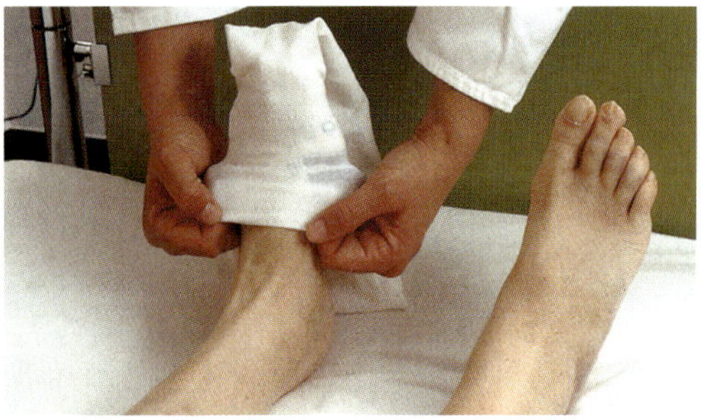

c

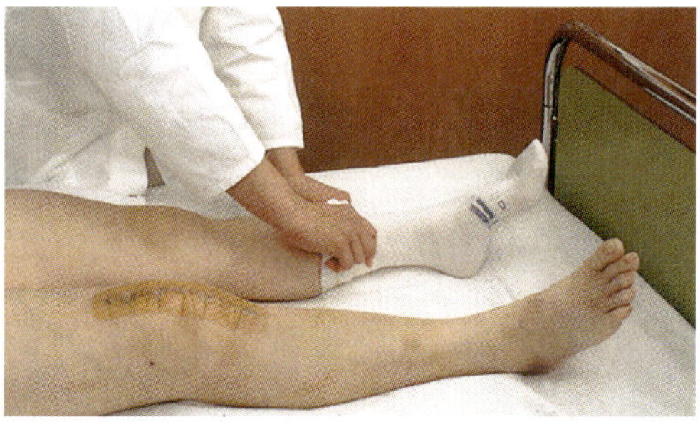

d

gem Waschen weiten sich die Strümpfe, werden somit wirkungslos und müssen aussortiert werden.

Das Anziehen von Antithrombosestrümpfen zeigt Ihnen auch ein Video auf der DVD.

Nachbereitung

- Patienten beim Rücklagern und Anziehen unterstützen,
- sich vor dem Verlassen des Zimmers nach dem Befinden des Patienten und seiner Bedürfnisse bezüglich Lagerung, Getränken, Belüftung des Zimmers usw. erkundigen,
- gebrauchte Materialien sachgerecht ver- bzw. entsorgen (z. B. Tablett desinfizieren, Anziehhilfe bei Patienten deponieren),
- abschließend Hände nach ▸ ***Hygieneplan*** desinfizieren,
- Maßnahme durch Eintragung in die ▸ ***Patientenkurve*** mit Handzeichen und Uhrzeit dokumentieren; Größe der Strümpfe eintragen und festhalten, wann neue, saubere Strümpfe angezogen wurden.
- **Blick zurück:** Wurde die richtige Strumpfgröße ermittelt? Liegt der Strumpf faltenfrei am Bein an?

P Manche Patienten tragen die Strümpfe während ihres gesamten Klinikaufenthalts, auch wenn sie schon längst wieder beweglicher sind. Denken Sie mit daran, darauf hinzuweisen, wenn der Patient wieder so mobil ist, dass die Strümpfe abgesetzt werden können.

Kompressionsverband modifiziert nach Pütter

Definition

Ein Kompressionsverband ist ein mit elastischen Textilbinden gewickelter Verband. Es gibt verschiedene Kompressionstechniken, z. B. die nach Pütter, nach Fischer oder das Anlegen eines Kornährenverbandes. Im Folgenden wird die Kompressionstechnik nach Pütter detaillierter vorgestellt.

Ziele

- Verbesserung des Rückflusses aus den tiefen Beinvenen,
- Kompression der oberflächlichen Beinvenen,
- optimal dosierte Kompression.

Indikationen

Ein Kompressionsverband ist indiziert bei:

- ▸ ***Ödemen***,
- Krampfadern (▸ ***Varikosis***),
- ▸ ***Thrombophlebitis***,
- ▸ ***postthrombotischem Syndrom*** und wenn keine passenden Strumpfgrößen vorhanden sind (Bein zu dick oder zu dünn).

Kontraindikationen

Ein Kompressionsverband ist kontraindiziert bei:

- peripherer ▸ ***arterieller Verschlusskrankheit***,
- dekompensierter ▸ ***Herzinsuffizienz***,
- septischer Phlebitis,
- fortgeschrittener Neuropathie.

Vorbereitung der Materialien

- 2 ▸ ***Kompressionsbinden*** (Kurzzug) 8 cm für Unterschenkel,
- 2 Kompressionsbinden (Kurzzug) 10 cm für Oberschenkel (Anzahl und Breite der Binden können bei besonders dicken oder sehr dünnen Beinen variiert werden),
- ▸ ***Verbandklammern***,
- gut klebendes Heftpflaster,
- ggf. Polstermaterial und Schere.

Durchführung

- Hände nach ▸ ***Hygieneplan*** desinfizieren,
- benötigte Gegenstände auf desinfizierter Arbeitsfläche (z. B. Tablett) richten und auf Vollständigkeit überprüfen,
- Patienten über geplante Maßnahme informieren (auch bewusstlose Patienten!),
- Fenster und Türen schließen und ggf. Besucher aus dem Patientenzimmer bitten,
- Patientenbett auf eine Rücken schonende Arbeitshöhe bringen und den Handlungsablauf störende Kleidungsstücke entfernen, dabei die Intimsphäre beachten und für Sichtschutz sorgen,
- den Patienten in Rückenlage lagern, den Fuß im Sprunggelenk im Winkel von 90° anwinkeln (dabei kann zum Halten des Beins eine zweite Pflegende notwendig sein),
- bei besonders kachektischen Patienten oder Patienten mit sehr dünner Haut sollten Sie empfindliche Stellen am Knie oder in der Knöchelgegend gut umpolstern, um die Entstehung eines ▸ ***Dekubitus*** zu vermeiden.

M Hier wird die Kompressionstechnik nach Pütter detaillierter vorgestellt. Wie bereits beschrieben, gibt es noch andere Techniken. Welche davon wirkungsvoller ist, ist nicht abschließend bewiesen. Sie sollten sich daher informieren, welche Verbandtechnik in Ihrer Klinik Standard ist. Auch die Deutsche Gesellschaft für Phlebologie empfiehlt in ihrer Leitlinie zum phlebologischen Kompressionsverband keine bestimmte Technik, legt allerdings Wert auf die Beachtung bestimmter Prinzipien:

- Ferse und Zehengrundgelenke miteinbinden,
- gefährdete Stellen ab- und unterpolstern,
- mit nachlassendem Druck von distal nach proximal wickeln. Grundsätzlich ist es wichtig, dass Sie die Binde anmodellieren, d.h., die Bindenrolle liegt am Körper an, ist also nicht abgehoben und wird auch nicht stramm gezogen (**Abb. T.13**).

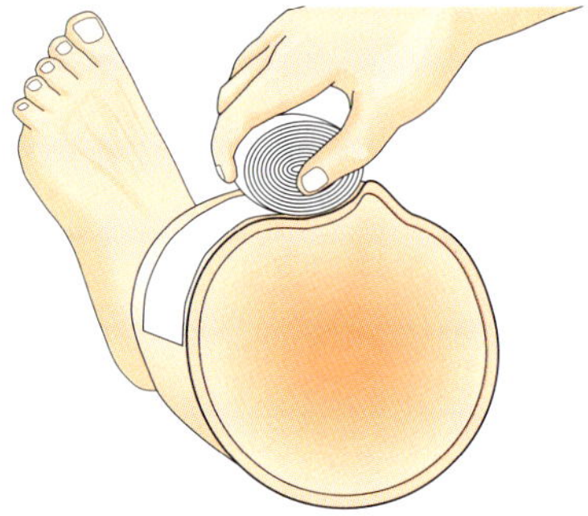

Abb. T.13.

Anlegen eines Kompressionsverbandes am Unterschenkel

- Die erste Bindentour am Zehengrundgelenk von innen nach außen beginnen (**Abb. T.14 a**), lediglich die Zehen bleiben zur Kontrolle der Durchblutung sichtbar,
- die nächsten 2 bis 3 Bindentouren zirkulär oder als Kornährentouren um den Mittelfuß wickeln, dann eine Tour um die Ferse über den Innenknöchel zurückführen (**Abb. T.14 b**),
- mit einer weiteren Tour den oberen Rand der Fersentour fixieren (**Abb. T.14 c**),
- anschließend folgt eine Tour über den unteren Rand der Fersentour über die Fußwölbung (**Abb. T.14 d**),
- eine weitere Tour um den Mittelfuß legen und zur Fessel führen (**Abb. T.14 e**),

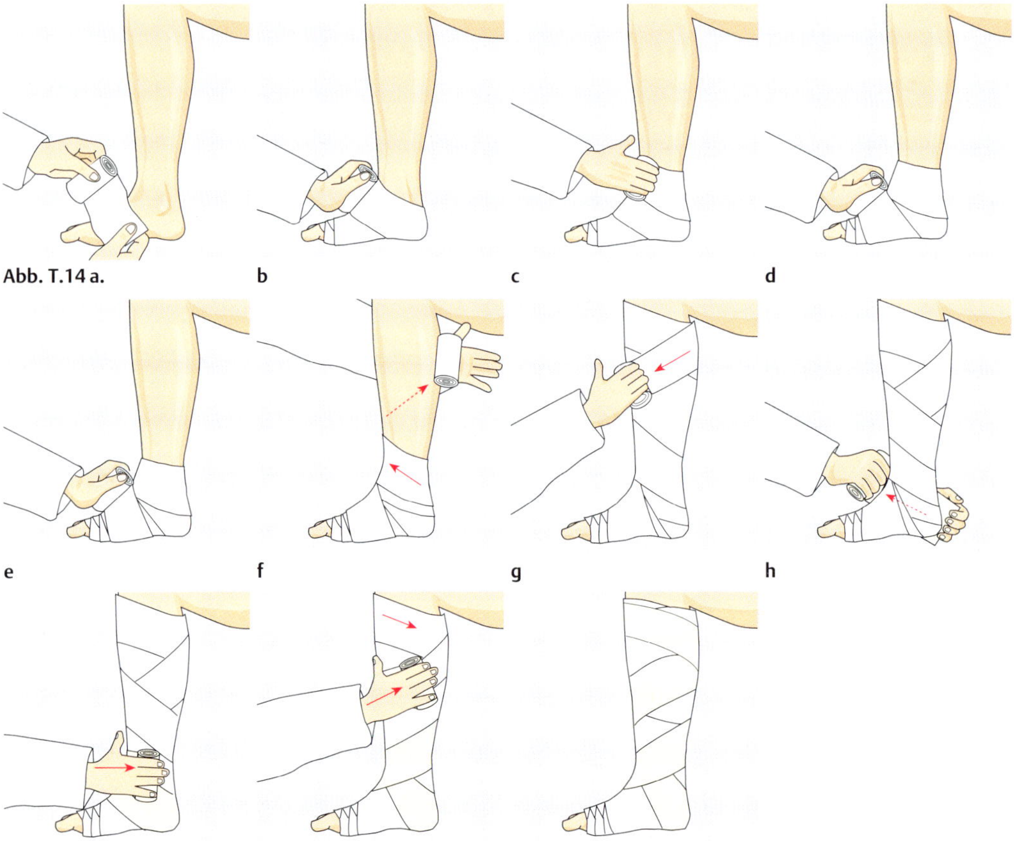

Abb. T.14 a. b c d e f g h i j k

- Binde der Form des Beines folgend nach oben abrollen (**Abb. T.14 f**),
- in mehreren Touren Binde von der Kniekehle wieder zurückführen und dabei die Lücken des Verbandes schließen (**Abb. T.14 g**),
- das Ende der ersten Binde mit einem Pflasterstreifen fixieren,
- die zweite Binde am Knöchel von außen nach innen anlegen (**Abb. T.14 h**) und gegenläufig zur ersten Binde mit zwei Touren die Ferse fest umschließen (**Abb. T.14 i**),
- diese Binde ebenfalls der Form des Beines folgend nach oben (**Abb. T.14 j**) führen und von der Kniekehle wieder zurückführen, dabei die Lücken der Touren der zweiten Binde schließen (**Abb. T.14 k**),
- das Bindenende mit einer Verbandklammer oder mit Heftpflaster fixieren.

M Der eigentliche Kompressionsverband nach Pütter bedeckt nur den Unterschenkel und ist i. d. R. zur Thromboseprophylaxe ausreichend. Je nach Arztanordnung wird jedoch auch der Oberschenkel in den Verband mit einbezogen.

Anlegen eines Kompressionsverbandes am Oberschenkel

- Das Kniegelenk beim Wickelvorgang in einem Winkel von ca. 20° halten,
- mit einer Zirkulärtour dritte Binde unterhalb des Knies von innen nach außen fixieren (**Abb. T.15 a**),
- die nächste Tour oberhalb der Kniescheibe zirkulär wickeln und über die Kniescheibe zurückführen,
- in zwei weiteren Touren diese Kniescheibentour zunächst oben und dann unten fixieren,
- die Binde zum Oberschenkel zurückführen (**Abb. T.15 b**) und nochmals zirkulär wickeln (**Abb. T.15 c**),
- ähnlich wie beim Unterschenkel die Binde jetzt steil nach oben führen (**Abb. T.15 d**),
- diese durch eine Zirkulärtour im Leistenbereich fixieren; danach bei den Abwärtstouren die vorhandenen Lücken im Verband schließen (**Abb. T.15 e**),
- das Bindenende durch Klebestreifen fixieren,
- die vierte Binde oberhalb des Knies ansetzen, durch eine erste zirkuläre Tour fixieren und von außen nach innen wickeln (**Abb. T.15 f**),
- vierte Binde gegenläufig zur dritten Binde nach oben in die Leistengegend führen (**Abb. T.15 g**),
- bei den nachfolgenden Touren Lücken der vierten Binde schließen,
- das Ende der Binde gut mit Heftpflaster oder Verbandklammern fixieren (**Abb. T.15 h**),
- bei mobilen Patienten können zusätzliche Pflasterstreifen z. B. an Knöchel und Ferse den Kompressionsverband vor dem Verrutschen bewahren.

M Ein solcher Verband wird mindestens zweimal täglich neu angelegt, denken Sie an die Hautpflege und das erhöhte Fußpilzrisiko, da diese Patienten stark schwitzen. Aus diesem Grund sollten die Binden nach zwei Tagen

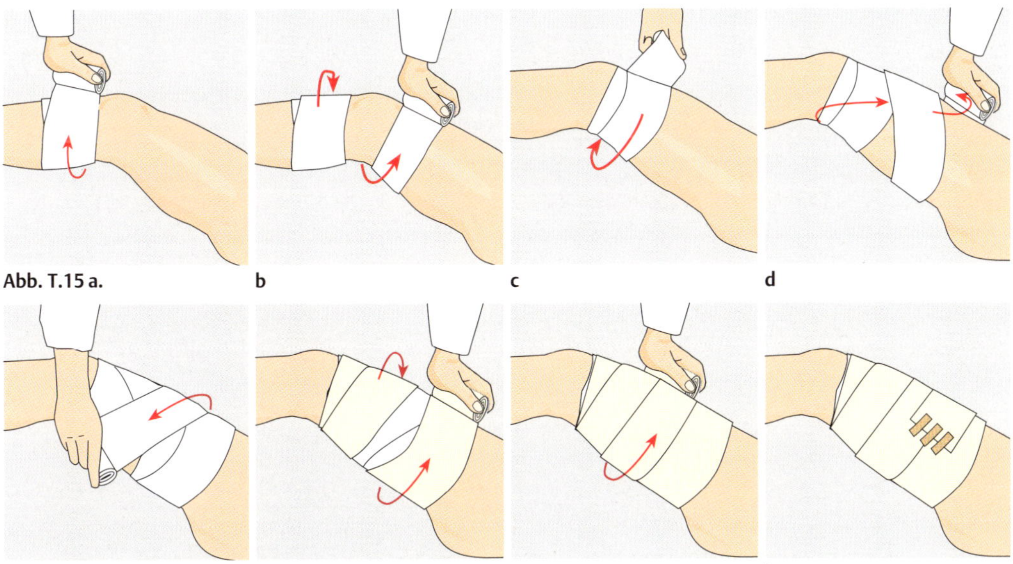

Abb. T.15 a. b c d e f g h

gewaschen werden. Binden, denen es nach häufigem Waschen an Elastizität fehlt, rechtzeitig aussortieren.

- Leiten Sie den Patienten an, auf Taubheitsgefühle, Abschnürungen und Herunterrutschen des Verbandes zu achten und sich zu melden, falls er Veränderungen feststellt,
- bieten Sie ein ▸ ***Gefäßtraining*** *an*,
- mobile Patienten sollen nach dem Anlegen des Verbands möglichst einige Zeit umhergehen. Kontrollieren Sie nach etwa einer halben Stunde, ob der Verband zu fest gewickelt ist; der Patient gibt dann Schmerzen an oder seine Zehen verfärben sich zyanotisch. In diesem Fall müssen Sie den Verband entfernen und mit etwas weniger Druck neu anlegen.

M Beim Kompressionsverband nach Fischer laufen die Bindentouren streng spiralig, wie in **Abb. T.16** gut zu sehen ist.

Nachbereitung
- Patienten beim Rücklagern und Anziehen unterstützen,
- sich vor dem Verlassen des Zimmers nach dem Befinden des Patienten und seiner Bedürfnisse bezüglich Lagerung, Getränken, Belüftung des Zimmers usw. erkundigen,
- abschließend Hände nach ▸ ***Hygieneplan*** desinfizieren,
- Maßnahme durch Eintragung in die ▸ ***Patientenkurve*** mit Handzeichen und Uhrzeit dokumentieren. Festhalten, welche Bindenbreite und wie viele Binden benötigt wurden.
- **Blick zurück:** Wurde der Verband faltenfrei angelegt? Sitzen die Binden fest genug?

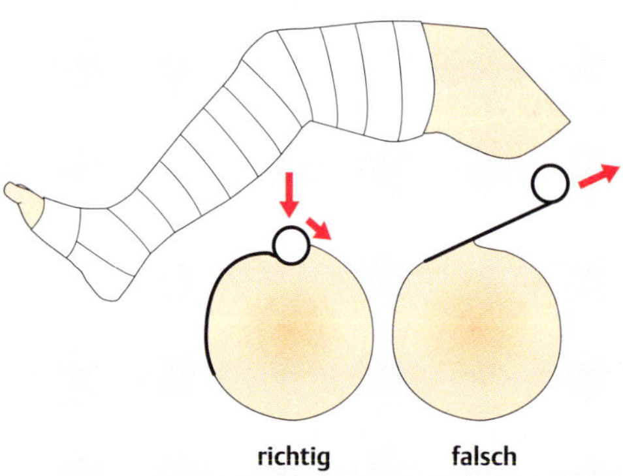

Abb. T.16.

Heparinisierung

Definition
Heparinisierung ist die medikamentöse Gerinnungshemmung (Antikoagulation) durch Gabe von ▸ ***Heparin***. Zur Thromboseprophylaxe wird eine Low-dose-Heparinisierung eingesetzt.

Ziel
Ziel der Heparinisierung ist es, die Gerinnungsbereitschaft des Blutes (Antikoagulation) zu hemmen.

Indikationen
Die Heparinisierung ist indiziert zur Thromboseprophylaxe (Low-dose-Heparinisierung), aber auch bei:
- tiefen ▸ ***Venenthrombosen***,
- Infarktgeschehen,
- instabiler Angina pectoris,
- ▸ ***Hämodialyse*** oder Hämofiltration,
- als High-dose-Heparinisierung.

Als Nebenwirkungen kann es u. a. zu einer erhöhten Blutungsneigung und einem Abfall der Thrombozyten (Thrombozytopenie) kommen.

Injektionsstellen
- Oberschenkel (außen),
- Bauchdecke oder seitliche Bauchwand unterhalb des Nabels (**Abb. T.17**).

Vorbereitung der Materialien
- ▸ ***Heparin*** nach Arztanordnung,
- ▸ ***Injektionsspritze***, Aufzieh- und ▸ ***Injektionskanüle*** sofern keine Fertigspritze,
- Desinfektionsmittel,
- Tupfer,
- ggf. Schnellverband,
- Abwurfbehälter,

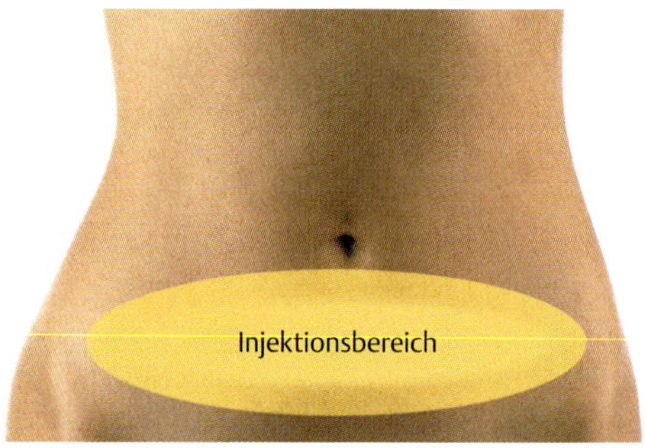

Abb. T.17.

- ▸ ***Kanülensicherheitsbox***,
- Einmalhandschuhe, sofern nicht im Patientenzimmer griffbereit.

M Einmalhandschuhe sollten zumindest im Patientenzimmer vorhanden sein, falls es zu Nachblutungen aus dem Stichkanal kommt und Sie sich schützen müssen. Die Blutmenge, die nach einer s. c.-Injektion austreten kann, ist meist gering. Sobald Sie sehen, dass Blut aus dem Stichkanal austritt, legen Sie einen oder mehrere Tupfer darauf und bitten Sie den Patienten, gegenzudrücken. Ziehen Sie sich währenddessen Einmalhandschuhe zur weiteren Versorgung (z. B. Schnellverband) an.

Durchführung

- Hände nach ▸ ***Hygieneplan*** desinfizieren,
- benötigte Gegenstände auf desinfizierter Arbeitsfläche (z. B. Tablett) richten und auf Vollständigkeit überprüfen,
- Injektionslösung mit Aufziehkanüle aufziehen und dann ▸ ***Injektionskanüle*** aufstecken oder Fertigspritze richten,
- Patienten über geplante Maßnahme informieren (auch bewusstlose Patienten!),
- Fenster und Türen schließen und ggf. Besucher aus dem Patientenzimmer bitten,
- ▸ ***Patientenbett*** auf eine Rücken schonende Arbeitshöhe bringen und den Handlungsablauf störende Kleidungsstücke entfernen, dabei die Intimsphäre beachten und für Sichtschutz sorgen,
- Patienten bei der Injektion in die Bauchdecke auf den Rücken lagern,
- Injektionsstelle auswählen und desinfizieren (Einwirkzeit beachten!),
- Hautfalte mit Daumen und Zeigefinger abheben (**Abb. T.18 a**),
- Kanüle im Injektionswinkel von 90° einstechen,
- Medikament langsam injizieren (**Abb. T.18 b**),
- nach der Injektion Kanüle noch kurze Zeit liegen lassen, um Rückfluss des Medikaments beim Herausziehen zu vermeiden,
- Patienten auf mögliche Reaktionen (Nebenwirkungen) beobachten,
- Tupfer auf die Einstichstelle legen,
- Kanüle rasch entfernen und direkt in der ▸ ***Kanülensicherheitsbox entsorgen,***
- Einstichstelle kurz abtupfen (**Abb. T.18 c**).

M Aspirieren Sie nicht, da dies zu Mikroverletzungen und anschließender Hämatombildung führt! Entlüften Sie keine Fertigspritzen! Die Luftblase dient der vollständigen Injektion des Heparins, auch der Restmenge in der Injektionskanüle. Verreiben Sie das Medikament nicht, da auch dies zu Mikroverletzungen und anschließender Hämatombildung führt!

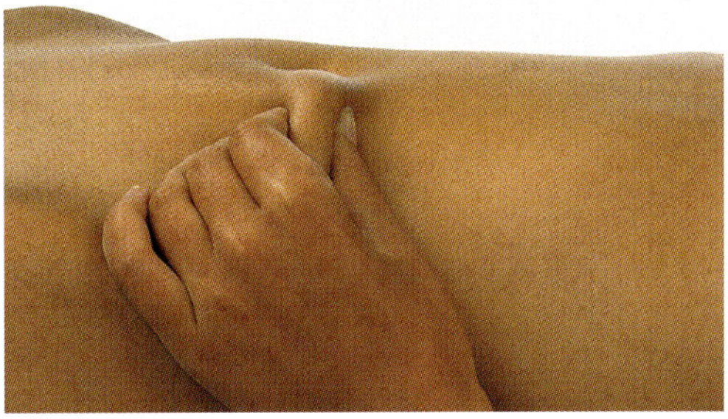

Abb. T.18 a.

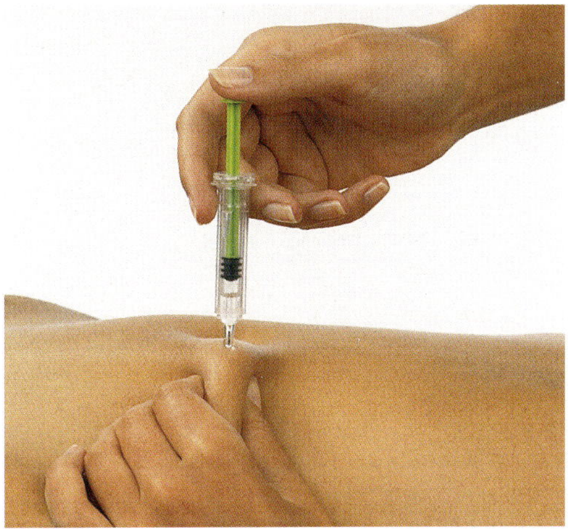

b

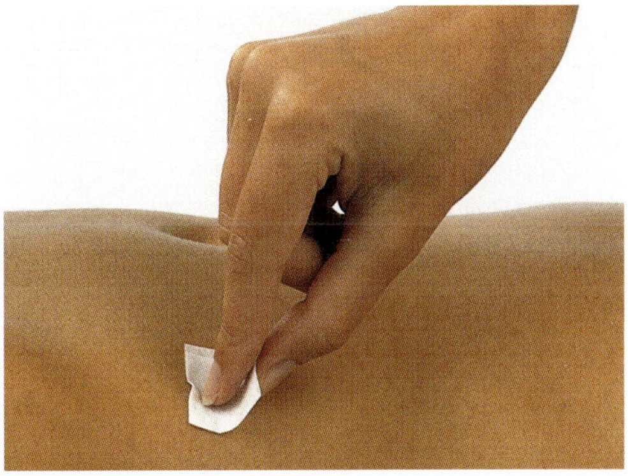

c

Beobachtung von Nebenwirkungen

Bei einer Heparinisierung sind folgende Nebenwirkungen möglich und müssen von den Pflegenden wahrgenommen werden:

- Blutungen: am Applikationsort können vermehrt Blutungen durch einen Mangel an Thrombozyten (Thrombozytopenie) auftreten (evtl. müssen dann die Heparingaben abgesetzt werden),

- allergische Reaktionen,
- lokale Rötung,
- Anstieg bestimmter Leberenzyme,
- Haarausfall usw.

Nachbereitung
- Patienten beim Rücklagern und Anziehen unterstützen,
- sich vor dem Verlassen des Zimmers nach dem Befinden des Patienten und seiner Bedürfnisse bezüglich Lagerung, Getränken, Belüftung des Zimmers usw. erkundigen,
- gebrauchte Materialien sachgerecht ver- bzw. entsorgen,
- abschließend Hände nach ▸ ***Hygieneplan*** desinfizieren,
- Maßnahme durch Eintragung in die ▸ ***Pflegedokumentation*** mit Angaben über die Injektionsstelle, Einheiten, Handzeichen und Uhrzeit dokumentieren.
- **Blick zurück:** Wurde die verordnete Anzahl von Heparineinheiten injiziert? Blutet es aus der Injektionsstelle nach? Gibt es sonstige ▸ ***Nebenwirkungen*** bei der Heparingabe zu beobachten?

Infobox

Literatur

Kamphausen U. Prophylaxen in der Pflege, 3. Aufl. Stuttgart: Kohlhammer; 2005

Internetadressen

http://www.medizinfo.de
http://www.netdoktor.de
http://www.onmeda.de

Tracheostoma (Umgang)

Definition

Ein Tracheostoma (Trachea = Luftröhre, Stoma = Öffnung) ist eine operative Eröffnung der Luftröhre durch eine ▸ ***Tracheotomie***. In das Tracheostoma wird eine ▸ ***Trachealkanüle*** eingeführt. So kann eine freie Atmung aufrecht erhalten werden. Die fachgerechte pflegerische Versorgung des Stomas umfasst den regelmäßigen Verbandwechsel, den Kanülenwechsel sowie die Hautbeobachtung in der Umgebung des Stomas.

Ziel

Ein Tracheostoma wird angelegt, um eine ausreichende O_2-Aufnahme und CO_2-Abgabe sicherstellen zu können.

Indikationen

Ein Tracheostoma ist z. B. indiziert bei:
- Verengungen der Trachea durch Tumor,
- Stimmbandlähmung (▸ ***Rekurrensparese***),
- Langzeitbeatmung,
- Laryngektomie (Entfernung des Kehlkopfs).

M Seien Sie bitte bei Patienten mit einem Tracheostoma besonders einfühlsam. Die Beeinträchtigung des Sprachvermögens durch die ▸ ***Trachealkanüle*** macht es dem Patienten schwer, seine Bedürfnisse mitzuteilen. Achten Sie auf seine Körpersprache, nutzen Sie die Mittel der Zeichensprache oder die noch verbliebenen Ausdrucksmöglichkeiten, um eine nonverbale Kommunikation zu ermöglichen (**Abb. T.19**).

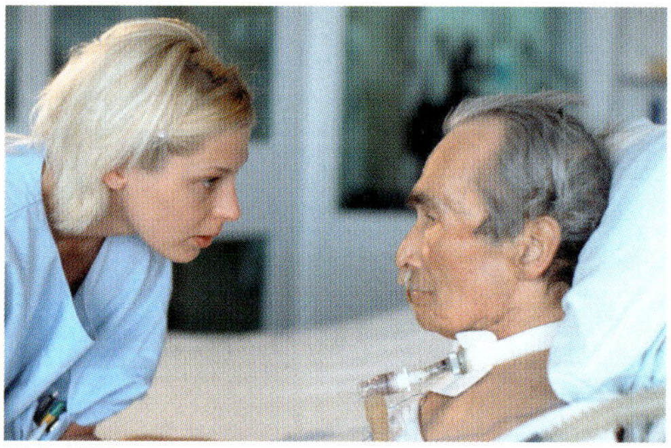

Abb. T.19.

Verbandwechsel

Ziele
- Förderung der ▸ ***Wundheilung***,
- Kontrolle des Wundgebietes.

Indikationen

Der Verbandwechsel beim Tracheostoma ist indiziert:
- bei einer Durchblutung und/oder Durchfeuchtung des Verbands,
- regelmäßig zur Infektionsprophylaxe.

Vorbereitung der Materialien

Unsterile Materialien
- Einmalhandschuhe,
- Desinfektionsmittel,
- Nierenschale,

- Abwurfbehälter,
- evtl. Mundschutz,
- Fixationsmaterialien wie z. B. Pflaster, Binden, Schlauchmull,
- ▶ *Verbandschere*.

Sterile Materialien

- Einmalhandschuhe,
- ▶ ***Schlitzkompressen***,
- Tupfer,
- chirurgische ▶ ***Pinzette***,
- Schere,
- evtl. Klemme,
- Kochsalz 0,9 %.

Durchführung

- Hände nach ▶ ***Hygieneplan*** desinfizieren,
- benötigte Gegenstände auf desinfizierter bzw. steriler Arbeitsfläche richten (z. B. Tablett bzw. Verbandwagen) und Vollständigkeit kontrollieren,
- Patienten über geplante Maßnahme informieren (auch bewusstlose Patienten),
- Fenster und Türen schließen und Besucher aus dem Patientenzimmer bitten,
- ▶ ***Patientenbett*** auf eine Rücken schonende Arbeitshöhe bringen und evtl. den Handlungsablauf störende Kleidungsstücke entfernen, dabei die Intimsphäre beachten und für Sichtschutz sorgen.

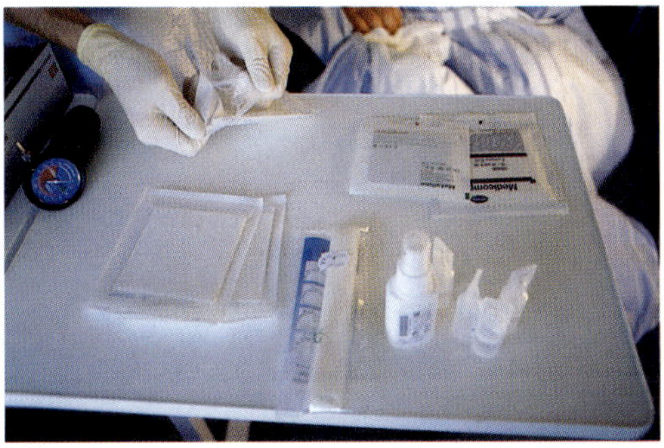

Abb. T.20 a.

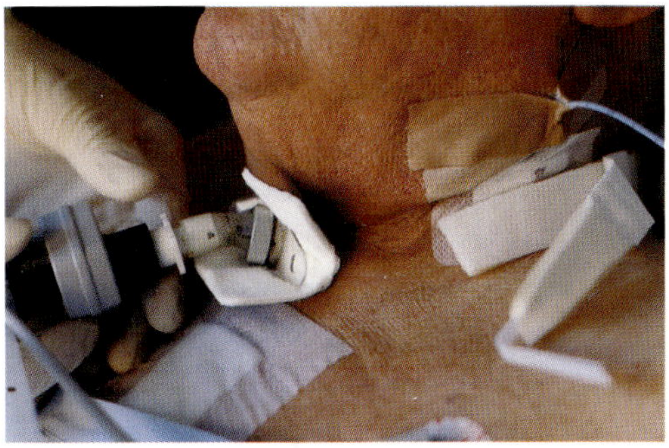

b

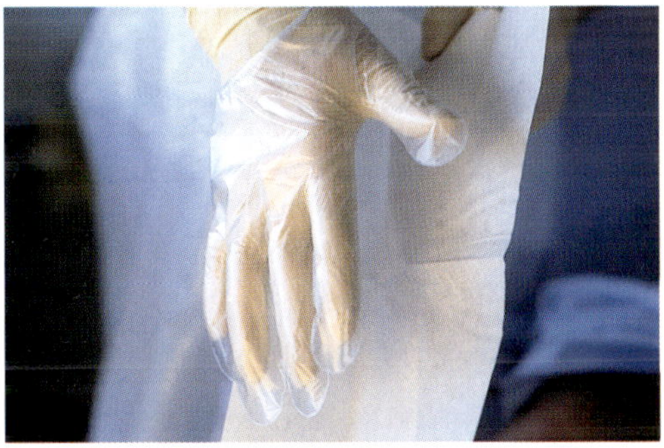

c

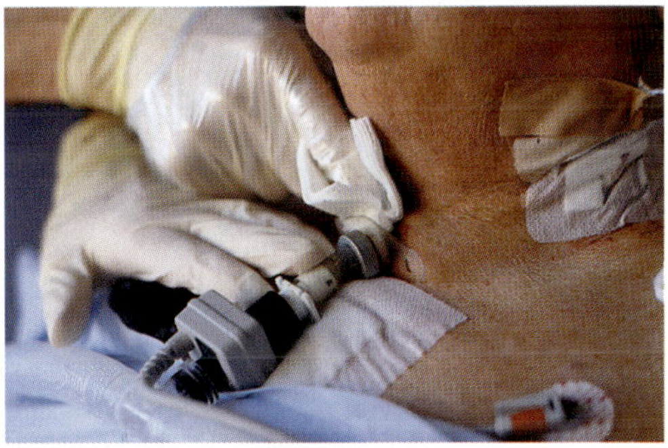

d

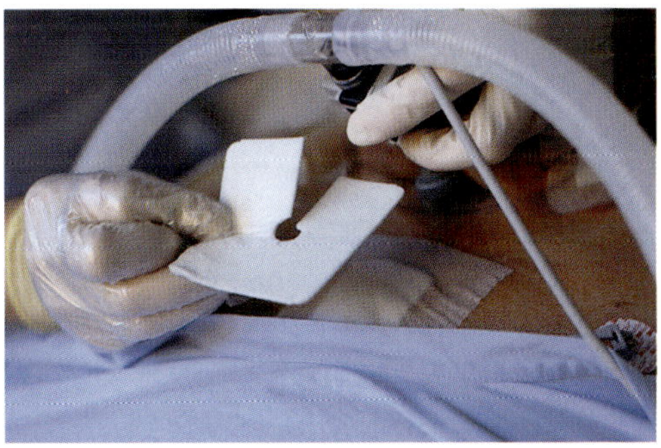

e

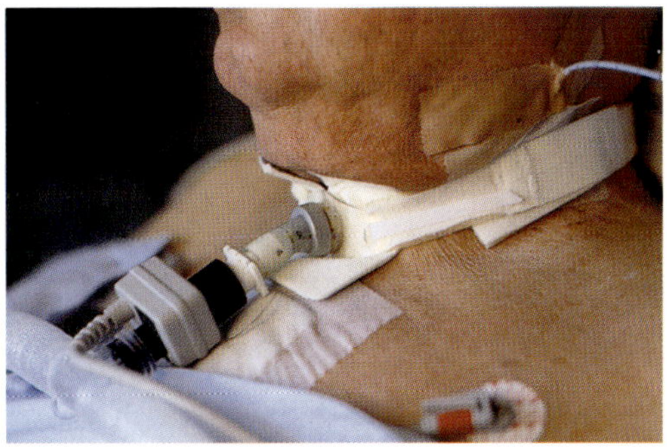

f

M Reinigungsarbeiten im Zimmer und Pflegemaßnahmen an benachbarten Patienten dürfen aus hygienischen Gründen nicht durchgeführt werden.

- Patienten, wenn möglich, in halbsitzender Position lagern und den Hals leicht nach hinten überstrecken,
- Arbeitsfläche (Tablett, ausgezogener Nachttisch oder Verbandwagen) gut erreichbar positionieren (**Abb. T.20 a**),
- Mundschutz und unsterile Einmalhandschuhe anziehen,
- Halteband und äußeren Verband lösen (**Abb. T.20 b**), vorsichtig ohne Wundberührung entfernen und direkt mit den Einmalhandschuhen im Abwurfbehälter entsorgen,
- sterile Einmalhandschuhe anziehen (**Abb. T.20 c**),
- wundabdeckende ▸ *Schlitzkompresse* abheben und ebenfalls direkt entsorgen,
- Wundgebiet mit Kochsalz getränktem Tupfer von innen nach außen reinigen (**Abb. T.20 d**); für jeden Wischvorgang neuen Tupfer verwenden (nur bei infizierten Wundrändern werden ▸ *Antiseptika verwendet),*
- Haut sorgfältig beobachten,
- befindet sich ein Luftfilter auf dem Tracheostoma, diesen ebenfalls erneuern,
- wundabdeckende sterile ▸ *Schlitzkompresse* unter die Halteplatte der Trachealkanüle ziehen (**Abb. T.20 e**),
- Kanüle wieder mit Halteband fixieren (**Abb. T.20 f**).

M Um eine Hautberührung zu vermeiden, können Sie die sterile, wundabdeckende Schlitzkompresse auch mit einer sterilen Pinzette unter die Halteplatte der Trachealkanüle ziehen.

Nachbereitung

- Patienten bei der bequemen Lagerung und beim Anziehen unterstützen,
- überprüfen ob Rufanlage und Telefon in Reichweite sind,
- sich vor dem Verlassen des Zimmers nach dem Befinden des Patienten und seiner Bedürfnisse bezüglich Lagerung, Getränken, Belüftung des Zimmers usw. erkundigen
- gebrauchte Materialien sachgerecht ver- bzw. entsorgen (z. B. Mülltrennung),
- abschließend Hände nach ▸ *Hygieneplan* desinfizieren,
- Maßnahme durch Eintragung in die ▸ *Pflegedokumentation* mit Handzeichen, Uhrzeit und ggf. Ergebnis der Beobachtung dokumentieren.
- **Blick zurück:** Wurde die Trachealkanüle sicher fixiert?

Wechsel der Trachealkanüle (2 Personen)

Ziel

Ziel ist es, das Tracheostoma offen zu halten.

Indikationen

Der Wechsel einer Trachealkanüle ist indiziert bei:

- verstopfter ▸ *Trachealkanüle,*
- starker Verschleimung.

M Der erste Trachealkanülenwechsel wird immer vom Arzt durchgeführt und erfolgt 24 – 48 Std. nach Anlegen des Tracheostomas. Ist der Wechsel komplikationslos verlaufen, kann er auch an Pflegende delegiert werden.

Vorbereitung der Materialien

- Unsterile und sterile Einmalhandschuhe,
- Mundschutz,
- Schutzkittel,
- neue ▸ *Trachealkanüle* mit Führungsmandrin (die Wahl der passenden Kanüle ist abhängig von der Indikation, **Tab. T.2**),
- steriles Kilianspekulum (Spreizer für das Tracheostoma),
- evtl. abgeschnittener steriler Absaugkatheter bei sehr engem Stoma als Führungsschiene, damit die Kanüle keinen falschen Weg nimmt,
- evtl. ▸ *Lokalanästhetikum* zur Schleimhautanästhesie,
- Stethoskop,
- Absaugkatheter und Absauggerät,
- Abwurfbehälter,
- Intubationsmaterial für den Notfall,
- ▸ *Beatmungsbeutel*.

Durchführung

- Hände nach ▸ *Hygieneplan* desinfizieren,
- benötigte Gegenstände auf desinfizierter bzw. steriler Arbeitsfläche (z. B. fahrbarer Tisch) richten und Vollständigkeit kontrollieren,
- Patienten über geplante Maßnahme informieren (auch bewusstlose Patienten),
- Fenster und Türen schließen und Besucher aus dem Patientenzimmer bitten,
- ▸ *Patientenbett* auf eine Rücken schonende Arbeitshöhe bringen und evtl. den Handlungsablauf störende Kleidungsstücke entfernen, dabei die Intimsphäre beachten und für Sichtschutz sorgen,
- bei liegender ▸ *Magensonde* wird der Magen durch Absaugen entleert (evtl. muss vorher auch Sekret aus Luftröhre und Rachenraum abgesaugt werden).

Tab. T.2 Verschiedene Trachealkanülen und ihre Indikationen

Kanülenart	Merkmale	Indikationen
Kunststoffkanüle mit ▸ *Cuff* 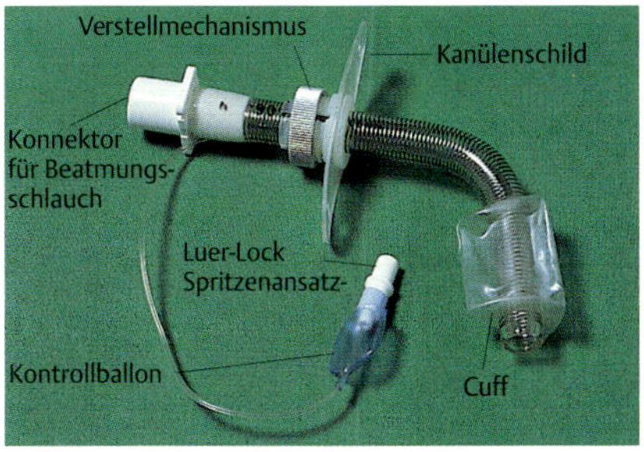 **Abb. T.21**	▪ weicher Kunststoff mit Halsschild (Halteplatte) und ▸ *Cuff*	▪ beatmungspflichtige Patienten
Kunststoffkanüle mit Inlet 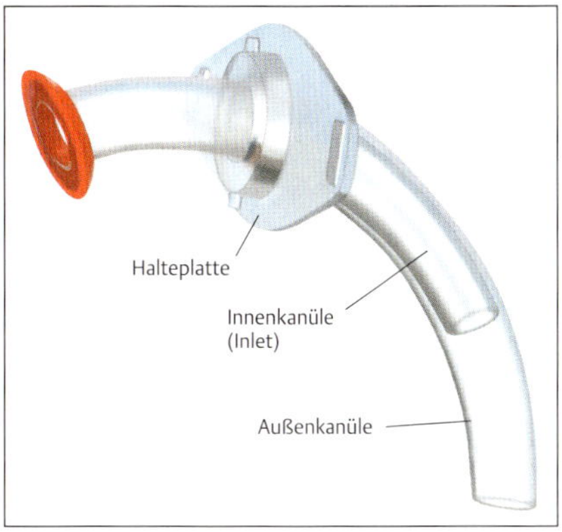 **Abb. T.22**	▪ weicher Kunststoff mit Halsschild (Halteplatte) und einrastbarem Inlet	▪ spontan atmender Patient; es ist kein vollständiger Kanülenwechsel notwendig, bei Bedarf wird nur das Inlet entfernt
Metallkanüle 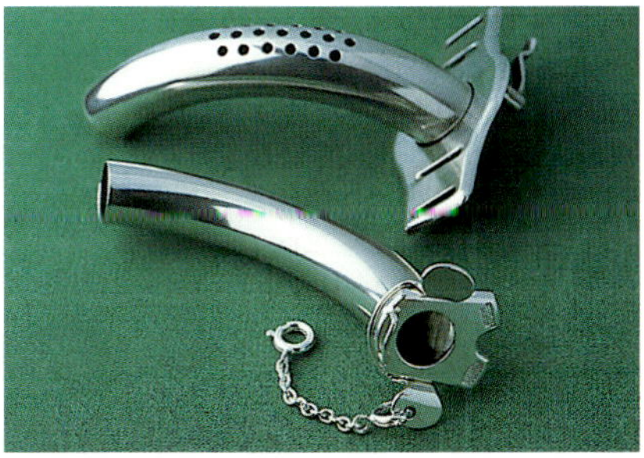 **Abb. T.23**	▪ Silberkanüle mit Halsschild (Halteplatte) und einrastbarem Inlet	▪ spontan atmender Patient; es ist kein vollständiger Kanülenwechsel notwendig, bei Bedarf wird nur das Inlet gereinigt

Fortsetzung ▸

Tab. T.2 Fortsetzung

Kanülenart	Merkmale	Indikationen
Fonationskanüle (Sprechkanüle) 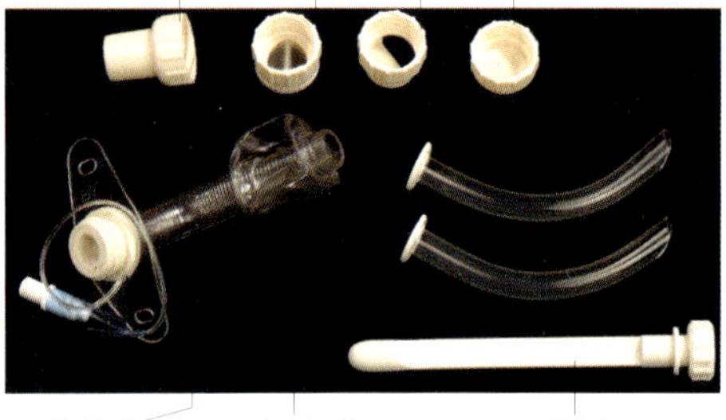 **Abb. T.24**	▪ spezielle Kanüle mit einem Ventilmechanismus, der die Inspiration ermöglicht, die Exspiration aber bei erhaltenem Kehlkopf verhindert und dadurch das Sprechen ermöglicht	▪ spontan atmender und nicht bewusstloser Patient mit erhaltenem und funktionierendem Kehlkopf
Stoma-Button	▪ wulstförmiger Silikonstopfen	▪ Offenhalten des Tracheostomas

M Erfolgt ein Kanülenwechsel bei einem beatmeten Patienten, so muss der Patient vor dem Wechsel ausreichend oxygeniert (= Sauerstoffaufsättigung) werden. Materialien zur ▸ ***Intubation*** und ein ▸ ***Beatmungsbeutel*** müssen bereitliegen.

- Patienten, wenn möglich, in halbsitzender Position lagern und den Hals leicht nach hinten überstrecken,
- Einmalhandschuhe anziehen, Halteband der liegenden ▸ ***Trachealkanüle*** lösen, Verband entfernen und direkt im Abwurfbehälter mit den Einmalhandschuhen entsorgen,
- sterile Handschuhe anziehen und ▸ ***Cuff*** durch zweite Pflegende entblocken lassen (befindet sich ein Filter auf dem Stoma, diesen abnehmen),
- Kanüle in der Ausatemphase unter gleichzeitigem Absaugen vorsichtig herausziehen,
- Stomaöffnung mit Kilianspekulum spreizen,
- neue Kanüle vorsichtig in der Einatemphase einführen,
- ▸ ***Cuff*** blocken und ▸ ***Schlitzkompresse*** von unten nach oben unter die Halteplatte ziehen,
- Kanüle mit Halteband fixieren,
- Atmung des Patienten kontrollieren und Brustkorb abhören.

M Die Kanüle immer so fixieren, dass ein Herausrutschen oder Verrutschen sicher verhindert wird. Ein zu großer Spielraum führt zu Husten und Schleimhautreizungen, ein zu enges Halteband zu Einschnürungen.

Nachbereitung

- Patienten bei der bequemen Lagerung und beim Anziehen unterstützen,
- überprüfen ob Rufanlage und Telefon in Reichweite sind,
- ▸ ***Vitalzeichen*** überprüfen (Vagusreizung ist möglich!),
- sich vor dem Verlassen des Zimmers nach dem Befinden des Patienten und seiner Bedürfnisse bezüglich Lagerung, Getränken, Belüftung des Zimmers usw. erkundigen,
- gebrauchte Materialien sachgerecht ver- bzw. entsorgen (z. B. Kilianspekulum zur Sterilisation geben),
- abschließend Hände nach ▸ ***Hygieneplan*** desinfizieren,
- Maßnahme durch Eintragung in die ▸ ***Pflegedokumentation*** mit Handzeichen, Uhrzeit und ggf. Besonderheiten beim Wechsel dokumentieren.
- **Blick zurück:** Ist die ▸ ***Trachealkanüle*** richtig eingelegt und sicher fixiert? Ist die Atmung ausreichend?

Infobox

Literatur

Ullrich L et al (Hrsg.). Thiemes Intensivpflege und Anästhesie. Stuttgart: Thieme; 2005

Internetadressen

http://www.stiftung-noah.de
http://www.assist.de

Transfusion (Umgang)

Definition
Bei einer Bluttransfusion werden Vollblut oder Blutbestandteile (z. B. Erythrozyten-, Leukozyten-, Thrombozytenkonzentrat) nach Arztanordnung durch einen ▸ ***Blutspender*** oder durch den Patienten selber übertragen. Zu den pflegerischen Aufgaben gehören die Vorbereitung und der fachgerechte Umgang mit der Transfusion sowie die Überwachung und Betreuung des Patienten.

Ziele
- Aufrechterhaltung der Blutzirkulation und des Blutvolumens,
- ausreichende Sauerstoffversorgung des Körpers.

Indikationen
Eine Bluttransfusion wird durchgeführt:
- zum Ausgleich von Blutverlusten und Mangel an Blutbestandteilen (z. B. bei ▸ ***Anämie***),
- zum ▸ ***Blutaustausch*** bei Vergiftungen.

M Vor dem Anhängen einer ▸ ***Blutkonserve*** muss eine Blutgruppenbestimmung und ein Bedside-Test (S. 32) erfolgen sowie eine Verträglichkeitsprobe zum Ausschluss einer ▸ ***AB0-Inkompatibilität***.

Vorbereitung der Materialien
- ▸ ***Blutkonserve***,
- evtl. physiologische Kochsalzlösung,
- evtl. ▸ ***Überleitungskanüle***,
- ▸ ***Transfusionsbesteck***,
- Patientenakte mit ▸ ***Blutformel*** und ▸ ***Kreuzprobe***,
- ▸ ***Mandrin***,
- Desinfektionsmittel,
- Tupfer,
- Einmalhandschuhe,
- Infusionsständer.

Durchführung

Vorbereitung
- ▸ ***Blutkonserve*** mit Anforderungsschein und Dokument der ▸ ***Kreuzprobe*** aus der Blutbank abholen,
- Sicherheitsüberprüfung (Patienten- und Blutkonservendaten) durch 2 Personen vornehmen (Vermeidung eines ▸ ***Transfusionsschadens***!),
- Konservenbehälter auf Beschädigungen und Blut auf Veränderungen kontrollieren (**Abb. T.25 a–c**),
- Konserve ca. 60 Min. bei Raumtemperatur erwärmen (kommt aus dem Kühlschrank),
- Hände nach ▸ ***Hygieneplan*** desinfizieren,
- benötigte Gegenstände auf desinfizierter Arbeitsfläche (z. B. Tablett) richten und Vollständigkeit kontrollieren,
- Kunststoffversiegelung der Konserve abdrehen und Einstichstopfen desinfizieren (Einwirkzeit beachten!),
- Einmalhandschuhe anziehen,
- evtl. nach Arztverordnung physiologische Kochsalzlösung mit ▸ ***Überleitungskanüle*** in Konserve einlaufen lassen und mit Konserve durch Kippbewegungen vorsichtig mischen,
- ▸ ***Transfusionsbesteck*** und Verpackung auf Beschädigungen kontrollieren und Besteck auspacken,
- Schutzkappe entfernen und Einstichdorn unter sterilen Bedingungen in die Konserve einstechen (**Abb. T.25 d–f**),
- Rollenklemme schließen und Blutkonserve nach unten halten bzw. am Infusionsständer aufhängen,
- Tropfenkammer durch mehrfaches vorsichtiges Zusammendrücken bis zur Graduierung füllen,
- Rollenklemme öffnen, Schlauchsystem blasenfrei füllen (sonst Gefahr einer ▸ ***Luftembolie***),
- Rollenklemme wieder schließen und Transfusion mit Infusionsständer zum Patienten bringen bzw. am Patientenbett aufhängen (**Abb. T.25 g – i**),
- benötigte Materialien sachgerecht entsorgen (z. B. Mülltrennung beachten).

M Der Patient wird vom Arzt über die Maßnahme informiert. Der Bedside-Test (S. 32), das Anhängen der Infusion und das Aufdrehen der Rollenklemme direkt am Patienten ist Arztaufgabe!

- Arzt zum Anhängen der Transfusion verständigen und beim Durchführen des Bedside-Tests (S. 32) bzw. Anhängen der Konserve assistieren,
- nach dem Start der Transfusion durch den Arzt, regelmäßig verordnete ▸ ***Tropfgeschwindigkeit***, Vitalzeichen, Hautreaktionen und Körpertemperatur kontrollieren (**Abb. T.26**),
- sich dabei immer nach dem Befinden des Patienten erkundigen und ihn informieren, sich bei Veränderungen (Unwohlsein usw.) sofort zu melden; Rufanlage in Reichweite legen.

Beendigung
- Nach Beendigung der Transfusion Rollenklemme schließen,
- Einmalhandschuhe anziehen und Transfusionsschlauch von ▸ ***Venenverweilkanüle abziehen,***
- Kanüle mit physiologischer Kochsalzlösung durchspülen und ▸ ***Mandrin*** unter aseptischen Bedingungen einführen,

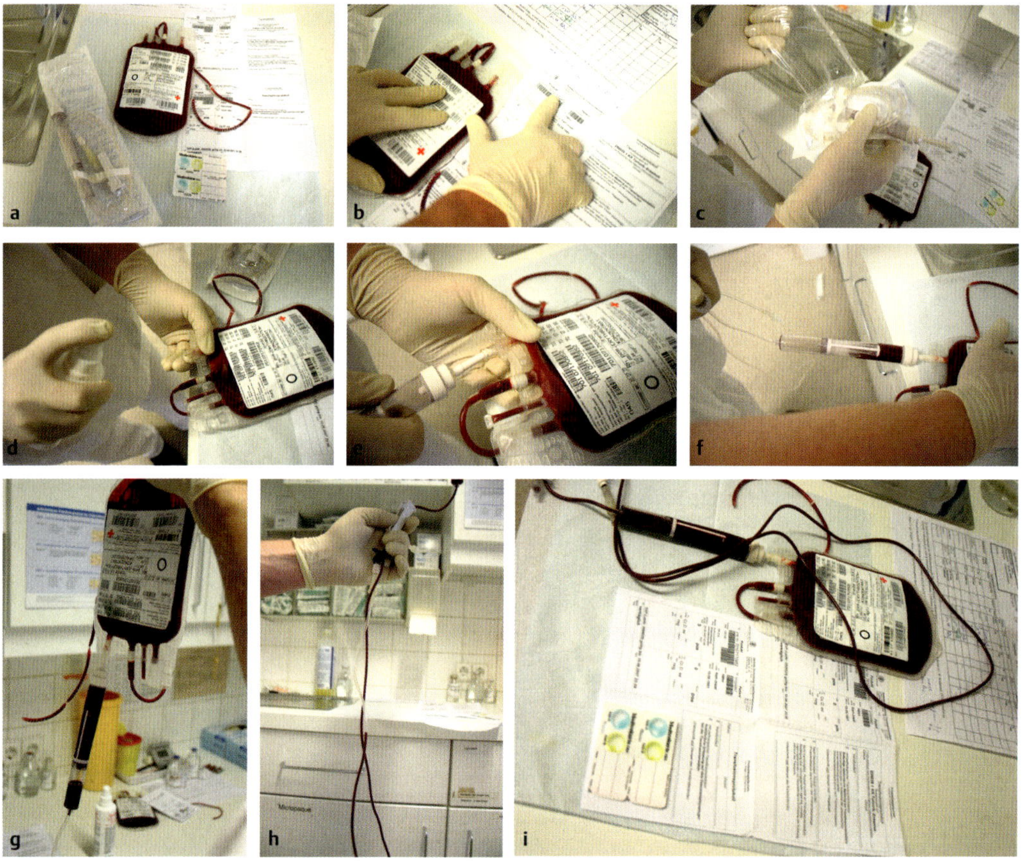

Abb. T.25.

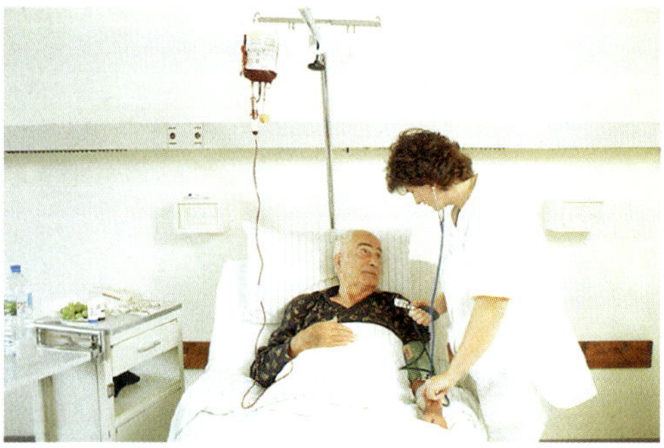

Abb. T.26.

- ▸ *Blutkonserve* mit Transfusionssystem luftdicht verpacken und für 24 Stunden im Kühlschrank aufbewahren (Sicherheitszeit für evtl. verspätet auftretende ▸ *Transfusionsreaktionen)*; nach 24 Stunden können die Blutkonserve und das ▸ *Transfusionsbesteck* entsorgt werden,
- nach der Transfusion regelmäßig Vitalzeichen kontrollieren und Befinden des Patienten beobachten, Rufanlage in Reichweite legen.

Nachbereitung

- Patienten beim Rücklagern und Anziehen unterstützen,
- sich vor dem Verlassen des Zimmers nach dem Befinden des Patienten und seiner Bedürfnisse bezüglich Lagerung, Getränken, Belüftung des Zimmers usw. erkundigen,
- abschließend Hände nach ▸ *Hygieneplan* desinfizieren,
- Maßnahme durch Eintragung in die ▸ *Pflegedokumentation* mit Handzeichen, Uhrzeit und evtl. Besonderheiten dokumentieren.
- **Blick zurück:** Wurde die Verweilkanüle sicher mit dem ▸ *Mandrin* verschlossen? Ist die Konserve im Kühl-

schrank gelagert? Müssen evtl. weitere Konserven bestellt werden?

M Das Anhängen einer Bluttransfusion ist Aufgabe des Arztes. Die Pflegende ist zuständig für die sachgerechte Lagerung, Vor- und Nachbereitung der Transfusion sowie die Beobachtung und Betreuung des Patienten.

Infobox

Literatur

Bundesanzeiger (Herausgegeben vom Bundesministerium der Justiz). Bekanntmachung der Richtlinien zur Gewinnung von Blut und Blutbestandteilen und zur Anwendung von Blutprodukten (Hämotherapie) gemäß §§ 12 und 18 des Transfusionsgesetzes (TFG) (Novelle 2005) vom 19. September 2005

Internetadressen

http://www.onmeda.de
http://www.blutspende.de
http://www.baxter.de
http://ww.bundesaerztekammer.de

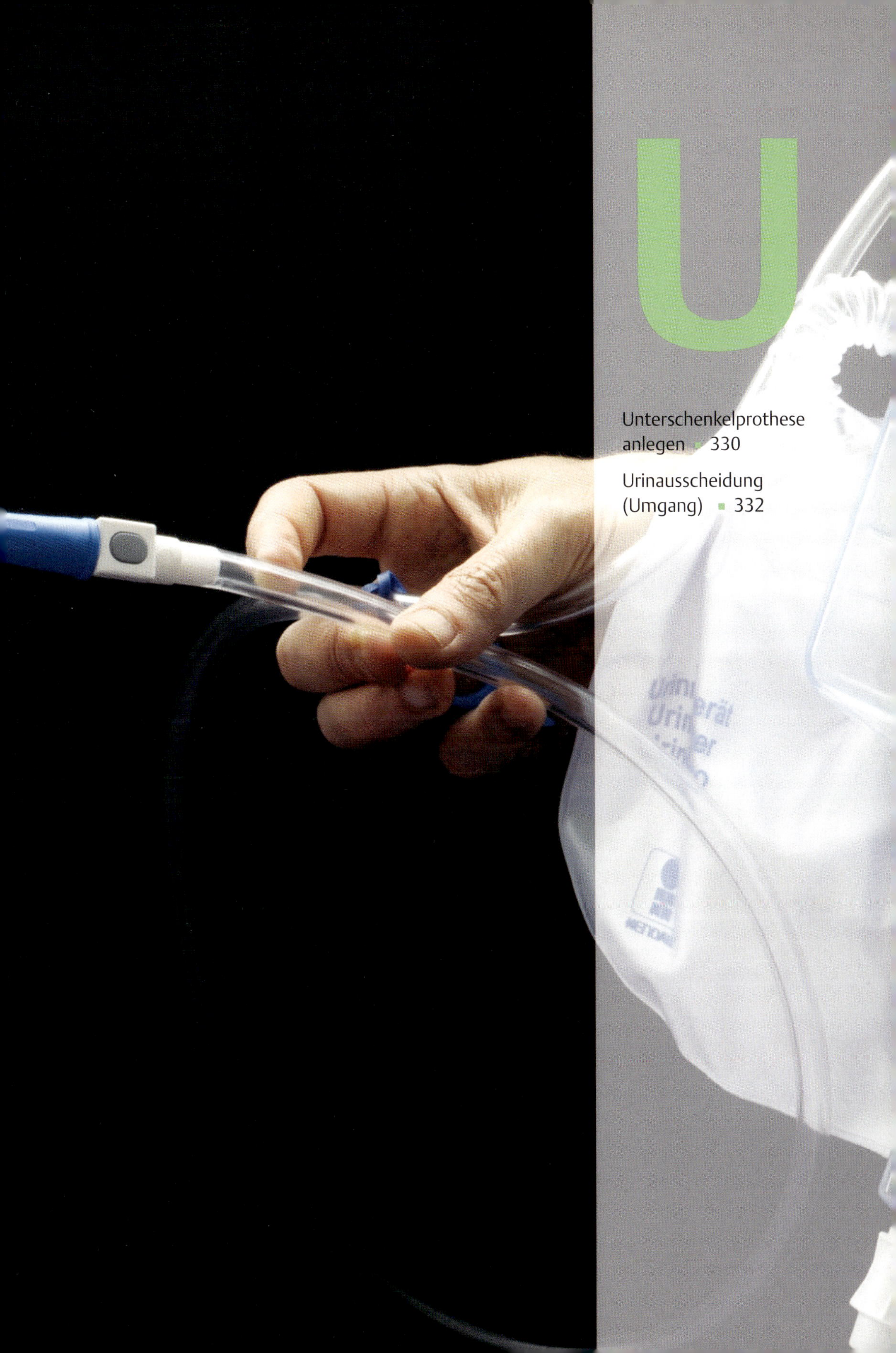

U

Unterschenkelprothese anlegen

Definition

Eine Unterschenkelprothese ist ein aus körperfremdem Material hergestelltes Ersatzstück, um den Verlust z. B. des Unterschenkels nach ► ***Unterschenkelamputation*** zu kompensieren. Exemplarisch soll hier die Unterschenkelprothese vorgestellt werden, es gibt aber z. B. auch Oberschenkel- oder Armprothesen. Die Prothese wird nach Abheilung und Abschwellung der Stumpfwunde von einem Orthopädiemechaniker speziell für die Bedürfnisse des Patienten angepasst.

M Wichtige Aspekte der Pflege nach Amputationen. Neben der Unterstützung des Patienten beim Anlegen der Prothese gehören v. a. in der Frühphase nach einer Amputation folgende pflegerischen Aufgaben:

- psychische Betreuung (z. B. bei ► ***Phantomschmerzen***),
- Wundbeobachtung und -behandlung,
- angemessene Hautpflege,
- Stumpfbandagierung (S. 345),
- korrekte Stumpflagerung, um eine ► ***Beugekontraktur*** zu vermeiden. Diese pflegerischen Aufgaben werden auf S. 345 näher beschrieben.

Ziele

- Bestmöglicher Ersatz der natürlichen Funktionen der amputierten Gliedmaße,
- Erhaltung der intakten Hautverhältnisse,
- größtmögliche Bewegungsfähigkeit und Selbstständigkeit des Patienten im Alltag.

Indikationen

Das Anlegen der Unterschenkelprothese wird von Pflegenden übernommen:

- um den Patienten beim Anlegen der Prothese anzuleiten (im Rahmen der rehabilitativen Maßnahmen),
- bei Patienten mit eingeschränkter Beweglichkeit der Hände oder verminderter geistiger Leistungsfähigkeit.

M Bitte behandeln Sie Patienten, die den Umgang mit der Prothese noch nicht gewöhnt sind, besonders einfühlsam. Sich mit dem Verlust eines Körperteils auseinander zu setzen, bedeutet nicht nur eine Veränderung des eigenen Körperbildes, sondern bringt meist große psychische Probleme mit sich. Gedanken und Gefühle, wie z. B. anders und für den Partner unattraktiv zu sein, den Beruf nicht mehr ausüben zu können und bei alltäglichen Verrichtungen abhängig zu sein, beschäftigen den Patienten. Geben Sie ihm daher Gelegenheit mitzuteilen, was ihn

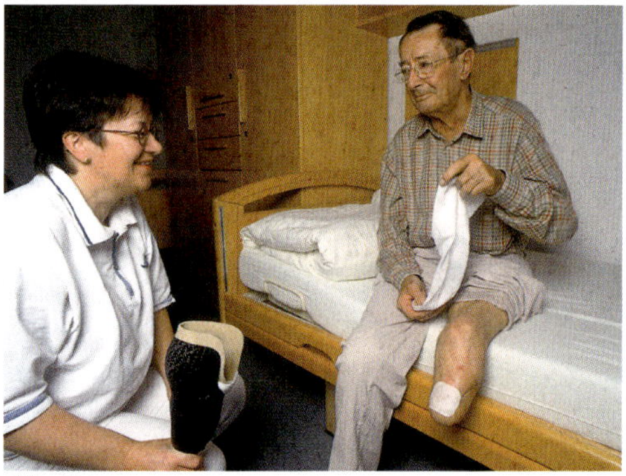

Abb. U.1.

bewegt (**Abb. U.1**) und ermöglichen Sie evtl. den Kontakt zu einem Psychologen.

Vorbereitung der Materialien

- Unterschenkelprothese,
- je nach Art der Prothesenversorgung frischen Stumpfstrumpf bzw. Schlauchmull.

Durchführung

- Hände nach ► ***Hygieneplan*** desinfizieren,
- benötigte Gegenstände richten und Vollständigkeit überprüfen,
- Patienten über geplante Maßnahme informieren, Zeitpunkt mit ihm abstimmen (z. B. morgens vor dem Frühstück) und evtl. nach Gewohnheiten bei der Stumpfversorgung fragen,
- Fenster und Türen schließen, Besucher aus dem Patientenzimmer bitten bzw. Situation zur Anleitung nutzen,
- ► ***Patientenbett*** auf eine Rücken schonende Arbeitshöhe bringen, Intimsphäre beachten und für Sichtschutz sorgen,
- Patienten unterstützen an die Bettkante zu sitzen und benötigte Gegenstände in Reichweite bringen,
- Patienten bei den einzelnen Schritten anleiten und Handlung selbstständig durchführen lassen bzw. evtl. korrigieren; Durchführung übernehmen, wenn der Patient Hilfe benötigt,
- je nach Art der Stumpfversorgung vorgehen: Kann z. B. die Prothesenschale direkt auf der Haut getragen werden, wird beim Anziehen zuerst das Innere der Schale nach außen gedreht, dann der untere Teil auf den Stumpf gesetzt und der Rest übergestülpt (**Abb. U.2 a**); die Schale muss glatt anliegen,
- zum leichteren Abnehmen und Fixieren der Prothese wird über die angelegte Prothesenschale ein Schlauch-

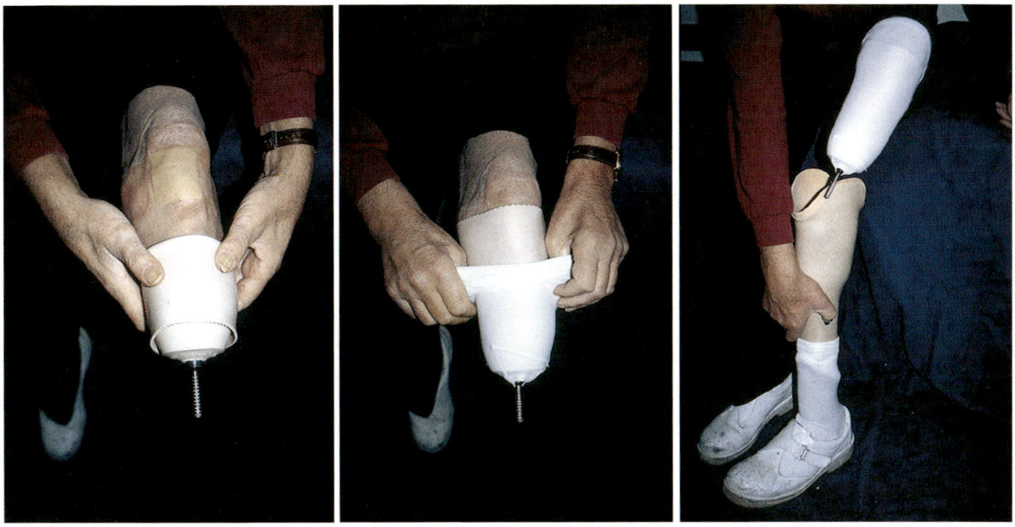

Abb. U.2 a. b c

mull gestülpt (**Abb. U.2 b**) und bis zum Oberschenkel hochgezogen,

- anschließend wird der Amputationsstumpf mit Prothesenschale und Schlauchmull vorsichtig in die Prothese eingeführt (**Abb. U.2 c**) und der sichere Sitz überprüft.
- Eine weitere Möglichkeit der Stumpfversorgung besteht darin, mit dem Schlauchmull die Länge vom Oberschenkel bis zur Stumpfspitze auszumessen und dann zu verdoppeln; anschließend den Schlauchmull bis zum Oberschenkel hochziehen und die andere Hälfte durch die Prothesenschale führen (**Abb. U.3**),
- dann die Prothesenschale aufsetzen und den Rest des Schlauchmulls darüber ziehen,
- den Patienten den richtigen Sitz der Prothese austesten lassen; er muss bequem gehen können, er darf kein Druckgefühl haben,
- Patient informieren, sich bei Druckschmerz sofort zu melden, Rufanlage in Reichweite legen.

Nachbereitung

- Patienten, wenn nötig, beim Ankleiden unterstützen und ihn z. B. zum Sitzen an den Tisch begleiten,
- sich vor dem Verlassen des Zimmers nach dem Befinden des Patienten und seiner Bedürfnisse bezüglich Lagerung, Getränken, Belüftung des Zimmers usw. erkundigen,
- gebrauchte Materialien sachgerecht ver- bzw. entsorgen (z. B. benutzten Stumpfstrumpf zur privaten Wäsche geben),

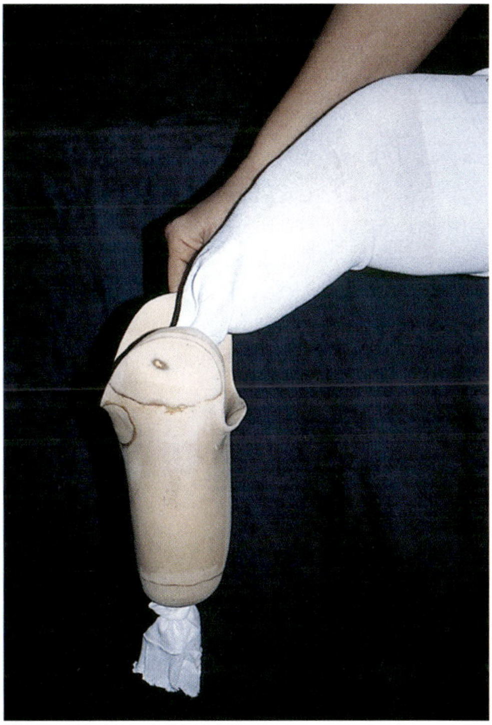

Abb. U.3.

- abschließend Hände nach ► *Hygieneplan* desinfizieren,
- Maßnahme durch Eintragung in die ► *Pflegedokumentation* mit Handzeichen, Uhrzeit und Beobachtungen zur Stumpfsituation (Wundverhältnisse, Hautzustand, Selbstständigkeit des Patienten) dokumentieren (S. 345).
- **Blick zurück:** Ist die Rufanlage in Reichweite, damit der Patient sich melden kann, falls die Prothese drückt?

Infobox

Literatur

Baumgartner R, Botta P. Amputationen und Prothesenversorgung. 3. Aufl. Stuttgart: Thieme; 2007

Internetadressen

http://www.medizinfo.de
http://www.klinikheute.de
http://www.chirurgie-portal.de

Urinausscheidung (Umgang)

Definition

Urin bzw. Harn ist die Körperflüssigkeit, die von den Nieren abgesondert wird. Sie enthält organische und anorganische Bestandteile, mit deren Hilfe die Ausscheidung harnpflichtiger Stoffe erfolgt. Der Vorgang des Wasserlassens (Miktion) wird in eine Füllungs-, Eröffnungs-, Entleerungs- und Verschlussphase unterteilt. Pflegerische Aufgaben umfassen die Unterstützung des Patienten bei der Urinausscheidung durch die Anwendung von Steckbecken (S. 298) oder Urinflaschen, die ► *Urinbeobachtung* sowie die Gewinnung von Urinproben zu diagnostischen Zwecken. Dazu zählen z. B. Mittelstrahlurin, ► *Restharn*, Urikulttest, ► *Sammelurin*, ► *Urinschnelltests* oder die Bestimmung des spezifischen Gewichts.

Anlegen einer Urinflasche (Unterstützung beim Umgang)

Definition

Eine Urinflasche ist ein skalierter Auffangbehälter aus Glas oder Plastik, der meist bei männlichen Patienten angewendet wird, die das Bett zum Wasserlassen nicht verlassen können.

Ziel

Ziel ist die komplikationslose Urinentleerung für männliche Patienten im Bett.

Indikationen

Die Anwendung von Urinflaschen ist indiziert bei:

- Patienten mit Bettruhe (z. B. postoperativ oder bei tiefer Beinvenenthrombose),
- Bewegungseinschränkungen (z. B. durch Halbseitenlähmung).

Vorbereitung der Materialien

- Einmalhandschuhe,
- Urinflasche,
- Zellstoff,
- Abwurfbeutel.

Durchführung

- Hände nach ► *Hygieneplan* desinfizieren,
- benötigte Gegenstände richten und Vollständigkeit kontrollieren,
- Patienten über geplante Maßnahme informieren,
- Fenster und Türen schließen, Besucher aus dem Zimmer bitten bzw. Situation zur Anleitung nutzen,
- ► *Patientenbett* auf eine Rücken schonende Arbeitshöhe bringen, evtl. den Handlungsablauf störende Kleidungsstücke entfernen, dabei die Intimsphäre beachten und für Sichtschutz sorgen,
- Einmalhandschuhe anziehen,
- Patient bitten, Penis in die Urinflasche einzuführen bzw. dies übernehmen, wenn der Patient Unterstützung braucht,
- liegt der Patient auf dem Rücken (**Abb. U.4 a**), kann die Flasche zwischen den Beinen fixiert werden (Kopfteil hoch stellen, weil dies die Miktion erleichtert),
- liegt der Patient auf der Seite (**Abb. U.4 b**), kann die Urinflasche auch angelegt werden; hier ist die Gefahr, dass der Penis aus der Flasche rutscht, allerdings größer als in Rückenlage. Vorsicht v. a. bei unruhigen Patienten.
- Patient, wenn möglich, zum Wasserlassen allein lassen, Rufanlage in Reichweite legen und Patient bitten, sich zu melden, wenn die Miktion beendet ist,
- zum Entfernen der Urinflasche Handschuhe anziehen (**Abb. U.5**),
- Harnröhrenöffnung mit Zellstoff abtupfen,
- Urinflasche mit Deckel verschließen und sofort aus dem Zimmer entfernen.

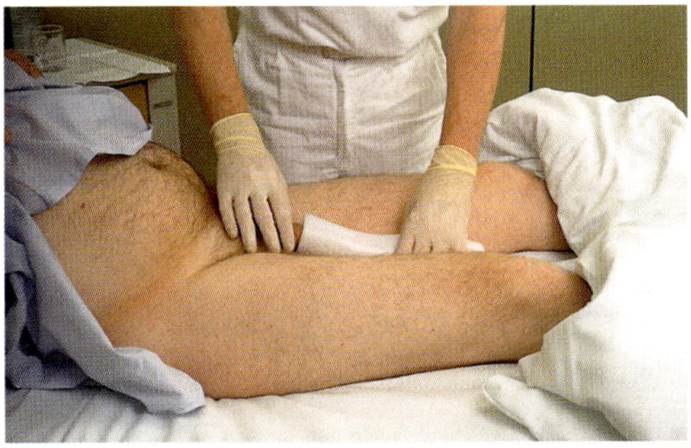

Abb. U.4 a.

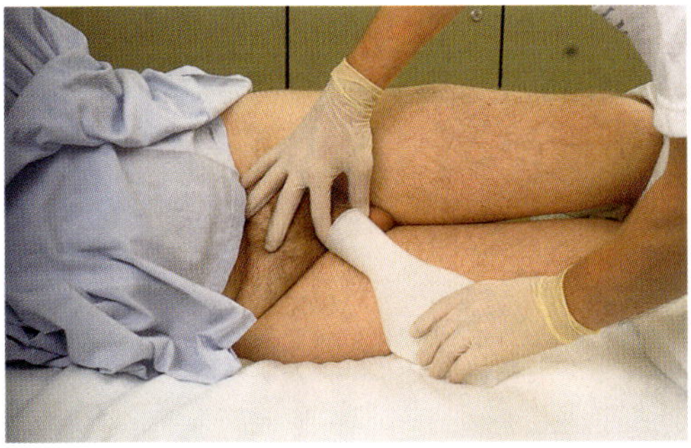

b

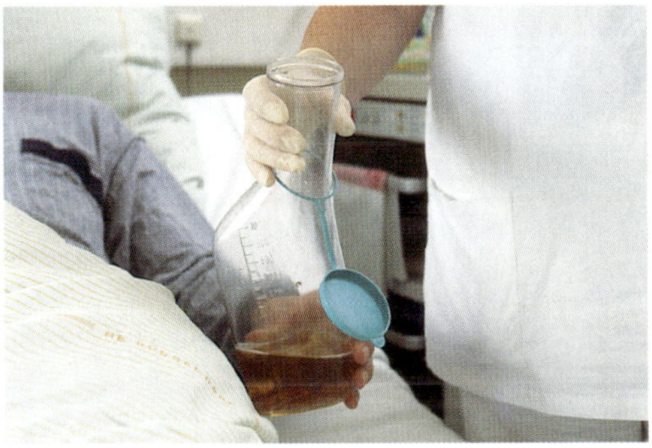

Abb. U.5.

Nachbereitung

- Patient beim Anziehen und bei der bequemen Lagerung unterstützen,
- sich vor dem Verlassen des Zimmers nach dem Befinden des Patienten und seiner Bedürfnisse bezüglich Lagerung, Getränken, Belüftung des Zimmers usw. erkundigen,
- gebrauchte Materialien sachgerecht ver- bzw. entsorgen (z. B. Urinflasche in Steckbeckenspüle entleeren und reinigen lassen),
- abschließend Hände nach ▸ ***Hygieneplan*** desinfizieren,
- Maßnahme durch Eintragung in die ▸ ***Pflegedokumentation*** mit Handzeichen und Uhrzeit dokumentieren.
- **Blick zurück:** Ist die Urinflasche nicht im Zimmer vergessen worden?

M Achten Sie bitte darauf, dass Sie die Urinflasche nicht zu fest anlegen bzw. dass Sie von sich aus nach dem Patienten sehen, wenn er sich längere Zeit nicht von selbst gemeldet hat. Durch zu langes Anliegen von Urinflaschen (oder auch durch Verrutschen bei unruhigen Patienten) können Druckstellen entstehen.

Gewinnung von Mittelstrahlurin

Definition

Zur Diagnostik von ▸ ***Spontanurin*** wird sog. Mittelstrahlurin gewonnen. Dabei lässt man die erste Urinportion ablaufen; die mittlere Urinportion wird in einen Auffangbehälter entleert und der Resturin verworfen.

Ziel

Ziel ist es, Bakterien im Urin nachzuweisen.

Indikation

Die Gewinnung von Mittelstrahlurin ist indiziert bei einem Verdacht auf ▸ ***Bakteriurie***.

Vorbereitung der Materialien

- Laboranforderungsschein,
- ▸ ***Urinprobenbecher***,
- Einmalhandschuhe,
- Abwurfbehälter,
- pH-neutrale Seife,
- Einmalwaschlappen zur Intimtoilette.

M Die Gewinnung von Mittelstrahlurin setzt voraus, dass der Patient in der Lage ist, die Miktion willentlich zu unterbrechen. Sie eignet sich also nicht für inkontinente Patienten. Hier muss der Urin nach Arztanordnung evtl. über Einmalkatheterismus (S. 45) gewonnen werden.

Durchführung

- Hände nach ▸ ***Hygieneplan*** desinfizieren,
- benötigte Gegenstände auf desinfizierter Arbeitsfläche (z. B. Tablett) richten und Vollständigkeit überprüfen,
- Patienten über geplante Maßnahme informieren (abhängig von den Ressourcen des Patienten kann er über die korrekte Durchführung informiert werden und übernimmt diese dann selbstständig. Bei Patienten, die Unterstützung brauchen, kann die Pflegende zur Toilette mitgehen und dort anleiten bzw. unterstützen. Bei bettlägrigen Patienten kann evtl. ein

Steckbecken untergeschoben und das Kopfteil des Bettes hoch gestellt werden, dass der Patient wie auf der Toilette sitzt),
- Fenster und Türen schließen, Besucher und Mitpatienten, wenn möglich, aus dem Patientenzimmer bitten,
- ▸ ***Patientenbett*** auf eine Rücken schonende Arbeitshöhe bringen, evtl. den Handlungsablauf störende Kleidungsstücke entfernen, dabei die Intimsphäre beachten und für Sichtschutz sorgen,
- Einmalhandschuhe tragen,
- Patient bitten, Intimtoilette durchzuführen bzw. dabei unterstützen:
- **bei der Frau:** ▸ ***Labien*** spreizen und Genitale mit Wasser und Einmalwaschlappen waschen; bei der Verwendung von Seife (z. B. zur Entfernung von verschmiertem Stuhl) diese mit ausreichend Wasser wieder gründlich abwaschen; immer von vorn nach hinten (Richtung Anus) waschen,
- **beim Mann:** Vorhaut zurückziehen, Eichel und Harnröhrenmündung mit Wasser und Einmalwaschlappen reinigen,
- Patient bitten, die erste Portion Urin zu entleeren,
- zweite Portion (ca. 50 ml) in ▸ ***Urinprobenbecher*** laufen lassen. Urin soll dabei möglichst frei fließen (Vorhaut zurückziehen bzw. Labien spreizen), mit Becherrand und Deckel nirgends anstoßen,
- restlichen Urin entleeren lassen,
- ▸ ***Urinfarbe***, ▸ ***Urinbeimengungen*** beobachten und ▸ ***Uringeruch*** wahrnehmen,
- ▸ ***Urinprobenbecher*** mit Deckel verschließen und überprüftes Etikett mit Patientendaten auf Becher aufkleben.

P Wenn der Patient „Startschwierigkeiten" beim Wasserlassen hat, hilft evtl. ein Handbad bzw. das Aufdrehen des Wasserhahns.

Nachbereitung

- Patienten, wenn nötig, beim Anziehen und bei der bequemen Lagerung unterstützen,
- sich vor dem Verlassen des Zimmers nach dem Befinden des Patienten und seiner Bedürfnisse bezüglich Lagerung, Getränken, Belüftung des Zimmers usw. erkundigen,
- gebrauchte Materialien sachgerecht ver- bzw. entsorgen (z. B. ▸ ***Urinprobenbecher*** mit Leistungsanforderungsschein ins Labor bringen),
- abschließend Hände nach ▸ ***Hygieneplan*** desinfizieren,
- Maßnahme durch Eintragung in die ▸ ***Pflegedokumentation*** mit Handzeichen und Uhrzeit dokumentieren.
- **Blick zurück:** Stimmen die Patientendaten auf dem Becher mit dem Leistungsanforderungsschein überein?

Kinderkrankenpflege

Zum Auffangen von ▸ ***Spontanurin*** bei Säuglingen und Kleinkindern werden spezielle Klebebeutel für (**Abb. U.6**) verwendet. Hierbei sind folgende Aspekte zu beachten:

- Genitalbereich sorgfältig mit lauwarmem Wasser ohne Verwendung von Desinfektionsmitteln reinigen und gründlich abtrocknen,
- bei männlichen Säuglingen und Kleinkindern den Klebebeutel (**Abb. U.6 a**) bis zur Peniswurzel und bei weiblichen Säuglingen und Kleinkindern auf die großen ▸ ***Labien*** kleben (**Abb. U.6 b**),
- die Windel anschließend nur locker anlegen, damit sich der Beutel auch mit Urin füllen kann,
- sobald der Beutel befüllt ist, Beutel vorsichtig entfernen und durch Zusammendrücken der Klebeflächen verschließen,
- die Haut des Kindes abschließend mit einer Hautlotion pflegen,
- den Urin zum Umfüllen in ein ▸ ***Untersuchungsröhrchen*** mit einer sterilen Spritze und Kanüle aus dem Klebebeutel entnehmen.

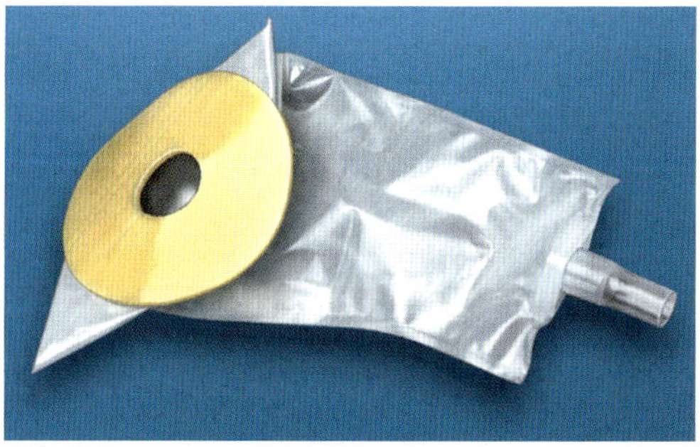

Abb. U.6 a.

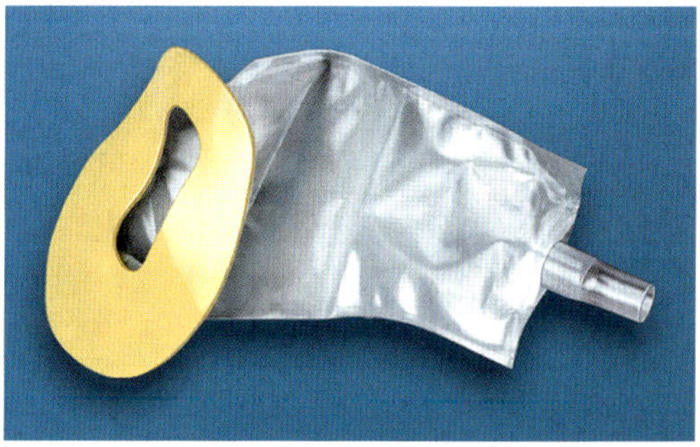

b

Urikulttest

Ziele

- Keimzahlbestimmung,
- Keimdifferenzierung und Resistenzbestimmung.

Indikation

Der Urikulttest ist indiziert bei Verdacht auf bakterielle Infektion der Nieren und der ableitenden Harnwege.

Vorbereitung der Materialien

- Steriler Eintauchnährboden mit sterilem Untersuchungsröhrchen,
- Abtropfpapier,
- Einmalhandschuhe,
- Urinprobe (Mittelstrahlurin oder Einmalkatheterurin, vgl. S. 40),
- Abwurfbehälter.

Durchführung

- Hände nach ▶ ***Hygieneplan*** desinfizieren,
- benötigte Gegenstände auf desinfizierter Arbeitsfläche (z. B. Ablage im Arbeitsraum) richten und Vollständigkeit kontrollieren,
- Einmalhandschuhe anziehen und Behälter mit Urinprobe auf Arbeitsfläche stellen,
- Deckel mit Eintauchnährboden unter aseptischen Bedingungen von sterilem Untersuchungsröhrchen abschrauben (**Abb. U.7 a**),
- Urikult-Nährmediumträger in die frisch gelassene Urinprobe eintauchen bis die Agaroberflächen vollständig bedeckt sind (**Abb. U.7 b**); steht nicht genügend Urin zum Eintauchen zur Verfügung, können die Agaroberflächen auch übergossen werden,
- überflüssigen Urin abtropfen lassen und mit saugfähigem Papier abtupfen (**Abb. U.7 c**),
- Nährboden in das Röhrchen zurückschieben und wieder auf das Untersuchungsröhrchen aufschrauben,
- zum Bebrüten (24 Stunden bei 37 °C) ins Labor bringen;
- zur Ermittlung der Kolonienzahl den Urikult-Nährmediumträger aus dem Röhrchen entnehmen und die Koloniendichte mit den Musterbildern vergleichen (**Abb. U.7 d**).

M Eine Verunreinigung des Urins liegt vor bei einer Keimzahl von < 1000 Keimen/ml. Pathologisch ist eine Keimzahl von < 10 000 Keimen/ml. Bei einem pathologischen Befund wird eine Keim- und Resistenzbestimmung vorgenommen.

Nachbereitung

- Gebrauchte Materialien sachgerecht ver- bzw. entsorgen (z. B. restlichen Urin in der Steckbeckenspüle ausgießen),
- abschließend Hände nach ▶ ***Hygieneplan*** desinfizieren,
- Maßnahme durch Eintragung in die ▶ ***Pflegedokumentation*** mit Handzeichen und Uhrzeit dokumentieren.

Bestimmung des spezifischen Gewichts

Definition

Das spezifische Gewicht von Urin ist ein Maß für die Harnkonzentration und beschreibt das Verhältnis der gelösten Bestandteile zum Lösungsmittel (Urin).

Ziel

Ziel ist es, die Konzentrationsfähigkeit der Nieren nachzuweisen.

Indikationen

Die Bestimmung des spezifischen Gewichtes ist indiziert bei:

- Niereninsuffizienz, Nierenversagen (▶ ***Urämie***, ▶ ***Oligurie***),
- Harnflut (z. B. ▶ ***Polyurie***).

Vorbereitung der Materialien

- ▶ ***Urometer*** (Senkwaage),
- Einmalhandschuhe,
- Urinprobe,
- Abwurfbehälter.

Durchführung

- Hände nach ▶ ***Hygieneplan*** desinfizieren,
- benötigte Gegenstände auf desinfizierter Arbeitsfläche (z. B. Ablage im Arbeitsraum) richten und Vollständigkeit kontrollieren,
- Einmalhandschuhe anziehen und Behälter mit Urinprobe auf Arbeitsfläche stellen (saugfähige Unterlage unter den Messzylinder legen, falls Urin beim Einfüllen in den Zylinder verschüttet wird),
- Urin schaumfrei in den Messzylinder bis zur Markierung einfüllen,
- Senkwaage in den Urin eintauchen und frei schwimmen lassen (**Abb. U.8**).
- Spezifisches Gewicht in Augenhöhe am Rand des Flüssigkeitsspiegels an der Skala (Senkwaage) ablesen,
- der Normalwert beträgt 1010 bis 1025 mg/ml. Das bedeutet, dass 1 ml Urin 25 mg Bestandteile enthält.

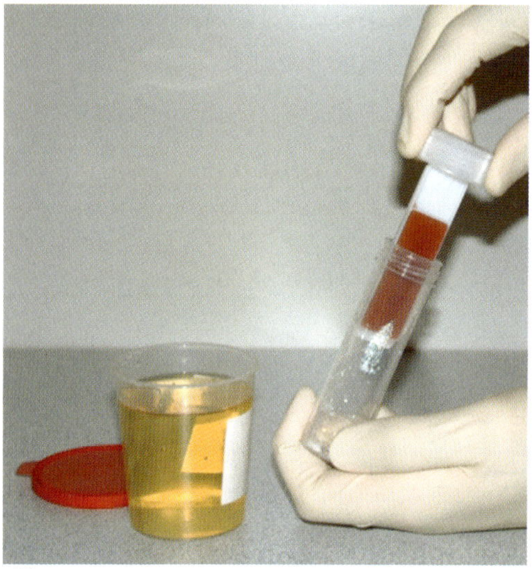

Abb. U.7 a.

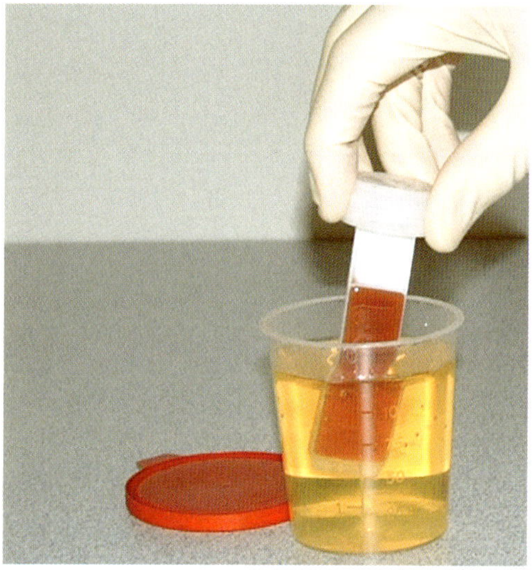

b

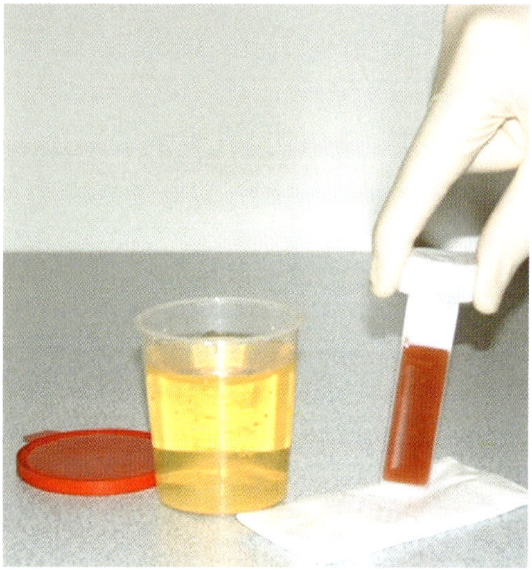

c

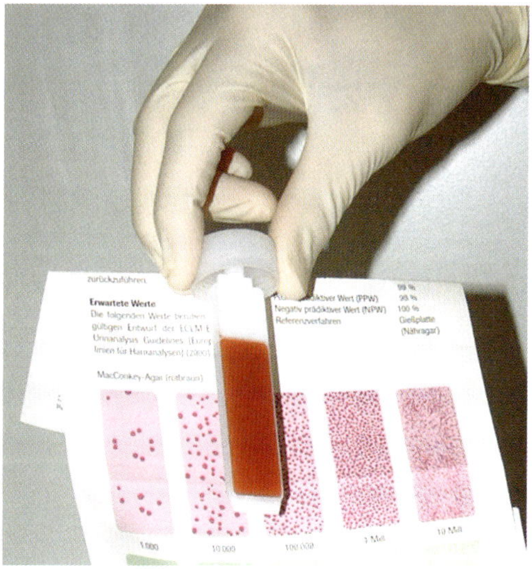
zurückzuführen.
Erwartete Werte
Negativ prädiktiver Wert (NPW)
Referenzverfahren
98 %
100 %
Gießplatte
(Nähragar)
MacConkey-Agar (rotbraun)
1.000
10.000
10 Mio

d

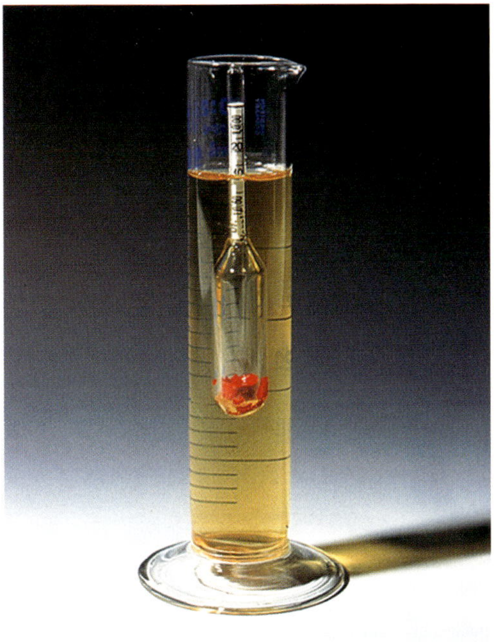

Abb. U.8.

Nachbereitung

- Siehe „Nachbereitung Urikulttest“, S. 335.

M Die meisten Urometer sind auf 15 oder 20° Celsius geeicht. Ist der Urin wärmer, so muss für 3° Celsius 1 Teilstrich zugezählt werden. Ist der Urin kälter, so muss für 3° Celsius 1 Teilstrich abgezogen werden.

Um die Inhalte zu vertiefen, können Sie sich ein Video zur Urindiagnostik ansehen.

Infobox

Literatur

Sökeland J et al. Urologie, 13. Aufl. Stuttgart: Thieme; 2004

Internetadressen

www.aerzteblatt.de
http://medizinfo.de

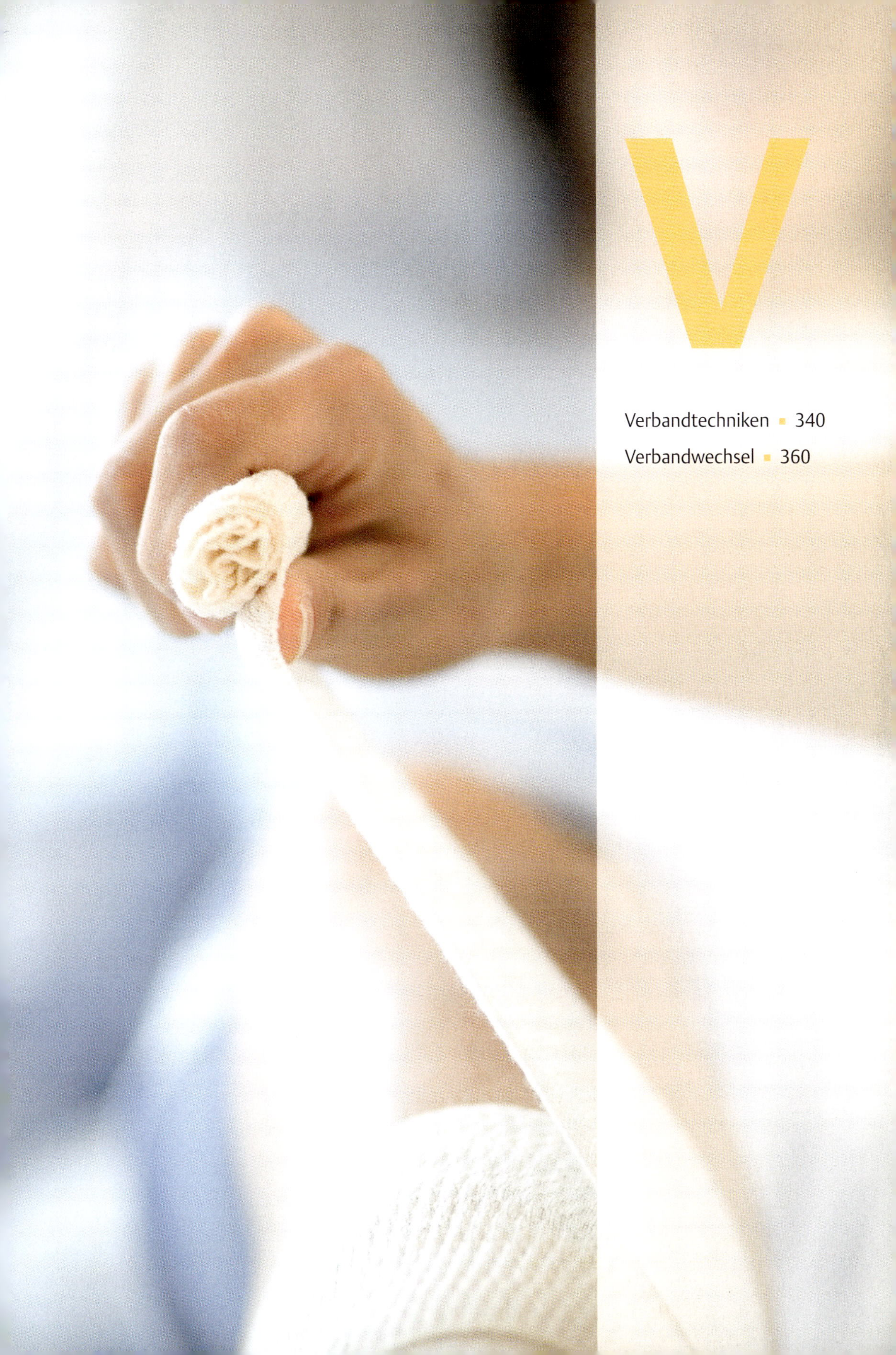

V

Verbandtechniken

Definition
Ein Verband bedeckt verletzte oder kranke Körperteile. Er schränkt die Mobilität des Patienten unterschiedlich ein (**Tab. V.1**). Die Bezeichnung eines Verbandes richtet sich nach verschiedenen Kriterien:

1. **Lokalisation**: z. B. Kopf-, Augen-, Handverband usw.,
2. **verwendetes Material**: z. B. Binden-, Gips-, Schlauchmull-, ▶ *Tape-*, ▶ *Zinkleimverband*,
3. **Wirkungsweise**: z. B. ▶ *Kompressionsverband*,
4. **Aussehen**: z. B. ▶ *Rucksackverband*, ▶ *Dachziegelverband*, ▶ *Dreiecktuchverband*,
5. **Eigennamen**: z. B. Desault- oder Gilchrist-Verband.

Im Folgenden sollen grundlegende Informationen zu den verschiedenen Verbandmaterialien gegeben und exemplarische Verbände und Verbandtechniken an verschiedenen Körperteilen vorgestellt werden.

Ziele

- Schutz der Wunde und Wundumgebung vor Verkeimung,
- Aufsaugen von Wundsekreten durch ▶ *Wundverband*,
- Blutstillung durch ▶ *Druckverband*,
- Korrektur von Fehlstellungen durch ▶ *Extensionsverband*,
- Kompression von Weichteilen durch ▶ *Kompressionsverband*,
- Ruhigstellung von Gelenken durch ▶ *Stützverband*,
- Ruhigstellung von Gliedmaßen durch z. B. Gipsverband.

Indikationen
Verbände sind indiziert bei:

- ▶ *Distorsionen*,
- ▶ *Frakturen*,
- Wunden und zur Fixierung von Wundauflagen.

M Bitte beachten Sie grundsätzlich vor der Anlage eines Verbands:

- die Haut muss trocken und sauber sein (Ausnahme: Wundverband),
- Hautdefekte müssen abgedeckt und druckgefährdete Körperstellen abgepolstert werden,
- Funktion und Lokalisation des anzulegenden Verbandes müssen bestimmt werden (z. B. muss er unter Ent- oder Belastung, im Liegen, Sitzen oder Stehen des Patienten angelegt werden),
- die Anlage sollte straff, aber nicht einschnürend sein.
- der Arzt ordnet an, welcher Verband angelegt wird.

Bindenverbände mit elastischen Binden

Definition
Ein Bindenverband ist ein mit Textilbinden gewickelter Verband.

Allgemeines

- Die Bindenbreite wird nach dem Durchmesser der zu verbindenden Extremität berechnet,
- ein Verband wird immer herzwärts gewickelt; Ausnahme: absteigende ▶ *Kornährenverbände* an Händen und Füßen,
- der Verband soll immer in der Stellung angelegt werden, die für das verletzte Körperteil später nach der Abheilung benötigt wird, d. h. entweder Extension (Streckung) oder Flexion (Beugung),
- der Bindenabschluss soll nicht an sich verjüngenden Körperteilen liegen, da sich der Verband sonst lockern kann,
- der Bindenabschluss soll nicht über einer Wunde liegen,
- Aufbau einer einköpfigen und zweiköpfigen Binde: Bindenanfang–Bindenkopf–Bindenwinkel (**Abb. V.1 a**).

Tab. V.1 Grad der Immobilisation durch verschiedene Verbände

Verbandart	Grad der Immobilisation	Indikationen	Materialien
leichte Stützverbände	schwach	Salbenverbände, Venenerkrankungen	Kurz-, Mittel- oder Langzugbinden, Schlauchmull
zirkuläre Stützverbände	leicht	leichte Distorsionen	elastische Klebebinden
funktionelle Tapeverbände	mittel	Distorsionen, Muskelfaserrisse	unelastische Klebebinden
	partiell	prophylaktische Verbände im Sport	unelastische Klebebinden
Extensions-, Schienen-, Rucksackverbände	stark	Luxationen, Bänderrisse	unelastische Klebebinden, Schlauchmull
Gipsverbände	total	Frakturen	Gipsbinden

Grundformen

- Kreisgang: Befestigung des Bindenanfangs,
- Schraubengang (Spiralgang): Bindenverlauf an konisch zulaufenden Gliedmaßen,
- Kornährenverband (▶ *Achtertouren*): Verband zum Überschreiten von Gelenken.

Bindenarten

Elastische Binden werden je nach Elastizität unterschieden in:

- **Kurzzugbinden** (**Abb. V.1 a**): Dehnbarkeit ca. 50 %, bewirken hohen Druck bei Muskelanspannung und niedrigen Druck in Ruhe; indiziert bei starken Kompressionsverbänden (z. B. in der Phlebologie),
- **Mittelzugbinden** (**Abb. V.1 b**): Dehnbarkeit ca. 90 %, indiziert bei mittelstarken Kompressionsverbänden (z. B. bei komprimierender Wundversorgung),
- **Langzugbinden** (**Abb. V.1 c**): Dehnbarkeit ca. 180 %, bewirken geringen Druck bei Muskelanspannung und hohen Druck in Ruhe; indiziert bei leichten Kompressionsverbänden (z. B. zur Stützung und Entlastung an Bändern und Gelenken). Wegen der hohen Ruhekompression dürfen Verbände mit Langzugbinden nicht über Nacht anliegen.

P Denken Sie beim Anlegen eines Verbandes an den Extremitäten (z. B. Wickeln der Beine) daran: Es gibt ein rechtes und ein linkes Bein! An der einen Extremität müssen Sie nach rechts, an der anderen nach links wickeln. Auf jeden Fall immer von innen nach außen.

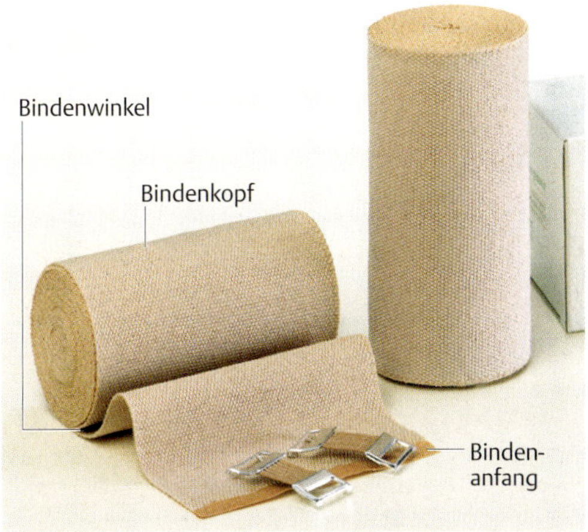

Abb. V.1 a.

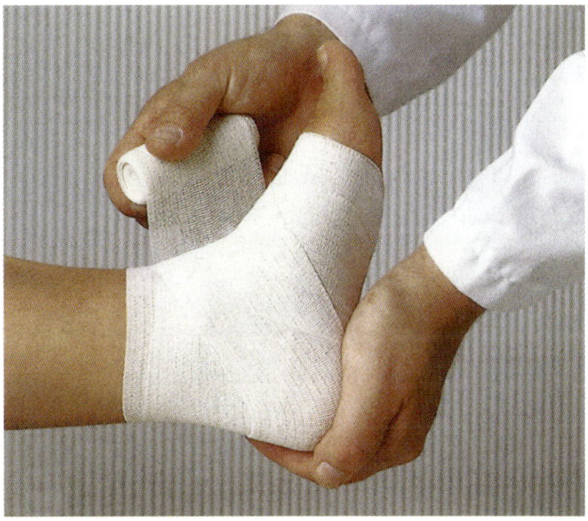

b

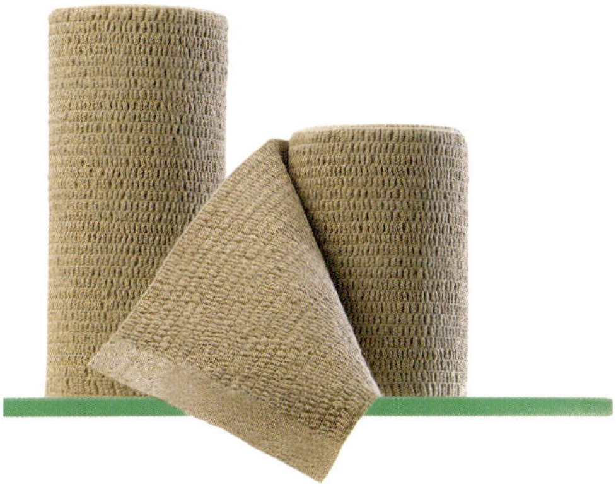

c

Augenverband (beidseitig)

Ziele

- Fixierung von Wundauflagen,
- Ruhigstellung der Augen.

Indikation

Ein beidseitiger Augenverband wird angelegt zur Kompression nach beidseitiger Augenoperation.

Vorbereitung der Materialien

- 1 – 2 elastische Binden,
- sterile Augenkompressen,
- ▶ *Verbandschere*,
- ▶ *Pflaster*.

Durchführung

- Hände nach ▶ ***Hygieneplan*** desinfizieren,
- benötigte Gegenstände auf desinfizierter Arbeitsfläche richten und auf Vollständigkeit überprüfen,

- Patienten über geplante Maßnahme informieren,
- Besucher aus dem Patientenzimmer bitten, Fenster und Türen schließen, evtl. für Sichtschutz sorgen,
- Patienten, wenn möglich, in sitzender Position lagern und Schmuck (Ohrringe, Augenbrauen-Piercing) entfernen und sicher verwahren.

M Zu Ihrer eigenen Sicherheit: Wenn Sie Schmuck von Patienten entgegennehmen, tun Sie dies möglichst zu zweit und sorgen Sie dafür, dass er sicher verwahrt wird. Wenn Sie ihn irgendwo im Stationszimmer einschließen, dokumentieren Sie dies und lassen Sie eine Kollegin mit unterschreiben, was eingeschlossen wurde.

- Sterile Augenkompressen auf die erkrankten und geschlossenen Augen auflegen,
- Binde abwechselnd in Kreistouren vom Nacken bis oberhalb der Augenbrauen wickeln und als abwechselnde Schrägtour über die erkrankten oder ruhig zu stellenden Augen führen (**Abb. V.2**); beide Touren kreuzen sich über der Nasenwurzel,
- Verband mit einer fixierenden Kreistour beenden.

Nachbereitung

- Patient bei der bequemen Lagerung unterstützen,
- sich vor dem Verlassen des Zimmers nach dem Befinden des Patienten und seiner Bedürfnisse bezüglich Lagerung, Getränken, Belüftung des Zimmers usw. erkundigen
- gebrauchte Materialien sachgerecht ver- bzw. entsorgen (z. B. Arbeitsfläche desinfizieren, nicht benötigte Verbandmaterialien wieder sachgerecht verstauen),
- abschließend Hände nach ▸ ***Hygieneplan*** desinfizieren,
- Maßnahme durch Eintragung in die ▸ ***Pflegedokumentation*** mit Handzeichen und Uhrzeit dokumentieren.

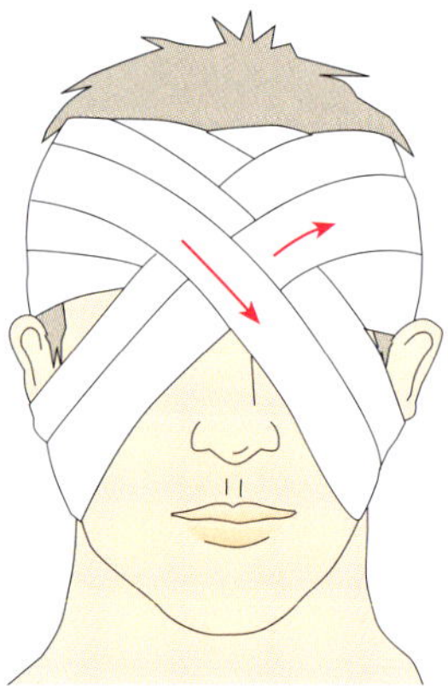

Abb. V.2.

- **Blick zurück:** Ist der Verband fest genug gewickelt? Ist die Rufanlage in Reichweite und weiß der Patient, wo sie sich befindet?

M Ein beidseitiger Augenverband sollte nur dann angelegt werden, wenn ein einfacher Augenverband mit Augenklappe (▸ ***Uhrglasverband***) oder Augenpflaster nicht ausreicht, denn der beidseitige Verband stellt eine starke Einschränkung für den Patienten dar. Achten Sie darauf, dass der Patient alle gewünschten Gegenstände in Griffnähe hat und die Rufanlage in Reichweite ist. Denken Sie auch an die Haarpflege, wenn der Verband länger angelegt bleibt.

Handverband (ab- und aufsteigend)

Ziele

- Fixierung einer Wundauflage,
- Kompression.

Indikation

Der Handverband ist z. B. indiziert bei einer ▸ ***Distorsion*** des Handgelenks.

Vorbereitung der Materialien

- Elastische Binden,
- ▸ ***Verbandschere***,
- ▸ ***Pflaster***.

Durchführung

- Hände nach ▸ ***Hygieneplan*** desinfizieren,
- benötigte Gegenstände auf desinfizierter Arbeitsfläche richten und auf Vollständigkeit überprüfen,
- Patient über geplante Maßnahme informieren,
- Besucher aus dem Patientenzimmer bitten, Fenster und Türen schließen, evtl. für Sichtschutz sorgen,
- Patient, wenn möglich, sitzen und Unterarm aufstützen lassen,
- evtl. Schmuck zu entfernen bzw. dabei behilflich sein.

Absteigender Handverband

- Kornährenverband mit einer Kreistour am Handgelenk beginnen (**Abb. V.3 a**),
- Verband mit sich überlappenden und absteigenden ▸ ***Achtertouren*** fortführen,
- Bindenende an den Fingergrundgliedern mit einem Pflasterstreifen fixieren.

Aufsteigender Handverband

- Kornährenverband mit einer Kreistour an den Fingergrundgliedern beginnen (**Abb. V.3 b**),
- Verband mit sich überlappenden und aufsteigenden ▸ ***Achtertouren*** fortführen,

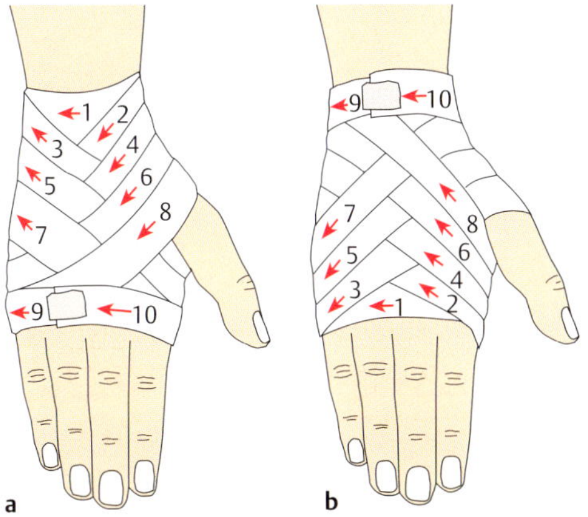

Abb. V.3.

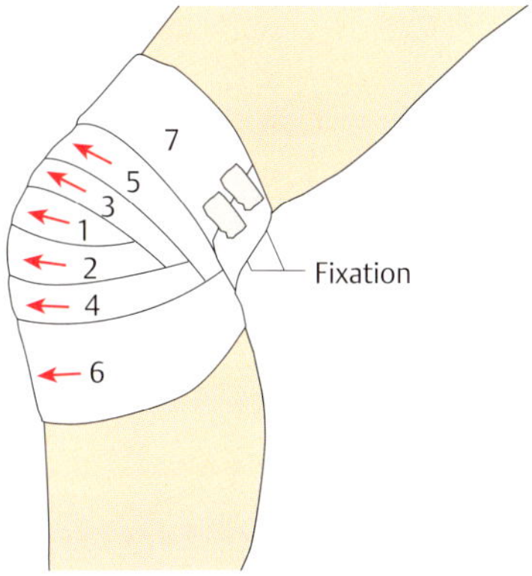

Abb. V.4.

- Bindenende am Handgelenk mit einem Pflasterstreifen fixieren.

Nachbereitung

- Siehe „Nachbereitung Augenverband", S. 342.
- **Blick zurück:** Ist der Patient Rechts- oder Linkshänder? Kann er die nicht verbundene Hand bewegen oder müssen Maßnahmen getroffen werden, um ihm bei der Körperpflege und zu den Mahlzeiten behilflich zu sein?

Knieverband (von innen nach außen)

Ziele

- Fixierung von Wundauflagen,
- Kompression.

Indikation

Ein Knieverband ist z. B. indiziert nach einer Punktion des Kniegelenks.

Vorbereitung der Materialien

- 1 – 2 elastische Binden,
- ▶ *Verbandschere,*
- ▶ *Pflaster.*

Durchführung

- Hände nach ▶ ***Hygieneplan*** desinfizieren,
- benötigte Gegenstände auf desinfizierter Arbeitsfläche richten und auf Vollständigkeit überprüfen,
- Patienten über geplante Maßnahme informieren,
- Besucher aus dem Patientenzimmer bitten, Fenster und Türen schließen,
- evtl. für Sichtschutz sorgen und die Intimsphäre beachten,
- der Patient sitzt oder steht, je nachdem, ob der Verband am gestreckten oder leicht gebeugten Knie angebracht werden soll,
- der Schildkrötenverband (Testudo) mit einer Kreistour unterhalb des Kniegelenks beginnen,
- den Verband mit sich überlappenden und abwechselnd auf- und absteigenden ▶ ***Achtertouren*** fortführen (**Abb. V.4**),
- Bindenende direkt oberhalb der Kniescheibe mit einem Pflasterstreifen fixieren.

P Der Knieverband ist ein gelenkübergreifender Verband. Bei einem Ellenbogenverband gilt somit die gleiche Durchführungsweise. Der Verband kann auch von außen nach innen angelegt werden.

Nachbereitung

- Siehe „Nachbereitung Augenverband", S. 342.
- **Blick zurück:** Kann sich der Patient mit dem Verband noch selbstständig fortbewegen? Müssen Maßnahmen getroffen werden, um ihn beim Gang zur Toilette zu unterstützen? Hat der Patient Bettruhe oder bekommt er eine Unterarmgehstütze?

Fußverband

Ziele

- Fixierung von Wundauflagen,
- Kompression.

Indikation

Der Fußverband ist z. B. indiziert bei einer ▶ ***Distorsion*** des Fußgelenks.

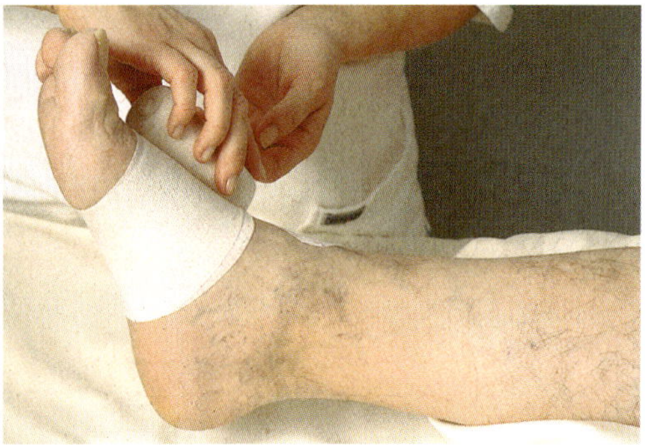

Abb. V.5 a.

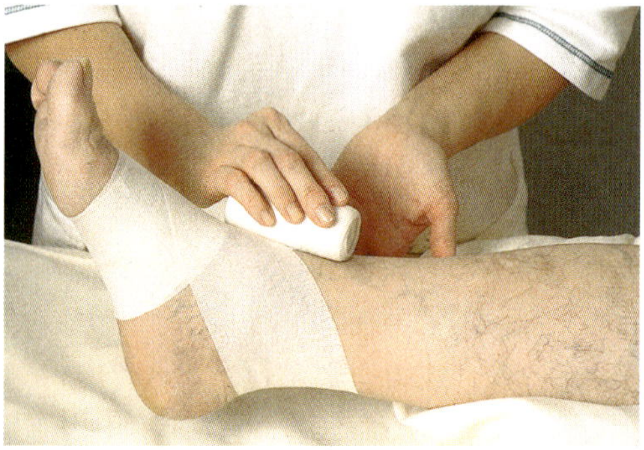

b

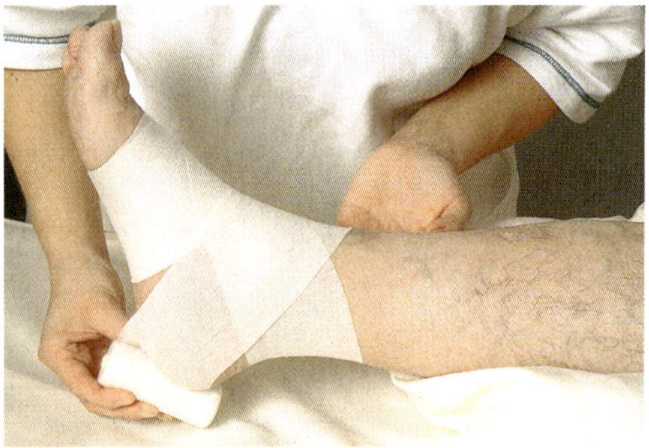

c

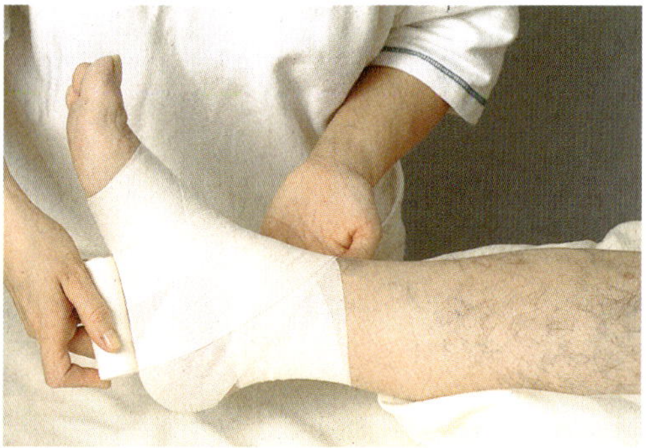

d

Vorbereitung der Materialien

- Elastische Binden,
- ▸ *Verbandschere*,
- ▸ *Pflaster*,
- Einmalunterlage.

Durchführung

- Hände nach ▸ ***Hygieneplan*** desinfizieren,
- benötigte Gegenstände auf desinfizierter Arbeitsfläche richten und auf Vollständigkeit überprüfen,
- Patienten über geplante Maßnahme informieren,
- Besucher aus dem Patientenzimmer bitten, Fenster und Türen schließen, evtl. für Sichtschutz sorgen,
- Patient helfen, evtl. den Strumpf auszuziehen,
- Patient sitzt, wenn möglich, auf einem Stuhl; Gelegenheit schaffen, das zu verbindende Bein aufzustützen (z. B. zweiter Stuhl mit Einmalunterlage),
- Kornährenverband mit einer Kreistour an den Zehengrundgliedern von innen nach außen beginnen (**Abb. V.5 a**).

M Das Wickeln der Beine erfolgt immer von innen nach außen, außer zu therapeutischen Zwecken zur Hebung des äußeren Fußrandes.

- Die erste Tour nach oben führen und eine Kreistour um den Knöchel wickeln (**Abb. V.5 b**); darauf achten, dass sich keine Falten bilden,
- die nächste Tour wieder hinunterführen und die Ferse mit einschließen (**Abb. V.5 c**); die Ferse ist die schwierigste Stelle (Faltenbildung),
- nach dem Einfassen der Ferse wieder eine Bindentour nach oben um den Knöchel und dann wieder nach unten führen, um die noch frei stehenden Teile der Ferse einzubinden (**Abb. V.5 d**),
- Verband mit sich überlappenden, auf- und absteigenden ▸ ***Achtertouren*** fortführen,
- Bindenende oberhalb des Knöchels mit einem Pflasterstreifen fixieren. Die hier dargestellte Wickelmethode wird z. B. im Rahmen der Rehabilitation zum Anheben des äußeren Fußrands bei bestehendem Spitzfuß angewandt.

Nachbereitung

Siehe „Nachbereitung Knieverband", S. 343.

Stumpfbandagierung (Beispiel Unterschenkel)

Ziele

- Vermeidung von ▸ *Ödemen* und ▸ *Hämatomen* in den ersten postoperativen Tagen,
- Stumpfformung (Anpassung für spätere Unterschenkelprothesen, S. 330 f),
- Reduzierung von ▸ *Phantomschmerzen*,
- Vermeidung von Kontrakturen.

Indikationen

Eine Stumpfbandagierung am Unterschenkel ist indiziert nach einer ▸ *Unterschenkelamputation* z. B. bei nicht rekonstruktionsfähigen arteriellen Durchblutungsstörungen.

Vorbereitung der Materialien

- Elastische Binden (Breite der Binde soll dem Durchmesser des Stumpfes entsprechen!),
- ▸ *Pflaster*,
- Schlauchmull,
- ▸ *Lagerungshilfsmittel* (z. B. Lagerungskissen, Sandsäckchen).

Durchführung

- Hände nach ▸ *Hygieneplan* desinfizieren,
- benötigte Gegenstände auf desinfizierter Arbeitsfläche richten und auf Vollständigkeit überprüfen,
- Patienten über geplante Maßnahme informieren (auch bewusstlose Patienten),
- Besucher aus dem Patientenzimmer bitten, Fenster und Türen schließen, für Sichtschutz sorgen,
- ▸ *Patientenbett* auf eine Rücken schonende Arbeitshöhe bringen, evtl. den Handlungsablauf störende Kleidungsstücke entfernen, dabei die Intimsphäre beachten,
- Patienten, wenn möglich, auf den Rücken lagern,
- Amputationsstumpf durch Patienten selbst oder weitere Pflegende anheben lassen,
- Handschuhe anziehen,
- ▸ *Wunde* und Wundverband kontrollieren (z. B. auf Durchnässung) und Verbandwechsel (vgl. Verbandwechsel bei aseptischen Wunden, S. 360 f) durchführen,
- zum Schutz der Haut nicht mit ▸ *Pflaster* fixieren, sondern mit Schlauchmull,
- bei abgeheilter Stumpfnaht sorgfältige Beobachtung der Stumpfnaht (z. B. auf Rötung, Schwellung) und angemessene Hautpflege durchführen (**Abb. V.6**), die Stumpfhaut mit unsterilen ▸ *Kompressen* abdecken.
- Erste Tour um den Oberschenkel führen (**Abb. V.7 a**) und dann in ▸ *Achtertouren* über die Stumpfspitze wickeln (**Abb. V.7 b**); ist die Stumpfwunde ausreichend bedeckt, müssen für die eigentliche Stumpfbandagierung keine Handschuhe getragen werden,
- bei der Bandagierung darauf achten, den Stumpf konisch zu wickeln: Der Bindenzug nimmt von der Stumpfspitze zum Körper hin ab! Mit der Binde bei den diagonalen Touren Zug ausüben (**Abb. V.7 c**), dadurch den Stumpf „in Form wickeln“,
- Schlusstour oberhalb des Kniegelenks mit Pflasterstreifen fixieren (**Abb. V.7 d**),
- über dem Bindenverband abschließend einen Verband mit Schlauchmull anlegen.

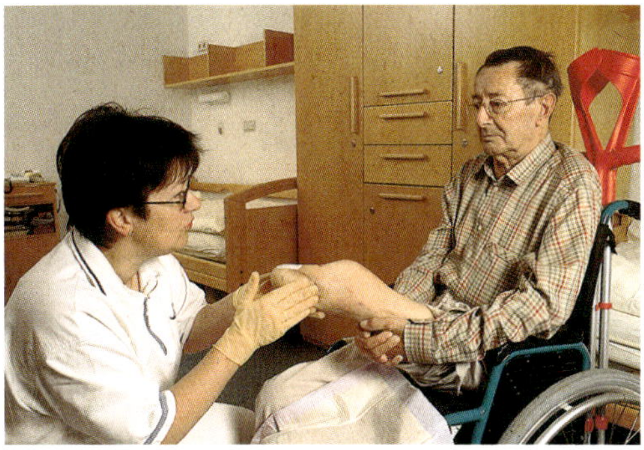

Abb. V.6.

Nachbereitung

- Patienten entsprechend den Richtlinien zur Stumpflagerung (S. 331) lagern und beim Anziehen unterstützen,
- sich vor dem Verlassen des Zimmers nach dem Befinden des Patienten und seiner Bedürfnisse bezüglich Lagerung, Getränken, Belüftung des Zimmers usw. erkundigen,
- gebrauchte Materialien sachgerecht ver- bzw. entsorgen (z. B. Arbeitsfläche desinfizieren, nicht benötigte Verbandmaterialien abräumen),
- abschließend Hände nach ▸ *Hygieneplan* desinfizieren,
- Maßnahme durch Eintragung in die ▸ *Pflegedokumentation* mit Handzeichen und Uhrzeit dokumentieren.
- **Blick zurück:** Ist der Stumpf richtig gelagert? Wie ist der psychische Zustand des Patienten? Müssen Maßnahmen zur Schmerzbekämpfung eingeleitet werden (▸ *Phantomschmerz)?*

Wichtige Aspekte der Pflege nach Amputation

Psychische Betreuung

Der Verlust eines Körperteils und evtl. ▸ *Phantomschmerzen* stellen eine hohe psychische Belastung für den Patienten dar. Daher muss eine umfassende psychische Betreuung gewährleistet sein. Wenn der Patient es wünscht, Angehörige oder Psychologen in den Genesungsverlauf mit einbeziehen.

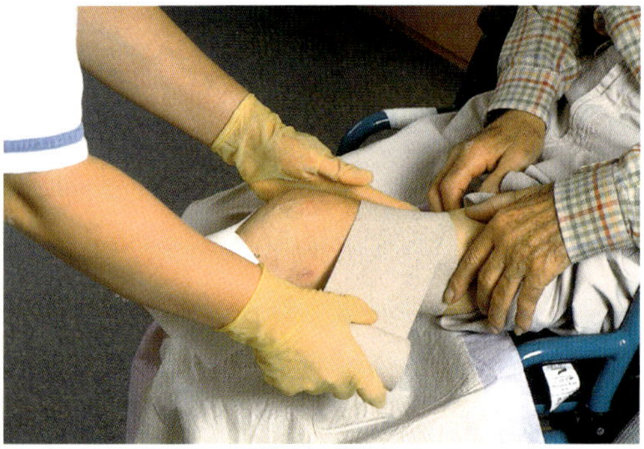

Abb. V.7 a.

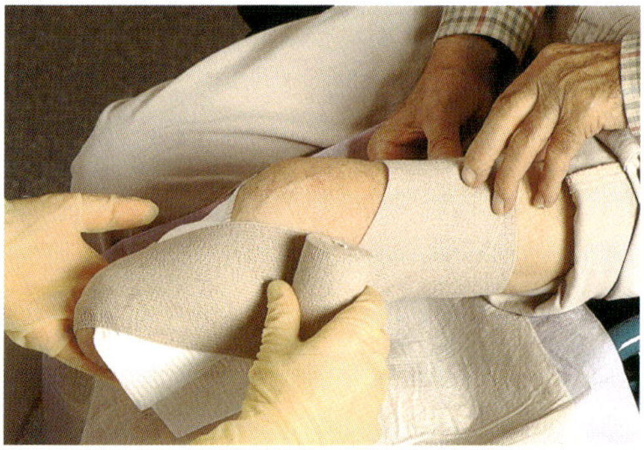

b

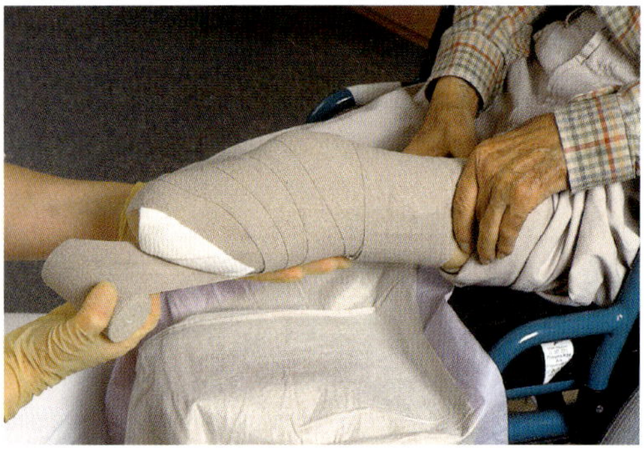

c

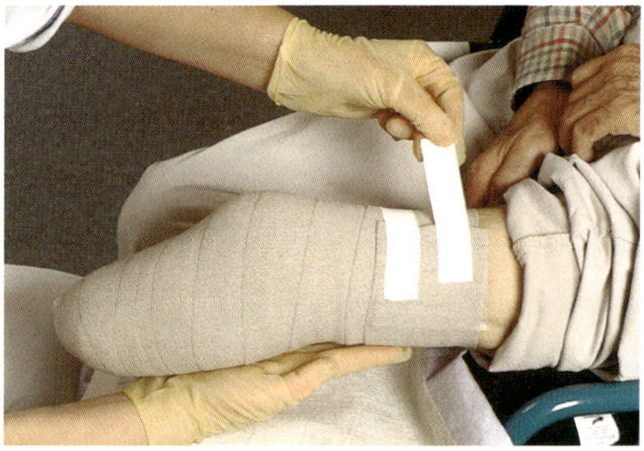

d

Wundbeobachtung

- Postoperativ ist die Gefahr der Nachblutung groß, daher Wunddrainagen und Verband nach einer Amputation ebenso wie die Vitalzeichen engmaschig kontrollieren,
- am 2. postoperativen Tag erfolgt der erste Verbandwechsel (vgl. Verbandwechsel bei aseptischen Wunden, S. 360 f), danach täglich Verbandwechsel bis zum Abheilen der Stumpfwunde durchführen,
- Wunde auf Hämatombildung, Infektionszeichen (z. B. Rötung), Entwicklung eines Stumpfödems oder Anzeichen einer Nahtschwäche beobachten,
- Patienten zur Selbstbeobachtung (evtl. mit dem Spiegel) anleiten.

Hautpflege

- Ist die ▶ *Wundheilung* abgeschlossen, den Stumpf täglich mit pH-neutraler Seife waschen und eincremen,
- gut abtrocknen, z. B. mit rauem Handtuch, um die Stumpfhaut abzuhärten,
- zusätzlich Stumpf abhärten durch Einwirken von Licht und Luft, Bürstenmassage, Wechselbäder.

Stumpflagerung

Die korrekte Stumpflagerung ist wichtig, um ▶ ***Beugekontrakturen*** (Gelenkversteifung in Beugestellung) zu vermeiden. Diese entstehen z. B. wenn die Beugemuskeln stärker als die Streckmuskeln sind. Dadurch können das Tragen einer Prothese und der aufrechte Gang erschwert oder gar unmöglich werden. Daher sind folgende Aspekte zu beachten:

- Stumpf möglichst nicht auf ein Kissen hoch lagern (höchstens zur postoperativen Abschwellung erlaubt),
- Patient sollte nicht längere Zeit mit abgewinkeltem Stumpf an der Bettkante sitzen,
- **Lagerung nach Unterschenkelamputation:** den Amputationsstumpf in Streckstellung lagern, zur Unterstützung kann ein Sandsäckchen aufgelegt werden; den Stumpf immer in der Gliedmaßenlängsachse lagern,
- **Lagerung nach Oberschenkelamputation:** am 1. postoperativen Tag den Oberschenkel auf einem kleinen Kissen hochlagern (bei Patienten mit gestörter Durchblutung das Stumpfende horizontal oder etwas tiefer lagern); den Amputationsstumpf in Streckstellung bzw. Nullstellung des Hüftgelenks durch Auflegen eines Sandsacks lagern.

P Zur Streckung des Stumpfes kann der Patient nachts oder intermittierend Bauchlage einnehmen.

Mobilisation

- Mit aktiven Bewegungsübungen so früh wie möglich beginnen,
- fachübergreifende Betreuung des Patienten durch Physio- und Ergotherapeuten gewährleisten,
- nach Arztanordnung baldmöglichst Prothese anpassen und Patient im Umgang mit der Prothese anleiten (S. 330).

Gipsverband

Definition

Ein Gipsverband wird aus Gipsbinden oder ▶ ***Gipslonguetten*** hergestellt. Durch Abbinden des Gipses ist er nach ca. 30 Minuten stabil, seine endgültige Härte erreicht er nach 1 – 3 Tagen.

Allgemeines

- Bei der Anlage des Gipsverbands im Bett vorher Gummilaken und saugfähige Unterlage einlegen, da der Gips während der Trocknungsphase viel Wasser abgibt,
- das Material gibt es als Gipsbinde (gerollt) oder als ▶ ***Gipslonguette*** (gelegt) in unterschiedlichen Größen,
- vor dem Anlegen kurz im Wasserbad tränken, bis keine Luftblasen mehr aufsteigen, dann ausdrücken,
- während des Anlegens zügig arbeiten (Verarbeitungszeit beträgt nur ca. 5 Min.),
- beim Anfassen bereits eingegipster Körperpartien immer die Hand flach auflegen (z. B. beim Halten des Beines),
- nach Anlegen des Verbands eingegipste Extremität noch ca. 5 – 10 Min. mit flachen Händen halten, bis der Gips abgebunden hat,
- während der vollständigen Austrocknung an der Luft (Dauer je nach Gipsdicke ca. 24 – 36 Std.) eingegipste Extremität großflächig auf einer flachen Unterlage lagern,
- den Patienten über mögliche Komplikationen (Druckschäden, Durchblutungsstörungen, Venenthrombose usw.) gut informieren. In vielen Kliniken gibt es dazu Merkblätter.

M Das Anlegen, Spalten und Entfernen eines Gipsverbands ist ärztliches Aufgabengebiet. Der Arzt kann diese Aufgabe an entsprechend ausgebildete Pflegende ▶ ***delegieren***.

Gipsverband anlegen (Beispiel Unterschenkel-Liegegips)

Ziel

Ziel ist es, eine Bewegung der ruhig zu stellenden Gliedmaßen und Gelenke zu verhindern.

Indikationen

Ein Gipsverband ist z. B. indiziert bei:

- ▶ ***Frakturen***,
- entzündlichen Knochen- und Gelenkprozessen,
- Korrekturen von Fehlstellungen.

Vorbereitung der Materialien

- Evtl. sterile ▶ ***Kompressen*** zur Wundabdeckung,
- Schlauchmull als Hautschutz,
- Synthetikwatte zur Polsterung gefährdeter Körperstellen (2 × 10 cm × 3 m),
- Krepppapier (Watteschutz),
- Gipsbinden (ca. 5 – 8 × 10 cm × 3 m),
- ▶ ***Gipslonguette*** für die Sohlenverstärkung (mind. 8-fach × 10 cm × 30 cm),
- kräftige Schere,
- Böhler-Bank oder Polsterkissen zur Lagerung des Fußes,
- Wasserbecken mit ca. 18 – 25 °C kaltem Wasser,
- Einmalhandschuhe,
- Einmalwaschlappen und Einmalhandtücher,
- Einmalschürzen,
- Bettschutz (Gummi).

Durchführung

- Hände nach ▶ ***Hygieneplan*** desinfizieren,
- benötigte Gegenstände auf Gipswagen oder Arbeitsfläche richten und auf Vollständigkeit überprüfen,
- Patienten über geplante Maßnahme informieren,
- Besucher aus dem Patientenzimmer bitten, Fenster und Türen schließen, evtl. für Sichtschutz sorgen,
- ▶ ***Patientenbett*** auf eine Rücken schonende Arbeitshöhe bringen, behindernde Kleidungstücke entfernen, die Intimsphäre beachten,
- Patienten in flacher Rückenlage lagern; im Kniegelenk die Böhler-Bank und unter dem Unterschenkel den Bettschutz positionieren,
- je nach Indikation den Fuß in entsprechendem Winkel halten,
- die Haut sorgfältig auf z. B. lokale ▶ ***Infektionen*** und Druckstellen kontrollieren und nach Arztanordnung reinigen, pudern oder mit einer Hautschutzlotion eincremen,
- Schlauchmull über den gesamten Unterschenkel ziehen (**Abb. V.8 a**),

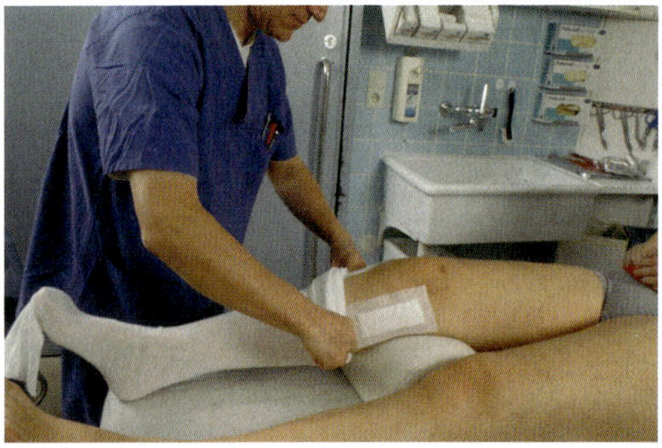

Abb. V.8 a.

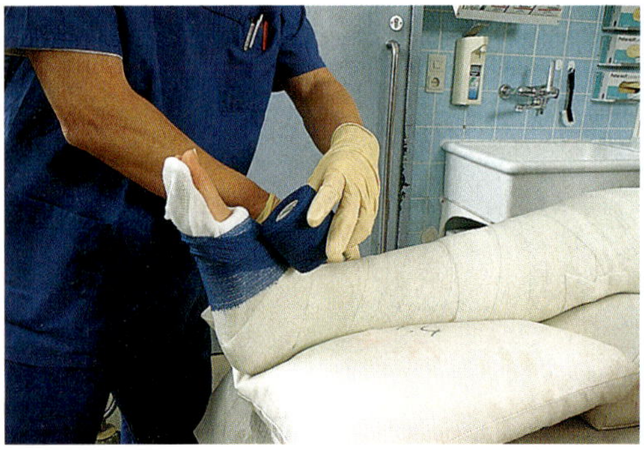

b

- den gesamten Unterschenkel zirkulär abpolstern und zusätzlich die druckexponierten Körperstellen (Knie, Tibia- und Fibulaköpfchen, Außen- und Innenknöchel, Achillessehne) mit der Synthetikwatte umwickeln (**Abb. V.8 b**),
- eine Krepppapiertour zirkulär anwickeln,
- die erste Gipsbinde schräg und vollständig im Wasserbecken eintauchen, bis keine Luftblasen mehr aufsteigen (ca. 2 – 3 Sek.),
- Gipsbinde gut ausdrücken, um überschüssiges Wasser zu entfernen,
- Gipsbinde zügig von distal (körperfern) nach proximal (körpernah) anwickeln; Vorgang wiederholen,
- Binde ohne Zug auf der Körperpartie abrollen (**Abb. V.9**); eventuell auftretende Falten glatt streichen,
- nach jeder angewickelten Gipsbinde Gips anmodellieren und korrekte Fußstellung überprüfen,
- proximalen und distalen Schlauchmullunterzug umschlagen und Sohlenplatte mit der vorbereiteten und ins Wasser eingetauchten Gipslonguette verstärken; zusätzlich mit einer Gipsbinde anwickeln und anschließend Zehen freilegen,

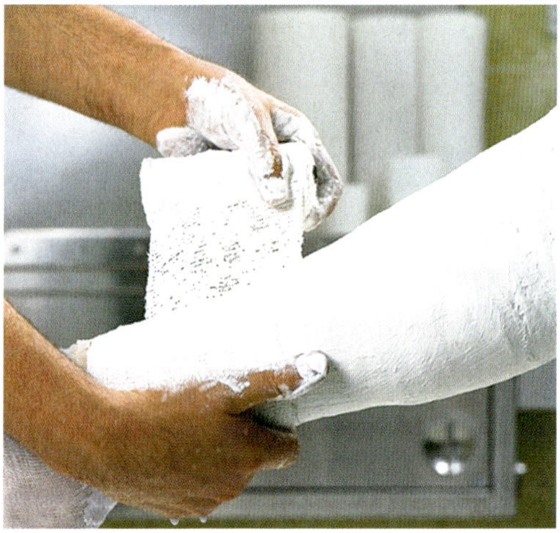

Abb. V.9.

- den noch weichen Gipsverband mit der feuchten Hand glatt streichen und den proximalen und distalen Gipsabschluss ebenfalls mit den feuchten Händen abrunden,
- evtl. Gipsreste entfernen und Anlegedatum mit wischfestem Stift auf dem Gipsverband notieren.

M Überprüfen Sie regelmäßig, ob Warnzeichen für auftretende Komplikationen im Gipsverband vorliegen und leiten Sie den Patienten zur Selbstbeobachtung an. Prüfen Sie:

1. **Sensibilität:** pochende Schmerzen? Kribbeln, Taubheitsgefühle? Beweglichkeitsabnahme von Fingern bzw. Zehen? ▸ *Peronäuslähmung?*
2. **Durchblutung:** blasse Hautfarbe z. B. an den Zehen? Schwellungen oder evtl. Bruchlinien des Gipsverbandes? Kalte Haut? Kontrollieren Sie Feuchtigkeit und Wärme des abbindenden Gipsverbandes. Informieren Sie bei Veränderungen sofort den Arzt.

Nachbereitung

- Patienten bei der bequemen Lagerung und beim Anziehen unterstützen,
- Patienten über mögliche Komplikationen in Zusammenhang mit dem Gipsverband informieren und zur Selbstbeobachtung anleiten (z. B. regelmäßig Zehen auf gute Durchblutung beobachten, **Abb. V.10**; Patient bitten, sich bei Veränderung sofort zu melden,
- sich vor dem Verlassen des Zimmers nach dem Befinden des Patienten und seiner Bedürfnisse bezüglich Lagerung, Getränken, Belüftung des Zimmers usw. erkundigen,

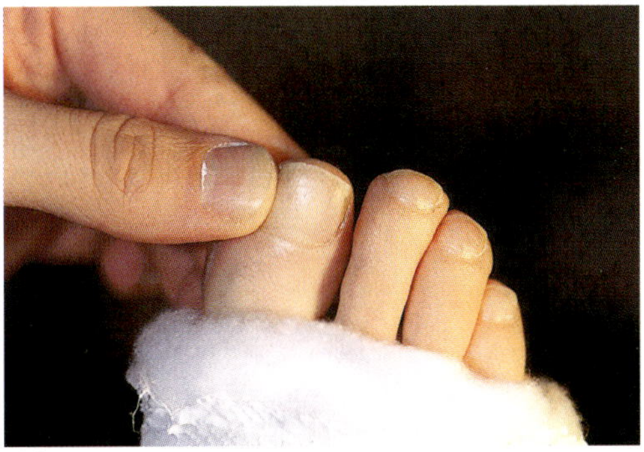

Abb. V.10.

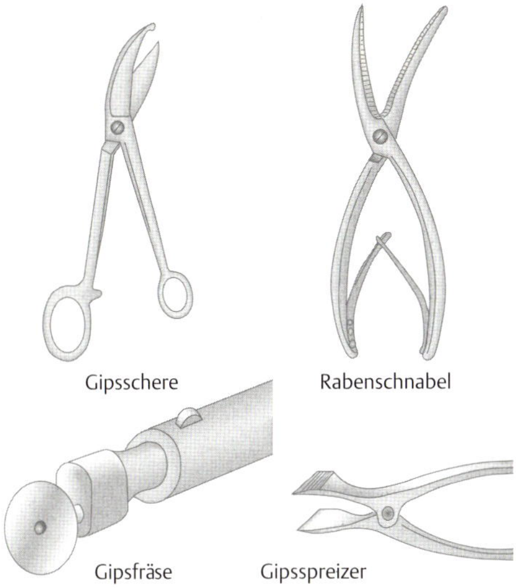

Abb. V.11.

- gebrauchte Materialien sachgerecht ver- bzw. entsorgen (Gipswagen säubern und desinfizieren, verbrauchte Materialien wieder auffüllen),
- abschließend Hände nach ▶ ***Hygieneplan*** desinfizieren,
- Maßnahme durch Eintragung in die ▶ ***Pflegedokumentation*** mit Handzeichen und Uhrzeit dokumentieren.
- **Blick zurück:** Wurden alle Gipsreste von der Haut entfernt? Ist der Patient über weitere Verhaltensweisen informiert? Ist die Rufanlage in Reichweite?

Um die Inhalte zu vertiefen, können Sie sich das Video „Oberschenkelstützverband anlegen" ansehen.

Gipsverband spalten und entfernen (Beispiel Unterschenkel)

Ziel

Ziel ist es, den Gipsverband ohne Komplikationen zu entfernen.

Indikationen

- Gipsverbände werden entfernt nach Abheilung bzw. zur Erneuerung des Verbandes,
- Gipsverbände, die zur Behandlung einer frischen Fraktur angelegt werden, müssen nach dem Aushärten gespalten werden.

Vorbereitung der Materialien

- ▶ ***Verbandschere,***
- Gipsschere,
- Rabenschnabel,
- Gipsspreizer,
- oszillierende ▶ ***Gipsfräse,***
- Bettschutz.

Die Materialien sind in **Abb. V.11** dargestellt.

Durchführung

- Hände nach ▶ ***Hygieneplan*** desinfizieren,
- benötigte Gegenstände auf desinfizierter Arbeitsfläche (Gipswagen) richten und auf Vollständigkeit überprüfen,
- Patienten über geplante Maßnahme und die Ungefährlichkeit der ▶ ***Gipsfräse*** informieren,
- Besucher aus dem Patientenzimmer bitten, Fenster und Türen schließen,
- für Sichtschutz sorgen, evtl. den Handlungsablauf störende Kleidungsstücke entfernen, dabei die Intimsphäre beachten,
- ▶ ***Patientenbett*** auf eine Rücken schonende Arbeitshöhe bringen und Bettschutz positionieren,
- Patienten, wenn möglich, auf den Rücken lagern.

M Betätigen Sie einmal vor der Anwendung die Gipsfräse, damit der Patient vor dem Geräusch nicht erschreckt und weisen Sie ihn auf die mögliche Wärmeentwicklung hin. Bedenken Sie auch, dass Patienten, die 4 – 6 Wochen einen Gips getragen haben, sich freuen, wenn dieser entfernt wird, aber auch Angst haben, wie sie die entsprechende Extremität bewegen können. Gehen Sie auf diese Ängste ein und seien Sie behutsam bei der Hautreinigung bzw. -pflege und bei der Bewegung der Extremität.

- Gips schrittweise mit der Gipsfräse auf beiden Seiten oder zur Spaltung über der Tibiakante aufschneiden (**Abb. V.12**),

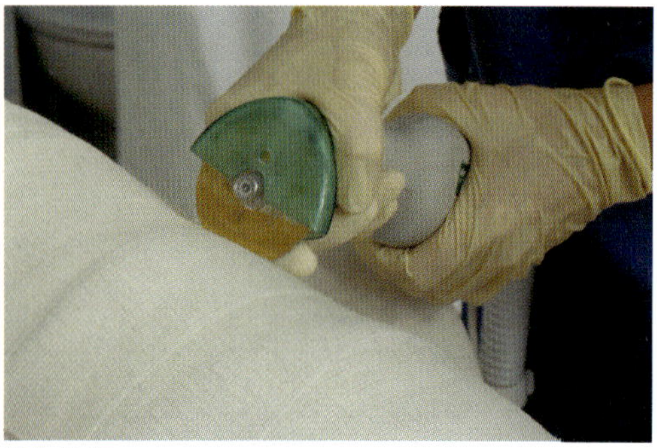

Abb. V.12.

- mit dem Gipsspreizer aufspreizen und restliche Schichten (Schlauchmull, Synthetikwatte, Krepppapier usw.) mit der Verbandschere aufschneiden,
- Gipsverband vorsichtig abnehmen und Gliedmaße nach Arztanordnung lagern,
- Haut reinigen und evtl. eincremen.

Nachbereitung

- Patienten bei der bequemen Lagerung und beim Anziehen unterstützen,
- Patienten über mögliche Komplikationen in Zusammenhang mit dem Gipsverband informieren und ihn bitten, sich bei Veränderung sofort zu melden,
- sich vor dem Verlassen des Zimmers nach dem Befinden des Patienten und seiner Bedürfnisse bezüglich Lagerung, Getränken, Belüftung des Zimmers usw. erkundigen,
- gebrauchte Materialien sachgerecht ver- bzw. entsorgen (z. B. Gipswagen säubern und desinfizieren, verbrauchte Materialien wieder auffüllen),
- abschließend Hände nach ▸ ***Hygieneplan*** desinfizieren,
- Maßnahme durch Eintragung in die ▸ ***Pflegedokumentation*** mit Handzeichen und Uhrzeit dokumentieren.
- **Blick zurück:** Wurde die Haut gereinigt und eingecremt? Ist der Patient über seine weiteren Verhaltensweisen informiert? Wurde eine Röntgenaufnahme angeordnet?

Um die Inhalte zu vertiefen, können Sie sich das Video „Oberschenkelstützverband entfernen“ ansehen.

Schlauchmullverbände

Definition

Schlauchmullverbände werden aus einem nahtlosen, nicht fransenden Mullgewebe in Form eines dehnbaren Schlauchs in verschiedenen Durchmessern angelegt.

Ziel

Ziel ist die Fixierung von Wundauflagen.

Indikationen

Schlauchmull eignet sich für schnell anzulegende anschmiegsame Verbände.

Allgemeines

- Es sind verschiedene Modelle im Handel, die unterschiedliche Größenbezeichnungen haben (abhängig von der Lokalisation der zu verbindenden Körperpartie muss die entsprechende Größe ausgewählt werden, **Tab. V.2**),

Tab. V.2 Handelsübliche Schlauchmull-Verbandstoffe

Lokalisation	**Stülpa**	**Tubegauz tg Größe und Applikator**	**Tricofix**
Finger-, Zehenverbände	0 R	1	A, B
Finger-, Zehenverbände mit größeren Wundauflagen	1 R	2	B
Verbände mehrerer Finger, Kinderhandverbände, Kinderunterarmverbände	2 R	3	C
Hand- und Armverbände, Kinder-Unterschenkelverbände	2 – 3 R	5 – 6	C, D
Unterschenkelverbände, Kinder-Oberschenkelverbände	3 R	6	C, D, E
Beinverbände, Kinder-Kopfverbände	3 – 4 R	7	E, F
Kopfverbände, Oberschenkelverbände, Kinder-Körperverbände	4 – 5 R	9	E, F
größere Kopfverbände	6 R	9	F, G
Körperverbände bis Konfektionsgröße 40	7 R	K 1	K
Körperverbände ab Konfektionsgröße 40	8 R	K 2	L

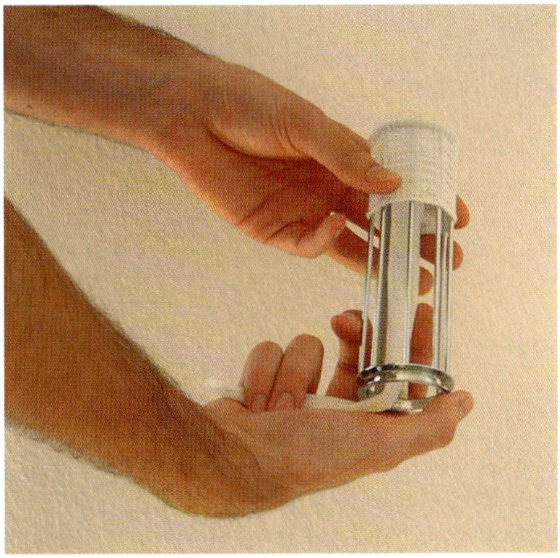

Abb. V.13.

- Verbände lassen sich mit diesem Material schneller und eleganter als mit Mullbinden anlegen,
- Verbände rutschen nicht und liegen fest an, ohne abzuschnüren,
- über konisch geformte Körperpartien und Gelenkbeugen bleibt der Verband angenehm glatt,
- Schlauchmull kann ohne und mit Anbringhilfe (▸ *Applikator*) angelegt werden (**Abb. V.13**): dazu wird Schlauchmull auf den Applikator gerollt und dann über das zu verbindende Körperteil gestülpt.
- Grundsätzlich läuft die Anlage in vier Schritten ab:
- **1. Spannen**:
  - Schlauchmull in der entsprechenden Länge locker zusammenraffen oder rollen,
  - mit beiden Händen in den Verband greifen und mit gespreizten Händen über das zu verbindende Körperteil führen, mit den Fingerspitzen bremsen, dadurch spannt sich das Material.
- **2. Drehen:**
  - mit dem Spannen den Verband gleichzeitig in der Längsachse drehen, um so eine bestimmte Festigkeit zu erreichen,
  - die Drehung erfolgt immer in die gleiche Richtung, dabei auf richtige Kraftanwendung achten (Stauungsgefahr!).
- **3. Verankern**:
  - am Ende des Verbandes den Schlauchmull unter leichter Spannung um 180° drehen,
  - den Verband an beiden Enden verankern.
- **4. Befestigen**:
  - Verband mit ▸ *Pflaster* fixieren (Achtung: nicht zirkulär!),
  - Endstück des Verbandes in Maschenrichtung einschneiden, beide Zipfel herausziehen und die Enden verknoten.

M Bei der Anlage eines Schlauchmullverbandes mit *Applikator* ersetzt dieser die Hände des Pflegenden. Manche finden das Arbeiten mit Applikator schwieriger, für andere ist er eine Erleichterung. Probieren Sie beide Möglichkeiten aus und entscheiden Sie sich, welche Ihnen mehr zusagt.

Kopfverband

Ziel

Ziel ist die Fixierung von Wundauflagen.

Indikation

Der Kopfverband ist indiziert bei Kopfverletzungen (z. B. Kopfplatzwunde).

Vorbereitung der Materialien

- Sterile Wundauflage,
- Schlauchmull z. B. tg Gr. 9,
- ▸ *Verbandschere*.

Durchführung

- Hände nach ▸ *Hygieneplan* desinfizieren,
- benötigte Gegenstände auf desinfizierter Arbeitsfläche richten und auf Vollständigkeit überprüfen,
- Patienten über geplante Maßnahme informieren,
- Besucher aus dem Patientenzimmer bitten, Fenster und Türen schließen, evtl. für Sichtschutz sorgen,
- Patienten, wenn möglich, in sitzender Position lagern und Schmuck (Ohrringe, Augenbrauen-Piercing) entfernen lassen und sicher verwahren,
- sterile Wundauflage unter aseptischen Bedingungen platzieren,
- Schlauchmull abmessen (doppelte Länge des Kopfumfangs) und zwei Drittel aufrollen,
- die kürzeren Teile des Schlauchmulls aufdehnen und über den Kopf und die Wundauflage ziehen und mit einer 180°-Drehung abschnüren (**Abb. V.14 a**),
- Schlauchmull in Ohrenhöhe seitlich einschneiden,
- längeren Teil des Schlauchmulls aufrollen und über die erste Lage streifen,
- restlichen Wulst der zweiten Lage in der Mitte der Stirn und im Nacken aufschneiden (**Abb. V.14 b**),
- die so entstandenen Bänder durch die Schlitze in Ohrenhöhe ziehen (**Abb. V.14 c**) und seitlich am Hals verknoten,
- überstehende Schlauchränder der ersten Lage umschlagen.

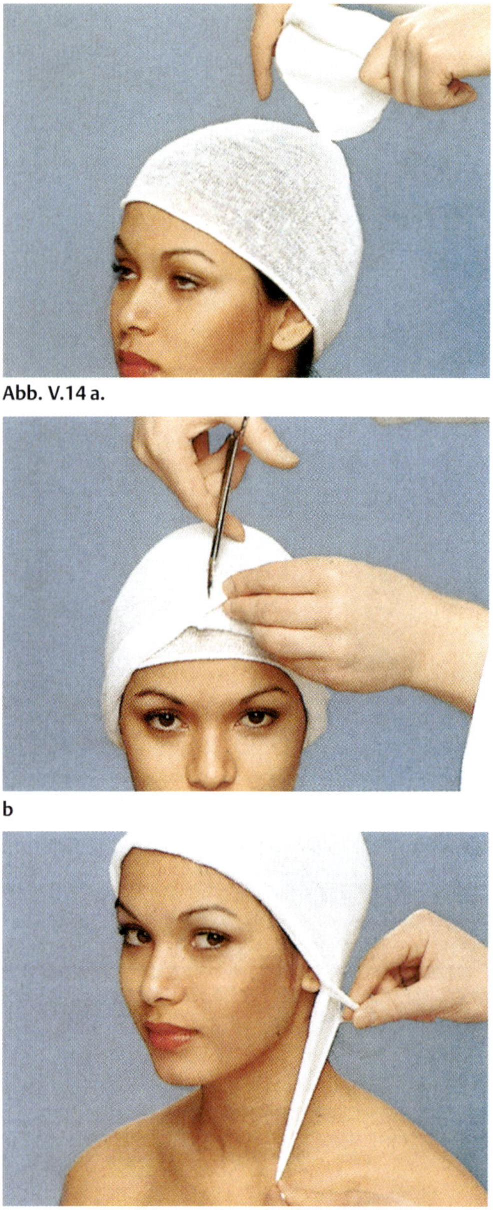

Abb. V.14 a.

b

c

Nachbereitung

- Patienten bei der bequemen Lagerung unterstützen,
- sich vor dem Verlassen des Zimmers nach dem Befinden des Patienten und seiner Bedürfnisse bezüglich Lagerung, Getränken, Belüftung des Zimmers usw. erkundigen,
- gebrauchte Materialien sachgerecht ver- bzw. entsorgen (z. B. Arbeitsfläche desinfizieren, nicht benötigte Verbandmaterialien wieder sachgerecht verstauen),
- abschließend Hände nach ▸ ***Hygieneplan*** desinfizieren,
- Maßnahme durch Eintragung in die ▸ ***Pflegedokumentation*** mit Handzeichen und Uhrzeit dokumentieren.
- **Blick zurück:** Sind die Bänder nicht zu stramm oder zu locker gebunden? Kann der Verband über die Augen rutschen?

Brustverband

Ziel

Ziel ist die Fixierung von Wundauflagen.

Indikationen

Ein Brustverband ist z. B. indiziert nach Operationen im Brust- bzw. Achselbereich.

Vorbereitung der Materialien

- Sterile Wundauflage,
- Schlauchmull z. B. tg K1 oder K2,
- ▸ *Verbandschere*.

Durchführung

- Hände nach ▸ ***Hygieneplan*** desinfizieren,
- benötigte Gegenstände auf desinfizierter Arbeitsfläche richten und auf Vollständigkeit überprüfen,
- Patienten über geplante Maßnahme informieren,
- Besucher aus dem Patientenzimmer bitten, Fenster und Türen schließen,
- evtl. ▸ ***Patientenbett*** auf eine Rücken schonende Arbeitshöhe bringen und für Sichtschutz sorgen,
- evtl. den Handlungsablauf störende Kleidungsstücke entfernen, dabei die Intimsphäre beachten,
- Patienten, wenn möglich, in sitzender Position lagern,
- sterile Wundauflage unter aseptischen Bedingungen platzieren,
- Schlauchmull (dreifache Schulterbreite) abmessen, abschneiden und zu einem Drittel in der Bruchkante aufschneiden,
- geschlossenen Schlauchmull über Arm und Schulter des Patienten streifen und Zipfel in der entgegen gesetzten Taille verknoten (**Abb. V.15 a**),
- den gerafften Schlauch am Oberarm verankern, den Wulst über der Schulter durchtrennen und die zweite Schlauchmulllage über der ersten verknoten (**Abb. V.15 b**).

Nachbereitung

- Patienten beim Anziehen und bei der bequemen Lagerung unterstützen,

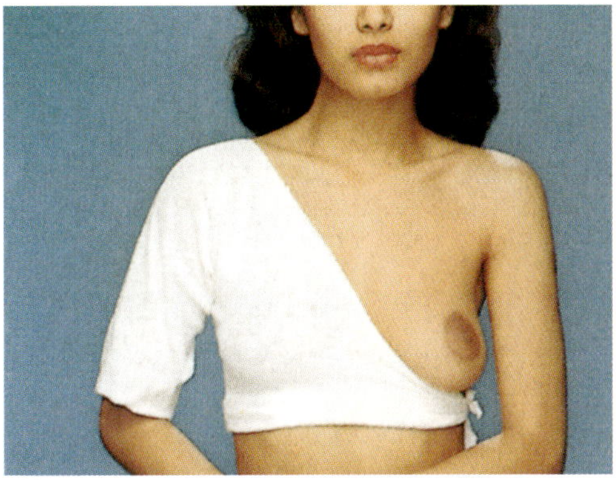

Abb. V.15 a.

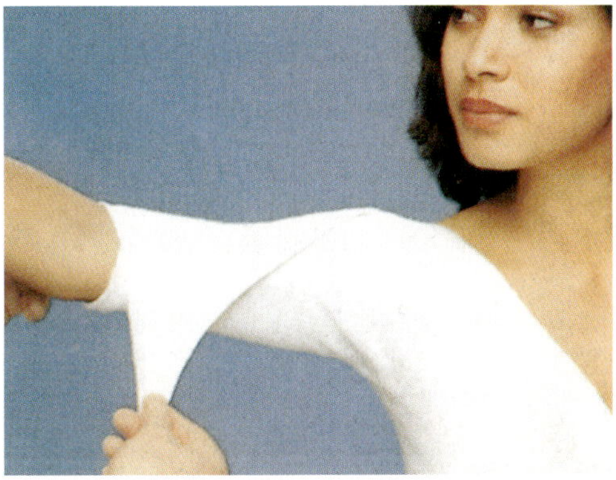

b

- sich vor dem Verlassen des Zimmers nach dem Befinden des Patienten und seiner Bedürfnisse bezüglich Lagerung, Getränken, Belüftung des Zimmers usw. erkundigen,
- gebrauchte Materialien sachgerecht ver- bzw. entsorgen (z. B. Arbeitsfläche desinfizieren, nicht benötigte Verbandmaterialien wieder sachgerecht verstauen),
- abschließend Hände nach ▸ ***Hygieneplan*** desinfizieren,
- Maßnahme durch Eintragung in die ▸ ***Pflegedokumentation*** mit Handzeichen und Uhrzeit dokumentieren.
- **Blick zurück:** Ist die sterile Wundauflage durch den Brustverband ausreichend fixiert? Hat der Verband die entsprechende Festigkeit und sitzt er nicht zu stramm? Kann der Patient Arme und Schultern frei bewegen? Ist die Atmung nicht zu stark eingeschränkt?

Desault-Verband

Definition

Der Desault-Verband ist ein Stützverband zur Ruhigstellung von Schultergelenk und Oberarm. Er wird aus schulterbreitem Schlauchmull angelegt und mit Pflaster fixiert. Der betroffene Arm ruht in gebeugter Stellung vor dem Körper.

Ziel

Ziel ist es, die Schulter ruhig zu stellen.

Indikationen

Ein Desault-Verband ist z. B. indiziert nach Reposition einer Schultergelenksluxation.

Vorbereitung der Materialien

- Schlauchmull z. B. tg K1, K2,
- ▸ ***Applikator*** Gr. 2,
- Polster,
- ▸ ***Verbandschere***,
- Pflasterstreifen.

Durchführung

- Hände nach ▸ ***Hygieneplan*** desinfizieren,
- benötigte Gegenstände auf desinfizierter Arbeitsfläche richten und auf Vollständigkeit überprüfen,
- Patienten über geplante Maßnahme informieren,
- Besucher aus dem Patientenzimmer bitten, Fenster und Türen schließen,
- für Sichtschutz sorgen, evtl. den Handlungsablauf störende Kleidungsstücke entfernen, dabei die Intimsphäre beachten,
- Schmuck am Handgelenk und an den Fingern entfernen und sicher verwahren,
- Patient, wenn möglich, sitzend lagern,
- Schulterbreite mit Schlauchmull abmessen, vierfache Länge nehmen und doppelt zusammenlegen,
- Schlauchmull lose aufrollen und weiten, Kopf und gesunden Arm hindurchführen,
- nach Polstern der Achselhöhle und des Ellenbogens Schlauchmull glatt über den Oberkörper ziehen, unterhalb des Ellenbogens einschneiden und verknoten,
- Schlauchmull ebenfalls an der gegenüberliegenden Taille einschneiden,
- Schlauchmull unter der gesunden Achsel etwas länger einschneiden und Zipfel unter Zug auf der Schulter verknoten,
- Schlauchmull an der Schulter der kranken Seite anziehen und einschneiden, Arm durch Hochziehen des Schlauchmulls etwas anheben,

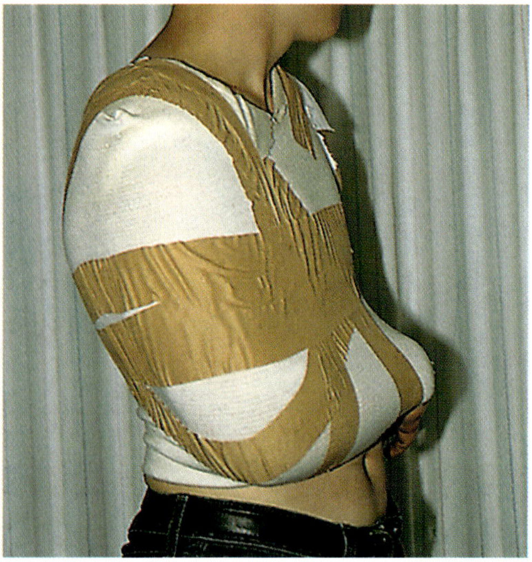

Abb. V.16.

- die entstandenen Streifen auf der Schulter kreuzen, hierbei den hinteren Teil durch einen kleinen Einschnitt ziehen,
- die Schlauchmullstreifen und den Unterarm durch Aufbringen eines breiten Porelast-Pflasterstreifens fixieren (**Abb. V.16**),
- durch Einschneiden an den Fingerspitzen die Finger freilegen.

Desault-Verband als orthopädische Weste

Eine Alternative zur Verwendung von Schlauchmull sind vorgefertigte orthopädische Westen. Sie werden mit Klettverschlüssen auf die Bedürfnisse des Patienten angepasst:

- orthopädische Weste über die ruhig zu stellende Schulter legen (**Abb. V.17 a**),
- einen Flügel der Weste unter den gesunden Oberarm schieben,
- den anderen zur Unterarmstütze aufrollen und vorsichtig unter dem angewinkelten Arm der betroffenen Seite durchführen (**Abb. V.17 b**); der Patient stabilisiert den Unterarm an der Hand,

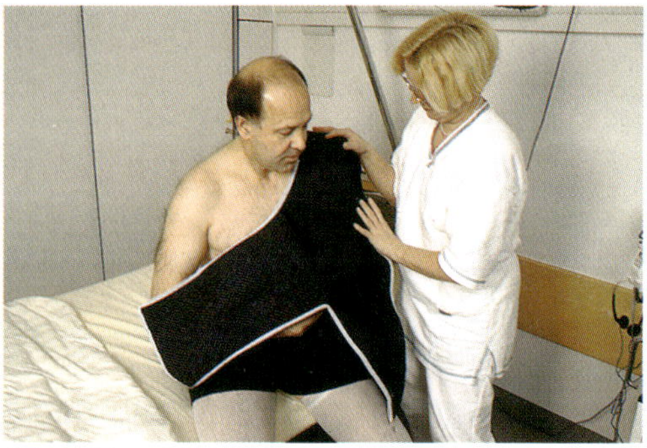

Abb. V.17 a.

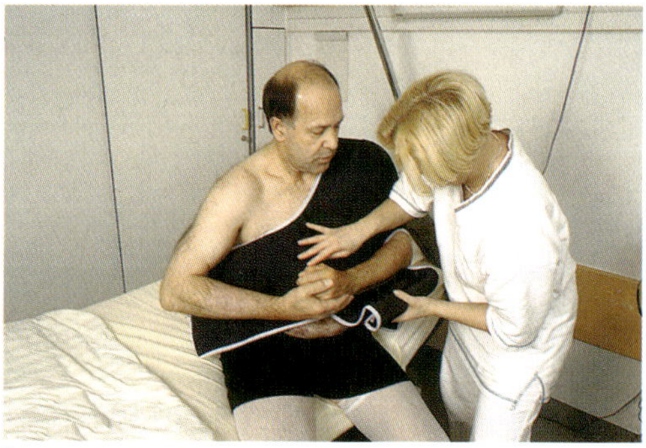

b

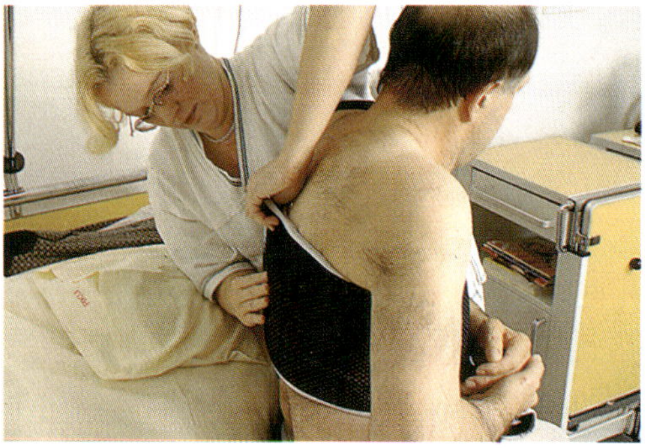

c

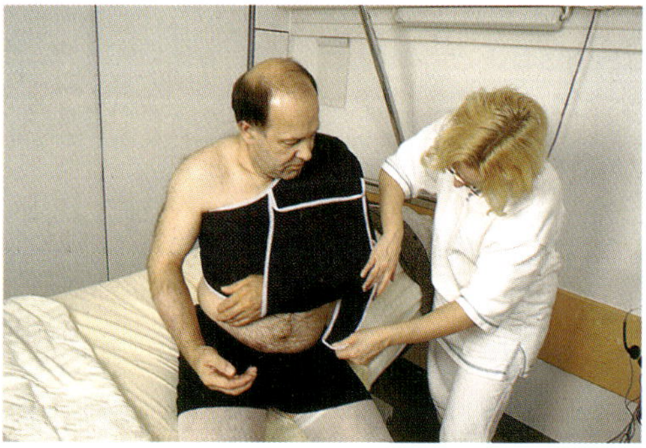

d

- orthopädische Weste am Rücken mit Klettverschluss verschließen (**Abb. V.17 c**); darauf achten, dass sie straff und faltenfrei anliegt, aber nicht zu eng sitzt,
- die Unterarmstütze vorsichtig glatt ziehen und auf Brusthöhe mit Klettverschluss befestigen,
- Seitenteil zur Schienung am Unterarm befestigen (**Abb. V.17 d**).

Nachbereitung

- Patienten beim Anziehen und bei der bequemen Lagerung unterstützen,
- sich vor dem Verlassen des Zimmers nach dem Befinden des Patienten und seiner Bedürfnisse bezüglich Lagerung, Getränken, Belüftung des Zimmers usw. erkundigen,
- gebrauchte Materialien sachgerecht ver- bzw. entsorgen (z. B. Arbeitsfläche desinfizieren, nicht benötigte Verbandmaterialien wieder sachgerecht verstauen),
- abschließend Hände nach ▶ ***Hygieneplan*** desinfizieren,
- Maßnahme durch Eintragung in die ▶ ***Pflegedokumentation*** mit Handzeichen und Uhrzeit dokumentieren.
- **Blick zurück:** Wurde der Schlauchmullverband so angelegt, dass keine Druckstellen entstehen können? Sind die Achselhöhlen ausreichend gepolstert? Steht der Nachttisch auf der gesunden Seite des Patienten? Kann er die Rufanlage erreichen? Müssen Maßnahmen getroffen werden, ihm bei der Körperpflege und der Nahrungsaufnahme behilflich zu sein?

Gilchrist-Verband

Definition

Der Gilchrist-Verband ist ein Stützverband zur Ruhigstellung von Schulter und Oberarm. Er wird mit einer speziellen Verbandtechnik mit Schlauchverband und einem Tragegurt angelegt.

Ziel

Ziel ist die Ruhigstellung des Schultergelenks.

Indikationen

Der Gilchrist-Verband ist z. B. indiziert:

- nach Reposition einer Schulterluxation,
- bei Oberarmkopffraktur.

P Der Gilchrist-Verband ist auch als Fertigverband mit Klettverschlüssen erhältlich. Dieser ist meist einfacher in der Handhabung als die Anlage eines Schlauchverbands.

Vorbereitung der Materialien

- Schlauchmull,
- Polsterwatte,
- ▶ *Pflaster*,
- 2 – 4 Sicherheitsnadeln,
- ▶ *Verbandschere*.

Durchführung

- Hände nach ▶ ***Hygieneplan*** desinfizieren,
- benötigte Gegenstände auf desinfizierter Arbeitsfläche richten und auf Vollständigkeit überprüfen,
- Patienten über geplante Maßnahme informieren,
- Besucher aus dem Patientenzimmer bitten, Fenster und Türen schließen,
- für Sichtschutz sorgen, evtl. den Handlungsablauf störende Kleidungsstücke entfernen, dabei die Intimsphäre beachten,
- Patienten wenn möglich in sitzender Position lagern und Schmuck entfernen lassen,
- Schlauchmull abmessen (dreifache Länge der Entfernung Halsansatz–Fingerspitzen) und abschneiden,
- Schlauchmull nach zwei Drittel quer einschneiden und Arm in das längere Ende einführen (**Abb. V.18 a**),
- Achselhöhle polstern und kürzeres Schlauchende um den Hals des Patienten legen,
- Polsterwatte in den Schlauch (Nackenregion) einziehen und Ende schlaufenartig mit 1 – 2 Sicherheitsnadeln oder ▶ ***Pflaster*** am Handgelenk fixieren (**Abb. V.18 b**),
- das lange Ende, das vom verletzten Arm herabhängt, um den Rumpf des Patienten führen und in einer Schlaufe um den Oberarm legen (**Abb. V.18 c**),
- den rückwärtigen Teil dieser Schlaufe mit Pflaster fixieren (**Abb. V.18 d**),
- abschließend im Bereich der Fingergrundgelenke und des Daumens den Verband einschneiden und die Finger aus dem Verband führen.

Nachbereitung

- Siehe oben: „Nachbereitung Desault-Verband“.

Handverband

Ziel

Ziel ist die Fixierung von Wundauflagen.

Indikationen

Ein Handverband ist indiziert bei Verletzungen der Hand.

Vorbereitung der Materialien

- Sterile Wundauflage,
- Schlauchmull z. B. tg Gr. 5,
- ▶ *Applikator* Gr. 5,
- Pflasterstreifen,
- ▶ *Verbandschere*.

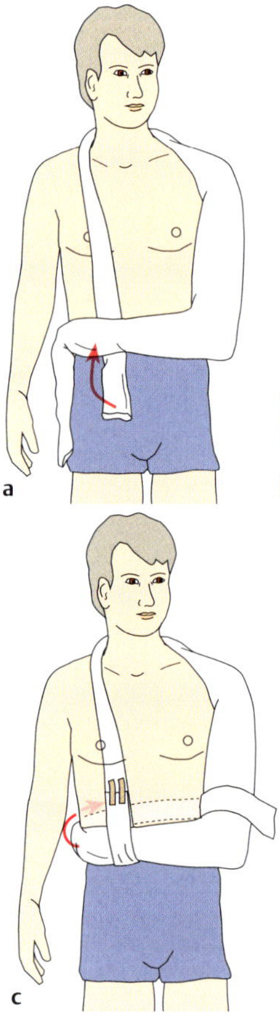

Abb. V.18.

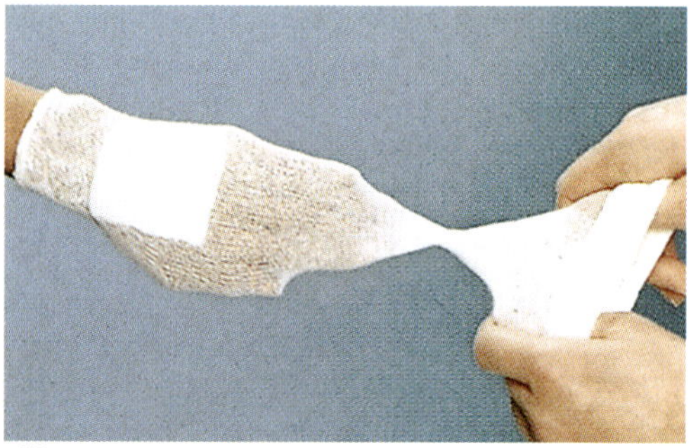

Abb. V.19 a.

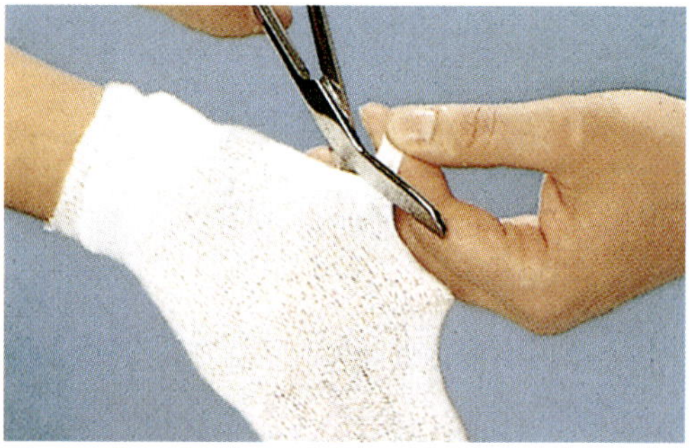

b

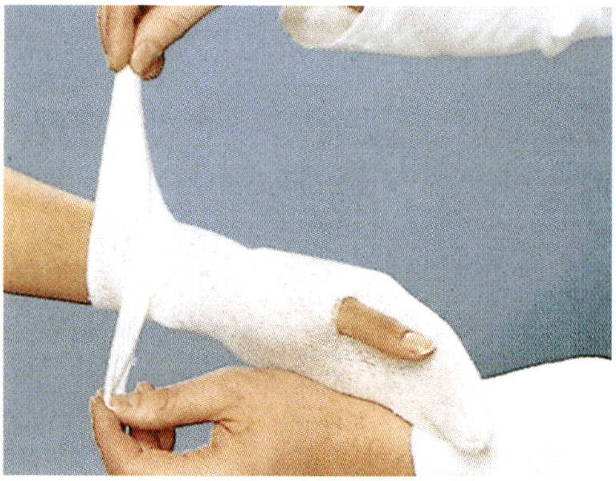

c

Durchführung

- Hände nach ▸ *Hygieneplan* desinfizieren,
- benötigte Gegenstände auf desinfizierter Arbeitsfläche richten und auf Vollständigkeit überprüfen,
- Patienten über geplante Maßnahme informieren,
- Besucher aus dem Patientenzimmer bitten, Fenster und Türen schließen,
- Patienten Möglichkeit geben, den Unterarm aufzustützen,
- Schmuck entfernen und sicher verwahren,
- sterile Wundauflage unter aseptischen Bedingungen platzieren,
- Schlauchanfang und Wundauflage evtl. festhalten und verbleibenden Schlauch drehen (**Abb. V.19 a**),
- nach dem Drehen zweite Lage des Schlauchs zum Handgelenk führen,
- auf Höhe des Daumengrundgelenks beide Lagen einschneiden und Daumen freilegen (**Abb. V.19 b**),
- äußere Lage am Unterarm einschneiden, untere Lage durch die Öffnung ziehen und beide Zipfel verknoten (**Abb. V.19 c**).

Nachbereitung

- Patienten bei der bequemen Lagerung und beim Anziehen unterstützen,
- sich vor dem Verlassen des Zimmers nach dem Befinden des Patienten und seiner Bedürfnisse bezüglich Lagerung, Getränken, Belüftung des Zimmers usw. erkundigen,

- gebrauchte Materialien sachgerecht ver- bzw. entsorgen (z. B. Arbeitsfläche desinfizieren, nicht benötigte Verbandmaterialien in den Lagerraum einräumen),
- abschließend Hände nach ▸ ***Hygieneplan*** desinfizieren,
- Maßnahme durch Eintragung in die ▸ ***Pflegedokumentation*** mit Handzeichen und Uhrzeit dokumentieren.
- **Blick zurück:** Ist der Patient Rechts- oder Linkshänder? Kann er die nicht verbundene Hand bewegen? Müssen Maßnahmen getroffen werden, ihm bei der Körperpflege und zu den Mahlzeiten behilflich zu sein?

Fingerverband

Ziel

Ziel ist die Fixierung von Wundauflagen.

Indikationen

Fingerverbände sind z. B. indiziert bei Schnittverletzungen.

Vorbereitung der Materialien

- Sterile Wundauflage,
- Schlauchmull z. B. tg Gr. 1,
- ▸ *Applikator* Gr. 1,
- ▸ *Verbandschere*.

Durchführung

- Hände nach ▸ ***Hygieneplan*** desinfizieren,
- benötigte Gegenstände auf desinfizierter Arbeitsfläche richten und auf Vollständigkeit überprüfen,
- Patienten über geplante Maßnahme informieren,
- Besucher aus dem Patientenzimmer bitten, Fenster und Türen schließen,
- Patienten Möglichkeit geben, den Unterarm aufzustützen,
- Schmuck entfernen und sicher verwahren,
- sterile Wundauflage unter aseptischen Bedingungen platzieren,
- Länge des Schlauchmulls abmessen (mind. 2,5-mal so lang wie der Finger) und abschneiden (**Abb. V.20 a**),
- Schlauchmull auf ▸ ***Applikator*** stülpen oder mit den Fingern aufdehnen und über verletzten Finger und Wundauflage schieben,
- Schlauchmull und Wundauflage festhalten und Rest des Schlauchmulls drehen (**Abb. V.20 b**),
- aufgerollten Schlauchmull am Fingergrundgelenk an der Handinnenfläche aufschneiden und über den Handrücken abrollen,
- Schlauchmull einschneiden (**Abb. V.20 c**) und die entstandenen Enden am Handgelenk verknoten (**Abb. V.20 d**).

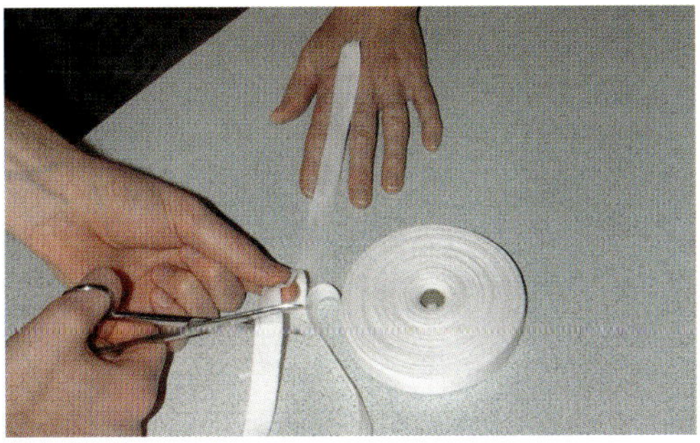

Abb. V.20 a.

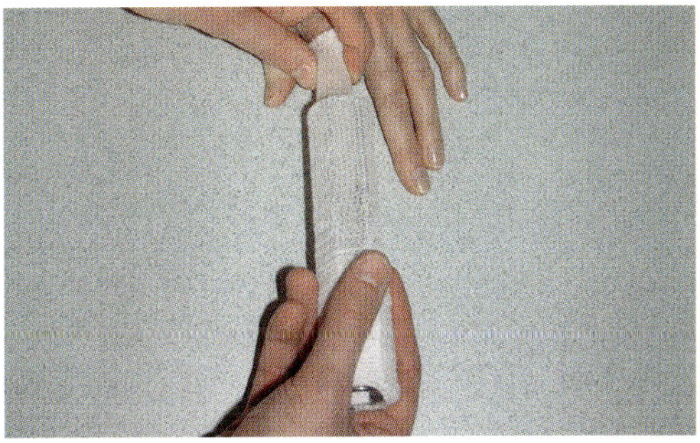

b

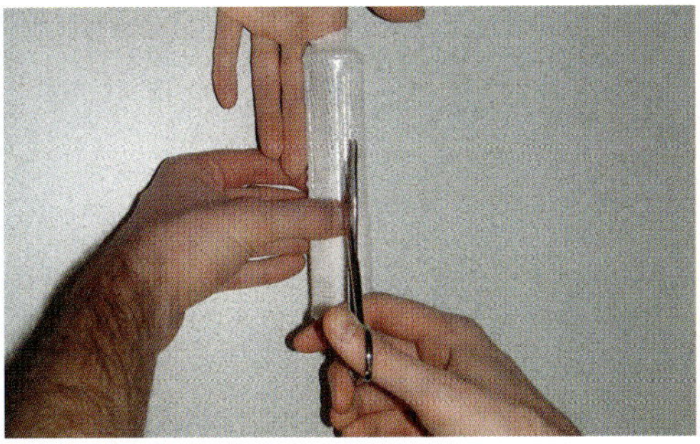

c

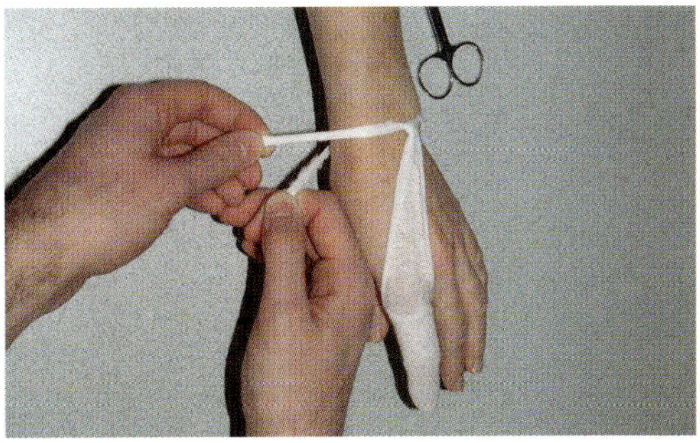

d

Nachbereitung

- Siehe „Nachbereitung Handverband“, S. 356.

Netzschlauchverbände

Definition

Der Netzschlauchverband wird aus einem speziellen weitmaschigen, extrem dehnbaren, laufmaschengesicherten Netzschlauch angelegt.

Allgemeines

- Netzschlauchverbände sind aus einem hochelastischen Baumwoll-Polyamid-Gemisch hergestellt. Das Material kann an jeder Stelle und in jede Richtung geschnitten werden, ohne dass es einreißt oder ausfranst.
- Produktbezeichnungen sind z. B. Elastofix, Bindanetz oder Stülpa-fix. Die verschiedenen Produkte haben unterschiedliche Größenbezeichnungen. Abhängig von der Lokalisation der zu verbindenden Körperpartie muss die entsprechende Größe ausgewählt werden (**Tab. V.3**).
- Netzschlauchverbände sitzen rutschfest und sicher, passen sich der Körperoberfläche gut an, ohne Stauungen und Abschnürungen zu verursachen. Der normale Wärme- und Feuchtigkeitsaustausch der Haut bleibt uneingeschränkt erhalten.
- Netzschlauchverbände eignen sich zur Fixierung von Verbänden und Wundauflagen jeder Art und Größe an Kopf, Rumpf, Extremitäten und Fingern.
- Sie bieten die Möglichkeit eines schnellen Verbandwechsels, einer einfachen Wundinspektion und sind daher ideal für häufige Verbandwechsel.
- Die Verbandtechnik mit Netzschlauchmull ist relativ einfach. Der Netzschlauchmull wird an dem zu verbindenden Körperteil abgemessen und über die Wundauflage gezogen. Je nach Lokalisation kann auch doppelte Netzschlauchmulllänge genommen werden und dann wie beim Schlauchmullverband gedreht und erneut übergestülpt werden. Die Verbandtechnik mit Netzschlauchmull soll anhand einiger Beispiele im Folgenden verdeutlicht werden.

M **Grundregel:** Der Netzschlauch wird ungedehnt am Körper abgemessen. Die richtige Länge entspricht der zur fixierenden Wundauflage zusätzlich 10 cm an beiden Seiten.

Verbandtechnik

Ziel

Ziel ist die Fixierung von Wundauflagen.

Indikationen

Netzschlauchverbände sind z. B. indiziert bei:

- Pflasterallergie,
- ▶ *Wundinfektion* mit häufigem Verbandwechsel.

Vorbereitung der Materialien

- Netzschlauchmull in entsprechender Größe,
- Wundauflage.

Durchführung

- Hände nach ▶ *Hygieneplan* desinfizieren,
- benötigte Gegenstände auf desinfizierter Arbeitsfläche (z. B. Tablett) richten und auf Vollständigkeit überprüfen,
- Patienten über geplante Maßnahme informieren,

Tab. V.3 Handelsübliche Netzschlauch-Verbandstoffe

Lokalisation	Stülpa-fix	Bindanetz	Elastofix
Finger-, Zehenverbände	1	0	A
Finger-, Zehenverbände mit größeren Wundauflagen	1	0, 1	A
Verbände mehrerer Finger, Kinderhandverbände, Kinderunterarmverbände	1, 2	1	A
Hand- und Armverbände, Kinder-Unterschenkelverbände	2	2	A
Unterschenkelverband, Kinder-Oberschenkelverbände	2, 3	2	A, B
Beinverbände, Kinder-Kopfverbände	3	3, 4	B
Kopfverbände, Oberschenkelverbände, Kinder-Körperverbände	4	5, 4	B, C
größere Kopfverbände	4	5	C
Körperverbände bis Konfektionsgröße 40	5	6	C, D
Körperverbände ab Konfektionsgröße 40	5	7	D

- Besucher aus dem Patientenzimmer bitten, Fenster und Türen schließen,
- evtl. den Handlungsablauf störende Kleidungsstücke entfernen, dabei die Intimsphäre beachten und für Sichtschutz sorgen,
- Patienten je nach der zu verbindenden Körperstelle lagern, Schmuck entfernen und sicher verwahren.

Finger/Hand

- Netzschlauchmull abmessen (ca. 3 × die Länge des zu verbindenden Fingers) und abschneiden,
- sterile Wundauflage platzieren,
- Netzschlauchmull über Finger/Hand streifen, Ende einmal drehen und spreizen,
- Rest des Netzschlauches bis zum Handgelenk ziehen,
- in der Mitte der Handinnenfläche ca. 5 cm einschneiden und unverletzte Finger durchstecken.

Arm, Bein

- Netzschlauchmull abmessen (jeweils an beiden Enden 10 cm länger als die Wundauflage) und abschneiden,
- sterile Wundauflage platzieren,
- beide Hände in den Netzschlauchmull einführen, spreizen und über die Wundauflage streifen (**Abb. V.21**),
- abschließend nacheinander Hände aus dem Netzschlauch ziehen.

Fuß

- Netzschlauchmull abmessen (Großzehe bis ca. 10 cm über dem Knöchel) und abschneiden,
- sterile Wundauflage platzieren,
- Netzschlauchmull über die Zehen streifen, Ende einmal drehen und spreizen,
- Rest des Netzschlauches bis zum Knöchel ziehen,
- Stück Verband an der Ferse ausschneiden, um das Tragen von Schuhen zu erleichtern.

Nachbereitung

- Patienten bei der bequemen Lagerung und beim Anziehen unterstützen,
- sich vor dem Verlassen des Zimmers nach dem Befinden des Patienten und seiner Bedürfnisse bezüglich Lagerung, Getränken, Belüftung des Zimmers usw. erkundigen,

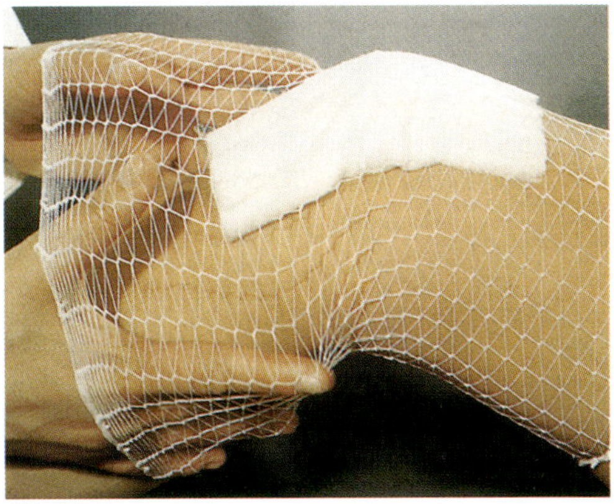

Abb. V.21.

- gebrauchte Materialien sachgerecht ver- bzw. entsorgen (z. B. nicht benötigte Verbandmaterialien im Lagerraum einräumen),
- abschließend Hände nach ▸ ***Hygieneplan*** desinfizieren,
- Maßnahme durch Eintragung in die ▸ ***Pflegedokumentation*** mit Handzeichen und Uhrzeit dokumentieren.
- **Blick zurück:** Ist die am Patienten vorgenommene Handlung korrekt (z. B. wurde der störende Schmuck entfernt) und vollständig ausgeführt worden und können schon Vorbereitungen für evtl. nachfolgende Tätigkeiten getroffen werden?

Infobox

Literatur

Riedel E et al. Verbandstoff-Fibel, 6. Aufl. Stuttgart: Wissenschaftliche Verlagsgesellschaft; 2005

Internetadressen

http://www.medizinfo.de
http://www.klinikheute.de
http://www.lohmann-rauscher.de
http://www.bsnmedical.de

Verbandwechsel

Definitionen
Ein Verband bedeckt verletzte oder kranke Körperteile (vgl. S. 375 f). Nach der Funktion des Verbands wird unterschieden in:
- **Wundverband:** zum Aufsaugen von Wundsekreten oder Schutz gegen Umwelteinflüsse,
- **Druckverband:** zur Blutstillung,
- **Stützverband:** zur Ruhigstellung verletzter Körperabschnitte,
- **funktionelle Verbände:** zum Schutz, zur Stützung und Entlastung gefährdeter, geschädigter oder gestörter Abschnitte des Bewegungsapparates.

Nach der Wundsituation (▸ *Asepsis*, ▸ *Sepsis*) wird unterschieden zwischen:
- Verbandwechsel bei aseptischen Wunden,
- Verbandwechsel bei septischen Wunden.

Verbandwechsel bei aseptischen Wunden

Definition
Der Verbandwechsel bei aseptischen Wunden bezeichnet die Erneuerung eines Verbandes auf einer keimfreien (aseptischen) Wunde. Ziel ist es, durch entsprechendes Handeln Keime von der Wunde fern zu halten.

Ziele
- Komplikationslose ▸ *Wundheilung* durch Fernhalten von Keimen,
- Förderung des Wohlbefindens des Patienten.

Indikationen
Der Verbandwechsel bei aseptischen Wunden ist z. B. indiziert:
- postoperativ nach aseptischen Operationen,
- an der Eintrittsstelle von Kathetern und Sonden.

Vorbereitung der Materialien
Unsterile Materialien
- Tablett bzw. ▸ *Verbandwagen*,
- Einmalhandschuhe,
- Händedesinfektionsmittel,
- Nierenschale,
- Fixationsmaterialien wie z. B. ▸ *Pflaster*, ▸ *Binden*, Schlauchmull,
- Abwurfbehälter,
- ▸ *Verbandschere*,
- evtl. Mundschutz.

Sterile Materialien
- Einmalhandschuhe,
- ▸ *Kompressen* oder ▸ *Tupfer*,
- ▸ *Pinzette (chirurgisch)*,
- Schere,
- NaCl 0,9 %.

M Aus hygienischen Gründen dürfen zeitgleich zum Verbandswechsel keine Pflegemaßnahmen an anderen Patienten oder Reinigungsarbeiten im Zimmer durchgeführt werden. Sollten Sie keinen Mundschutz zum Verbandwechsel tragen, sprechen Sie während der Tätigkeit nicht direkt über dem Wundgebiet (Keimübertragung!) oder auch nicht über sterilem Material. Legen Sie nach Entfernung des alten Verbands sofort einen neuen Verband an. Bedenken Sie: Nicht desinfizierte Hände sind der häufigste Übertragungsweg für Keime!

Durchführung
- Benötigte Gegenstände auf desinfizierter Arbeitsfläche (Tablett, ausgezogener Nachttisch oder ▸ *Verbandwagen*) richten und auf Vollständigkeit überprüfen,
- Patienten über geplante Maßnahme informieren (auch bewusstlose Patienten!),
- Besucher aus dem Patientenzimmer bitten, Fenster und Türen schließen,

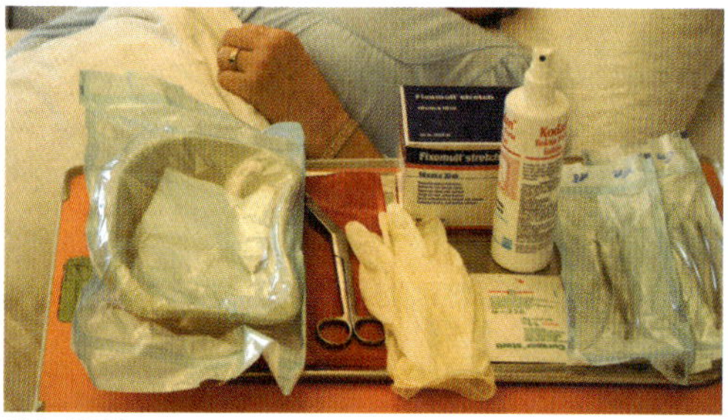
Abb. V.22 a.

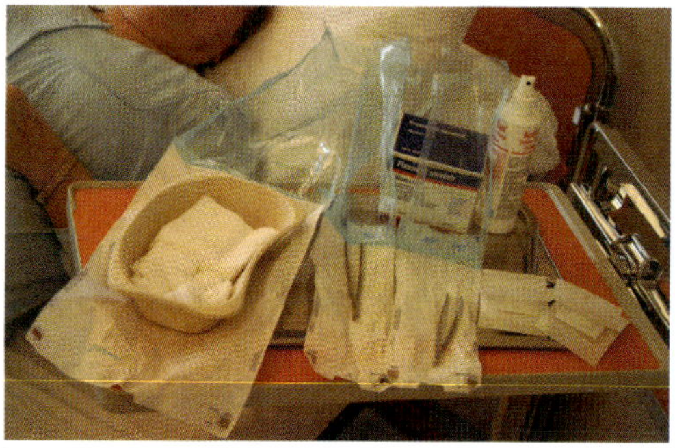
b

- ► *Patientenbett* auf eine Rücken schonende Arbeitshöhe bringen und für Sichtschutz sorgen,
- den Handlungsablauf störende Bekleidung entfernen, dabei die Intimsphäre beachten,
- Patienten schmerzfrei in Abhängigkeit zur Wundlokalisation lagern.
- Hände nach ► *Hygieneplan* desinfizieren,
- Arbeitsfläche mit den notwendigen Materialien gut erreichbar positionieren (**Abb. V.22 a**). Wenn Sie alleine steril arbeiten müssen, öffnen Sie die sterile Verpackung der ► *Pinzette oder der Kompressen* nachdem Sie den äußeren Verband entfernt haben. Tränken Sie die Kompressen z. B. mit NaCl-Lösung. Platzieren Sie alles so, dass Sie in der sterilen Phase des Verbandwechsels die Materialien allein steril entnehmen können (**Abb. V.22 b**).
- Mundschutz anlegen (z. B. wenn Pflegende erkältet ist) und unsterile Einmalhandschuhe anziehen,
- äußeren Verband vorsichtig lösen (**Abb. V.23 a**); bei Verklebungen der Kompressen mit dem Wundgebiet durch austretendes Wundsekret Kompressen z. B. mit NaCl-Lösung durchfeuchten, um sie besser ablösen zu können; dabei mit der anderen Hand überschüssige Lösung mit einer Kompresse auffangen,
- Kompressen vorsichtig ohne Wundberührung entfernen und direkt mit den Einmalhandschuhen im Abwurfbehälter entsorgen (**Abb. V.23 b**),
- sterile ► *Pinzette* entnehmen bzw. sterile Einmalhandschuhe anziehen, ohne sie dabei unsteril zu machen (S. 134),
- Wundgebiet mit steriler Pinzette und den bereits mit NaCl-Lösung getränkten Kompressen von innen nach

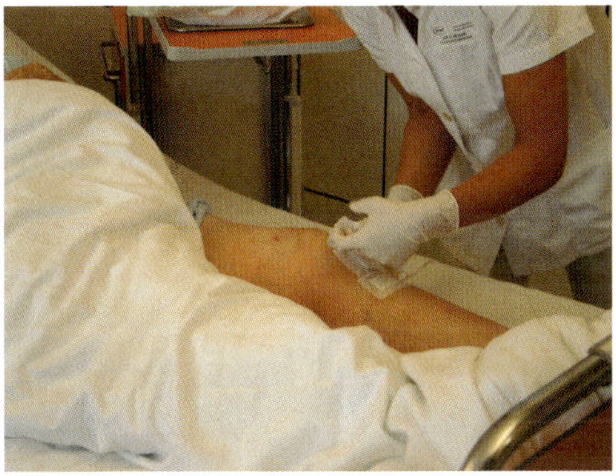

Abb. V.23 a.

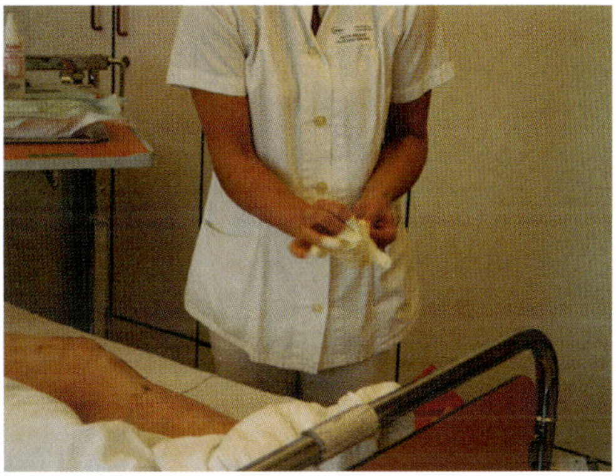

b

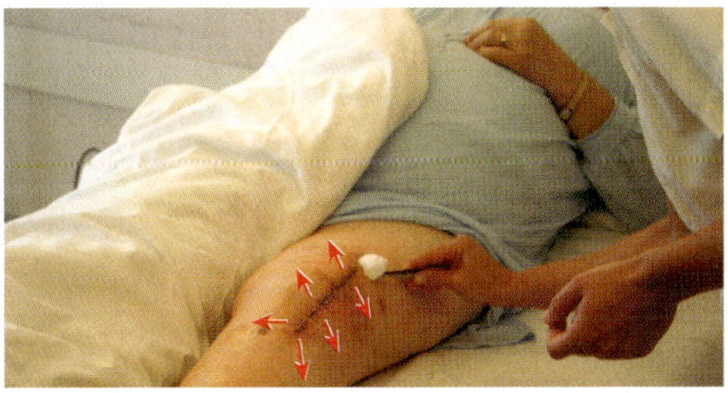

c

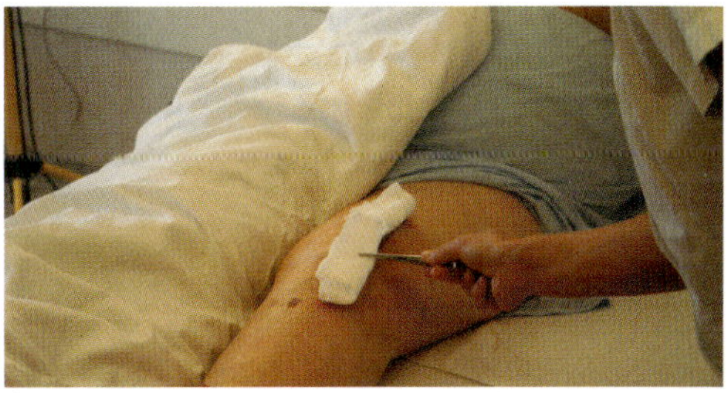

d

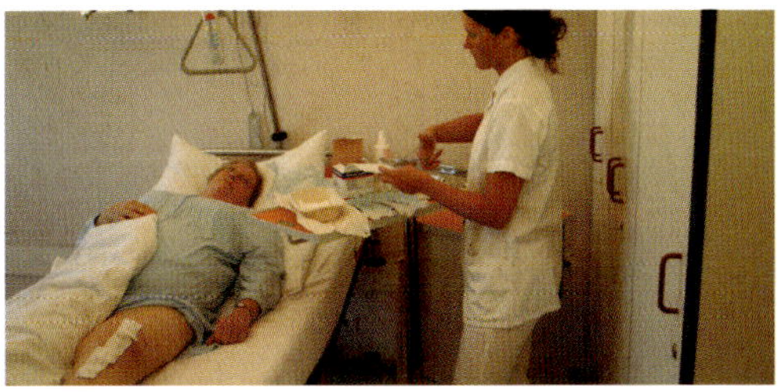

e

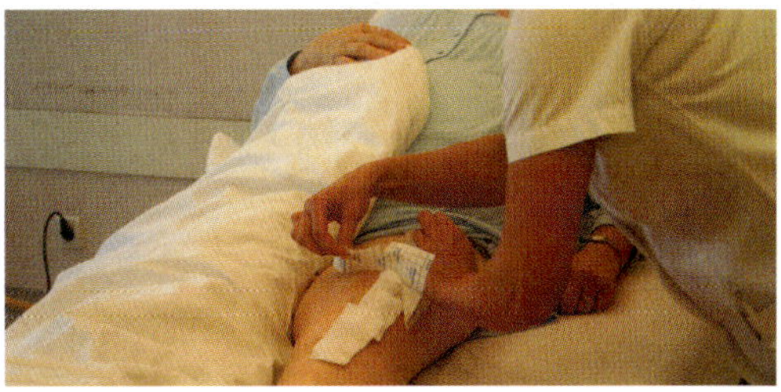

f

außen reinigen (**Abb. V.23 c**); für jeden Wischvorgang neue Kompresse verwenden (bei Verwendung von Einmalhandschuhen darauf achten, dass die Handschuhspitzen nicht die Haut des Patienten berühren),
- die gereinigte Wunde sorgfältig auf Zeichen einer ▸ ***Infektion*** (z. B. Rötung) oder Veränderung des Wundgebiets (z. B. Schwellung) beobachten,
- wundabdeckende sterile Kompresse mit steriler Pinzette auflegen (**Abb. V.23 d**); bei Drainagen oder Kathetern ▸ ***Schlitzkompressen*** verwenden oder Kompressen selbst mit steriler Schere einschneiden,
- weitere Kompressen zur Abpolsterung des Wundgebiets aufbringen,
- Pflasterlänge an dem zu versorgenden Wundgebiet abmessen und entsprechend zurechtschneiden (**Abb. V.23 e**); darauf achten, dass das Pflaster so angelegt wird, dass keine Spannungsblasen entstehen; locker auflegen und vorsichtig glatt streichen (**Abb. V.23 f**).

M Die Auswahl des Pflasters richtet sich immer zuerst nach der Empfindlichkeit der Patientenhaut und dann nach der Notwendigkeit des Verbands. Sie können die Hautreaktion des Patienten auf das Material des Pflasters z. B. vorher an seinem Unterarm austesten.

Nachbereitung
- Patienten evtl. beim Anziehen und bei der bequemen Lagerung unterstützen,
- sich vor dem Verlassen des Zimmers nach dem Befinden des Patienten und seiner Bedürfnisse bezüglich Lagerung, Getränken, Belüftung des Zimmers usw. erkundigen,
- gebrauchte Materialien sachgerecht ver- bzw. entsorgen (z. B. Müll trennen oder korrekten Umgang mit ▸ ***Sterilgut*** beachten, Arbeitsfläche desinfizieren),
- abschließend Hände nach ▸ ***Hygieneplan*** desinfizieren,
- Maßnahme durch Eintragung in die ▸ ***Pflegedokumentation*** mit Handzeichen, Uhrzeit und Beobachtungen dokumentieren.
- **Blick zurück:** Gibt es Anzeichen für eine Wundveränderung? Sind neuerdings Zeichen einer ▸ ***Infektion*** aufgetreten (z. B. Rötung)? Sind andere oder zusätzliche Maßnahmen zur Unterstützung der Wundheilung erforderlich?

M Beachten Sie bitte bei einer ▸ ***Verbandvisite***, in welcher Reihenfolge die Verbände gewechselt werden sollten, um eine Keimverschleppung zu vermeiden:
1. aseptische Wunden (z. B. Operation an der A. Carotis),
2. mikrobiell besiedelte Wunden (z. B. Darmresektionen),
3. septische Wunden (z. B. infizierte Wunden, Abszessspaltung).

Um die Inhalte zu vertiefen, können Sie sich den Verbandwechsel bei aseptischen Wunden nochmal auf der DVD anschauen.

Verbandwechsel bei septischen Wunden

Definition
Der Verbandwechsel bei septischen Wunden bezeichnet die Erneuerung eines Verbandes auf einer keimbesiedelten (septischen) Wunde. Ziel ist es, durch entsprechendes Handeln vorhandene Keime auf der Wunde zu bekämpfen und deren Ausbreitung zu vermeiden.

Ziele
- Keimreduktion im Wundgebiet,
- Verhinderung einer Keimverbreitung,
- Förderung des Wohlbefindens des Patienten.

Indikationen
Ein Verbandwechsel bei septischen Wunden ist z. B. indiziert:
- postoperativ nach septischen Operationen,
- an der Inzisionsstelle nach Abszessspaltung,
- bei sekundär heilenden Wunden (▸ ***Wundheilungsstörungen***).

Vorbereitung der Materialien
Unsterile Materialien
- Tablett bzw. ▸ ***Verbandwagen***,
- Einmalhandschuhe,
- Händedesinfektionsmittel,
- Nierenschale,
- Fixationsmaterialien wie z. B. ▸ ***Pflaster***, ▸ ***Binden***, Schlauchmull,
- ▸ ***Verbandschere***,
- Abwurfbehälter,
- Mundschutz, Schutzkittel.

Sterile Materialien
- Einmalhandschuhe,
- ▸ ***Kompressen*** oder ▸ ***Tupfer***,
- chirurgische ▸ ***Pinzette***,
- NaCl 0,9 %,
- evtl. verordnete Medikamente wie z. B. Hydrokolloide (vgl. S. 382), ▸ ***Wundantiseptika***,
- evtl. Materialien zur Wundspülung (S. 379).

Durchführung
Die Durchführung des Verbandwechsels bei septischen Wunden entspricht im Wesentlichen denen des Verbandwechsels bei aseptischen Wunden. Der entscheidende Unterschied besteht in der Desinfektionsrichtung.

M Immer vom keimarmen zum keimbesiedelten Gebiet desinfizieren: Also bei aseptischen Wunden von innen nach außen wischen, bei septischen Wunden von außen nach innen.

- Hände nach ▶ ***Hygieneplan*** desinfizieren,
- Schutzkittel, Mundschutz und unsterile Handschuhe anziehen,
- alten Verband wie beim aseptischen Verbandwechsel entfernen (**Abb. V.24 a**),
- nachdem der äußeren Verband entfernt ist, die Kompressen bzw. Tupfer mit NaCl-Lösung tränken (**Abb. V.24 b**),
- sterile Einmalhandschuhe anziehen, ohne sie dabei unsteril zu machen (S. 134),
- Wundgebiet mit steriler ▶ ***Pinzette und den mit NaCl-Lösung getränkten Tupfern*** von außen nach innen reinigen (**Abb. V.24 c–d**); für jeden Wischvorgang neuen Tupfer verwenden, dabei mit den Handschuhspitzen nicht die Haut des Patienten berühren,
- die gereinigte Wunde **sorgfältig** auf Zeichen einer ▶ ***Infektion*** (z. B. Rötung) oder Veränderung des Wundgebiets (z. B. Schwellung) beobachten,
- evtl. ▶ ***Wundantiseptika*** oder z. B. Hydrokolloide (wie hier in **Abb. V.24 e**) nach Arztverordnung verwenden und mit steriler ▶ ***Pinzette*** oder sterilen Handschuhen

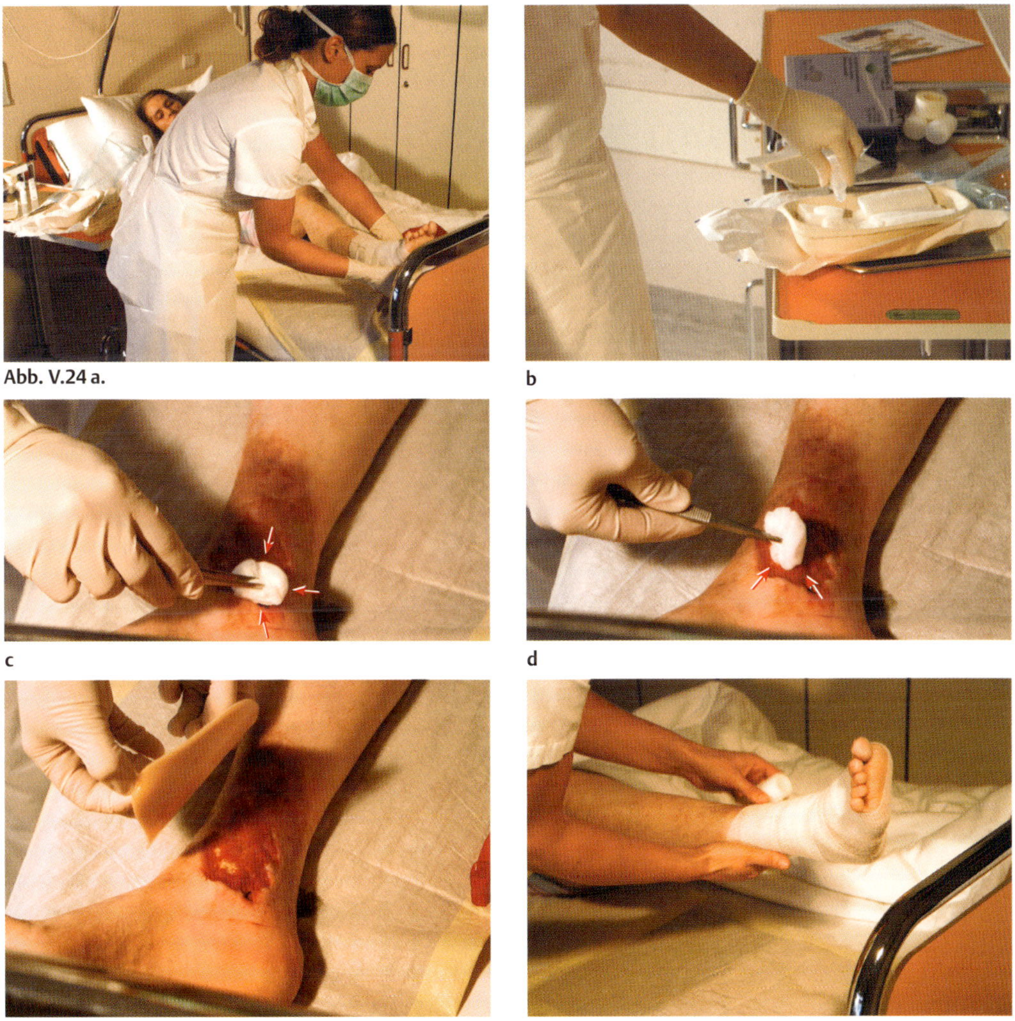

Abb. V.24 a. b c d e f

Wickel und Auflagen

Definitionen

Wickel werden unterschieden in Ganzkörperwickel oder Teilwickel (nur einen bestimmten Körperteil betreffend). Hierbei werden ein oder mehrere Tücher zirkulär angelegt. Sie können feucht oder mit einer Substanz bestrichen und unterschiedlich temperiert sein (s. auch Wadenwickel, S. 113). Das Außentuch, das den eigentlichen Wickel umhüllt, dient als Wärmeschutz und Halt.
Auflagen werden meist in Form von ▶ ***Kompressen***, Umschlägen, Salbenlappen usw. lokal aufgelegt (z. B. auf bestimmte Organgebiete). Auch sie werden zum besseren Halt oft zirkulär angewickelt.
Wärme- und Kälteanwendung finden in der Gesundheits- und Krankenpflege vor allem Anwendung als trockene Wärme (z. B. als ▶ ***Wärmflaschen***, Heizkissen oder -decken), trockene Kälte (z. B. als Eispackungen), feuchte Kälte oder Wärme als Wickel (z. B. Waden-, Bauch-, Halswickel) oder Auflagen (z. B. als Quark-, Joghurtkompresse).

M Das Anlegen von Wickeln und Auflagen muss mit dem ärztlichen Dienst abgesprochen, von diesem angeordnet und entsprechend dokumentiert werden. Die Durchführung fällt in den pflegerischen Aufgabenbereich.
Achtung! Keine Wärmeanwendungen bei Patienten mit Kreislaufstörungen, Sensibilitätsstörungen, akuten Entzündungen (z. B. Appendizitis), frischen Verletzungen (verstärkt die Blutung und Schwellung) und bei bewusstseinsgestörten oder desorientierten Patienten!
Achtung! Keine Kälteanwendung bei Patienten mit Gefäßerkrankungen und Durchblutungsstörungen (Gefäßspasmen)! Keine Eispackungen bei Patienten mit Lähmungen, Sensibilitätsstörungen und bei bewusstseinsgestörten Patienten oder desorientierten Patienten!

Grundsätzliches

Allgemeine Richtlinien

- Wickel und Auflagen in einem warmen Zimmer und im Bett durchführen/anwenden,
- Fenster schließen, Zugluft vermeiden,
- Zimmer kennzeichnen (z. B. Schild anbringen: „Bitte nicht stören – Wickelanwendung"),
- vor der Anwendung dem Patienten die Möglichkeit zur Blasenentleerung geben,
- der Patient sollte sich schon vor der Anwendung ins Bett gelegt haben, um zur Ruhe zu kommen und die nötige Körperwärme zu entwickeln,

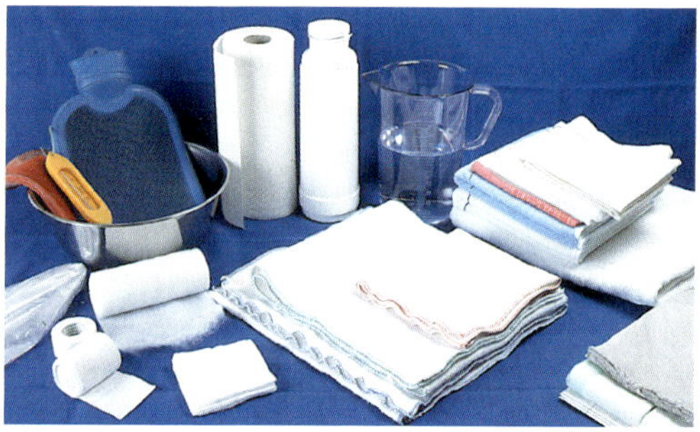

Abb. W.1.

- Patient darf keine kalten Füße haben, ggf. vor Anwendung erwärmen (z. B. Socken anziehen),
- keine kalten Wickel an kalten Körperstellen anwenden,
- Nachruhe nach der Anwendung ist wichtig (ca. 30 Min.).

P Feste Wickelzeiten sind von Vorteil, z. B. zur Zeit der Mittagsruhe. Sonst empfiehlt es sich, im Vorfeld zu klären, wann der Patient Untersuchungen oder Therapie hat, um nicht eine Anwendung unterbrechen zu müssen.

Vorbereitung der Materialien

- Spezielle Wickelsets gibt es in den wenigsten Krankenhäusern; es wird aber immer genügend Baumwollstoff vorhanden sein, den man sich in der Näherei auch in entsprechenden Größen vorbereiten lassen könnte; diese Tücher dienen als Innentücher,
- als Außentücher kann man Moltontücher, Stecklaken oder Badetücher verwenden,
- die Außentücher sind in der Regel nach allen Seiten mindestens 2 – 3 cm größer als die Innentücher,
- ▶ ***Wärmflaschen*** und evtl. Thermoskannen mit heißem Wasser.

Die benötigten Materialien sind in **Abb. W.1** dargestellt.

Feucht-heiße Wickel und Auflagen

Allgemein

Ziele

- Linderung von Beschwerden (z. B. bei Magen-Darm-Krämpfen),
- Vorbeugung (z. B. zur Pneumonieprophylaxe),

M Immer vom keimarmen zum keimbesiedelten Gebiet desinfizieren: Also bei aseptischen Wunden von innen nach außen wischen, bei septischen Wunden von außen nach innen.

- Hände nach ▸ ***Hygieneplan*** desinfizieren,
- Schutzkittel, Mundschutz und unsterile Handschuhe anziehen,
- alten Verband wie beim aseptischen Verbandwechsel entfernen (**Abb. V.24 a**),
- nachdem der äußeren Verband entfernt ist, die Kompressen bzw. Tupfer mit NaCl-Lösung tränken (**Abb. V.24 b**),
- sterile Einmalhandschuhe anziehen, ohne sie dabei unsteril zu machen (S. 134),
- Wundgebiet mit steriler ▸ ***Pinzette und den mit NaCl-Lösung getränkten Tupfern*** von außen nach innen reinigen (**Abb. V.24 c–d**); für jeden Wischvorgang neuen Tupfer verwenden, dabei mit den Handschuhspitzen nicht die Haut des Patienten berühren,
- die gereinigte Wunde **sorgfältig** auf Zeichen einer ▸ ***Infektion*** (z. B. Rötung) oder Veränderung des Wundgebiets (z. B. Schwellung) beobachten,
- evtl. ▸ ***Wundantiseptika*** oder z. B. Hydrokolloide (wie hier in **Abb. V.24 e**) nach Arztverordnung verwenden und mit steriler ▸ ***Pinzette*** oder sterilen Handschuhen

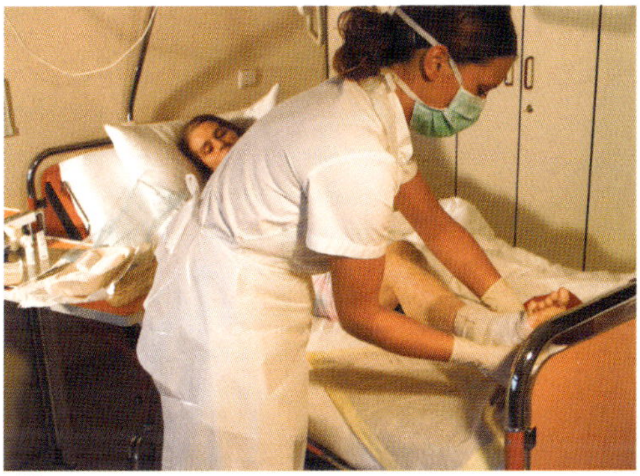

Abb. V.24 a.

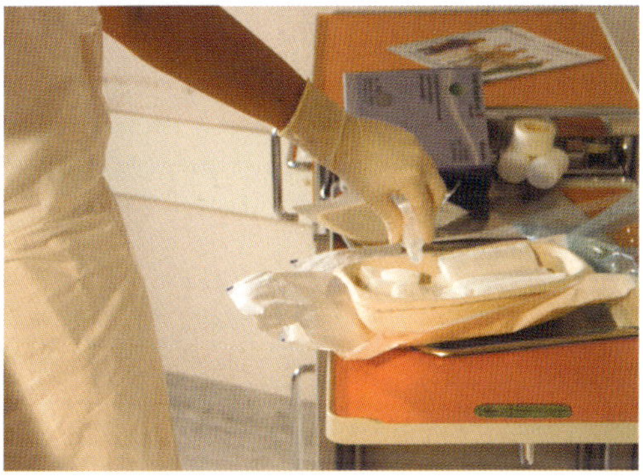

b

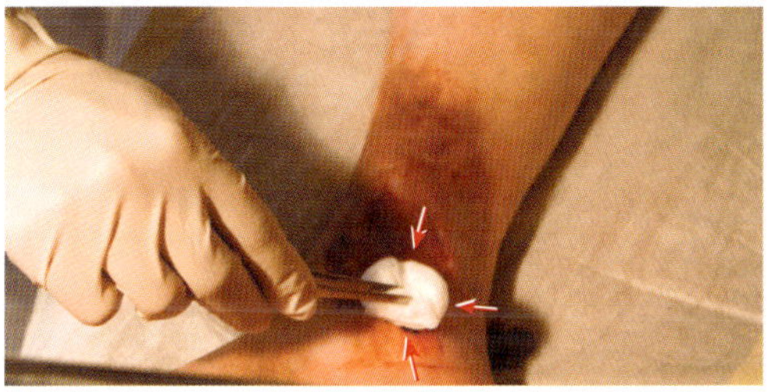

c

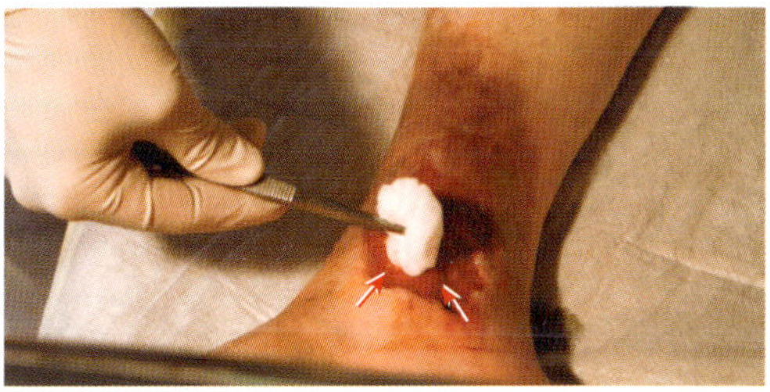

d

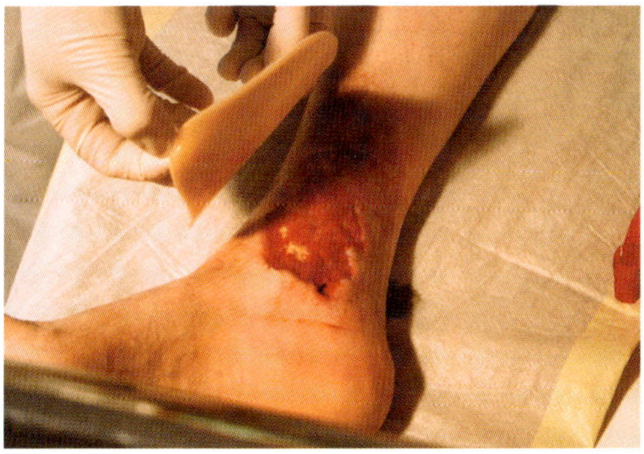

e

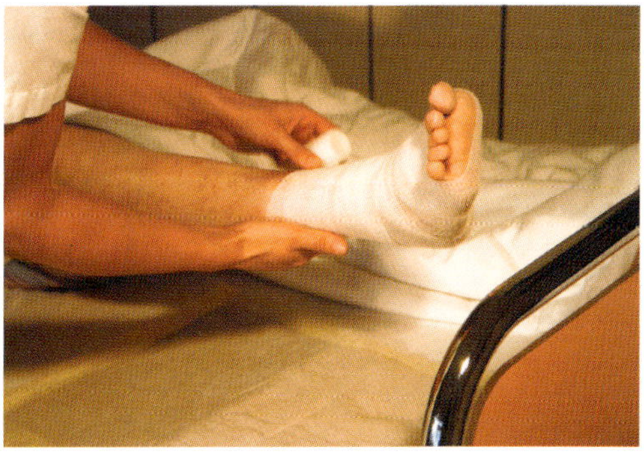

f

auflegen (Hydrokolloide müssen nach dem Auflegen leicht angedrückt und erwärmt werden, vgl. dazu S. 384),

- weitere Kompressen zur Abpolsterung bzw. zum Aufsaugen von Wundsekret aufbringen,
- Wundauflage oder Kompressen durch ► *Pflaster* bzw. Bindenverband fixieren (**Abb. V.24 f**).

Nachbereitung

- Siehe „Nachbereitung Verbandwechsel bei aseptischen Wunden“, S. 362.

Um die Inhalte zu vertiefen, können Sie sich den Verbandwechsel bei septischen Wunden nochmal auf der DVD anschauen.

Infobox

Literatur

Voggenreiter G, Dold C. Wundtherapie. 2. Aufl. Stuttgart: Thieme; 2009

Daumann S. Wundmanagement und Wunddokumentation, 2. Aufl. Stuttgart: Kohlhammer; 2005

Blank I. Wundversorgung und Verbandwechsel. Stuttgart: Kohlhammer; 2001

Internetadressen

http://www.medizinfo.de
http://www.verbandwechsel.de
http://www.klinikheute.de

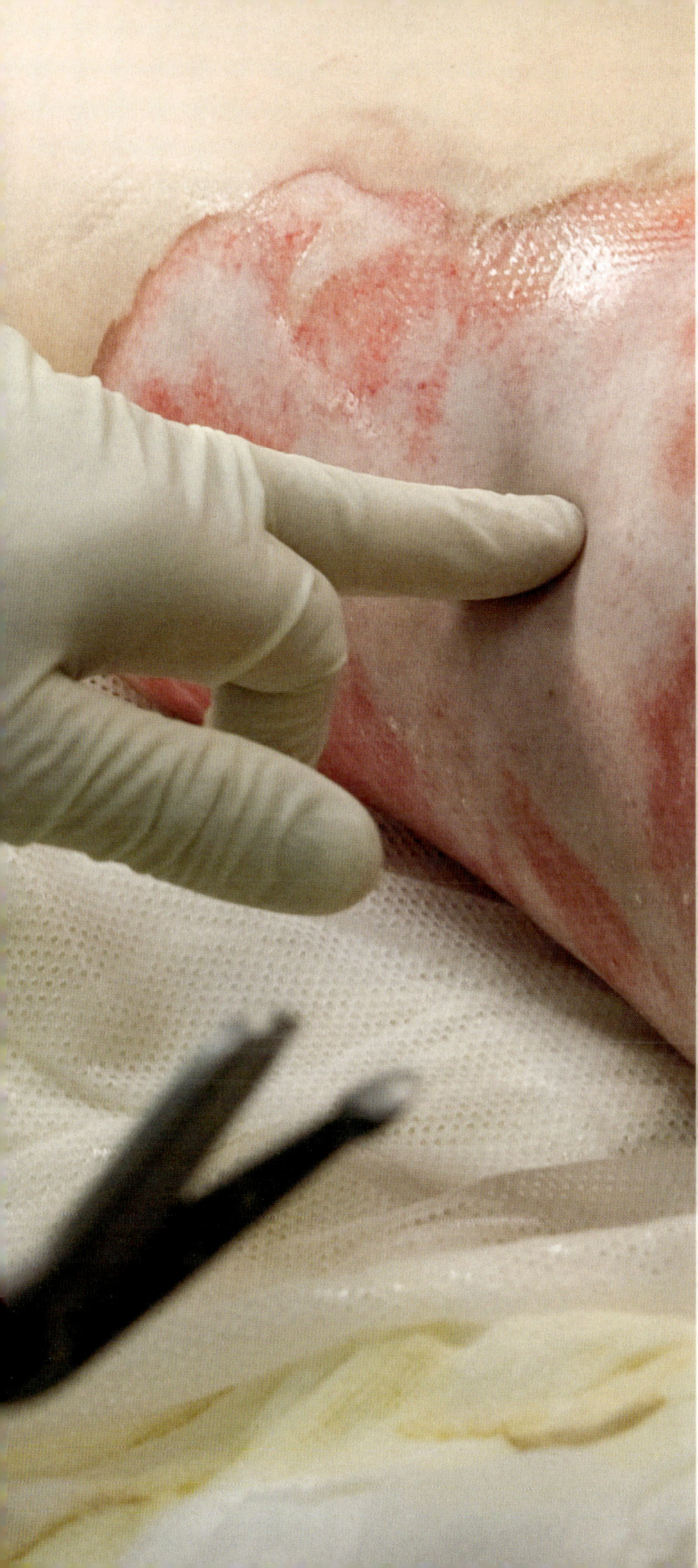

W

Wickel und Auflagen

Definitionen

Wickel werden unterschieden in Ganzkörperwickel oder Teilwickel (nur einen bestimmten Körperteil betreffend). Hierbei werden ein oder mehrere Tücher zirkulär angelegt. Sie können feucht oder mit einer Substanz bestrichen und unterschiedlich temperiert sein (s. auch Wadenwickel, S. 113). Das Außentuch, das den eigentlichen Wickel umhüllt, dient als Wärmeschutz und Halt.

Auflagen werden meist in Form von ▸ *Kompressen*, Umschlägen, Salbenlappen usw. lokal aufgelegt (z. B. auf bestimmte Organgebiete). Auch sie werden zum besseren Halt oft zirkulär angewickelt.

Wärme- und Kälteanwendung finden in der Gesundheits- und Krankenpflege vor allem Anwendung als trockene Wärme (z. B. als ▸ *Wärmflaschen*, Heizkissen oder -decken), trockene Kälte (z. B. als Eispackungen), feuchte Kälte oder Wärme als Wickel (z. B. Waden-, Bauch-, Halswickel) oder Auflagen (z. B. als Quark-, Joghurtkompresse).

M Das Anlegen von Wickeln und Auflagen muss mit dem ärztlichen Dienst abgesprochen, von diesem angeordnet und entsprechend dokumentiert werden. Die Durchführung fällt in den pflegerischen Aufgabenbereich.
Achtung! Keine Wärmeanwendungen bei Patienten mit Kreislaufstörungen, Sensibilitätsstörungen, akuten Entzündungen (z. B. Appendizitis), frischen Verletzungen (verstärkt die Blutung und Schwellung) und bei bewusstseinsgestörten oder desorientierten Patienten!
Achtung! Keine Kälteanwendung bei Patienten mit Gefäßerkrankungen und Durchblutungsstörungen (Gefäßspasmen)! Keine Eispackungen bei Patienten mit Lähmungen, Sensibilitätsstörungen und bei bewusstseinsgestörten Patienten oder desorientierten Patienten!

Grundsätzliches

Allgemeine Richtlinien

- Wickel und Auflagen in einem warmen Zimmer und im Bett durchführen/anwenden,
- Fenster schließen, Zugluft vermeiden,
- Zimmer kennzeichnen (z. B. Schild anbringen: „Bitte nicht stören – Wickelanwendung"),
- vor der Anwendung dem Patienten die Möglichkeit zur Blasenentleerung geben,
- der Patient sollte sich schon vor der Anwendung ins Bett gelegt haben, um zur Ruhe zu kommen und die nötige Körperwärme zu entwickeln,

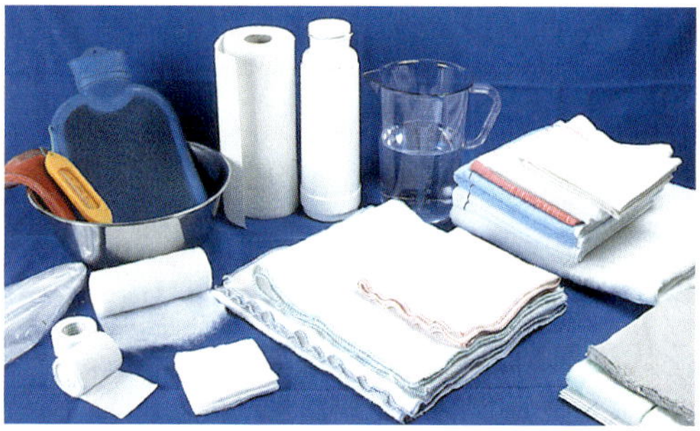

Abb. W.1.

- Patient darf keine kalten Füße haben, ggf. vor Anwendung erwärmen (z. B. Socken anziehen),
- keine kalten Wickel an kalten Körperstellen anwenden,
- Nachruhe nach der Anwendung ist wichtig (ca. 30 Min.).

P Feste Wickelzeiten sind von Vorteil, z. B. zur Zeit der Mittagsruhe. Sonst empfiehlt es sich, im Vorfeld zu klären, wann der Patient Untersuchungen oder Therapie hat, um nicht eine Anwendung unterbrechen zu müssen.

Vorbereitung der Materialien

- Spezielle Wickelsets gibt es in den wenigsten Krankenhäusern; es wird aber immer genügend Baumwollstoff vorhanden sein, den man sich in der Näherei auch in entsprechenden Größen vorbereiten lassen könnte; diese Tücher dienen als Innentücher,
- als Außentücher kann man Moltontücher, Stecklaken oder Badetücher verwenden,
- die Außentücher sind in der Regel nach allen Seiten mindestens 2 – 3 cm größer als die Innentücher,
- ▸ *Wärmflaschen* und evtl. Thermoskannen mit heißem Wasser.

Die benötigten Materialien sind in **Abb. W.1** dargestellt.

Feucht-heiße Wickel und Auflagen

Allgemein

Ziele

- Linderung von Beschwerden (z. B. bei Magen-Darm-Krämpfen),
- Vorbeugung (z. B. zur Pneumonieprophylaxe),

- Unterstützung physiologischer Prozesse (z. B. bei Verstopfung),
- Beruhigung (z. B. bei Unruhe).

Indikationen

Feucht-heiße Brustauflage

Feucht-heiße Brustauflagen sind z. B. indiziert:

- zur Pneumonieprophylaxe,
- zur Verbesserung der Atmung,
- bei trockenem Husten,
- bei ▶ ***Bronchitis***.

M Feucht-heiße Brustauflagen sind kontraindiziert bei Fieber, allgemeinem Schwächezustand, starken Herz-Kreislauf-Beschwerden.

Feucht-heiße Bauchauflage

Feucht-heiße Bauchauflagen sind z. B. indiziert bei:

- Verstopfung, Darmträgheit, Blähungen,
- Magen-Darm-Krämpfen, Gallenkolik,
- Menstruationsbeschwerden,
- Blasenentzündung,
- Schlafstörungen, Unruhe, Nervosität.

M Feucht-heiße Bauchauflagen sind kontraindiziert bei Durchfall mit Fieber, Blinddarmentzündung (Appendizitis), Bauchspeicheldrüsenentzündung (Pankreatitis).

Vorbereitung der Materialien

- Gefäß/Schüssel mit 1 l sehr heißem Wasser,
- trockenes Innentuch (Geschirrtuch oder Mullwindel),
- Außentuch,
- zusätzliches Tuch, z. B. Handtuch als Auswringtuch.

P Der Wickel wird erst am Bett zubereitet, deshalb kann man das heiße Wasser in einer Thermoskanne mitnehmen und erst am Bett in die Schüssel umgießen. So kann man sich auch selbst vor Verbrühung durch Verschütten schützen.

Durchführung

- Hände nach ▶ ***Hygieneplan*** desinfizieren,
- benötigte Gegenstände auf desinfizierter Arbeitsfläche (z. B. Tablett) richten und auf Vollständigkeit überprüfen,
- im Vorfeld Patienten über geplante Maßnahme informieren, sich erkundigen, ob er Wasser lassen muss und ihn bitten, sich danach hinzulegen,

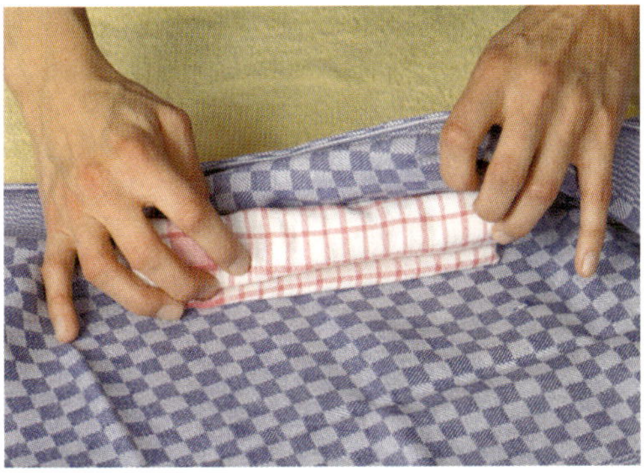

Abb. W.2 a.

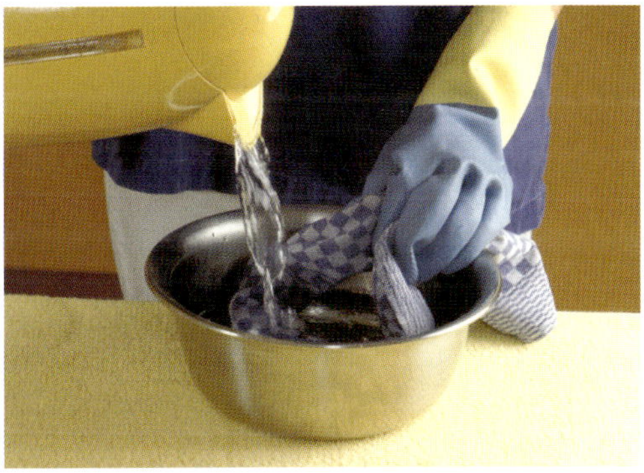

b

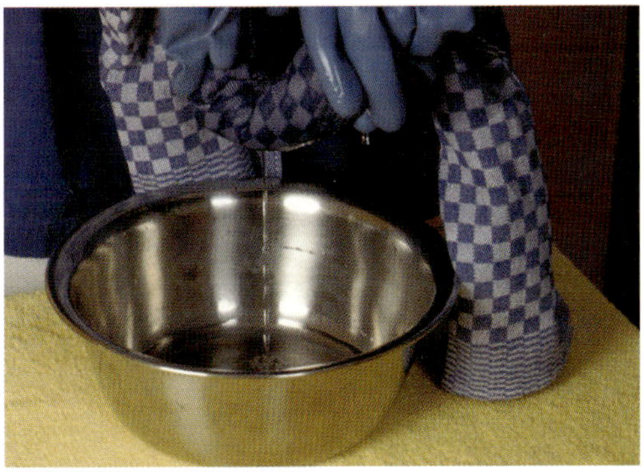

c

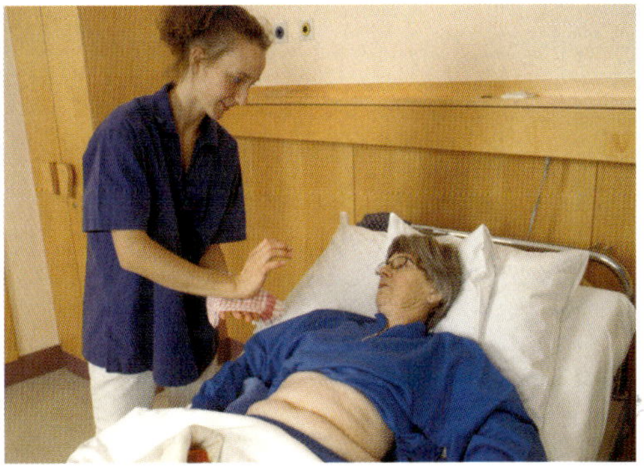

d

- Besucher aus dem Patientenzimmer bitten und Fenster und Türen schließen,
- ▸ *Patientenbett* auf eine Rücken schonende Arbeitshöhe bringen und evtl. den Handlungsablauf störende Kleidungsstücke entfernen, dabei die Intimsphäre beachten und für Sichtschutz sorgen,
- Innentuch durch Zurechtfalten auf benötigte Form/Größe bringen und aufrollen,
- längs auf das auseinander gefaltete Auswringtuch legen und in diesem zu einer Rolle einwickeln (**Abb. W.2 a**),
- heißes Wasser in bereitgestelltes Gefäß gießen, Rolle eintauchen und vollsaugen lassen(**Abb. W.2 b**),
- Rolle aus dem Wasser nehmen und sehr kräftig auswringen (**Abb. W.2 c**),
- am Patientenbett das Auswringtuch entfernen und die Temperatur des Innentuchs an der Pulsseite des eigenen Handgelenks prüfen (**Abb. W.2 d**); sie muss am eigenen Handgelenk bei leichtem Druck für 30 Sek. gut auszuhalten sein,
- wenn die Temperatur für den Patienten angenehm ist, Innentuch möglichst faltenfrei auflegen.

P Wickel kühlen schnell ab, wenn sie nicht sauber anmodelliert sind (Falten oder Lufttaschen zwischen Innentuch und Haut). Dies passiert auch, wenn sie zu nass sind. Je besser ein Wickel ausgewrungen ist, desto länger hält er die Wärme.

Feucht-heiße Brustauflage

- Oberkörper, wenn möglich, erhöht lagern,
- Außentuch unter den Brustkorb des Patienten legen,
- Innentuchgröße auf ca. 20 × 20 cm zurechtlegen (möglichst 4 – 6-fach),
- je nach Wunsch die Auflage auf die Brust oder im Rücken zwischen die Schulterblätter legen (**Abb. W.3**); erst mehrmals hintereinander nur kurz auflegen, um die Wärmeverträglichkeit zu prüfen; evtl. kurz abwarten zur Abkühlung.

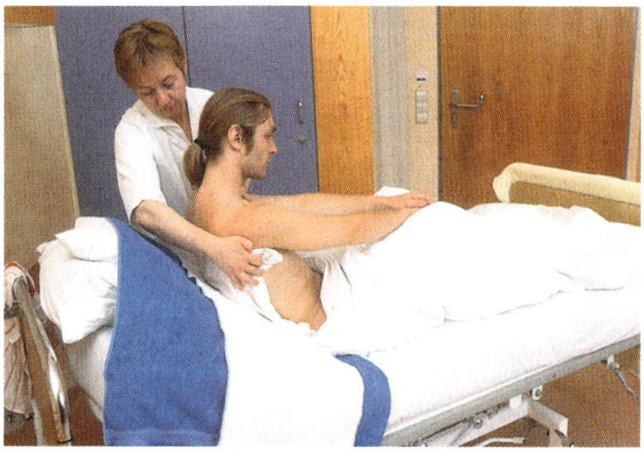
Abb. W.3.

Feucht-heiße Bauchauflage

- Außentuch unter den Unterkörper des Patienten legen,
- Innentuch in Bauchgröße zurechtlegen (möglichst 4 – 6-fach),
- Innentuch anlegen (Lokalisation abhängig von Beschwerden, z. B. Leberregion, Unterbauch usw.) und dabei so halten, dass es zur Prüfung der Wärmeverträglichkeit mehrmals auf die Bauchhaut aufgelegt, aber jederzeit wieder entfernt werden kann (**Abb. W.4 a**),
- Außentuch dicht darüber wickeln (Außentuch muss Innentuchränder überall gut abdecken), dann feststecken,
- wenn der Patient das Gewicht toleriert, kann zusätzlich eine ▸ *Wärmflasche* auf das Außentuch aufgelegt werden, um die Wirkung des Wickels zu unterstützen (**Abb. W.4 b**).
- Patienten jetzt gut auf Reaktion beobachten; es kann sein, dass das Innentuch noch zu heiß für ihn ist, so dass die Tücher nochmals kurzfristig gelockert werden müssen,

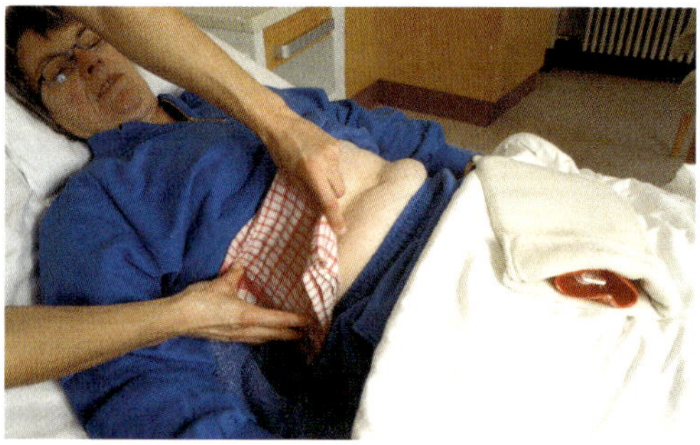
Abb. W.4 a.

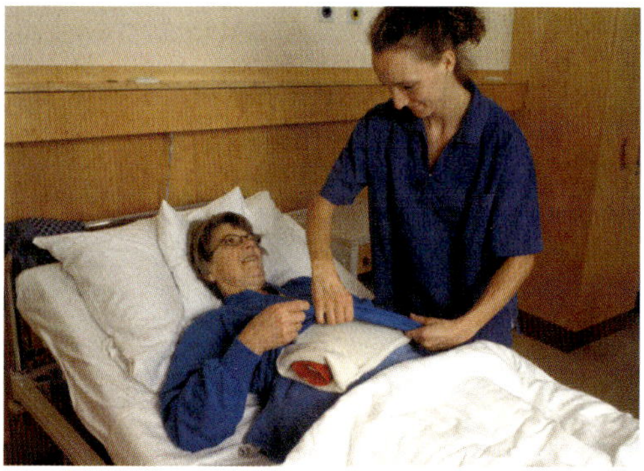
b

- Patient gut einhüllen bzw. so zudecken wie er es als angenehm empfindet (insbesondere darauf achten, dass die Füße bedeckt sind, auf Absonderung von ▶ *Schweiß* achten),
- Wickel bleibt so lange angelegt, wie ihn der Patient als angenehm empfindet; oft reichen schon 5 – 15 Min. Einwirkzeit,
- Patient bitten, Wickel entweder selbst zu entfernen oder sich zu melden (Rufanlage in Reichweite legen),
- während der Einwirkzeit Patienten nicht stören,
- nach der Entfernung des Innentuchs Haut gut abtrocknen, Patienten, wenn nötig, beim Ankleiden unterstützen,
- Patient soll noch mindestens 15 Min. nachspüren bzw. nachruhen. Sich erkundigen, wie er den Wickel erlebt hat.

P Wenn der Wickel wiederholt angewendet wird, immer darauf achten, dass das Innentuch von der letzten Anwendung nicht noch feucht ist, weil es dann heißes Wasser nicht so gut aufnehmen kann. Besser ein neues Innentuch verwenden. Der Wickel kann über mehrere Tage einmal täglich wiederholt werden.

Um die Inhalte zu vertiefen, können Sie sich die Videos „Feucht-heiße Brustwickel", „Feucht-heiße Bauchwickel" und „Feucht-heiße Kompresse am Knie" auf der DVD ansehen.

Nachbereitung

- Patienten evtl. beim Anziehen und bei der bequemen Lagerung unterstützen,
- sich vor dem Verlassen des Zimmers nach dem Befinden des Patienten und seiner Bedürfnisse bezüglich Lagerung, Getränken, Belüftung des Zimmers usw. erkundigen,
- gebrauchte Materialien sachgerecht ver- bzw. entsorgen,
- abschließend Hände nach ▶ ***Hygieneplan*** desinfizieren,
- Maßnahme und Beobachtung (Reaktion des Patienten, Anwendungsdauer, Hautreaktion) in die ▶ ***Pflegedokumentation*** mit Uhrzeit und Handzeichen dokumentieren.
- **Blick zurück:** Ist die am Patienten vorgenommene Pflegehandlung korrekt und vollständig ausgeführt worden? War der Zeitpunkt der Wickelanwendung vom Tagesablauf her gut gewählt?

Quarkauflage

Ziele

- Linderung von Halsschmerzen,
- Entzündungshemmung,
- Hautberuhigung.

M **Quarkwirkung.** Kommt der Quark mit der Haut in Berührung, leitet er einen Milchsäureprozess ein und wirkt anziehend auf Entzündungsstoffe, welche durch die sauren Substanzen abgeleitet werden.

Indikationen

Quarkauflagen werden z. B. angewendet bei:

- ▶ ***Bronchitis***,
- Brustentzündung (▶ ***Mastitis***) beim Stillen,
- Venenreizung (z. B. nach Blutentnahme),
- Hautausschlag, Ekzeme, beginnende Abszessbildung,
- Sonnenbrand,
- chronische Gelenksentzündung.

M Quarkauflagen sind kontraindiziert bei einer Milcheiweißkontaktallergie und offenen Wunden (Infektionsgefahr!)

Vorbereitung der Materialien

- Quark (z. B. Magerquark),
- Baumwolltuch, Mullkompressen (Größe richtet sich nach Anwendungsort, mindestens aber doppelt so groß wie die spätere Auflagefläche),
- Spatel oder Messer,
- Wickeltuch oder dünne ▶ ***Mullbinde***,
- für körperwarme Quarkauflage zusätzlich:
  - Zwischentuch (z. B. Frotteehandtuch),
  - Außentuch (z. B. Schal zum Fixieren),
  - Topf/Schüssel mit kochend heißem Wasser und darüber gelegtem Teller.

P Es empfiehlt sich, Magerquark zu verwenden, weil er fester, weniger nässend und preisgünstiger ist. Er sollte keine Bindemittel enthalten, diese könnten zu Hautreizungen führen. Angebrochene Packungen nur 24 – 48 Std. verwenden. Nicht direkt aus dem Kühlschrank nehmen, denn der Quark ist dann zu kalt auf der Haut. Besonders bei sehr dünnen Patienten, die sowieso leicht frieren, muss man darauf achten, dass es nicht noch zu zusätzlichem Wärmeentzug kommt. Besser Auflage vorbereiten und dann noch 10 – 15 Min. auf einem sauberen Teller bei Zimmertemperatur abgedeckt liegen lassen.

Durchführung

- Hände nach ▶ ***Hygieneplan*** desinfizieren,
- benötigte Gegenstände auf desinfizierter Arbeitsfläche (z. B. Tablett) richten, auf Vollständigkeit überprüfen,
- im Vorfeld Patienten über geplante Maßnahme informieren, sich erkundigen, ob er Wasser lassen muss und ihn bitten, sich danach hinzulegen,
- Besucher aus dem Patientenzimmer bitten und Fenster und Türen schließen,
- Patientenbett auf eine Rücken schonende Arbeitshöhe bringen und evtl. den Handlungsablauf störende Klei-

dungsstücke entfernen, dabei die Intimsphäre beachten und für Sichtschutz sorgen.

Kühle Quarkauflage

- Quark ca. 1 cm dick in der Größe der zu bedeckenden Fläche auf die ausgefaltete Kompresse streichen, die z. B. über einen Teller gebreitet wurde (**Abb. W.5 a**),
- Päckchen durch Übereinanderfalten der Tuchränder schließen (**Abb. W.5 b**), so dass unten nur eine Stoffschicht den Quark bedeckt (durch die Kompresse wird ein Verkleben der Haut mit dem Quark verhindert. Je heißer und entzündeter die Haut ist, desto schneller verliert der Quark seine Flüssigkeit und wird krümeliger. Es wäre schwer, ihn bei direktem Hautkontakt nach der Anwendung wieder von der Haut zu entfernen. Rubbeln würde die Haut von neuem reizen und für den Patienten schmerzhaft sein),
- Päckchen auflegen und mit einer ▸ ***Mullbinde*** leicht anwickeln (**Abb. W.5 c–d**),
- Nässeschutz unterlegen (je größer die Auflagefläche ist, desto mehr Molke kann herausrinnen); Halswickel können mit einem Halstuch befestigt werden,
- die Auflage solange anwenden wie die Kühlung als angenehm bzw. lindernd empfunden wird, was 30 Min. bis zwei Std. dauern kann; im Akutfall (z. B. ▸ *Mastitis*) aber nur 20 Min. aufliegen lassen. Es darf auf keinen Fall zum Wärmestau kommen!

M Die kühlende Quarkauflage kann einmal bis mehrmals am Tag angewendet werden, sooft es der Patient als angenehm empfindet. Im Akutfall ist auch eine halbstündliche Anwendung bis zur Besserung möglich.

Körperwarme Quarkauflage

- Das vorbereitete Quarkpäckchen wird nun kurz auf den Teller gelegt und über dem heißen Wasser auf Körpertemperatur angewärmt. Man kann auch eine gut warme Gummiwärmflasche dazu nehmen.
- **Brustauflage**:
  - Nässeschutz und Außentuch ins Bett legen (Patient liegt auf Außentuch),
  - Auflage auflegen, Zwischentuch darüber legen (nimmt entstehende Feuchtigkeit auf),
  - Auflage mit Außentuch, das rings um den Brustkorb gelegt wird, fixieren.
- **Halswickel:**
  - Anwendung wie bei warmer Brustauflage, Frotteehandtuch als Zwischentuch verwenden, Auflage mit Schal oder Halstuch fixieren.

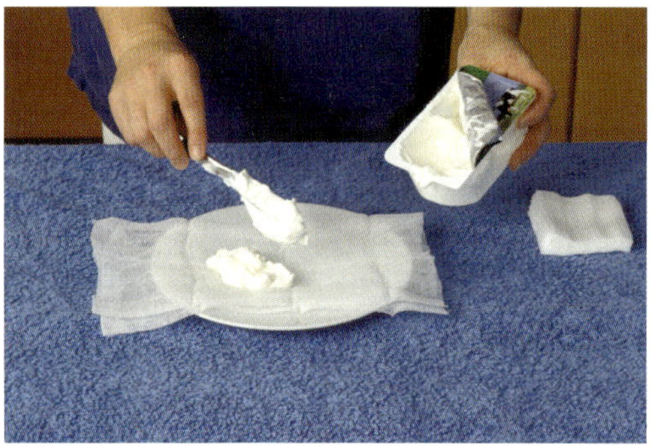

Abb. W.5 a.

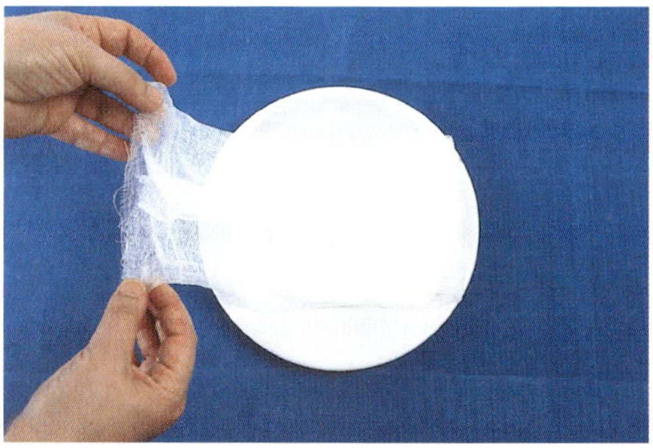

b

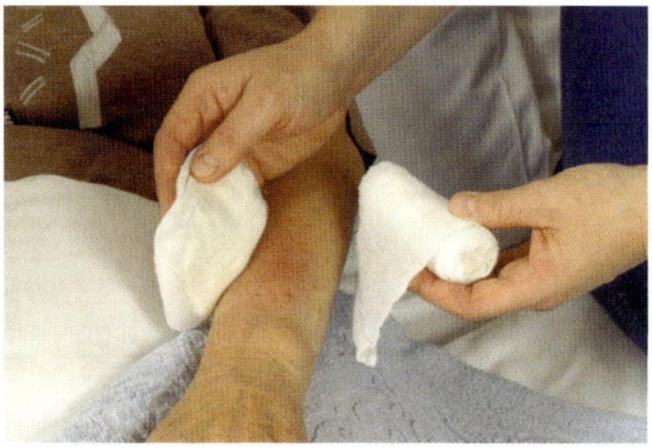

c

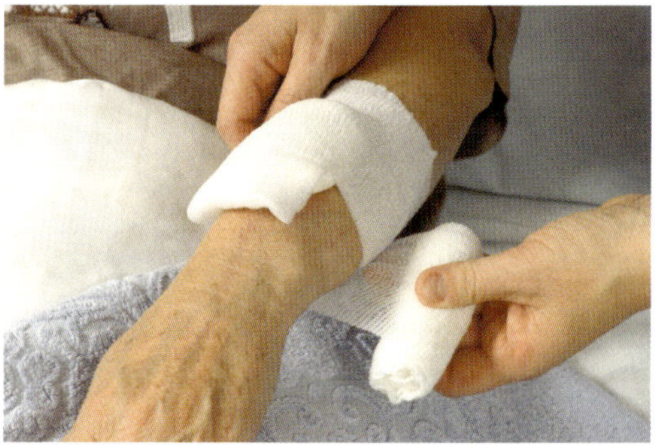

d

M Vor dem Auflegen des Päckchens Wärme an eigener Pulsseite des Armes prüfen. Quark kann ziemlich heiß werden, wenn er zu lange auf dem Teller liegt; ggf. abwarten, bis Quark abgekühlt ist. Körper während der Anwendung warm halten.

- Anwendungsdauer: mind. 30 Min. bis mehrere Stunden,
- Anwendungshäufigkeit: einmal täglich, Anwendung über mehrere Tage möglich,
- sobald der Patient die Auflage nicht mehr als angenehm empfindet, bitte abnehmen,
- Quark in den Restmüll entsorgen und Haut abtrocknen. Patient soll ruhen.

Die Anwendung einer temperierten Quarkauflage können Sie sich auf der DVD ansehen.

Nachbereitung

- Patienten beim Rücklagern und Anziehen unterstützen,
- sich vor dem Verlassen des Zimmers nach dem Befinden des Patienten und seiner Bedürfnisse bezüglich Lagerung, Getränken, Belüftung des Zimmers usw. erkundigen,
- gebrauchte Materialien sachgerecht ver- bzw. entsorgen (z. B. Müll trennen, Wickeltücher in den Wäschesack),
- abschließend Hände nach ▸ ***Hygieneplan*** desinfizieren,
- Maßnahme durch Eintragung in die ▸ ***Pflegedokumentation*** mit Handzeichen und Uhrzeit dokumentieren.
- **Blick zurück:** Wurde die Auflage richtig platziert und fixiert?

Olivenölauflage

Ziel

Ziel ist es, die Entspannung und das Wohlbefinden des Patienten zu fördern.

Indikation

Olivenölauflagen werden angewendet, wenn eine entkrampfende Wirkung erwünscht ist.

Vorbereitung der Materialien

- Öl in einer Tropfflasche,
- Innentuch, z. B. weiches, doppelt gelegtes Papiertaschentuch,
- Zwischentuch, das etwas größer ist als das Innentuch und wärmen soll (z. B. Frotteewaschhandschuh mit Watte füllen),
- Außentuch, das um den Brustkorb oder Unterkörper gewickelt werden kann (z. B. Badetuch); Patient z. B. einen eigenen Wollschal mitbringen lassen, der dann umgelegt werden kann,
- 2 Gummiwärmflaschen,
- Butterbrotpapier oder Alufolie.

P Olivenölauflagen haben wesentliche Vorteile: Es besteht keine Verbrennungs- oder Verbrühungsgefahr. Die angewärmte Auflage bleibt auf Körpertemperatur, sie kühlt nicht so schnell aus.

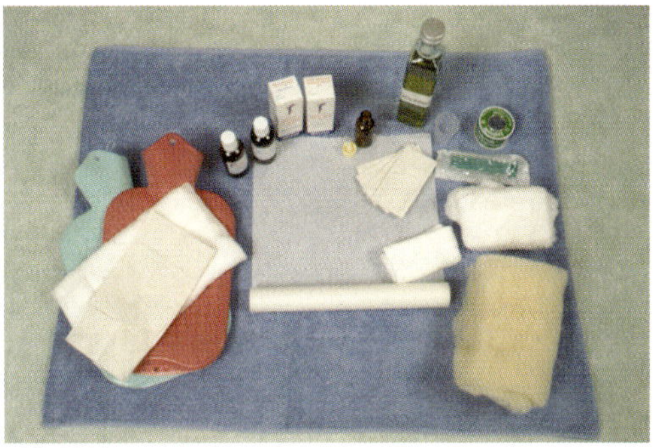

Abb. W.6 a.

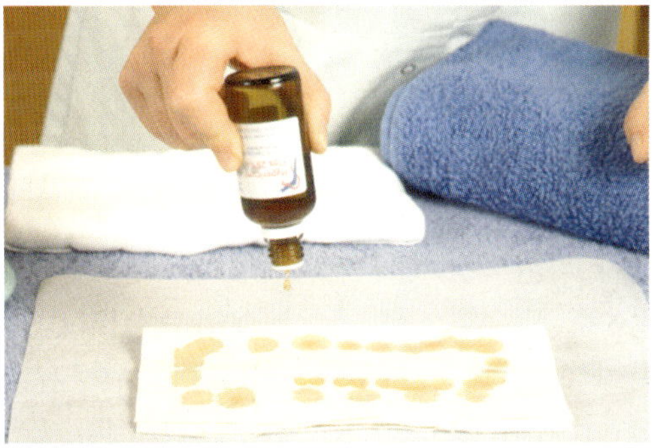

b

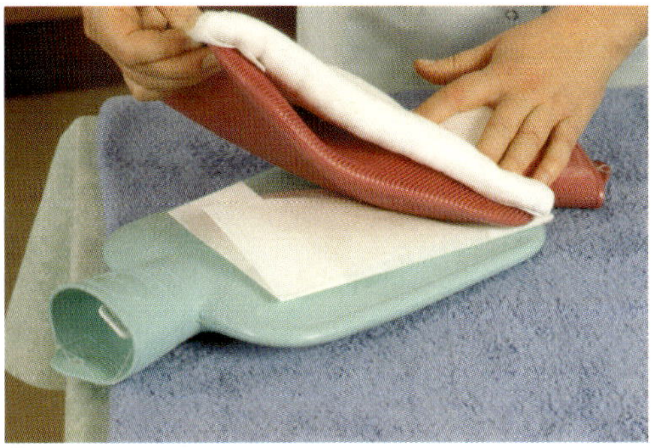

c

Durchführung

- Hände nach ▸ *Hygieneplan* desinfizieren,
- benötigte Gegenstände auf desinfizierter Arbeitsfläche (z. B. Tablett) richten und auf Vollständigkeit überprüfen (**Abb. W.6 a**),
- im Vorfeld Patienten über geplante Maßnahme informieren, sich erkundigen, ob er Wasser lassen muss und ihn bitten, sich danach hinzulegen,
- Besucher aus dem Patientenzimmer bitten und Fenster und Türen schließen,
- Patientenbett auf eine Rücken schonende Arbeitshöhe bringen und evtl. den Handlungsablauf störende Kleidungsstücke entfernen, dabei die Intimsphäre beachten und für Sichtschutz sorgen,
- Butterbrotpapier oder Alufolie (dreimal so groß wie Papiertaschentuch) zurechtlegen,
- 2 ▸ *Wärmflaschen* flach mit heißem Wasser füllen,
- Taschentuch mit 40 – 50 Tropfen Öl beträufeln und in Butterbrotpapier einpacken (**Abb. W.6 b**); so wird verhindert, dass das Gummi der ▸ *Wärmflasche* den Geruch des beträufelten Taschentuches annimmt,
- eingepacktes Taschentuch zusammen mit dem Zwischentuch zwischen den heißen Wärmflaschen anwärmen (**Abb. W.6 c**).
- Patient liegt auf dem ausgebreiteten Außentuch im Bett,
- die ölige Seite des körperwarm angewärmten Taschentuches auf die ausgesuchte Auflagestelle legen,
- Zwischentuch darauf legen und entsprechenden Körperteil mit Außentuch fixieren,
- evtl. noch Wärmflasche auf Außentuch legen und Patient zudecken,
- Anwendungsdauer: beliebig lange (mehrere Stunden oder über Nacht),
- Anwendungshäufigkeit: ein- bis dreimal täglich bei Oliven- oder Johanniskrautöl; bei Zusatz von ▸ *ätherischen Ölen* nur einmal täglich und nach 5 Tagen zwei Tage Pause machen.

M Vor der Anwendung eines Öls vorher einen Tropfen in die Ellenbeuge des Patienten einmassieren, um eine allergische Reaktion auszutesten. Es liegt keine Allergie vor, wenn nach 24 Std. keine Rötung und kein Juckreiz aufgetreten ist.

Nachbereitung

Siehe „Nachbereitung Quarkauflage“, S. 371.

P Neben Olivenölauflagen gibt es noch weitere Ölauflagen mit verschiedenen Indikationen und Auflagestellen. **Tab. W.1** zeigt eine Übersicht und gibt Hinweise zur Dosierung.

Tab. W.1 Indikationen und Auflagestellen verschiedener Ölauflagen (Sonn, 2004)

Öl	Indikation	Auflagestelle	Dosierung
Lavendelöl	▪ Husten ▪ Bronchitis ▪ Erkältung ▪ Nervosität und Unruhe ▪ Schlafstörungen (eher abends)	▪ Brust (Sternumbereich)	Erwachsene: 2 – 5 %ig Kinder ab 3 Jahre, Schwangere, alte Menschen: 0,5 – 2 %ig
„Melissenöl“ (Oleum mellisae indicae)	▪ Husten ▪ Bronchitis ▪ Erkältung ▪ Stress und Erschöpfung (eher tagsüber)	▪ Brust (Sternumbereich)	Erwachsene: 2 – 5 %ig Kinder ab 3 Jahre, Schwangere, alte Menschen: 0,5 – 2 %ig
Thymianöl	▪ starker Hustenreiz ▪ Keuchhusten ▪ Erkältung	▪ Brust (Sternumbereich)	Erwachsene: 2 %ig Kinder ab 3 Jahre, Schwangere, alte Menschen: 0,5 –max. 1 %ig
Eukalyptusöl	▪ Harnverhalten ▪ Blasenentzündung ▪ Erkältung mit Husten	▪ Unterbauch (über der Blase) ▪ Brust (Sternumbereich)	Erwachsene: 2 – 5 %ig Kinder ab 3 Jahre, Schwangere, alte Menschen: 2 %ig
Johannisöl	▪ Nervenschmerzen ▪ Verspannungsschmerzen ▪ Ischialgie ▪ Trigeminusneuralgie ▪ Gürtelrose	▪ jeweils über der schmerzenden Zone	Erwachsene: pur Kinder ab 3 Jahre, Schwangere, alte Menschen: pur

Die Ölgemische sollten zu 95 %, 98 % bzw. 99 % aus einem Pflanzenöl (z. B. Oliven- oder Sonnenblumenöl) und zu 1 %, 2 % bzw. 5 % einer 100 % reinen, natürlichen ätherischen Aroma-Essenz bestehen. Man bekommt fertige, 10 %ige Öle in der Apotheke und muss diese entsprechend mit Olivenöl verdünnen oder man lässt es sich in einer Tropfflasche von der Apotheke in der entsprechenden Stärke ansetzen.

Infobox

Literatur

Sonn A. Wickel und Auflagen. 2. Aufl. Stuttgart: Thieme; 2004
Stellmann M. Kinderkrankheiten natürlich behandeln. München: Gräfe und Unzer; 2005

Internetadressen

http://www.medizin.de
http://www.das-gesundheitsportal.com
http://www.klinikheute.de

Wärmeanwendung mit einer Wärmflasche

Allgemein

Ziele

- Erhöhung der ▸ ***Körpertemperatur*** bei Frieren,
- bessere Versorgung des Gewebes mit Sauerstoff und Nährstoffen,
- vermehrter Abtransport von Schlackenstoffen
- Entspannung der Muskulatur
- Linderung von kolikartigen Schmerzen, bzw. Krämpfen

Indikationen

Indiziert ist die Wärmeanwendung z. B. zur
- allgemeinen Wärmezufuhr (frierender Patient)
- Linderung von Krämpfen (Menstruationsbeschwerden) oder Schmerzen (Darmkoliken)
- lokalen Durchblutungsförderung

Vorbereitung der Materialien

- ▸ ***Wärmflasche*** (**Abb. W.7**)
- Schutzbezug, evtl. Frotteehandtuch

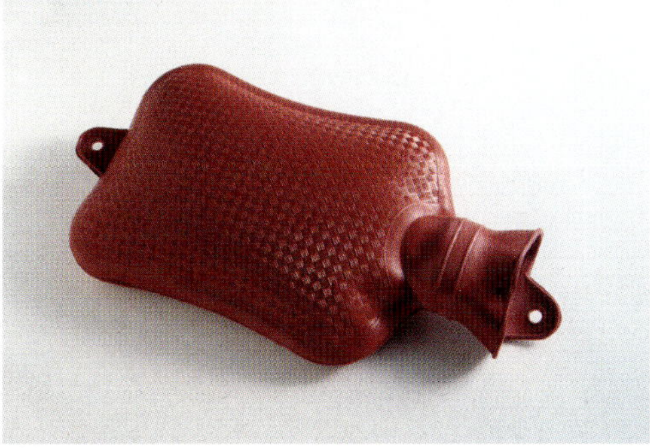

Abb. W.7.

Durchführung

- Hände nach ▸ ***Hygieneplan*** desinfizieren,
- benötigte Gegenstände auf desinfizierter Arbeitsfläche (z. B. Tablett) richten,
- Wärmflasche etwa zur Hälfte mit heißem Wasser füllen (60 – 70 °C) und Luft aus der Flasche entleeren,
- Flasche verschließen und auf Dichtigkeit überprüfen,
- mit Schutzbezug versehen, evtl. in ein Frotteehandtuch einschlagen,
- Patienten über geplante Maßnahme informieren,
- Besucher aus dem Patientenzimmer bitten, Fenster und Türen schließen,
- ▸ ***Patientenbett*** auf eine Rücken schonende Arbeitshöhe bringen, evtl. den Handlungsablauf störende Kleidungsstücke entfernen, dabei die Intimsphäre beachten und für Sichtschutz sorgen,
- Patient lagern und den zu behandelnden Körperteil aufdecken,
- Wärmflasche vorsichtig auflegen und Patienten über die Verträglichkeit der Wärme befragen
- während der Wärmebehandlung Patienten auf Kreislaufreaktionen (z. B. ▸ ***Hypotonie***, Schweißausbruch) beobachten,
- sobald Wärmeeffekt nachlässt, Wärmflasche bei Bedarf auswechseln oder entfernen.

P Zur Intensivierung der Wärmewirkung kann ein feucht-warmes Tuch zwischen Haut und Wärmflasche gelegt werden.

Nachbereitung

- Patienten evtl. rücklagern und beim Anziehen unterstützen,
- sich vor dem Verlassen des Zimmers nach dem Befinden des Patienten und seiner Bedürfnisse bezüglich Lagerung, Getränken, Belüftung des Zimmers usw. erkundigen,
- gebrauchte Materialien sachgerecht ver- bzw. entsorgen (z. B. Desinfektion der Arbeitsfläche, Trocknung der Wärmflasche),
- abschließend Hände nach ▸ ***Hygieneplan*** desinfizieren,

- Maßnahme durch Eintragung in die ▸ ***Patientendokumentation*** mit Handzeichen; Uhrzeit und Ergebnis der Wärmeanwendung dokumentieren.
- **Blick zurück:** Hat sich der Zustand des Patienten durch die Wärmeanwendung verbessert?

Kälteanwendung durch Kälteelemente

Allgemein

Ziele

- Schmerzlinderung,
- Verminderung von Blutungen,
- Reduzierung von Entzündungsprozessen.

Indikationen

Indiziert ist die Kälteanwendung z. B. zur

- Prophylaxe von postoperativen Nachblutungen,
- Abschwellung bei z. B. ▸ ***Distorsion,***
- ▸ ***Fiebersenkung.***

Vorbereitung der Materialien

- Eisbeutel (s. **Abb. W.8**) oder Eiskrawatte, Gelbeutel,
- Schutzbezug, evtl. Frotteehandtuch.

Durchführung

- Hände nach ▸ ***Hygieneplan*** desinfizieren,
- benötigte Gegenstände auf desinfizierter Arbeitsfläche (z. B. Tablett) richten,
- Eisbeutel mit Eiswürfeln oder sehr kaltem Wasser füllen und Luft aus der Flasche entleeren.

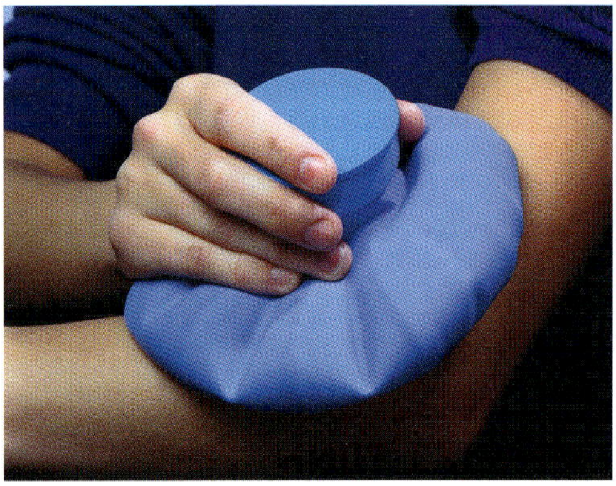

Abb. W.8.

- mit Schutzbezug versehen, evtl. in ein Frotteehandtuch einschlagen,
- Patienten über geplante Maßnahme informieren,
- Besucher aus dem Patientenzimmer bitten, Fenster und Türen schließen,
- ▸ ***Patientenbett*** auf eine Rücken schonende Arbeitshöhe bringen, evtl. den Handlungsablauf störende Kleidungsstücke entfernen, dabei die Intimsphäre beachten und für Sichtschutz sorgen,
- Patient lagern und das zu behandelnde Körperteil aufdecken,
- Eisbeutel vorsichtig auflegen und Patienten über die Verträglichkeit der Kälte befragen,
- während der Kältebehandlung Patienten auf Kreislaufreaktionen (z .B. ▸ ***Hypertonie***, Frieren) beobachten
- sobald Kälteeffekt nachlässt, Eisbeutel bei Bedarf auswechseln oder entfernen

P Zur Intensivierung der Kältewirkung kann ein feuchtes Tuch zwischen Haut und Eisbeutel gelegt werden.

Nachbereitung

- Patienten evtl. rücklagern und beim Anziehen unterstützen,
- sich vor dem Verlassen des Zimmers nach dem Befinden des Patienten und seiner Bedürfnisse bezüglich Lagerung, Getränken, Belüftung des Zimmers usw. erkundigen,
- gebrauchte Materialien sachgerecht ver- bzw. entsorgen (z. B. Desinfektion der Arbeitsfläche, Trocknung des Eisbeutels),
- abschließend Hände nach ▸ ***Hygieneplan*** desinfizieren,
- Maßnahme durch Eintragung in die ▸ ***Patientendokumentation*** mit Handzeichen; Uhrzeit und Ergebnis der Kälteanwendung dokumentieren,
- **Blick zurück:** Hat sich der Zustand des Patienten durch die Kälteanwendung verbessert?

M Eispackungen dürfen nicht auf oberflächlich verlaufende Nerven und schlecht durchblutetes Gewebe aufgelegt werden. Die Dauer der Anwendung richtet sich nach Arztanordnung, bzw. beträgt je nach therapeutischen Erfordernissen 5 bis 30 Minuten.

Wundbehandlung

Definitionen

Wunde: entstandener Defekt von Geweben oder Organen, der durch äußere Einwirkungen entstanden ist. Je nach Art der Entstehung wird unterschieden in z. B. ▶ *Biss-*, ▶ *Kratz-*, ▶ *Platz-*, ▶ *Quetsch-*, ▶ *Schnitt-*, ▶ *Schürf-*, ▶ *Stich-* und Operationswunden. Je nach Wundart unterscheidet man primär heilende Wunden und sekundär heilende Wunden.

Wundbehandlung: alle Maßnahmen (z. B. operative Wundversorgung, Ruhigstellung, Wundverband, ▶ *Wundantiseptika)*, um eine schnelle ▶ *Wundheilung* zu erreichen.

Primär heilende Wunden

Definition

Primär heilende Wunden sind Wunden, deren Ränder aneinander anliegen (z. B. Operationswunden) und die komplikationslos abheilen. Sie werden mit Naht oder Klammern verschlossen. Deren Entfernung gehört zu den pflegerischen Aufgaben.

Faden- bzw. Klammerentfernung

Definition

Faden: Nahtmaterial zum chirurgischen Wundverschluss (Wundnaht) oder zur Fixierung von Kathetern und Sonden (Fixierungsnaht).

Hautklammer: Metallspangen in unterschiedlichen Größen, die mit einem speziellen Klammersetzer über die Wunde zum Wundverschluss platziert werden. Zum Verbandwechsel bei primär heilenden Wunden s. Verbandwechsel bei aseptischen Wunden (S. 360).

Ziel

Ziel ist es, Klammern bzw. nichtresorbierbare Fäden in Wunden zu entfernen.

Indikationen

Die Fäden bzw. Klammern werden zum Abschluss der ▶ *Wundheilung* entfernt.

Vorbereitung der Materialien

- Hautdesinfektionsmittel,
- sterile und unsterile Einmalhandschuhe,
- sterile anatomische ▶ *Pinzette*,
- Fadenentfernung: sterile spitze Schere oder Skalpell bzw. Fadenmesser,
- Klammerentfernung: steriler Klammerentferner,
- sterile ▶ *Tupfer* und ▶ *Kompressen*,
- Schnellverband,
- Abwurfbehälter.

Durchführung

- Hände nach ▶ *Hygieneplan* desinfizieren,
- benötigte Gegenstände auf desinfizierter bzw. steriler Arbeitsfläche (z. B. fahrbarer Tisch) richten und auf Vollständigkeit überprüfen,
- Patienten über geplante Maßnahme informieren (auch bewusstlose Patienten!),
- Besucher aus dem Patientenzimmer bitten, Fenster und Türen schließen,
- ▶ *Patientenbett* auf eine Rücken schonende Arbeitshöhe bringen, evtl. den Handlungsablauf störende Kleidungsstücke entfernen, dabei die Intimsphäre beachten und für Sichtschutz sorgen,
- Patienten je nach Wundlokalisation lagern,
- Arbeitsfläche gut erreichbar positionieren und unsterile Einmalhandschuhe anziehen,
- Wundverband vorsichtig entfernen und direkt im Abwurfbehälter entsorgen,
- Wunde sorgfältig inspizieren und desinfizieren (Einwirkzeit beachten),
- sterile Handschuhe anziehen.

Fadenentfernung

- Faden mit einer anatomischen ▶ *Pinzette* anheben und direkt oberhalb der Haut einseitig durchtrennen (**Abb. W.9**),
- Faden vorsichtig herausziehen, auf einer Kompresse ablegen und überprüfen, ob er ganz entfernt wurde,
- Vorgang wiederholen bis alle Fäden der Wunde entfernt sind; sollen nur die Teilfäden entfernt werden, nur jeden 2. Faden ziehen,

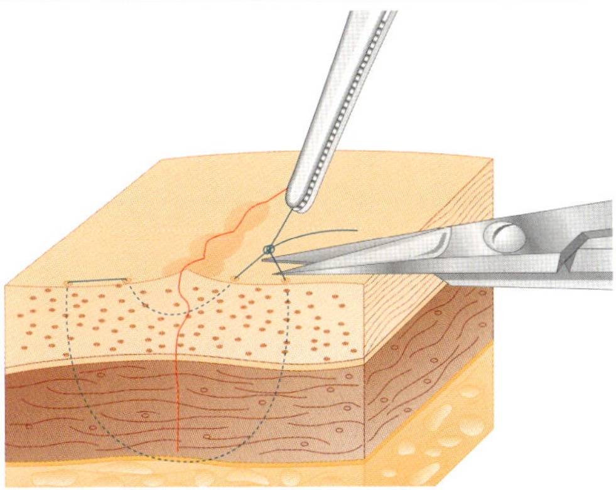

Abb. W.9.

- bei fortlaufenden Intrakutannähten den Knoten am Fadenende abschneiden und den Fadenanfang mit der anatomischen Pinzette fassen; durch Drehen um die Pinzette den Faden aufwickeln und dabei entfernen,
- Wunde erneut desinfizieren und sterilen Wundverband bzw. Schnellverband anlegen.

Klammerentfernung

- Hautklammerentferner (**Abb. W.10 a**) zwischen Haut und Klammer schieben und Klammer durch Zusammendrücken der Griffe so aufbiegen, dass sie problemlos aus der Haut herausgehoben werden kann (**Abb. W.10 b**),

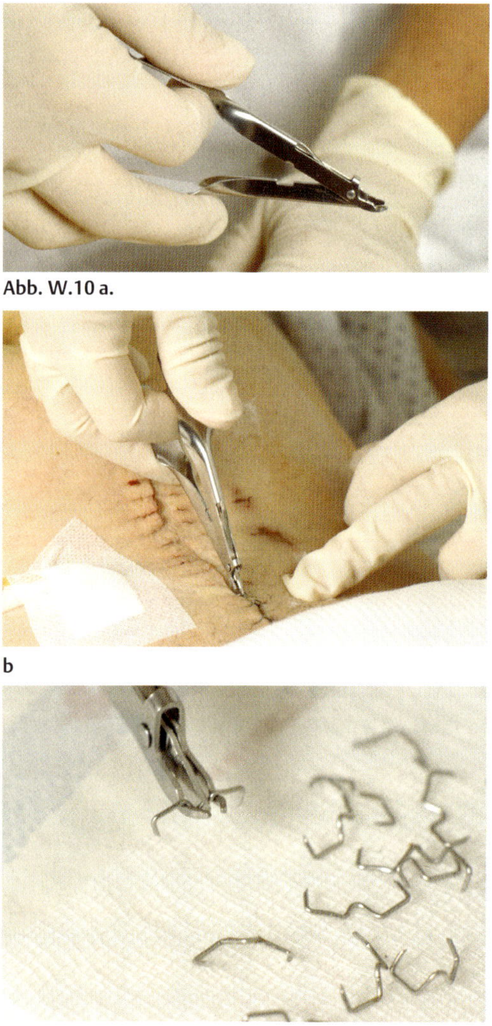

Abb. W.10 a.

b

c

- Vorgang wiederholen bis alle Klammern der Wunde entfernt sind (**Abb. W.10 c**); sollen nur Teilklammern entfernt werden, nur jede 2. Klammer ziehen,
- Wunde erneut desinfizieren und sterilen Wundverband bzw. Schnellverband anlegen.

M Der Zeitpunkt und die Anzahl der zu entfernenden Fäden (Teil- oder Komplettfäden) bzw. Klammern richtet sich nach der ▸ ***Wundheilung*** und wird vom Arzt festgelegt.

Wie Sie bei der Entfernung von Klammern vorgehen, können Sie sich auf der DVD ansehen.

Nachbereitung

- Patienten beim Rücklagern und Anziehen unterstützen,
- sich vor dem Verlassen des Zimmers nach dem Befinden des Patienten und seiner Bedürfnisse bezüglich Lagerung, Getränken, Belüftung des Zimmers usw. erkundigen,
- gebrauchte Materialien sachgerecht ver- bzw. entsorgen (z. B. Mülltrennung beachten, benutzte Instrumente wieder aufbereiten),
- abschließend Hände nach ▸ ***Hygieneplan*** desinfizieren,
- Maßnahme durch Eintragung in die ▸ ***Pflegedokumentation*** mit Handzeichen, Uhrzeit und Ergebnis der Wundinspektion dokumentieren.
- **Blick zurück:** Wurde die Wunde vor dem Anlegen des abschließenden Verbandes nochmals desinfiziert?

Sekundär heilende Wunden

Definition

Sekundär heilende Wunden sind Wunden, die aufgrund einer ▸ ***Wundheilungsstörung*** nur sehr langsam heilen. Oft handelt es sich um tiefe Wunden mit großem Gewebedefekt, chronische oder septische Wunden, die nicht zugenäht werden dürfen. Der Gewebespalt zwischen den Wundrändern muss durch neugebildetes Gewebe aufgefüllt werden. Sekundär heilende Wunden sind immer mit Keimen besiedelt (kontaminiert). Wenn Wunde- oder Wundumgebung Infektionszeichen aufweisen, besteht der Verdacht auf eine ▸ ***Wundinfektion***. Dieser kann z. B. durch einen ▸ ***Wundabstrich*** bestätigt werden. Zum Verbandwechsel bei infizierten Wunden s. Verbandwechsel bei septischen Wunden (S. 362).

Allgemeines

Wundbeurteilung

- Eine Wunde muss zunächst sorgfältig inspiziert und beobachtet werden, um das Wundstadium feststellen zu können. Dies ist eine wesentliche Voraussetzung, um den passenden Verbandstoff ermitteln zu können (**Tab. W.2**).

Wundbeschreibung

Zur Beschreibung einer Wunde können u. a. folgende Kriterien zugrunde gelegt werden:

- Beschreibung der Wundoberfläche: schwarz (Nekrose), schwarz/gelb (Mischung von Nekrose und Fibrin), gelb/rot (Fibrin/Granulation),
- Beschreibung des Exsudats (▸ ***Wundbelags***): serös, blutig, eitrig usw.,

Tab. W.2 Verschiedene Wundstadien und ihre Merkmale

Bezeichnung des Wundstadiums	**Merkmale**	**empfohlene Wundauflage**
primär heilende Wunde 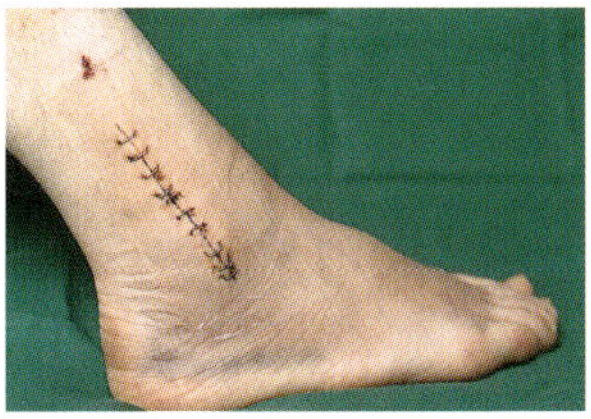 **Abb. W. 11**	▪ trocken	Textilpflaster oder Kompresse *Alternative:* Folienverband, dünner Hydrokolloidverband
primär heilende Wunde mit Sekretion 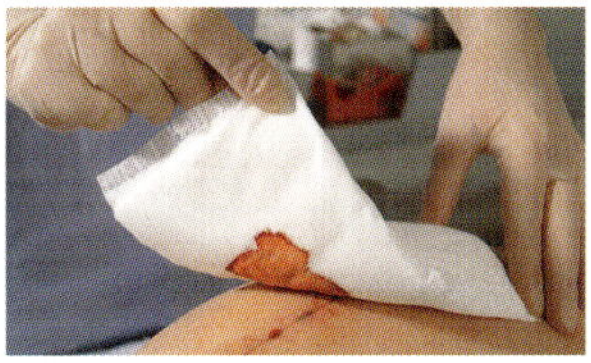 **Abb. W. 12**	▪ Sekretion von Wundsekret	Textilpflaster oder Kompresse/ Vlies
sekundär heilende Wunde mit schmierigen Belägen 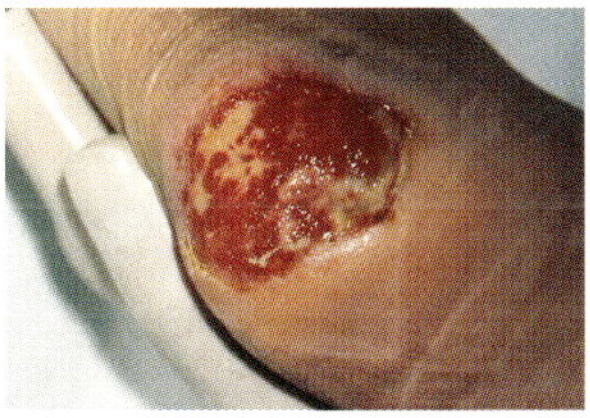 **Abb. W. 13**	▪ fibrinöse Beläge, Wunde in der Granulationsphase	Hydrokolloidverband *Alternative:* Hydrogel, Alginat, Hydropolymerverband
sekundär heilende Wunde mit ▸ ***Nekrose***, trocken* 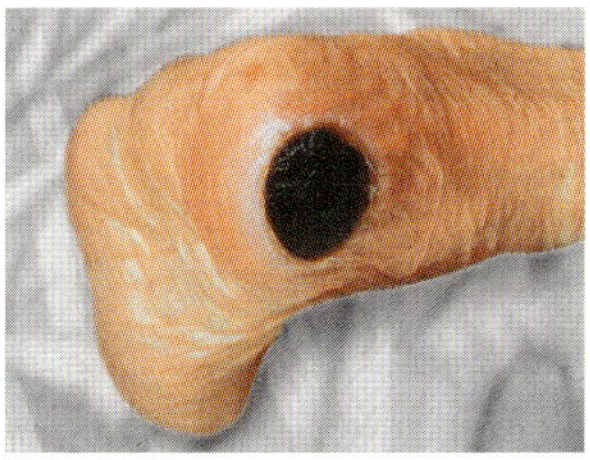 **Abb. W. 14**	▪ Zelluntergang (Schwarzfärbung)	Hydrogel *Alternative:* Hydrokolloidverband, Hydropolymerverband, Tender-Wet

Fortsetzung ▸

Tab. W.2 Fortsetzung

Bezeichnung des Wundstadiums	Merkmale	empfohlene Wundauflage
sekundär heilende Wunde, infiziert 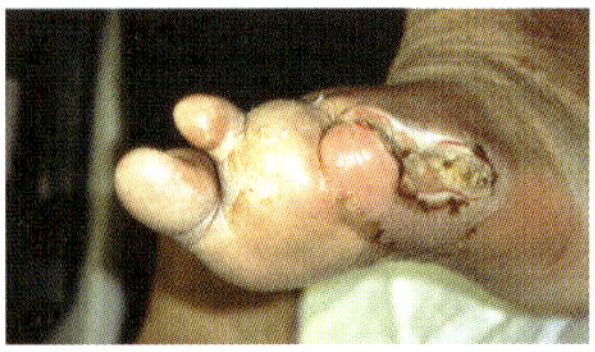 **Abb. W. 15**	▪ Nekrose und Eiter	Alginatverband *Alternative:* Kompressen, Tender-Wet
sekundär heilende Wunde, Granulationsphase 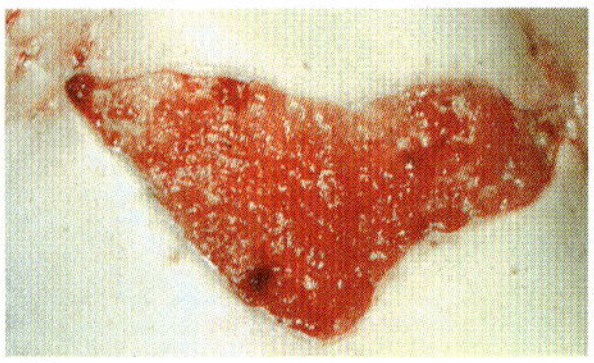 **Abb. W. 16**	▪ Granulation flächig (hellrot, gut durchblutet), am Rand noch leicht fibrinös	Hydrokolloidverband *Alternative:* Alginat, Hydropolymerverband
sekundär heilende Wunde, Epithelisierungsphase 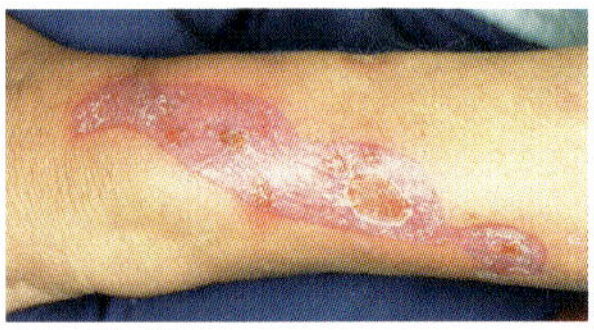 **Abb. W. 17**	▪ Wunde fast komplett mit Epithel bedeckt	Hydrokolloidverband *Alternative:* Hydropolymerverband

[*]Häufig ist eine ▸ Demarkierung *von Nekrosen erwünscht. Dies betrifft besonders Wunden, die durch arterielle Gefäßverschlüsse entstanden sind. In diesem Fall müssen die Nekrosen trocken verbunden werden.*

- Bestimmung der Wundgröße: Bestimmung des Durchmessers mittels Maßband (**Abb. W.18 a**), Bestimmung der Tiefe mit einer ▸ ***Pinzette*** (**Abb. W.18 b – c**),
- Beobachtung der Wunde auf ▸ ***Wundheilungsstörungen*** wie z. B. Entwicklung eines Seroms (Ansammlung von serösem Exsudat), eines ▸ ***Hämatoms*** (Bluterguss) oder einer ▸ ***Wundinfektion*** (z. B. Rötung, Druckschmerzhaftigkeit).

Verbandmaterial

- Basierend auf den Ergebnissen der Wundbeobachtung ordnet der Arzt das Verbandmaterial an, das für das Wundstadium geeignet ist (**Tab. W.3**) bzw. die Maßnahmen zur Antiseptik (z. B. ▸ ***Wundspülung***),
- bei sich verändernden Wundverhältnissen, wenn die Wunde eine neue Wundheilungsphase erreicht, muss die Wahl der Verbandmaterialien entsprechend angepasst werden.

P Bei der Anwendung anderer Wundbehandlungsmittel wie Antiseptika oder nekroselösender Externa sollte der Nutzen genau abgewogen werden. Viele dieser Substanzen sind umstritten und beeinträchtigen die ▸ ***Wundheilung***. Nur nach Arztanordnung verwenden.

Verbandwechsel

- Der Verbandwechsel ist bei nicht infizierten und bei infizierten, septischen Wunden unterschiedlich,
- während des Verbandwechsels unter allen Umständen eine Keimverschleppung vermeiden,
- hygienische Richtlinien beachten: z. B. hygienische Händedesinfektion durchführen (S. 134), sterile Handschuhe korrekt anziehen (S. 134), sterile und unsterile Materialien voneinander trennen und nicht über sterile Materialien hinwegarbeiten, evtl. Mundschutz anziehen (z. B. bei Erkältungen).

M Für alle Wunden gilt: Nekrosen sollten durch den Arzt entfernt werden.

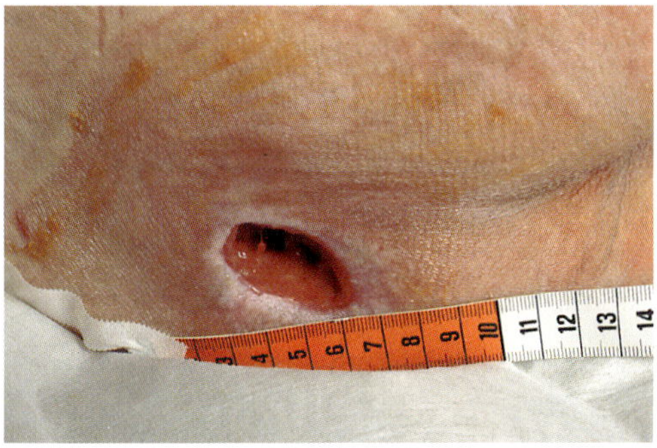

Abb. W.18 a.

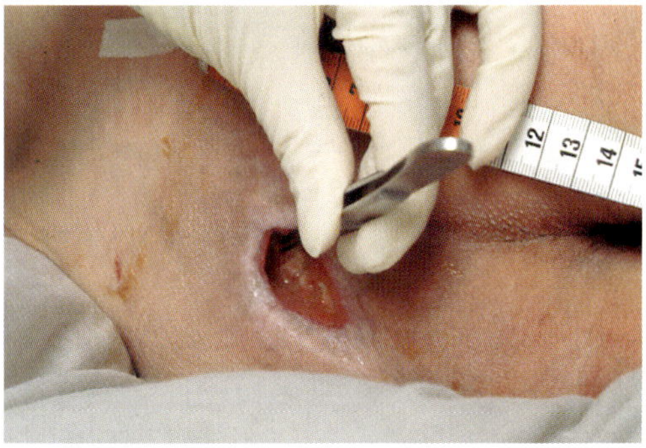

b

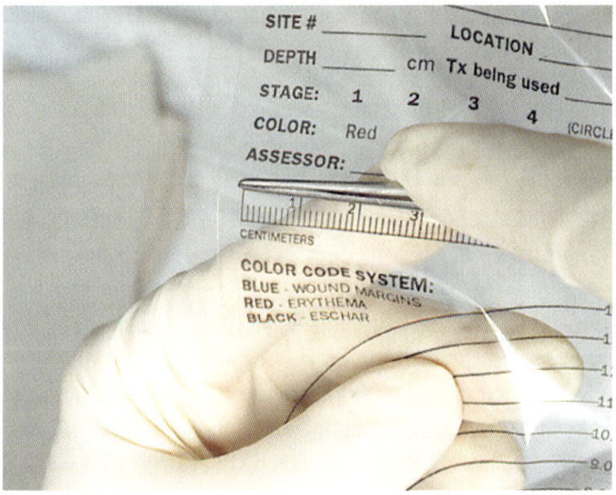

c

Dokumentation

- Beobachtungsergebnisse müssen gewissenhaft festgehalten werden, um allen an der Wundversorgung Beteiligten das Feststellen von Veränderungen zu ermöglichen,
- Veränderungen müssen dem Arzt mitgeteilt werden.

Behandlung der Grunderkrankung

- Je nach Grunderkrankung muss eine ergänzende Pflegestrategie oder Therapie erfolgen. Bei ▸ ***Ulcus cruris venosum*** muss die Extremität mit Kompressionsverbänden versorgt werden, bei Dekubitus eine vollkommene Druckentlastung vorgenommen werden und bei diabetisch entstandenen Wunden muss der Blutzuckerspiegel eingestellt werden.

Wundspülung bei sekundär heilenden Wunden

Ziele

- Kontrolle des Wundzustands,
- Reinigung der Wunde,
- Förderung der Wundheilung.

Indikationen

Eine Wundspülung ist indiziert bei infizierten und nicht infizierten, sekundär heilenden Wunden.

M Nur infizierte Wunden werden mit ▸ ***Wundantiseptika*** gespült. Bei allen anderen Wunden wird Ringer-Lösung oder isotone Kochsalzlösung verwendet.

Vorbereitung der Materialien

Unsterile Materialien

- Desinfektionsmittel,
- Einmalhandschuhe,
- Bettschutz,
- Mundschutz,
- Abwurfbehälter,
- Tablett.

Sterile Materialien

- 20-ml-Spritze,
- ▸ ***Knopfkanüle***,
- Spüllösung (z. B. Ringer-Lösung, NaCl-Lösung, bei infizierten Wunden evtl. ▸ ***Wundantiseptika***),
- sterile anatomische ▸ ***Pinzette***,
- Einmalhandschuhe,
- sterile Kugeltupfer bzw. ▸ ***Kompressen***,
- Verbandmaterialien.

Durchführung

- Hände nach ▸ ***Hygieneplan*** desinfizieren,
- benötigte Gegenstände auf desinfizierter bzw. steriler Arbeitsfläche (z. B. fahrbarer Tisch) richten und Vollständigkeit überprüfen; unsterile Materialien patientennah, sterile Materialien patientenfern platzieren; steht kein Kollege zum Anreichen zur Verfügung, sterile Materialien vorher öffnen, Spüllösung vorher aufziehen,

Wie Sie bei einer Wundspülung vorgehen, zeigen Ihnen die Videos „Verbandwechsel Platzbauch“ und „Verbandwechsel Leiste“.

Nachbereitung

- Patienten beim Rücklagern und Anziehen unterstützen,
- sich vor dem Verlassen des Zimmers nach dem Befinden des Patienten und seiner Bedürfnisse bezüglich Lagerung, Getränken, Belüftung des Zimmers usw. erkundigen,
- gebrauchte Materialien sachgerecht ver- bzw. entsorgen (z. B. Mülltrennung beachten, benutzte Instrumente wieder aufbereiten),
- abschließend Hände nach ► ***Hygieneplan*** desinfizieren,
- Maßnahme durch Eintragung in die ► ***Patientendokumentation*** mit Handzeichen, Uhrzeit und Ergebnis der Wundinspektion dokumentieren.
- **Blick zurück:** Sind alle Materialien wieder entfernt? Wurde nicht zufällig etwas im Bett vergessen?

Wundverband bei infizierten, sekundär heilenden Wunden (Beispiel Hydrokolloidverband mit Alginat-Tamponade)

Definitionen

Hydrokolloidverband: semiokklusive Wundauflage zur feuchten Wundbehandlung. Die Grundsubstanz, die Hydrokolloide, nehmen Wundsekret auf, verwandeln sich in Gel und bilden so ein feuchtes Wundmilieu. Bei der Abnahme des Verbandes entsteht oft ein typischer Geruch und das Hydrokolloid-Wundsekret-Gemisch sieht aus wie Eiter. Diese Phänomene sind typisch und kein Zeichen einer ► ***Infektion***. Sie werden von der Wundauflage hervorgerufen.

Alginat-Tamponade: Tamponade aus Kalziumalginat. Die saugfähigen Fasern der Kalziumalginate wandeln sich bei Kontakt mit natriumhaltigen Flüssigkeiten wie Blut oder Wundsekret zu einem Gel um. Das Gel deckt die Wunde ab, so dass ein idealfeuchtes Wundmilieu entsteht.

Ziele

- Reinigung der Wunde, Reduzierung von Wundkeimen,
- Förderung der Wundheilung.

Indikationen

Ein Hydrokolloidverband mit Alginattamponade ist z. B. indiziert bei:

- ► ***Dekubitus***,
- ► ***Ulcus cruris***.

Vorbereitung der Materialien

Unsterile Materialien

- Desinfektionsmittel,
- Einmalhandschuhe,
- Bettschutz,
- Mundschutz,
- Schutzkittel,
- Abwurfbehälter,
- Tablett.

Sterile Materialien

- 20-ml-Spritze, evtl. bei Bedarf ► ***Knopfkanüle***,
- Alginat-Tamponade,
- Hydrokolloidverband,
- Spüllösung (z. B. Ringer-Lösung, NaCl-Lösung, ► ***Wundantiseptika***),
- anatomische ► ***Pinzetten***,
- Einmalhandschuhe,
- sterile Kugeltupfer bzw. ► ***Kompressen***,
- Verbandmaterialien.

M Bitte beachten Sie bei der ► ***Verbandvisite***, dass infizierte Wunden erst nach kontaminierten bzw. primär heilenden Wunden versorgt werden dürfen.

Durchführung

- Hände nach ► ***Hygieneplan*** desinfizieren,
- benötigte Gegenstände auf desinfizierter bzw. steriler Arbeitsfläche (z. B. Tablett) richten und auf Vollständigkeit überprüfen; unsterile Materialien patientennah, sterile Materialien patientenfern platzieren.

P Wenn Sie alleine steril arbeiten müssen, denken Sie daran, sich vor dem Lösen des Verbands die Materialien vorzubereiten, denn wenn Sie sterile Handschuhe anhaben, dürfen Sie nur noch sterile Gegenstände anfassen. Also z. B. sterile Kompressen vorher öffnen und Folie abziehen, Spüllösung steril aufziehen usw.

- Patienten über geplante Maßnahme informieren (auch bewusstlose Patienten!),
- Besucher aus dem Patientenzimmer bitten, Fenster und Türen schließen,
- ► ***Patientenbett*** auf eine Rücken schonende Arbeitshöhe bringen, evtl. den Handlungsablauf störende Kleidungsstücke entfernen, dabei die Intimsphäre beachten und für Sichtschutz sorgen,
- Schutzkittel anziehen, bei großflächigen infizierten Wunden auch Mund- und Haarschutz,
- Patienten in Abhängigkeit der Wundlokalisation schmerzfrei lagern,
- Arbeitsfläche gut erreichbar positionieren, Bettschutz platzieren, unsterile Einmalhandschuhe anziehen,

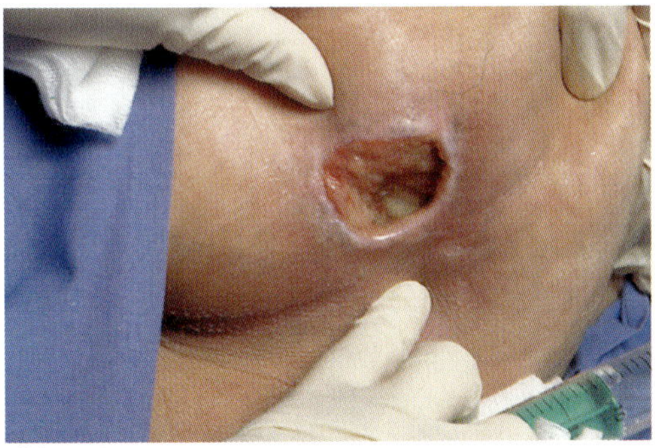

Abb. W.21 a.

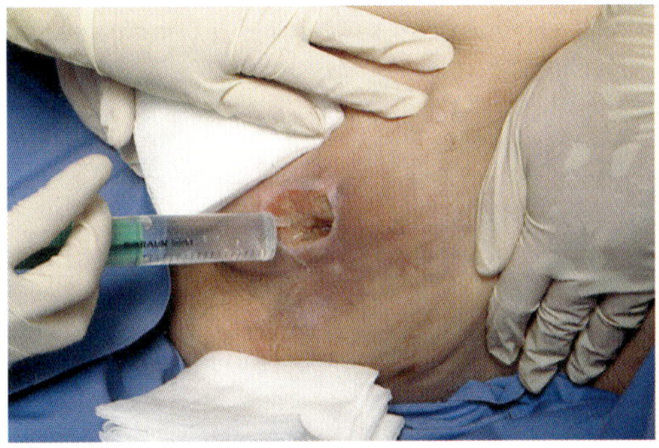

b

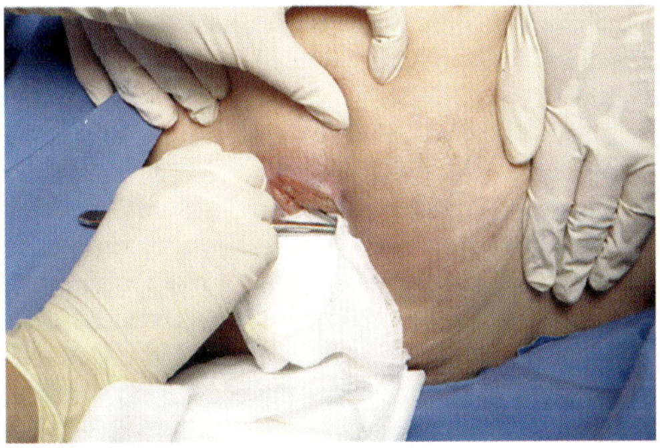

c

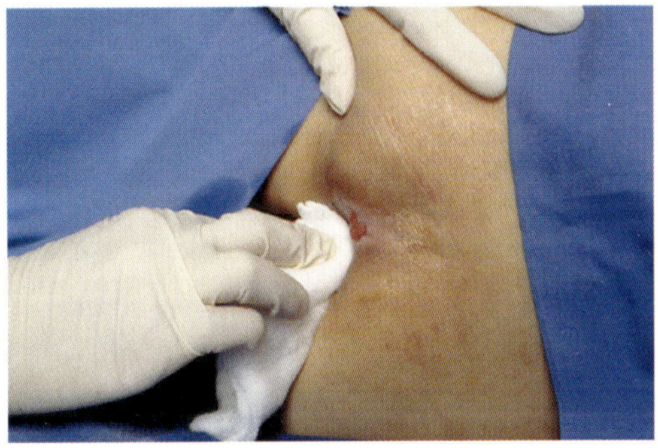

d

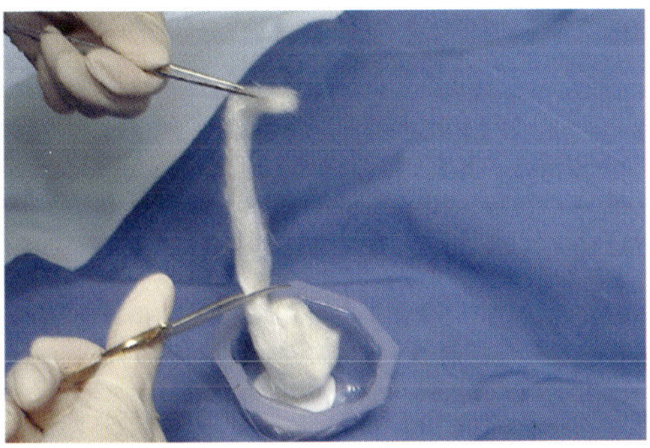

e

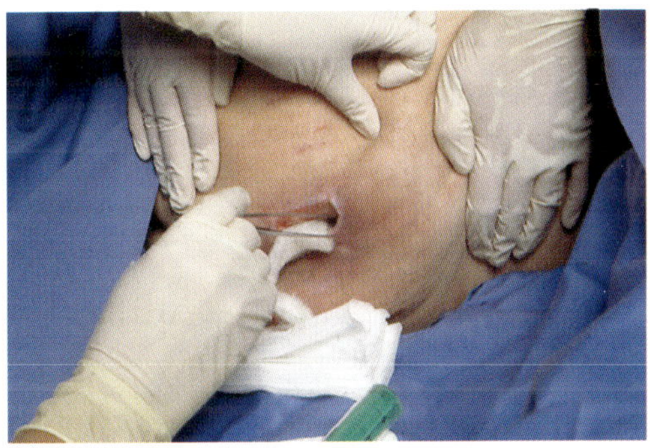

f

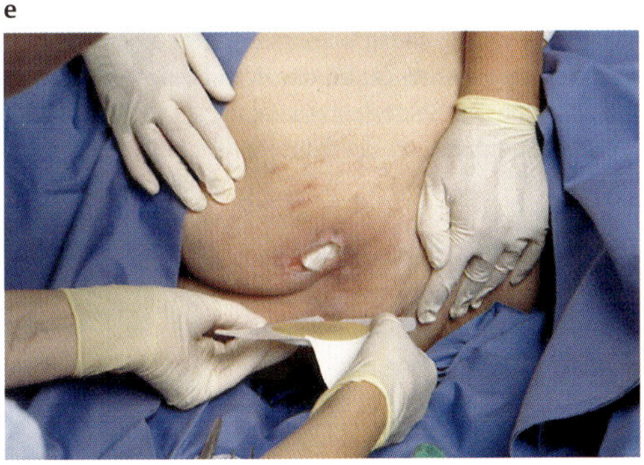

g

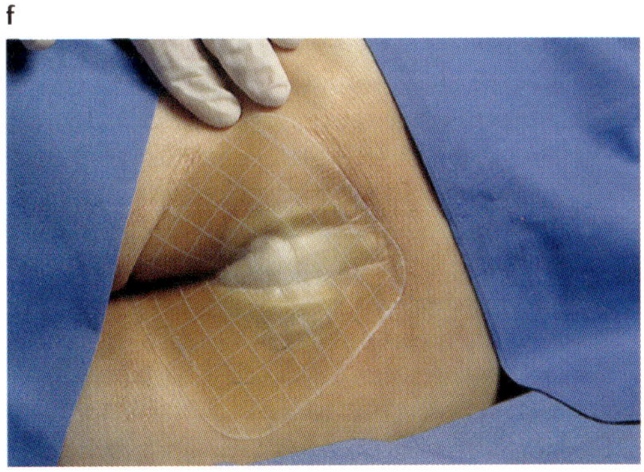

h

Zentraler Venenkatheter/ Zentrale Venendruckmessung

Definitionen

Zentraler Venenkatheter (ZVK): Syn. Kavakatheter; flexibler, steriler Kunststoffschlauch mit Führungsdraht und Venenpunktionskanüle. Im Gegensatz zur peripheren Venenpunktion (S. 53 f) liegt die Katheterspitze herznah (zentral). In der Regel wird die V. subclavia (▸ ***Subklaviakatheter***) oder V. jugularis (▸ ***Jugulariskatheter***) punktiert. Der Katheter wird über die Kanüle bis zur oberen klappenlosen Hohlvene (V. cava superior) bis kurz vor den rechten Vorhof vorgeschoben. Pflegende assistieren beim Legen eines zentralen Venenkatheters und messen den zentralen Venendruck über den Katheter. Zur Verabreichung der verordneten Infusionsmenge s. S. 138 f, zum Verbandwechsel der Punktionsstelle s. S. 360 f.

Zentrale Venendruckmessung (ZVD): Verfahren zur Bestimmung des zentralen Venendrucks (Druck in der oberen Hohlvene), wobei der Katheter am äußeren Ende mit einem Messsystem verbunden werden kann. Die Messung erfolgt über Wassersäule oder elektronisch über einen Druckwandler und einen Monitor. Der Normalwert beträgt +2 bis +10 cm H_2O (Wassersäule).

Assistenz beim Legen eines zentralen Venenkatheters

Ziele

- Verbesserung des Flüssigkeitshaushalts durch ▸ ***Infusion,***
- Stabilisierung des Kreislaufs,
- Vermeidung von Komplikationen bei Langzeitinfusionstherapie (z. B. ▸ ***Thrombophlebitis***),
- diagnostische Erkenntnis über mechanische Störungen des Blutstroms z. B. bei Herzklappeninsuffizienz oder über den zentralen Venendruck,
- Bewegungsfreiheit für die Extremitäten.

Indikationen

Indiziert ist ein ZVK z. B.:

- bei akuten Erkrankungen wie ▸ ***Schock***, Verbrennungskrankheit, Lungenödem, die mit ▸ ***Hypo-*** oder ▸ ***Hypervolämie*** einhergehen,
- zur Verabreichung hochwirksamer Medikamente (Nitroglycerin, Katecholamine),
- wenn keine periphere Vene punktiert werden kann, bzw. wenn ein sicherer venöser Zugang für einen längeren Zeitraum benötigt wird,
- zur Infusion hyperosmolarer (stark Venen reizender) Lösungen wie bei der parenteralen Ernährung,
- bei Herzklappeninsuffizienz,
- zur zentralen Venendruckmessung,
- bei Notwendigkeit bewegungsfreier Extremitäten.

Vorbereitung der Materialien

- **Unsterile Materialien**:
  - Mundschutz, Kopfhaube,
  - Desinfektionsspray,
  - Bettschutz
  - Einmalrasierer,
  - Abwurfbehälter,
  - Infusionsständer,
  - Laborröhrchen,
  - Röntgenanforderungsschein (Lagekontrolle des Katheters),
  - Beistelltisch als Ablagefläche.
- **sterile Materialien**:
  - Schutzkittel,
  - Spritze mit Kanüle (Lokalanästhesie),
  - ▸ ***Lokalanästhetikum,***
  - Punktionsset (Spritze, Stichlanzette, Punktionskanüle, Katheter in erforderlicher Länge, Dreiwegehahn, Abdecktuch, Loch- oder Schlitztuch und Handschuhe),
  - 10 ml NaCl-Lösung,
  - Fixationsmaterialien (z. B. Pflasterzügel oder ▸ ***chirurgische Nadel***, Nadelhalter mit ▸ ***Nahtmaterial***),
  - Verbandmaterialien,
  - ▸ ***Infusion*** und ▸ ***Infusionssystem***.

M Das Legen eines zentralen Venenkatheters ist ärztliches Aufgabengebiet. Die Pflegeperson ist zuständig für die Assistenz bei der Anlage des ZVK. Dies schließt die Lagerung und Überwachung des Kreislaufs sowie das Richten und die Kontrolle der Infusion mit ein.

Durchführung

- Hände nach ▸ ***Hygieneplan*** desinfizieren,
- benötigte Gegenstände auf desinfizierter und steriler Arbeitsfläche (z. B. fahrbarer Tisch) richten und auf Vollständigkeit überprüfen,
- Patienten über geplante Maßnahme informieren (auch bewusstlose Patienten!), Fenster und Türen schließen und Besucher aus dem Patientenzimmer bitten,
- ▸ ***Patientenbett*** auf eine Rücken schonende Arbeitshöhe bringen und evtl. den Handlungsablauf störende Kleidungsstücke entfernen, dabei die Intimsphäre beachten und für Sichtschutz sorgen,
- Patienten flach auf den Rücken lagern bzw. Kopftieflage bei Punktion der V. jugularis zur Vermeidung einer ▸ ***Luftembolie*** und zur besseren Venenfüllung.

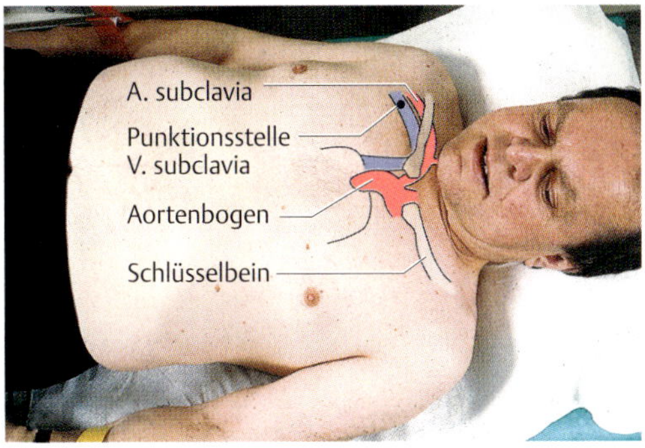

Abb. Z.1.

In der Regel werden die V. jugularis interna oder die V. subclavia punktiert (**Abb. Z.1**). Der Kopf wird auf die Gegenseite der Punktionsstelle gelagert.

- Psychische Situation des Patienten berücksichtigen. Ängsten im Gespräch begegnen, evtl. beruhigende Medikation nach Arztanordnung,
- Bettschutz positionieren,
- Mundschutz und Kopfhaube anziehen,
- sterile Tücher anreichen, um ein steriles Arbeitsfeld zu schaffen bzw. sterile Gegenstände, wenn der Arzt sich den Tisch deckt (**Abb. Z.2 a**),
- dem Arzt NaCl-Lösung zum Durchspülen und Füllen des Katheters anreichen (**Abb. Z.2 b**). Bei allen Anreichungen darauf achten, Arzt bzw. Gegenstand nicht unsteril zu machen,
- Arzt führt Hautdesinfektion durch und verabreicht Lokalanästhesie,
- Patient informieren, sich nicht zu bewegen, um Fehlpunktionen zu vermeiden,
- Arzt punktiert Vene nach vorhergegangener Palpation mit einer Kunstoffkanüle (**Abb. Z.2 c**). Bei Punktion der V. jugularis interna wird die A. carotis getastet und dann die daneben liegende Vene punktiert. Bei Punktion der V. subclavia wird das Schlüsselbein getastet,
- durch Fehlpunktionen kann es zu Gefäßverletzungen und damit z. B. zu einem ▸ ***Hämatothorax*** oder ▸ ***Pneumothorax*** kommen. Die Pflegeperson muss daher die Vitalzeichen des Patienten überwachen und sich nach seinem Befinden erkundigen (**Abb. Z.2 d**), wenn der Patient Auskunft geben kann. Patient bitten, sich bei Veränderungen sofort zu melden.
- Arzt entfernt den ▸ ***Mandrin*** aus der Kunststoffkanüle und führt den Seldinger Führungsdraht ein (Seldinger Technik). Dieser Draht hat eine weiche Spitze, daher ist die Gefahr der Gefäßperforation vermindert,

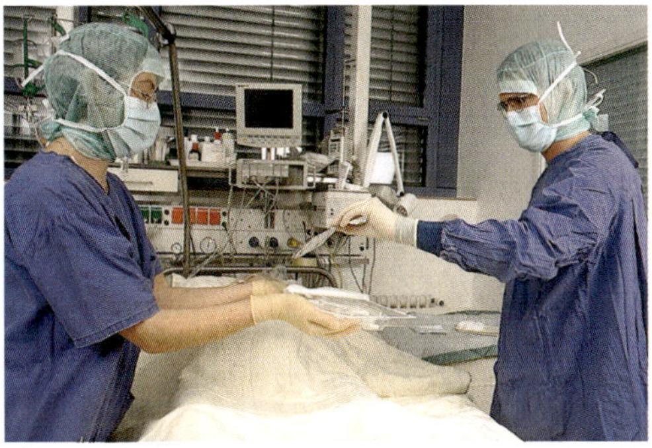

Abb. Z.2 a.

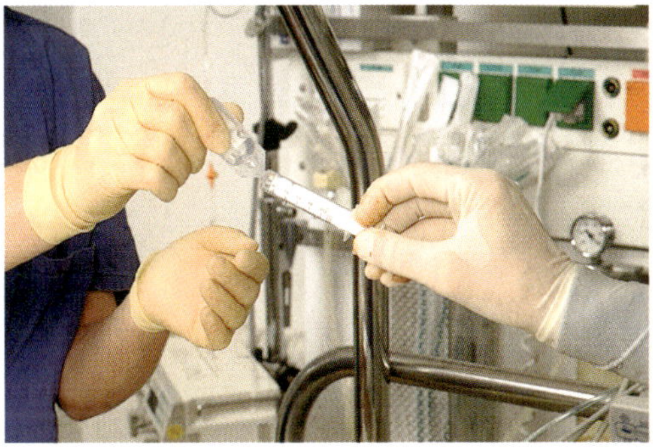

b

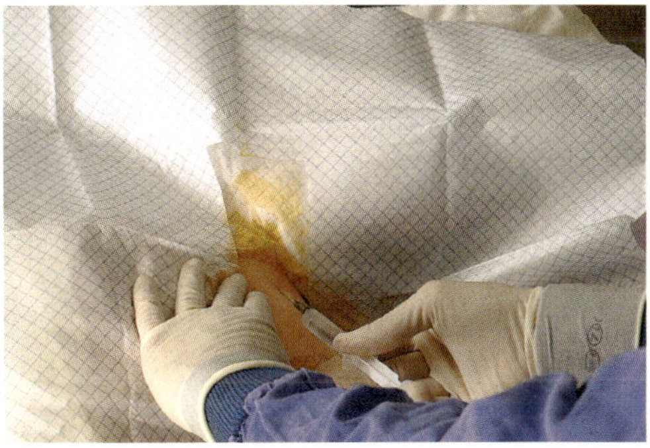

c

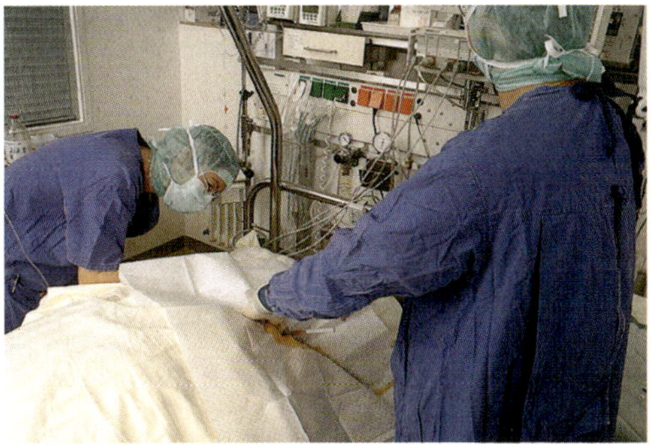

d

- Arzt entfernt die Kanüle, dehnt den Weg über einen Dilatator vor und führt Katheter über den Führungsdraht ein,
- Arzt schiebt Katheter bis kurz vor den rechten Vorhof vor (er orientiert sich dabei an der Graduierung am Katheter),
- Arzt entfernt den Führungsdraht (**Abb. Z.3 a**), evtl. wird Blut zur Laboruntersuchung aus dem Katheter entnommen,
- Punktionsstelle mit Desinfektionsmittel säubern und provisorischen sterilen Verband anlegen (S. 360 f),
- Patienten mit Anforderungsschein zur Kontrolle der richtigen Katheterposition in die Röntgenabteilung transportieren (beim Patienten bleiben, um Komplikationen rechtzeitig zu erkennen). Bei Venenkathetern mit innen liegendem Mandrin wird dieser erst nach der Röntgenkontrolle entfernt.
- Nach Bestätigung der korrekten Lage des Katheters durch das Röntgenbild fixiert der Arzt den Venenkatheter, indem er mit einem Stich auf der Haut angenäht wird (**Abb. Z.3 b**),
- vorbereitete Infusion mit Dreiwegehahn anschließen und ▸ ***Infusionsgeschwindigkeit*** einstellen; überprüfen, ob Infusion läuft (**Abb. Z.3 c**); Arzt evtl. NaCl-Lösung zum Durchspülen des Katheters anreichen.
- Venenkatheter mit sterilem Verband endgültig fixieren und zusätzlich Pflasterzügel anbringen (**Abb. Z.3 d**), um ein Verrutschen des Katheters durch Zug zu verhindern.

Welche Aufgaben Pflegende beim Legen eines ZVK übernehmen, können Sie sich auf der DVD ansehen.

Nachbereitung

- Patienten beim Rücklagern und beim Anziehen unterstützen (darauf achten, dass keine Gegenstände im Bett vergessen worden sind, z. B. Verschlusskappe des Infusionssystems, Verpackungsmaterialien usw.),
- sich vor dem Verlassen des Zimmers nach dem Befinden des Patienten und seiner Bedürfnisse bezüglich Lagerung, Getränken, Belüftung des Zimmers usw. erkundigen,
- gebrauchte Materialien sachgerecht ver- bzw. entsorgen (z. B. Mülltrennung durch die Verwendung unterschiedlicher Materialien wie Glasampullen, Kunststoffspritze, Verpackungsmaterialien beachten),
- abschließend Hände nach ▸ ***Hygieneplan*** desinfizieren,
- Maßnahme durch Eintragung in die ▸ ***Pflegedokumentation*** mit Handzeichen und Uhrzeit dokumentieren.
- **Blick zurück:** Wurde der Venenkatheter ausreichend fixiert? Läuft die Infusion in der verordneten Tropfengeschwindigkeit? Wurden die Vitalzeichen des Patienten kontrolliert? Ist der Patient informiert, sich bei Veränderungen sofort zu melden und befindet sich die Rufanlage in Reichweite?

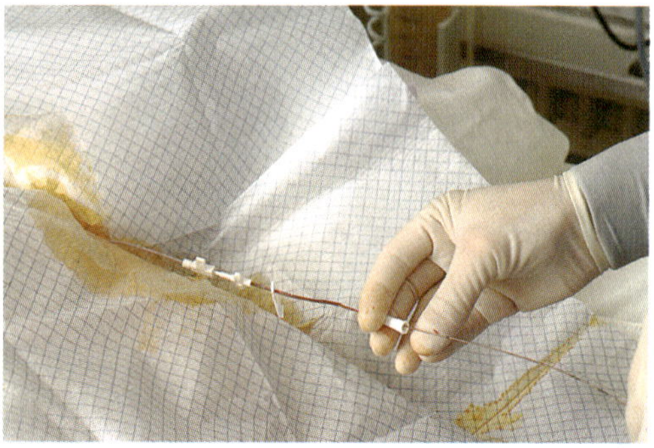

Abb. Z.3 a.

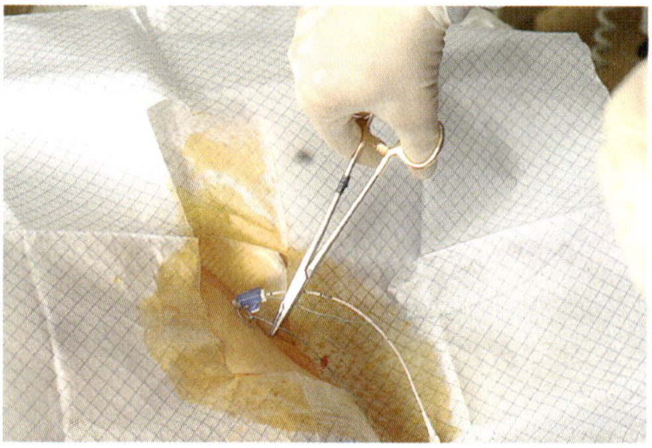

b

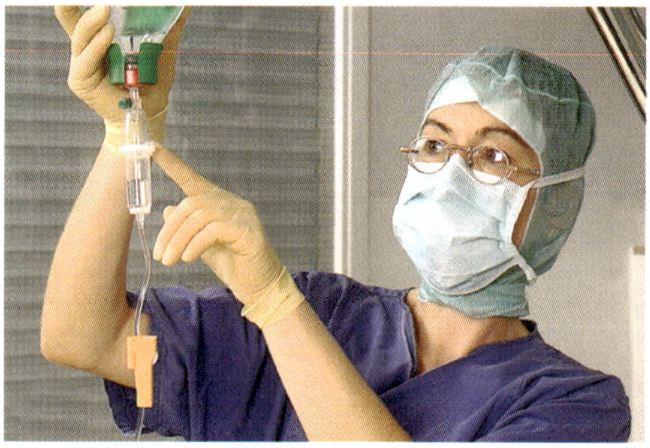

c

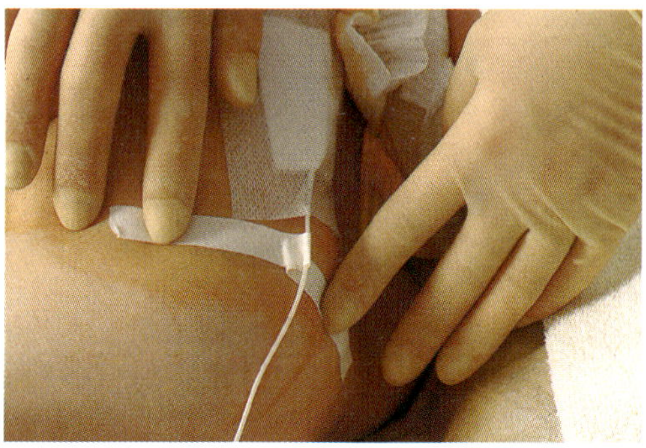

d

Messung des zentralen Venendrucks

Ziel

Der ZVD wird gemessen, um Information über das Verhältnis des venösen Blutangebotes und der Leistungsfähigkeit des rechten Herzens zu erhalten.

Indikation

Indiziert ist eine Messung des ZVD zur Überwachung des venösen Volumenstatus bei ▸ ***Hypovolämie*** oder ▸ ***Hypervolämie***.

Voraussetzungen

- Zentraler Venenkatheter,
- Bestimmung des ▸ ***Nullpunktes*** mit einer ▸ ***Thoraxschublehre***.

Vorbereitung der Materialien

- ▸ ***Thoraxschublehre***,
- Markierungsstift,
- an einem Infusionsständer befestigter ▸ ***Venotonometer*** (Messskala mit Messschlauch) und Pfeil,
- Infusionslösung (NaCl-Lösung 0,9 %), Infusionssystem für ZVD-Messung.

Durchführung

- Hände nach ▸ ***Hygieneplan*** desinfizieren,
- benötigte Gegenstände auf desinfizierter Arbeitsfläche (z. B. Tablett) richten und auf Vollständigkeit überprüfen,
- Patienten über geplante Maßnahme informieren (auch bewusstlose Patienten!), Fenster und Türen schließen und Besucher aus dem Patientenzimmer bitten,
- evtl. den Handlungsablauf störende Kleidungsstücke entfernen, dabei die Intimsphäre beachten und für Sichtschutz sorgen,
- die drei Schenkel des Infusionssystems zur ZVD-Messung luftleer mit NaCl-Lösung füllen: 1. Schenkel: von der Infusionsflasche zum Dreiwegehahn, 2. Schenkel: vom Dreiwegehahn zur Messlatte, 3. Schenkel: vom Dreiwegehahn zum Patienten.
- **Messsystem vorbereiten:**
  - System wie eine Infusion bis zum Dreiwegehahn füllen; Dreiwegehahn so stellen, dass Schenkel der Messleiste luftleer gemacht wird (**Abb. Z.4**), dann Hahn umstellen, so dass der zum Patienten führende Schenkel gefüllt wird,
  - den zum Patienten führenden, gefüllten Schlauch am ZVK anschließen (der die drei Schläuche miteinander in Verbindung setzende Dreiwegehahn bleibt noch geschlossen),
  - den zum Ablesen des ZVD-Werts vorgesehenen Schlauch in die am Infusionsständer befestigte Messlatte einspannen.

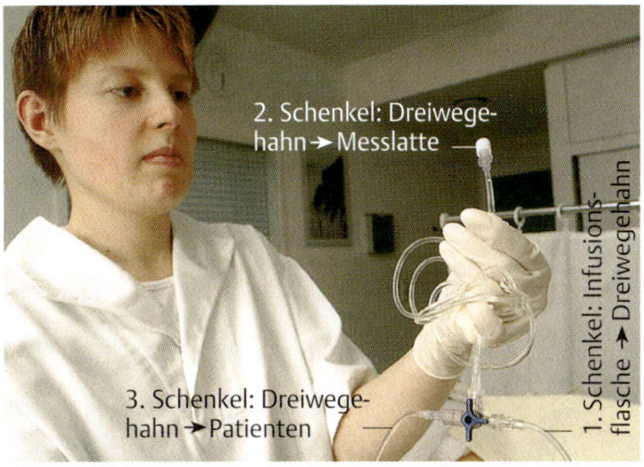

Abb. Z.4.

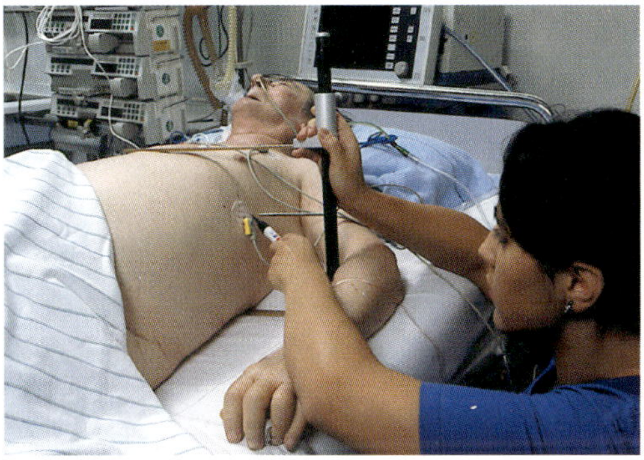

Abb. Z.5.

- **Patienten lagern:**
  - flache Rückenlagerung, wenn keine Kontraindikationen vorliegen (z. B. bei Atemnot halb sitzende Lagerung). Wichtig ist, dass der Patient sich bei der Messung dann immer in derselben Lage befindet (immer sitzend oder immer halb hoch).
- **Nullpunkt bestimmen und einrichten:**
  - Thoraxschublehre ca. eine Handbreit oberhalb des Schwertfortsatzes unter den Patienten schieben (dabei die Schublehre mit der Hand abdecken, um die Haut des Patienten nicht zu schädigen,
  - wenn sich die Wasserwaage am oberen Schenkel der Schublehre auf der Brust des Patienten im Lot befindet, Nullpunkt am Dorn der Schublehre mit einem Stift auf der Haut markieren (**Abb. Z.5**),
  - Nullmarkierung der Messskala auf diesen Punkt ausrichten. Dazu die am Infusionsständer befestigte Messlatte an den Patienten heranfahren, den Pfeil ausklappen, sich auf Augenhöhe des Nullpunkts begeben und Pfeil so einstellen, dass die Spitze auf den markierten Nullpunkt zeigt.

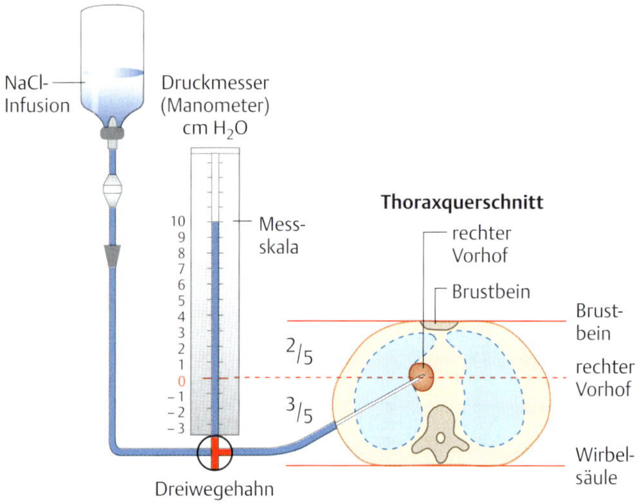

Abb. Z.6.

P Messpunkte, die mit einem wasserfesten Stift markiert wurden, müssen nicht mehr neu ermittelt werden. Dem Patienten wird damit das ständige Einführen der Schublehre erspart. Sie können den Vorgang für den Patienten außerdem dadurch leichter gestalten, dass Sie ihn erst dann in die flache Rückenlagerung bringen, wenn alle Vorbereitungen getroffen sind. Für viele Patienten ist die flache Rückenlagerung unangenehm.

- **Messvorgang**:
  - der am ZVK befindliche Dreiwegehahn wird in Richtung des Messsystems gestellt, so dass andere laufende Infusionslösungen gestoppt werden. Alle Infusionen müssen angehalten werden, da sonst ein falscher Wert ermittelt wird. Bei druckgesteuerten Infusionen besteht bei unvollständigem Stopp die Gefahr der Bolusinjektion,
  - die Messeinrichtung wird mit dem Öffnen des Dreiwegehahns in Betrieb genommen. Zunächst einige Milliliter NaCl-Lösung aus der Infusionsflasche in den ZVK laufen lassen, so dass er frei durchgängig ist,
  - durch Umstellung des Dreiwegehahns in Richtung Messschenkel kann die NaCl-Lösung aus dem Steigrohr zum Patienten fließen (**Abb. Z.6**),
  - die Wassersäule senkt sich bis zum Erreichen des tatsächlichen ZVD-Werts, der jetzt an der Messlatte abgelesen und dokumentiert werden kann (**Abb. Z.7**). Bei atemsynchronen Auf- und Abwärtsbewegungen des Flüssigkeitsspiegels wird der Mittelwert angenommen. Beispiel: Flüssigkeitssäule pendelt zwischen 4 und 6 cm rauf und runter, der Wert von 5 cm H_2O wird dokumentiert.
- Nach erfolgter Messung Dreiwegehahn am ZVK wieder in Richtung der vor der Messung laufenden Infusionen umstellen. Wenn der Zugang für das Messsystem am Dreiwegehahn für andere Zwecke benötigt wird, wird das Messsystem abgestöpselt, mit einem sterilen Schraubverschluss verschlossen und an der Aufhängung der Rollenklemme des Infusionsschlauchs befestigt.

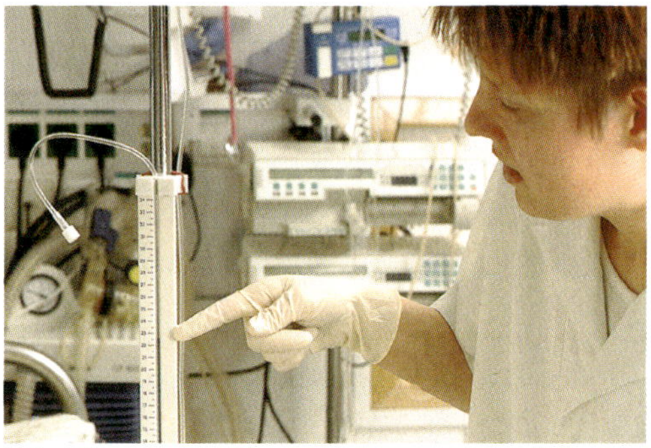

Abb. Z.7.

M Überprüfen Sie vor dem Anstellen des Infusionsprogramms noch einmal, ob keine Bolusinjektionen durch nicht abgestellte Infusions- oder Spritzenpumpen stattfinden.

Welche Schritte Sie beim Messen des ZVD beachten sollten, können Sie sich auf der DVD ansehen.

Nachbereitung

- Patienten beim Rücklagern und beim Anziehen unterstützen (dabei darauf achten, dass keine Gegenstände im Bett vergessen worden sind z. B. Verschlusskappe des Infusionssystems usw.,
- sich vor dem Verlassen des Zimmers nach dem Befinden des Patienten und seiner Bedürfnisse bezüglich Lagerung, Getränken, Belüftung des Zimmers usw. erkundigen,
- gebrauchte Materialien sachgerecht ver- bzw. entsorgen (z. B. Mülltrennung bei Verpackungsmaterialien beachten),
- abschließend Hände nach ▸ ***Hygieneplan*** desinfizieren,
- Maßnahme durch Eintragung in die ▸ ***Pflegedokumentation*** mit Handzeichen, Uhrzeit, ermittelten ZVD-Wert und Lage des Patienten, in der gemessen wurde, dokumentieren.
- **Blick zurück:** Läuft das verordnete Infusionsprogramm wieder in der verordneten Tropfengeschwindigkeit?

Infobox

Literatur

Schewior-Popp S, et al. (Hrsg.). Thiemes Pflege, 11. Aufl. Thieme Stuttgart 2009

Internetadressen

http://www.med-serv.de
http://www.klinikheute.de

Zytostatika (Umgang)

Definition

Zytostatika (gr. Cyto = Zelle; statik = anhalten) sind natürliche oder synthetische Substanzen, die das Zellwachstum bzw. die Zellteilung hemmen, bzw. verlangsamen. Ein Zytostatikum ist wegen seiner evtl. Krebs erzeugenden, Erbgut verändernden, Frucht schädigenden Wirkung ein Gefahrstoff.

Da Zytostatika zur intravenösen Applikation in Konzentraten angeboten werden (standardisierte Darreichungsform), müssen sie individuell für jeden Patienten und wegen der geringen Haltbarkeit zeitnah zubereitet werden. Zur „Zubereitung" zählen alle Herstellungsvorgänge bis zum Erreichen einer anwendungsfertigen Infusionslösung z. B. ▸ ***Trockensubstanz*** auflösen, aufgelöste Arzneimittel in ▸ ***Infusionslösungen*** dosieren und Spritzen aufziehen (S. 138).

Ziel

Zerstörung der Zellstrukturen von Tumorzellen.

Indikationen

Eine Therapie mit Zytostatika ist z. B. indiziert bei:

- Brustkrebs vor oder nach Entfernung des Primärtumors,
- Darmkrebs,
- ▸ ***Morbus Hodgkin***,
- malignen Lymphomen,
- ▸ ***Hodentumor*** (Seminom).

Zytostatikazubereitung

Vorbereitung der Materialien

- persönliche Schutzausrüstung (1 Paar unsterile Einmalhandschuhe, 1 Paar sterile Handschuhe, Schutzkittel z. B. ausreichend lange, vorne hochgeschlossen und Flüssigkeit abweisende OP-Mäntel, ▸ ***Schutzbrille***),
- Materialien zum Aufziehen von Medikamenten (z. B. Spritze für das Lösungsmittel (▸ ***Luer Lock***), Aufziehkanülen (Luer Lock), evtl. ▸ ***Spikes***),
- saugfähige Unterlage (Chemomatte, (**Abb. Z.8**),
- Desinfektionsmittel z. B. Iso-propanol 70 %,

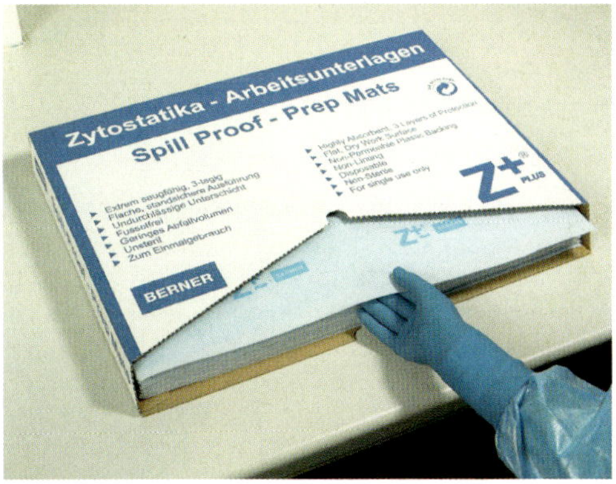

Abb. Z.8.

- 2 weiße Tüten (für die fertig gerichtete Infusionslösung),
- 1 Packung Tupfer,
- 1 desinfizierte Pinzette,
- verordnetes Medikament mit Lösungsmittel bei Trockensubstanzen,
- Trägerlösung (z. B. Infusionslösung oder ▸ ***Miniflacs***),
- ▸ ***Infusionsbesteck***,
- Mülltüte mit der Aufschrift „Zytostatikamüll".

Durchführung

M Zytostatika dürfen ausschließlich in einer geeigneten *Sicherheitswerkbank* zubereitet werden. Beschäftigungsbeschränkungen sind dabei zu beachten: Nach § 4 Mutterschutzgesetz darf der Arbeitgeber werdende Mütter u. a. mit Krebs erzeugenden, Frucht schädigenden oder Erbgut verändernden Gefahrstoffen nicht beschäftigen. Werdende Mütter dürfen daher nicht mit der Zubereitung, der Applikation und Entsorgung von Zytostatika beauftragt werden.

- ▸ ***Patientendokumentation*** mit Arztverordnung prüfen,
- Hände nach ▸ ***Hygieneplan*** desinfizieren,
- Etiketten der Zytostatikazubereitungen auf ein Blatt Papier und auf die weißen Papiertüten aufkleben,
- persönliche Schutzausrüstung (Schutzkittel, Schutzbrille und Schutzhandschuhe) anziehen (**Abb. Z.9 a**),
- saugfähige Unterlage (▸ ***Chemomatte***) in die Box einbringen und Box mit Iso-propanol 70 % aussprühen,
- 2 weiße Mülltüten übereinander stülpen, Packung Tupfer und vorher desinfizierte Pinzette (zum späteren Aufbringen von Kanülenkappen auf Kanülen (ausnahmsweise zum Rekapping) in eine Ecke der Box legen,
- verordnete Medikamente (z. B. Trockensubstanzen mit Lösungsmittel) zusammenstellen,
- auf ihre Haltbarkeit prüfen und gleichzeitig eine Sichtkontrolle durchführen (z. B. Ausflockungen, Kristallisierungen),
- ▸ ***5-R-Regel*** beachten,
- benötigte Gegenstände in logischer Reihenfolge auf desinfizierter Arbeitsfläche in der Sicherheitswerkbank richten,
- Trägerinfusion richten und Infusionsbesteck entlüften,
- Schutzdeckel von den Zytostatikum- und Lösungsmittelflaschen abreißen,
- Gummistopfen desinfizieren und Einwirkzeit beachten,
- Sterilhandschuhe über die Einmalhandschuhe anziehen,
- Lösungsmittel aufziehen,
- Spike in die Stechampulle einstechen,

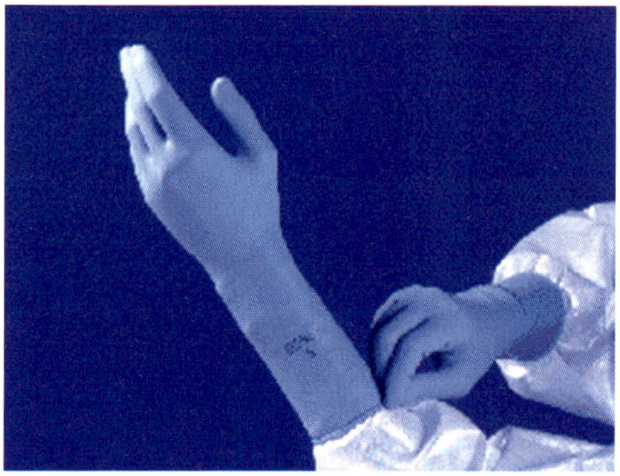

Abb. Z.9 a.

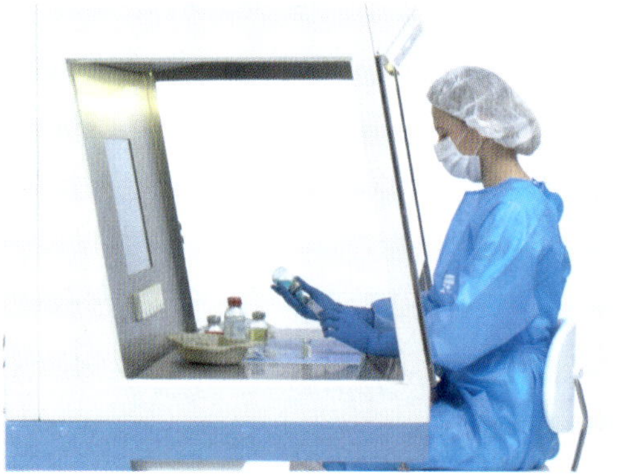

b

- Gegenstände senkrecht zum Luftstrom halten und Konnektionsstellen zwischen Spritze und Kanüle/Spike nicht berühren (**Abb. Z.9 b**),
- Lösungsmittel in die Stechampulle mit Trockensubstanz spritzen und dabei auf Druckausgleich achten (beim Zuspritzen von Zytostatikumlösungen in Miniflacs und Infusionsbeutel, bzw. -flaschen muss vor dem Herausziehen der Kanüle Luft in die Spritze abgezogen werden, um einen Überdruck zu verhindern!),
- nach vollständigem Auflösen der Trockensubstanz Lösung in die Infusion unter ständigem Druckausgleich einspritzen,
- fertige Zubereitungen sofort etikettieren, in die vorbereiteten weißen Papiertüten einbringen und diese in Folie zuschweißen,
- um die Spritzen mit Kanülen zu entsorgen, Kanülenkappe mit einer desinfizierten Pinzette vorsichtig auf die Kanüle aufsetzen,
- alle benötigten Materialien (z. B. leere Spritze, Kanülen Zytostatikaflaschen, Zytostatikumreste Tupfer und Sterilhandschuhe in die dafür vorgesehenen Mülltüten

(„Zytostatikamüll") geben und diesen sofort verschließen,
- Arbeitsfläche desinfizieren und danach Einmalhandschuhe ausziehen,
- abschließend Hände nach ▶ *Hygieneplan* desinfizieren,
- Zubereitung mit Handzeichen dokumentieren.

M Alle kritischen Arbeiten sollen etwa 15 cm oberhalb der Arbeitsfläche und möglichst weit entfernt von der Frontscheibe ausgeführt werden (**Abb. Z.10 a**). Der Luftstrom ist dabei zu beachten!

So wenig wie mögliche Bewegungen innerhalb Box durchführen. Wird eine kleine Menge eines Zytostatikums verschüttet, den Tropfen mit einem trockenen Tupfer auftupfen (nicht verwischen!) und mit einem alkoholgetränkten Tupfer nachgewischen. Die sterilen äußeren Handschuhe anschließend wechseln.

Bei der ▶ *Kontamination* der Chemomatte (**Abb. Z.10 b**) die Arbeit unterbrechen und die Matte sofort erneuern und im Beutel „Zytostatikamüll" entsorgen. Ein Handschuhwechsel ist auch hier vorzunehmen.

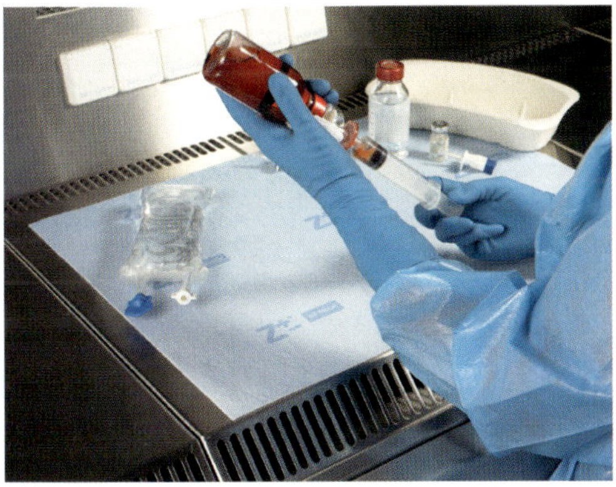

Abb. Z.10 a.

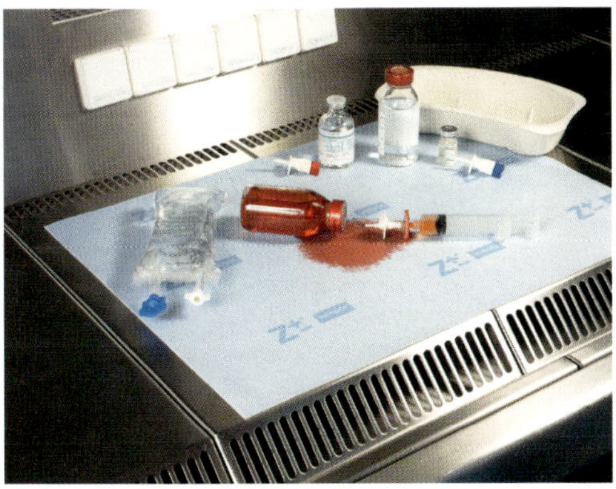

b

Die Reinigung der Zytostatikawerkbank erfolgt nach Desinfektionsplan z. B. einmal wöchentlich als Wischdesinfektion.

Fertige, in Papierbeutel eingeschweißte Zytostatikazubereitungen ausschließlich in der dafür vorgesehenen ▶ *Sicherheitsbox* transportieren.

Auf jeder entsprechenden Station mit einem Arbeitsraum für Zytostatika sollte sich ein sog. ▶ *Notfallset* für Unfälle befinden.

Dokumentation

Während der Herstellung sind folgende Daten zu erfassen und zu dokumentieren:
- Zeitpunkt des Herstellungsbeginns,
- Chargenbezeichnung der verwendeten Fertigarzneimittel und ggf. Reste (Zytostatikum, Lösungsmittel, Trägerlösung),
- verwendete Mengen der eingesetzten Substanzen und Zubereitungen,
- Menge des verwendeten Zytostatikums,
- entstandene Restmengen,
- verworfene Mengen,
- verlorene Mengen,
- besondere Vorkommnisse bei der Herstellung.

Umgang mit Zytostatika (z. B. Infusionstherapie)

Die Applikation von z. B. Zytostatikainfusionen ist ärztliches Aufgabengebiet. Die Pflegeperson assistiert evtl. dem Arzt und beobachtet den Patienten während der Infusionstherapie auf Zytostatika typische Nebenwirkungen. Folgende Punkte sind bei der Applikation von Zytostatika zu beachten:
1. Umgang und Applikation ausschließlich durch unterwiesene Mitarbeiter,
2. Handhabung von z. B. Zytostatika haltigen Lösungen und kontaminierten Materialien nur mit Schutzhandschuhen,
3. Zytostatika nur in auslaufsicheren, leicht zu reinigenden Behältern und gekennzeichneten Behältern (z. B. Kunststoffboxen) lagern und transportieren,
4. nur sichere Verbindungs- und Überleitungssysteme verwenden (z. B. Luer-Lock),
5. wegen der ?Auslaufgefahr Infusionsbesteck nur in stehende Behälter einstechen,
6. Infusionsbeutel und -systeme nicht trennen, sondern gemeinsam im Zytostatika-Abfallbehälter im Patientenzimmer entsorgen,

Siehe auch Merkblatt „Sichere Handhabung von Zytostatika" GUV 28.3 und ▶ *Betriebsanweisungen* (**Abb. Z.11**).

Betriebsanweisung Nr.
Gem. §20 GefStoffV

Arbeitsbereich:

Tätigkeit::

Zubereitung von Zytostatika
(Injektionen, Infusionn, Instillationen)

• Gefahren für Mensch und Umwelt

Mutagene, kanzerogene sowie teratogene Wirkungen sind nicht auszuschließen. Zytostatika können bei Schleimhautkontakt reizend bzw. ätzend sowie sensibilisierend wirken. Zytostatika schädigen bei therapeutischen Dosen besonders Zellen mit hoher Zellteilungsrate wie Knochenmark, Darmschleimhaut, Haarfollikelzellen und Keimdrüsen sowie die körpereigene Abwehr. Zytostatika können wasser- und umweltgefährdend sein.

• Schutzmaßnahmen undVerhaltensregeln

Berührung mit Haut- und Schleimhaut, Augenkontakt, Beinatmen und Verschlucken von Zytostatika sind zu vermeiden.

Bei Umgangmit Zytostatika sind die spezielle zur Verfügung gestellten Schutzhandschuhe und die persönliche Schutzkleidung zu tragen.

Die Zubereitung darf nur un der Sicherheitswerkbank durchgeführt werden. Im Arbeitsbereich keine Lebensmittel aufbewahren, nicht essen, trinken, rauchen!

• Verhalten im Gefahrenfall

Zur Entsorgung verschütteter Zytostatika sowie zur Reinigung verunreinigter Flächen sind je nach Menge gegebenenfalls ein flüssigkeitsdichter Einwegkittel, Gummi- oder Überschuhe, Schutzhandschuhe, P 2-Atemschutzmaske und Schutzbrille zu tragen. Zur Aufnahme sind trockene bzw. feuchte Einmaltücher geeignet. Eine Aufwirbelung pulvriger Substanzen ist zu vermeiden. Die verunreinigten Flächen sind anschließend sorgfältig zu reinigen. Die Anweisung der „Dienstanweisung für den Umgang mit Zytostatika in der Apotheke“ sind zu befolgen.

Sicherheitsbeauftragter: .... Telefon-Nr.: ....

• Erste Hilfe

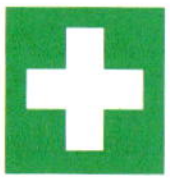

Nach Augenkontakt mindestens 10 Min. bei geöffnetem Lidspalt spülen.
Mit Zytostatika in Berührung gekommene Haut ist sofort gründlich mit reichlich Wasser abzuwaschen (mindestens 5 – 10 Min.) ggf. Betriebsarzt aufsuchen.

• Sachgerechte Entsorgung

Verfallenen Zytostatikazubereitungen, Konzentrate sowie stark mit Zytostatika verunreinigte abfälle müssen in den entsprechend gekennzeichneten Tonnen gesammelt werden. Mit Zytostatika schwach verunreinigte Abfälle sind in Plastiktüten einzuknoten und als B-Müll in den viereckugen, schwarzen Tonnen zu sammeln. Einzelheiten sind in der „Dienstanweisung für den Umgang mit Zytostatika in der Apotheke“ beschrieben.

Die Abholung/Entsorgung erfolgt durch .... Telefon-Nr.: ....

....

Datum: Unterschrift

Abb. Z.11.

Verhalten bei ▸ Paravasation von Zytostatikapräparaten (intravenöse Applikation)

1. Infusion/Injektion sofort stoppen und Arzt verständigen,
2. Schutzhandschuhe anziehen,
3. Infusion abhängen und mit 5-ml-Spritze versuchen möglichst viel des Paravarsat zu aspirieren und in als Zytostatikamüll gekennzeichneten Behälter entsorgen,
4. Zugang abstöpseln und **nicht** entfernen, da der Arzt evtl. ein Antidot über den noch liegenden Zugang verabreichen wird,
5. je nach paravenös gelaufenem Chemotherapeutikum Kälte oder Wärme nach Arztverordnung anwenden,
6. betroffene Extremität ruhig stellen und zum besseren Abfluss hoch lagern,
7. paravenöse Applikation dokumentieren,
8. Paravasatgebiet gut beobachten.

Infobox

Literatur

Mader I et al. Paravasation von Zytostatika, 2. Aufl. Heidelberg: Springer; 2005

Schewior-Popp S et al (Hrsg). Thiemes Pflege, 11. Aufl. Stuttgart: Thieme; 2009

Internetadressen

http://www.onmeda.de
http://www.krebsinformation.de
http://www.krebs-kompass.de
http://www.netdoktor.de
http://www.ribosepharm.de

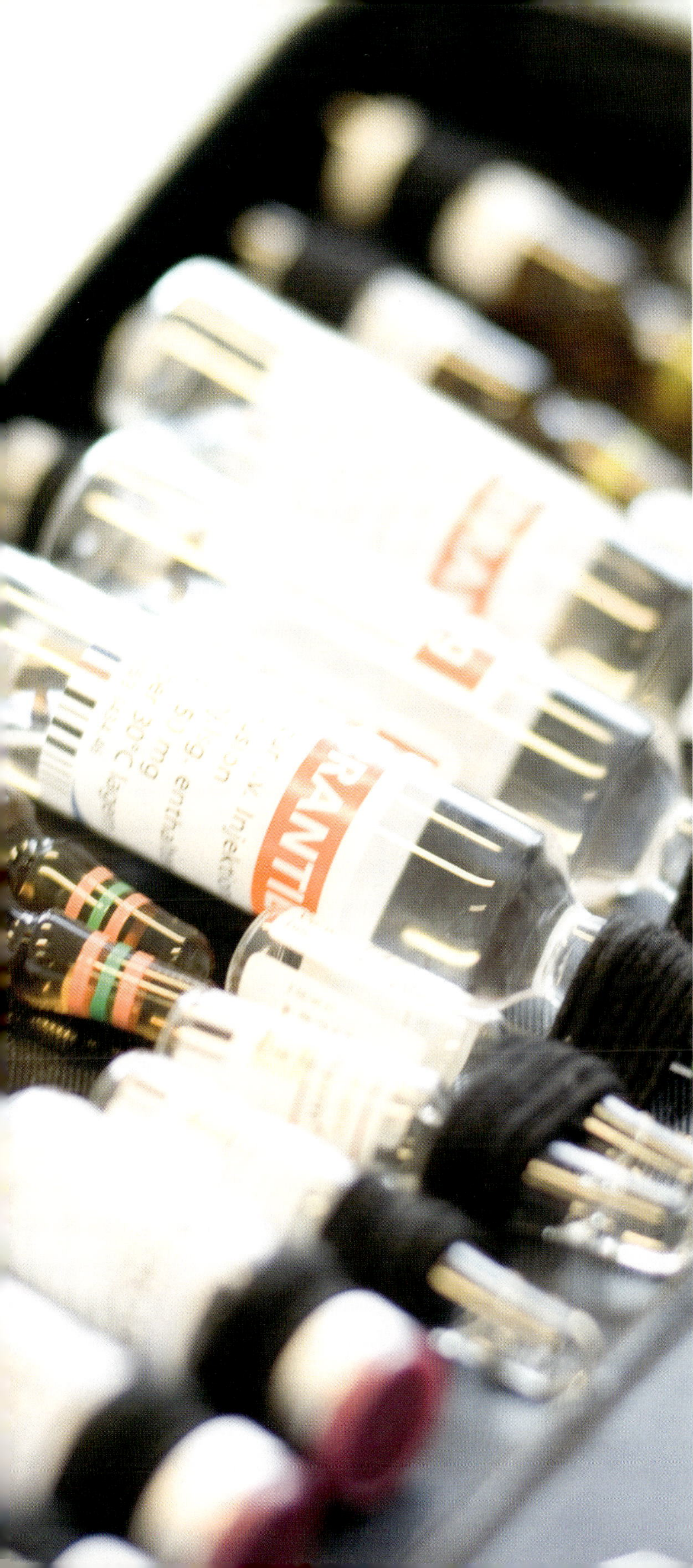

Glossar

A

AB0-Blutgruppensystem

Blutgruppensystem des Menschen. Die Blutgruppen A, B, AB und 0 unterscheiden sich durch die jeweils auf der Erythrozytenmembran lokalisierten Antigene und die im Blutplasma vorhandenen Antikörper.

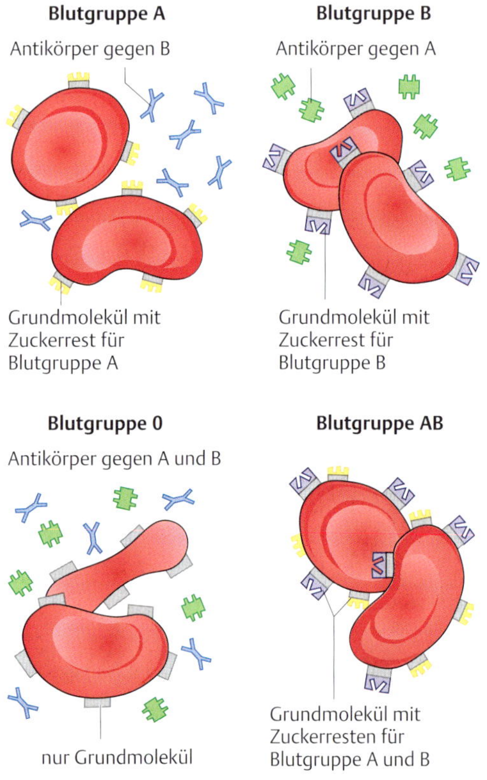

AB0-Inkompatibilität

Unverträglichkeit im ▸ *AB0-Blutgruppensystem*.

Abduktion

Ein Körperteil wird von der Körper- bzw. von der Gliedmaßenlängsachse in der Frontalebene seitlich weggeführt, z. B. Arm zur Seite abheben.

Abhusten

Patienten im Sitzen (Kutschersitz) lagern, wenn keine Kontraindikation vorliegt. Evtl. Mundschutz als Eigenschutz anziehen (Gefahr der ▸ *Aerosolbildung*). Patient bitten, den Schleim mit kurzen, kräftigen Hustenstößen nach oben zu fördern und in eine Nierenschale bzw. Sputumbecher oder in Zellstoff ausspucken lassen. ▸ *Sputum* beobachten (z. B. auf Farbe, Konsistenz, Beimengungen usw.). Wunde bei Patienten in der postoperativen Phase z. B. nach Appendektomie, ▸ *Strumaresektion* mit der Hand leicht komprimieren. Evtl. ▸ *Analgetika* nach Arztverordnung verabreichen. Abschließend Patienten Mund mit Wasser ausspülen lassen.

M Patienten mit zähem Bronchialsekret darauf hinweisen, dass sie viel trinken sollten. Nur dann kann das Sekret verflüssigt und damit auch abgehustet werden.

Abklopfen

Patienten im Sitzen (Kutschersitz) lagern, wenn keine Kontraindikation vorliegt. Evtl. Mundschutz als Eigenschutz anziehen (Gefahr der ▸ *Aerosolbildung*). Mind. 5 Min. lang mit der hohlen Hand oder den Kleinfingerkanten von unten nach oben Richtung Lungenhilus neben der Wirbelsäule unter Aussparung der Nierengegend abklopfen. Abschließend Patienten Mund ausspülen lassen.

M Patienten mit Herzinfarkt, Emboliegefahr, Wirbelsäulenverletzungen, Rippenfrakturen, ▸ *Schädel-Hirn-Trauma*, ▸ *Apoplexie*, Hirnblutungen oder Knochenmetastasen dürfen **nicht** abgeklopft werden.

Absauganlage/Absauggerät

Elektrisches oder über eine Vakuumanlage betriebenes technisches Gerät, mit dem ein Unterdruck erzeugt wird, um z. B. Sekret abzusaugen. Dazu wird der Absaugkatheter über einen Fingertipp mit dem Überleitungsschlauch des Absauggerätes verbunden. Durch Verschließen des Fingertipps mit dem Daumen wird der Unterdruck (0,2 – 0,6 bar) aufgebaut, der am Manometer reguliert wird. Das abgesaugte Sekret gelangt in den Se-

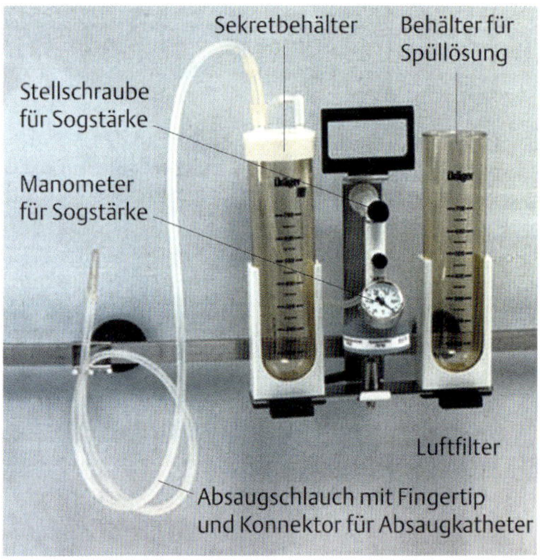

kretbehälter. Mit der Spülflüssigkeit (z. B. Desinfektionslösung), die sich in einem zweiten Behälter befindet, wird der Überleitungsschlauch nach dem Absaugen durchgespült, um zu verhindern, dass Sekret festklebt.

Absaugkatheter

Elastisches röhrenförmiges Instrument, das in den Mund-Rachen-Raum oder die Trachea eingeführt wird, um z. B. Sekret abzusaugen. Kathetergrößen werden in Charrière angegeben und durch die Farbe des Trichteransatzes vertreten. Die Tabelle zeigt empfohlene Kathetergrößen abhängig vom gewählten Zugangsweg. Kathetergrößen werden durch die Farben des Trichteransatzes angezeigt. Die Öffnungen an der Katheterspitze nennt man Augen. Es gibt z. B. Katheterspitzen, die nur eine abgerundete Zentralöffnung haben oder zusätzlich noch seitliche Augen. Mehrere Augen sind wichtig, um ein Einstülpen der Schleimhaut in den Katheter und damit eine Traumatisierung des Gewebes zu verhindern. Die Öffnungen können so angeordnet sein, dass ein Luftkissen entsteht und der Katheter dadurch besonders atraumatisch ist. Diese Katheter können, im Gegensatz zu normalen Kathetern, mit Sog eingeführt werden, wenn keine gegenteilige Arztanordnung vorliegt.

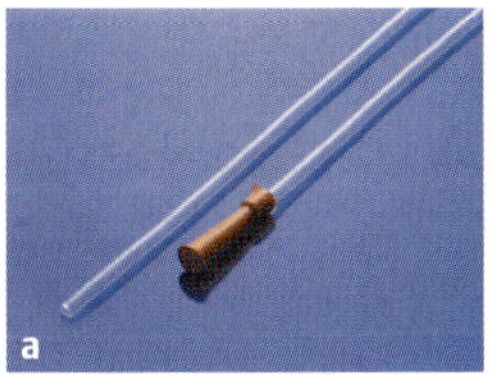

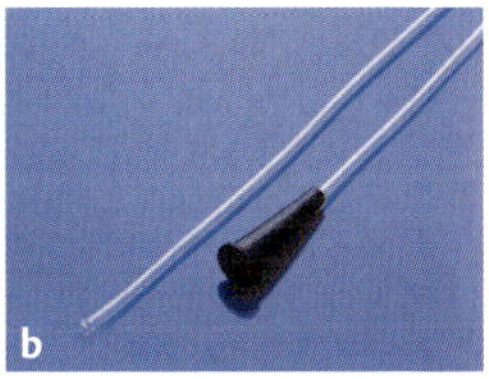

Zugangswege und empfohlene Kathetergröße in Charrière (Ch.)

Zugangsweg	empfohlene Größe des Absaugkatheters
nasales Absaugen	10 – 12 Ch.
orales Absaugen	14 – 16 Ch.
Absaugen über einen Endotrachealtubus: z. B. Innendurchmesser des Tubus 4,0 – 5,0 mm	ca. Innendurchmesser des Tubus in mm × 2 = Größe in Ch.: 8 Ch.

Abschiednehmen

Bewusste, letzte Kontaktaufnahme mit dem Sterbenden oder Verstorbenen.

Achtertouren

Spezielle Verbandtechnik um Gelenke zu verbinden. Auf- und Abrollen der Binde in Form einer 8 (vgl. **Abb. V.3**).

ACLS (Advanced Cardiac Life Support)

ACLS sind erweiterte Sofortmaßnahmen der kardiopulmonalen Reanimation (CPR) und umfassen alle Versuche, spontane Kreislaufverhältnisse mit den Mitteln der Basis-CPR und eines erweiterten Atemwegs -Managements einschließlich endotrachealer Intubation, der Defibrillation und intravenöser Medikamententherapie wiederherzustellen.

Adhäsivplatte

Platten, die auf trockener oder nasser Haut anhaften und sich ohne Rückstände abnehmen lassen.

Adipositas

Fettleibigkeit. Ursachen: z. B. Stoffwechselerkrankungen oder übermäßige Nahrungsaufnahme.

AED (Automatischer Externer Defibrillator)

Elektroschockgerät, das durch Messen der elektrischen Aktivität ein Kammerflimmern erkennen kann, bei Bedarf automatisch die Energie lädt und selbstständig (vollautomatisch) oder nach Aufforderung an den Anwender (halbautomatisch) einen Schock abgeben kann.

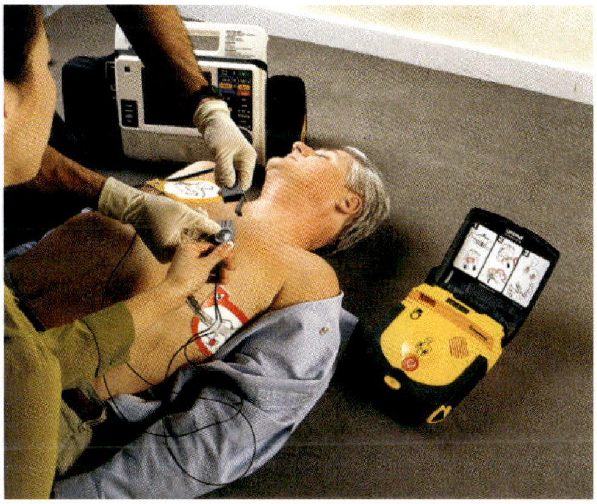

AEDL:

Abk. für Aktivitäten und existentielle Erfahrungen des Lebens nach Roper und Krohwinkel. Die Einteilung erfolgt in 12 Bereiche:

1. kommunizieren; 2. sich bewegen; 3. vitale Funktionen des Lebens aufrechterhalten; 4. sich pflegen; 5. Essen und trinken; 6. sich kleiden; 7. ruhen und schlafen; 8. sich beschäftigen; 9. sich als Mann oder Frau fühlen und verhalten; 10. für eine sichere Umgebung sorgen; 11. soziale Bereiche des Lebens sichern; 12. mit existentiellen Erfahrungen des Lebens umgehen

Aerosol
Feste oder flüssige Teilchen, die in einem Gas verteilt sind (wie etwa bei Rauch oder Nebel). Die Teilchengröße liegt zwischen 1 Nanometer (nm) und 1 Mikrometer (µm), weshalb sie bis in die Alveolen der Lungen vordringen können. Nicht mit Pumpsprays verwechseln, bei denen die Tröpfchen größer sind (z. B. Nitrolingualspray) und sich bereits an der Schleimhaut der Mundhöhle und des Nasen-Rachenraums absetzen.

Aerosolgerät
Elektrisch betriebenes Gerät zur Mikrozerstäubung von Wasser oder gelösten Arzneimitteln; kann auch zur Raumbefeuchtung dienen.

Aerosoltherapie
Lokale Verabreichung von in den Lungen resorbierbaren Medikamenten z. B. Spasmolytika, Sekretolytika, Antibiotika.

After
Unterster Mastdarmabschnitt, auf dem Damm mündendes Darmende.

Akkommodationsstörungen
Unfähigkeit des Auges, die Brechkraft der Linse der Entfernung des betrachteten Gegenstands anzupassen (Akkommodation = Anpassung). Die Folge ist unscharfes Sehen. Mit zunehmender Sklerosierung der Linse im Alter lässt das Akkommodationsvermögen nach. Eine weitere Ursache der Störung ist z. B. die medikamentöse Weitstellung der Pupillen zur Augenhintergrunduntersuchung.

Aktivkohlefilter
Einsatz von Kohle zur Absorption von Gasen. Kohlefilter befinden sich an allen Kolostomiebeuteln und an manchen Ileostomiebeuteln.

Akutes Abdomen
Akut einsetzende Symptomatik im Bauchbereich: Akute Schmerzen, Bauchdecken sind hart und gespannt, evtl. Fieber, Kreislaufschwäche, Veränderung der Darmperistaltik und Darmentleerung. Ursachen: z. B. Herzinfarkt, Blinddarmentzündung, Nierenbeckenstein usw.

Alkalose
Störung des Säure-Basen-Gleichgewichts. Die alkalischen (= basischen) Stoffe sind im Blut krankhaft vermehrt. Ursachen: z. B. Hyperventilation, chronisches Erbrechen.

Allen-Test
Testverfahren zum Überprüfen der Durchgängigkeit der beiden Unterarmarterien. Hierbei macht der Patient eine Faust, um sie blutleer zu machen. Anschließend werden die Arteria radialis und ulnaris komprimiert, bis die Hand des Patienten blass wird (**a**). Jetzt wird der Patient aufgefordert, die Hand wieder zu öffnen und gleichzeitig wird die Komprimierung der Arteria ulnaris beendet (**b**). Wird die Hand innerhalb von 10 Sekunden trotz bestehender Kompression der Arteria radialis wieder rosig (**c**), kann die Arteria radialis punktiert werden. Indikationen: z. B. vor dem Einlegen einer Kanüle in die Arteria radialis zur invasiven arteriellen Blutdruckmessung.

▼

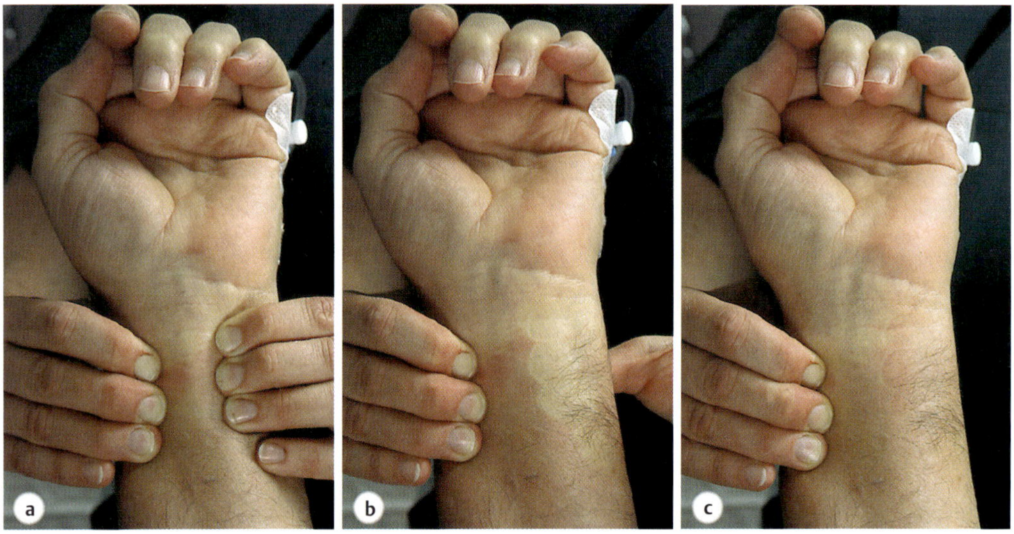

Allgemeinzustand
Momentaner Zustand eines Menschen, der sich aus den physischen (körperlichen), psychischen (seelischen) und sozialen Faktoren zusammensetzt.

Altersschwerhörigkeit
Syn. Presbyakusis; zunehmender Hörverlust für die hohen Frequenzen des Innenohrs ab dem 50. Lebensjahr.

Alveolen
Lungenbläschen, in denen der Gasaustausch stattfindet.

Amputation
Abtrennung eines Körperteils. Ursachen: z. B. als chirurgische Maßnahme, nach Verletzung.

Anaerobier
Mikroorganismen, die sich nur bei Nichtvorhandensein von Sauerstoff entwickeln.

Analgesie
Aufhebung der Schmerzempfindung.

Analgetika
Medikamente zur Schmerzlinderung, bzw. -stillung.

Analregion
Bereich, der zum ▸ *After* gehört, bzw. den After betrifft.

Analtampon
Dient zum Abdichten des Anus bei Stuhlinkontinenz. Der Tampon besteht aus saugfähigem Schaumstoff. Verschiedene Größen sind im Handel. Die Anwendung ist problematisch, wenn die anale Sensibilität erhalten ist, da der Tampon dann ausgeschieden wird. Zur Anwendung mit Gleitmittel bestreichen und Einführhilfen benutzen. Entfernen durch Ziehen am Faden des Tampons. Vorsichtige Anwendung bei Hämorrhoiden!

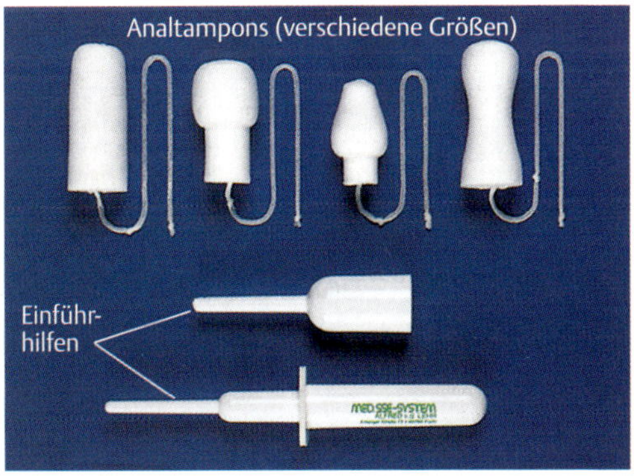

Anämie
Syn. Blutarmut; absoluter Mangel an roten Blutkörperchen (Erythrozyten) im Verhältnis zum Blutvolumen. Somit besteht eine geringe Sauerstoffbindungskapazität. Die Patienten sehen blass aus, fühlen sich müde und schwindelig. Ursachen: z. B. akuter Blutverlust, Störung der Blutbildung, chronische Blutungen.

Angst
Auftretendes beengende Gefühl einer existenziellen Bedrohung.

Anteversion
Neigung nach vorn.

Antiarrhythmika
Medikamente zur Behandlung von Herzrhythmusstörungen.

Antidekubitusmatratze
Viele verschiedene Modelle befinden sich im Handel, z. B.:

- **1. Luftstrommatratze** mit statischen oder dynamischen Luftkammern, deren Füllungsdruck durch ein Gerät am Bettende flexibel gewählt werden kann.

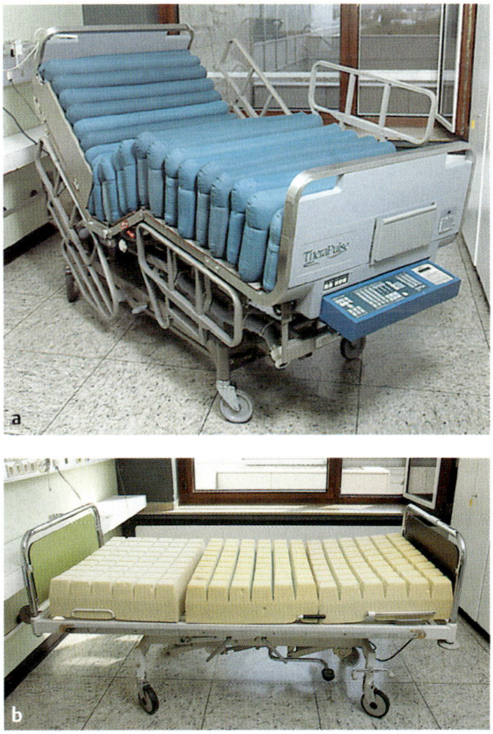

Bei Wechseldruckmatratzen mit quer oder längs angeordneten Luftkammern belüftet ein elektrisch betriebenes Aggregat rhythmisch die einzelnen Kammern.

- **2. Schaumstoffmatratzen**, bestehend aus einzelnen Würfeln, die Hohlräume schaffen, so dass einzelne Körperbezirke frei gelagert sind.

Antimykotika
Arzneimittel zur Behandlung von Pilzerkrankungen.

Anti-Rutsch-Matte
Matte aus Kunststoff in rechteckiger oder runder Form mit einer speziellen Haftoberfläche. Sie wird eingesetzt zum Hochbewegen des Patienten im Bett. Durch das Unterlegen unter die Füße wird ein Abrutschen beim Abstemmen zur Hochbewegung vermieden. Der Patient kann besser mitarbeiten.

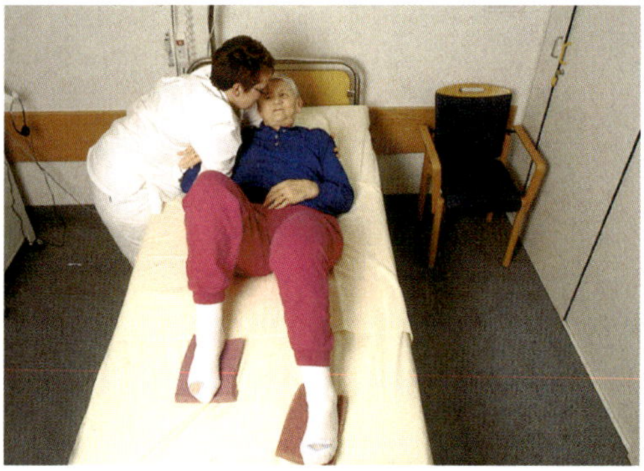

antiseptisch
Maßnahmen zur Erzielung eines Zustandes bedingter Keimfreiheit („Keimarmut") an Körperteilen.

Antiseptikum
Substanzen, die eine bakteriostatische Wirkung haben. Indikationen: z. B. ▶ *Desinfektion* der Haut, Schleimhäute und Wunden.

antiviral
Gegen Viren gerichtet.

Anurie
Die Harnbildung fehlt oder ist auf maximal 100 ml/24 Std. vermindert.

Anus praeter
Künstlich angelegter Darmausgang.

Apathie
Teilnahmslosigkeit, bzw. mangelnde Gefühlsansprechbarkeit. Ursache: z. B. psychische Erkrankungen.

Apgarschema
Schema zur Beurteilung des Vitalitätszustandes eines Neugeborenen in der ersten, fünften und zehnten Minute nach der Geburt. Hierbei werden **A**tmung, **P**uls, **G**rundtonus (Muskeltonus), **A**ussehen (Hautfarbe) und **R**eflexe beim Absaugen nach festgelegten Kriterien beobachtet. Jeder Beobachtung wird eine Punktezahl zugeordnet. Auswertung:

- **Punktzahl 0 – 3** = akute Lebensgefahr des Kindes, schwere Asphyxie bzw. Atemdepression,
- **Punktzahl 4 – 6** = verminderte Vitalfunktion, mäßige Atemdepression, es besteht keine akute Lebensgefahr, gezielte Beobachtung ist notwendig,
- **Punktzahl 7 – 10** = normale Befunde, unauffälliges Neugeborenes.

Apgarschema

	0	**1**	**2**	**Punkte**
Atmung	keine	Schnappatmung oder unregelmäßige Atmung	regelmäßig, kräftig schreiend	
Puls	nicht wahrnehmbar	< 100	> 100	
Grundtonus (Muskeltonus)	schlaff	mittel, träge, Flexionsbewegung	gut, Spontanbewegungen	
Aussehen (Hautfarbe)	blau oder weiß	Stamm rosig, Extremitäten blau	rosig	
Reflexe beim Absaugen	keine	Grimassieren	Husten oder Niesen	
			Asphyxieindex (Summe):	

Apnoe
Syn. Atemstillstand; Ursachen: z. B. Verletzungen des Hirnstammes, Atemmuskulaturlähmung.

Apoplexie
Plötzlich auftretende Hirnfunktionsstörung mit z. T. bleibenden neurologischen Ausfällen (Schlaganfall = Apoplexia cerebri, kurz Apoplex genannt). Untergang von Gehirnzellen: 1. durch Sauerstoffunterversorgung (Ischämie) im Rahmen einer Durchblutungsstörung (z. B. durch arteriosklerotische Gefäßveränderungen) oder 2. durch Blutung im Rahmen einer Gefäßschädigung (z. B. durch Ruptur = Riss). Ursachen: z. B. arteriosklerotische Veränderungen (ca. 70 %), Hirnblutungen (ca. 20 %), Hirnembolie (ca. 10 %).

Appendektomie
Operative Entfernung des Wurmfortsatzes am Dickdarm.

Appetit
Verlangen nach Nahrungsaufnahme als abgeschwächte Form des Hungers.

Applikation
Verabreichen einer physikalischen Maßnahme (z. B. Wärme- bzw. Kälteapplikation) bzw. Darreichen eines Arzneimittels.

Applikationsstelle
Stelle zur Verabreichung einer physikalischen Maßnahme bzw. eines Arzneimittels.

Applikator
Hilfsgegenstand zur Verabreichung von Arzneimitteln bzw. röhrenförmiges Drahtgestell für das Anlegen von Schlauchmullverbänden.

Aromastoffe
Natürliche oder künstlich hergestellte Geruchs- und Geschmacksstoffe, die z. T. appetitanregend wirken. Ein Aroma ist z. B. Kaffee.

A(r)rhythmie
Die regelmäßige Herzschlagfolge ist gestört. Ursachen: z. B. Reizbildungs- oder Reizleitungsstörung. Man unterscheidet:

- **absolute A(r)rhythmie:** die Schlagfolge der Herzkammern ist regellos. Ein Grundrhythmus ist nicht mehr erkennbar. Ursachen: z. B. Hyperthyreose, Mitralklappenvitium, Myokarditis, koronare Herzkrankheit (meist bei schweren Formen), idiopathisch.
- **respiratorische A(r)rhythmie:** die Frequenz nimmt während der Einatmung zu und bei der Ausatmung ab. Unter Belastung fehlt sie ganz. Dies kann physiologisch bzw. vegetativ bedingt sein.

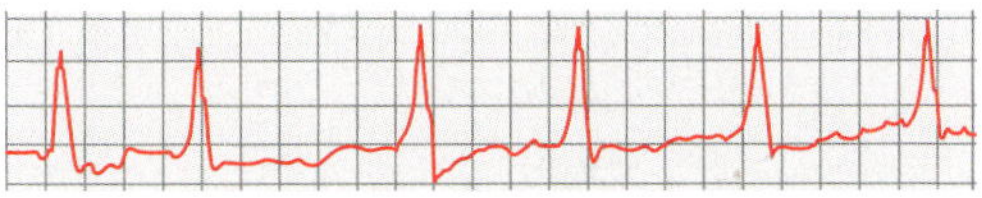

Artefakt
Absichtlich oder unabsichtlich herbeigeführte Störung physiologischer Abläufe, z. B. Muskelzittern bei der EKG-Aufzeichnung, Pulsoximetrie, EEG.

Arterie
In der Regel pulsierendes Blutgefäß mit typischem dreischichtigem Wandaufbau. Die Arterien des großen oder Systemkreislaufs transportieren arterialisiertes (sauerstoffreiches und hellrotes) Blut zu den angeschlossenen Organen. Die Lungenarterie transportiert dagegen venöses (sauerstoffärmeres und dunkleres) Blut.

Arterielle Verschlusskrankheit (AVK)
Verschluss einer Arterie im Rahmen einer generalisierten Arteriosklerose, die meist die unteren Extremitäten betrifft. Anhand der Symptomatik werden 4 Stadien unterschieden:

AVK

Stadium	Symptome
Stadium I	keine Beschwerden
Stadium II a	Gehstrecke > 200 m
Stadium II b	Gehstrecke < 200 m
Stadium III	Ruheschmerzen
Stadium IV	Ulkus, Nekrose

Begünstigende Ursachen für das Entstehen einer AVK sind z. B. Nikotin, Diabetes mellitus, Bewegungsmangel, Adipositas usw.

Arzneimittelgesetz (AMG)
Gesetz zur Regelung des Verkehrs mit Arzneimitteln. Es enthält z. B. Bestimmungen über die Qualität, Wirksamkeit, Prüfung, Zulassung und Verschreibung.

Asepsis
Syn. Keimfreiheit; Arbeitskonzept zur Verhütung von Infektionen. Sie umfasst Maßnahmen, die zur Erzielung einer Keimfreiheit oder zur Verhütung des Eindringens bzw. Einschleppens von Erregern in den Organismus dienen z. B. Schleimhautdesinfektion vor dem Katheterisieren.

Aspiration
Syn. Ansaugung; feste, flüssige oder gasförmige Stoffe werden durch die Wirkung eines negativen Drucks (Sog) angesaugt.

Aspirationsgefahr
Gefahr, dass Nahrungsmittel, Erbrochenes, Schleim oder Fremdkörper in die Trachea gelangen und dadurch zum Ersticken oder zu einer Pneumonie führen. Bei Aspiration muss die Trachea abgesaugt werden.

Aspirationsprophylaxe
Maßnahmen zur Vermeidung einer ▶ *Aspiration* durch z. B. stabile Seitenlagerung (S. 229), Absaugbereitschaft und Vorbereitung einer Intubation (S. 160).

Asthma
Reversible obstruktive Ventilationsstörung mit Enge der Atemwege und anfallsweiser Atemnot infolge von Bronchospasmus, Schleimhautödem und Hypersekretion eines zähen Schleims.

Asthma bronchiale
Akut auftretende, anfallsartige Luftnot mit Schleimhautschwellung und Spasmus der Bronchialmuskulatur. Die exspiratorische Ventilation ist behindert. Mögliche Ursachen: Inhalationsallergene (z. B. Pollen, Hausstaub, Tierhaare), Medikamente, Bakterien.

Aszites
Syn. Bauchwassersucht; Ansammlung klarer seröser Flüssigkeit im Bauchraum. Ursachen: z. B. kardiale und/oder portale Stauung bei Herzinsuffizienz oder Leberzirrhose.

Atemfrequenz
Anzahl der Atemzüge pro Minute.

Ateminsuffizienz
Ungenügende Gasaustauschleistung der Lunge. Ursachen: z. B.: Trauma (Pneumothorax), Entzündungen (Pneumonie).

Atemrhythmus
Sich periodisch wiederholende Phasen der Ein- und Ausatmung. Veränderungen werden als besondere Atemtypen bezeichnet.

Atemstillstand
Syn. Apnoe; Aussetzen der Atmung. Keine sichtbaren Atembewegungen, es findet keine Ventilation statt. Ursachen: z. B. Verletzungen des Hirnstammes, Atemmuskulaturlähmung.

atemsynchron
Gleichzeitig mit der Atmung.

Atemtrainer
Hilfsmittel zum Training der Lungenfunktion (Inspiration und Exspiration); vgl. **Abb. P.5.**

Atemvolumen
Durch einen Atemzug eingeatmetes Luftvolumen (= Atemzugvolumen). In Ruhe beim Erwachsenen ca. 400 – 600 ml.

Ätherisches Öl
kleinste Öltröpfchen, die in den Öldrüsen in oder auf dem Pflanzengewebe gebildet werden. Es sind Flüssigkeiten, die sich vollständig verflüchtigen und keine fetten Öle. Sie haben eine geringere Dichte als Wasser und sind nicht wasserlöslich, lösen sich jedoch gut in fetten Ölen, z. B. Sonnenblumenöl. Sie wirken über Haut bzw. Schleimhaut und den Geruchssinn auf den Körper.

Atmung
Man unterscheidet:
1. **äußere Atmung**: Lungenatmung. Darunter versteht man die Belüftung (Ventilation) der Lungenalveolen sowie den Gasaustausch in den Alveolen mit anschließender Bindung von Sauerstoff an das Hämoglobin im Blut der Lungenkapillaren bzw. die Abgabe von Kohlendioxid (CO_2) in die Alveolarluft.
2. **innere Atmung**: Zellatmung.

Atrium
Herz-Vorhof.

ätzende Substanzen
Konzentrierte Säuren und Laugen, die das Zelleiweiß zerstören und zu flächenhaften Nekrosen führen.

Aufrichtband
Rücken schonendes Hilfsmittel zum Aufstehen, Umsetzen und Gehen des Patienten z. B. vom Bett zum Waschbecken (s. Abbildung nächste Seite).

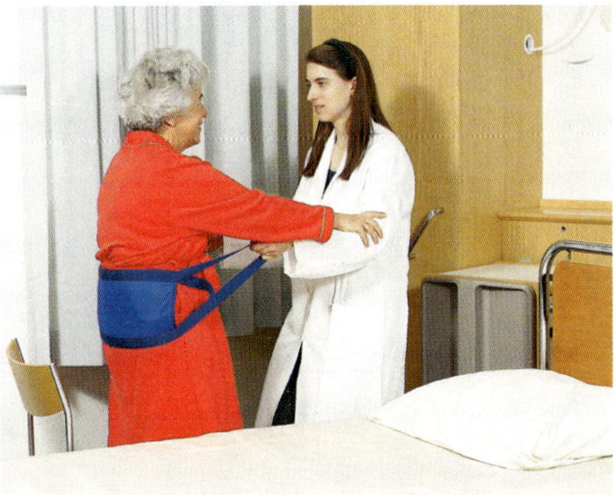

Aufwachtemperatur
Körpertemperatur beim morgendlichen Erwachen. Sie liegt normalerweise bei ca. 36 °C und damit etwa 1 °C unter der Abendtemperatur.

Auskultation
Diagnostisches Abhören von Organen auf Schallphänomene z. B. Blutdruckmessung, Herztöne und -geräusche, Atem- oder Darmgeräusche.

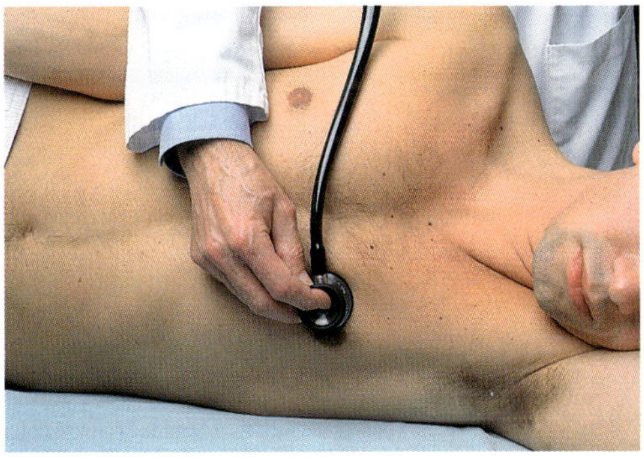

Ausscheidung
Alle Flüssigkeiten oder feste Stoffe die vom Menschen nach außen abgegeben werden z. B. Urin, Schweiß, Tränenflüssigkeit, Sputum, Stuhl.

AV-Block
Erregungsausbreitung im Erregungsleitungssystem des Herzens ist verzögert oder unterbrochen. Ursache: z. B. Myokardschädigung.

Axon
Unterschiedlich lange, zylindrische, solitäre Fortsätze der Nervenzelle.

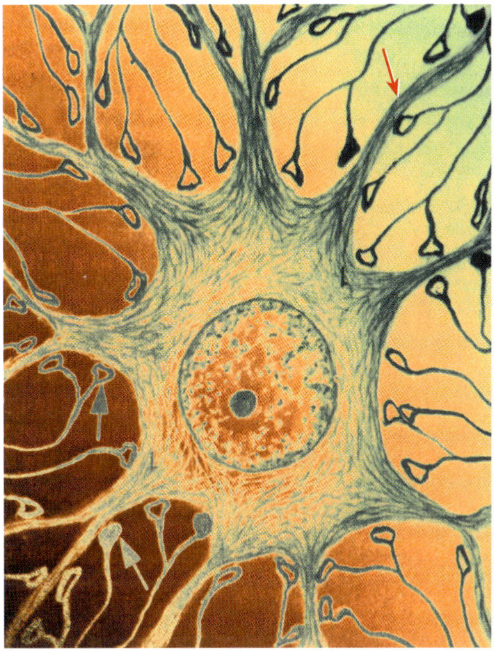

Azidose
Störung des Säure-Basen-Gleichgewichts zugunsten der sauren Valenzen. Man unterscheidet:

1. **metabolische Azidose:** stoffwechselbedingte Azidose durch Zunahme organischer Säuren im Blut z. B. bei Vergiftungen,
2. **respiratorische Azidose:** atmungsbedingte Azidose durch H^+-Ionenzunahme z. B. Störungen der Atemmechanik.

B

Babinski-Reflex
Syn. Großzehenreflex, Zehenreflex, Pyramidenbahnzeichen; nach druckvollem Bestreichen des seitlichen Fußsohlenrandes erfolgt eine Streckung (Dorsalflexion) der Großzehe. Dies ist ein Zeichen für eine Verletzung der Pyramidenbahn (Leitungsbahn des ZNS von der Großhirnrinde bis zu den Hirnnerven bzw. dem Rückenmark). Der Babinski-Reflex kann z. B. nach einem Schlaganfall positiv sein.

„Baby Friendly Hospital“
Initiative der WHO und der UNICEF, um die Stillfreudigkeit jünger Mütter zu fördern. Wesentliche Inhalte sind:
- schriftliche Richtlinien zur Stillförderung für alle Pflegenden,
- regelmäßige Schulungen des gesamten Mitarbeiterteams,
- Informationen für alle schwangeren Frauen über Vorteile und Praxis des Stillens,
- Möglichkeit, das Kind innerhalb der ersten halben Stunde anzulegen,
- Hilfe beim Anlegen und Informationen zur Aufrechterhaltung der Milchproduktion,
- kein Zufüttern von Flüssigkeit oder Nahrung, sofern keine gesundheitlichen Gründe vorliegen,
- ► ***Rooming-in***, Stillen nach Bedarf (► ***„free demand“***),
- keine Schnuller oder Gummisauger anbieten,
- Stillgruppen fördern und Kontakte herstellen.

Badedauer
Gesamtdauer der Wasseranwendung. Sie beträgt ca. 10 – 20 Min. bei einem Vollbad.

Badewannenlifter
Hilfsmittel zum schonenden Ein- und Ausbringen des Patienten in die Badewanne. Durch Verstellbarkeit der Fußteile kann der Lifter über die Wanne gefahren und der Patient mechanisch oder per Knopfdruck abgesenkt bzw. hochgefahren werden.

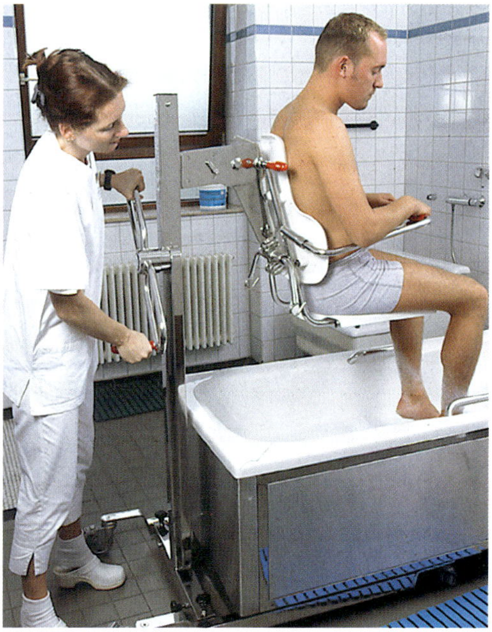

Badetemperatur
Wassertemperatur zur hydrotherapeutischen Anwendung. Die Einteilung erfolgt in: sehr kalt (10 – 15 °C), kalt (15 – 30 °C), indifferent (35 – 36 °C), warm (37 – 38 °C), sehr warm (39 – 40 °C), heiß (über 40 °C).

Badethermometer
Temperaturmessgerät; z. B. Quecksilberthermometer oder Digitalthermometer zur Messung der Wassertemperatur.

Bakteriurie
Ausscheidung von Bakterien im Harn. Der Harn wird dadurch trüb und ist evtl. von stechendem oder fadem Geruch (► ***Uringeruch***). Ursachen: z. B. Zystitis, Pyelonephritis.

Basaltemperatur
Körpertemperatur beim morgendlichen Erwachen (► ***Aufwachtemperatur***). Sie liegt normalerweise bei ca. 36 °C und damit etwa 1 °C unter der Abendtemperatur. Sie wird morgens nach dem Aufwachen und noch vor dem Aufstehen oral, rektal oder vaginal gemessen. Die Messdauer beträgt mindestens 5 Minuten. Die aus den Einzeltageswerten resultierende Monatskurve ist normalerweise zweiphasig. Auf den ersten flacheren Teil folgt in der zweiten Zyklushälfte eine Anhebung. Er beginnt etwa 48 Std. vor dem Erreichen des Höchstwertes des luteinisierenden Hormons, der 24 Std. nach dem Eisprung erreicht wird.

Bauchbinde
Ca. 20 – 30 cm breite Fertigbinde zum Anlegen eines Bauchverbands. Indikation: z. B. Druckentlastung der Bauchdecke nach Abdominaloperationen oder nach Aszitespunktion.

Bauchpresse
Durch die gleichzeitige Anspannung der Bauchdeckenmuskeln, des Beckenbodens und des Zwerchfells kommt es zur Druckausübung auf die in der Bauchhöhle gelegenen Baucheingeweide z. B. bei der Stuhlabsetzung (Defäkation) und beim Tragen schwerer Lasten.

Bauhin'sche Klappe
Einstülpung am Übergang des ► ***Ileums*** zum ► ***Kolon***.

BCG-Impfung
Abk. **B**acille-**C**almette-**G**uerin; Impfstoff gegen Tuberkulose.

Beatmung
Künstliche Belüftung (Ventilation) der Lungen, um Sauerstoffmangelzustände zu beheben bzw. zu vermeiden. Sie

erfolgt durch Beatmungsgeräte und einen ▸ *Endotrachealtubus.*

Beatmungsart
Form und Muster der Beatmung. Dabei wird z. B. unterschieden in:

- **assistierte Beatmung:** Die Spontanatmung ist noch vorhanden; Frequenz und Rhythmus werden vom Patienten bestimmt und die Atemtiefe künstlich geregelt,
- **kontrollierte Beatmung:** Die Spontanatmung ist nicht mehr vorhanden; Frequenz, Rhythmus und Atemtiefe werden künstlich geregelt,
- **Peep-Beatmung:** (engl.) Positiv-end-expiratory-pressure; Druckbeatmung mit positivem Beatmungsdruck (5 cm H_2O) in der endexspiratorischen Phase,
- **SIMV-Beatmung:** (engl.) Synchronized intermittend mandatory ventilation; Spontanatmung mit gelegentlicher intermittierender Beatmung. Die Mindestanzahl von Atemzügen pro Min. ist festgelegt,
- **CPAP-Beatmung:** (engl.) continuous positive airway pressure; Spontanatmung mit kontinuierlichem positiven Atemwegsdruck, bei der die Einatmung durch einen kontinuierlichen Luftstrom erleichtert wird.

Beatmungsbeutel
Syn. Ambubeutel; Beutel zur Beatmung über eine Maske. Einfaches Beatmungsgerät zur assistierten und kontrollierten Beatmung. Verschiedene Ausführungen sind im Handel, die jedoch alle mit der Hand durch Zusammenpressen und Loslassen des Beutels betrieben werden.

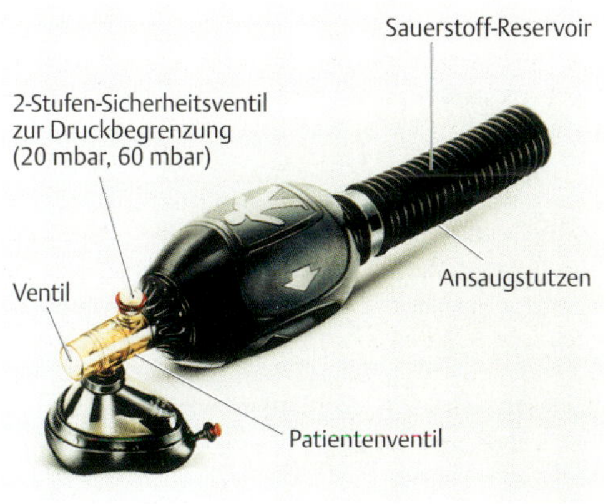

Beatmungsgerät
Technische Einrichtung zur künstlichen Beatmung von Patienten.

Beatmungsdruck
Nach Arztverordnung eingestellter Druck am Beatmungsgerät, mit dem der Patient beatmet wird.

Behinderung
„Ein von der Norm abweichender Zustand von mehr als sechsmonatiger Dauer, der die Eingliederung des Betroffenen in die Gesellschaft infolge körperlicher Regelwidrigkeit, Schwäche der geistigen Kräfte oder seelischer Störungen in erheblichem Umfang beeinträchtigt oder zu beeinträchtigen droht" (§§ 1 bis 5 EHVO, Eingliederungshilfe-Verordnung). Die Einteilung erfolgt in Körperbehinderung, geistige Behinderung und psychische Behinderung.

Betroffene Seite
Körperseite, an der der Patient vollständig oder teilweise gelähmt ist; früher als gelähmte Seite bezeichnet.

Bettenwagen
Fahrbarer Container aus Metall und Kunststoff mit Fronttüren, Ablagefläche und einer Vorrichtung zum Einhängen von Wäsche- bzw. Abfallsäcken.

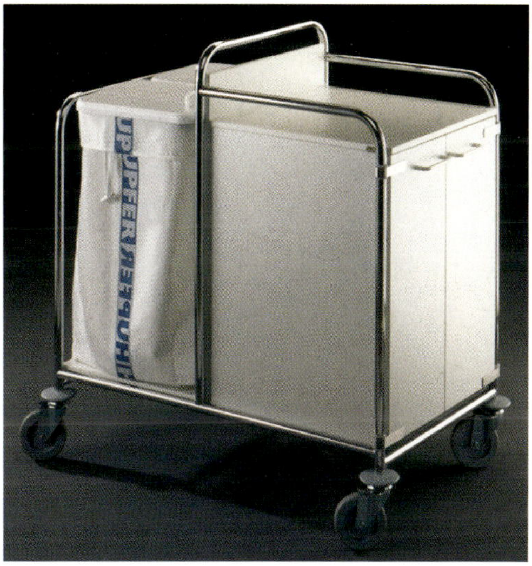

Bettenzentrale
Bereich innerhalb einer medizinischen Einrichtung, in dem die Ab- und Aufrüstung der gebrauchten Betten stattfindet. Sie ist in einen unreinen und reinen Bereich unterteilt.

Bettgitter
Abnehmbare und absenkbare Betthalterung, die an der Längsseite des Bettes auf Arztanordnung angebracht wird. Indikation: z. B. Schutz des Patienten vor Herausfallen. Zum Anbringen von Bettgittern sind die Anordnung des Arztes und das Einverständnis von Patient bzw. Angehörigen erforderlich.

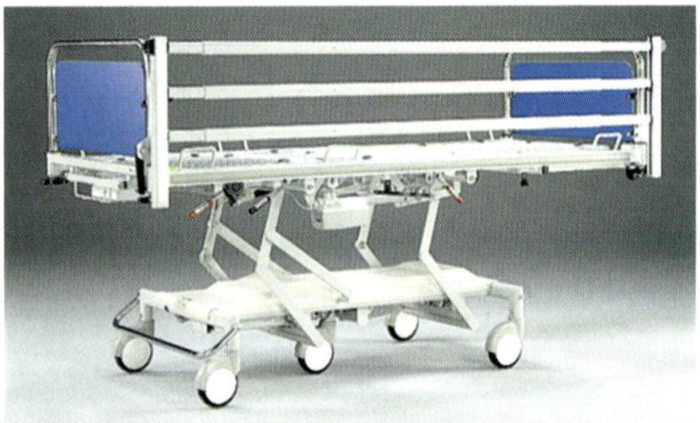

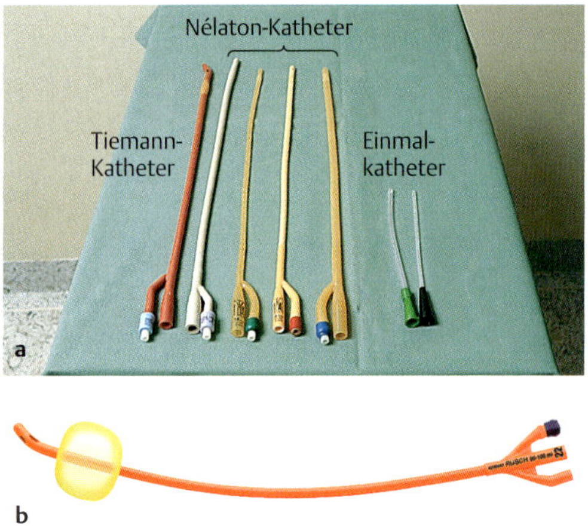

Beugekontraktur
Teil- bis Vollversteifung eines Gelenkes in Beugestellung. Beugekontrakturen entstehen z. B. als Folge einer langzeitigen Inaktivität der Muskulatur.

Bewusstlosigkeit
Ausgeschaltetes Bewusstsein; der Patient reagiert auf keinen Reiz.

Bewusstseinsstörung
Sammelbezeichnung für Störungen des Wachheitsgrades (Vigilanz) und der Bewusstseinsinhalte.

Bisswunde
Entsteht meist durch den Biss eines Tieres, seltener eines Menschen. Da mit dem Biss Speichel in die Wunde gelangt und dieser Bakterien enthält, werden Bisswunden generell als infiziert betrachtet. Sie werden deshalb nicht genäht oder geklammert, sondern offen gelassen. Der Patient braucht einen Tetanusimpfschutz und evtl. eine Impfung gegen Tollwut.

Blasenkatheter
Katheter zur Ableitung von Urin direkt aus der Harnblase oder als Mittel zur Blasenspülung. Größenangabe in Charrière (Ch. = ⅓ mm). Unterteilung in kürzere Einmalkatheter und längere Dauerkatheter. Nach den unterschiedlich geformten Katheterspitzen, die nach ihren Erfindern benannt sind, unterscheidet man z. B.

- **Nélaton-Katheter** (gerade und stumpfe Spitze, Männer und Frauen) und
- **Tiemann-Katheter** (gebogene und sich verjüngende Spitze, nur Männer).

Spitze der Tiemann-Katheter kann, z. B. bei Anliegen an die Blasenwand, für Verletzungen sorgen. In vielen Kliniken und Pflegeheimen werden daher auch für das Katheterisieren des Mannes Nélaton-Katheter bevorzugt. Blasendauerkatheter werden in der Harnblase durch einen Gummiballon fixiert, der über eine separate Zuleitung des Katheters z. B. mit Aqua destillata geblockt wird. Nicht verwendet werden darf NaCl-Lösung, weil durch die Kristallisierung die Gefahr besteht, dass der Ballon nicht mehr entblockt werden kann.

BLS (Basic Life Support)
Basismaßnahmen der Reanimation. Sie umfassen das Erkennen eines Herzstillstandes, korrekte Kontaktierung des Rettungsdienstes und die Durchführung der cardiopulmonalen Reanimation (CPR).

Blutbank
Blutspendezentrale zur Gewinnung, Herstellung, Aufbewahrung und Abgabe von ▸ *Blutkonserven* bzw. ▸ *Blutderivaten*.

Blutderivat
Aus Vollblutkonserven hergestelltes Präparat für den Ersatz spezieller Blutbestandteile (z. B. Erythro-, Leuko-, Thrombozytenkonzentrate und bestimmte Faktoren der Blutgerinnung).

Blutdruck
In den Gefäßen (intravasal) des Körper- und Lungenkreislaufs herrschender Druck. Der arterielle Blutdruck ist der im arteriellen System auf Herzhöhe gemessene Druck (S. 55 f). Er ist abhängig von der Herzleistung (Zeitvolumen), dem durch den Gefäßwandtonus und die Wandelastizität bestimmten Gefäßwiderstand und der Blutviskosität (Zähigkeit des Bluts).

Blutdruckamplitude
Differenz zwischen dem systolischen und dem diastolischen Blutdruckwert (normal ca. 40 mmHg = 5,3 kPa).

Blutdruckapparat
Technisches System zur Blutdruckmessung, bestehend aus Blutdruckmanschette mit Klettverschluss, Mano-

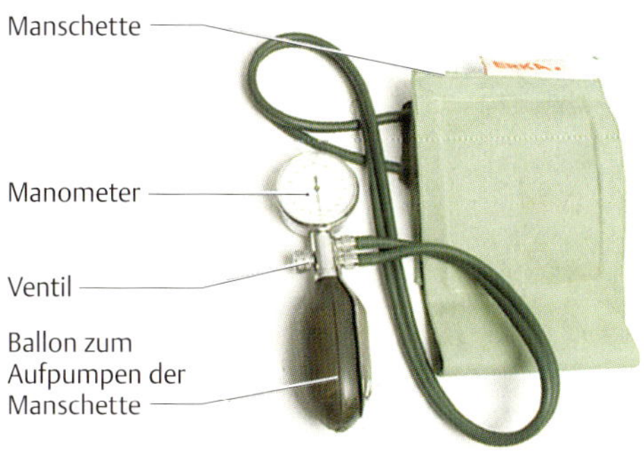

meter, verstellbarem Ventil zur Druckregulierung und Ballon, über den durch Zusammendrücken Luft in die Manschette gepumpt wird.

Blutdruckkrise, -anfall
Der systolische Blutdruckwert steigt abrupt und anfallsartig auf über 200 – 300 mmHg (26,7 – 40 kPa), z. B. als Folge einer plötzlichen, massiven Ausschüttung von Katecholaminen.

Blutentnahme
Unter aseptischen Bedingungen wird Blut mittels Injektionsspritze oder Venüle nach Venenpunktion gewonnen. Die Durchführung durch den Arzt oder eine ausgebildete Pflegeperson ist an die Einwilligung des Patienten gebunden.

Blutformel
Gesamtheit der serologischen Merkmale der Erythrozyten (z. B. ▸ ***AB0-Blutgruppen***, Rh-System usw.) und des Blutserums.

Blutgruppen
Merkmale, die die „Blutgruppenindividualität" jedes Menschen prägen. Sie sind vererbbar und vom Alter und Geschlecht unabhängig.

Blutkoagel
Syn. Blutgerinnsel; Masse geronnenen Blutes.

Blutkonserve
Unter aseptischen Bedingungen gewonnenes und in einem Spezialgefäß (meist Kunststoffbeutel) aufbewahrtes Blut für Transfusionszwecke. Sie werden hergestellt als Vollblutkonserve (flüssiges Blut mit Zusatz eines Stabilisators), Frischblutkonserve oder als Spezialkonserve

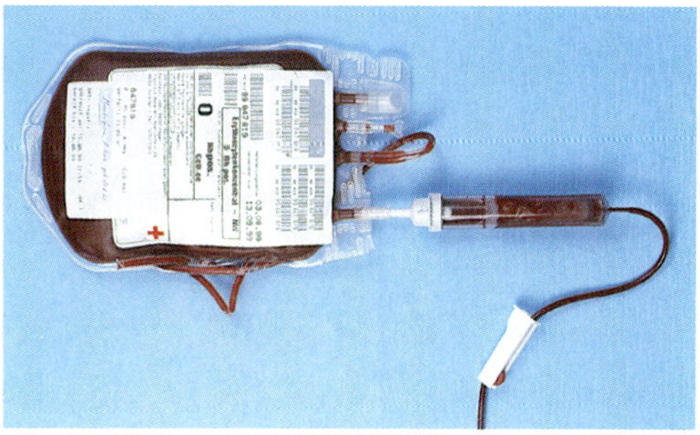

(vgl. ▸ ***Blutderivat***). Die Abbildung zeigt ein Erythrozytenkonzentrat mit Transfusionssystem.

Blutprobe
Eine zu Untersuchungszwecken entnommene kleine Blutmenge dient zur Blutanalyse.

Blutspender
Person, die kostenlos oder gegen Bezahlung Blut für klinische Zwecke (Transfusion, Forschung) oder für die industrielle Verwertung (Gewinnung von Eiweißfraktionen, Testseren) spendet.

Bobath-Konzept
Von Berta und Dr. Karl Bobath entwickeltes Rehabilitationskonzept zur Behandlung von Patienten mit zentralen Lähmungen durch spezifische krankengymnastische und pflegerische Maßnahmen. Es ist ein 24-Stunden-Konzept, das die Zusammenarbeit von Patient, Angehörigen und allen beteiligten Berufsgruppen erfordert. Die krankengymnastischen und pflegerischen Maßnahmen dieses Konzepts berücksichtigen sensorische, motorische und psychologische Gesetzmäßigkeiten. Dies kommt z. B. auch bei der Bobath-Lagerung (S. 62 f) zum Tragen.

Ziel der Arbeit des therapeutischen Teams ist es, die eingeschränkten Funktionen der ▸ ***betroffenen Seite*** wieder zu üben, die verbliebenen zu verbessern, um dadurch die Selbstständigkeit und somit die Lebensqualität des Patienten zu fördern.

Body-Mass-Index
Abk. BMI; Index zur Bestimmung eines normalen, gesunden Körpergewichtes. Gewicht in kg, geteilt durch Körpergröße in m im Quadrat. Rechenbeispiel: Gewicht = 66 kg, Körpergröße = 1,70 m. Rechnung: 1,7 × 1,7 = 2,89 m^2. 66 Kg : 2,89 m^2 = 22,8 kg/m^2 BMI. Zur Bestimmung siehe Abb. auf der nächsten Seite.

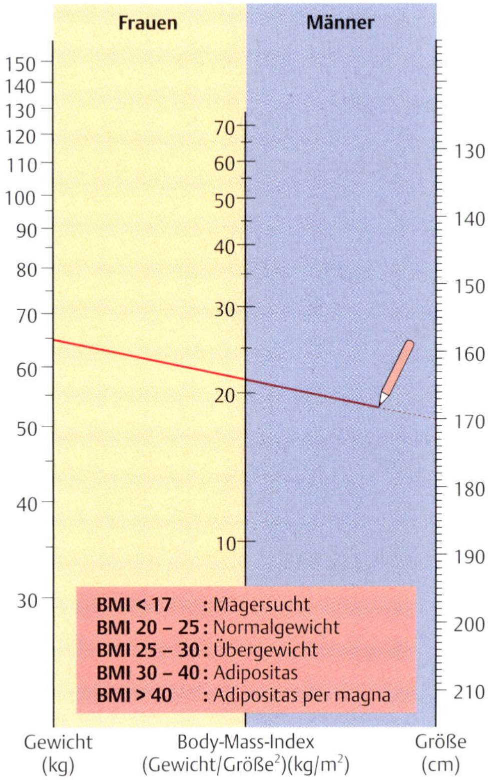

Bolus
(lat. Bolus = mehr). Zur normalen Dosis zusätzlich oder vorweg gegebene Menge des gleichen Medikaments.

Braden-Skala
Skala zum Einschätzen und Beurteilen der Dekubitusgefährdung eines Patienten. Die Skala umfasst sechs Kriterien mit der Vergabemöglichkeit von jeweils bis zu vier Punkten. Der Gefährdungsgrad muss täglich neu überprüft werden.

Bradykardie
Langsame, regelmäßige oder unregelmäßige Herzschlagfolge (< 60/Min.). Physiologisch bei der konstitutionellen Vagotonie und bei trainierten Sportlern; krankhaft bei Störung der autonomen Reizbildung des Herzens oder bei Irritationen des autonomen Nervensystems.

Bei einer Sinusbradykardie ist die Frequenz durch eine Verlangsamung der Sinusknotenreize auf weniger als 60 Schläge/Min. gesunken. Ursache: z. B. Herzkrankheiten (z. B. Sinusknotensyndrom).

Bronchitis
Akute oder chronische, unspezifische oder spezifische Entzündung der Bronchien. Ursachen: z. B. Infektion der Atemwege.

Bronchoskopie
Endoskopische Betrachtung der Bronchien.

Bronchospasmolytika
Medikamente mit Bronchien erweiternder Wirkung.

Buried-Bumper-Syndrom:
(engl.: „vergrabene Halteplatte", Abk.: BBS). Einwachsen der inneren Halteplatte in die Magenwand (dient zur Fixierung der Sonde) als eine Komplikation bei länger liegender PEG (perkutane endoskopische Gastrostomie). Zur Vorbeugung sollte eine regelmäßige Mobilisation der inneren Halteplatte mehrmals wöchentlich (im Rahmen des Verbandswechsels) erfolgen). Ursache ist z. B. mangelnde Sondenmobilisation

Butterfly
Flügelkanüle in verschiedenen Größen mit flexiblem Schlauch und Anschlussstelle für einen Adapter, auf den die Blutröhrchen aufgesetzt werden. Diese Kanülen eignen sich für Patienten mit schlechten Venen. Vor der Aspiration muss der Schlauch mit Blut gefüllt sein, um die Luft nicht in das Röhrchen zu ziehen.

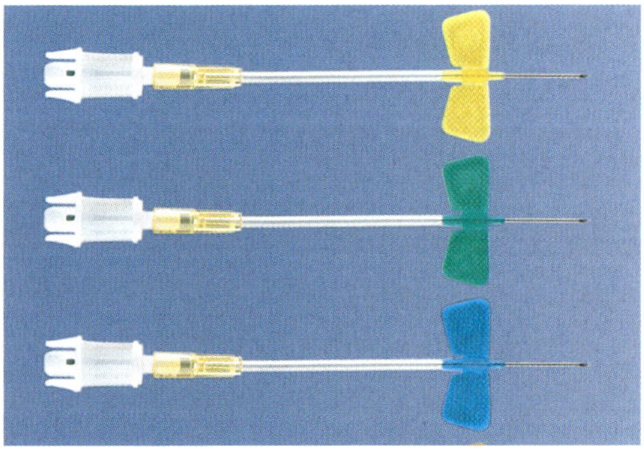

C

Celsius
Temperatureinheit (°C.)

C-Griff
Spezialgriff zum richtigen Abdichten der Beatmungsmaske auf dem Gesicht des Patienten. Die Maske wird dabei mit Daumen und Zeigefinger wie ein „C" umgriffen (vgl. **Abb. B.10**, S. 30).

Charrière
Maßeinheit für die Dicke von Kathetern, Bougies und Tubusarten in der Anästhesie. 1 Charrière (Charr = Ch.) entspricht einem äußeren Durchmesser von ⅓ mm.

Charrière-Scheibe
Metallscheibe mit 30 Löchern, deren Durchmesser ⅓ bis 10 mm beträgt.

Chirurgische Nadel
Kreisförmig gebogene Nadeln in unterschiedlichen Größen und Krümmungsradien. Die Einteilung erfolgt in:
- scharfe Nadeln mit dreieckigem Schliff für derbes Gewebe,
- runde Nadeln mit konisch verlaufender Spitze für empfindliches Gewebe,
- Nadeln mit Nadelöhr, Faden muss erst eingefädelt werden,
- atraumatische Nadeln, der Faden ist mit der Nadel verbunden.

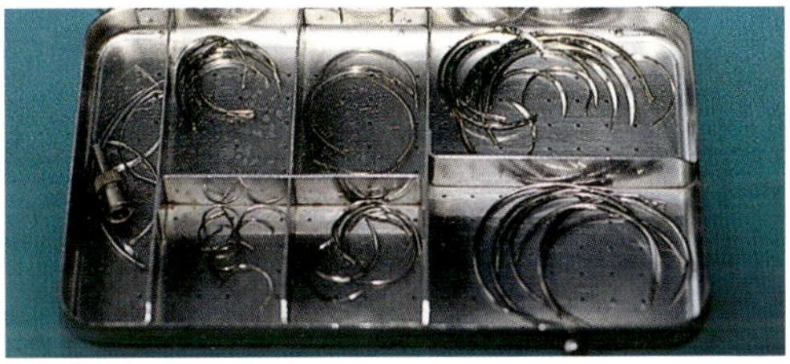

Choledochotomie
Operative Eröffnung des Ductus choledochus (Gallengang). Indikationen: z. B. Entfernung von Gallengangsteinen.

Cold-pressure-Test
Kälte-Druck-Test; klinische Prüfung der Kreislaufregulation durch Blutdruckkontrollen während und nach dem Eintauchen einer Hand in Eiswasser für 1 Min. Normalerweise erfolgt ein Druckanstieg um 10 – 25 mmHg (diastolisch geringer) mit Rückkehr zum Basiswert nach 2 – 3 Min. Der Wert ist erhöht bei z. B. Phäochromozytom oder Bluthochdruck.

Cuff
Aufblasbare Plastik- oder Gummimanschette am Tubusende zum luftdichten Abschluss der Trachea. Der Cuff verhindert beim intubierten Patienten eine Aspiration von Mund- oder Mageninhalt.

Cuffdruckmesser, -manometer
Messen des Cuffdrucks mit einem der Blutdruckmessung ähnlichen Manometer (vgl. **Abb. I.25,** S. 162).

D

Dachziegelverband
Heftpflasterstreifen, die dachziegelartig übereinander geklebt werden. Indikationen: z. B. zur Stabilisierung einer Brustkorbhälfte bei Rippenserienbrüchen.

Darmatonie
Verzögerung oder Stillstand der Darmpassage. Der Spannungszustand (Tonus) und die Kontraktionsfähigkeit der Darmmuskulatur sind stark herabgesetzt oder fehlen ganz. Ursachen: z. B. Megakolon, Ileus, Zustand nach Operationen.

Darmrohr
An der Spitze abgerundetes flexibles Kunststoffrohr. Es wird in den Mast- und Dickdarm eingeführt und dient zur Ableitung von Darmgasen oder zum Einbringen von Spülflüssigkeiten.

Darmentkeimung
Die in der Darmflora vorhandenen Keime werden durch die Gabe von Antibiotika gezielt abgetötet, z. B. vor einer Dickdarm-Operation.

Darreichungsformen
Form und Art eines Medikaments als z. B. Tabletten, Dragées, Tropfen, Salbe, Gelee, Injektions-, Infusionslösungen.

Defibrillation
Behandlungsmethode, bei der durch starke Stromstöße die Herzaktivität wieder hergestellt werden soll. Das verwendete Gerät nennt man Defibrillator oder im Medizin-Jargon Defi. Indikationen: z. B. bei lebensbedrohlichen Herzrhythmusstörungen, Kammerflimmern und Kammerflattern.

Dehydratation
Syn. Entwässerung; beschreibt den Vorgang des Entzugs von Wasser. Ursache: z. B. Folge einer Störung des Wasser-Elektrolyt-Haushaltes.

Dekonnektion
Trennen einer Verbindung, fehlerhafte Verbindung z. B. zwischen Infusionsbesteck und Venenverweilkanüle.

Dekubitus
Extrem langsam heilende, kompressiv-ischämische Hautläsion (Druckgeschwür), das durch länger andauernden Druck auf das Gewebe entsteht. Gefährdet sind v. a. Patienten mit prädisponierenden (begünstigenden) Faktoren. Durch die Druckeinwirkung werden kleine Gefäße

zusammengepresst, die Mikrozirkulation wird unterbrochen (▶ ***Ischämie***) und es kommt zur Hautschädigung. Dauert eine lokale Ischämie länger als zwei Stunden, kommt es zum Gewebezerfall (▶ ***Nekrose***).

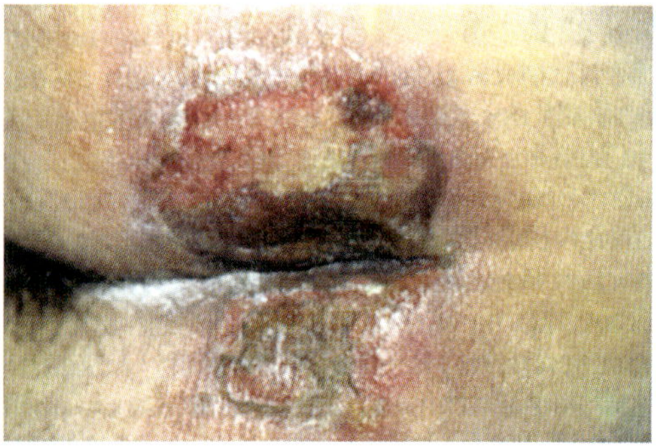

Dekubitusprophylaxe

Alle Maßnahmen (z. B. Vermeiden längerer Bettlägerigkeit, häufiger Lagerungswechsel, Druck entlastende Lagerung) zur Verhinderung eines ▶ ***Dekubitus***. Siehe auch ▶ ***Expertenstandard–Dekubitusprophylaxe.***

Delegieren, Delegation

Bestimmte ärztliche Tätigkeiten können an die Pflegenden unter folgenden Voraussetzungen übertragen werden:

- die Anordnung durch den Arzt muss schriftlich vorliegen,
- der Arzt muss von der Befähigung der Pflegenden zur Ausübung dieser Tätigkeit überzeugt sein.

Delirium

Rückbildungsfähige Psychose mit zeitlicher und örtlicher Desorientierung, illusionären und wahnhaften Verkennungen der Umwelt.

Demarkierung

Abgrenzen von Nekrosen gegen gesundes Gewebe. Ist dieser Vorgang abgeschlossen, können Nekrosen mechanisch entfernt werden.

Demenz

Verlust der intellektuellen Fähigkeiten und des Gedächtnisses. Es kommt zur Veränderung der Gesamtpersönlichkeit.

Depression

Herabdrücken bzw. Herabgedrücktsein; seelische Störung mit gedrückter, pessimistischer Stimmungslage („traurige Verstimmung"). Ursachen: z. B. Stoffwechselstörungen (endogene Depression) oder äußere seelische Anlässe (exogene Depression).

Dermatosen

Krankhafte Hautveränderung jeglicher Art.

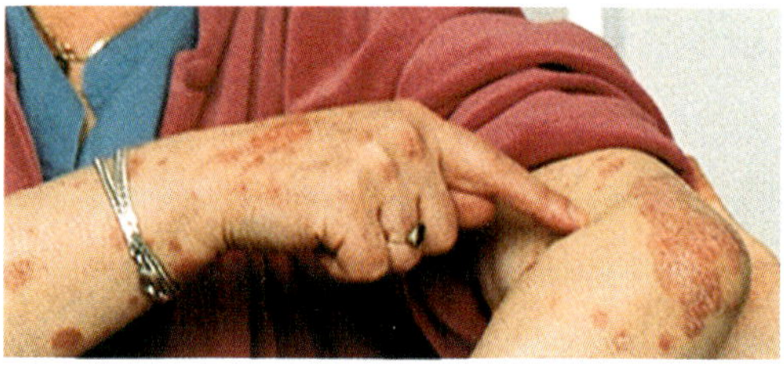

Desinfektion

Syn. Entkeimung; Anwendung von ▶ ***Desinfektionsmitteln*** zur Keimreduzierung. Indikationen: z. B. hygienische und chirurgische Händedesinfektion, Flächendesinfektion.

Desinfektionsmittel:

Chemische Stoffe (z. B. Alkohol), die zur ▶ ***Desinfektion*** geeignet sind. Die Auswahl des Mittels richtet sich nach dem Anwendungsbereich und wird von einer ▶ ***Hygienefachkraft*** in einem ▶ ***Hygieneplan*** festgehalten. Zum korrekten Umgang ist u. a. wichtig:

- genaue Gebrauchskonzentration (Verdünnungsgrad) verwenden bzw. herstellen,
- Wassertemperatur beachten (i. d. R. kaltes Wasser),
- Einwirkzeit einhalten,
- verschiedene Desinfektionsmittel nicht mischen,
- bei der Anwendung von Desinfektionsmitteln z. B. für Flächen Handschuhe tragen,
- für die Dosierung Dosierhilfsmittel und Dosiertabelle verwenden.

Desinfektionsplan

Tabellarische Darstellung der notwendigen Desinfektions- und Reinigungsmaßnahmen innerhalb eines bestimmten Arbeitsbereiches.

Desorientiertheit

Mangelhafte bis fehlende Fähigkeit, sich zu orientieren. Ursache: z. B. schwere Demenz.

Diabetes mellitus

Syn. Harnruhr; Bezeichnung für eine Krankheit mit vermehrter bzw. krankhaft gesteigerter Ausscheidung von bestimmten Stoffwechselprodukten und/oder Flüssigkeiten durch die Niere. Sie wird daher auch als Zuckerkrankheit bezeichnet. Ursache: Insulinmangel, der zu erhöhten Blutzuckerwerten (> 180 mg%) führt (z. B. durch eine

Pankreasinsuffizienz). Folgen: u. a. Arteriosklerose, Wundheilungsstörungen, Nervenschädigungen (Neuropathie) mit Missempfindungen (Parästhesien), Neigung zu ▸ *Dermatosen*. Therapie: medikamentös und diätetisch.

Dialysator
Gerät zur Durchführung der ▸ *Hämodialyse* (künstliche Niere).

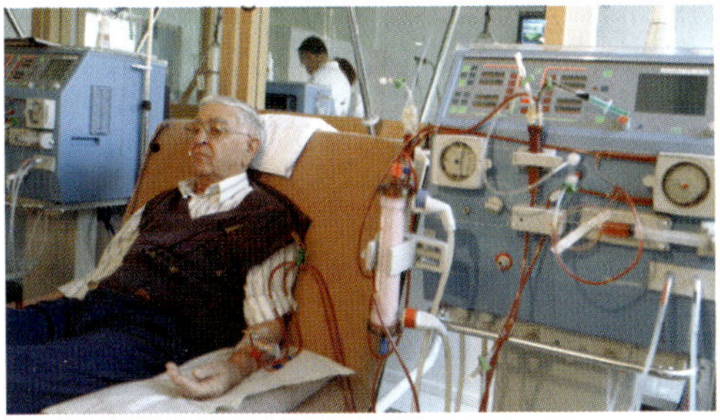

Dialysierflüssigkeit, Dialysat
Den blutchemischen Verhältnissen angepasste Spüllösung, in die bei der Dialyse die diffusionsfähigen Stoffwechselprodukte (harnpflichtigen Substanzen) bzw. Gifte eintreten.

Diarrhö
Mehrmaliges Absetzen von zu flüssigem bzw. unzureichend eingedicktem Stuhl. Ursachen: z. B. Schleimhaut reizende Nahrungsmittel, Arzneimittelnebenwirkungen, Darminfektionen.

Diastole
Phase der Erschlaffung der Herzkammern während der Vorhofsystole. Die Vorhofdiastole erfolgt während der Kammersystole.

Diffusionsaustausch
Gleichmäßige Durchmischung von Molekülen und Ionen. Dadurch gleichen sich Konzentrationsunterschiede aus.

Diplegie
Beidseitige Lähmung des gleichen Körperabschnitts, z. B. Lähmung beider Arme. Ursache: z. B. Folge einer beidseitigen Schädigung der Pyramidenbahnen.

Dislokation
Verlagerung, Verschiebung bzw. Fehllagerung.

Distorsion
Verdrehung, Verzerrung; geschlossene Gelenkverletzung. Sie entsteht z. B. durch gewaltsames Überschreiten (Verdrehen) der physiologischen Bewegungsgrenze.

Diuretika
▸ ***Medikamente*** mit einer harntreibenden Wirkung. Indikationen: z. B. Ausschwemmung von Flüssigkeiten bei ▸ *Ödemen*.

Doppelläufiges Stoma
Zwei in der Bauchhaut nebeneinander liegende Darmöffnungen (S. 290 f).

Dopplersonografie
Spezielle Ultraschall-Untersuchung mit der die Geschwindigkeit des Blutes in den Gefäßen (Arterien und Venen) gemessen wird.

Dosieraerosole
Medikamente, welche in einer bestimmten Dosierung durch Treibgas aus einer Spraydose (z. B. Berodual, Bronchospasmin) oder ohne Treibgas aus einem Turbohaler (z. B. Oxis) freigesetzt und anschließend inhaliert werden. Zur Anwendung der Dosieraerosole s. S. 76 f.

Dosis
Größenordnung einer bestimmten Substanz, z. B. eines Arzneimittels, die der Patient erhalten soll.

Dragées
Arzneiform mit Arzneikern und Ummantelung.

Drainageverfahren
Man unterscheidet:

1. **Innere Drainagen**: Verbindung zwischen zwei Organen (z. B. Liquorableitung bei Hydrozephalus),
2. **Äußere Drainagen**: Verbindung nach außen zur Ableitung von Sekreten (z. B. Wunddrainage),
3. **Offene Ableitungen**: Ableitung des Wundsekrets direkt in einen Verband (z. B. Gazedocht, Tamponade)
4. **Halboffene Ableitungen**: Ableitung des Sekrets nach dem Prinzip der Schwerkraft ohne Sog (z. B. T-Drainage)
5. **Geschlossene Ableitungen**: Ableitung des Sekrets mit unkontrolliertem (z. B. Redondrainage) oder kontrolliertem Sog (z. B. Thoraxdrainage).

Drain
Hilfsmittel (Fäden, Laschen, Schläuche) zur Ableitung (Drainage) von Flüssigkeiten. Indikation: z. B. Ableitung von Wundsekreten.

Drehscheibe
Scheibe mit einer Drehebene und einer rutschfesten Beschichtung. Sie wird z. B. zum Umsetzen eines sitz- und stehfähigen Patienten von der Bettkante in den ▸ ***Rollstuhl*** angewendet. Dazu Rollstuhl seitlich an das Bett fahren, Bremsen feststellen und Drehscheibe davor legen. Patienten an die Bettkante bringen und Füße auf die Drehscheibe stellen lassen. Patient legt seine Arme um die Schulter der Pflegenden und verhakt seine Hände, die Pflegende geht mit geradem Rücken etwas in die Hocke, greift mit beiden Händen unter das Gesäß, richtet sich mit dem Patienten auf, dreht den Patienten auf der Scheibe um 90° zum Rollstuhl hin und lässt ihn langsam in den Rollstuhl gleiten.

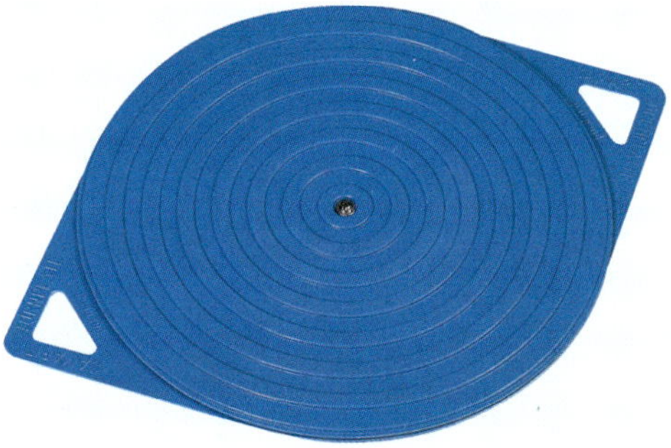

Dreiecktuchverband
Ein Dreiecktuchverband wird als Erstmaßnahme bei Notfällen angelegt oder z. B. bei einem Gipsverband am Unterarm. Der ruhig zu stellende Arm wird im Winkel von 90° gelagert, die beiden Zipfel des Dreiecks an der gesunden Halsseite verknotet, die Spitze des Tuchs wird am Ellbogen eingeschlagen.

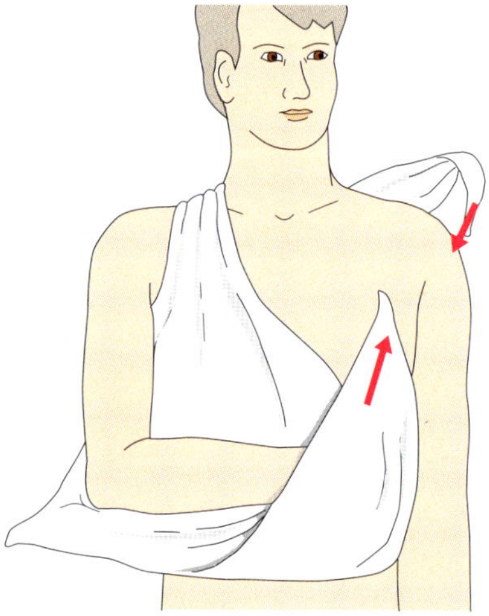

Dreiwegehahn
Verteiler mit 3 Anschlussmöglichkeiten zum Regulieren verschiedener Infusionen im Rahmen einer simultanen Infusionstherapie. Besitzt eine männliche Schraubverbindung (▸ ***Luer-Lock***) zur Kanüle bzw. zum Katheter und zwei sog. weibliche Öffnungen, an die das Überleitsystem der Infusion angeschlossen wird. Bei entsprechender Stellung des Hahnenkükens können zwei Infusionen gleichzeitig verabreicht werden.

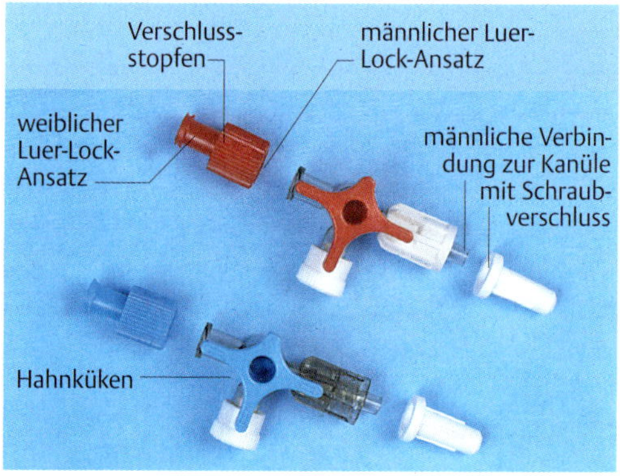

Druckinfusionsmanschette
Spezielle Manschette zum Ausüben eines Druckes auf einen Infusionsbeutel mit Handpumpe und Manometer (s. **Abb. I.5**, S. 141). Indikationen: z. B. Druckinfusion bei hohem Blutverlust und zur arteriellen Druckmessung.

Duftstoff
Natürlicher oder synthetischer Stoff mit typischem Geruch.

Duodenalsonde
Langer, dünner, graduierter Schlauch aus Gummi oder flexiblem Kunststoff, der in den Zwölffingerdarm eingeführt wird. Indikation: z. B. Gewinnung von Duodenalsaft.

Durchblutungsstörung
Krankhaft verminderte Durchblutung von Teilen des Gefäßsystems mit Funktionsstörungen (z. B. ▸ ***Ischämie***) der betroffenen Organe.

Duschstuhl
Stuhl mit rutschfester Matte auf der Sitzfläche, als Klappsitz in Duschen. Indikation: sichere Durchführung des Duschvorgangs z. B. bei geschwächten oder gehbehinderten Patienten.

Düsenvernebler
Bei diesem Gerät wird die zu vernebelnde Flüssigkeit mittels eines Luftstroms durch feine Düsen gepresst und so zerstäubt. Der Patient atmet den entstandenen Nebel durch ein Mundstück oder über eine Maske ein.

Dysmenorrhö
Gestörte Menstruation mit z. B. kolikartigen Unterleibsschmerzen. Ursache: z. B. Gebärmuttererkrankungen.

E

Effloreszenzen
Syn. Hautblüten (lat. efflorescere = erblühen); krankhafte Hautveränderungen wie z. B. Flecken, Knötchen, Blasen, Quaddeln, Schuppen. Ursachen: z. B. Allergien, Hautkrankheiten.

Eichausschlag
Zur Kontrolle, ob das EKG-Gerät richtig eingestellt ist, wird ein Stromimpuls von 1 mV Spannung produziert. Er verursacht bei korrekter Einstellung einen Kurvenausschlag von 10 mm Höhe.

Eigenblutspende
Syn. Eigenbluttransfusion; dem Patienten wird präoperativ Blut entnommen. Die ▸ ***Blutkonserve*** wird aufgearbeitet und bei Bedarf dem gleichen Patienten transfundiert. Intraoperativ wird mittels Spezialgerät das Blut gesammelt, heparinisiert, gereinigt und sofort wieder zurück übertragen. Die Durchführung entspricht einer normalen Bluttransfusion (S. 325 f). Indikationen: z. B. Vermeiden von Infektionen oder Allergien durch die Übertragung von Fremdblut, religiöse Hintergründe (z. B. Zeugen Jehovas), Knochenmarkstimulation.

Einmalspritze
Steriler Behälter mit Kolben, Zylinder, Konus und Graduierung zum einmaligen Gebrauch aus Kunststoff mit einem Volumen von 1, 2, 5, 10 und 20 ml.

Einschwemmkatheter
Katheter, der nach Venenpunktion vom Blutstrom bis zum Herzen mitgeführt wird. Indikationen: z. B. Herzkatheterismus, Druckmessungen.

EKG-Veränderungen
Verschiedene Rhythmusstörungen können das EKG-Bild verändern. Grundsätzlich wird zwischen Störungen mit erniedrigter Herzfrequenz (▸ ***Bradykardie***), erhöhter Herzfrequenz (▸ ***Tachykardie***) und Kontraktionen außerhalb des Grundrhythmus (Extrasystolen) unterschieden. Beispielhaft können hier nur 3 Abbildungen gezeigt werden:

a. bradykarde Störung (AV-Block II. Grades), bei dem erst nach 3 Vorhofkomplexen ein Kammerkomplex folgt; der Abstand zwischen Vorhof- und Kammerkontraktion vergrößert sich immer mehr, bis auf eine Vorhofkontraktion kein Kammerkomplex mehr folgt,
b. tachykarde Störung (Kammerflattern),
c. nach 3 Normalschlägen mehrere Kammerextrasystolen.

Tachykarde Störungen sind z. B.: 1. Kammerflattern: Herzrhythmusstörung mit schnellen aufeinander folgenden Kammerkontraktionen (ca. 250/Min.). Ursache: z. B. Vorstufe von Kammerflimmern. 2. Kammerflimmern: unkoordinierte Herzmuskeltätigkeit mit sichtbaren Flimmerwellen (300/Min.) im EKG. Ursache: z. B. Herzinfarkt. Das Ausbleiben von Herzkontraktionen, die sog. Nulllinie, wird als Asystolie bezeichnet.

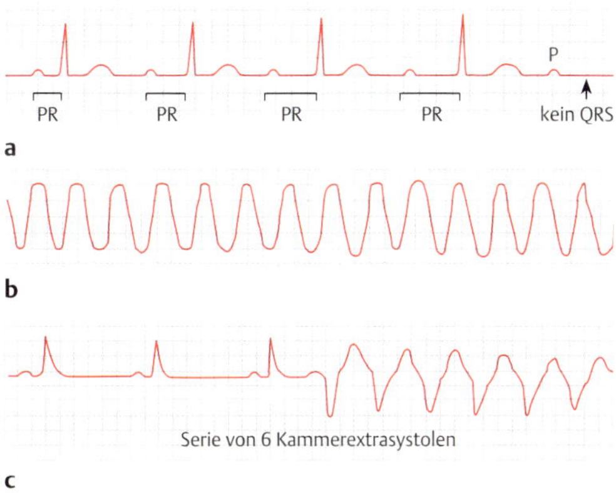

Elektrode
Übergangsstelle (Punkt, Knopf, Scheibe, Platte), die der direkten oder indirekten Zuführung elektrischer Potenziale oder der Ableitung elektrischer Biopotenziale aus dem Körper dient. Indikationen: z. B. EKG, EEG.

Elektrokardiogramm
Abk. EKG; grafische Darstellung der ▸ *Herzstromkurve.*

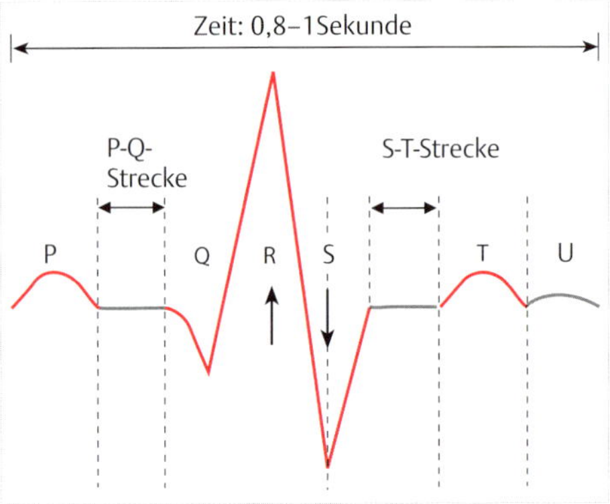

PQ-Strecke: vollständige Erregung der Vorhöfe;
PQ-Zeit: Zeit zwischen dem Beginn der Erregung der Vorhöfe und der Kammern, Erregungsüberleitungszeit;
QRST: Kammertätigkeit; Kammerkomplex;
Q-Zacke: Erregung des Kammerseptums;
QRS: Erregungsausbreitung in den Kammern;
ST-Strecke: vollständige Erregung der Kammern;
T-Welle: Erregungsrückbildung der Kammern;
QT-Zeit: gesamte elektrische Kammerkontraktion;
TP-Strecke: Herzpause, es werden keine elektrischen Ströme gemessen; im Verlauf dieser Strecke ist häufig eine U-Welle, deren Bedeutung nicht vollständig geklärt ist.

Elevation
Syn. Anhebung; der Arm ist im Schultergelenk über die Horizontale angehoben.

Embolie
Durch einen Embolus (Pfropf) in Form eines Blutgerinnsels, Fetttröpfchens oder Luftbläschens wird ein Blutgefäß plötzlich verschlossen.

EMS (emergency medical service)
Notfallpersonal, das auf einen Notruf hin offiziell als Teil eines Rettungssystems tätig wird. Sie sollten alle BLS-Maßnahmen einschließlich Defibrillation, besonders ausgebildetes Personal auch ACLS-Maßnahmen durchführen.

Endoskop
Optisches Instrument zur Betrachtung von Körperhöhlen oder Hohlorganen.

Endoskopie
Betrachtung („Spiegelung") von Körperhöhlen oder Hohlorganen mit einem ▸ *Endoskop.*

Endotrachealtubus
Tubus mit ▸ *Cuff* zur Einführung in die Luftröhre über Mund, Nase oder über ein Tracheostoma zum Offenhalten der Atemwege, zur Beatmung oder im Rahmen einer Intubationsnarkose; mit oder ohne separaten Spritzenaufsatz zur Applikation von Medikamenten. Zur Technik des Einlegens eines Endotrachealtubus s. S. 160 f.

Endständiges Stoma
Öffnung, die in der Bauchdecke liegt und mit dem Stuhl führenden Darm auf der Bauchhaut vernäht wurde (S. 290 f).

Entzündungszeichen
Die durch verschiedene Reize ausgelöste Reaktion des Organismus mit den klassischen Zeichen nach Galen und Celsius: Schmerzen (Dolor), Rötung (Rubor), Schwellung (Tumor), Erwärmung (Calor) und Funktionsstörung (Functio laesa).

Epidermis
Syn. Oberhaut; gefäßlose Außenschicht der Körperhaut.

Epilepsie
Syn. Fallsucht; Oberbegriff für zerebrale Funktionsstörungen mit anfallsweise auftretenden zentralen Krämpfen.

Episiotomie
Syn. Dammschnitt; teilweise Durchtrennung des Damms durch einen Einschnitt mit der Schere. Indikationen: z. B. Verhütung eines Dammeinrisses, Erleichterung bzw. Beschleunigung der Geburt.

Erbrechen
Syn. Emesis; der Mageninhalt entleert sich rückläufig. Ursachen: z. B. Reizung des Brechzentrums.

Ergometrie
Durch Belastung z. B. durch den Fahrradergometer wird die körperliche Leistungsfähigkeit gemessen. So können Herzfrequenz, arterieller Blutdruck, Herzstromkurve u. a. überprüft werden. Indikationen: z. B. Austestung der Leistungsfähigkeit und Belastbarkeit, Diagnose bei koronarer Herzkrankheit (KHK) und Hypertonie.

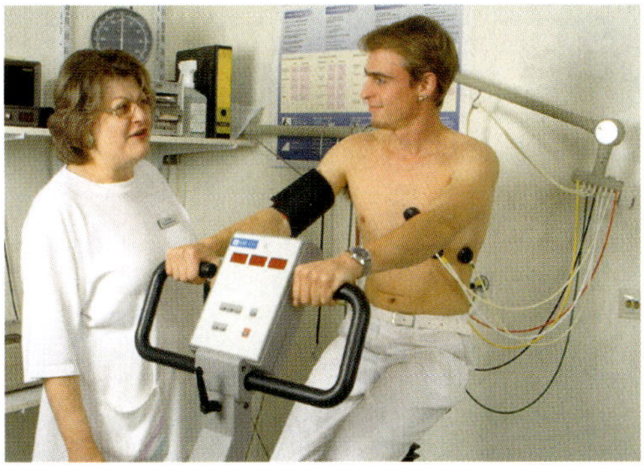

Ernährung
Zufuhr und Aufnahme fester Nährstoffe (Eiweiß, Fett, Kohlenhydrate, auch Salze, Vitamine, Spurenstoffe) und Flüssigkeiten, die zur Erhaltung des Lebens notwendig sind.

Ernährungspumpe
Elektrisches Pumpengerät (Fingerpumpe), das die exakte Dosierung einer Sondennahrung in einer bestimmten Zeiteinheit ermöglicht. Metallfinger pressen nacheinander die Schläuche zusammen und transportieren so die Flüssigkeit vorwärts. Verschiedene Modelle sind im Handel.

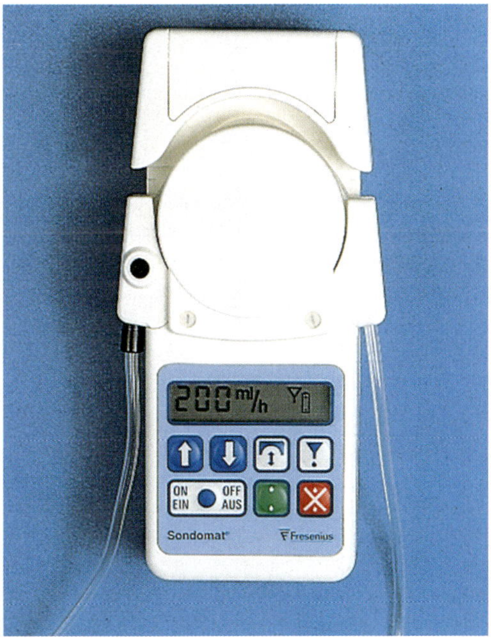

Ernährungszustand
Abk. EZ; durch Beurteilung von Körpergewicht, Körpergröße und Stärke des Hautfettpolsters ermittelter ernährungsbedingter Körperzustand.

Esmarch-Handgriff
Spezieller Handgriff zur Freihaltung des Rachens und zur gewaltsamen Öffnung des Mundes. Indikationen: z. B. manuelles Ausräumen der Mundhöhle, Einlegen z. B. eines Magenschlauches, Intubation oder Mund-zu-Mund-Beatmung. Zum Anwenden des Handgriffs hinter den Patienten stellen, beide Daumen links und rechts an das Kinn legen und mit den restlichen Fingern die Kieferwinkel umgreifen. Durch Druck der Finger gegen den Kieferwinkel wird der Unterkiefer und somit das Zungenbein des Patienten nach vorne und gleichzeitig durch Daumendruck gegen das Kinn abwärts gedrückt. Gleichzeitig wird der Hals des Patienten überstreckt und in dieser Position gehalten.

M Der Esmarch-Handgriff darf nicht angewendet werden bei Verdacht auf Halswirbelsäulenverletzung.

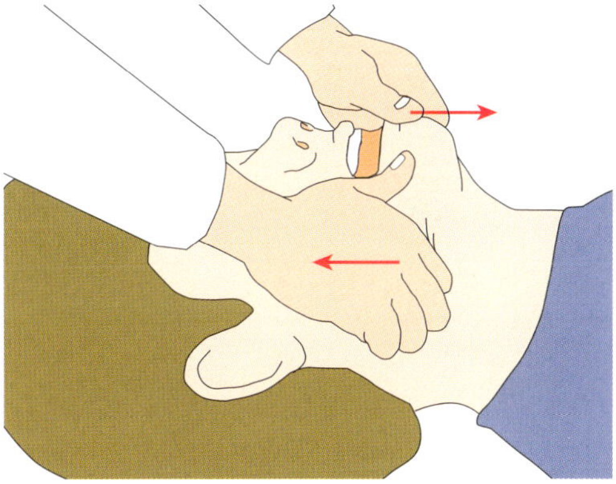

Expertenstandard–Dekubitusprophylaxe
Im Rahmen des Deutschen Netzwerkes für Qualitätssicherung in der Pflege wurde 1999 eine Arbeitsgruppe von Pflegepraktikern/innen und Pflegewissenschaftler/innen gebildet. Auftrag war die Erarbeitung eines nationalen Standards zur Dekubitusprophylaxe. Im Mai 2000 wurde ein Expertenstandard zur Dekubitusprophylaxe veröffentlicht. Der Standard kann über folgende Adresse bestellt werden: Deutsches Netzwerk für Qualitätssicherung in der Pflege, Jörg Schemann, Postfach 1940, 49 009 Osnabrück; Tel.: 0541/969 – 2004, Fax: 0541/ 9 692 971

Exsikkose

Syn. Austrocknung; der Organismus trocknet als Folge einer negativen Flüssigkeitsbilanz aus. Ursachen: z. B. Störung des Wasser-Elektrolyt-Haushaltes, Brechdurchfälle.

Extensionsverband

Verband aus z. B. Trikotschlauch, Heftpflaster, Gips, Metallstiften und Gewichten zur Anwendung eines Dauerzugs (Extension). Zu pflegerischen Maßnahmen s. S. 79 f.

Extrakorporal

Außerhalb des Körpers.

Exsudat

(lat. exsudare = ausschwitzen); Flüssigkeit, die im Rahmen einer Entzündung aus den Gefäßen austritt (**a**). Gegensatz dazu ist das ▸ ***Transsudat*** (**b**). Exsudate können serös, serös-eitrig, fibrinös oder blutig sein. Das spezifische Gewicht liegt bei über 1018.

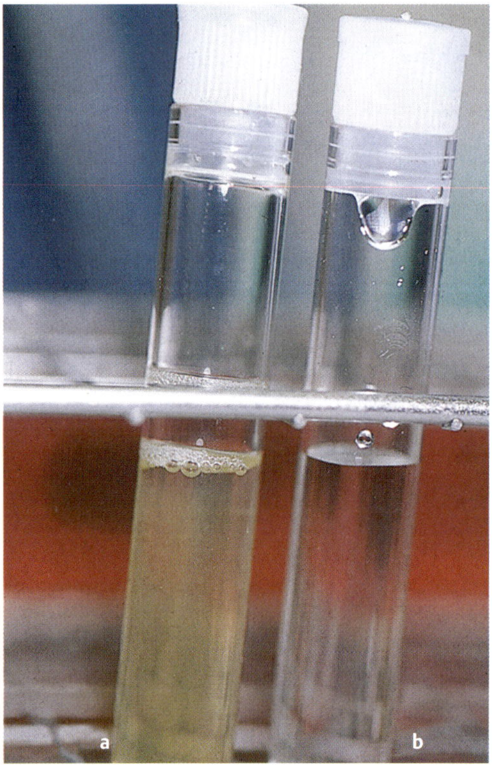

F

Faden

Chirurgisches Nahtmaterial. Die Unterscheidung geschieht nach Fadenstärke, Fadenmaterial und Fadenaufbau. Indikationen: z. B. Wundverschluss, Unterbindung von blutenden Gefäßen und Annaht von Drainagen und Kathetern. Als Nahtmaterial steht zur Verfügung: glatte oder geflochtene Fäden aus Kunststoffen oder natürlichen Materialien. Die Einteilung erfolgt in Reißfestigkeit, Dehnungsfähigkeit und Elastizität, Durchmesser, Knotenfestigkeit und Gewebeverträglichkeit. Außerdem wird unterschieden zwischen resorbierbaren und nicht resorbierbaren Nahtmaterialien.

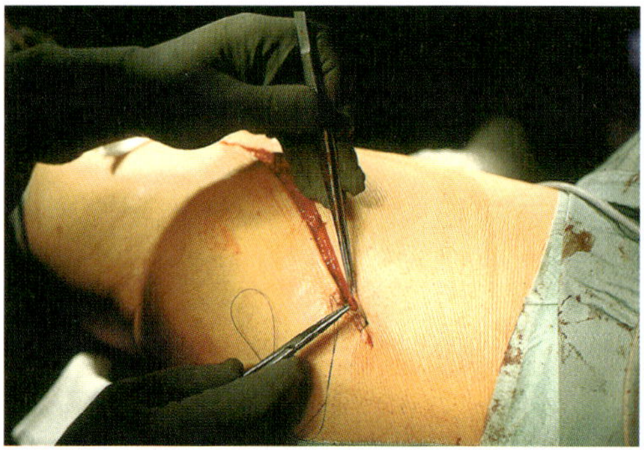

Fetus

Ungeborenes im Mutterleib vom Abschluss der Embryonalperiode (ab 85. Tag) bis zur Geburt.

Fieber

Erhöhung der Körpertemperatur auf über 38 °C. Je nach Fieberverlauf gibt es verschiedene Fiebertypen.

1. **kontinuierliches Fieber:** gleich bleibende Temperaturerhöhung über einen Zeitraum von mehr als 4 Tagen. Tagesschwankungen von weniger als 1 °C sind möglich. Ursache: z. B. Pneumonie
2. **intermittierendes Fieber:** Tagesschwankungen von mehr als 1 °C. Im Verlauf des Tages wechseln sich fieberfreie Intervalle mit hohen Temperaturschüben ab. Schüttelfrost ist möglich. Ursache: z. B. Sepsis
3. **remittierendes Fieber:** Tagesschwankungen von 1 – 1,5 °C immer über der Normaltemperatur. Ursache: z. B. Lokalinfektionen
4. **rekurrierendes Fieber:** Wechsel zwischen Fieberanfällen und fieberfreien Tagen. Ursache: z. B. Malaria
5. **undulierendes Fieber:** Fieber mit über Wochen andauernden Temperaturerhöhungen in Form eines allmählichen Anstiegs u. Abfalls verbunden mit fieberfreien Perioden. Ursache: z. B. Brucellose

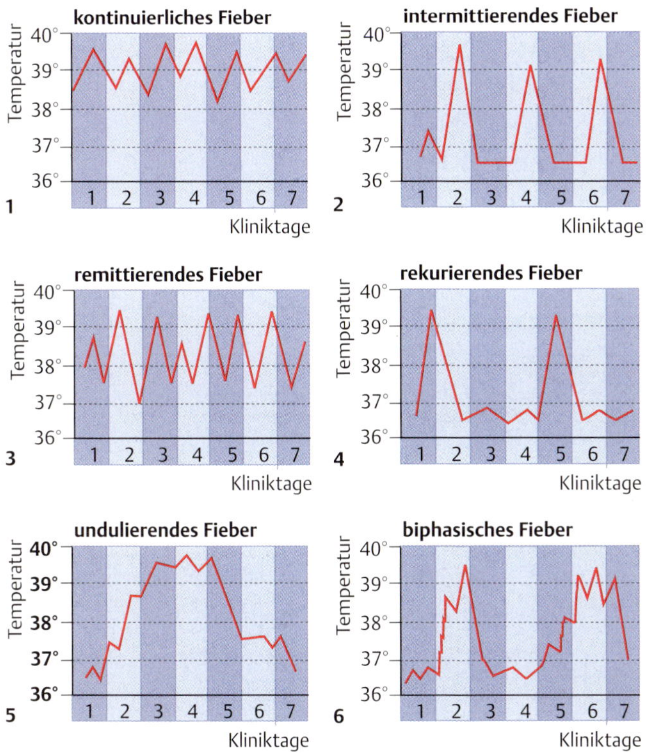

6. **biphasisches Fieber:** zweigipfliges Fieber mit Temperaturanstieg im Prodromalstadium und nach einem fieberfreien Intervall. Ursache: z. B. Viruserkrankungen.

Nach der zugrundeliegenden Ursache erfolgt eine Unterscheidung in:

- bakterielles Fieber: z. B. durch Bakterien oder Toxine,
- aseptisches Fieber: z. B. durch postoperative Resorption von Wundsekreten,
- zentrales Fieber: z. B. durch Schädigung des zentralen Nervensystems bei ▸ *Schädel-Hirn-Trauma.*

Fieberdelirium

Rückbildungsfähige Psychose; sie ist charakterisiert durch eine örtliche und zeitliche ▸ *Desorientierung*, illusionäre oder wahnhafte Verkennung der Umgebung, optische, akustische, sensible und andere ▸ *Halluzinationen* und einer psychomotorischen Unruhe wie z. B. Nesteln. Ursachen: z. B. hochfieberhafte Zustände.

Fieberkrampf

Tonisch-klonische Krampfanfälle bei Säuglingen und Kleinkindern, die nur bei Fieberzuständen während des Fieberanstiegs auftreten. Ursachen: z. B. fieberhafte Infektionen.

Fieberkrise

Rascher Fieberabfall, der im Verlauf einer fieberhaften Erkrankung mit hohen Temperaturen zum Kreislaufzusammenbruch führt.

Fieberkurve

Die ermittelten Werte der Körpertemperatur werden auf einem genormten Blatt für Beobachtungsdaten der ▸ *Vitalfunktionen* grafisch dargestellt. Im Kurvenprofil kann der zeitliche Verlauf von Fieberanstieg, -gipfel und -abfall festgestellt werden.

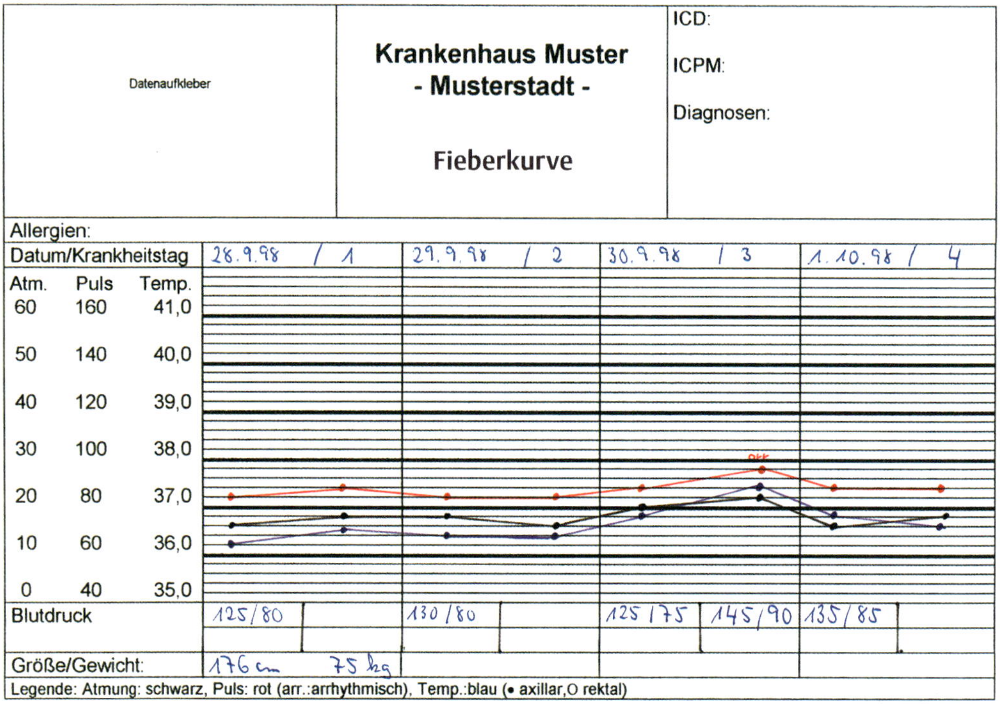

Fiebermittel

▸ *Medikamente* zur Fiebersenkung (Antipyretika, Antifebrilia) oder zur Fiebererzeugung (Pyretika, Pyrogene).

Fieberthermometer

Thermometer zum Ermitteln der Körpertemperatur. Zur Verfügung stehen Maximalthermometer (Quecksilberthermometer), digitale Thermometer (S. 308 f) und Infrarot-Ohrthermometer (S. 309 f).

Fingernagel

Hornplatte (Nagel), der an der Fingerspitze festsitzt. Das Wachstum beträgt ca. 3 – 4 mm pro Monat. Nägel sind wie Haare Hautanhangsgebilde.

Fluor genitalis

Dünn- bis dickflüssige gesteigerte Sekretion aus verschiedenen Genitalabschnitten (Vulva, Vagina, Zervix). Ursache: z. B. gesteigerte Sekretion bei entzündlichen Veränderungen.

Flüssigkeitsbilanz

Erfassen aller zugeführter (z. B. Infusionen, Getränke) und ausgeschiedener (z. B. Urin, Sekrete) Flüssigkeiten in einem Zeitraum von 24 Stunden auf einem Bilanzblatt, z. B. bei Patienten mit Herz- und Nierenerkrankungen oder parenteraler Ernährung. Als zusätzliche Verluste müssen bei fieberhaften Erkrankungen 500 ml pro 1 °C. Temperaturerhöhung berücksichtigt werden. Bei der Auswertung der Flüssigkeitsbilanz wird unterschieden in:

- **ausgeglichene Flüssigkeitsbilanz:** Ein- und Ausfuhrmengen halten sich die Waage,
- **positive Flüssigkeitsbilanz:** die Einfuhrmenge übersteigt die Ausfuhrmenge,
- **negative Flüssigkeitsbilanz:** die Ausfuhrmenge übersteigt die Einfuhrmenge.

Folienverband

Semipermeable Wundfolie, die aus einer Polyurethanfolie besteht. Die Folie ist wasserdampf- und sauerstoffdurchlässig. Indikation: z. B. zum Schutz bei nicht sezernierender Wunden.

Fontanelle

Noch nicht verknöcherter Bereich auf dem Schädel von ▸ *Neugeborenen.*

Fototherapie

Therapie, bei der eine Speziallampe eingesetzt wird, die bläuliches Licht aussendet. Dabei wird die Haut des Kindes mit dem Licht beleuchtet und der Abbau des Blutfarbstoffes beschleunigt. Die Augen des Kindes werden

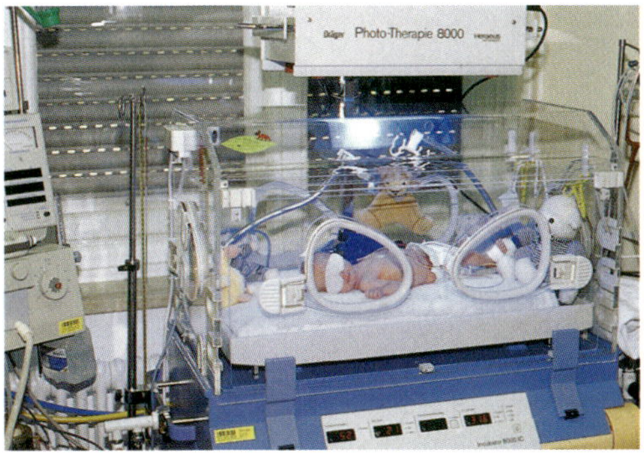

während der Fototherapie mit einer Art „Sonnenbrille“ abgedeckt. Indikation: z. B. Neugeborenenikterus.

Fraktur
Knochenbruch, mit den sicheren Zeichen wie abnorme Beweglichkeit, Reibegeräusche bei Bewegung (Krepitation), Achsenfehlstellungen sowie einem entsprechenden Röntgenbefund. Ursachen: z. B. ein über seine Elastizitätsgrenze hinaus belasteter Knochen.

Free demand
Nach Bedarf.

Fremdkörperpartikel
Nicht körpereigene Teilchen, z. B. Staub, Insekten.

Fritsche-Lagerung
Notfalllagerung zur Blutstillung bei gynäkologischen Blutungen. Dazu werden sterile Vorlage zwischen die Beine gelegt und die Patientin gebeten, Beine fest zu überkreuzen.

Fungizide
Stoffe, die Pilze abtöten.

Führungsstab
Syn. Mandrin; kunststoffbeschichteter Metalldraht zur ausschließlichen Verwendung bei oraler Intubation. Günstig bei schwierigen Intubationen, da der Tubus mittels Führungsstab nach Wunsch gebogen werden kann.

G

Gastrektomie
Operative Entfernung des ganzen Magens.

Geburt
Die Geburt ist die physiologische Beendigung der Schwangerschaft. Dabei öffnet sich der Muttermund, das Kind passiert den Geburtskanal und die Plazenta löst sich und wird ausgestoßen.

Geburtshilfe
Fachrichtung der Medizin, die sich mit der Überwachung normaler und pathologischer Schwangerschaften sowie der Vorbereitung, Durchführung und Nachbehandlung normaler und pathologischer Geburten einschließlich der erforderlichen Operationen befasst.

Gefäßtraining
Regelmäßige, täglich sich mehrmals wiederholende Übungen (z. B. kreisende Fußbewegungen, Strecken und Heranziehen der Füße, Rad fahren, Beinhochlagerungen). Dadurch wird ein Sauerstoffmangelreiz erzeugt, der die Bildung neuer Kollateralen anregt und dadurch die Durchblutung verbessert. Indikationen: z. B. ▶ ***Prophylaxe*** peripherer Durchblutungsstörungen.

Gehhilfen
Eine Vielzahl von Gehhilfen steht bei der Mobilisation für die krankheitsbedingten unterschiedlichen Bedürfnisse des Patienten zur Verfügung. Zur Auswahl des richtigen Hilfsmittels stimmen sich Pflegepersonen, Ärzte und Physiotherapeuten mit dem Patienten ab. Die korrekte Handhabung muss vom Patienten trainiert und u. a. von den Pflegepersonen überprüft werden. Beispiele für Gehhilfen sind der Gehwagen (**a**) und das Rollmobil (**b**).

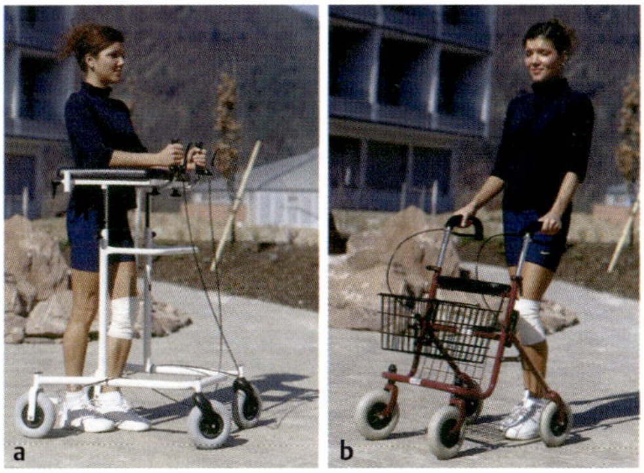

Gel
Wasserlösliche Grundmasse mit Quellstoffen und Geliermitteln.

Geriatrie
Syn. Altersheilkunde.

Geschmack
Sinneseindruck, der sich aus gustatorischen (Geschmackssinn), olfaktorischen (Geruchssinn), haptischen (Tastsinn) und auch optischen Eindrücken zusammensetzt.

Gesundheit
Zustand des körperlichen, seelischen und sozialen Wohlbefindens und nicht allein das Fehlen von Krankheit und Gebrechen (laut Weltgesundheitsorganisation WHO).

Gifte
Stoffe (z. B. Arzneistoffe, Chemikalien), die in relativ kleinen Mengen Funktionsstörungen, Gesundheitsschäden oder den Tod hervorrufen können (vgl. ▸ ***Intoxikation***).

Gipsfräse
Technisches Gerät zum Spalten oder Aufschneiden eines Gipsverbandes. Es erzeugt schnelle, nur wenige Millimeter umfassende Schwingungen auf ein Sägeblatt (S. 349).

Gipslonguette
Übereinander gefaltete, gleich lange und gleich breite Gipsbinden werden in Form langer streifenförmiger Platten zusammengelegt. Grundlage eines zirkulären Gipsverbandes (S. 347 f).

Glasampulle
Steriler Medikamentenbehälter aus Glas. Der Ampullenhals kann mit einer Ampullensäge abgesägt werden. Heute sind jedoch OPC-Ampullen geläufiger (OPC = one point cut). Bei diesen wird in den Ampullenhals eine Sollbruchstelle eingebaut, die durch einen farbigen Punkt kenntlich gemacht wird. Wenn dieser Punkt zur Pflegeperson zeigt, kann die Ampulle durch Umknicken des Halses mit einem Tupfer leicht geöffnet werden.

Glasauge
In der Augenprothetik erweist sich die Verwendung von Kryolit-Glas als vorteilhaft, weil es sehr widerstandsfähig gegenüber der stark ätzenden Tränenflüssigkeit ist und eine gute Schleimhautverträglichkeit hat. In der Regel kann ein Glasauge ca. 1 – 2 Jahre getragen werden, dann ist es meist abgenutzt und die Oberfläche wird rau. Ein Glasauge wird in Form und Farbe immer den individuellen Gegebenheiten angepasst.

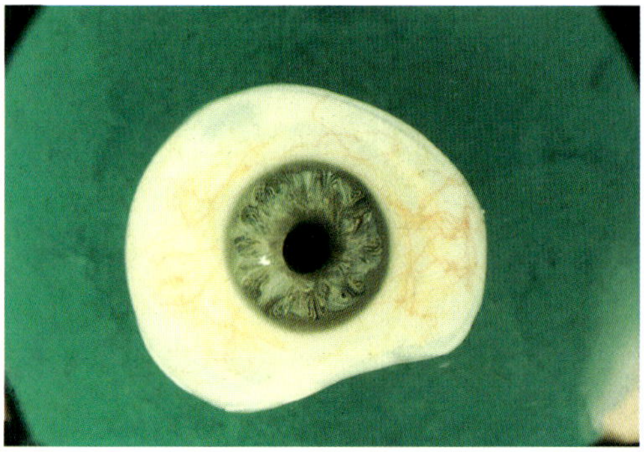

Glasgow-Koma-Skala
Punkte-Schema zur Bewertung von Bewusstseins- und Hirnfunktionsstörungen z. B. nach einem ▸ ***Schädel-Hirn-Trauma***. Durch Addition sind 3 bis 15 Punkte möglich. Je mehr Punkte erreicht werden, umso wacher ist der Patient! Eine Bewertung mit einer Gesamtpunktzahl von weniger als 8 Punkten entspricht einer schweren neurologischen Störung.

neurologische Funktion	Punkte
Augen öffnen	
spontan	4
auf Anruf	3
auf Schmerz	2
auf Schmerz nicht	1
motorische Reaktion	
auf Aufforderung	6
auf Schmerz gezielt	5
auf Schmerz ungezielt	4
Beugesynergismus	3
Strecksynergismus	2
keine Schmerzabwehr	1
verbale Antwort	
koordiniertes Gespräch	5
unkoordiniertes Gespräch	4
einzelne Wörter	3
unverständliche Laute	2
keine Antwort	1

Glaukom
Syn. grüner Star; Augenerkrankung mit zeitweise oder dauernd erhöhtem Augeninnendruck (> 26 mmHg). Der Patient klagt über morgendliche Kopfschmerzen, anfallsweise Sehstörungen mit Augenschmerzen und Sehen farbiger Ringe um Lichter. Ursachen: z. B. Abflussbehin-

derung des Kammerwassers, Verletzungen, Entzündungen.

Glukosurie

Wenn die physiologische „Nierenschwelle" bei Blutzuckerwerten über 9 mmol/l überschritten wird, kommt es zur Ausscheidung von Glukose im Harn. Indikationen zur Überprüfung sind z. B. Verlaufs- u. Therapiekontrollen bei ▸ ***Diabetes mellitus***.

Gynäkologie

Frauenheilkunde, die sich mit der Erkennung, Verhütung und Behandlung der Krankheiten der weiblichen Geschlechtsorgane befasst.

H

Hahnenbank

Aneinanderreihung mehrerer ▸ ***Dreiwegehähne***, über die mehrere Infusionen parallel verabreicht werden können.

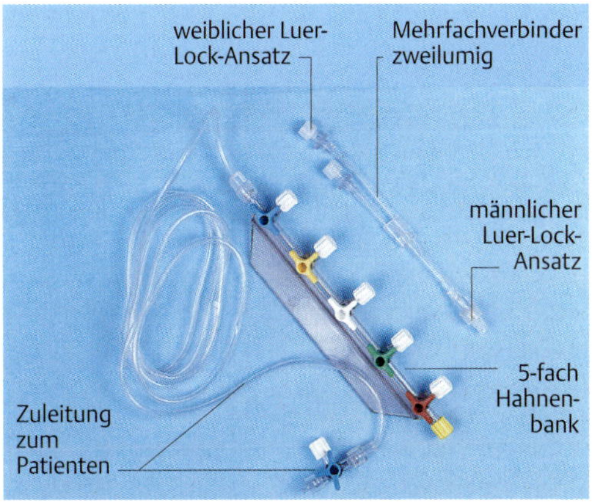

Halbseitenlähmung

Syn. Hemiplegie bzw. Hemiparese; eine Körperhälfte ist vollständig (Hemiparalyse) oder unvollständig (Hemiparese) gelähmt. Es treten dabei motorische und sensorische Störungen auf. Die Störung der Motorik tritt im Allgemeinen auf der Gegenseite einer Schädigung der zentralen motorischen Neurone des Großhirns, Hirnstamms oder des oberen Halsmarks auf. Ursache: z. B. Minderdurchblutung des Gehirns im Rahmen eines Schlaganfalls (Apoplex).

Halluzinationen

Evtl. mehrere Sinne betreffende Sinnestäuschungen, die für die betroffene Person jedoch Realitätscharakter besitzt. Ursache: z. B. Alkoholentzugsdelirium.

Halswirbelsäulenverletzung

Schädigung des Hirnstamms und der sensiblen Spinalnervenwurzeln des oberen Halsmarks. Ursache: z. B. Autounfall mit Aufprall an der Windschutzscheibe.

Hämatom

Bluterguss, umschriebene Ansammlung von Blut im Gewebe mit der charakteristischen Verfärbung von blaurot über gelbgrün bis gelb bei der Resorption des Blutes. Ursachen: z. B. stumpfe Verletzungen.

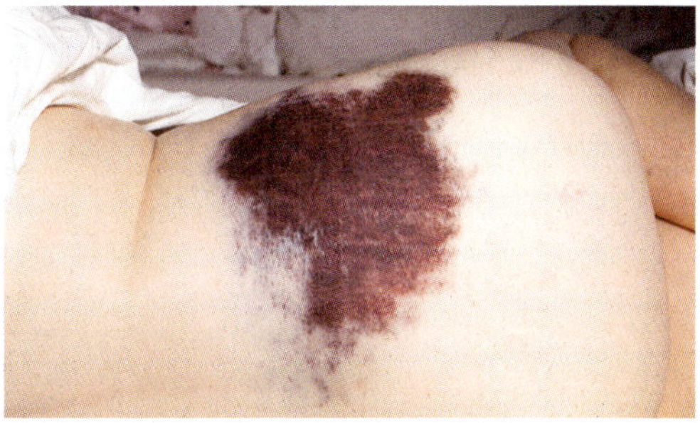

Hämatothorax

Blutansammlung im Thorax zwischen den beiden Pleurablättern. Ursachen: z. B. Rippenbrüche, Lungenverletzungen.

Hämodialyse

Künstliches Entfernen von z. B. wasserlöslichen Stoffwechselschlacken oder ▸ ***Giften*** aus dem Blut. Die extrakorporale Hämodialyse wird mittels einer direkt an den Blutkreislauf angeschlossenen „künstlichen Niere" (Hämodialysator) durchgeführt. Der Anschluss erfolgt z. B. über einen doppellumigen Katheter an einer Vene oder über einen Shunt an einer Vene und einer Arterie. Das Gerät besteht aus Pumpen, Wärmeaustauschern und dem eigentlichen Filtersystem (▸ ***Dialysator***). Beim Durchfließen des heparinisierten Blutes über das Filtersystem werden durch ▸ ***Diffusionsaustausch*** mit einer entsprechenden ▸ ***Dialysierflüssigkeit*** die harnpflichtigen Substanzen oder ▸ ***Gifte*** entzogen und nach der Reinigung in den Blutkreislauf zurückgeleitet. Indikationen: z. B. ▸ ***Niereninsuffizienz***, ▸ ***Urämie***.

Hämolyse
Auflösung (Zerstörung) der roten Blutkörperchen, innerhalb des Organismus oder aber im Reagenzglas durch chemische oder mechanische Einflüsse.

Hämorrhoiden
Krampfaderartige Erweiterung der Venen im Übergang vom Mastdarm zum Enddarm. Ursachen: z. B. konstitutionelle Bindegewebsschwäche, chronische Obstipation, Schwangerschaft.

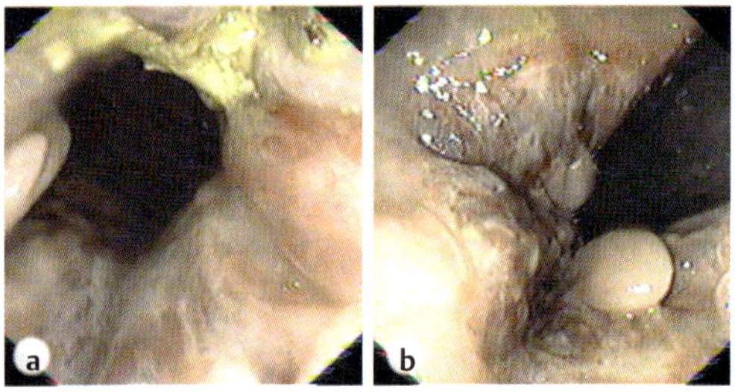

Harnverhalt
Unvermögen, die Harnblase spontan zu entleeren.

Hauptbronchien:
Hauptäste des Bronchialsystems.

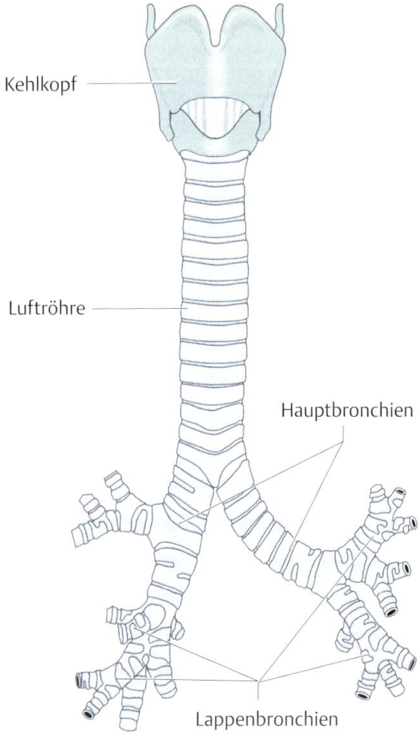

Hautdesinfektion
Desinfektionsmaßnahme zur Dezimierung oder Beseitigung der sich in der Hautflora befindlichen Erreger. Zur Einwirkzeit Herstellerangaben beachten! Indikationen: z. B. Händedesinfektion (s. S. 132 f), Desinfektion des vorgesehenen Injektions-, Punktions- oder Operationsgebietes.

Hautfarbe
Individuelle Farbe der Haut, normalerweise rosig und gut durchblutet. Sie ist abhängig von der Konstitution, psychischen Verfassung, Sonneneinstrahlung, Durchblutung, Geschlecht und Alter. Mögliche krankhafte Veränderungen sind:

- **generelle Blässe** (Ursachen z. B. Anämie oder Kreislaufversagen),
- **partielle Blässe** (Ursache z. B. Durchblutungsstörungen),
- **fahlgraue Blässe** (Ursache z. B. körperlicher Zerfall bei Tumorerkrankungen),
- **Rötung** (Ursachen z. B. Fieber oder Hypertonie),
- **Gelbfärbung** (Ursache z. B. Ikterus),
- **Blaufärbung** (▸ *Zyanose*, Ursache z. B. Ventilationsstörung).

Hautpflege
Anwendung von rückfettenden Cremes oder Lotionen auf der Haut. Indikationen: z. B. Schutz der Haut nach der Anwendung von Reinigungs- und Desinfektionsmitteln.

Gerade bei Inkontinenz ist die Hautpflege besonders wichtig, da der längere Kontakt von Urin und Stuhl auf der Haut zu Schäden führen kann. Die Haut wird wund und ist für das Entstehen z. B. von Pilzinfektionen anfällig. Daher sorgfältige Intimtoilette durchführen und Haut durch zu starkes Rubbeln nicht zusätzlich belasten. Wasser-in-Öl-Präparate verwenden, die Haut sorgfältig beobachten und auf ausreichende Flüssigkeitszufuhr achten. Bedenken Sie, dass die Verwendung von Inkontinenzhilfsmitteln zu einer Kontaktdermatitis führen kann.

P Wenn bei inkontinenten Patienten häufige Intimtoiletten durchgeführt werden müssen und die Haut stark belastet ist, können einige Tropfen Zitronensaft oder ein Löffel Essig ins Waschwasser gegeben werden, um den Säureschutzmantel der Haut zu erhalten.

Hautläsion
Zerstörung der oberflächlichen Gewebestruktur. Ursachen: z. B. mechanisches Reiben, Entzündungen, feuchte Kammern durch „Haut auf Haut“.

Heilung
Wiederherstellung des Gesundheitszustandes wobei der Ausgangszustand erreicht werden soll.

Hemikolektomie
Operative Entfernung etwa der Hälfte des ▸ *Kolons*. Indikation: z. B. Dickdarmkarzinom.

Hemiparese
s. Halbseitenlähmung.

Hemiplegie
s. Halbseitenlähmung.

Heparin
Man unterscheidet:

1. Standardheparin bzw. unfraktioniertes Heparin (UFH): Heparin ist eine natürlich vorkommende Substanz, die in den Mastzellen von Mensch und Tier gebildet wird. Das unveränderte Heparin wird seit langer Zeit als Antikoagulans eingesetzt. Die Verabreichung erfolgt entweder subkutan oder kontinuierlich intravenös über einen ▸ *Perfusor*. Die Aktivität des Heparins wird in Internationalen Einheiten (I.E.) angegeben.

2. Niedermolekulares Heparin (NMH): kleinere Teilstücke des UFH, die aber die eigentliche Wirkung des Heparins ausmachen. Die Weiterentwicklung hat bezüglich ▸ *Wirkung und* ▸ *Nebenwirkung* Vorteile gegenüber dem Standardheparin. Die Verabreichung erfolgt immer subkutan. Dosierungsangaben erfolgen in mg, ml und/oder anti-Xa-Einheiten. Die Dosierungsintervalle bei der ▸ *Prophylaxe* sind immer einmal/Tag und bei der therapeutischen Anwendung abhängig vom Präparat.

Heparinisierung
Medikamentöse Gerinnungshemmung durch die Gabe von Heparin. Indikationen: z. B. Low-Dose-Heparinisierung (zur Vorbeugung venöser Thrombosen nach Operationen oder bei bettlägeriger Patienten) oder als High-Dose-Heparinisierung (zur Behandlung von thromboembolischen Erkrankungen z. B. Lungenembolie).

Herzbeuteltamponade
Blutansammlung im Herzbeutel mit Behinderung der Herztätigkeit nach Ruptur der Herzwand oder Pleuraerguss. Als Folge kommt es zu Blutdruckabfall, Pulsbeschleunigung, Atemnot und ▸ *Zyanose*.

Herzfrequenzmessgerät
Hochentwickelte Kleincomputer zur kontinuierlichen Überwachung der Herzfrequenz. Der Sender befindet sich in einem elastischen Brustgurt und der Empfänger in einer Armbanduhr. Indikation: z. B. Überwachung der Herzfrequenz während der Mobilisation (S. 253 f).

Herzinfarkt
Syn. Myokardinfarkt; mehr oder weniger ausgedehnter Untergang des Herzmuskels (Myokard). Ursache: z. B. Einengung eines Koronargefäßes im Rahmen einer Arteriosklerose.

Herzinsuffizienz
Unvermögen des Herzens, bei Belastung (Belastungsinsuffizienz) oder schon in Ruhe (Ruheinsuffizienz) den für den Stoffwechsel erforderlichen Blutauswurf aufzubringen. Ursachen: z. B. Entzündungen des Herzmuskels, koronare Durchblutungsstörung, Myokardinfarkt.

Herzstromkurve
Vom Elektrokardiografen aufgezeichnetes Kurvenbild der bioelektrischen Potenziale, die bei der Erregungsausbreitung und -rückbildung im Herz entstehen (▸ *Elektrokardiogramm*). Es besteht aus einer P-Welle, einer P-Q-Strecke, einem QRS-Komplex, einer S-T-Strecke und einer abschließenden U-Welle.

Hibernation
Die Körpertemperatur wird durch Kombination mit physikalischen Mitteln wie z. B. Eiswasserbad, Kühlgebläse und durch ▸ *Medikamente* kontrolliert auf bis zu maximal 35 °C gesenkt. Dadurch wird der Sauerstoffverbrauch reduziert und der Blutdruck sinkt. Indikationen: z. B. Infektionskrankheiten, Störungen des Wärmeregulationszentrums.

Hodenhochlagerung
Schmerz lindernde, entstauende Lagerung z. B. bei Hodenentzündung oder nach Operationen am Hoden. Dazu wird der Hoden auf einem sog. Hodenbänkchen hoch gelagert. Dies kann mit Hilfe von Schlauchmull und Watte selbst hergestellt und den individuellen Bedürfnissen des Patienten angepasst werden. Der Hoden muss mit der gesamten Fläche aufliegen. Es ist darauf zu achten, dass sich das Bänkchen bei Lageveränderungen nicht verschiebt.

Hormone
Hormone sind physiologisch aktive Substanzen, die vom Organismus selbst produziert werden. In sehr kleinen Konzentrationen werden die Zielorgane über den Blut- oder Lymphweg erreicht und beeinflusst.

Hörsturz
Plötzlich auftretende ein- oder beidseitige Innenohrschwerhörigkeit. Ursachen: z. B. Durchblutungsstörungen als Folge von Gefäßspasmen oder Mikroembolien.

Huber-Schliff
Kanüle mit besonderem Schliff, der eine sichere und häufige Punktion des Portseptums ermöglicht, ohne dieses durch Ausstanzungen zu verletzen.

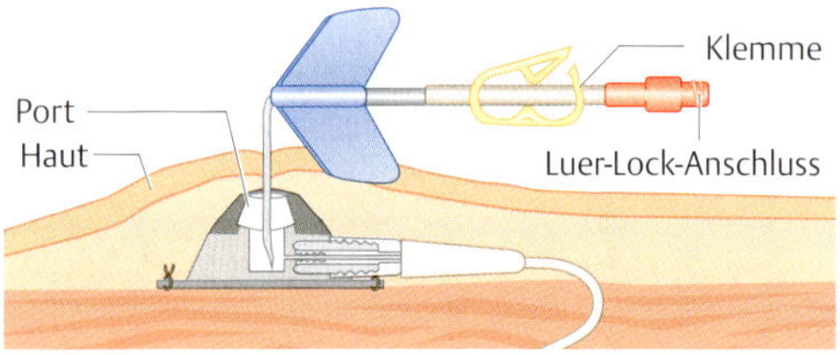

Hüftprotektoren:
Spezielle Hosen mit eingenähten Schutzelementen zum Schutz des Trägers vor Hüft- oder Schenkelhalsfrakturen.

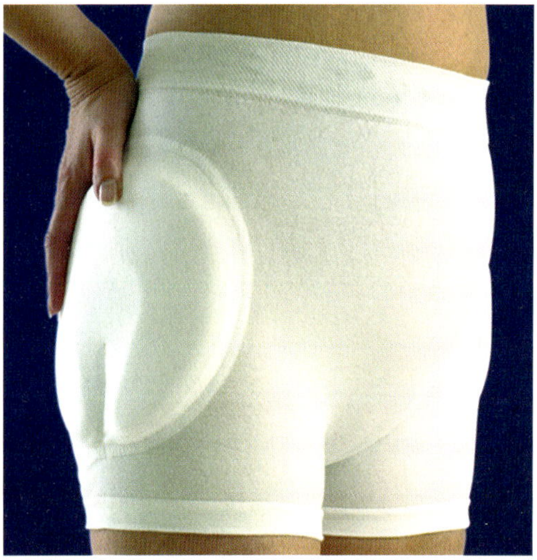

Husten
Willkürlich oder unwillkürlich erfolgende explosionsartige Luftentleerung aus den Atemwegen und der Lunge in Verbindung mit dem Ausstoß von Schleim oder Fremdkörpern. Symptom z. B. bei Atemwegs- und Lungenerkrankungen.

Hyaff-Derivate
Hyaluronsäure, die in der menschlichen Haut vorkommt, bildet die Grundlage dieser Verbände. Sie werden zur feuchten Wundbehandlung bei schwer heilenden Wunden eingesetzt.

Hydrogel-Verband
Wird zur feuchten Wundbehandlung auf der Grundlage von Hydrogelen verwendet, die zu ca. 60 % aus Wasser bestehen. Die Sekretaufnahme variiert zwischen gering und stark und ist abhängig von der Zusammensetzung jedes einzelnen Produktes. Da sich die Hydrogele nicht auflösen, werden die Sekrete in den Verband eingelagert. Die ▶ ***Wundheilung*** erfolgt nach den Prinzipien der feuchten Wundbehandlung. Hydrogele dürfen nicht bei infektiösen Wunden eingesetzt werden.

Hydrogele werden auch als Gel angeboten. Sie dienen besonders zur Anfeuchtung trockener Wunden, z. B. trockener Nekrosen.

Hydropolymerverband
Wird zur feuchten Wundbehandlung auf der Grundlage von Hydropolymeren verwendet. Es ist ein strukturbeständiger Verband, der bei Kontakt mit Sekreten aufquillt und eine hohe Sekretaufnahmekapazität hat, ohne dass sich der Verband auflöst. Überschüssige Flüssigkeit wird über die Schaumstoffschicht und eine semipermeable Folie abgegeben. Die ▶ ***Wundheilung*** erfolgt nach den Prinzipien der feuchten Wundbehandlung. Hydropolymerverbände dürfen nicht bei infektiösen Wunden eingesetzt werden.

Hygiene
Lehre von der Erhaltung und Pflege der Gesundheit des Menschen und seiner Umwelt. Sie ist Fachgebiet der Medizin, die Einteilung erfolgt z. B. in Wasser-, Boden-, Luft-, Umwelt-, Sozialhygiene und Gesundheitsfürsorge.

Hygienefachkraft
Examinierte Pflegeperson mit Weiterbildung zur Hygienefachkraft. Die Aufgaben umfassen:
- Überwachung der Krankenhaushygiene,
- Aufdeckung von Krankenhausinfektionen,
- Schulung und Beratung des Personals in Hygienefragen.

Hygienekommission
Fachausschuss bestehend aus dem ärztlichen Direktor, Pflegedienstleiter, Verwaltungsleiter, Krankenhaushygieniker, ▶ ***Hygienefachkraft***, technischem Betriebsleiter und Krankenhausdesinfektor. Sie berät und unterstützt die Krankenhausleitung in allen Fragen der ▶ ***Hygiene*** und legt Maßnahmen zur Verhütung und Bekämpfung von Krankenhausinfektionen fest.

Hygieneplan
Schema mit genauen Angaben über Art und Umfang von Reinigungs- und Desinfektionsmaßnahmen in einem bestimmten Arbeitsbereich. Nach den Unfallverhütungsvorschriften (VBG 103) sind in medizinischen Einrichtungen

von der Hygienekommission erstellte Hygiene- und Desinfektionspläne zu führen. Inhalt der Hygiene- und Desinfektionspläne:

- **was:** Auflistung der zu desinfizierenden und zu reinigenden Gegenstände,
- **wann:** Zeitpunkt und Häufigkeit der Hygienemaßnahmen (z. B. mind. 2 × täglich),
- **wie:** Durchführung (z. B. Sprühdesinfektion),
- **womit:** Name des Desinfektionsmittel, Konzentration,
- **von wem:** Qualifizierung der Ausführung (z. B. examinierte Pflegeperson).

Hyperthermie
Überwärmung des Körpers gegen die Tendenz des Wärmeregulationszentrums (im Gegensatz zum Fieber). Ursachen: meist zu starke Wärmezufuhr (z. B. durch Wärmeeinstrahlung, im heißen Bad) oder bei starker Wärmebildung.

Hypertonie, -tonus
Der Blutdruck ist über die Norm erhöht. Beim Erwachsenen liegt der systolische Wert über 130 mmHg oder der diastolische Wert über 85 mmHg. Ursachen: z. B. Gefäßveränderungen, Krankheiten des extrapyramidal-motorischen Systems.

Hyperventilation
Die Lungenbelüftung ist über den eigentlichen Bedarf hinaus gesteigert. Dies kann zu Schwindelgefühlen bis hin zur Tetanie (Pfötchenstellung) führen. Als schnelle Gegenmaßnahmen kann der Patient in eine Tüte rückatmen. Ursache: häufig psychogen (starke Angst, Aufregung usw.).

Hypervolämie
Die zirkulierende Blutmenge ist vergrößert. Ursache: z. B. Überinfundierung.

Hypothermie
Syn. Unterkühlung; Zustand des Organismus als Folge eines anhaltenden Absinkens der ▸ ***Kerntemperatur*** des Körpers durch äußere Wärmeverluste, die nicht durch adäquate Wärmeproduktion im Körper kompensiert werden können. Klinische Zeichen sind z. B. Blässe, Abgeschlagenheit, Apathie, zunehmende Schläfrigkeit bis hin zum Koma.

Der Ablauf erfolgt in 3 Phasen:

- **1. Phase** (▸ ***Rektaltemperatur*** 37 – 34 °C): erhöhte Kälteabwehr durch Hautgefäßkontraktion, der Sauerstoffverbrauch, die Herzfrequenz und der Blutdruck sind gesteigert, es kommt zur vermehrten Wärmeproduktion durch Kältezittern.
- **2. Phase** (▸ ***Rektaltemperatur*** 34 – 27 °C): Puls und Atmung sind verlangsamt, es besteht eine fortschreitende Schmerzunempfindlichkeit, die Muskeln sind erstarrt, die Reflexe nehmen ab, die Wärmeregulation bricht zusammen. Eine Bewusstlosigkeit tritt auf bei einer ▸ Rektaltemperatur von ca. 32° C.
- **3. Phase** (▸ ***Rektaltemperatur*** 27 – 22 °C): Alle autonomen Körperfunktionen erlöschen, es tritt der Kältetod ein.

Ursachen: z. B. verminderte Wärmebildung, allgemeine Abkühlung, künstlicher Wärmeentzug (▸ ***Hibernation***).

Hypotonie, -tonus
Der Blutdruck ist unter die Norm erniedrigt. Beim Erwachsenen liegt der systolische Wert unter 100 mmHg. Ursachen: z. B. Gefäßerweiterungen, Kreislaufregulationsstörungen.

Hypoventilation
Die Atmung ist abgeflacht und/oder verlangsamt, z. B. durch Störung des Atemzentrums, Lähmung der Atemmuskulatur, obstruktive und restriktive Lungenerkrankungen.

Hypovolämie
Die zirkulierende Blutmenge ist vermindert. Ursachen: z. B. starker Blutverlust nach einer Geburt, durch einen Unfall usw.

Hypoxie
Verminderte bis unzureichende Sauerstoffversorgung des Körpergewebes. Ursache: z. B. ▸ ***Anämie***.

I

Ileostoma
Ausleitung des Dünndarms im rechten Unterbauch, wenn z. B. der komplette Dickdarm operativ entfernt oder aufgrund einer chronisch entzündlichen Darmerkrankung ruhig gestellt werden muss. Da im Dickdarm der Stuhl durch Wasserentzug eingedickt wird, scheiden Ileostomieträger flüssige und aggressive Stühle aus. Ileostoma werden daher immer mit einem Ausstreifbeutel versorgt. Die Häufigkeit der Entleerung lässt eine Versorgung mit einem geschlossenen Beutel nicht zu, da dies zu Hautirritationen führen würde.

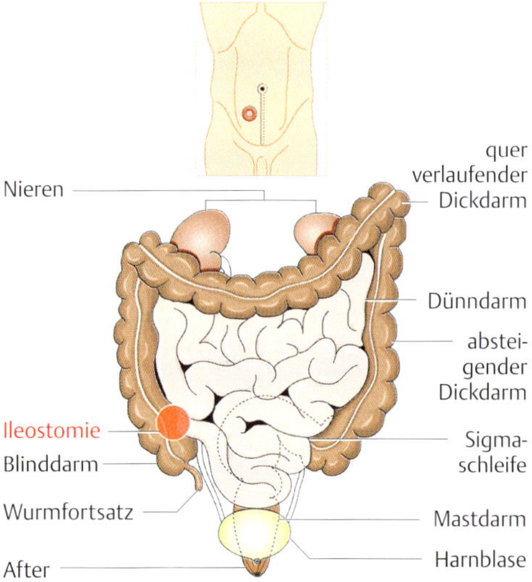

Ileum
Untere drei Fünftel des Dünndarms, die beim Erwachsenen ca. 3 m lang sind.

Ileumconduit
▸ ***Urostoma*** mit Einpflanzung der Harnleiter in ein ausgeschaltetes Stück Dünndarm (Ileum). Indikation: z. B. nach Zystektomie (Entfernung der Harnblase).

Ileus
Syn. Darmverschluss; lebensbedrohliche Unterbrechung der Darmpassage. Ursache: z. B. Verengung oder Verlegung des Darmlumens (mechanischer Ileus).

Immobilität
Unbeweglichkeit, Unfähigkeit sich frei zu bewegen.

Impfung
Verabreichen eines Impfstoffes durch z. B. Schlucken oder Injektion in den Körper. Indikation: z. B. Immunisierung gegenüber bestimmten Infektionskrankheiten.

Implantation
Einpflanzen von Fremdmaterialien (z. B. Knochenspäne, Kunststoffe, Metalle), die dauerhaft in den Körper eingebracht werden. Indikation: z. B. plastischer Ersatz oder mechanische Verstärkung.

Indikatorpapier
Mit speziellen Farbstoffen imprägniertes Papier zum Anzeigen bestimmter chemischer Zustände. Häufige Verwendung: pH-Wert-Indikator.

Infektion
Syn. Ansteckung; Mikroorganismen (z. B. Bakterien, Viren, Pilze) dringen in einen Makroorganismus (z. B. Mensch) ein, bleiben haften, vermehren sich und lösen eine Abwehrreaktion aus.

Infektionszeichen
Krankheitszeichen, die durch Ansteckung mit Mikroorganismen (z. B. Bakterien, Viren, Pilze, Parasiten) eine Abwehrreaktion auslösen.

Infusion
(lat. infundere = hineingießen); gemeint ist allgemein das Einbringen von Flüssigkeiten in den Körper, meist über einen peripheren Katheter (▸ ***Venenverweilkanüle***) oder zentralen venösen Katheter (seltener subkutane oder intraarterielle Infusionen). Nach der Infusionsmenge unterscheidet man Kurzinfusionen (ca. 100 ml über 30 Min.) oder Dauerinfusionen (größere Mengen über mehrere Stunden). Die ▸ ***Tropfgeschwindigkeit*** einer Infusion muss genau berechnet werden. Mithilfe z. B. von ▸ ***Dreiwegehähnen*** und ▸ ***Hahnenbänken*** ist es möglich, mehrere Infusionen gleichzeitig zu verabreichen, in die auch Medikamente zugespritzt werden können. Infusionen können entweder frei laufen (schwerkraftgesteuert), über Infusionspumpen bzw. Spritzenpumpen (S. 228 f) oder mit Druck (= Druckinfusion). Zur Vorbereitung und Verabreichung einer Infusion s. S. 138 f.

Infusionsbesteck
Syn. Infusionssystem; Überleitungssystem nach DIN 58 362 aus Kunststoff mit einem Einstichdorn mit Verschlusskappe, verschließbarer Belüftung mit Luftfilter, Tropfenkammer, Überleitungsschlauch, Anschlussstück mit Schutzkappe und evtl. einem Durchflussregler.

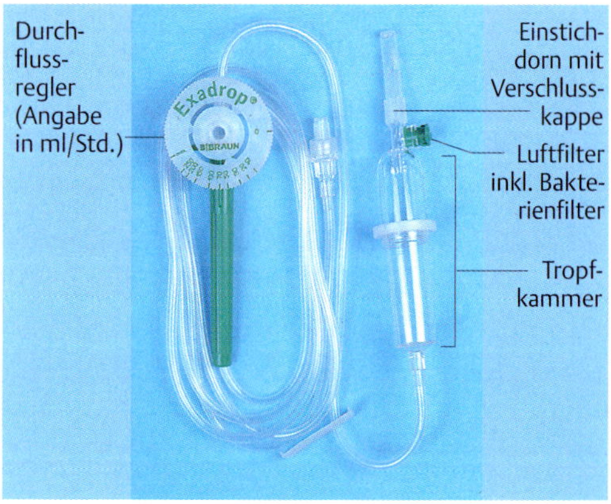

Infusionsgeschwindigkeit
Zeit, in der eine bestimme Flüssigkeitsmenge infundiert werden soll. Die Berechnung erfolgt nach der Formel:

Tropfen/pro Min. = Infusionsmenge in ml / Infusionsdauer in Std. × 3

Infusionslösungen
Dies sind z. B. kristalloide (elektrolythaltige) und kolloidale Lösungen, Blut und Blutderivate; Plasmaersatzmittel, zum Ersatz eines Flüssigkeitsmangels oder als Trägerlösungen für Medikamente. Indikationen: z. B. Blutungen, Verbrennungen, Plasma- oder Wasserverlust nach Durchfällen oder Erbrechen, ▸ *Ileus*, Chemotherapie

Infusionspumpe
Über Strom oder Akku betriebene elektrisch betriebene Pumpe (vgl. Abb. I.6 a, S. 142), die eine exakte Dosierung der Infusionslösung ermöglicht. Spezielle Infusionsbestecke sind erforderlich, über die in peristaltischen Wellen die Infusionslösung Richtung Patient gepumpt wird. Die Pumpe ist mit Druck- und Luftdetektoren ausgestattet, die bei Störungen einen Alarm auslösen.

Häufige Ursachen für einen Alarm der Infusionspumpe sind:

- ▸ *Dreiwegehahn* hat sich verstellt,
- ▸ *Infusionssystem* ist abgeknickt,
- Tropfendetektor wurde nicht richtig angebracht,
- Zugang ist durch ▸ Thrombosierung verlegt.

Infusionssystem
s. Infusionsbesteck

Infusionstherapie
Intravenöse oder intraarterielle Zufuhr größerer Flüssigkeitsmengen zu therapeutischen Zwecken. Indikation: z. B. ▸ *parenterale Ernährung*.

Inhalat
Substanz, die zur ▸ *Inhalation* verwendet wird, z. B. Wasser oder gelöste Medikamente.

Inhalation
Einbringen bzw. Einatmen von Flüssigkeiten, Gasen, Dämpfen oder feinster, in Luft zerstäubter Teilchen in die Atemwege, -organe. Dabei werden die natürlichen Atmungsvorgänge ausgenutzt. Indikationen: z. B. ▸ *Prophylaxe* oder Therapie von Lungenerkrankungen.

Inhalator
Gerät zur Inhalationstherapie, z. B. Vernebler oder Verdampfer.

Injektionsgeschwindigkeit
Zeit, in der eine bestimmte Flüssigkeitsmenge injiziert werden soll.

Injektionskanüle
Steril verpackte Hohlnadel zur Injektion von Flüssigkeiten. Sie besitzt einen normierten Ansatz (z. B. ▸ *Luer-Lok*-System) für die ▸ *Injektionsspritze* sowie eine Farbcodierung zum raschen Erkennen der Kanülenstärke. Je nach Injektionsart und Patientengewicht muss die passende Kanülengröße und -länge ausgewählt werden.

Kanülengröße, Kanülenlänge und Farbcodierung

Farbe	Außendurchmesser in mm	Länge mm	Größe	Gauge	Verwendung
gelb	0,90	70	1	20	tiefe i. m. Injektion, i. v. Injektion
gelb	0,90	40	1	20	i. m. Injektion, Aufziehkanüle
grün	0,90	50	2	21	i. m. Injektion (ventroglutäal), i. v. Injektion
grün	0,80	40	2	21	i. m. Injektion in den Oberarm
schwarz	0,70	32	12	22	i. m. Injektion in den Oberschenkel, s. c. Injektion
blau	0,65	32	16	23	s. c. Injektion
lila	0,55	25	17	24	s. c. Injektion (z. B. Insulin) = 45°-Winkel
braun	0,45	12	18	26	s. c. Injektion (z. B. Insulin) = 45°-Winkel
grau	0,40	12	20	27	s. c. Injektion (z. B. Heparin) = 90°-Winkel

Injektionsschaden
Schaden, der unmittelbar oder mittelbar auf eine Injektion zurückzuführen ist. Ursachen: z. B. Verwechslung einer Injektionslösung, Mischung inkompatibler Stoffe, falscher Injektionsort, Anstechen eines Nervs.

Injektionsspritze
Steriler Behälter mit Kolben und Zylinder zum einmaligen oder mehrmaligen Gebrauch aus Kunststoff mit einem Volumen von 1, 2, 5, 10 und 20 ml.

Inkontinenzeinlagen
Viele verschiedene Modelle sind im Handel. Die Auswahl richtet sich nach der Schwere der Inkontinenz, nach dem Geschlecht, den Ressourcen des Patienten, nach der Einfachheit der Handhabung usw. Penistaschen (Tropfenfänger) oder Slipeinlagen werden für leichte Formen der Inkontinenz angewendet. Für ausgeprägtere Formen eignen sich z. B. Vorlagen, die mit Fixierhose getragen werden (**a**) oder sog. Höschenwindeln, die an der Seite mit einer Klebefolie verschlossen werden (**b**). Die Saugkapazität beträgt ca. 250 ml. Bei einer Ausscheidungsmenge von 1000 ml sollte die Windel also mind. 4-mal gewechselt werden. Bei jedem Kontakt mit Ausscheidungen Einmalhandschuhe tragen.

M Vermeiden Sie unbedingt, vor dem Patienten den Begriff ▸ ***Windel*** zu verwenden, da dies an Kleinkinder erinnert und damit die Würde des erwachsenen Patienten verletzt. Sprechen Sie besser z. B. von Vorlagenwechsel.

Inkubator
Syn. Brutkasten; Gerät, mit dessen Hilfe ein kontrolliertes Mikroklima mit wohldefinierter Luftfeuchtigkeit und -temperatur erzeugt wird. Indikation: z. B. Aufzucht von Frühgeborenen.

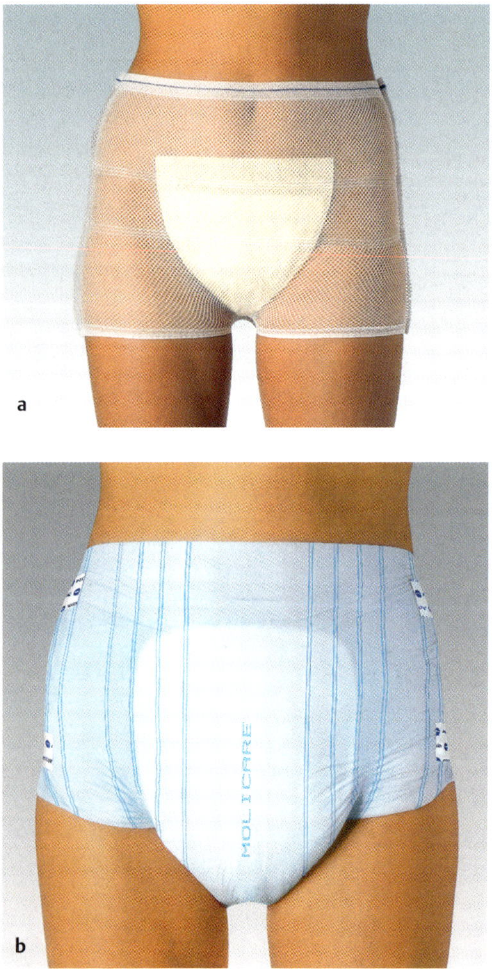

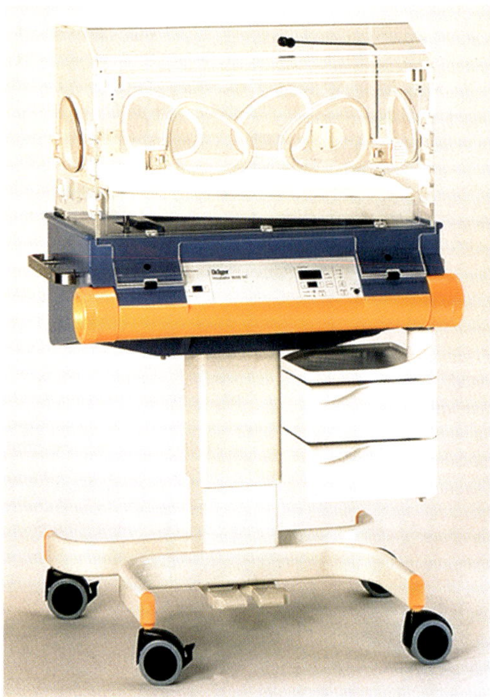

Inspektion
Betrachtung, Beobachtung.

Inspiration
Einatmung, bei der mithilfe der Atemmuskulatur durch Vergrößerung des Brustkorbinnenraumes Außenluft in die Lungen eingesaugt wird.

Insufflationsgerät

Technisches Gerät z. B. zum Einblasen von gas- oder pulverförmigen Stoffen in Körperhöhlen. Indikationen: z. B. künstliche Beatmung, Sauerstoffinsufflation (vgl. ▶ ***Sauerstoffbrille***, ▶ ***Sauerstoffmaske***, ▶ ***Sauerstoff-Nasensonde***).

Intensiv(pflege)station

Betteneinheit für die intensive Diagnostik, Behandlung und Pflege Schwerstkranker. Die Hauptaufgaben bestehen in der Wiederherstellung bzw. Erhaltung der Vitalfunktionen, in der kontinuierlichen Überwachung des Patienten (▶ ***Intensivüberwachung***, ▶ ***Monitoring***) verbunden mit einem großen Einsatz für Diagnostik und Therapie. Gerade in einer Welt voller Apparate, der ständigen Geräuschkulisse durch Alarme, der Hektik in Notsituationen ist es für die Pflege eine besondere Herausforderung, sich Zeit zu nehmen für kleine Gesten und den Patienten als Gesamtpersönlichkeit zu pflegen.

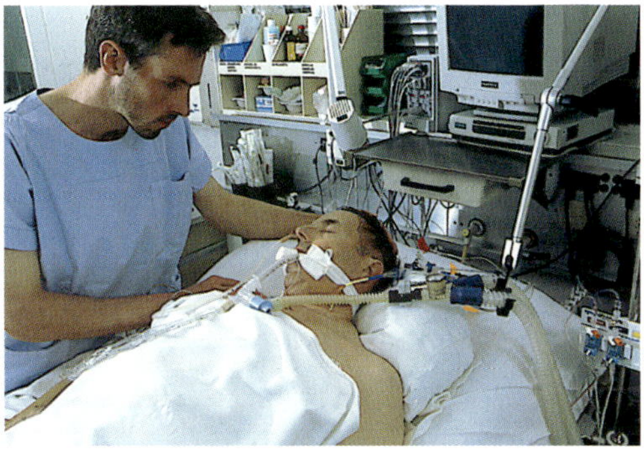

Intensivüberwachung

Kontinuierliche, apparative und personelle Patientenüberwachung auf der ▶ ***Intensivpflegestation*** mit dem Ziel, den Zustand des Patienten in seiner Gesamtheit zu erfassen und lebensbedrohliche Änderungen der ▶ ***Vitalfunktionen*** frühzeitig erkennen und behandeln zu können.

Intertrigo

Rötung, Wundsein durch das Aufeinanderliegen von Haut auf Haut. Bevorzugtes Auftreten z. B. in der Leiste, unter der Brust, zwischen den Achseln. Daher ist die genaue Inspektion dieser Körperstellen besonders wichtig.

Intoxikation

Vergiftung durch chemische Substanzen, z. B. durch Haushaltsmittel bei Kindern (**a**) oder durch biologische Gifte, z. B. durch Verzehr von giftigen Pilzen wie dem Fliegenpilz (**b**).

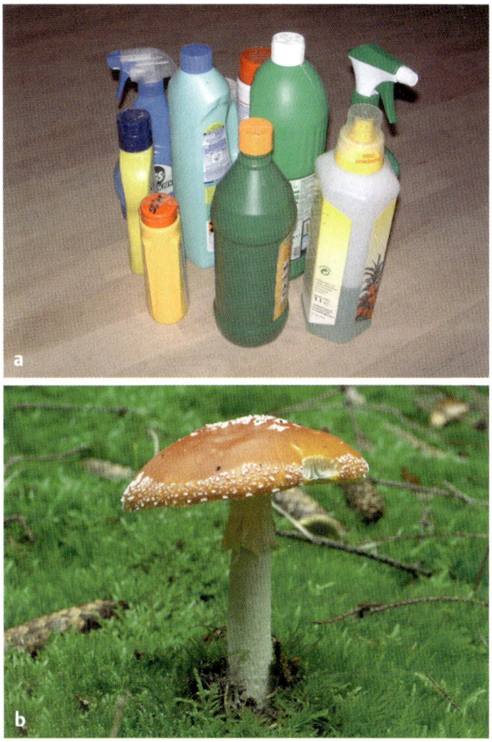

Intubation

Einführen eines ▶ ***Endotrachealtubus*** (Tubus: Rohr) durch die Stimmritze in die Luftröhre (Trachea) oder einen Hauptbronchus. Der Tubus kann über den Nasen-Rachen-Raum (nasotracheale Intubation) oder über den Mund-Rachen-Raum eingeführt werden (orotracheale Intubation). Zur Durchführung s. S. 160 f. Eine Intubation wird nur im Notfall auf der Normalstation vorgenommen, i. d. R. findet sie im Bereich der Anästhesie- und Intensivabteilung statt.

Intravenös

In die Vene.

Invasiv

Syn. eindringend; Verletzung der Körperintegrität, z. B. zur Diagnostik (Blutabnahme) oder Therapie (z. B. Infusion).

IRED-Tympanon-Thermometrie
(**I**nfra**r**ed-**E**mission-**D**etection); Messverfahren, bei dem mit einer speziellen Messsonde die Körpertemperatur im Innenohr gemessen wird (vgl. S. 309 f). Indikationen: z. B. ▸ ***Fieber.***

Irreversibel:
nicht rückgängig zu machen, nicht umkehrbar

Irrigator
Gefäß aus Kunststoff oder Edelstahl mit einem Fassungsvermögen von 1 – 2 l, einer Aufhängevorrichtung und einem Auslaufstutzen zum Anschluss eines ableitenden Schlauchsystems. Indikation: z. B. als Wasserbehälter für den Darmeinlauf.

Ischämie
Minderdurchblutung eines Gewebes infolge unzureichender oder fehlender arterieller Blutzufuhr. Ursache: z. B. Einengung bzw. Verschluss von Gefäßen.

J

Janet-Spritze
Blasenspritze, mit ca. 100 – 200 ml Fassungsvermögen und Spezialkonus. Wird verwendet zur einmaligen Blasenspülung über einen transurethralen Blasenkatheter. Aus hygienischen Gründen sollte der Katheter vom Ableitungssystem nicht abgetrennt werden, sondern die Injektion über die Entnahmestelle des Ableitschlauchs mittels Kanüle erfolgen. Dabei muss der sich hinter der Entnahmestelle befindliche Schlauchteil in Richtung Katheterbeutel abgeklemmt werden.

M Durch das große Fassungsvermögen von Blasenspritzen besteht die Gefahr, dass beim Einbringen der Spülflüssigkeit ein zu hoher Druck aufgebaut wird. Daher muss die Flüssigkeit besonders langsam und vorsichtig eingespritzt werden. Es gibt auch Einmalkatheter, deren Pavillon zum Ansatz von ▸ ***Luer-Lock-Spritzen*** gefertigt wurde, mit denen weniger Druck erzeugt wird.

Jejunalsonde
Ernährungssonde, die entweder durch die Nase und über Speiseröhre und Magen oder direkt durch die Bauchdecke in den Dünndarm eingebracht wird. Die korrekte Lage wird röntgenologisch kontrolliert. Indikation: z. B. enterale Ernährung.

Jugulariskatheter
Zentralvenöser Katheter, der über die V. jugularis vorgeschoben wird. Wie jeder zentralvenöse Katheter kann er einen, zwei oder drei zuführende Schläuche haben und wird danach als Mono-, Bi- oder Trilumenkatheter bezeichnet. Die Abbildung zeigt einen dreilumigen Katheter. Indikation: z. B. Notwendigkeit einer länger dauernden Infusionstherapie.

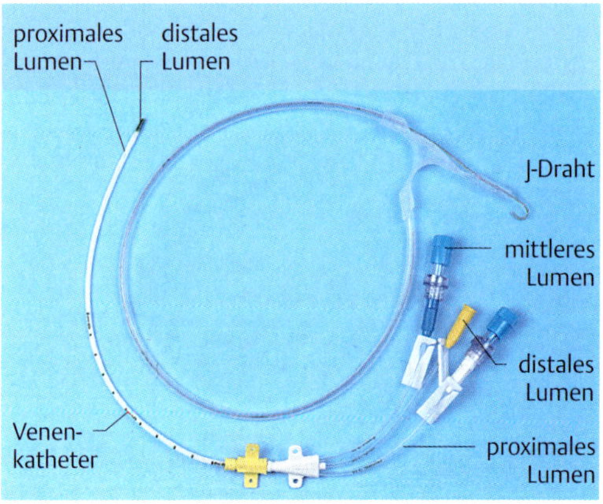

K

Kachexie
Syn. Auszehrung; allgemeiner Kräfteverfall, hochgradige Abmagerung, Appetitlosigkeit, Apathie. Ursachen: z. B. chronische Infektionskrankheiten und Stoffwechselstörungen, Appetitlosigkeit im Alter, Tumorerkrankungen, Unter- und Mangelernährung, Magersüchtigkeit.

Kältezittern
Muskelzittern, das zur Steigerung des Muskelstoffwechsels und damit der Wärmebildung führt. Ursache: z. B. starke Kälteeinwirkung.

Kanüle
Rohr oder Hohlnadel aus rostfreiem Stahl in unterschiedlichen Längen und Stärken mit lang oder kurz geschliffener Spitze, z. B. zur Blutentnahme oder Injektion, zum Verabreichen, Ansaugen und Ablassen von Flüssigkeiten (Arzneimittel bzw. Körpersäfte) und Ausstanzen von Gewebsteilen. Indikationen: z. B. Injektionen, Punktionen, Biopsien.

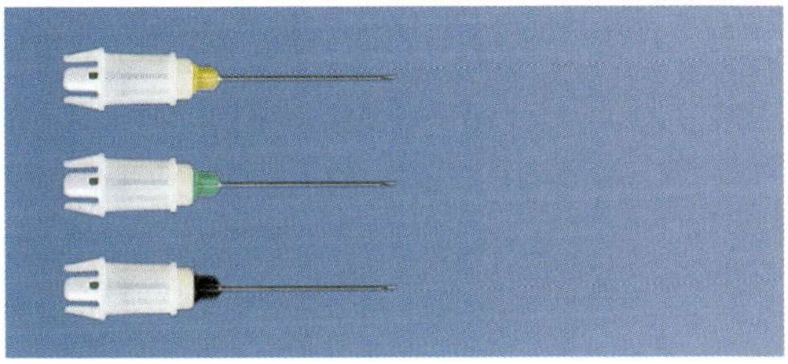

Kanülensicherheitsbox
Behälter aus schlagfestem Kunststoff zur sicheren Aufbewahrung von z. B. gebrauchten Kanülen und Skalpellklingen.

Kapillarblut
Mischblut (venöse und arterielle Anteile) aus den Haargefäßen.

Kardiotokogramm
Grafische Darstellung der Wehentätigkeit und der kindlichen Herztöne mittels Kardiotokograf. Es werden Phasen der Akzeleration (Beschleunigung) z. B. während einer Wehe von Phasen der Dezeleration (Verlangsamung) z. B. während der Schlafphase unterschieden. Normal ist eine Herzfrequenz des Kindes von 120 – 160 Schlägen/Min.

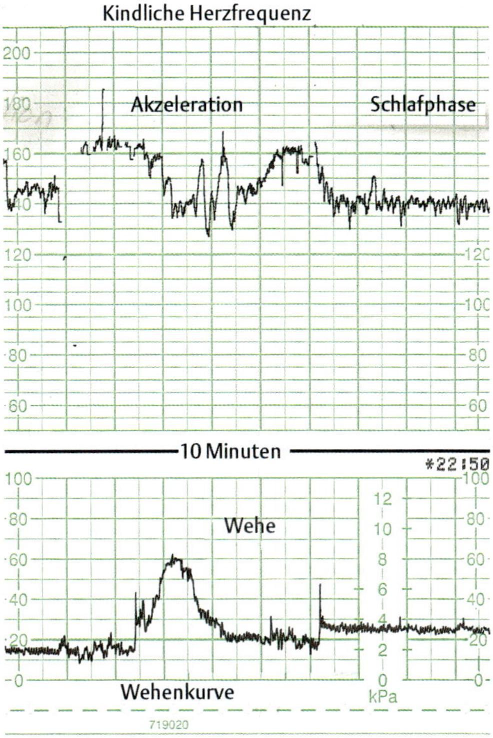

Kardiotokograf
Technisches Gerät zur Registrierung der Herztöne (Pulsfrequenzerfassung) des Feten und der Wehentätigkeit. Indikationen: z. B. zur Beurteilung des Kreislaufs des Feten in Abhängigkeit der Wehentätigkeit.

Kardioversion
Elektrotherapie (Stromstoß) oder Medikamente, zur Regulierung von tachykarden Herzrhythmusstörungen.

Karies
Karies (lat. caries = Morschheit, Fäulnis) bezeichnet den akuten oder chronischen Zerfall der harten Zahnsubstanz (Zahnfäule). Ursachen: z. B. falsche oder mangelhafte Zahnpflege, falsche Ernährung.

Karotissinusdruckversuch
Durch intensiven Druck auf die Karotisgabel wird der Karotisreflex (kurzfristige Herzfrequenzsenkung, Asystolie) ausgelöst. Indikation: z. B. Diagnose eines hypertensiven Karotissinussyndroms.

Katheter
Röhrenförmiges Instrument zum Einführen oder Einlegen in natürliche Körperöffnungen und Hohlorgane. Die seitlichen Öffnungen an der Katheterspitze nennt man Augen. Indikation: therapeutisch (z. B. Entleerung, Spülung, Herzkatheter) oder diagnostisch (z. B. zur Gewinnung von sterilem Urin). Katheter für die suprapubische Blasenpunktion sind an der Spitze aufgerollt.

Katheterbeutel
Vorrichtung zum Auffangen von Urin, der mit Schutzhandschuhen rechtzeitig und vollständig entleert wird. Der Ablassschlauch darf aus hygienischen Gründen den Boden nicht berühren. Evtl. muss die Urinmenge dokumentiert werden. Wechsel des Urinauffangsystems ca. alle 7 – 10 Tage.

M Der Beutel sollte immer tiefer als das Blasenniveau des Patienten befestigt werden, um den Abfluss des Urins zu gewährleisten.

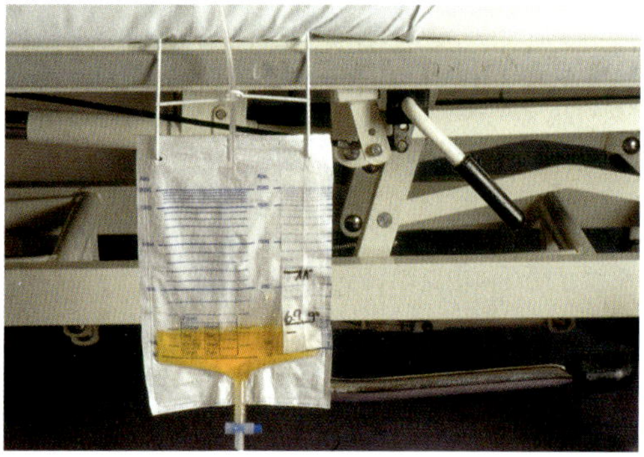

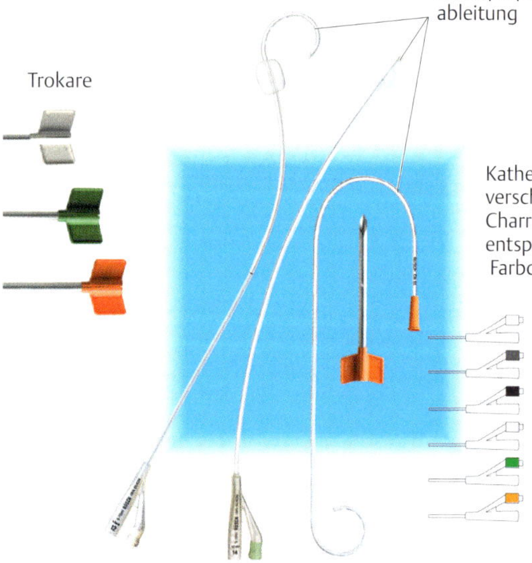

Katheterpflege

Geplante Pflege des Blasenverweilkatheters durch z. B. Inspektion des Ableitungsschlauches (2-mal tgl.), Reinigung und Desinfektion der Kathetereintrittstelle in die Urethra.

Katheterset

Fertig verpackte sterile Sets zum Katheterisieren. Je nach Hersteller oder hausinternem Standard enthält es sterilisiert: Einpackpapier (dient als Arbeitsunterlage), Schlitztuch, anatomische Pinzette, Mulltupfer, Mullkompressen, Schale für Schleimhautantiseptikum, Auffangschale.

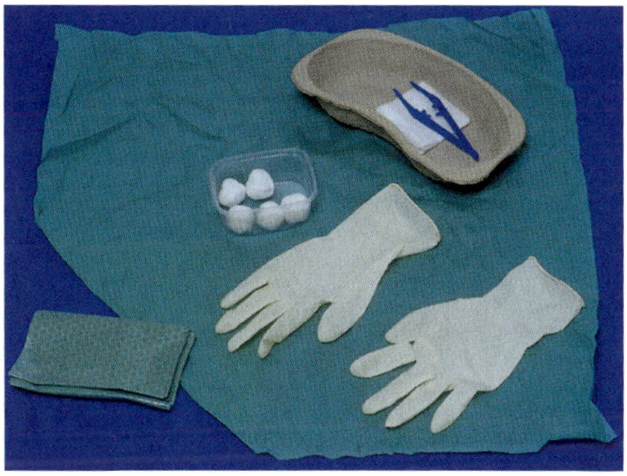

Katheterurin

Steriler Urin z. B. zur bakteriologischen Untersuchung. Wird durch Einführen eines ▸ ***Blasenkatheters*** gewonnen oder durch Entnahme über die Punktionsstelle des Ableitungssystems eines Blasendauerkatheters. Bei der Entnahme von Katheterurin über die Punktionsstelle des Ableitungsschlauchs eines Blasendauerkatheters muss diese Stelle vorher sorgfältig desinfiziert werden.

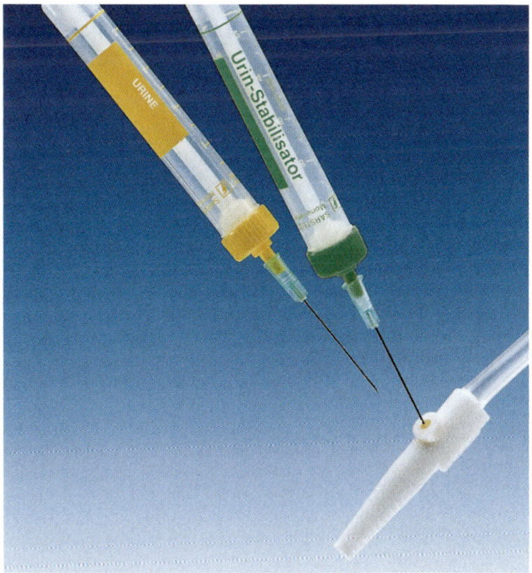

Katheterwechsel

Der Austausch des Blasenverweilkatheters zur Vermeidung von Inkrustationen ist abhängig von der Urin- und Materialbeschaffenheit und dem Katheterlumen. Als Grundregel gilt: Latexkatheter (**a**) alle 5 – 7 Tage, Silikonkatheter (**b**) alle 3 – 6 Wochen wechseln.

Abhängigkeit von Kathetermaterial und Liegedauer

Kathetermaterial	Liegedauer
Latex: meist mit Silikon versetzt	kurzzeitig
Silikon: allergiesicher. Durch glatte Innen- und Außenflächen geringe Gefahr der Schleimhautreizung oder Inkrustation	bis 6 Wochen
Rotgummi: nicht für Allergiker geeignet	kurzzeitig
PVC (Polyvinylchlorid)	meist für Einmalkatheter verwendet
Polyurethan	bis 6 Wochen

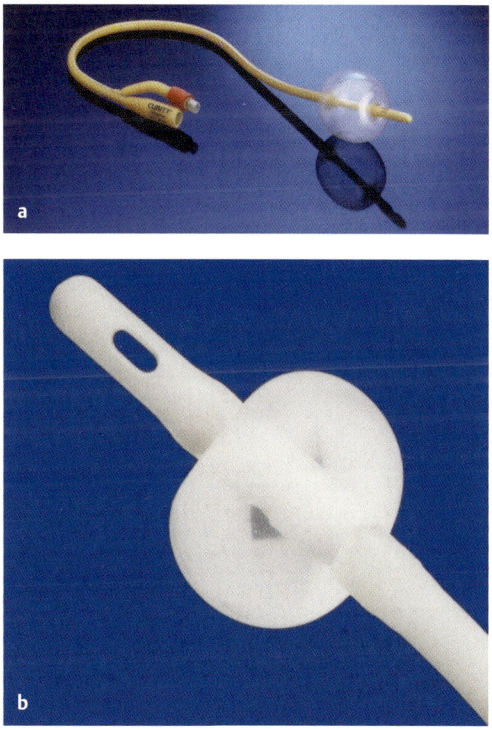

Kerntemperatur

Im Körperinnern bestehende konstante Körpertemperatur von 37,0 – 37,5 °C.

Kinnstütze
Schiene aus Kunststoff, die zwischen Kinn und Brustkorb eingelegt wird (vgl. **Abb. S. 10**, S. 287). Indikation: z. B. Geschlossenhalten des Mundes bei einem Verstorbenen.

Klinischer Tod
Zeichen des klinischen Todes sind: fehlender Puls, blassgraue ▸ *Zyanose* oder „Leichenblässe" der Haut und der Schleimhäute, lichtstarre und weite Pupillen und Areflexie. Ursachen: z. B. Herz-Kreislauf- und Atem-Stillstand.

Klysma
Syn. Klistier, (Darm-) Einlauf; Einbringen einer Flüssigkeit (z. B. Abführmittel) mittels ▸ *Darmrohr* und ▸ *Irrigator* oder einer Klistierspritze in den Mastdarm. Zu den Einmalklistieren gehören das Klysma (**a**) und das ▸ *Mikroklysma* (**b**). Indikationen: z. B. Abführen des Darminhaltes vor Operationen, Untersuchungen.

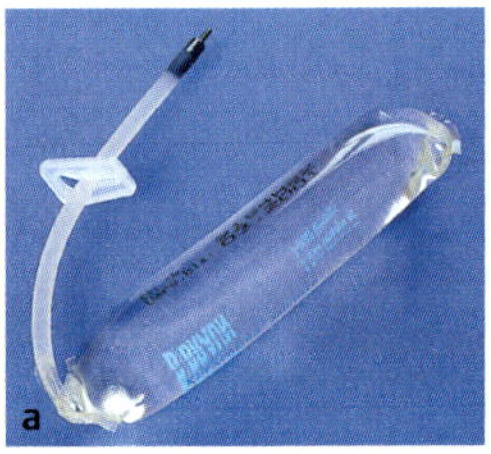
a

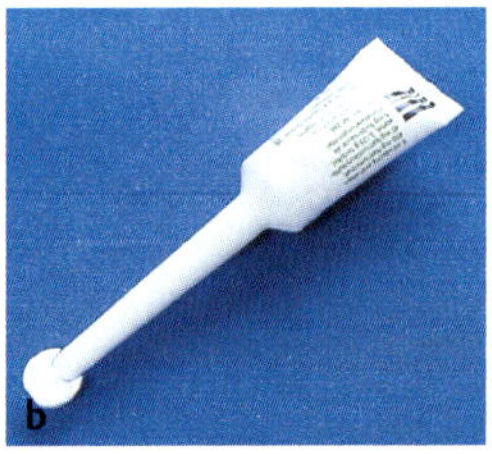
b

Knochenmarkbiopsie
Punktion des Markraums platter Knochen (z. B. Beckenkamm, Brustbein) mittels Spezialkanüle zur Gewebeentnahme. Indikation: z. B. zur Diagnose von Funktionsstörungen des Blut bildenden Knochenmarks.

Knöpfhilfe
Hilfsmittel mit einem Holz- oder Kunststoffgriff und einer speziellen Einfädelvorrichtung zum Öffnen und Schließen von Knöpfen. Dabei wird der Knopf mit einer zuvor durchs Knopfloch gesteckten Metallschlinge erfasst und durch das Knopfloch gezogen. Indikation: z. B. Patienten mit eingeschränkter Beweglichkeit der Hände.

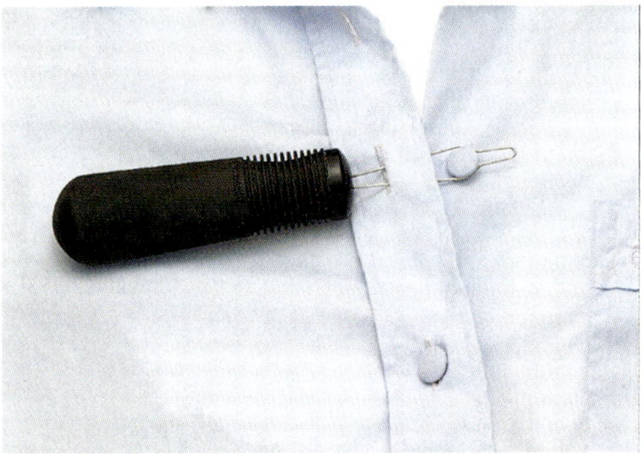

Knopfkanüle
Rohr oder Hohlnadel aus rostfreiem Stahl in unterschiedlichen Längen und Stärken mit kugeliger Spitze zum Verabreichen, Ansaugen und Einspritzen von Flüssigkeiten (Arzneimittel). Indikationen zur Anwendung: z. B. Wundspülung.

Kochsalzlösung, physiologische
0,9 %ige wässrige NaCl-Lösung, die osmotisch dem Blutserum entspricht (isotonisch).

Kolon
Etwa 1,30 m langer Darmabschnitt, der von der ▸ *Bauhin`schen Klappe* bis zum After reicht.

Kolonmassage
Massieren des Darms in Richtung des Kolonverlaufs mit einem Pflege- oder Massageöl. Der Patient zieht dazu die Beine zur Entlastung der Bauchdecken leicht an (oder Knierolle unterlegen). Die Massage beginnt mit mäßigem Druck im rechten Unterbauch, dann gerade nach oben bis zum Rippenbogen, weiter quer unterhalb der Rippen nach links, weiter gerade nach unten bis zum Darmbeinstachel und weiter schräg zur Symphyse. Die Massage sollte 3 – 4-mal wiederholt werden. Indikationen: z. B. ▸ *Obstipationsprophylaxe*.

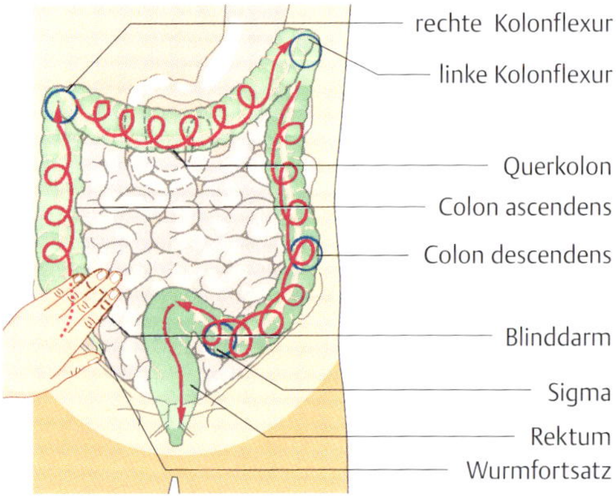

Kolostomie
Operativ angelegter künstlicher Dickdarmausgang, der an unterschiedlichen Stellen des Kolons (Dickdarm), je nach Befund, angelegt wird. Der Name des Stomas kennzeichnet den Ort der Anlage im entsprechenden Darmabschnitt (s. Abbildung nächste Seite). Indikationen: z. B. Tumorerkrankungen des Dickdarms.

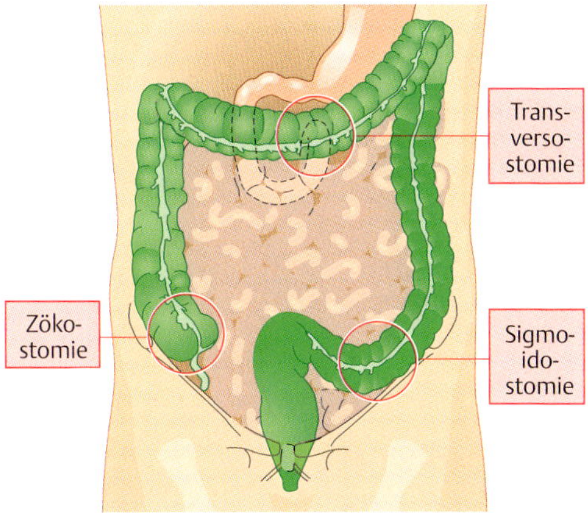

Kolostomiebeutel
Geschlossener Kunststoffbeutel mit Haftfläche.

Kolostrum
Vormilch, die ca. 24 – 48 Stunden nach der Geburt gebildet wird und sehr reich an Antikörpern ist.

Komatös
Syn. in tiefer Bewusstlosigkeit; mit Koma einhergehend.

Kompartmentsyndrom
Zustand eines erhöhten Gewebedrucks bei geschlossenem Haut- und Weichteilmantel mit Verminderung der Gewebedurchblutung und neuromuskulären Störungen. Ursache sind z. B. Verletzungen (Knochenbrüche), bei denen sich Blutergüsse oder entzündliche Flüssigkeit bilden.

Kompresse
Wundauflage in verschiedenen Formaten (z. B. 5 × 5, 7,5 × 7,5 cm) in steriler oder unsteriler Verpackung.

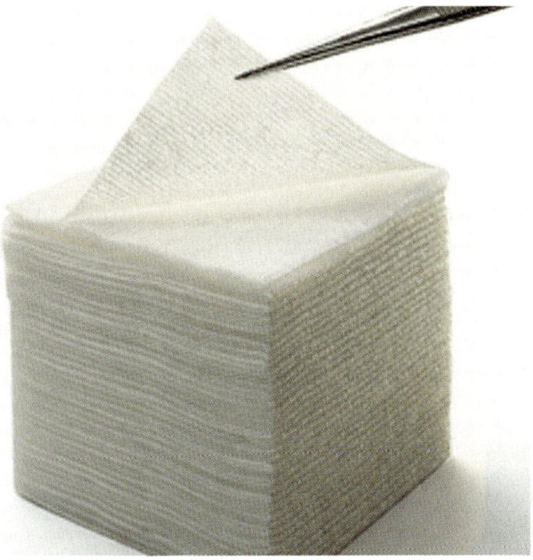

Kompressionsbinden
Binden mit unterschiedlicher Dehnbarkeit und dauerelastischen Eigenschaften. Zur Anwendung s. S. 315 f.

Kompressionsstrumpf
Elastisch gewebter und meist auf Maß angefertigter Strumpf. Indikationen: z. B. ▸ ***Prophylaxe*** und ▸ ***Therapie*** der ▸ ***Varikose***, der tiefen ▸ ***Venenthrombose*** und sonstiger Schwellungszustände unterschiedlicher Genese.

Kompressionsverband
Syn. Druckverband; meist zirkulärer Bindenverband, der mit einem angemessen dosierten Druck angelegt wird. Indikationen: z. B. tiefe Venenthrombose, starke arterielle Blutungen, nach Punktionen und Biopsien, bei starken arteriellen Blutungen oder im Rahmen der Thromboseprophylaxe (S. 312 f).

Kontaktlinsenbehälter
Behälter zur Aufbewahrung von Kontaktlinsen, der, mit Flüssigkeit gefüllt, die Kontaktlinsen vor dem Austrock-

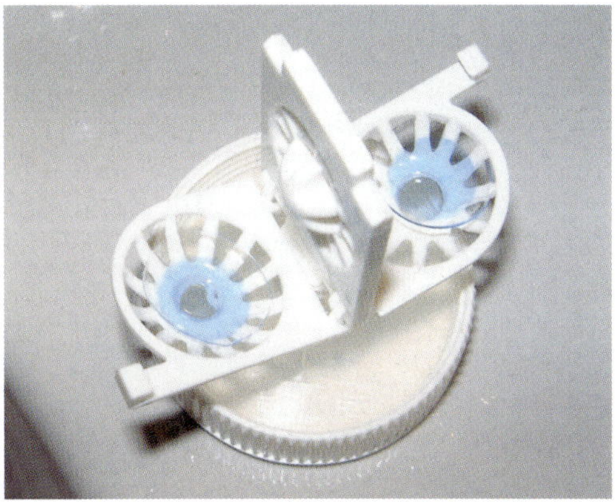

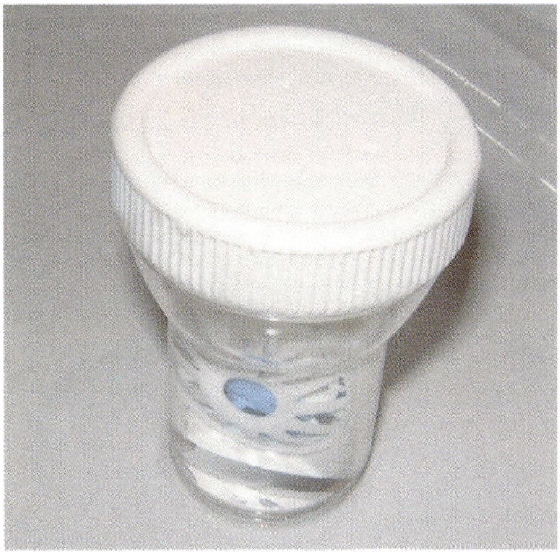

nen bewahrt. Verschiedene Formen befinden sich im Handel. Jede Linse wird in die dafür vorgesehene Seite in genügend Flüssigkeit eingelegt. In verschlossenem Zustand sind die Linsen sicher aufbewahrt und nehmen nur wenig Raum ein.

Kontamination
Syn. Verschmutzung; Verunreinigung von Räumen, Wasser, Gegenständen oder Personen durch Mikroorganismen, biologische Gifte, chemische oder durch radioaktive Stoffe.

Kontraktion
(lat. contrahere = zusammenziehen); sich zusammenziehen (z. B. von Muskeln).

Kontraktur
Dauerhafte Verkürzung (lat. contrahere = zusammenziehen) bestimmter Muskeln oder Muskelgruppen, die zu einer Einschränkung der Gelenkbeweglichkeit bis zur Gelenksteifigkeit führt. Ursachen: z. B. myogen (durch Verkürzungen von Muskeln), dermatogen (durch Narbenverwachsungen), neurogen (z. B. durch Störung des zentralen Nervensystems), fasziogen (bänder-, faszienbedingt z. B. durch Verletzungen), knöchern (durch Veränderungen der knöchernen und knorpeligen Gelenkanteile).

Koordination
Geordnetes Zusammenwirken von Organen, Organteilen oder vom Bewegungsapparat im Ablauf der Gesamtfunktion.

Kornährenverband (Spica)
Bindenverband, bei dem sich die Touren (Kreisgänge) im spitzen Winkel überkreuzen (vgl. z. B. die spitzen Winkel des Handverbands, **Abb. V.3,** S. 343).

Korotkow-Geräusch
Bei der unblutigen Blutdruckmessung bei Absinken des Manschettendrucks auftretendes pulssynchrones Gefäßgeräusch.

Körpertemperatur
Normwerte axillar bis 37,0 °C, rektal bis 37,5 °C, sublingual bis 37,0 °C. Zum Vorgang des Messens s. S. 308 f.

Kotsteine
Syn. Kotballen; steinartige Gebilde, deren Kern aus massiv eingedicktem Kot besteht, um den herum sich Schichten aus Schleim und eingetrocknetem Darminhalt abgelagert haben können.

Kratzwunde
Oberflächliche Hautverletzung mit sichtbaren Nägelspuren. Je nach Tiefe der Kratzspuren ist die Wunde nicht von einer Risswunde zu unterscheiden. Ursachen: z. B. Kratzen durch Tiere.

Kreuzprobe
In-vitro-Überprüfung (außerhalb des Körpers im Reagenzglas) der serologischen Blutgruppenverträglichkeit von Spender- und Empfängerblut.

Kurznarkose
Allgemeinnarkose von kurzer Dauer (ca. 3 – 4 Min.) mit schnell abklingender postnarkotischer Phase, z. B. zur Schmerz- und Bewusstseinsausschaltung vor diagnostischen oder therapeutischen Eingriffen.

L

Labien
Schamlippen, die die weiblichen Geschlechtsteile bedecken und schützen. Die Unterscheidung erfolgt in äußere und innere Schamlippen.

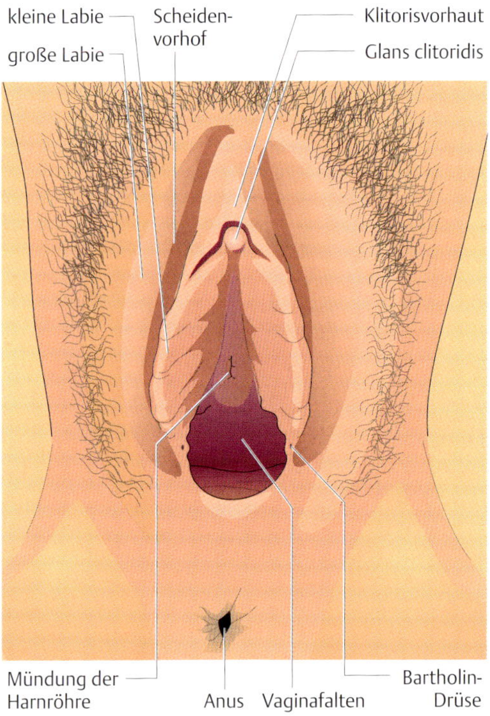

Lagerung
Lagern eines Patienten nach persönlichen und therapeutischen Bedürfnissen (s. Bobath-Lagerung S. 62 , s. Lagerung S. 176 f) und im Rahmen der Prävention von Folgeerkrankungen.

Lagerungshilfsmittel
Gegenstände, die zur Durchführung einer bestimmten Lagerung notwendig sind und Lagerungsschäden vermeiden helfen (z. B. Kissen, Rollen, Schaumstoffblöcke, Schienen).

Lähmung
Syn. Paralyse; Schädigung oder Erkrankung des Nervensystems oder der Muskeln, Ausfall der motorischen Funktion eines oder mehrerer Nerven des Erfolgsorgans. Ursachen: z. B. ▸ ***Intoxikationen***, Entzündungen oder mechanisch-traumatische Verletzungen.

Langzeitblutdruckmessung
Blutdruckmessung über 24 Stunden oder Tage in bestimmten zeitlichen Abständen (nach Arztanordnung). Dokumentiert werden nicht nur Messwert und Uhrzeit, sondern auch z. B. körperliche bzw. psychische Belastungen oder Verrichtungen des Patienten (z. B. essen). Die Langzeitblutdruckmessung erfolgt automatisch über spezielle Geräte, über die Messwerte gespeichert und z. B. auch Alarmgrenzen eingegeben werden können. Indikation: z. B. Hypertonie.

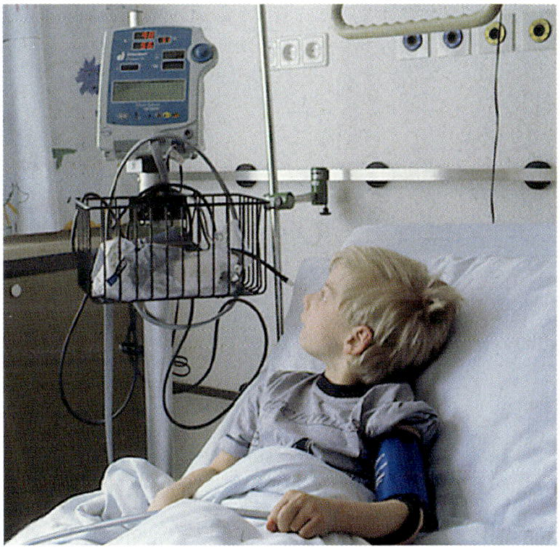

Lärmschwerhörigkeit
Innenohrschwerhörigkeit, bei der die Gehörschärfe proportional zur Lärmarbeitsdauer absinkt.

Laryngoskop
Syn. Kehlkopfspiegel; ▸ ***Endoskop*** mit halbrinnenförmigem, beleuchtbarem Kehlkopfspatel (s. **Abb. I.23,** S. 161) zum Einstellen des Kehlkopfeingangs z. B. bei der Intubation.

Laryngospasmus
Lebensbedrohlicher Krampfzustand der gesamten Kehlkopfmuskulatur (Verschluss der Stimmbänder und der Taschenfalten), der mit akuter Atemnot und Sauerstoffmangel einhergeht. Ursachen: zu frühe Intubation bei nicht ausreichender Narkosetiefe, Reizung des Kehlkopfs durch Fremdkörper, Sekret, Blut, Tetanie usw.

Lavage
Spülung von Hohlorganen oder Hohlräumen. Indikationen: z. B. Peritoneal-Lavage, bronchoalveoläre Lavage, Magenspülung, Darmspülung, Reinigungseinlauf.

Laxanzien
Abführmittel, Mittel zur Beseitigung der Stuhlverstopfung (▸ ***Obstipation***). Die Stuhlentleerung (Defäkation) wird in Gang gesetzt und der eingedickte Stuhl (Fäzes) aufgeweicht. Indikation: z. B. Stuhlentleerung vor Untersuchungen bzw. Eingriffen, sehr hartnäckige Verstopfungen bei bettlägerigen Patienten.

Leistenhernie
Syn. Leistenbruch; Verlagerung von Organteilen (als Bruchinhalt) aus einer normal ausgebildeten Körperhöhle durch eine angeborene oder erworbene Lücke (Bruchpforte).

Leukämie
Sammelbezeichnung für eine maligne Entartung und Reifungsstörung der weißen Blutzellen (Leukozyten). Ursachen: z. B. ionisierende Strahlung, Chemikalien, Medikamente (z. B. Zytostatika).

Lidschlag
Unwillkürlicher, rhythmischer Lidschluss, der zur physiologischen Hornhautbefeuchtung und als physiologischer Schutzreflex des Auges ca. 5 – 10-mal pro Minute auftritt.

Linton-Nachlas-Sonde
Dreilumige Einballon-▸ ***Ösophaguskompressionssonde***. Ein Lumen dient zum Aufblasen des birnenförmigen Magenballons, die beiden anderen Lumina zur getrennten Aspiration von Magen- oder Ösophagusinhalt. Eine vorhandene Lasche kann zum Anbringen eines Zugseils verwendet werden. Indikation: z. B. Kompression von blutenden Ösophagusvarizen.

Lochienfluss
Syn. Wochenfluss; vaginaler Fluor aus Wundsekret und physiologischem Scheiden- und Zervixsekret. Ursache: z. B. physiologisch für ca. 6 Wochen nach der Entbindung.

Lochstabsystem
Metallstäbe mit Löchern in einem bestimmten Raster und umfangreichem Zubehör (z. B. Rollen, Seile, Gewichte, Befestigungssysteme), die über Gelenkmanschetten miteinander verbunden und am Kopf- und/oder Fußteil des Patientenbettes befestigt werden. Indikation: z. B. Drahtextension.

Lokalanästhesie
Reversibel und örtlich begrenztes Ausschalten der Schmerzempfindung durch Hemmung der Weiterleitung von Impulsen entlang von Nervenfasern und Nervenendigungen. Indikationen: z. B. bei der Wundversorgung (S. 375 f), Implantation eines Ports (S. 248 f).

Lokalanästhetikum
▸ ***Medikament*** zur örtlichen Betäubung (▸ ***Lokalanästhesie***), das die Weiterleitung von Impulsen entlang der Nervenfasern und Nervenendigungen hemmt. Indikationen: z. B. zur Wundversorgung oder ▸ ***Schleimhautanästhesie***.

Lösung
Homogenes Gemisch, das aus einem oder mehreren gelösten Stoffen und einem Lösungsmittel besteht.

Lotionen
Flüssig-wässrige oder wässrig-alkoholische Zubereitungen zur äußerlichen Anwendung. Indikationen: z. B. zur Haut- und Körperpflege, medikamentöse Einreibungen.

Luer Lock Spritze
Spezielle Spritze, auf die eine Kanüle per Drehung festgeschraubt werden kann.

a

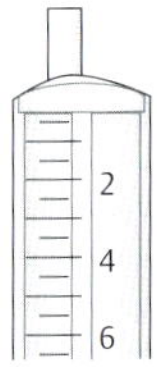

Luer-Steckansatz

b

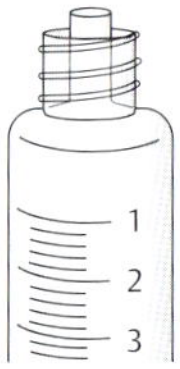

Luer-Lockansatz

Luftembolie
In Blutgefäße (meist Arterien) verschleppte Luftbläschen (Embolie = Hineindringen) verstopfen diese und führen zu Funktions- und Perfusionsausfall. Ursache: z. B. ein nicht entlüftetes ▸ ***Infusionssystem***.

Lumbago
Syn. Hexenschuss; plötzlich auftretende starke Kreuzschmerzen mit Bewegungseinschränkung. Ursachen: z. B. plötzliche Rotationsbewegung, „Verheben“.

Luxation
Zwei Gelenk bildende Knochenenden sind aus ihrer funktionsgerechten Stellung verschoben. Die Gelenkflächen stehen sich nur noch teilweise gegenüber. Ursache: z. B. direkte Gewalteinwirkung.

M

Magenperforation
Durchbruch der Magenwand, wobei sich der Mageninhalt in die Bauchhöhle entleert. Häufige Verletzungsfolge z. B. bei einer Magenspülung (S. 190 f).

Magensonde
In den Magen nasal oder oral eingeführter Katheter. Indikationen: z. B. Ableiten von Magensaft, Sondenernährung. Zur Anlage einer Magensonde s. S. 182 f.

Magenschlauch
Gummischlauch mit einem äußeren Durchmesser von 12 – 14 mm, mit abgerundetem vorderen Ende (Spitze) und einer seitlichen Öffnung.

Magill-Tubus
Leicht vorgebogener Tubus, meist aus PVC bestehend, zur oralen und nasotrachealen Intubation (S. 160 f).

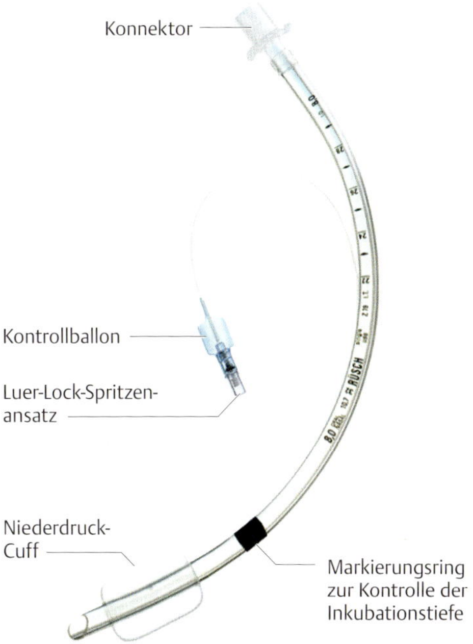

Magill-Zange
Gebogene Fasszange als Hilfsmittel zur Intubation (vgl. **Abb. I.23,** S. 161). Mit der fast rechtwinklig gebogenen Zange wird das distale Tubusende erfasst und in die Trachea vorgeschoben. Indikationen: z. B. schwierige Intubation. Hilfsmittel zur nasalen Intubation (S. 160 f).

Mammaamputation
Operative Entfernung der weiblichen Brust.

Mandrin
Einlegedraht für Kanülen oder Sonden. Indikationen: z. B. als Führungsstab bei weichen Kathetern bzw. Sonden oder zur Verhinderung einer Verstopfung durch einen Gewebezylinder beim Einstechen.

Manschettenbreite
Benötigte Manschette mit einer durch die WHO empfohlenen Breite für die unblutige Blutdruckmessung. Die Manschettenbreite beträgt:

- bei Armumfängen bis zu 40 cm eine Breite von 12 – 14 cm,
- bei Armumfängen über 40 cm oder bei Messungen am Bein eine Breite von 16 – 20 cm.

Verschiedene Manschettenbreiten sind sowohl für die manuelle wie auch für die automatische Blutdruckmessung auszuwählen.

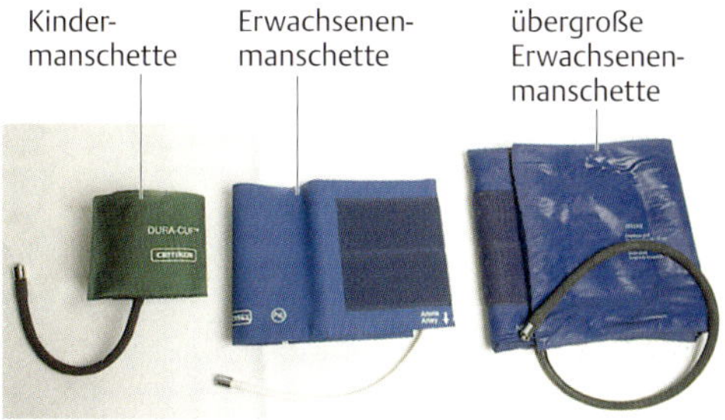

Maskenbeatmung
Künstliche Belüftung (Ventilation) der Lungen über eine Atemmaske zur Behebung oder Vermeidung von Sauerstoffmangelzuständen z. B. bei einer ▸ ***Ateminsuffizienz*** oder bei Stocken der Atemtätigkeit sowie bei allen Erkrankungen, Ventilationsstörungen, Unfallfolgen oder Vergiftungen, die mit Atmungsinsuffizienz einhergehen. Sie erfolgt über eine Atemmaske. Voraussetzung für eine effektive Beutel-Maske-Beatmung sind das Freimachen und Freihalten der Atemwege, das Überstrecken des Halses und das Einlegen eines ▸ ***Oropharyngealtubus***. Zur Durchführung der Maskenbeatmung s. S. 30 f.

P Achten Sie darauf, dass die Maske wirklich dicht aufliegt, da sonst ein nicht kalkulierbarer Anteil des Beutelvolumens entweicht.

Massage
Mechanische, systematische, schichtweise Durcharbeitung der äußeren Gewebsschichten des Körpers zu Heilzwecken (z. B. um Muskeltoni und Zirkulationsstörungen zu beeinflussen). Wichtiges Verfahren der physikalischen Therapie z. B. zur Lockerung verspannter Muskeln.

Bei der **Handmassage** nehmen Sie die Hand des Patienten so in Ihre beiden Hände, dass Ihre Daumen auf dem Handrücken des Patienten liegen (Abb. a). Bewegen Sie jeden Finger einzeln und ziehen Sie vorsichtig an jedem Finger (Abb. b). Halten Sie die Hand dann mit dem Handrücken nach unten (Abb. c). Nehmen Sie die Hand des Patienten so zwischen Ihre Hände, dass Ihre Handballen über bzw. unter den Fingergrundgelenken des Patienten liegen (Abb. d).

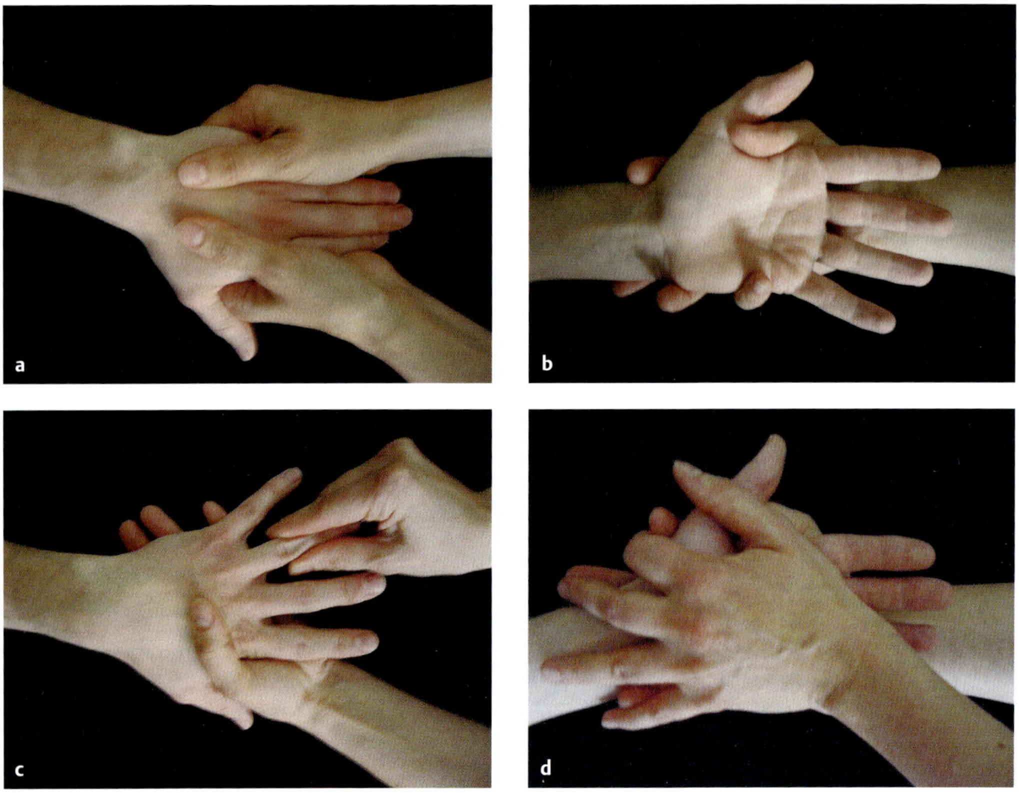

Mastitis

Entzündung der weiblichen Brustdrüse. Ursachen: meist bakterielle Infektion, begünstigt z. B. durch Milchstau oder Hauteinrisse an den Brustwarzen. Man unterscheidet zwischen einer Entzündung des Bindegewebes (interstitielle Mastitis, **a**) und einer Entzündung der Milchdrüsen (parenchymatöse Mastitis, **b**).

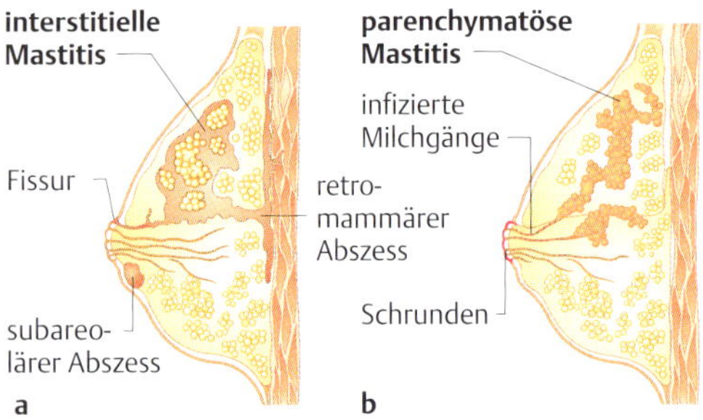

Mazeration

Syn. Aufquellung; Ursache: z. B. Inkontinenz.

McBurney-Punkt

Mittelpunkt der Linie zwischen dem Nabel und dem rechten Darmbeinstachel. Druckschmerz am McBurney-Punkt ist bei einer Appendizitis von Bedeutung.

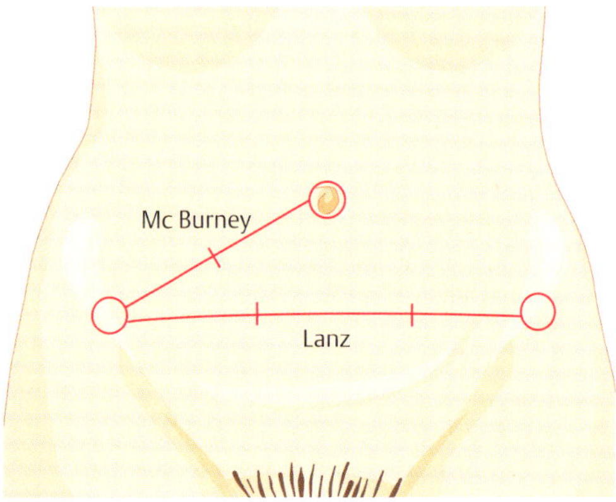

Medikament
Medikamente sind nach dem Arzneimittelgesetz Stoffe und Zubereitungen aus Stoffen, die durch Applikation am oder im menschlichen Körper u. a. aus folgenden Gründen eingesetzt werden: um krankhafte Beschwerden zu heilen, zu lindern, zu verhüten; um den Zustand des Körpers zu erkennen; um vom Körper erzeugte Wirkstoffe oder Körperflüssigkeiten zu ersetzen; um Krankheitserreger oder körperfremde Stoffe abzuwehren oder unschädlich zu machen; um den Zustand oder die Funktionen des Körpers oder seelischer Zustände zu beeinflussen.

medikamentös
Arzneimittel betreffend.

Medizinproduktegesetz
Gesetz zur Regelung des Umgangs mit Medizinprodukten. Darunter versteht man alle einzeln oder miteinander verbunden verwendeten Instrumente, Apparate oder Vorrichtungen. Alle Medizinprodukte unterliegen einem Konformitätsbewertungsverfahren. Die im Bewertungsverfahren festgestellte Konformität eines Produktes mit dem entsprechenden EG-Recht wird durch das Anbringen des CE-Zeichens dokumentiert. Produkte dürfen erst mit der CE-Kennzeichnung in den Verkehr gebracht werden.

Medizintechnik
Natur- und ingenieurwissenschaftliches Fachgebiet, das Geräte und Methoden für die medizinische Diagnostik und Therapie entwickelt, baut, einsetzt und wartet.

Menarche
Zeitraum (in Mitteleuropa etwa 12. Lebensjahr), in dem die erste Monatsblutung stattfindet.

Menstruation
Syn. Regel- oder Monatsblutung; periodisch auftretende Abstoßung der Gebärmutterschleimhaut.

Meteorismus
Syn. Blähbauch, Trommelbauch; in den Hohlorganen des Bauchraums oder der freien Bauchhöhle kommt es zu einer übermäßigen Gasansammlung. Ursachen: z. B. Ernährungsfehler und Verdauungsstörungen.

Mikroklysma
Einzeldosierte, rektale Arzneiform, die durch einen Druck in das Rektum eingespritzt wird (vgl. ▸ *Klysma*).

Mikroläsion
Kleinste, kaum sichtbare Schädigungen eines Gewebes oder Organs. Ursache: z. B. traumatische Einwirkung.

Miktionsablauf
Vierphasiger Ablauf des Wasserlassens (Miktion). Die Einteilung erfolgt in eine Füllungs-, Eröffnungs-, Entleerungs- und Verschlussphase.

Miktionsprotokoll
Eintragungen von Blasenentleerungsgewohnheiten in eine vorbereitete Liste mit z. B. folgenden Stichpunkten:
- Urinmenge?
- Trinkverhalten?
- Urinabgang kontrolliert/unkontrolliert?
- Medikamentöse Therapie?

Indikationen: z. B. Ermittlung der zugrunde liegenden Inkontinenzform bzw. die Beobachtung des Therapieverlaufs.

Miktionsreflex
Syn. Harnlassreflex; bei einem bestimmten Füllungszustand der Harnblase erschlafft der Schließmuskel und die Blasenwand kontrahiert sich. Durch den steigenden intravesikalen Druck und die Senkung des Blasenhalses beginnt der Harnfluss.

Milchpumpe
Manuell oder elektrisch betriebenes Pumpensystem zum Abpumpen der Muttermilch. Das Pumpgefäß kann gleichzeitig als Fläschchen (125 ml) verwendet werden. Indikationen: z. B. Förderung des Milchflusses, Stillhindernisse.

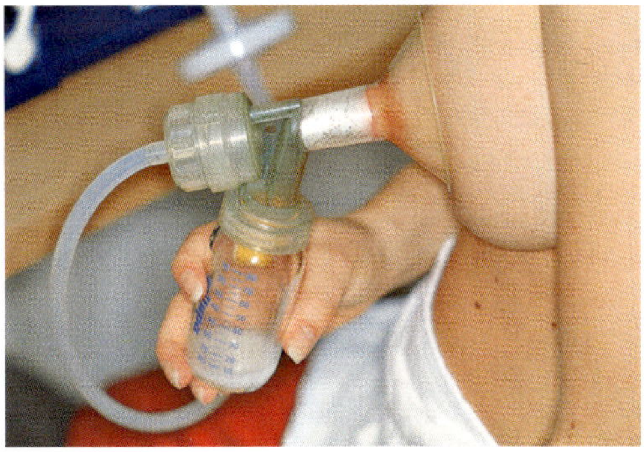

Miller-Abbott-Sonde
Ca. 310 cm lange, doppellumige Dünndarmsonde mit einem distalen Ballon. Der Durchmesser beträgt ca. 12 – 18 Ch. Ein Lumen der Sonde wird zum Füllen des Ballons benutzt, das andere zum Absaugen des Sekrets über proximale und distal angelegte Öffnungen des Ballons.

Miniflac
Infusionsbeutel mit z. B. 100 ml Inhalt als Trägerlösung für z. B. Zytostatika.

Miotika
Arzneimittel, die pupillenverengend wirken. Indikationen: z. B. Glaukom.

Mobilisation
Beweglichmachen eines Gelenkes oder eines Patienten. Indikation: z. B. nach langer Ruhigstellung eines Gelenks.

Monitor
Syn. Überwachungsgerät; technisches Gerät, das die vitalen Funktionen kontinuierlich misst und am Bildschirm darstellt. Der Monitor wird z. B. im Rahmen des ▸ ***Monitorings*** angewendet.

Monitoring
Kontinuierliche Überwachung, Aufzeichnung und Darstellung verschiedener Parameter (z. B. EKG, Puls, Atmung, Pulsoximetrie) mit Hilfe eines ▸ ***Monitors***. Die Einteilung erfolgt in:

- **invasives Monitoring:** zur Überwachung der Vitalzeichen des Patienten (z. B. blutige Blutdruckmessung) ist ein ▸ ***invasiver Eingriff notwendig,***
- **nicht invasives Monitoring:** zur Überwachung der Vitalzeichen des Patienten (z. B. EKG) ist kein invasiver Eingriff notwendig.
- Indikation: z. B. Intensivüberwachung eines Patienten.

Aufgabe der Pflege ist die Überwachung, Dokumentation, das Einstellen von Alarmgrenzen am Monitor und das angemessene Reagieren bei Veränderungen. Kontinuierliche Ableitungen werden z. B. für Blutdruck (S. 55 f), Puls (S. 251 f), Körpertemperatur (S. 308 f), Sauerstoffsättigung (S. 255 f), Atemfrequenz und den zentralen Venendruck (S. 391 f) vorgenommen. Abgeleitet werden die Werte über verschiedene Medien (z. B. rektale Temperatursonden, Klebelektroden).

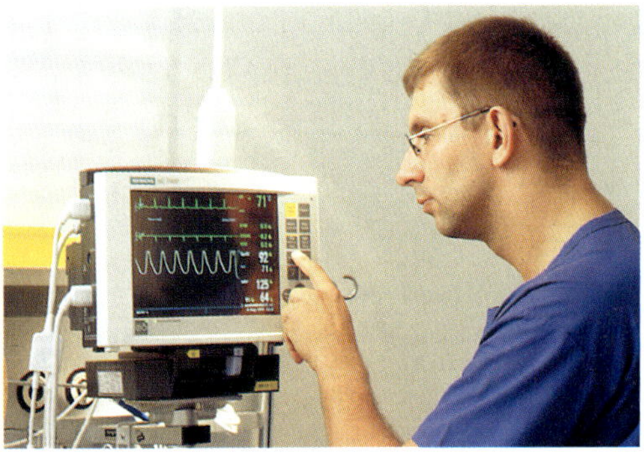

M Technische Geräte dürfen nur nach vorheriger Einweisung nach dem ▸ ***Medizinproduktegesetz*** benutzt werden. Wenn Ihnen ein Gerät nicht vertraut ist, lesen Sie die Betriebsanleitung vor dem Einsatz und machen Sie sich mit dem Funktionsprinzip des Gerätes vertraut. Überprüfen Sie das Gerät auf eine einwandfreie Funktion nach Herstellerangaben bzw. leiten Sie Störungen an die ▸ ***Medizintechnik*** weiter.

Monovette
System zur Blutentnahme. Blutentnahmeröhrchen in verschiedenen Größen und Farben für verschiedene Blutuntersuchungen. 3 Nocken auf dem Monovetten-Dom

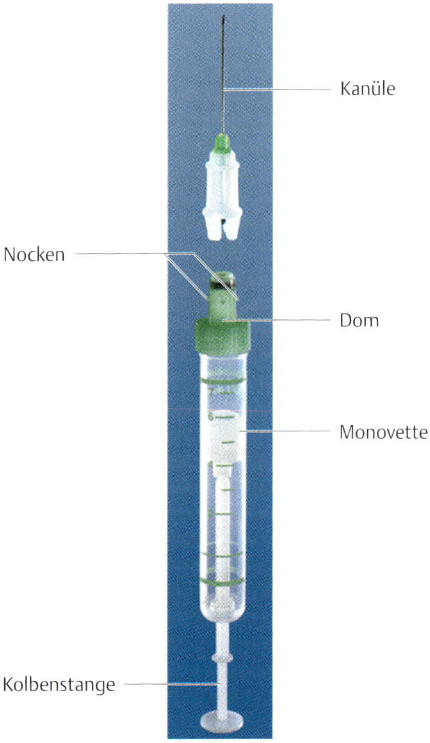

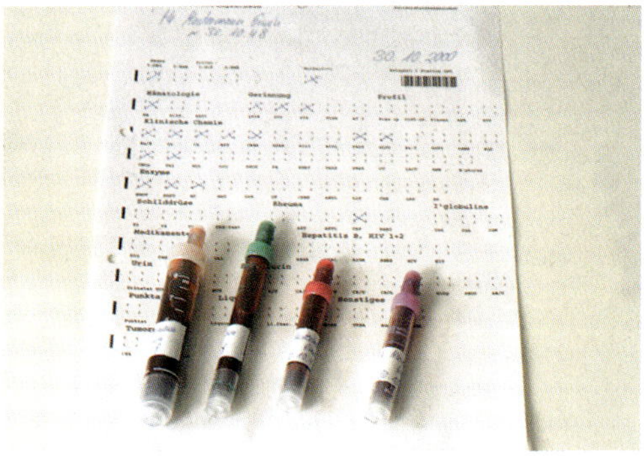

garantieren ein sicheres Verbinden mit der Punktionskanüle (**a**). Farbmarkierung:

- Serumröhrchen (weiß) mit Kunststoffkugeln für Serumwerte,
- Gerinnungsröhrchen (grün) mit Natrium-Zitrat für Gerinnungswerte,
- Blutröhrchen (rot) mit EDTA für Blutbild,
- BSG-Röhrchen (lila) mit Natrium-Zitrat für Blutsenkungsgeschwindigkeit (**b**),
- Chemieröhrchen (orange) ohne Zusatz z. B. für Elektrolyte, Leberwerte usw.

Morbus Alzheimer

Großhirnrindenatrophie (Atrophie = Schwund) mit zunehmender Demenz, die im 5. bis 6. Lebensjahrzehnt auftritt und unaufhaltsam fortschreitet.

Morbus Hodgkin

Krankheit des lymphatischen Systems mit bösartigem Verlauf. Leitsymptom ist die Lymphknotenschwellung. Die Behandlung erfolgt in Abhängigkeit des Erkrankungsstadiums durch z. B. Strahlentherapie und / oder Gabe von Zytostatika (S. 393 f).

Morbus Parkinson

Extrapyramidales Syndrom mit folgenden Symptomen wie z. B. Hypomimie (verminderte Ausdrucksfähigkeit), fehlende Mitbewegung der Arme beim Gehen, kleinschrittiger Gang mit vorn übergebeugter, starrer Körperhaltung, verstärkte Speichel- und Talgdrüsensekretion, verlangsamte, monotone Sprache, Rigor (verstärkter Muskeltonus, in ausgeprägter Form auch als Zahnradphänomen bezeichnet), Ruhetremor der Hände (Pillendrehen) oder des Kopfs. Ursachen z. B.: Ganglienzelluntergang und Gliavermehrung in der Substantia nigra, im Pallidum und evtl. in weiteren Kerngebieten.

Mullbinden

Binden, um Auflagen auf der Haut zu fixieren. Sie sind aus unterschiedlichen Geweben zusammengestellt und haben unterschiedliche Elastizität. Die Abbildung zeigt eine Binde mit kurzem Zug, die zu ca. 85 % aus Baumwolle und aus Viskose besteht.

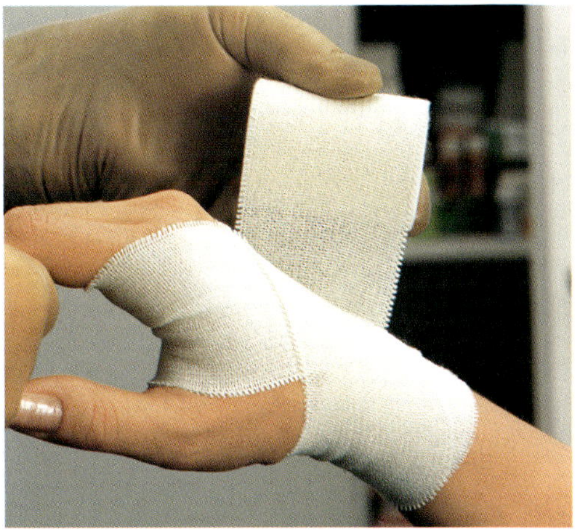

Multiple Sklerose

Entzündliche Entmarkungserkrankung des zentralen Nervensystems. Ursachen: z. B. Angriff körpereigener Abwehrzellen auf die ▸ *Myelinscheide* der Nerven.

Mundgeruch

Syn. Foetor; krankheits- und/oder ernährungsbedingter Mundgeruch. Man unterscheidet verschiedene Formen:

1. **Foetor ex ore** (aus dem Mund) z. B. durch Knoblauch,
2. **Foetor ex pulmone:** faulig, stinkend z. B. bei Lungenerkrankungen wie Bronchiektasien,
3. **Foetor hepaticus:** leberartig z. B. bei Leberkoma,
4. **Foetor uraemicus:** urinös riechend z. B. bei Urämie,
5. **Foetor diabeticus:** obstartig riechend z. B. bei Coma diabeticum.

Mundhygiene

Bestandteil der allgemeinen Körperhygiene. Sie umfasst die Pflege der Zähne und der Gingiva sowie den regelmäßigen Besuch des Zahnarztes.

Mundpflege

Pflegeintervention zur Vorbeugung oder Minderung von Schädigungen der Mundschleimhaut, Zähne und Lippen. Zur Durchführung s. S. 207 f;. Ziel der Mundpflege ist eine intakte Mundschleimhaut, eine belagfreie Zunge, geschmeidige Lippen und eine beschwerdefreie Nahrungsaufnahme. Maßnahmen der Mundpflege sind: Beobachten der Mundschleimhaut auf Veränderungen, Unterstützen des Patienten beim Reinigen der Zähne, beim Feuchthalten der Mundschleimhaut, beim Spülen der Mundhöhle. Zur Mundpflege gehört auch das Anregen der Speichelfunktion und der Kautätigkeit (Soor- und Parotitisprophylaxe S. 210 f) und das Verabreichen von verordneten Mundpflegemitteln.

Mundpflegemittel
Sammelbezeichnung für alle Substanzen (z. B. zuckerfreie Kaugummis, Mundwasser, Zahnpasten), die zur Reinigung und Gesunderhaltung der Mundhöhle, des Rachenraums und der Zähne dienen.

Muttermilch
Milch, die von der Brustdrüse der Frau nach der Entbindung abgesondert wird. Sie enthält für den Säugling alle erforderlichen Nährstoffe in optimaler Form und Menge.

Myalgie
Syn. Muskelschmerz; Ursachen: z. B. Entzündung (Myositis) oder Verletzungen.

Myelinscheide
Um die ▶ *Axone* der Nervenzellen gebildete Isolierhülle.

Mydriatika
Medikamente zur Pupillenerweiterung. Indikationen: z. B. Voraussetzung zur augenärztlichen Beurteilung des Augenhintergrundes.

Mykosen
Durch Pilze verursachte Krankheit.

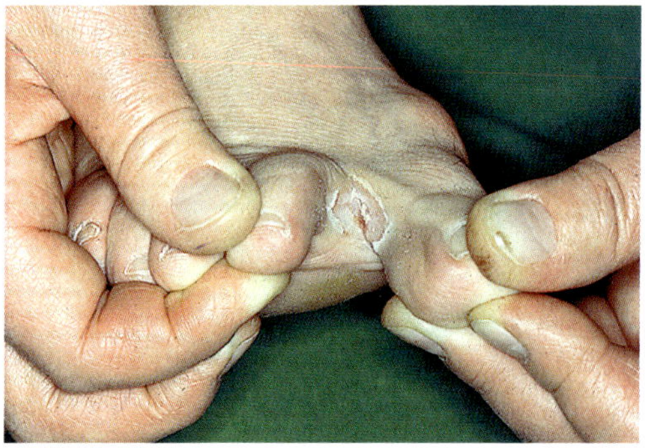

N

Nagelpflege
Alle Maßnahmen an Fuß- und Fingernägeln (z. B. Baden der Hände und Füße, Nägel reinigen, Fingernägel bis zur Fingerkuppe rund schneiden, Zehennägel gerade schneiden, raue Nägel feilen), die nach Einwilligung des Patienten von der Pflegeperson oder an den Füßen von einer medizinischen Fußpflegerin, -pfleger durchgeführt werden. Zur Technik des Durchführens der Nagelpflege s. S. 214 f.

Nagelpflegemittel
Sammelbegriff für alle dekorativen und pflegenden Mittel (Nagellack, Nagellackentferner, Nagelhärter, Nagelhautentferner) zur Anwendung am Nagel.

Nagelveränderungen
Alle Form-, Farb- und Strukturveränderungen an den Finger- und Fußnägeln. Die wichtigsten Veränderungen sind:

- **1. Formveränderungen:** abgekaute Nägel: Ursache: z. B. Nervosität; Löffelnägel: Nägel mit muldenförmigen Eindellungen. Ursache: z. B. Eisenmangel; Uhrglasnägel (**a**): vergrößerter und übermäßig nach außen gewölbter Nagel. Ursache: z. B. Trommelschlegelfinger bei Herzfehler.
- **2. Farbveränderungen:** blauschwarze Flecken: Ursache: z. B. Hämatom, Melanom; bräunliche Flecken: Ur-

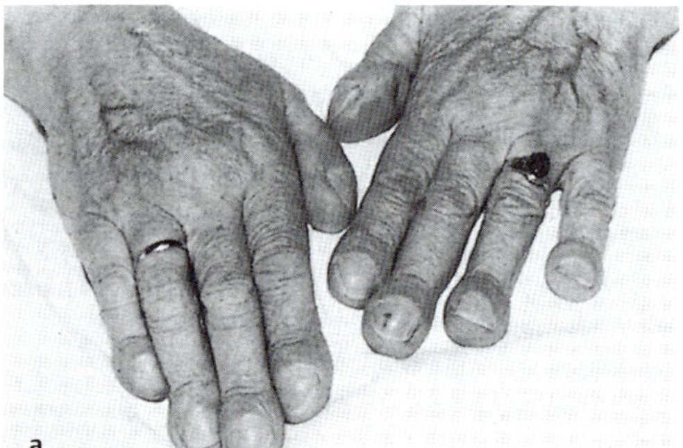

a

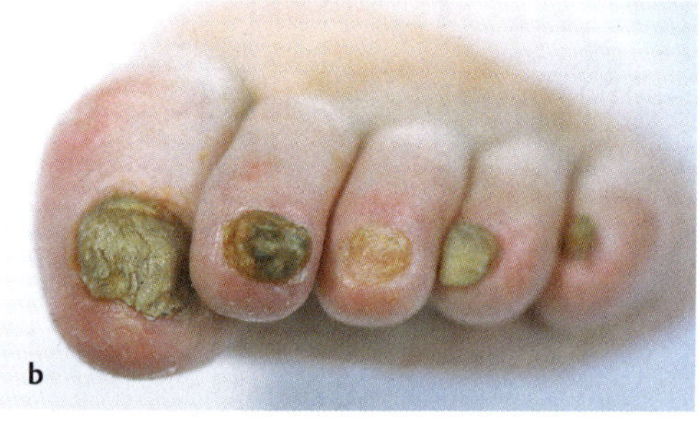

b

sache: z. B. Teerablagerungen bei Rauchern; gelbliche Veränderungen: Ursache: z. B. Ikterus; gelbgraue Flecken: Ursache: z. B. Pilzbefall (**b**).

- **3. Strukturveränderungen:** aufgedickt: Ursache: z. B. Pilzbefall; brüchig und spröde: Ursache: z. B. Eisenmangel.

Nährstoffrelation
Verhältnis der Nährstoffe zueinander, bezogen auf die Energiezufuhr. Die empfohlene Nährstoffrelation entspricht für Eiweiß 15 Energieprozent (E%): Fett 30 – 35 E% und Kohlenhydrate 50 – 55 E%.

Nahrungsbedarf
Gesamtbedarf des Körpers an Nähr- und Wirkstoffen, der ein normales Körperwachstum bzw. -gewicht und die Funktionstüchtigkeit sicherstellt. So sollen ca. 55 – 60 % durch Kohlenhydrate, 25 – 30 % durch Fett, 10 – 15 % durch Eiweiß abgedeckt werden.

Nahtmaterialien
Glatte oder geflochtene Fäden aus Kunststoffen oder natürlichen Materialien. Die Einteilung erfolgt in Reißfestigkeit, Dehnungsfähigkeit und Elastizität, Durchmesser, Knotenfestigkeit und Gewebeverträglichkeit. Außerdem wird unterschieden zwischen resorbierbaren und nicht resorbierbaren Nahtmaterialien. Indikationen: z. B. Wundnaht, Fixierung des Katheters.

Narkose
Schlafähnlicher Zustand; reversibler Verlust des Bewusstseins und aller Empfindungen. Die ▶ ***Reflexe*** sind herabgesetzt oder ausgeschaltet. Die Einteilung erfolgt nach der Art der Verabreichung in:

- **Inhalationsnarkose** (Einatmung von gas- und dampfförmigen Narkotika),
- **Injektionsnarkose** (i. v. Injektionen von Narkotika).

Indikationen: z. B. Voraussetzung zur Durchführung von operativen und diagnostischen Eingriffen.

Nasenatmung, behinderte
Verminderte Luftdurchgängigkeit der Nase. Ursache: z. B. eine Vergrößerung der Nasenmandeln (Nasenpolypen).

Nasentropfen
Meistens unsterile Lösungen zur Applikation in die Nasenhöhle, z. B. als abschwellende Maßnahme bei geschwollener Nasenschleimhaut oder zur Anfeuchtung bei trockener Raumluft.

Nassrasur
Rasur der vorher mit einem Rasierschaum eingeweichten Haare mittels Rasiermesser oder Rasierklinge. Indikationen: z. B. Körperpflege, Vorbereitung des Operationsgebietes.

Nebenwirkungen
Unerwünschte Wirkungen, die trotz bestmöglicher Rezeptur nicht vermieden werden können. Aus juristischen Gründen müssen alle, auch sehr seltene und wenig praxisrelevante Nebenwirkungen im Beipackzettel vermerkt werden.

Neglect-Phänomen
Syn. „Halbseitenunaufmerksamkeit"; die betroffene Körperhälfte und Umgebung wird nicht beachtet (lat. neglegere = nicht beachten) und nicht wahrgenommen. Es ist z. B. erkennbar daran, dass der Teller nur zur Hälfte leer gegessen wird, nur eine Gesichtshälfte rasiert wird usw. Wichtig ist daher, den Patienten immer über die ▶ ***betroffene Seite*** anzusprechen (Angehörige informieren), das Nachtkästchen sollte dort stehen und der Patient sollte diese Seite so oft wie möglich zu spüren bekommen. Die Patientenglocke nicht auf die betroffene Seite legen, sie wird dort nicht wahrgenommen.

Nekrose
Lokal begrenztes Absterben von Zellen oder Geweben z. B. durch umschriebene Druckeinwirkung bei einem Druckgeschwür (▶ ***Dekubitus***).

Nephrektomie
Operative Entfernung der Niere.

Neugeborenes
Kind in der Neugeborenenperiode (bis 2 Wochen nach der Geburt), die mit dem vollständigen Abfall des Nabelschnurrestes und dem Abheilen der Nabelschnurwunde beendet ist.

Neuralgie
Anfallsartig oder wellenförmig auftretender Nervenschmerz. Ursache: z. B. Trigeminusneuralgie.

Neutral-Null-Methode
Methode zum Messen des Bewegungsausschlages von Gelenken. Ausgangspunkt ist die anatomische ▶ ***Neutral-Null-Stellung***.

Neutral-Null-Stellung

Stellung des Bewegungsausschlages von Gelenken. Ausgangspunkt ist die anatomische Normalstellung (Nullstellung): aufrecht stehend, herabhängende Arme, gestreckte Finger, Daumen nach vorn gehalten, Füße geschlossen und parallel, Blick nach vorn gerichtet. Der bestimmte Winkel gibt den Bewegungsausschlag, von der Nullstellung aus gerechnet, an. Beispiel Kniegelenk: Neutral-Null-Stellung ist das gestreckte Knie. Angabe des normalen Ausmaßes der Flexion-Extension: (120°– 150°)–(0°)–(5°– 10°). Bewertung:

- 120°– 150° = max. Beugung,
- 0° = Neutral-Null-Stellung,
- 5°– 10° = physiologische Überstreckbarkeit.

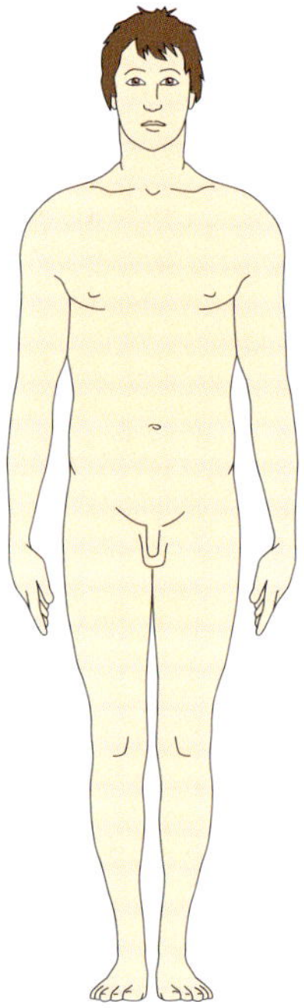

Nicht betroffene Seite

Die Körperseite, die der Patient selbstständig einsetzen kann. Früher als die gesunde Seite bezeichnet.

Nierenangiografie

Durch Injektion eines Kontrastmittels in die Aorta abdominalis oder mit Hilfe eines Spezialkatheters in die A. renalis werden die Nierengefäße dargestellt. Indikation: z. B. Verdacht auf Fehlbildungen oder Tumor.

Niereninsuffizienz

Die Nierenfunktion ist eingeschränkt. Es kommt zur Retention harnpflichtiger Substanzen und zu Störungen des Elektrolyt- und Wasserhaushalts sowie des Säure-Basen-Haushalts. Ursachen: z. B. Toxine, ▸ ***Entzündungen*** und Traumen.

Nitrolingual-Spray

Aerosol mit dem Wirkstoff Glyceryltrinitrat zur Erweiterung der Herzkranzgefäße bei z. B. Angina pectoris.

Non-Touch-Technik

Berührungsfreies Arbeiten beim z. B. Entfernen eines Verbandes mit sterilen Hilfsmitteln (Handschuhen oder Pinzetten), ohne dass die Wunde mit der Hand oder dem Instrument berührt wird.

Norton-Skala

Skala zum Einschätzen und Beurteilen der Dekubitusgefährdung eines Patienten (vgl. Bienstein et al. Dekubitus, Stuttgart: Thieme; 1997). Die Skala umfasst neun Kriterien mit der Vergabemöglichkeit von jeweils bis zu vier Punkten. Der Gefährdungsgrad muss täglich neu überprüft werden.

Nosokomiale Infektion

Syn. Krankenhausinfektion; bezeichnet Infektionen, die ein Patient während eines Krankenhausaufenthaltes zusätzlich zu seiner Grunderkrankung erwirbt.

Notfallkoffer

Kunststoff- oder Alukoffer für den Notarzteinsatz bzw. fester Bestandteil jeder Station im Krankenhaus. Die Einteilung ist variabel, der Inhalt lässt sich nach Einsatzgebiet (z. B. Notfallkoffer in der Kardiologie, Pulmonologie, Psychiatrie usw.) individuell zusammenstellen. Die Ausstattung soll grundsätzlich beinhalten:

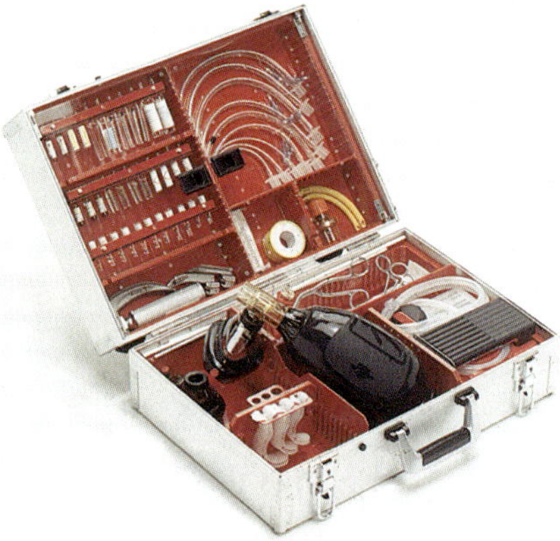

1. Blutdruckmessgerät mit Stethoskop,
2. Materialien zur Intubation (S. 161),
3. Materialien zur Absaugung (Absaugpumpe, ▶ ***Absaugkatheter***),
4. Beatmungsbeutel, Masken in verschiedenen Größen, Sauerstoffsonde,
5. Materialien zur Venenpunktion (S. 52) mit verschiedenen Injektionskanülen und Einmalspritzen,
6. Materialien zur Infusionstherapie (S. 138),
7. Verbrauchsmaterialien z. B. ▶ ***Kompressen***, Schnellverbände usw.,
8. Medikamente zur Kreislaufaktivierung (z. B. Atropinsulfat, Dopamin), zur Betäubung (z. B. Xylocain), zur Beruhigung (z. B. Valium).

M Der Inhalt des Koffers muss regelmäßig auf Vollständigkeit und Funktionstüchtigkeit überprüft werden. Eine Inhaltsliste liegt bei. Kontrolle mit Datum und Unterschrift dokumentieren. Um ein „Ausleihen" von Materialien aus dem Koffer zu verhindern, sollte der Koffer verplombt sein.

Notfallmaßnahmen

Alle Sofortmaßnahmen (z. B. künstliche Beatmung, Schock-Therapie), die der Wiederherstellung und Sicherung vitaler Funktionen dienen.

Notfallwagen

In allen Klinikbereichen, wo mit Notfallsituationen und Reanimationen zu rechnen ist, soll eine komplettes Notfallpaket in Form einer rollenden Einheit zur Verfügung stehen. Die Ausstattung soll grundsätzlich beinhalten:

1. Blutdruckmessgerät mit Stethoskop,
2. Materialien zur Intubation (S. 161) einschließlich Laryngoskopgriff mit Batterie und Ersatzbatterie bzw. -birne und ein Set zur Notfall-Tracheotomie (Koniotomieset),
3. Materialien zur Absaugung (Absaugpumpe, ▶ ***Absaugkatheter***),
4. ▶ ***Beatmungsbeutel***, Masken in verschiedenen Größen, Sauerstoffsonde, Sauerstoffanschluss,
5. Materialien zur Venenpunktion (S. 52) mit verschiedenen Injektionskanülen und Einmalspritzen, einschließlich Set zum Legen eines zentralen Venenkatheters (S. 388),
6. Materialien zur Infusionstherapie (S. 138), z. B. Natriumbikarbonat 8,4 % (100 ml), Ringer-Lösung (500 ml), Volumenersatzmittel (500 ml), Infusionsständer (am Notfallwagen befestigt),
7. Verbrauchsmaterialien z. B. ▶ ***Kompressen***, Schnellverbände, sterile Einmalhandschuhe, ▶ ***Dreiwegehahn*** usw.,
8. Medikamente zur Kreislaufaktivierung (z. B. Atropinsulfat, Dopamin), zur Betäubung (z. B. Xylocain), zur Beruhigung (z. B. Valium),

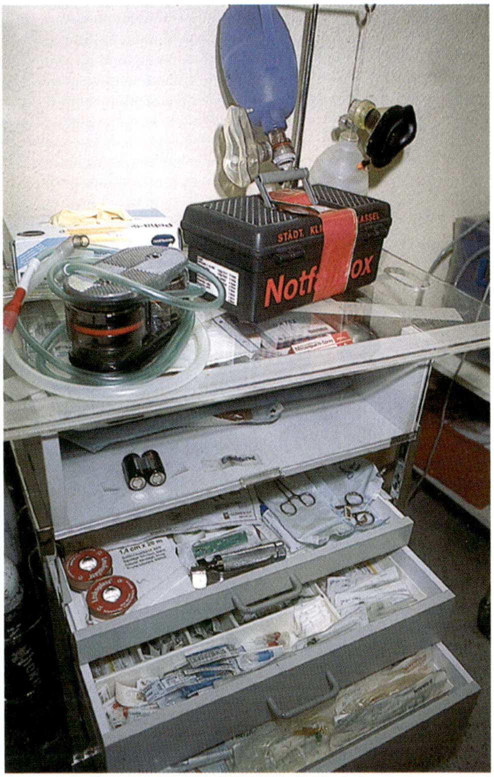

9. Materialien zur Notfalldiagnostik wie diverse Leistungsanforderungsscheine für Radiologie, Labor usw., Schnelltest, Reflexhammer, Taschenlampe usw.
10. evtl. Überwachungs- und Therapiegeräte wie Defibrillator mit EKG-Überwachungseinheit, Schrittmacher-Set, Injektionspumpe mit Spritze und Schlauchsystem usw.

M Der Inhalt ist umfangreicher als der eines ▶ ***Notfallkoffers*** und beinhaltet spezielle Überwachungs- und Therapiegeräte. Der Notfallwagen muss regelmäßig auf Vollständigkeit und Funktionstüchtigkeit kontrolliert werden. Kontrolle mit Datum und Unterschrift dokumentieren. Batteriebetriebene medizintechnische Geräte werden in der Ruheposition über einen Netzanschluss aufgeladen. Eine Inhaltsliste liegt bei.

No-touch-Prinzip
Wunden dürfen niemals mit bloßen Fingern berührt werden und müssen frühestmöglich bedeckt bzw. verschlossen werden. Dies ist eine Maßnahme zur ▸ *Prophylaxe* einer ▸ *Wundinfektion*.

Nottestament
Zulässiges Dreizeugentestament, wenn sich die Person, die das Testament machen möchte, in akuter Lebensgefahr befindet (§ 2250 BGB). Während des Testaments müssen 3 Zeugen anwesend sein, die weder verwandt, im Testament bedacht oder als Testamentsvollstrecker berufen sind. Der Wunsch des Sterbenden wird schriftlich festgehalten. Das Nottestament wird ungültig, wenn der Sterbende noch nach 3 Monaten lebt und in der Lage ist, ein eigenhändiges oder öffentliches Testament zu erstellen.

Nüchternheit
Zustand der Nahrungskarenz (nichts essen, nichts trinken, keine Bonbons lutschen oder Kaugummis kauen und nicht rauchen) vor operativen Eingriffen oder speziellen Untersuchungen. Indikationen: z. B. Minderung des Aspirationsrisikos, Verbesserung der Darmreinigung.

Nullpunkt
Schnittpunkt, der mit Hilfe der ▸ *Thoraxschublehre* den Thorax des liegenden Patienten in $^2/_5$ und $^3/_5$ einteilt. Nullpunkt befindet sich auf der Höhe des rechten Vorhofs. Die Ermittelung des Nullpunkts ist die notwendige Voraussetzung zur zentralen Venendruckmessung (S. 391 f).

Nystagmus
Unwillkürliche Augenbewegungen (Augenschlagen, Augenzittern), die rhythmisch in eine bestimmte Richtung erfolgen. Ursachen: z. B. Blick aus dem fahrenden Zug (Eisenbahnnystagmus), Reizung der Bogengänge.

O

Obstipation
Syn. Stuhlverstopfung; die Darmentleerung ist schmerzhaft und verzögert, die Stuhlfrequenz erniedrigt (alle 3 – 4 Tage) und die ▸ *Stuhlkonsistenz* hart. Ursachen: z. B. falsche Ernährung, Erkrankungen der Analregion, Peristaltikstörungen.

Obstipationsprophylaxe
Dazu zählen alle Maßnahmen, um eine regelmäßige und natürliche Darmentleerung zu erreichen. Hierzu gehören:

- **Ernährung:** auf ballaststoff- und flüssigkeitsreiche (mind. 2 l/Tag) Nahrung achten, stopfende Nahrungsmittel (z. B. Schokolade, Bananen) meiden,
- **Bewegung:** für ausreichende körperliche Bewegung (z. B. Frühmobilisation) sorgen,
- **physikalische Maßnahmen:** z. B. ▸ *Kolonmassage durchführen,*
- **medikamentöse Unterstützung:** z. B. durch Maßnahmen für einen Einlauf (S. 92 f) auf Arztanordnung.

Ödem
Syn. Gewebswassersucht; diffuse oder umschriebene, meist schmerzlose, seröse Ansammlung mit unterschiedlichem Eiweiß- und Zellgehalt einer nicht gerinnenden Flüssigkeit aus dem Gefäßsystem in Geweben oder Körperhöhlen (z. B. Lungenödem, Hirnödem). Ursachen: z. B. Herzinsuffizienz, Abflusshindernis, Nierenerkrankungen.

Ohrenspekulum
Ohrtrichter mit einer Länge von ca. 4 cm und einer lichten Weite von 2,5 – 11 mm. Das Ohrenspekulum wird z. B. zur Spiegelung des äußeren Gehörgangs verwendet.

Ohrenverband
Verband aus Binden oder als Fertigverband mit steriler Kompresse am Ohr. Indikationen: z. B. Ausfließen von Liquor, Operationen im Ohrbereich.

Okklusivverband
Dicht abschließender Verband zum Schutz vor Keimen und Verschmutzungen. Meist werden jedoch semiokklusive (halb verschließende) Verbände angewendet.

Oligurie
Die Harnproduktion und/oder -ausscheidung ist vermindert. Die Tagesurinmenge ist < 500 ml. Ursachen: z. B. Nierenversagen, große Blutverluste, schwere Diarrhöen, Verlegung der Harnwege.

Operationsabteilung
Spezielle Abteilung mit einer räumlichen Zusammenfassung von Operations- und den dazugehörenden Nebenräumen (Patientenschleuse mit Umbettung, Vorraum, Personalschleuse mit Umkleidekabinen, Narkoseeinleitungs- und Ausleitungsraum, Waschraum, Geräteraum und Sterilisation mit unreiner und reiner Trennung, Versorgungs- und Entsorgungsraum, Personalaufenthaltsraum, Toiletten).

Operationsvorbereitung
Dazu zählen alle diagnostischen, therapeutischen und pflegerischen Maßnahmen vor einer Operation. Sie umfasst:

- Abklärung der Grundkrankheit,
- Überprüfung der ▸ ***Vitalfunktionen*** (z. B. Herz, Lungen, Nieren, Leber, Wasser-, Elektrolyt- u. Eiweißhaushalt usw.),
- Korrektur von gestörten Körperfunktionen,
- Entleerung von Magen, Darm und Blase,
- Verabreichung der ▸ ***Prämedikation***.

Oropharyngealtubus
Syn. Guedel-Tubus; speziell gebogener Tubus aus Gummi oder Kunststoff, der über den Mund in den Rachen (oropharyngeal) eingeführt wird. Das Ende hat eine innere Verstärkung aus Metall. Der Guedel-Tubus verhindert ein Zurückfallen der Zunge und das Zusammenbeißen der Zähne. Anwendung z. B. bei Bewusstlosen zum Freihalten der oberen Atemwege. Verschiedene Modelle für Kinder und Erwachsene sind im Handel.

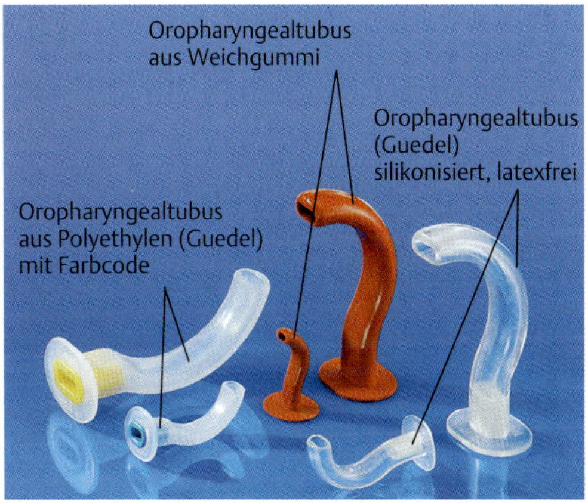

Osteosynthese
Alle operativen Verfahren (z. B. Schrauben-, Platten-, Marknagel-, Spickdrahtosteosynthese, Fixateur externe, dynamische Hüftschraube) zur Stabilisierung eines Knochenbruchs.

Otitis media
Syn. Mittelohrentzündung; die Schleimhaut der Paukenhöhle ist entzündet. Ursachen: z. B. Trommelfellperforation, eingeschleppte Erreger durch die Ohrtrompete vom Nasen-Rachen-Raum.

Oxford-Tubus
Spezieller rechtwinkliger, verkürzter Tubus zur ausschließlichen oralen Intubation. Benötigt wird zusätzlich ein starrer Führungsstab, dessen weiches Ende über das distale Ende hinaus geschoben wird. Das vorstehende weiche Stück dient als Führungsschiene bei der Intubation, über die der Tubus platziert wird. Indikationen: Notfallintubation mit Minimierung der Gefahr einer einseitigen und/oder zu tiefen Intubation.

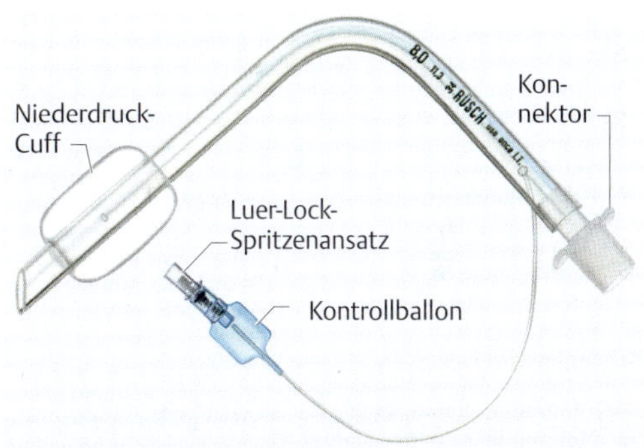

Osmotischer Druck
In einer Lösung befinden sich negativ geladene Teilchen (Anionen), positiv geladene Teilchen (Kationen) sowie nicht elektrisch geladene Teilchen, die einen bestimmten Druck ausüben. Die Molkonzentration aller in einem Liter Lösung wirksamen Moleküle nennt man Osmolarität.

Ösophaguskompressionssonde
Eine Sonde, die blutende Varizen in der Speiseröhre komprimiert und die Blutung dadurch zum Stillstand bringt. Gleichzeitig kann durch die Sonde Blut aus dem Magen entfernt werden. Es wird zwischen der ▸ ***Sengstaken-Blakemore-Sonde*** und der ▸ ***Linton-Nachlas-Sonde*** unterschieden.

Oxytocin
Im Hypothalamus gebildetes und zum Hypophysenhinterlappen transportiertes und dort gespeichertes ▸ ***Hormon***. Wirkung: z. B. Anregung zur ▸ ***Kontraktion*** der Uterusmuskulatur und Milchbildung in den Brustdrüsen.

Ozaena
Syn. Stinknase; Entzündung der Nasenschleimhaut mit verstärkter Borkenbildung und Bildung von üblem Geruch. Ursache: z. B. Infektion mit dem Erreger Klebsiella pneumoniae subspecies ozaenae.

P

Palliativ
Die Symptome einer Krankheit lindernd, nicht die Ursache bekämpfend.

Palpation
Betastung; Tastuntersuchung, um z. B. Formen und Resistenzen, Abwehrspannungen, Druck- und Schmerzempfindlichkeiten feststellen zu können.

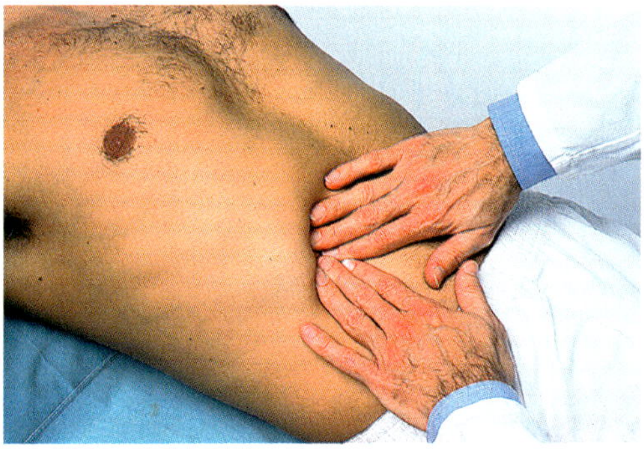

Panaritium
Eitrige Entzündung im Bereich des Nagelbetts mit lokaler Schwellung, Rötung und pochenden (pulssynchronen) Schmerzen. Ursache: z. B. Eindringen von Erregern durch kleine Hautverletzungen, wie sie bei der ▸ ***Nagelpflege*** entstehen können.

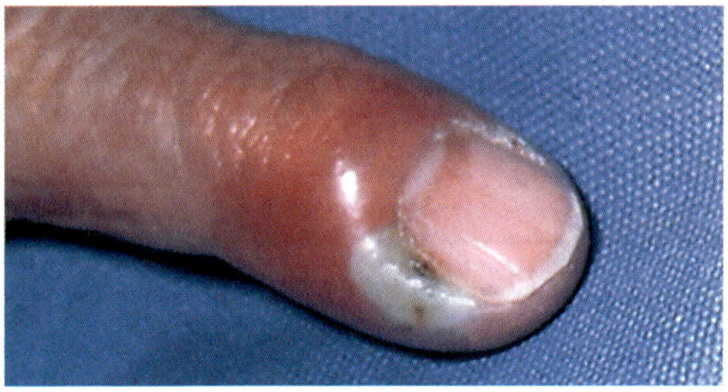

Paralyse
Syn. vollständige Lähmung; je nach Lokalisation erfolgt die Unterscheidung in z. B.:

- 1. Monoplegie (Lähmung einer Extremität),
- 2. Paraplegie (Lähmung beider Beine),
- 3. Tetraplegie (Lähmung aller Extremitäten),
- 4. Hemiplegie (Lähmung einer Körperhälfte),
- 5. Panplegie (Lähmung des ganzen Körpers).

Paraphimose
Schmerzhafte, ödematöse Schwellung der Vorhaut, die hinter die Eichel zurückgestreift wurde, z. B. im Rahmen einer Phimose (Vorhautverengung) oder bei Patienten mit ▸ ***Blasenkathetern***.

Paraplegie
Vollständige doppelseitige Lähmung zweier symmetrischer Extremitäten, insbesondere der Beine. Ursache: z. B. Rückenmarkverletzung (Querschnittsläsion).

Paravasation
Versehentliche paravenöse Applikation von Medikamenten außerhalb des punktierten Blutgefäßes, die z. B. bei einigen Zytostatika schwere, lokale Nekrosen verursachen kann.

Parenterale Ernährung
Unter Umgehung des Magen-Darm-Kanals werden feste Nährstoffe (Eiweiß, Fett, Kohlenhydrate, auch Salze, Vitamine, Spurenstoffe) und Flüssigkeiten zugeführt, die zur Erhaltung des Lebens notwendig sind.

Parodontose
Zahnfleischschwund. Sammelbezeichnung für nichtentzündliche Erkrankungen des Zahnbetts (Parodontium), bestehend aus Alveole, Zahnfleisch, Wurzelhaut und Wurzelzement.

Parotis
Syn. Ohrspeicheldrüse; Speicheldrüse, die beidseitig hinter dem aufsteigenden Unterkieferast liegt.

Partialdruck
Druckanteil eines Gases am Gesamtdruck innerhalb eines Gasgemischs. Beispiel: Sauerstoffpartialdruck der Inspirationsluft: pO_2 21,9 kPa.

Pathogen
Krank machend.

Patientenaufklärung
Aufklärung des Patienten durch einen Arzt bezüglich der geplanten Operation, den damit verbundenen Risiken, speziellen Komplikationsmöglichkeiten, evtl. vorhandenen Alternativbehandlungen und einer Prognose. Die Aufklärung wird schriftlich dokumentiert.

Patientenaufrichter

Syn. Aufrichter oder „Bettgalgen"; stabile wegnehmbare Aufzugstange mit Bettbügel zum Halten und Hochziehen für den Patienten.

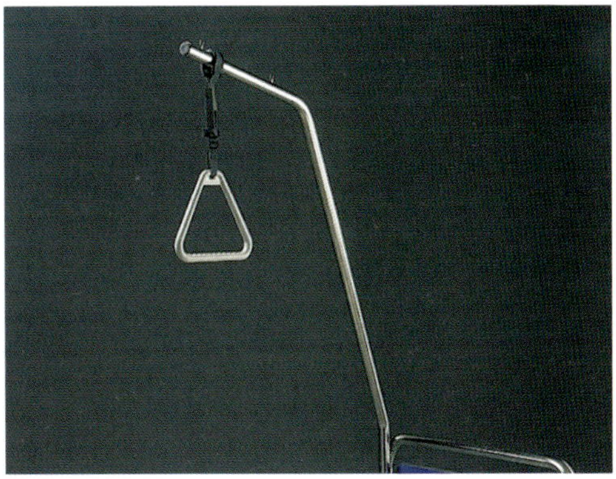

Patientenbett

Syn. Krankenhaus- oder Krankenbett; viele verschiedene Modelle sind im Handel, die gewissen Minimalanforderungen genügen sollten: Höhenverstellbarkeit für Rücken schonende Arbeitsweise, separat verstellbares Kopf- und Fußteil, gute Lenkbarkeit, Bremse zum Feststellen, Verlängerbarkeit für große Patienten, evtl. Ablage am Fußende für Bettzeug, evtl. mechanische Notabsenkung für Reanimation (dazu können auch die Platten von Kopf- und Fußende unter den Patienten geschoben werden, um eine harte Unterlage bei der Reanimation zu schaffen).

Patientendokumentation

Gesamtheit aller Unterlagen, in denen nähere Angaben über den behandelten Patienten festgehalten sind.

Patientenidentifikationssystem

Individuelles Patientenarmband mit automatisch lesbarem Barcode. Indikationen: z. B. Vermeidung von Verwechslungen.

Patientenverfügung

Vorsorgliche schriftliche Erklärung, in der der Verfasser Wünsche und Behandlungsziele für kritische und todesnahe Situationen dokumentiert. So kann der Verfasser verfügen, dass er z. B. in bestimmten Krankheitssituationen *keine* Behandlung mehr wünscht, wenn diese letztlich nur dazu dient, sein ohnehin bald zu Ende gehendes Leben künstlich zu verlängern. Dieser Verzicht bezieht sich auf einen Zustand irreversibler Bewusstlosigkeit mit unumkehrbaren Gehirnschädigungen *oder* die Situation, in der der Sterbeprozess bereits begonnen hat und die Person selbst keine eigenen Entscheidungen mehr über eine Therapiemaßnahme treffen kann. Nach aktueller

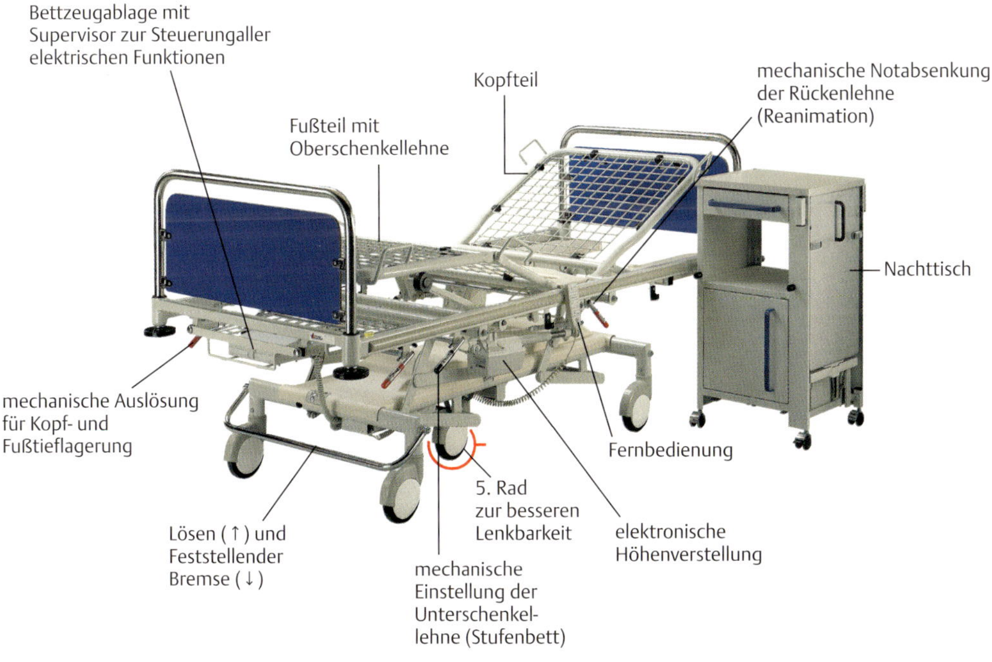

Rechtsprechung sowie nach Richtlinie der Bundesärztekammer ist diese aber nur dann verbindlich, wenn eine detaillierte und ernsthafte Auseinandersetzung mit Fragen des eigenen Lebensendes zugrunde liegt. Zur Patientenverfügung gehört die Vorsorgevollmacht für einen sogenannten Patientenanwalt. Er vertritt rechtlich den Patienten auch in Fragen von Lebensgefährdung und Unterbringung, wenn der Patient – vollständig oder teilweise – nicht mehr einsichtsfähig ist.

Péan-Klemme
Gebogene oder gerade, an den Enden stumpf abgerundete Klemme, mit einem selbst haltenden, stufenweise sperrbaren Schloss. Die Innenseite ist kurz, quer oder schräg geriffelt. Indikationen: z. B. Abklemmen von Blutgefäßen, Sonden, Kathetern.

Pedikulose
Syn. Verlausung; Haut des Menschen ist mit Läusen befallen. Die Unterscheidung erfolgt in:

1. Pediculosis corporis: Befall mit Kleiderläusen,
2. Pediculosis capitis: Kopflausbefall,
3. Pediculosis pubis: Schamlausbefall.

Perfusor
Elektrisch betriebene, stapelbare Spritzenpumpe mit elektronischer Einstellung der Perfusionsgeschwindigkeit, des Perfusionsdruckes und des zu verabreichenden Volumens. Indikation: z. B. Applikation genau berechneter Mengen gelöster Substanzen über einen festen Zeitraum.

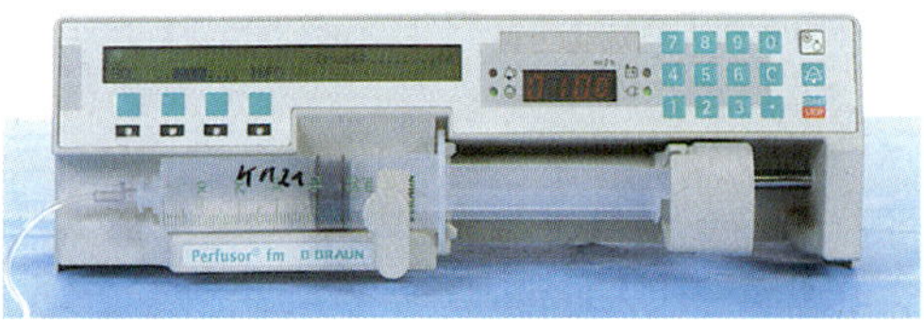

Perikarderguss
Flüssigkeitsansammlung im Herzbeutel als Folge einer Entzündung des Perikards. Als Folge kommt es zur Jugularvenenstauung und Anstieg des zentralen Venendrucks. Symptome sind retrosternale Schmerzen, Atemnot und ▸ *Fieber*.

Peristaltik
Periodische Kontraktionen der mit glatter Muskulatur ausgekleideten Hohlorgane (z. B. Magen, Darm, Harnleiter) zur Durchmischung bzw. zum Transport des Inhalts in Richtung Abgangsweg des Organs.

Peronäuslähmung
Lähmung der Fuß- und Zehenstrecker und der Abduktoren mit dem Erscheinungsbild des Spitzfußes. Der Fersengang ist nicht mehr möglich. Ursachen: z. B. fehlerhafter Gipsverband.

Persönliche Hygiene
Zur persönlichen Hygiene einer Pflegeperson gehören z. B. das Zusammenbinden von langen Haaren, tägliche Körperhygiene, Tragen von sauberer und bequemer Dienstkleidung, Tragen von leicht zu reinigendem Schuhwerk entsprechend den Unfallverhütungsvorschriften, gepflegte Hände, kurzgeschnittene unlackierte Fingernägel, Verzicht auf Ringe, Armbanduhren, Armbändchen o. Ä.

Pflaster
Textiles Material oder Folien aus Weichplastik mit aufgestrichener Klebemasse. Unterschieden werden:

- **Heftpflaster:** zur Fixierung von Verbänden, Befestigung medizinischer Instrumente auf der Haut, als Wundschnellverbände,
- **medikamentöse Pflaster:** enthalten zusätzlich Arzneistoffe (z. B. Rheumapflaster),
- **Spezialpflaster:** Okklusivpflaster, Testpflaster, Wundnahtpflaster, Sprühpflaster.

Pflegemaßnahmen
Tätigkeiten oder spezifische Verhaltensweisen, die eine Pflegeperson ausübt, um eine Pflegeintervention auszuführen und um die gemeinsamen Ziele des Patienten und des Pflegenden zu erreichen. Mehrere Pflegemaßnahmen sind notwendig, um eine Pflegeintervention auszuführen. Beispiel Pflegeintervention ▸ ***Dekubitusprophylaxe***: sie setzt sich zusammen aus Pflegemaßnahmen wie z. B. Dekubitusrisiko einschätzen und Patienten zweistündlich umlagern.

Pflegetherapeut
Pflegender, der im Rahmen eines therapeutischen Konzeptes den Patienten dabei unterstützt durch gezielte Maßnahmen und Ressourcenförderung Fortschritte zu machen, sich selber besser wahrzunehmen, usw.

Phantomschmerz
Empfindungen, die von nicht mehr vorhandenen Gliedmaßen ausgehen (z. B. Zehenschmerz nach ▸ ***Unterschenkelamputation***). Der Patient hat den Eindruck, als sei die Gliedmaße noch fest mit dem Körper verbunden. Er muss darüber aufgeklärt werden, wie der Phantomschmerz entsteht und sollte ausreichend Schmerzmittel nach Arztanordnung erhalten.

Pinzette

Kleine Fasszange mit unterschiedlichen Spitzen und am Ende zusammengelöteten federnden Branchen. Unterschieden wird je nach Maulart zwischen:

- **Anatomische Pinzette:** Maulseiten stumpf abgerundet mit einer quer geriffelten Innenseite (**a**), gewebeschonend
- **atraumatische Pinzette:** Maulseiten stumpf abgerundet mit einer gerasterten Innenseite (**b**), gewebeschonend.
- **chirurgische Pinzette:** Maulseiten mit ineinander greifenden Zähnen (**c**), zum Fassen kleiner Gegenstände, zum Halten von Geweben.

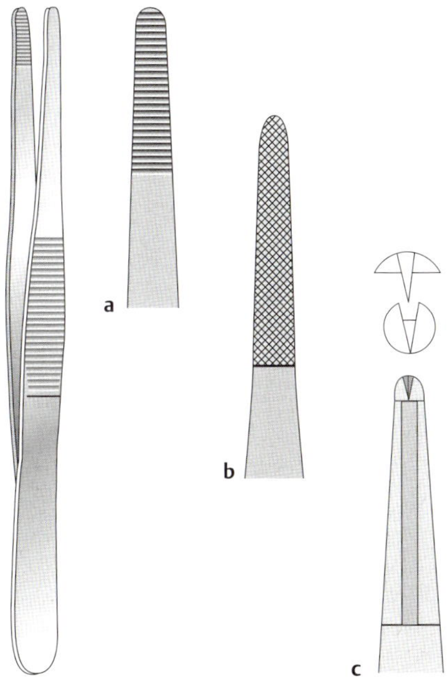

Plaque

Flache Erhebung oder Ablagerung am Zahn. Ursache: z. B. unregelmäßige Zahnpflege.

Platzwunde

Wunde, die durch Gewalteinwirkung entsteht. Dort, wo die einwirkende Kraft am größten ist, platzt das Gewebe auf. Die Wundränder sind dadurch meist zerfetzt. Wegen der Infektionsgefahr und der Gefahr der ▸ ***Wundheilungsstörung*** müssen die Ränder ausgeschnitten werden.

Pleuritis exsudativa

Syn. Rippenfellentzündung; Entzündung der Pleura mit Absonderung von Flüssigkeit in den Pleuraspalt bis zu 5 l. Ursache: z. B. bakterielle Infektion.

Pneumonie

Entzündung der Lunge.

Pneumonieprophylaxe

Vorbeugende Maßnahmen zur Verhinderung einer Lungenentzündung und Atelektasenbildung durch z. B. Verbesserung der Lungenventilation (Atemübungen, Totraumvergrößerung, häufiges Umlagern) und Vermeidung einer Sekretanhäufung (Abhusten, Absaugen von Sekreten, Inhalationen, Abklopfen und Vibrieren).

Pneumothorax

Luftansammlung im Pleuraraum. Der physiologische Unterdruck ist aufgehoben und die Lunge teilweise oder vollständig kollabiert. Schließt sich die Öffnung, die den Lufteintritt ermöglicht, so liegt ein geschlossener Pneumothorax vor. Bleibt sie offen, so handelt es sich um einen offenen Pneumothorax. Wirkt die Öffnung als ein Ventil, so entwickelt sich ein ▸ ***Spannungs***- oder Ventilpneumothorax. Ursache: z. B. perforierende Verletzung der Brustwand.

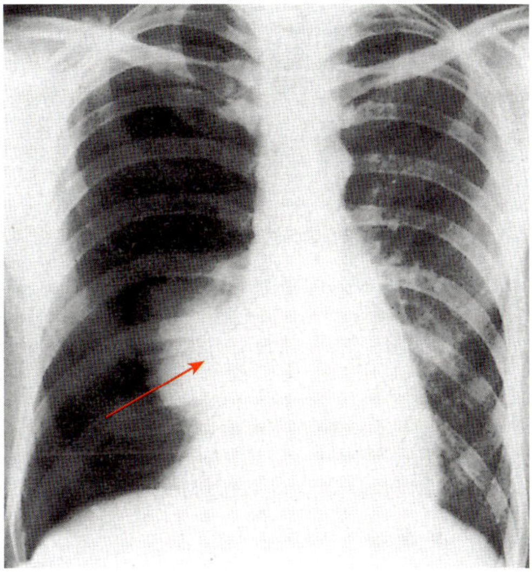

Polyglobulie

Erythrozytenzahl im peripheren Blut ist stark vermehrt und der Hämatokrit- bzw. die Hämoglobinwerte erhöht. Ursache: z. B. chronische Ateminsuffizienz.

Polytrauma

Kombination gleichzeitig entstandener Verletzungen an mehreren Körperregionen und Funktionssystemen, wobei mindestens eine oder die Summe der Teilverletzungen lebensgefährdend ist.

Polyurie
Zunahme des ausgeschiedenen Harnvolumens auf mehr als 2000 ml/24 Std. Ursachen: z. B. ▸ ***Diabetes mellitus***, Diabetes insipidus.

Portkanüle
Gerade oder 90 Grad abgewinkelte Spezialkanüle zur Portpunktion.

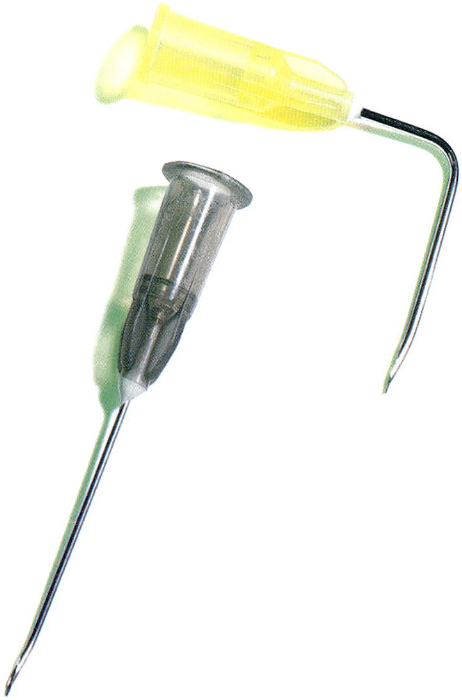

Portpunktionsset
Set bestehend aus einer Spezialkanüle zur Portpunktion und einem Anschlussschlauch für die Infusionstherapie.

Postoperativ
Zeitphase nach chirurgischen Eingriffen.

Postthrombotisches Syndrom
Symptome und Krankheitszeichen, die nach einer ▸ ***Thrombose*** in den tiefen Venen bestehen bleiben oder sich im Laufe von Jahren ausbilden, z. B. Zerstörung der Venenklappen oder ▸ ***Varikosis***.

Prämedikation
Medikamentöse Therapie, die eine andere erforderliche Therapie einleiten soll. In der Anästhesie wird als Prämedikation die Gabe von Medikamenten (z. B. Anxiolytika, Hypnotika, Neuroleptika, Analgetika) verstanden, die z. B. die Narkoseeinleitung erleichtern, Narkotika einsparen, störende Reflexe ausschalten und einen ruhigen Schlaf fördern.

Präoperativ
Zeitphase vor chirurgischen Eingriffen.

Prävention
Alle Maßnahmen die zur Verhinderung von Krankheiten und zur Erhaltung der Gesundheit dienen.

Pronation
Einwärtsdrehung des Arms, der Daumen zeigt nach innen, Radius und Ulnaris sind gekreuzt. Am Fuß wird der innere Fußrand gesenkt. Die Gegenbewegung zur Pronation ist die ▸ ***Supination***.

Prophylaxe
Alle vorbeugenden Maßnahmen, um die Entstehung einer Krankheit zu verhindern. Dazu gehört das Erkennen der Gefährdung, die Auswahl der geeigneten Maßnahmen, die Information und angemessene Unterstützung der gefährdeten Person bei der Durchführung der Maßnahmen sowie die Überwachung der Durchführung.

Prostatahyperplasie
Vergrößerung der Prostata (Vorsteherdrüse) durch Zellzunahme. Da die Prostata am Blasengrund anliegt, kann die Vergrößerung zu einer Einengung des Harnleiters und damit zu Blasenentleerungsstörungen führen.

Prostataresektion
Operative Entfernung der Prostata.

Pulsfrequenz
Anzahl der Pulswellen pro Zeiteinheit. Abweichungen vom Normalwert nach oben wird als ▸ ***Tachykardie*** bezeichnet, nach unten als ▸ ***Bradykardie***. Normalwerte sind u. a. abhängig vom Lebensalter, vom Trainingszustand (z. B. Bradykardie bei Sportlern) oder von der Stoffwechsellage (z. B. Tachykardie bei Fieber).

Alter	Schläge/Min.
Neugeborene	ca. 120 – 140 Schläge/Min.
Kleinkinder	ca. 90 – 100 Schläge/Min.
Jugendliche	ca. 75 – 90 Schläge/Min.
Erwachsene	ca. 60 – 80 Schläge/Min.

Pulsqualität
Stärke des Pulsschlags, abhängig von der Spannung und vom Füllungszustand der Gefäße. Dies wird beeinflusst durch die Kontraktionskraft des Herzens, die Elastizität der Gefäße und durch den Blutdruck. Normalerweise ist der Puls weich und gut gefüllt, er lässt sich schwer unterdrücken. Ein leicht unterdrückbarer Puls findet sich z. B. bei ▸ ***Hypotonie*** oder ▸ ***Herzinsuffizienz*** , ein harter Puls bei ▸ ***Hypertonie*** oder Hirntumor.

Pulsrhythmus
Normal ist die regelmäßige Wiederholung des Pulses, ausgelöst durch das Reizleitungssystem des Herzens. Jede Unregelmäßigkeit wird als ▸ ***Arrhythmie*** bezeichnet und im Dokumentationssystem mit einer geschlängelten Linie festgehalten. Veränderungen von Pulsrhythmus und -qualität sind z. B.:

- **Pulsus alternans:** regelmäßige elektrische Systole, aber jede zweite Herzkontraktion ist schwächer (bei Bigeminus im EKG auch als Pulsus bigeminus bezeichnet),
- **Pulsus bigeminus:** doppelschlägiger Puls, bei Extrasystolie mit regelmäßigem Einfallen einer Extrasystole nach jedem Normalschlag (z. B. als Zeichen eines vorgeschädigten Herzens),
- **Pulsus celer et altus:** schnellender, hoher Puls mit einem großen Herzschlagvolumen und großer Blutdruckamplitude (z. B. bei Aortenklappeninsuffizienz, Mitralinsuffizienz),
- **Pulsus parvus et tardus:** kleiner, flacher Puls, doppelgipflige Pulswelle. Der erste Gipfel ist kleiner als der zweite (z. B. bei Herzinsuffizienz, Aortenstenose).

Punktat
Durch ▸ ***Punktion gewonnene Körperflüssigkeit oder Gewebspartikel.***

Punktion
Einstechen in eine natürliche (z. B. Blase, Gelenk, Pleuraspalt) oder unnatürliche (z. B. Abszess) Körperhöhle. Indikationen: z. B. diagnostisch zur Gewinnung von Untersuchungsmaterialien, therapeutisch als Entlastungspunktion. Die Durchführung der Blasenpunktion finden Sie auf S. 46 f, viele weitere Punktionen auf S. 256 f.

Q

Quaddel
Flach erhabene und leicht tastbare Hauterhebung mit rotem Hof. Ursachen: z. B. Insektenstiche, Kontakt mit Brennnessel. Künstliche Quaddelbildung bei der Infiltrationsanästhesie oder zur Allergieaustestung bei der i. c.-Injektion.

Queckenstedt-Versuch
Beim Queckenstedt-Versuch wird ein steriles Steigrohr mit Graduierung an die Kanüle nach Lumbalpunktion angeschlossen; der Patient liegt. Eine Person komprimiert nacheinander beide Jugularisvenen am Hals. Normalerweise steigt durch die Behinderung des Blutabflusses in den Jugularisvenen der intrakranielle Druck an, der sich über den Liquor in den Spinalkanal fortsetzt. Der Liquor steigt im Messrohr an. Bei einer Passagebehinderung (z. B. Tumoren, Entzündungen) verändert sich der Liquordruck nicht.

Querschnittslähmung
Lähmung durch Ausfall motorischer, sensibler und extrapyramidal-motorischer Leitungsbahnen durch Unterbrechung der Verbindungen zwischen dem Gehirn und den unterhalb der Rückenmarkschädigung gelegenen Körperabschnitten. Die Einteilung erfolgt nach der Höhenlokalisation in Hals- (Tetraplegie) sowie Brust-, Lenden- und Sakralmarkschäden (Paraplegie, Paraparese). Ursachen: z. B. Wirbelsäulentraumen, Rückenmarkstumoren.

Quetschwunde
Wunde mit unregelmäßigen und blutunterlaufenen Rändern und häufig auch ausgedehnten Zerstörungen der Weichteilgewebe mit tiefen Wundtaschen. Ursachen: z. B. Abquetschung durch Kombination von Druck-, Stoß- und Zugkräften.

R

Radiologie
Syn. Strahlenkunde, Strahlenheilkunde.

Reaktion
Antwort des Körpers oder einzelner Körperteile (Organsysteme, Organe, Gewebe) auf physikalische und/oder chemische Reize. Die Reaktion setzt sich aus einer Anzahl gleichartiger, nacheinander und auch gleichzeitig ablaufender Reflexe zusammen.

Reanimation
Syn. Wiederbelebung; alle Maßnahmen (z. B. Beatmung, Herzdruckmassage und medikamentöse Therapie), die zur Wiederherstellung und Aufrechterhaltung von ausgefallenen oder eingeschränkten ▶ ***Vitalfunktionen*** führen.

Reduzierventil
Ventil, das an einen Stahldruckgasbehälter angeschraubt wird und eine Entnahme von komprimierten Gasen (z. B. Sauerstoff) gestattet. Indikation: z. B. Druckreduzierung.

Reflex
Unwillkürlich eintretende ▶ ***Reaktion*** (z. B. Lidschluss, Schlucken), die durch einen speziellen Reiz ausgelöst wird und deren Ablauf nicht mehr zu stoppen ist.

Reflux
Rückfluss von Mageninhalt bzw. Magensaft in die Speiseröhre.

Refraktionsanomalie
Störung der Brechungsverhältnisse der Augen: Myopie (Kurzsichtigkeit), Hyperopie (Weitsichtigkeit).

Rehabilitation
Hilfe, die für eine körperlich, geistig oder seelisch behinderte Person notwendig ist, um die Behinderung abzuwenden, zu beseitigen, zu bessern, ihre Verschlimmerung zu verhüten oder ihre Folgen zu mildern. Dabei soll ein ihren Neigungen und Fähigkeiten entsprechender Platz in der Gemeinschaft, insbesondere im Arbeitsleben, gesichert werden. Je nach Art der Behinderung ist z. B. eine medizinische, berufliche und soziale Rehabilitation möglich.

Reinigungseinlauf
Über ein ca. 10 – 20 cm weit in den Darm vorsichtig eingeführtes ▶ ***Darmrohr*** wird einem Patienten in Linksseitenlage lauwarme Spülflüssigkeit aus einem ▶ ***Irrigator*** instilliert. Dabei wird der Irrigator ca. 50 cm über der Schulter des Patienten gehalten. Indikationen: z. B. Reinigung des Enddarms vor operativen Eingriffen, Obstipationsbehandlung.

Reizstoff
Auslöser, der auf einen entsprechenden Reizempfänger (Rezeptoren) wirkt und dort eine Erregung oder eine Reaktion verursacht.

Rektaltemperatur
Im Mastdarm (Rektum) gemessene Körpertemperatur. Die Tagesmitteltemperatur beträgt beim Mann 36,7 °C, bei der Frau 37,0 °C, für Säuglinge und Kleinkinder 37,5 °C.

Rektumampulle
Anfangsteil des Mastdarms (Rektum).

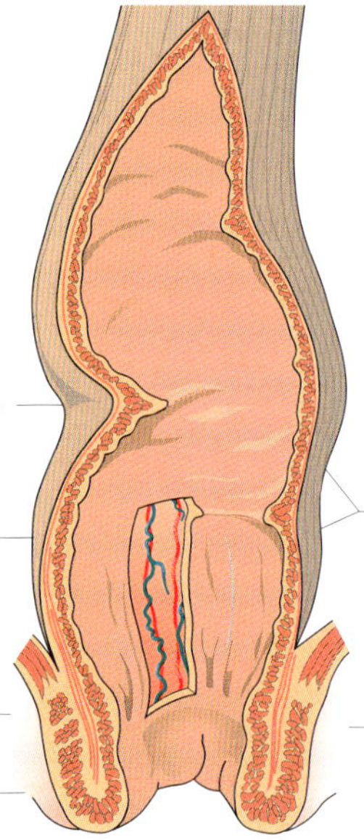

Rekurrensparese
Lähmung der Stimmbänder. Einseitig mit Heiserkeit, beidseitig mit Aphonie (Unvermögen Vokale zu sprechen). Ursachen: z. B. Schädigung des Nervus recurrens.

Reposition
Einrichten der Fragmente eines Knochenbruchs (▶ ***Fraktur***) oder luxierter Gelenke (▶ ***Luxation***) in die anatomische Ausgangsstellung.

Respirator
Automatisiertes Beatmungsgerät. Ein Beatmungszyklus besteht aus:

- Inspiration (Einblasung eines eingestellten Gasvolumens in die Lungen),
- Umschaltung von In- auf Exspiration,
- passive Exspiration,
- Umschaltung von Ex- auf Inspiration.

Indikation: z. B. Beatmung bei insuffizienter oder ausgefallener Spontanatmung.

Ressourcen
Alle Fähigkeiten, Verhaltensweisen und sozialen Möglichkeiten, die zur Gesunderhaltung oder Genesung eines Patienten beitragen können.

Restharn
Verbleibendes Flüssigkeitsvolumen in der Blase direkt nach Beendigung der Miktion. Der Restharn wird überprüft bei Patienten mit Miktionsstörungen. Die Restharnmenge wird in der Regel durch Sonografie bestimmt. Der Patient wird zur Untersuchung abgerufen und muss von der Pflegenden informiert werden, vorher zur Toilette zu gehen. Anschließend wird die Restharnmenge im Ultraschallbild bestimmt. Normale Menge entspricht etwa 10 – 30 ml. Die Restharnmenge kann auch durch Einmalkatheterismus (S. 40) bestimmt werden (Gefahr der Keimverschleppung!).

Reversibel
rückgängig.

Risiko
Allgemeine Bezeichnung für die Wahrscheinlichkeit, dass ein Ereignis oder ein potenzielles Problem auftritt.

Röntgenkontrastuntersuchung
Röntgenuntersuchung unter Verwendung eines Kontrastmittels z. B. zur Bronchografie, ▸ ***Nierenangiografie*** oder Cholezystografie. Bei dem Kontrastmittel handelt es sich um eine Substanz, die aufgrund ihrer relativen Atommasse und Dichte Röntgenstrahlen stärker oder schwächer als die benachbarten Körpergewebe absorbiert.

Rollstuhl
Mobilisationshilfe, die aus einem Grundgestell mit Handgriffen und Fußhebel, 4 Rädern, Bremsen, Sitzfläche, Rückenlehne sowie 2 Beinstützen mit Fußplatte besteht. Verschiedene Ausführungen wie z. B. Standard-, Aktiv-/Sport-, Elektro- und handbetriebener Rollstuhl stehen zur Verfügung (vgl. **Abb. M.29,** S. 203),

Rooming-in
Bezeichnung für die gemeinsame Unterbringung von z. B. Mutter und Neugeborenem im gleichen Zimmer.

R-Regel
Regel zur Kontrolle der richtigen Medikamenten- und Infusionsgabe. Die Abfrage erfolgt standardisiert nach den 5-Rs: **r**ichtiger Patient; **r**ichtiges Medikament; **r**ichtige Dosis/Zusammensetzung; **r**ichtige Applikation und **r**ichtiger Zeitpunkt.

Rückenschulung
Diese umfasst physiotherapeutische Maßnahmen und Anleitung zur korrekten Rückenhaltung mit dem Ziel, die muskuläre Führung des Rückens zu verbessern und Wirbelsäulenerkrankungen vorzubeugen.

Rucksackverband
Schultern nach hinten ziehende Bandage aus Schlauchmull, die über eine Watte- bzw. Schaumstoffrolle gestülpt und wie ein Rucksack angelegt wird. Indikationen: z. B. Ruhigstellung der Schulter bei Schlüsselbeinfrakturen.

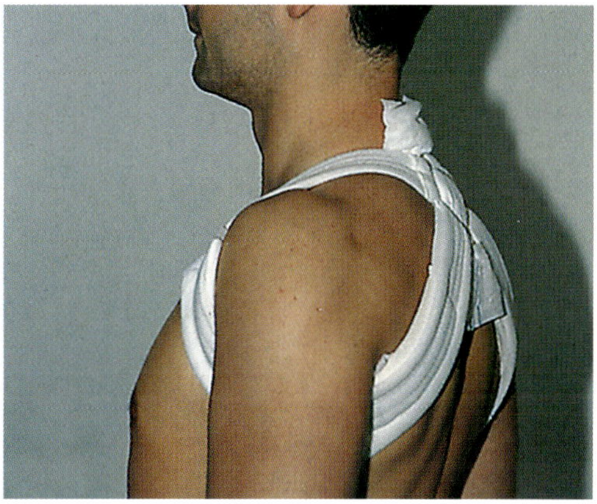

Ruheschmerz
Vorwiegend in den Extremitäten auftretender Tiefen- und/oder Oberflächenschmerz. Ursache: z. B. Mangeldurchblutung bereits im Ruhezustand.

Rutschbrett
Mobilisationshilfe, die zum Überbrücken von Zwischenräumen, z. B. zwischen Bett und ▸ ***Rollstuhl*** eingesetzt wird. Je nach Mobilität des Patienten kann er das Brett allein benutzen oder gemeinsam mit der Pflegenden. Die Fläche, auf der der Patient sich bewegt, ist rutsch-

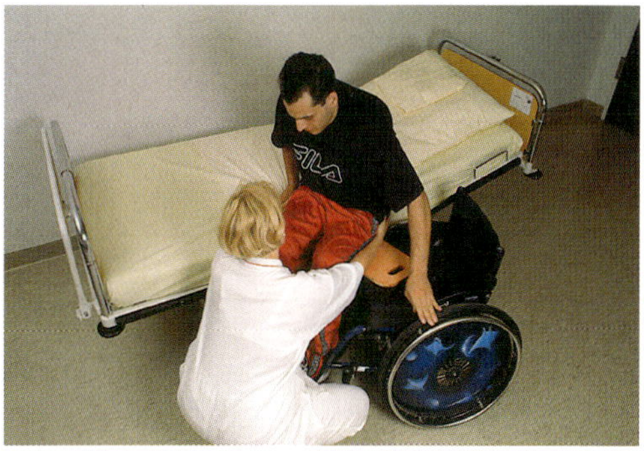

freudig. Die Unterseite hat einen speziellen Antirutschkleber und sichert die Haftung auf dem Rollstuhl. Zum Transfer sollte die Armlehne des Rollstuhls entfernt werden, das Becken des Patienten zum Unterschieben des Brettes kurz angehoben werden und es sollte ca. die Hälfte der Scheibe vom Gesäß bedeckt sein. Anschließend Patienten leicht zu sich herziehen und auf dem Brett in den Stuhl bzw. in das Bett gleiten lassen.

S

Salben
Streichfähige Zubereitung aus Wirkstoffen und einer ▸ ***Salbengrundlage*** meistens auf Fettbasis. Indikation: z. B. Applikation von Arzneimitteln auf die Haut oder Schleimhaut.

Salbengrundlage
Cremige, streichfähige Zubereitung aus z. B. ▸ ***Vaseline*** als Trägermaterial für z. B. Medikamente.

Salinisch
Syn. salzhaltig.

Sammelurin
Syn. 24-Std.-Urin; über einen Zeitraum von 24 Std. gesammelter Urin. Indikationen: z. B. als diagnostische Maßnahme zum Nachweis von Katecholaminen bei V. a. ▸ ***Hypertonie***. Dabei wird am 1. Tag um 7.00 Uhr der Morgenurin verworfen und die Blase in die Toilette entleert. Danach werden alle folgenden Urinportionen in einem Behälter gesammelt. Am 2. Tag wird um 7.00 Uhr der Morgenurin in den Sammelbehälter entleert. Bei mobilen Patienten Sammelgefäß in die Patiententoilette stellen. Bei immobilen Patienten Sammelgefäß im Pflegearbeitsraum aufstellen und Urinabgaben in Urinflaschen bzw. ▸ ***Steckbecken*** dort entleeren.

Sauerstoffbefeuchter
Technisches Gerät zur Befeuchtung der Einatemluft.

Sauerstoffbrille
Spezielle Brille mit zwei Einflussstutzen, Schlaufen und Steckverbindung zum O_2-Schlauch. Die beiden Stutzen werden ca. 1 – 2 cm tief in beide Nasenlöcher eingeführt, die Schlaufen liegen wie Brillenbügel hinter dem Ohr.

Sauerstoffmaske
Spezielle Maske mit Steckverbindung zum O_2-Schlauch und Befestigungsband. Die Maske wird locker auf Mund und Nase aufgesetzt und mit dem Befestigungsband am Hinterkopf fixiert (vgl. **Abb. S. 2b**, S. 279).

Sauerstoff-Nasensonde
spezielle Einmal-Sonde mit Schaumstoffpolster. Die Sonde wird ca. 1 cm tief in das Nasenloch eingelegt.

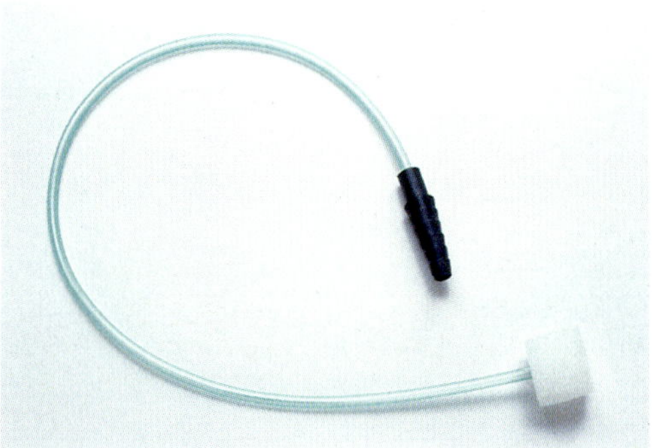

Sauerstoffsättigung
Messbarer Sauerstoffgehalt im Gewebe oder Blut. Um einer Herabsetzung des Sauerstoffgehalts vorzubeugen, erhält der beatmete Patient vor und nach dem Absaugen 100 % Sauerstoff (Oxygenierung).

Sauerstoffsättigung, arterielle (S_aO_2)
Sie gibt den Anteil des Hämoglobins (roter Blutfarbstoff) im arteriellen Blut in Prozent an, der mit Sauerstoff gesättigt ist. Normalwert: 96 – 98 %.

Sauerstoffvorrat
Berechnungsformel für den Inhalt von Sauerstoffflaschen. Errechenbar sind:
1.Vorrat in Minuten:

$$\frac{\text{Flaschenvolumen} \times \text{angezeigtem Druck (Manometer)}}{\text{Sauerstoffverbrauch in l/Min.}} = \text{Vorrat in Min.}$$

Rechenbeispiel:

$$\frac{\text{Flaschenvolumen (10 l)} \times \text{Druck (90 bar)}}{\text{Sauerstoffverbrauch (6 l/Min).}} = \frac{900}{6} = 150 \text{ Min. Vorrat}$$

2.Restinhalt in der Flasche:
Flaschenvolumen × angezeigtem Druck (Manometer)

Rechenbeispiel:
Flaschenvolumen (10 l) × Druck (150 bar) = 10 × 150 = 1500 l Vorrat.

Sauerstofftherapie

Sauerstoffreiche Gasgemische werden z. T. unter hyperbarem Druck verabreicht. Indikationen: z. B. Therapie von Durchblutungsstörungen und von anaeroben Infektionen (z. B. Gasödem).

Saugpipette

Saugheber, z. B. zum Abheben von Kontaktlinsen oder zum Ansaugen von Kapillarblut.

Schablone

Genau ausgeschnittene Vorlage, um Beutel oder Platten bei einem nicht runden Stoma genau anpassen zu können.

Schädel-Hirn-Trauma

Abk. SHT; Kombinationsverletzung von Kopfschwarte, Schädel (Schädelfraktur) und Gehirn. Die Unterscheidung erfolgt in ein „offenes" (Zerstörung der Dura mit Austritt von Liquor und/oder Hirnsubstanz) oder „gedecktes" Schädel-Hirn-Trauma. Ursache: z. B. Gewalteinwirkung auf den Kopf.

Das „gedeckte" Schädel-Hirn-Trauma wird in 4 Schweregrade eingeteilt:

- **SHT I:** ohne Bewusstlosigkeit;
- **SHT II:** Bewusstlosigkeit bis 30 Minuten;
- **SHT III:** Bewusstlosigkeit bis 2 Stunden;
- **SHT IV:** Bewusstlosigkeit länger als 4 Stunden.

Schalentemperatur

Hauttemperatur bzw. Temperatur der Körperschale. Sie ist niedriger als die ▸ ***Kerntemperatur*** und beträgt je nach Region zwischen 28 °C und 33 °C. Die Schalentemperatur ist abhängig von der Durchblutung und der Außentemperatur.

Schallleitungsschwerhörigkeit

Schwerhörigkeit infolge krankhafter Veränderungen bzw. Störungen im Schallleitungsapparat. Ursachen: z. B. Druckdifferenz zwischen Mittelohr und Gehörgang, Flüssigkeitsansammlung im Mittelohr.

Scham

Das Bedeckende; Angst vor Nacktheit, bzw. vor dem Enthüllen von Intimem. Sie kann von heftigen körperlichen Symptomen (beschleunigter Herzschlag, Erröten, Schweißausbruch) begleitet sein.

Schaumstoffschiene

Flache oder hohe Schiene mit ausgeschnittener Liegerille und verstärktem Fußsohlenteil. Indikation: z. B. Ruhigstellung des Beines.

Schellong-Test

Ausgangswerte von Puls und Blutdruck werden in 10-minütiger Rückenlage ermittelt und anhand dosierter Belastungen verglichen.

1. **Schellong I:** 10 Min. Stehbelastung in entspannter Haltung. Beim Gesunden tritt eine leichte Pulsfrequenzzunahme bei anfangs gleich bleibenden oder vorübergehend leicht absinkenden Blutdruckwerten auf.
2. **Schellong II:** Treppensteigen (25 Stufen, 2-mal auf und ab). Zunahme der Puls- und Atemfrequenz und Anstieg des systolischen Blutdrucks. Die Normalisierung der Kreislaufwerte soll nach max. 2 Min. im Liegen erreicht werden. Indikation: z. B. Kreislauffunktionsprüfung.

Scherkraft

Kraft, die parallel zur Oberfläche wirkt. Im pflegerischen Bereich sind damit Verschiebungen im Unterhautfettgewebe gemeint, die eine Schädigung des Gewebes zur Folge haben.

Schlauchmull

Syn. TG-Verband; nahtloses, nicht fransendes Mullgewebe in Form eines dehnbaren Schlauchs in verschiedenen Durchmessern. Indikation: z. B. schnell anzulegende anschmiegsame Verbände. Zur Technik des Anlegens eines Schlauchmullverbands s. S. 350 f.

Schleimhaut

Auskleidung der Hohlorgane.

Schleimhautanästhesie

Spezielles Verfahren der ▸ ***Lokalanästhesie.*** Durch Aufbringen des Anästhetikums auf eine Schleimhautoberfläche werden diese Abschnitte schmerzunempfindlich gemacht. Indikationen: z. B. Rachenanästhesie vor endoskopischen Untersuchungen.

Schlitzkompresse

Mullkompresse mit schlitzförmiger Öffnung. Indikation: z. B. Abdeckung von OP-Wunden mit Drainageschläuchen.

Schluckakt

Willkürlicher oder unwillkürlicher Vorgang zur Beförderung der Nahrung und des Speichels von der Mundhöhle in den Magen. Der Prozess läuft in 3 Phasen ab:

1. **orale Phase:** nach Mundschluss und Zusammenpressen der Kiefer wird die Speise mit Zungendruck zum harten Gaumen rachenwärts befördert und der Schluckreflex dadurch ausgelöst,
2. **pharyngeale Phase:** schnelle Verschiebung der Nahrung über den Rachen in die Speiseröhre, wobei der

Nasenrachenraum und der Kehlkopf geschlossen werden,

3. **ösophageale Phase:** die Speise wird durch die Peristaltik in den Magen befördert.

Schluckstörung

Syn. Dysphagie; eingeschränkte Fähigkeit, willentlich feste Nahrungsmittel oder Flüssigkeiten vom Mund zum Magen zu befördern. Hinter dem Brustbein oder im Oberbauch treten Druckgefühle oder Schmerzen auf. Ursachen: z. B. Speiseröhrenerkrankungen oder Fehlfunktionen der Speiseröhre, eingeschränktes Bewusstsein, verminderter oder fehlender Schluckreflex, Obstruktionen.

Schmerz

Syn. Dolor; komplexe, individuelle Sinneswahrnehmung (mit starker seelischer Komponente = Schmerzerlebnis), die durch Erregung von Schmerzrezeptoren hervorgerufen wird und nur bedingt mitteilbar ist. Die Unterscheidung erfolgt je nach Qualität, in klopfende (pulsrhythmische), brennende, bohrende, oder lanzierende (stechende) Schmerzen. Er ist ein lebensnotwendiger Alarmgeber zum Selbstschutz des Organismus. Ursachen: z. B.: ▸ ***Neuralgien***, ▸ ***Myalgien***, Verletzungen.

Schmerzreaktion

Körperliche, psychische oder seelische Antwort auf einen Schmerzreiz.

Schmerztherapie

Dazu zählen alle medikamentösen (z. B. Gabe von Analgetika), physikalischen (z. B. Elektrostimulation), psychotherapeutischen oder operativen (z. B. Nervendurchtrennung) Maßnahmen zur Behandlung von akuten oder chronischen Schmerzzuständen.

Schmierinfektion

Unmittelbare Übertragung (Händegeben, Küssen, Geschlechtsverkehr) von Infektionserreger durch Verschmieren keimhaltigen Materials auf den Körper.

Schnittverletzung, -wunde

Glattwandige und in Abhängigkeit von der Spaltrichtung klaffende Wunde. Ursachen: z. B. durch einen schneidenden Gegenstand herbeigeführte Verletzung.

Schnupfen

Katarrh der Nasenschleimhaut mit Brennen in Nase und Rachen, allgemeinem Krankheitsgefühl, Nasensekretion (laufende Nase mit wässrigem, später gelb-grünlichem Sekret) und Niesreiz. Ursache: z. B. Virusinfektion.

Schock

Kreislaufversagen, das als Folge eines Missverhältnisses zwischen dem Herzzeitvolumen und dem aktuellen Durchströmungsbedarf der Organe und ihrer Teilkreisläufe auftritt. Es manifestiert sich zunächst als Störung der Makrozirkulation und dann als Störung der Mikrozirkulation. Die klinischen Zeichen sind: Blässe, Kühle, ▸ ***Tachykardie*** (▸ ***Bradykardie***), flache Atmung, Schweißausbruch, evtl. Desorientiertheit. Die Tabelle gibt einen Überblick über einige Schockarten.

Schockart	mögliche Ursachen
anaphylaktischer Schock	Allergie z. B. durch Insektenstiche, Arzneimittelgaben
hypoglykämischer Schock	Mangel an Glukose im Blut z. B. durch Insulinüberdosierung
hypovolämischer Schock	Volumenverluste z. B. durch Erbrechen, Durchfälle
hämorrhagischer Schock	Blutverlust z. B. durch starke arterielle Blutungen
kardiogener Schock	akute kardiale Insuffizienz z. B. bei Myokardinfarkt

Schockindex

Quotient aus der Pulszahl und dem systolischen Blutdruck. Der Normalwert von 0,5 steigt mit zunehmendem Blutverlust auf 1 und mehr an. Der Index dient als Parameter zur orientierenden Bestimmung des Volumendefizits im Schock.

$$\text{Schockindex} = \frac{\text{Pulszahl}}{\text{systolischerBlutdruck}}$$

Beispiel: $\frac{100}{100} = \text{Schockindex } 1{,}0$

Schrittmacherimplantation

Der Impulsgeber des künstlichen Herzschrittmachers wird in Kombination mit der Schrittmachersonde in die Weichteile (z. B. vordere Brustwand) eingepflanzt und mit dem Herzen verbunden.

Schrittmacherüberwachung

Notwendige Kontrolle (periphere Pulsüberwachung und Herzfrequenzüberwachung mit Schrittmachererkennung) direkt am Patienten, da das vom Schrittmacher erzeugte Aktionspotenzial vom Monitor als Herzaktion gezählt wird, ohne dass tatsächlich auch eine Herzerregung und -kontraktion erfolgen muss.

Schürfwunde
Die Haut ist oberflächlich verletzt und punktförmige Blutungen sind sichtbar. Ursachen: z. B. mechanische Abschürfung der oberen Hautschichten (Epidermis, Corium).

Schutzbrille
Spezielle Brille zum Schutz der Augen vor Aerosolen z. B. beim Aufziehen von Medikamenten.

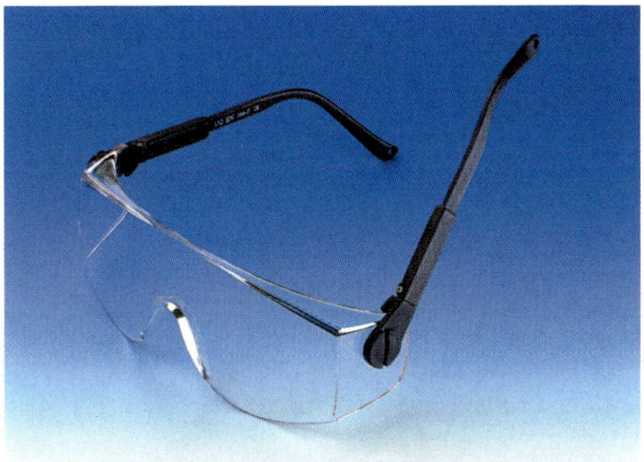

Schutzkittel
Spezielle Kleidung, die vom Arbeitgeber gestellt wird, die bei Verrichtung von besonderen Tätigkeiten (z. B. Betten eines Patienten, Arbeiten im Schutzraum) getragen werden muss und nach jeder Tätigkeit entsorgt wird.

Schutzkleidung
Kleidung, die vom Arbeitgeber gestellt wird, während der Arbeitszeit im Krankenhaus getragen werden muss und den Mitarbeiter vor direkter Einwirkung von Krankheitserregern auf den Körper schützen soll.

Schutzhandschuhe
Einmalhandschuhe (unsteril, ohne genaue Passform, meist aus Polyethylen), die zum Selbstschutz und zur Verhinderung einer Keimübertragung getragen werden. Indikationen: z. B. Kontakt mit Ausscheidungen oder Körpersekreten, Risse, Verletzungen der eigenen Hand, Umgang mit verunreinigten Materialien usw. Beim Anziehen Handschuhe mit sauberen Händen erst unmittelbar vor der Tätigkeit aus der Verpackung entnehmen, nur oben an der Manschette anfassen. Das Waschen oder Desinfizieren von Einmalhandschuhen, um Kosten und Müll zu senken, ist wegen der Materialschädigung durch die Desinfektionsmittel verboten.

M Tragen Sie Einmalhandschuhe nur so lange wie notwendig, da sonst Allergien entstehen können. Führen Sie nur die vorgesehene Tätigkeit damit aus. Oft lässt man sich unterbrechen, macht schnell mit der behandschuhten Hand eine Schublade auf, geht ans Telefon usw. Gerade so werden Keime übertragen. Handschuhe müssen nach möglicher Kontamination gewechselt werden.

Schweiß
Syn. Sudor; farblose Absonderung der Schweißdrüsen. Bestehend aus Wasser (99 %), Kochsalz, Harnstoff, Fettsäuren, Cholesterin usw. Die Schweißsekretion wird vom Sympathikus gesteuert und dient der Wärmeregulation. Sie ist abhängig von körperlicher Anstrengung, psychischer Belastung usw.

Schwerhörigkeit
Syn. Hypakusis; die Hörfähigkeit ist vermindert und die Schallleitung zum Innenohr gestört.

Schwindel
Syn. Vertigo: Gleichgewichtsstörung, die mit Angst- bis Vernichtungsgefühlen, vegetativen Symptomen (Erbrechen, Übelkeit, Schweißausbruch, Tachykardie, Kollaps) und evtl. mit ▸ ***Nystagmus*** einhergeht. Die Betroffenen haben ein Gefühl des Schwankens oder Drehens. Es entsteht der Eindruck, man bewege sich im Raum oder Gegenstände bewegen sich um einen herum. Die Unterscheidung erfolgt in Dreh- oder Schwankschwindel. Ursachen: z. B. plötzliches Aufstehen (sog. Lageschwindel); fehlende Koordination der vestibulären, optischen und somatosensiblen Empfindungen; Entzündungen, Intoxikationen, Tumoren, Traumen oder Erkrankungen des Gleichgewichtsorgans.

Schwitzen
Aktivität der Schweißdrüsen verbunden mit der Schweißabsonderung. Ursachen z. B.: Wärmebelastung des Organismus, körperliche Tätigkeit, vegetative Reaktionen.

Sedativa
Syn. Hypnotika; ▸ ***Medikamente***, die Erregungszustände (Unruhe, Angst, Spannung, Verkrampfung) dämpfen und den Schlaf herbeiführen.

Sedierung
Hohe Gaben verschiedener Psychopharmaka im akuten Krankheitsstadium. Indikation: z. B. Beruhigung eines durch Wahnvorstellungen getriebenen Menschen.

Seitenlage, stabile
Lagerung auf die Seite bei Notfallsituationen. Beugen des oberen Beins in Knie und Hüfte; unteres Bein strecken und unteren Arm in Richtung zum gebeugten Knie ausstrecken. Der obere Arm wird ebenfalls gebeugt und die Hand unter den Kopf oder Hals gelegt. Indikation: z. B. Lagerung von Bewusstlosen zur Verhütung einer ► ***Aspiration***.

Seminom
Häufigste Form der bösartigen Hodentumore.

Sekret
Produkt von Drüsen.

Sekretauffangbeutel
Kunststoffbeutel mit Haltevorrichtungen und Schlauchsystem.

Sengstaken-Blakemore-Sonde
Spezielle ► ***Ösophaguskompressionssonde***; dreilumige Doppelballonsonde mit einem Magen- (zur Fixierung der Sonde) und einem Ösophagusballon (ca. 20 cm lang) aus Gummi oder Vinyl. Zwei ihrer Lumina führen zu den Ballons, das dritte Lumen dient der Magenentleerung. Indikation: z. B. Kompression von blutenden Varizen im Magen und Ösophagus.

Senkungspipette
Glasröhrchen mit Graduierung. Indikationen: z. B. Bestimmung der Senkungsreaktion.

Senkungsständer
Haltevorrichtung mit aufgetragener Skala auf der Rückwand zum senkrechten Einstellen von Pipetten.

Sepsis
Syn. „Blutvergiftung“; schwere Krankheitserscheinungen mit einhergehender Allgemeininfektion, die an einen mit der Lymph-Blut-Bahn in Verbindung stehenden Erregerherd gebunden ist. Klinische Zeichen: ► ***Fieber***, Schüttelfrost, ► ***Tachykardie***, hohe Blutkörperchensenkungsreaktion S. 61 f.

Shunt
Verbindung zwischen einem venösen und arteriellen Blutgefäß oder zwischen zwei Hohlorganen (vgl. S. 280). Indikationen: z. B. Umgehung des Lungenkreislaufs bei der Anwendung der Herz-Lungen-Maschine und bei der ► ***Hämodialyse***.

Sicherheitsbox
Besonders geschützter Transportbehälter für gefährliche Substanzen.

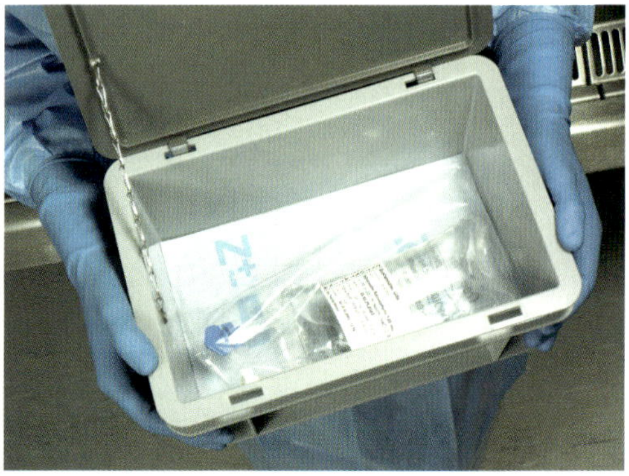

Sicherheitswerkbank
Spezieller Sicherheitsarbeitsplatz mit Absauganlage zur Vorbereitung von Zytostatikainjektionslösungen, bzw. -infusionen.

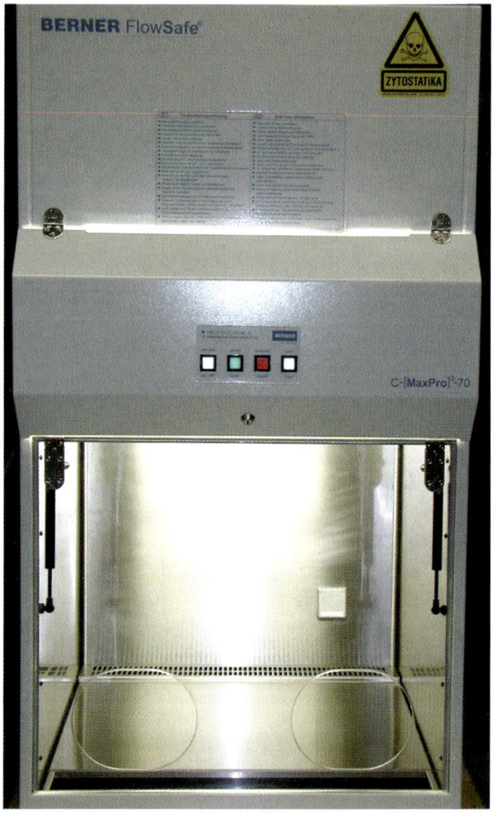

Sinneswahrnehmung
Reize, die auf den Organismus treffen, das Sinneszentrum erregen und bewusst wahrgenommen werden.

Sitzring
Aufblasbarer Gummiring mit einem Durchmesser von 40, 42,5 oder 45 cm. Indikation: z. B. Hohllagerung.

Skalpell
Messer mit fest stehender, zweckmäßig geformter Klinge. Die Spitze ist z. B. ein- oder beidseitig schneidend, gebogen, spitz, lanzett- oder sichelförmig. Das geriefte oder glatte Heft mit z. B. geradem, gebogenem Halsteil. Indikation: z. B. schneidendes Instrument zur Durchführung operativer Eingriffe.

Somnolent
Schläfrig, bewusstseinsgetrübt.

Sondenernährung
Künstliche Ernährung; Zufuhr einer dünnbreiigen oder flüssigen Nahrung über eine vorübergehend durch Mund oder Nase eingeführte Sonde (z. B. Magen-, ▸ ***Duodenal***-, ▸ ***Jejunalsonde***) oder Ernährungsfistel direkt in den Gastrointestinaltrakt. Indikationen: z. B. Schluckstörungen, Erkrankungen des Magens, Sterbende.

Spannungskopfschmerz
Kopfschmerz als Folge seelischer und/oder muskulärer ▸ ***Verspannungen***.

Spannungspneumothorax
Syn. Ventilpneumothorax; lebensbedrohlicher offener ▸ ***Pneumothorax***. Durch einen Ventilmechanismus kommt es zur Überdruckentwicklung in der Pleurahöhle mit Einschränkung der Herzfunktion durch Verdrängung im Mediastinum, Atemnot und ▸ ***Zyanose***. Ursachen: z. B. Brustwandverletzungen.

Spastik
Zunahme der Muskelspannung durch Erhöhung des Muskeltonus. Je nach Lokalisation wird unterschieden in:

- Hemispastik (halbseitig),
- Paraspastik (beide Arme oder beide Beine),
- Tetraspastik (alle 4 Extremitäten).

Die Willkürbewegungen sind stark eingeschränkt und die Feinmotorik ist erschwert. Ursache: z. B. ▸ ***Apoplexie***.

Spastizität
Als Teilerscheinung der Spastik kommt es zu einem verstärkten muskulären Widerstand gegenüber passiven Bewegungen. Durch länger andauernde Dehnung kann die Spastizität plötzlich herabgesetzt werden.

Spezialbett
z. B. Air-Fluidised-Bett oder Clinitron-Bett, bei dem durch ein Gebläse Mikrofaserkugeln aufgewirbelt und in eine Matratze eingeblasen werden. Der Patient schwebt auf dem Mikrofaserkugel-Luft-Gemisch. Wundsekrete können durch ein Spezialgewebe abfließen. Der Auflagedruck ist sehr gering. Indikationen: z. B. Dekubitusbehandlung, großflächige Verbrennungen.

M Bitte beachten Sie, dass bei der Verwendung von Spezialbetten das Bettlaken grundsätzlich nicht eingespannt werden darf, da dadurch der Druck mindernde Effekt der Matratze aufgehoben wird. Aus diesem Grund sollten auch Stecklaken, Moltons und Krankenunterlagen nicht verwendet werden.

Spezifisches Gewicht
Syn. Flüssigkeitskonzentration; Verhältnis der gelösten Bestandteile zum Lösungsmittel (▸ ***Punktat***).

Spikes
Hilfsmittel aus Kunststoff und 2 gleich langen, gegenüberliegenden Plastikspitzen (mit abnehmbaren Schutzkappen), die jeweils in die Stechampulle der Trockensubstanz und des Lösungsmitteln gesteckt werden. Sie dienen zur sicheren Zugabe und Entnahme von Medikamenten und Zytostatika: Der Druckausgleich erfolgt ohne Freisetzung von Aerosolen durch einen 0,2-µm-Filter. Die Flüssigkeitsübertragung ist leichtgängig. Indikation: z. B. Überleiten eines Lösungsmittels in die Trockensubstanz (z. B. Antibiotika, Zytostatika).

Spontanatmung
Selbstständige Atmung, die durch die eigene Atemregulation kontrolliert und gesteuert wird.

Spontanbewegungen
Unwillkürliche oder willkürliche Bewegungen oder Zuckungen, die nach Reizung auftreten.

Spontanurin
Spontan gelassene Harnprobe, die ohne Sammeltechnik gewonnen wird. Indikation: z. B. zur orientierenden Harnuntersuchung.

Spritze
Steriler und pyrogenfreier graduierter Zylinder aus unzerbrechlichem Kunststoff, mit einem Kolben und einer Kolbenstange sowie einem zentralen oder exzentrischen Konus. Einmalmaterial für Injektionen.

Spülkatheter
Notwendige Voraussetzung zur Blasenspülung, für die verschiedene Modelle im Handel gebräuchlich sind. Die Abbildung zeigt einen dreiläufigen Ballonkatheter nach Frohmüller zur Dauerspülung mit 3 versetzten Augen (Öffnungen an der Katheterspitze).

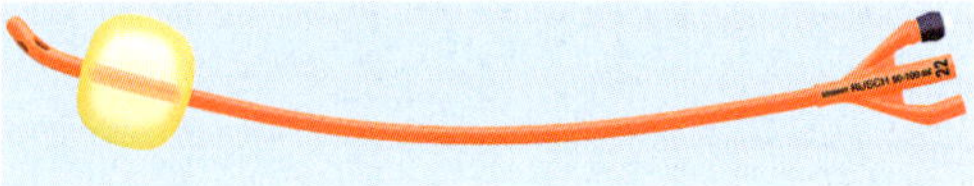

Sputum
Syn. Auswurf; flüssige Absonderungen, die aus dem Tracheobronchial- und Lungengebiet ausgehustet werden. Die Unterscheidung erfolgt nach Aussehen und Ursachen in:
- Sputum coctum = eitrig-schleimiges Sputum,
- Sputum crudum = zäh-glasiges Sputum,
- Sputum cruentum = durch Blut rötliches Sputum,
- Sputum fibrinosum = zäh-klebriges Sputum mit Fibrinkörnchen,
- Sputum foetidum = faulig-eitriges Sputum,
- Sputum fundum petens = Sputum mit im Glas bodenwärts sinkenden Schichten,
- Sputum pituitosum = dünnflüssiges, serös-schleimiges Sputum,
- Sputum rubiginosum = rostbraunes Sputum.

M Sputum ist immer als infektiös anzusehen. Deshalb sollten Sie zum Selbstschutz Handschuhe und Mundschutz tragen.

Status asthmaticus
Asthmaanfall mit über einen Zeitraum von 24 Stunden anhaltenden schweren Symptomen (z. B. Unruhe, Dyspnoe, Tachyarrhythmie, Bewusstseinsstörungen), die durch die üblichen therapeutischen Maßnahmen nur unwesentlich vermindert werden können.

Status epilepticus
Epileptische Anfälle, die mehr als dreimal hintereinander auftreten, ohne dass der Patient dazwischen das Bewusstsein wiedererlangt.

Stauung
Durch künstliche Maßnahmen (z. B. Stauschlauch, Blutdruckmanschette) wird der venöse Rückfluss unterbrochen. Der arterielle Zufluss ist nicht beeinträchtigt. Indikationen: z. B. Stauung zur ▶ *Venenpunktion*.

Stechampulle
Medikamentenbehälter mit 1 – 50 ml Inhalt, aus Glas bzw. Kunststoff mit Gummikappe. Hergestellt zur Einmal- bzw. zur Mehrfachentnahme von Einzelportionen.

Steckbecken
Syn. Bettschüssel, Schieber, Pfanne; runder Topf aus Edelstahl oder Kunststoff mit aufgesetztem Kranz, einem Haltegriff und einem abnehmbarem Deckel (vgl. **Abb. S. 38**, S. 298). Indikationen: z. B.: Auffangbehälter für die Darmentleerung oder Blasenentleerung im Bett.

Steckbeckenspülgerät
Technisches Gerät zur Reinigung und thermischen bzw. chemischen Desinfektion von z. B. Steckbecken, Urinflaschen.

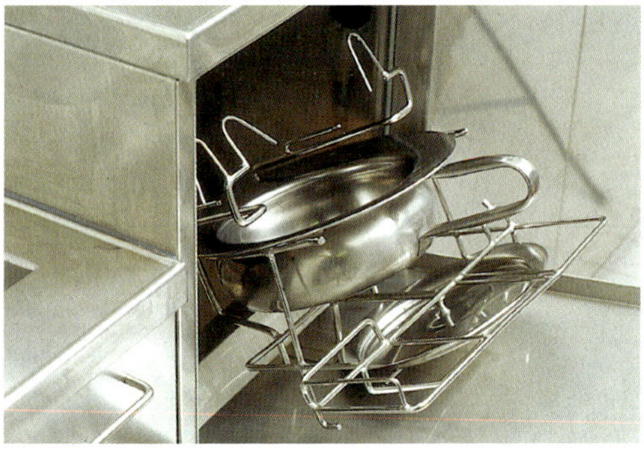

Sterbehilfe
Sterbehilfe umfasst alle Maßnahmen zur Erleichterung des Sterbens. Die Einteilung erfolgt in:
- **passive Sterbehilfe:** Verzicht auf lebensverlängernde Maßnahmen (z. B. künstliche Ernährung, Reanimation), aber Einsatz von leidensmindernden Maßnahmen (z. B. Schmerztherapie) mit Einwilligung des Patienten.
- **aktive Sterbehilfe:** gezielte Maßnahmen, die direkt den Tod herbeiführen (in Deutschland gesetzlich verboten).

Sterbephasen
Sterben ist ein Vorgang, der sich bewusst und über einen längeren Zeitraum hinweg vollzieht. Nach E. Kübler-Ross können fünf Phasen beobachtet werden (vgl. S. 285):
- **Nicht-wahrhaben-Wollen:** Gedanken an den Tod werden vom Sterbenden abgelehnt.
- **Auflehnung:** Vorwürfe an die Umgebung werden verbunden mit der Frage: „Warum (gerade) ich".
- **Verhandeln:** Der Sterbende verhandelt mit übergeordneten Mächten oder hofft auf ein Wunder.
- **Depression:** Der Sterbende ist niedergeschlagen.

- **Akzeptieren der Situation:** Der Sterbende kann den Tod als Erlösung empfinden.

Sterilgut

Materialien oder Gegenstände, die bedarfsgerecht in steril haltender Verpackung als Schutz vor Kontamination sterilisiert wurden. Sterile Instrumente werden z. B. für Punktionen, Operationen oder zur Wundversorgung benötigt. Entnahme erst unmittelbar vor Gebrauch durch vorsichtiges Öffnen der Verpackung. Dazu beide Seiten der Verpackung voneinander abziehen (Peel-back-Verfahren). Während der Entnahme nicht sprechen oder husten. Instrumente direkt der ausführenden Person anreichen oder auf steriler Fläche ablegen und evtl. zudecken.

M Sterilgut nicht durch die Verpackung stoßen, da durch die ausgefransten Ränder eine Kontamination erfolgen kann.

Sternalpunktion

Einstich durch die Haut in das Brustbeinmark mittels spezieller Punktionsnadel unter ▸ ***Lokalanästhesie*** zur Gewinnung von histologischem Untersuchungsmaterial.

Stethoskop

Instrument in verschiedenen Ausführungen mit Metallbügel sowie zwei Ohroliven, Ohrbügel und einem Schallempfänger mit Membran und Trichter. Indikationen zur Anwendung: z. B. zur Auskultation von Geräuschen (z. B. Herz, Darm).

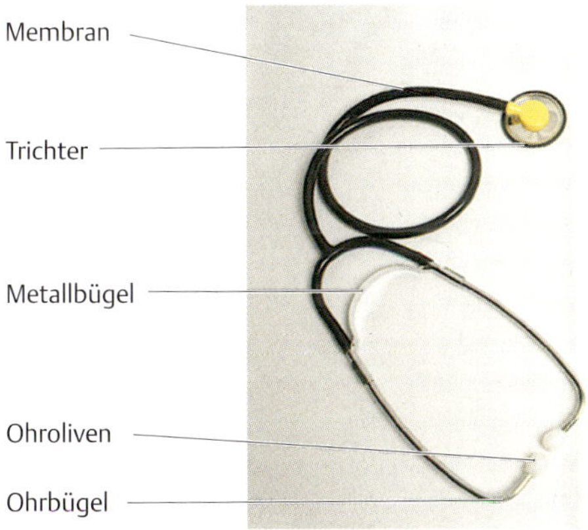

Stichlanzette

Sterile Einmallanzette zum Einstechen in die Haut. Verwendet z. B. zur kapillaren Blutentnahme (Blutzuckerbestimmung, S. 50 f) und zur Hauteinritzung vor Punktionen.

Stichwunde

Schmale, glattrandige Wunde. Es besteht die Gefahr, dass unter der Haut Gefäße, Nerven oder Organe verletzt sind. Ursachen: z. B. Messerstich.

Still-BH

Busenhalter (BH), bei dem sich die Körbchen vorn einzeln öffnen lassen, sodass er zum Stillen nicht ausgezogen werden braucht. Die Träger sollten jedoch mit dem BH verbunden bleiben, damit sie nicht auf den Rücken rutschen.

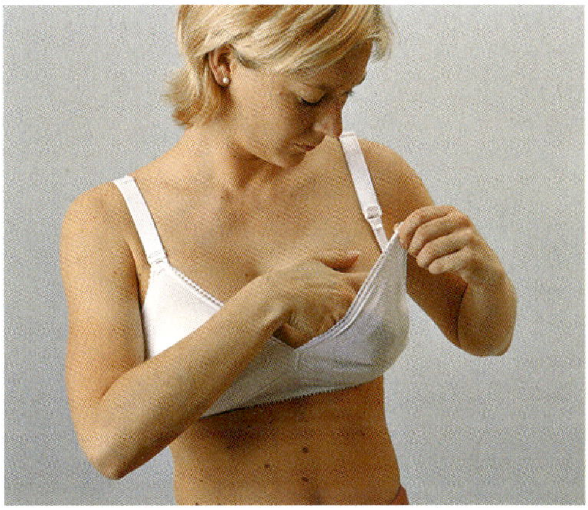

Stilleinlagen

Atmungsaktive, besonders hautfreundliche, saugfähige Einlagen für die Brust der Frau um die Kleidung vor Feuchtigkeit zu schützen.

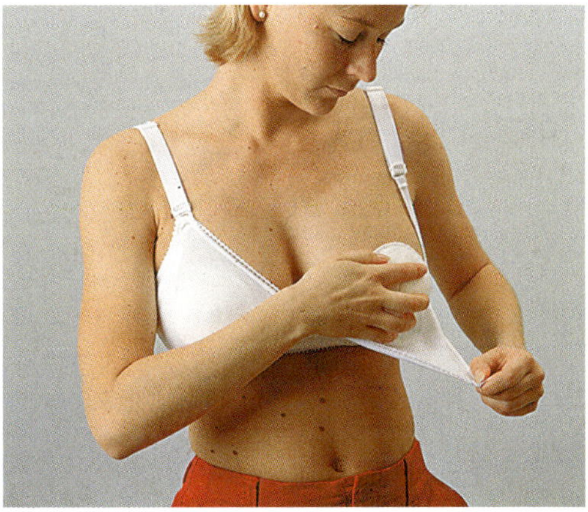

Stillhindernisse
Hindernisse, die ein natürliches Stillen behindern. Ursachen: von Seiten der Mutter z. B. Hypogalaktie („Stillschwäche“), Flach- oder Hohlwarzen, Mastitis, Tuberkulose (Ansteckungsgefahr!) und Psychosen; von Seiten des Kindes z. B. Saugschwäche (v. a. bei Unreife) und Fehlbildungen im Verdauungs- u. Respirationstrakt.

Stimulation
Reize, die angeboten werden und zur Anregung dienen (z. B. basale Stimulation) und eine Reaktion hervorrufen sollen.

Stomaprolaps
Vorfall des Darmes durch die Bauchdecke.

Strumaresektion
Operatives Verfahren zur Verkleinerung einer zu großen Schilddrüse.

Strumpfanzieher
2 miteinander verbundene Plastikscheiben in Strumpfform mit 2 Zugschnüren am Ende. Indikation: z. B. Hilfsmittel zum Anziehen von Strümpfen bei Bewegungseinschränkung.

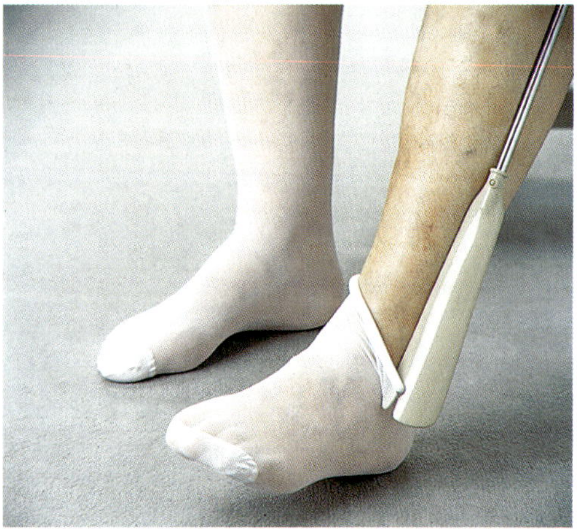

Stufenbett
Das Stufenbett wird angewendet zur Entlastung der Lendenwirbelsäule z. B. bei Nervenreizung durch Bandscheibenvorfall. Bett flach stellen, eine Pflegeperson hebt die Beine des Patienten vorsichtig an. Eine andere Pflegeperson legt einen aufblasbaren Würfel oder einen Schaumstoffblock unter die Beine. Die Höhe des Stufenbetts muss individuell so angepasst werden, dass zwischen Ober- und Unterschenkel ein Winkel von 90° entsteht. Kopf auf ein flaches Kissen lagern.

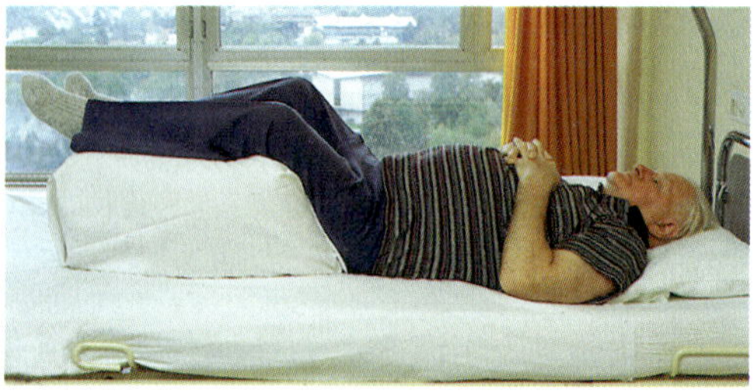

M Oft toleriert der Patient die Stufenbettlagerung am Anfang schlecht, wenn er starke Schmerzen hat. Informieren Sie ihn, sich zu melden, wenn die Schmerzen zunehmen. Besser sind dann häufigere kürzere Intervalle der Stufenbettlagerung.

Stuhlbeobachtung
Beobachtung des Stuhls auf Menge, Beimengungen und auf ▸ ***Stuhlgeruch***, ▸ ***Stuhlkonsistenz*** und ▸ ***Stuhlfarbe*** als wichtige Kriterien zur Diagnose von bestimmten Erkrankungen.

Stuhlfarbe
Farbe des Stuhls, die ernährungsbedingt gelbbraun bis braunschwarz ist. Veränderungen können auftreten:
- grau-lehmfarbig: acholischer Stuhl bei Gallen- oder Lebererkrankungen,
- hellbraun-gelb: bei Durchfall,
- rotbraun-dunkelrot: bei Blutungen im oberen Dickdarmbereich,
- rotbraun-marmoriert: bei Blutungen im unteren Dickdarmbereich,
- hellrote Blutauflagerungen: bei Blutungen aus Hämorriden,
- schwarz: Teerstuhl (Melaena) bei Ösophagusvarizen- oder Magenblutungen,
- grünlich-flüssig: bei Salmonellose.

Stuhlgeruch
Geruch des Stuhls, der normalerweise unauffällig ist. Veränderungen können auftreten:
- jauchig, faulig: bei Verdauungsstörungen von Eiweiß,
- säuerlich, stechend: bei Verdauungsstörungen von Kohlenhydraten,
- faulig, stark stinkend: bei Rektumkarzinom.

Stuhlkonsistenz
Beschaffenheit des Stuhls, die normalerweise homogen, breiig bis fest ist. Veränderungen können auftreten bei:
- Amöbenruhr: breiig-durchfällig, dann himbeergeleeartig mit Schleim-Blut-Auflagerungen,
- bakterieller Ruhr: dünnflüssig, dann blutig-schleimig bis schleimig-eitrig,

- Verdauungsstörungen: dünnflüssig, schaumig,
- Cholera: dünnflüssig, dann reiswasserähnlich mit Schleimflocken,
- Enterokolitis: breiig-dünnflüssig, dann blutig und reichlich,
- Salmonellenenteritis: dünnflüssig mit fäkulentem Geruch,
- Typhus/Paratyphus: erbsbreiartig,
- Obstipation: fest-hart,
- Stenosen oberer Darmabschnitte: schafskotähnlich,
- Fettstuhl bei chronischer Pankreatitis: voluminös, salbenartig glänzend,
- Stenosen im Enddarm: bleistiftförmig.

Stuhlkultur

Um pathologische Bakterien im Stuhl nachweisen zu können, werden Bakterien aus Stuhlproben gezüchtet. Dabei wird Stuhl mit einem flüssigen Nährboden vermischt und einige Tage unter aeroben und anaeroben Bedingungen im Inkubator bebrütet. Indikationen: z. B. infektiöse Darmerkrankungen oder chronische Durchfallerkrankungen. Vorgehen:

- Untersuchungsröhrchen mit den Personalien des Patienten etikettieren,
- Patienten über die Maßnahme informieren und ihn bitten, beim Toilettengang nicht zu spülen,
- Stuhlprobe aus der Toilette oder dem Steckbecken entnehmen: Einmalhandschuhe anziehen und mit dem integrierten Spatel des Untersuchungsröhrchens eine ca. 2 ml große Probe ins Röhrchen abfüllen,
- Stuhlbeobachtung durchführen und pathologische Veränderungen dem Arzt zeigen bzw. melden,
- Röhrchen mit Schraubverschluss verschließen und mit Leistungsanforderungsschein ins Labor bringen.

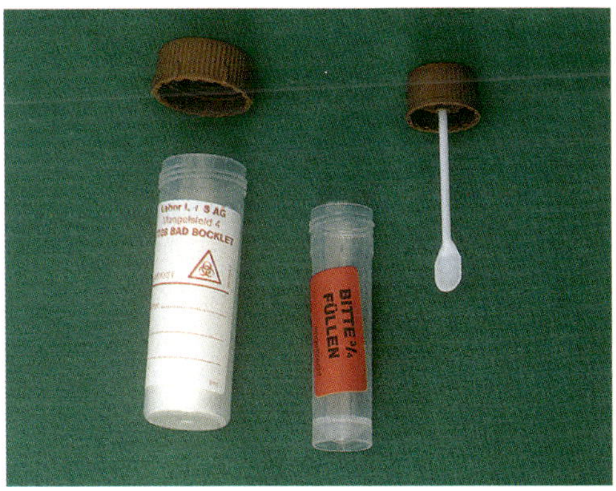

Stuhlprotokoll

Eintragungen von Stuhlentleerungsgewohnheiten in eine vorbereitete Liste mit z. B. folgenden Stichpunkten: Stuhlgang kontrolliert/unkontrolliert? Beschaffenheit des Stuhls? Medikamentöse Therapie? Zusammenhang der Stuhlausscheidung zur Nahrungsaufnahme? Aufregung? Grad der Beeinträchtigung? Indikationen z. B. Ermittlung der zugrunde liegenden Inkontinenzform bzw. Beobachtung des Therapieverlaufs.

Stützverband

Fester Verband aus Gipsmineralien oder Kunststoff in Longuetten- oder Bindenform. Indikationen: z. B. Ruhigstellung von ▶ *Frakturen*.

Subklaviakatheter

Zentralvenöser Katheter, der über die V. subclavia vorgeschoben wird. Indikation: z. B. Notwendigkeit einer länger dauernden Infusionstherapie.

Subkutan

Abk. s. c.; unter der Haut liegend, unter die Haut.

Suizidalität

Ausmaß der Neigung oder Gefährdung eines Menschen, eine Suizidhandlung (Selbstmord) zu begehen.

Supination

Auswärtsdrehung der Hand und des Vorderarms, Hebung des inneren Fußrands an den Füßen. Die Gegenbewegung zur Supination ist die ▶ *Pronation*.

Symphyse

Gelenk, das die beiden Schambeine mit einer Faserknorpelscheibe verbindet.

Systole

Phase der Kontraktion der Herzkammern während der Vorhofsdiastole. Die Vorhofsystole erfolgt während der Kammerdiastole.

T

Tabletten
Einzeln dosierte, feste Arzneiformen aus pulverförmigen (granulierten) Wirk- und Hilfsstoffen. Der Füllstoff (z. B. Milchzucker, Kalziumsulfat) hat die Funktion, der Tablette eine Gesamtgröße zu geben, die sie handlicher und schluckbar macht. Sie finden Verwendung als nichtüberzogene, überzogene, magensaftresistent überzogene, als Brause- oder Lutschtablette. Medikamente mit verzögertem Wirkungseintritt nennt man Retardtabletten.

Tachykardie
Die Herzfrequenz ist beim Erwachsenen auf über 100 Schläge/Min. beschleunigt. Ursachen: z. B. körperliche Anstrengung, Schock, Fieber. Bei der Sinustachykardie ist die Herzschlagfolge durch eine Beschleunigung der Sinusknotenreize auf eine Frequenz von über 100 Schläge/Min. gestiegen. Ursachen: z. B. seelische Faktoren, körperliche Belastung, ▸ ***Fieber***, Hyperthyreose, ▸ ***Schock***.

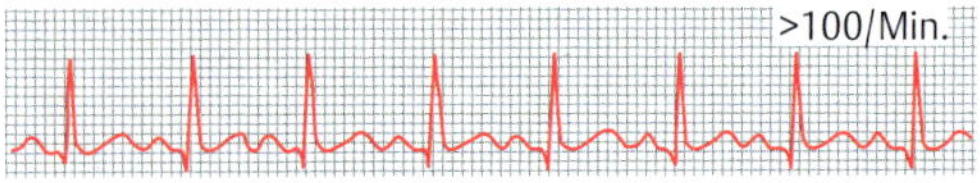

Tape-Verband
funktioneller Verband aus nichtelastischen Pflasterstreifen, um die Mobilität des Patienten zu erhalten. Indikationen: z. B. Ruhigstellung von Gelenken, Muskeln oder Sehnen. Voraussetzung ist eine exakte Diagnosestellung und eindeutige Bestimmung des Behandlungsziels durch den Arzt, der die Anlage des Verbands auch vornimmt. Haut nach Arztverordnung entsprechend vorbereiten und schützen. Die Gelenkposition wird auf den schmerzfreien Bereich abgestimmt und unter Be- oder Entlastung und Berücksichtigung des Gelenkwinkels (▸ ***Neutral-Null-Methode***) vor dem Anlegen des Verbandes eingerichtet.

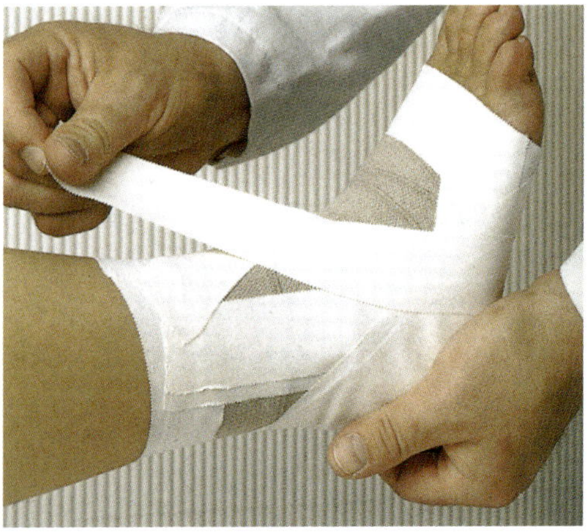

M Jeder Tape-Verband muss nach dem Anlegen unter aktiver Belastung auf seine Festigkeit und Funktionalität überprüft werden.

Taubheit
Vollständige (absolute) oder unvollständige Gehörlosigkeit, die ein- oder halbseitig auftritt. Ursachen: z. B. Innenohrschaden, Mittelohrerkrankungen.

Temperatursonde
Auf der Intensivstation werden dünne Temperatursonden z. B. rektal eingelegt. Sie ermöglichen eine kontinuierliche Temperaturkontrolle. Sie sind an einen Monitor angeschlossen, der die Messwerte anzeigt.

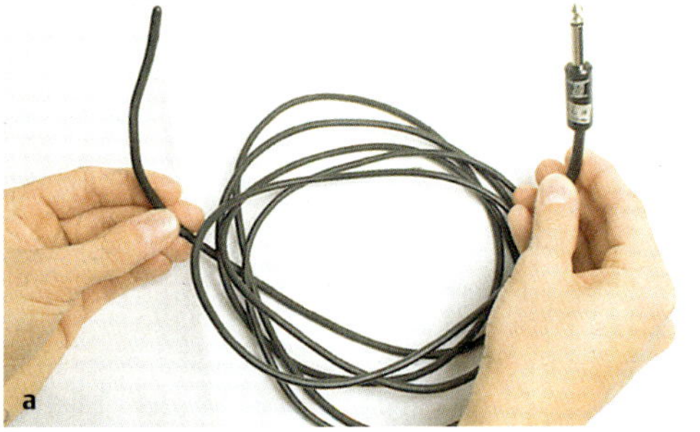

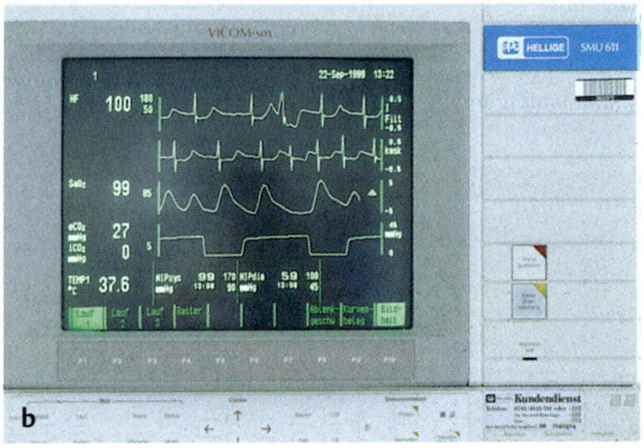

Teststreifen
Zellulose- oder Kunststoffstreifen, der mit einem Reaktionsmedium (Indikator) versehen ist. Indikation: z. B. Schnelltests zur Blutzuckeruntersuchung.

Testudo
Schildkrötenverband am rechtwinklig gebeugten Gelenk (vgl. **Abb. V.4,** S. 343), der dachziegelartig und im Achtergang angelegt wird. Der Verband beginnt entweder in

der Mitte oder unterhalb des Gelenks. Indikationen: z. B. Fixierung von Wundauflagen, ▸ *Kompressionsverband.*

Tetraplegie
Alle vier Extremitäten (Beine und Arme) sind gelähmt.

Thanatologie
Lehre vom Tod, die sich als Wissenschaft mit allen Aspekten wie z. B. Ursachen und Umstände des Sterbens, des Todes und der Trauer beschäftigt.

Therapie
Dazu zählen alle Maßnahmen, die zur Behandlung bzw. Heilung einer Krankheit beitragen. Die Unterscheidung erfolgt z. B. in:

- kausale Therapie (Beseitigung der Ursachen),
- symptomatische Therapie (Bekämpfung der Symptome),
- operative Therapie (chirurgische Eingriffe),
- konservative Therapie (ohne chirurgische Eingriffe),
- physikalische Therapie (Anwendung physikalischer Prinzipien),
- Hydrotherapie (systematische Anwendung von Wasser),
- Thermotherapie (Anwendung von Kälte und Wärme),
- Elektrotherapie (Anwendung von Strom),
- Lichttherapie (Anwendung von infraroten und ultravioletten Strahlen),
- Ergotherapie (Beschäftigungs- und Arbeitstherapie).

Thoraxschublehre
Messeinrichtung mit 2 Messschenkeln und einer Messspitze zur Bestimmung des Nullpunktes bei der zentralen Venendruckmessung (S. 391 f).

Thrombophlebitis
Venenentzündung mit meistens lokal begrenztem thrombotischem Gefäßverschluss. Ursachen: z. B.: variköser Symptomenkomplex, örtliche Reizung (z. B. nach Infusionen).

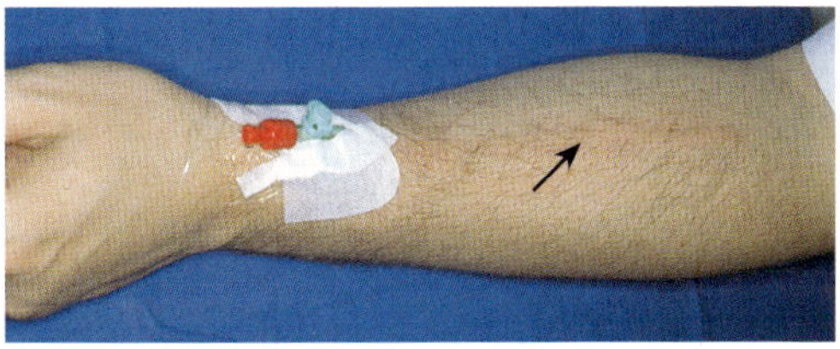

Thrombose
Prozess der Thrombusbildung in Gefäßabschnitten des Herz- und Kreislaufsystems. Ursachen: z. B. Bettlägerigkeit, Schock, arteriosklerotische Gefäßveränderungen.

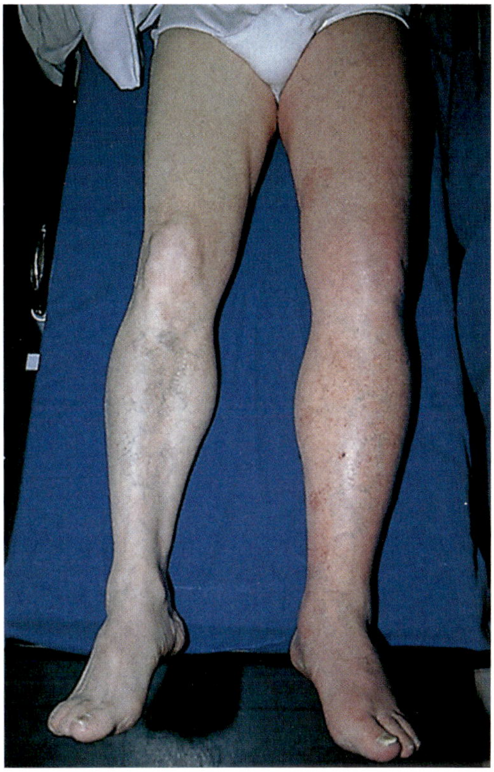

Thromboseprophylaxe
Alle Maßnahmen (z. B. Vermeiden längerer Bettlägerigkeit, Antithrombose-Strümpfe, Gabe von gerinnungshemmenden Medikamente) zur Verhinderung von ▸ *Thrombosen.*

Thrombosezeichen
Typische Zeichen einer Thrombose sind: Druckschmerz in Wade und/oder Fußsohle, Schwellung, evtl. Erwärmung, evtl. Rötung der betroffenen Stelle.

Thrombosierung
Prozess der Thrombusbildung in Gefäßabschnitten des Herz- und Kreislaufsystems. Ursachen: z. B. Bettlägerigkeit, Schock, arteriosklerotische Gefäßveränderungen.

Thrombus
Blutpfropf/Blutgerinnsel an der Venen- oder Arterienwand, verursacht durch die erhöhte Blutgerinnung im Gefäßsystem. Ursachen: z. B. Veränderungen der Blutbestandteile, der Blutströmungsgeschwindigkeit und der Gefäße (▸ *Virchow-Trias).*

Todesursachen
Auf dem Totenschein anzugebende Ursachen (z. B. Krankheiten, Leiden oder Verletzungen), die den Tod zur Folge hatten oder zum Tode führten.

Todeszeichen
Klinische Zeichen, die den Hirntod belegen. Die Einteilung erfolgt in:
- **sichere Todeszeichen:** Totenstarre am Unterkiefer, Totenflecken (hinter den Ohren, an abhängigen Körperpartien), Fäulniserscheinungen, Verwesungsgeruch, nicht mit dem Leben zu vereinbarende Verletzungen (z. B. Kopfabriss), Null-Linie im EEG, Kreislaufstopp in der A. vertebralis und A. carotis.
- **unsichere Todeszeichen:** Atemstillstand, Fehlen von Herz- und Pulsschlag, Totenblässe, Leichenkälte.

Toilettenstuhl
Fahrbarer Stuhl mit Öffnung in der Sitzfläche, die durch eine Sitzplatte abgedeckt ist. Armlehnen sind z. T. absenkbar. Unter der Sitzfläche kann ein ▸ ***Steckbecken*** eingeschoben werden. Die Defäkation kann entweder direkt auf dem Stuhl erfolgen oder das ▸ ***Steckbecken*** wird entfernt und der Patient wird mit dem Stuhl über die Toilette gefahren.

Toilettenstützgestell
eine über das Toilettenbecken zu stellendes höhenverstellbares Gestell aus Aluminium mit 4 Füßen und rutschfesten Gummistopfen (s. **Abb. S. 50,** S. 304). Indikationen: z. B. für ältere und behinderte Menschen zur Erleichterung der Toilettenbenutzung.

Tonus
Syn. Spannung; natürlicher Spannungs- oder Erregungszustand eines Gewebes / Muskels (Muskeltonus), oder des Blutgefäßsystems (Herz-, Gefäßtonus).

Totenflecken
Rötlich-zyanotische Flecken, die etwa eine Stunde nach dem Tod (post mortem) an abhängigen Körperpartien auftreten. Sie sind z. B. für die Bestimmung des Todeszeitpunktes von Bedeutung.

Totenkälte
Körpertemperatur zum Zeitpunkt des Todes, die in Abhängigkeit von z. B. Außentemperatur, Luftfeuchtigkeit, Bekleidung, mehr oder weniger schnell zur Abkühlung der Leiche führt. Auch die Totenkälte ist für die Bestimmung des Todeszeitpunktes von Bedeutung.

Totenstarre
Leichenstarre, Starrwerden der Körpermuskulatur, die 6 – 8 Stunden nach dem Tod am Kopf auftritt und über den Körper fortschreitet. Die Totenstarre entsteht durch Anhäufung von Säuren in der Muskulatur. Sie löst sich in gleicher Reihenfolge und ist nach ca. 48 – 96 Stunden beendet.

Trachealkanüle
Kanüle zum Offenhalten eines vorübergehenden oder endgültigen Luftröhrenschnitts (▸ ***Tracheotomie***). Die durch die Tracheotomie entstandene Öffnung nennt man Tracheostoma. Verschiedene Kanülenarten sind je nach Indikationsstellung gebräuchlich. Die Abbildung zeigt die verschiedenen Bestandteile einer Trachealkanüle aus Kunststoff. Der ▸ ***Cuff*** wird über den Zuleitungsschlauch mit Luft geblockt, der Cuffdruck muss kontrolliert werden. Das Kanülenschild liegt auf der Haut auf, daran wird das Kanülenbändchen zur Fixation der Kanüle um den Nacken angebracht. Das Kanülenschild ist über einen Mechanismus verstellbar, um es in der Tiefe individuell an die anatomischen Gegebenheiten des Patienten anzupassen. Weitere Trachealkanülen und Informationen zum Umgang mit einem Tracheostoma finden Sie auf S. 320 f.

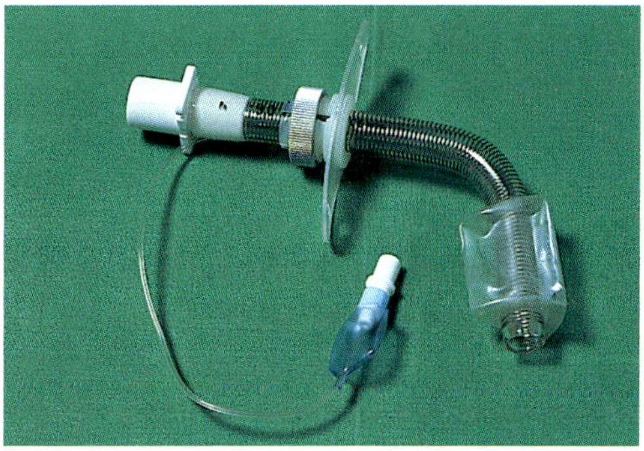

Tracheotomie
Syn. Luftröhrenschnitt; Eröffnung der Luftröhre im oberen Drittel zum Einführen einer ▸ ***Trachealkanüle***. Notwendig z. B. bei mechanischen Atemwegsverlegungen durch Fremdkörper, Schwellungen nach Insektenstich oder Verletzungen. Aufgaben der Pflegenden sind:
1. Vorbereitung der Materialien z. B. eine spezielle Punktionskanüle, 20 ml Spritze zur Blockung, Materialien zur Kanülenfixierung, Materialien zur ▸ ***Venenpunktion***, Medikamente zur Sedierung,
2. Überwachung der ▸ ***Vitalfunktionen***,
3. Assistenz des Arztes beim Durchführen der Maßnahme.

Transducer
Messfühler, in dem registrierte Biosignale (z. B. Blutdruckwerte) zunächst in eine elektrische Größe umgewandelt und dadurch auf z. B. einem Monitor als Kurve oder Digitalwert dargestellt werden.

Transfusionsbesteck
Überleitungssystem nach DIN aus Kunststoff mit einem Einstichdorn mit Verschlusskappe, verschließbare Belüftung mit Luftfilter, Tropfkammer mit speziellem Filter, Überleitungsschlauch, Anschlussstück mit Schutzkappe.

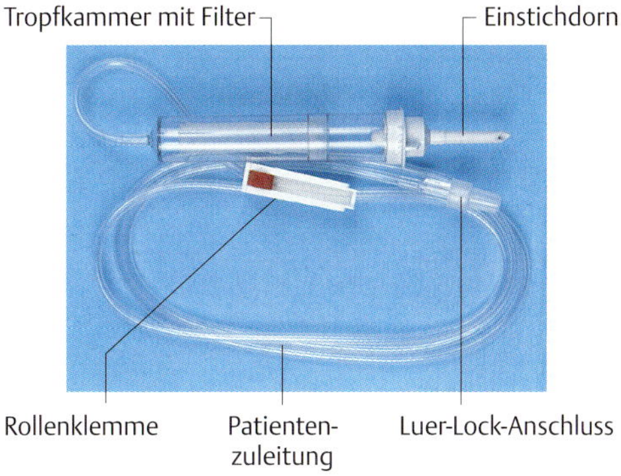

Transfusionsreaktion
Akute Gesundheitsstörung mit verschiedenen klinischen Symptomen (z. B. Kreuzschmerzen, Gesichtsrötung, Hämolyseschock, Nierenversagen), die durch eine ▸ ***Bluttransfusion*** ausgelöst wird. Ursachen: z. B. Verwendung von inkompatiblem Blut oder zu alter ▸ ***Blutkonserven***.

Transfusionsschaden
Oberbegriff für Gesundheitsstörungen, die aufgrund einer Bluttransfusion auftreten wie z. B. ▸ ***Hämolyse***, übertragene Infektionskrankheit, Allergie.

Transkutan
Syn. perkutan; durch die Haut hindurch.

Transparentverband
Atmungsaktive, wasserdampfdurchlässige und für Mikroorganismen undurchlässige Folie. Indikationen: z. B. Versorgung von kleineren Verbrennungen, Hautabschürfungen, OP-Wunden und sichere Fixaktion von zentralen oder peripheren Venenkathetern.

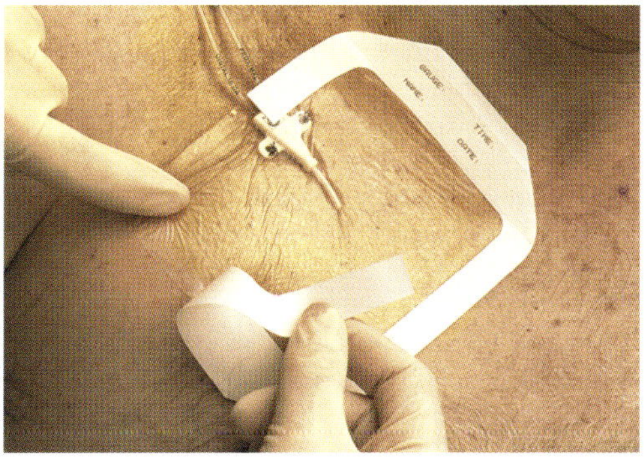

Transsudat
Zell- und eiweißarme (unter 3 %), klare Flüssigkeitsansammlung in Körperhöhlen mit einem ▸ ***spezifischen Gewicht*** von unter 1015. Im Gegensatz zum ▸ ***Exsudat*** (s. Abbildung dort) keine entzündliche Genese. Ursache: z. B. Stauungserguss bei Aszites oder Pleuraerguss.

Trauer
Gemütszustand mit depressiven Zügen. Trauer ist meist als Folge von gravierenden Verlusten wie z. B. Tod einer nahestehenden Person, Scheidung, Arbeitslosigkeit.

Tremor
Syn. Zittern; unwillkürliche, gleichförmige Bewegungen an umschriebenen Körperteilen (z. B. Finger, Hände, Augenlider, Zunge, Lippen), die mehr oder weniger rhythmisch ablaufen. Unterschieden werden:

- grob-, mittel- u. feinschlägigen Tremor,
- Ruhe- und Intentionstremor (verstärkt sich beim Nähern des Ziels).

Ursachen: z. B. Parkinson-Syndrom, Alkoholentzug.

Triggerung
Syn. Auslöser; z. B. Mechanismus (Vorgang oder Reiz), der eine Reaktion oder einen Vorgang auslöst („triggert").

Triggermechanismus
Vorrichtung am Herzschrittmacher, bei der ein vom Herzen des Patienten ausgelöster Impuls mit einer Verstärkung der Herzaktion beantwortet wird.

Trockensubstanz
Mineralische und organische Bestandteile eines Stoffes, die nach vollständigem Wasserentzug übrig bleiben. Trockensubstanzen werden unmittelbar vor Anwendung nach Herstellerangaben mit einem Lösungsmittel z. B. Aqua destillata oder isotonischer Kochsalzlösung aufgelöst.

Trokar
Fingerdickes Metallrohr mit einem zur Punktion notwendigen dreikantigen, spitz zulaufenden Dorn. Verwendet z. B. als Instrument zum Ablassen großer Ergüsse aus Körperhöhlen (s. **Abb. B.25**, S. 46).

Tröpfchengröße
Der Effekt einer Inhalation ist abhängig von der Tröpfchengröße (siehe Tabelle). Durch sie werden Eindringtiefe und Wirkungsort bestimmt.

Abhängigkeit von Tröpfchengröße und Wirkungsort

	Tröpfchengröße	Wirkungsort	Anwendung z. B.
Ultraschallverneblung	< 10 µm	Alveolen	Asthma bronchiale
	10 – 30 µm	untere Atemwege (Trachea, Bronchien)	Bronchitis, Asthma bronchiale
Dampfinhalation	> 30 µm	obere Atemwege (Nasen-, Mund- und Rachenraum)	verschiedene Erkältungskrankheiten

Tropfgeschwindigkeit
Berechnung der Geschwindigkeit bei Schwerkraftinfusionen. Die Tropfgeschwindigkeit wird über die Rollerklemme eingestellt. Dabei gilt: 20 Tropfen entsprechen 1 ml, 1 Tropfen pro Min. entspricht 3 ml pro Stunde (60 Tropfen). Bei Anordnung eines Gesamtvolumens, das der Patient erhalten soll und einer vorgegebenen Zeit für die Verabreichung des Volumens, lässt sich die Flussgeschwindigkeit folgendermaßen ermitteln:

$$\frac{\text{Infusionsmenge (ml)} \times 20\ \text{Tropfen/ml}}{\text{Infusionsdauer (Std)} \times 60\ \text{Min./Stunde}} = \frac{\text{Gesamttropfenzahl Tropfen}}{\text{Infusionsdauer/Min.}}$$

Beispiel: Der Patient soll in 24 Std. 2000 ml Infusionslösung bekommen.

Rechnung:

$$\frac{2000\ \text{ml} \times 20\ \text{Tropfen/ml}}{24\ \text{Std} \times 60\ \text{Min./Std.}} = \frac{40000\ \text{Tropfen}}{1440/\text{Min.}} = 27{,}7\ \text{Tropfen pro Min.}$$

Das bedeutet für eine Minute die Tropfen zählen und Geschwindigkeit einstellen, oder Berechnung, nach welcher Zeit jeweils ein Tropfen fallen muss. Dazu dividiert man:

$$\frac{60\ \text{Sek./Min.}}{27{,}7\ \text{Tropfen pro Min.}} = 2{,}16\ \text{Sek.}$$

Alle 2 Sek. etwa muss also ein Tropfen fallen. Die Förderrate ist nur relativ genau.

Die Tabelle gibt Auskunft über die Tropfenzahl pro Min. bei der Verabreichung von 100, 250, 500 und 1000 ml Infusionslösung.

Tropfenzahl pro Minute in Abhängigkeit von Zeit und Infusionsmenge

Zeit/Menge	100 ml	250 ml	500 ml	1000 ml
1 Std.	33 Tr.	83 Tr.	–	–
2 Std.	17 Tr.	42 Tr.	83 Tr.	–
3 Std.	11 Tr.	28 Tr.	56 Tr.	–
4 Std.	8 Tr.	21 Tr.	42 Tr.	84 Tr.
5 Std.	7 Tr.	17 Tr.	34 Tr.	68 Tr.
6 Std.	6 Tr.	14 Tr.	28 Tr.	56 Tr.
8 Std.	4 Tr.	10 Tr.	21 Tr.	42 Tr.
10 Std.	–	8 Tr.	17 Tr.	34 Tr.
12 Std.	–	7 Tr.	14 Tr.	28 Tr.
24 Std.	–	–	7 Tr.	14 Tr.

Turbohaler
Turbohaler enthalten Aerosole in Pulverform und funktionieren ohne Treibgas. Zur Anwendung s. S. 78.

Tupfer
Kugelförmig zusammengefalteter steriler oder unsteriler Verbandsmull. Indikationen: z. B. Abtupfen von Körpersekreten oder Auftragen einer Lösung.

U

Übelkeit
Syn. Nausea; Unwohlsein mit dem Gefühl erbrechen zu müssen. Dies ist ein Symptom fast aller gastroenterologischen und neurologischen Erkrankungen.

Überleitungskanüle
Hilfsmittel aus Kunststoff und zwei gleich langen, gegenüberliegenden Plastikspitzen (mit abnehmbaren Schutzkappen), die jeweils in die Stechampulle der Trockensubstanz und des Lösungsmittels gesteckt werden (S. 197 f). Indikationen: z. B. Überleiten eines Lösungsmittels in die Trockensubstanz (z. B. Antibiotika), Blutkonserve.

Uhrglasverband
Augenverband unter Verwendung einer Plexiglaskalotte. Indikationen: z. B. Schutz der Kornea vor Austrocknung, z. B. bei Lidschlussstörung.

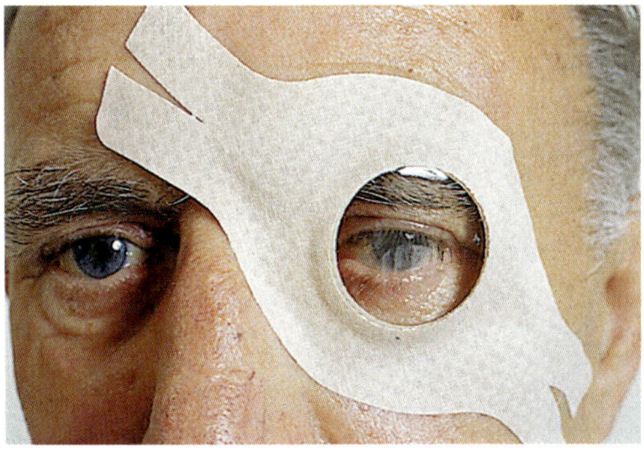

Ulcus cruris venosum
Syn. offenes Bein, Unterschenkelgeschwür; Hautdefekt im Bereich des Unterschenkels von unterschiedlicher Größe und Tiefe; oft mit Hautverhärtungen und -verfärbungen. Ursache: meist chronisch-venöse Insuffizienz.

Ultraschallvernebler
Technisches Gerät, bei dem die zu vernebelnde Flüssigkeit über einem Kristall in Schwingungen (über 20 000 Schwingungen pro Sek.) versetzt und so sehr fein zerstäubt wird.

Unterschenkelamputation
Abtrennung des Beins im Unterschenkelbereich unter Erhaltung eines funktionstüchtigen Stumpfs. Das Kniegelenk bleibt erhalten.

Untersuchungsröhrchen
Glasröhrchen zum Sammeln von Untersuchungsmaterialien z. B. Blut, Urin.

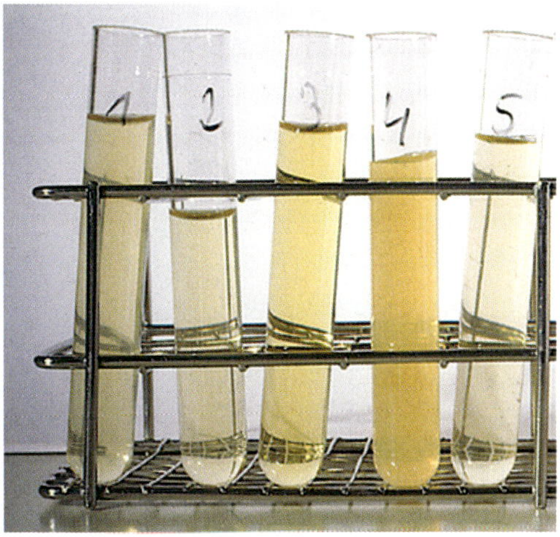

Urämie
Harnvergiftung, die im Endstadium einer ▶ ***Niereninsuffizienz*** auftritt. Klinische Symptome: z. B. ▶ ***Anurie*** und schneller Anstieg der Harnstoff- und Kreatinin-Werte im Serum, Blutdrucksteigerung, Bildung von ▶ ***Ödemen***, ▶ ***Erbrechen***, Durchfälle, urinöser Geruch (Foetor uraemicus), Verwirrtheit, motorische Unruhe, Koma. Ursachen: z. B. ▶ ***Intoxikationen***, hypovolämischer ▶ ***Schock***, ▶ ***Entzündungen***.

Urinauffangbeutel
Kunststoffbeutel für 2 l Inhalt mit Haltevorrichtungen, Graduierung zur Ausscheidungskontrolle und speziellem Entleerungsmechanismus (siehe Abbildung). Indikation: z. B. Anschluss an ein Urinalkondom oder einen Blasenkatheter, Blasenspülung.

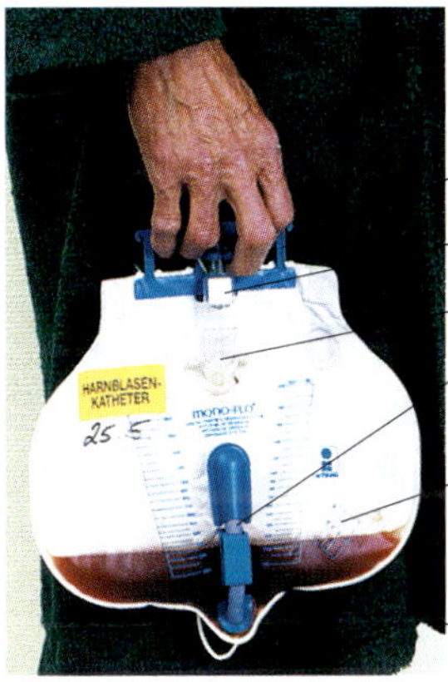

Urinbeimengungen
Normalerweise hat der Urin eine hellgelbe bis dunkelgelbe Farbe und ist klar. Durch verschiedene Krankheiten kann der Urin Beimengungen enthalten:
- **Lithurie:** Harnsteine gehen im Urin ab,
- **Makrohämaturie:** blutige Verfärbung des Urins (s. Abbildung), die etwa ab 1 ml Blut pro 1 l Urin mit bloßem Auge (makroskopisch) erkennbar ist. Ursachen: z. B. Harnröhren-, Blasen- oder Nierenblutung,
- **Proteinurie:** Eiweißausscheidung im Urin. Ursachen: z. B. Glomerulonephritis, Pyelonephritis,
- **Pyurie:** Ausscheidung von eitrigem Harn mit Nachweis von Leukozyten und Bakterien im Urinsediment. Ursachen: z. B. Entzündungen der ableitenden Harnwege oder der Genitalorgane,
- **Bilirubinurie:** erhöhte Ausscheidung von direktem Bilirubin im Harn. Der Urin hat eine bierbraune Farbe (▶ *Urinfarbe*) und bildet einen gelben Schaum beim Schütteln. Ursachen: z. B. Verschlussikterus, Virushepatitis.

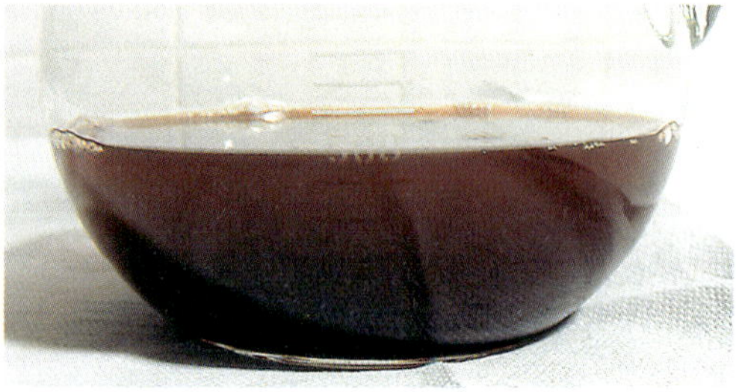

Urinbeobachtung

Regelmäßige Beobachtung des Urins bzw. die Anleitung des Patienten zur Selbstbeobachtung auf ▸ ***Urinbeimengungen***, ▸ ***Urinfarbe***, ▸ ***Uringeruch*** und ▸ ***Urinmenge***. Dazu gehört auch die Beobachtung der Häufigkeit des Wasserlassens. Normal sind 4 – 6 Miktionen/Tag. Pollakisurie bezeichnet einen häufigen Harndrang, wobei jeweils nur kleine Mengen Urin ausgeschieden werden. Ursachen: z. B. Blasenentzündung. Nykturie bezeichnet das nächtliche Wasserlassen. Ursachen: z. B. Herzerkrankungen.

Urinfarbe

Farbe des Urins, die ernährungs- und flüssigkeitsbedingt hellgelb bis dunkelgelb ist. Veränderungen können auftreten:

- rötlich/fleischwasserfarben bis trüb = Makrohämaturie (z. B. Blutungen),
- bierbraun mit gelben Schüttelschaum = Bilirubinurie (z. B. Lebererkrankungen),
- schlierig, flockig, trüb = Pyurie (z. B. Entzündungen im Urogenitalsystem).

Uringeruch

Syn. Foetor uraemicus; typischer Geruch des Urins, der durch gelöste Spuren von Ammoniak und Harnsäure entsteht. Veränderungen können auftreten:

- übelriechend, scharf = bakterielle Infektion der Harnwege,
- obstartig, säuerlich = Störung des Kohlenhydratstoffwechsel (Diabetes mellitus),
- übelriechend, faulig = z. B. Blasentumor.

Urinmenge

Normal ist eine tägliche Ausscheidungsmenge bis 2000 ml. Verschiedene Erkrankungen können zu Veränderungen führen:

- ▸ ***Anurie:*** fehlende Harnproduktion und/oder -ausscheidung (z. B. durch Blasensteine, Niereninsuffizienz),
- ▸ ***Oligurie:*** die Harnproduktion und/oder -ausscheidung ist vermindert (< 500 ml, z. B. durch schweren Durchfall),
- ▸ ***Polyurie:*** erhöhte Harnproduktion bis zu 10 l täglich z. B. durch Diabetes insipidus.

Urinprobenbecher

Gefäß aus Polyethylen zum einmaligen Gebrauch. Indikation: z. B. Sammeln von Urin zur Urinprobe.

Urinschnelltests

Speziell präparierte Teststreifen für Harntests mit qualitativer oder quantitativer Aussagekraft über die Beschaffenheit des Urins. Z. B. zum Nachweis von Leukozyten, Eiweiß, Blut, Glukose, Urobilinogen, Bilirubin, Ketonkörperchen und Bestimmung des pH-Werts. Durchführung: Schnellteststreifen aus Originalbehälter entnehmen, in die Urinprobe so eintauchen, dass alle Testfelder mit Urin benetzt sind und ohne Berührung abtropfen lassen. Farbreaktion nach Beachten der vom Hersteller angegebenen Zeit mit Farbskala vergleichen und bewerten.

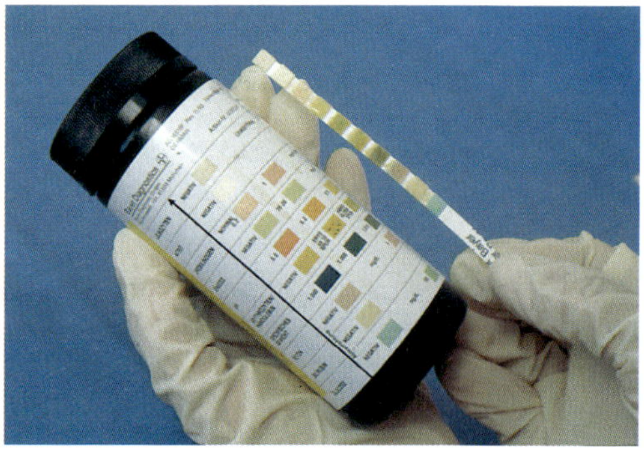

Urostoma

Harnleiter, der operativ z. B. in die Bauchdecke eingepflanzt wird. Indikation: z. B. Blasentumore.

Urostomiebeutel

Stomabeutel mit Rückflusssperre und Bodenauslass. Indikation: z. B. als Auffangbeutel für Urin zur Versorgung eines ▸ ***Urostomas***.

V

Vacutainer

System zur ▸ ***Blutentnahme***. Blutentnahmeröhrchen in verschiedenen Größen und Farben für verschiedene Blutuntersuchungen. Vorgehen: Spezialkanüle wird in einen Halter geschraubt und Vene punktiert. Anschließend wird das Röhrchen in den Halter geschoben und durchgedrückt. Dabei durchsticht die Spezialkanüle die Gummimembran des Verschlusssystems, das Sicherheitsventil öffnet sich und das Vakuum des Röhrchens bewirkt die Blutaspiration. Farbmarkierung:

- Plasmaröhrchen (grün) mit Trenngel für Plasmaanalyse (**a**),

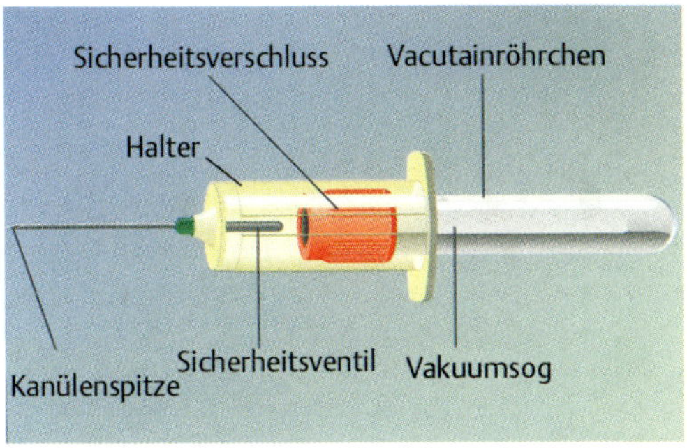

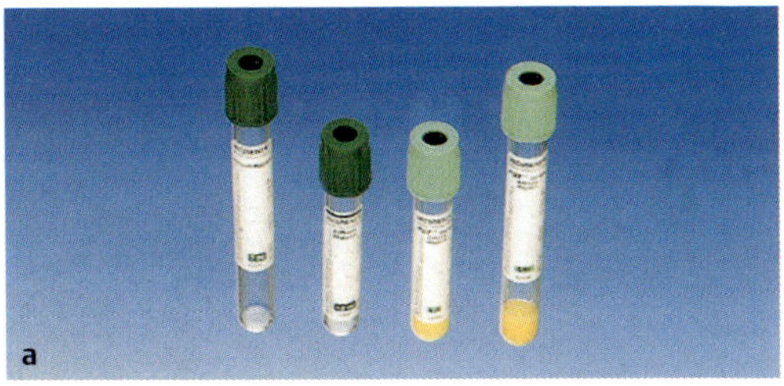
a

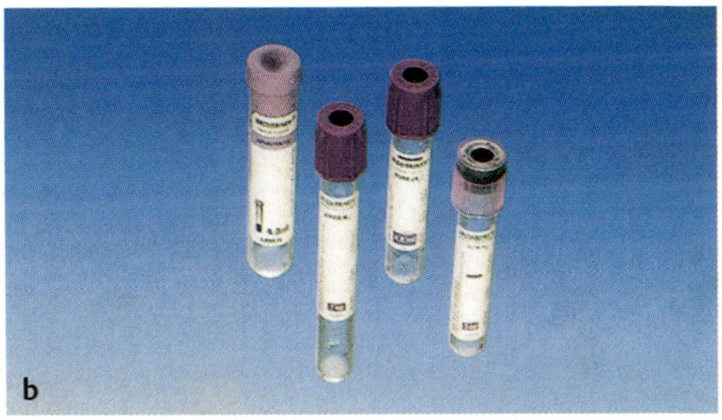
b

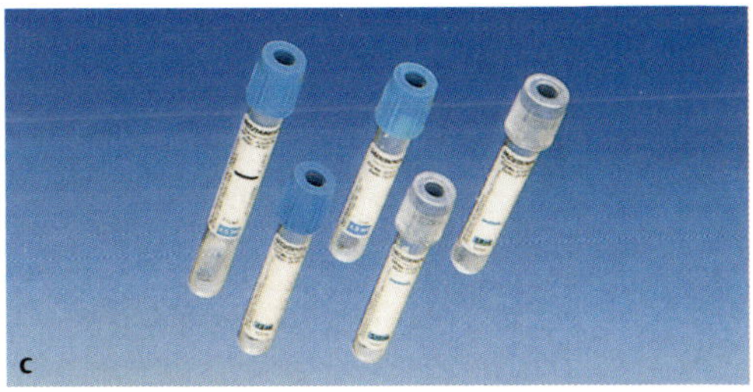
c

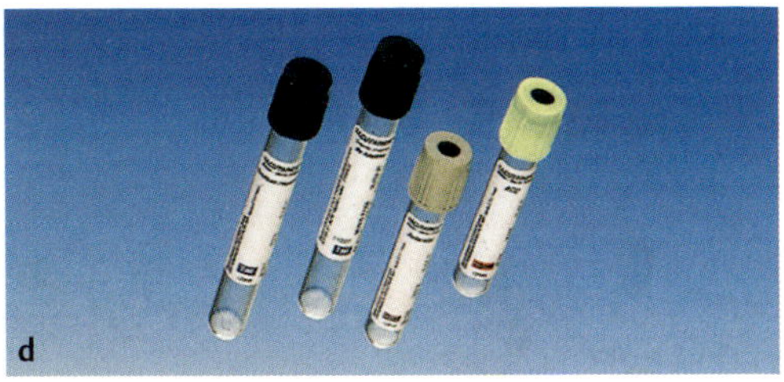
d

- Blutbildröhrchen (lila) mit EDTA für Blutbildanalyse (**b**),
- Gerinnungsröhrchen (blau) mit Zitrat für Gerinnungsanalyse (**c**) und Spurenelementeröhrchen (dunkelblau),
- für Glukose und Laktat (grau),
- Blutgruppe (gelb) (**d**).

Vagusreizung

Durch den Magenschlauch wird der Vagusnerv mechanisch erregt. Dadurch kommt es zum reflektorischen Absinken von Herzfrequenz und Blutdruck.

Varikosis

Ausgeprägte Bildung von Krampfadern (Varizen). Schlauch- oder knotenförmig veränderte oberflächliche Venen. Ursachen: oft angeborene, familiär gehäufte Bindegewebsschwäche, angeborene Venenklappeninsuffizienz, Folgeerscheinung nach Phlebothrombose. Therapie: Varizenverödung bzw. Varizenstripping.

Vaseline

Aus Petroleum gewonnenes mineralisches Fett zur äußerlichen Anwendung. Indikationen: z. B. Salbengrundlage, Gleitmittel.

Vena-cava-Kompressionssyndrom

Kompression der unteren Hohlvene (Vena cava inferior) durch den Uterus in der Spätschwangerschaft, besonders in Rückenlage. Dadurch werden der venöse Rückstrom und die Auswurfleistung des Herzens reduziert sowie reaktiv die Durchblutung des Uterus. Als Folge treten Anzeichen des hypovolämischen Schocks auf mit Blutdruckabfall, Pulsanstieg, Blässe und Schweißausbruch. Leichte Formen dieser Symptome treten bei vielen Schwangeren am Ende der Schwangerschaft auf. Therapie: Lagerung auf die linke Seite.

Venenkatheter

Flexibler, steriler Katheter aus Polyurethan mit Führungsdraht und Venenpunktionskanüle. Indikationen: z. B. Infusionstherapie (S. 138 f), zentrale Venendruckmessung (S. 391 f).

Venenpunktion

Einstechen unter aseptischen Bedingungen mittels Injektionsspritze oder Venüle in eine Vene (S. 53 f). Die Durchführung durch den Arzt oder einer ausgebildeten Pflegeperson ist an die Einwilligung des Patienten gebunden.

Venenthrombose

Thrombotischer Verschluss oberflächlicher oder tiefer Venen mit lokaler Entzündung. Die betroffene Vene ist leicht geschwollen und gerötet. Ein derber und druckempfindlicher Venenstrang ist sicht- bzw. tastbar.

Venenverweilkanüle
Syn. Viggo oder Braunüle; ca. 20 – 50 mm große Kunststoffkanüle in verschiedenen Größen mit innen liegendem Stahlmandrin zur Punktionserleichterung, einer Zuspritzpforte mit Verschlusskappe, zwei Fixationsplatten und einer Hohlkammer für Blutrückfluss und einem Luer-Lock-Ansatz zum Anschluss einer Infusion. Wenn keine Infusionen laufen, kann die Kanüle mit einem ▸ ***Mandrin*** abgestöpselt werden, um das Verstopfen durch Blutgerinnsel zu vermeiden. Verschiedene Indikationen: z. B. gesicherter venöser Zugang zur Infusions- oder Medikamententherapie. Zum Verbandwechsel s. S. 360 f.

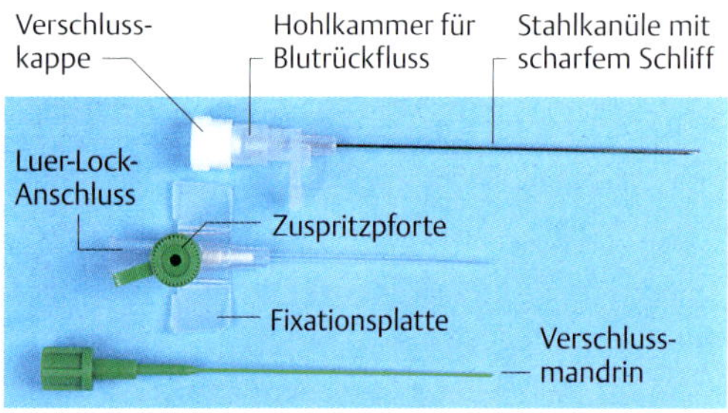

Venöser Zugang
Einbringen einer ▸ ***Venenverweilkanüle*** in eine Vene. Indikationen: z. B. Applikation von Medikamente, Infusionstherapie.

Venotonometer
Messsystem bestehend aus einer Messlatte mit einer Graduierung in Zentimetern, 2 Halteklammern für einen Messschlauch und einem ausklappbaren Pfeil zur Justierung der Messlatte auf den ▸ ***Nullpunkt*** am Thorax des Patienten. Die Messlatte wird an einem Infusionsständer befestigt.

Ventilation
Syn. Belüftung; Effekt der physiologischen Atmung mit dem Transport von Sauerstoff aus der Umgebungsluft in die Lungenbläschen (Alveolen) und den Abtransport von Kohlendioxid.

Ventilationsstörung
Verminderung der Lungenventilation. Man unterscheidet:

- **obstruktiv:** die Ausatmung ist durch eine Einengung der kleinen Bronchien bzw. Bronchiolen behindert. Ursachen z. B. Spasmus, Schleimhautschwellung,
- **restriktiv:** die Ventilation ist durch eine begrenzte oder verminderte Lungendehnbarkeit behindert, z. B. durch eine Lungenfibrose.

Ventrikel
Syn. Herzkammer.

Verbandklammer
Klammern zur Befestigung von Bindenverbänden. Zwei Metallplättchen mit Aussparungen und jeweils zwei spitzen Häkchen an der Unterseite, die mit einem Gummiband von ca. 2 cm miteinander verbunden sind.

Verbandmull
Mullgewebe aus gebleichtem, geruchlosem, gereinigtem, saugfähigem, unsterilem und lockermaschigem Baumwollgewebe.

Verbandschere
Abgewinkelte Schere mit einer abgerundeten Spitze an der unteren Schneide. Dadurch werden Verletzungen der Haut beim Aufschneiden von Verbänden vermieden.

Verbandvisite
Spezielle Visite zum Verbandwechsel auf chirurgischen Stationen.

Verbandwagen
Fahrbarer Transportbehälter mit Ablagefläche und der Möglichkeit zur Aufbewahrung der für einen Verbandwechsel notwendigen sterilen und unsterilen Materialien.

Verfilzung
Verhaken langer Haare durch Zusammenziehen und Verlust der Elastizität. Ursache: z. B. ungenügende Haarpflege.

Verspannungen
Syn. Muskelhartspann; reflektorischer Dauerkrampf eines quer gestreiften Muskels. Ursachen: z. B. einseitige Belastungen und Fehlhaltungen.

Vibrationsmassage
Gezielte Massage, die durch einen Vibrator oder durch Zitterbewegungen der Fingerspitzen oder flachen Hand erzeugt werden.

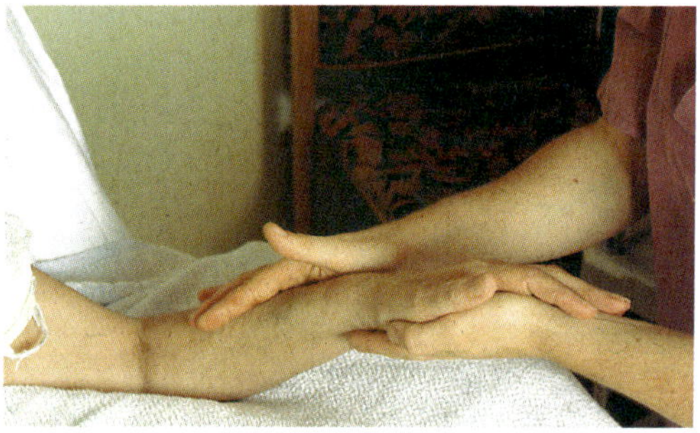

Vibrieren

Mit einem Massagegerät, das Rüttelbewegungen durchführt (Stärke verstellbar) wird der Brustkorb von der Lungenspitze zum Lungenhilus abgefahren. Dies hat einen stärkeren Effekt als das ▸ ***Abklopfen***.

M Wo nicht abgeklopft werden darf, darf auch nicht vibriert werden.

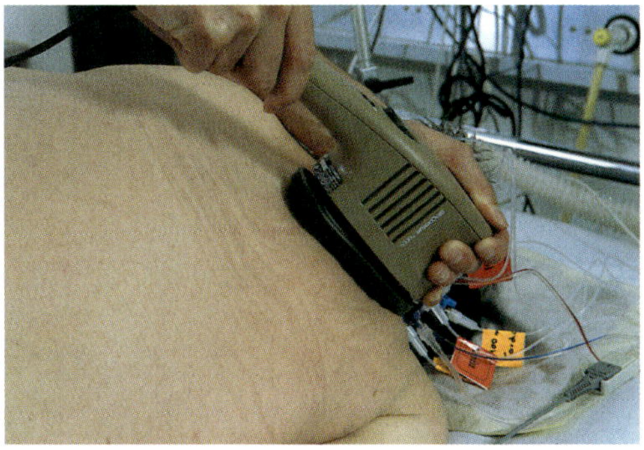

Vigilanz

Bewusstseinshelle, Wachsamkeit; Aktivitätszustand des ZNS, mit der Bereitschaft, auf geringe Umweltänderungen oder Reize zu reagieren.

Virchow-Trias

Entstehungsmechanismus einer ▸ ***Thrombose*** durch die 3 Faktoren: venöse Stase, Endothelschädigung, Erhöhung der Blutgerinnbarkeit. Ursachen: z. B. Herz- und Kreislauferkrankungen, Störungen der Blutgerinnung, mangelnde Bewegung.

Vitalfunktionen

Syn. Vitalzeichen; Sammelbegriff für die lebenswichtigen Körperfunktionen wie z. B. Atmung, Puls (S. 251 f), Blutdruck (S. 55 f), Bewusstsein (S. 38 f) und Ausscheidungen (S. 298 f u. S. 332 f).

Vitalzeichenkontrolle

Regelmäßige oder unregelmäßige Überwachung der lebenswichtigen Körperfunktionen (z. B. Atmung, Kreislauf, Bewusstsein).

Volumenersatzmittel

Mittel zum Ersatz eines Flüssigkeitsmangels. Infusionslösungen z. B. kristalloide (elektrolythaltige) und kolloidale Lösungen, Blut und Blutderivate; Plasmaersatzmittel und Plasmaexpander zum Ersatz eines Flüssigkeitsmangels. Indikationen: z. B. Blutungen, Verbrennungen, Plasma- oder Wasserverlust nach Durchfällen oder Erbrechen, Ileus.

W

Wahrnehmung

Sammelbezeichnung für die Aufnahme und Verarbeitung von Informationen aus der Umwelt oder aus dem Körperinneren.

Wandspender

Gerät an allen Handwaschplätzen und Patientenzimmern zur portionsweisen Abgabe z. B. von Waschlotion und ▸ ***Desinfektionsmittel***.

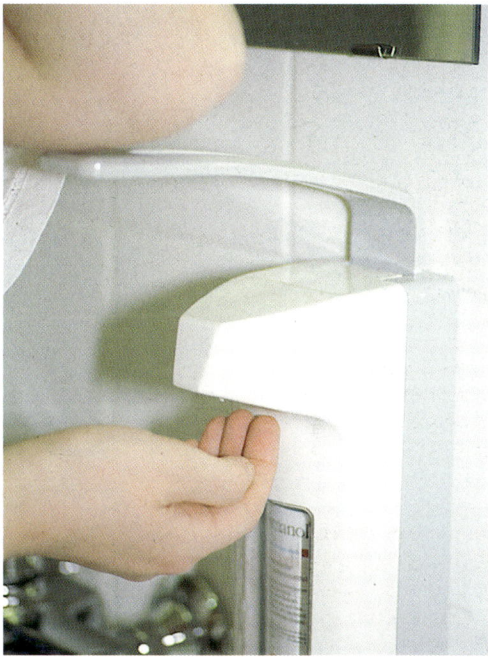

Wärmflasche

Gummihohlbehälter mit Schraubverschluss, der aus einer glatten bzw. einseitig oder zweiseitig lamellierten Oberfläche besteht und mit warmem Wasser gefüllt wird. Indikation: z. B. Wärmezufuhr zur Entspannung und Beruhigung.

Wasserdampf

Gasförmige Phase von Wasser.

Wehen

Kontraktionen der Gebärmutter, die den Geburtsvorgang vorbereiten (Senkwehen, Vorwehen), begleiten (Eröffnungswehen), beenden (Austreibungs- oder Presswehen) sowie zur Ablösung der Plazenta führen (Nachgeburtswehen).

Wehenhemmung
Syn. Tokolyse; künstliches Aufheben der Wehentätigkeit durch Gaben gebärmuttererschlaffender Mittel (Tokolytika). Indikation: z. B. drohende Frühgeburt.

Wehenschwäche
Fehlen von Wehen oder ihr zu schwaches oder zu kurzes Auftreten während der Geburt. Ursachen: z. B. Ermüdungsschwäche der Gebärmuttermuskulatur, Geburtshindernisse.

Wickel
Hydrotherapeutische Anwendung bei der ein Körperabschnitt in ein feuchtes inneres Tuch und ein äußeres trockenes Tuch eingehüllt wird. Sie werden nach dem eingewickelten Körperteil benannt (z. B. Hals-, Brust-, Leib-, Wadenwickel).

Windel
Direkt am Körper getragenes aufsaugendes Hilfsmittel mit einer wasserundurchlässigen Schutzschicht an der Außenseite. Die Windel dient der Aufnahme von Stuhl und Urin. Es wird unterschieden zwischen Höschenwindeln (Windeln, die einfach umgelegt und an der Seite mit einer Klebefolie verschlossen werden), Wickelfolien (Folien mit einer eingelegten Vlies- und/oder Mullwindel) und Gummihöschen (Babyslips) mit einer eingelegten Vlies- und/oder Mullwindel. Indikationen: z. B. Störung der Kontrolle über den Schließmuskel, Inkontinenz.

Wirkstoffe
Elemente und Verbindungen, die in den Lebensprozess des Organismus eingreifen und eine pharmakologische Wirkung auslösen.

Wirkung
z. B. durch Arzneimittel oder Massagen ausgelöste Veränderungen im menschlichen Körper.

Woodbridge-Tubus
Syn. Spiraltubus; in der Tubuswand ist eine Metallspirale integriert, durch die der Tubus flexibel ist und nicht abknicken kann. Indikationen: z. B. Operationen am Kopf wie z. B. in der Augenheilkunde, in der HNO-Heilkunde oder in der Mund-Kiefer-Gesichtschirurgie.

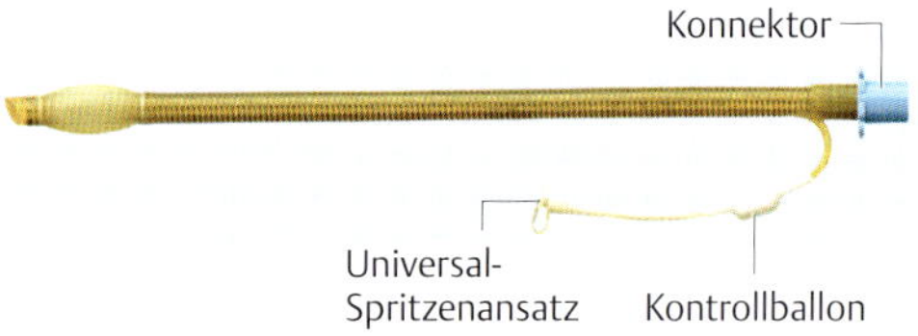

Wundabstrich
Mit Hilfe eines sterilen Abstrichtupfers, eines sterilen scharfen Löffels oder einer sterilen Spritze wird bei infizierten Wunden zum Erregernachweis Untersuchungsmaterial entnommen. Wundabstrich am besten während der Wundbehandlung vornehmen, evtl. Mundschutz tragen (z. B. bei Erkältungen). Für den Abstrich Wundverband entfernen, ohne Desinfektion Wundbelag mit Abstrichtupfer oder scharfem Löffel aus der Tiefe der Wunde entnehmen und direkt in das Untersuchungsröhrchen geben. Besser geeignet für den Erregernachweis ist die Punktion von ca. 1 ml Wundsekret (z. B. Eiter) mit Spritze und Kanüle. Untersuchungsröhrchen umgehend ins Labor bringen oder im Kühlschrank bei 4 – 6 °C zwischenlagern.

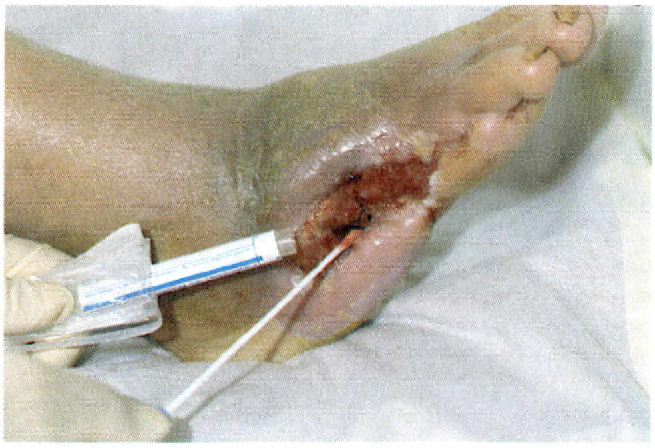

Wundantiseptik
Behandlung von Wunden mit Antiseptika (desinfizierende Substanzen) oder Antibiotika, um eine Keimarmut zu erzielen. Die Anwendung erfolgt nach Arztanordnung. Indikationen: Förderung der ▸ ***Wundheilung*** z. B. bei infizierten Wunden.

Wundbelag
Auflagerungen aus Wundsekret (z. B. Krusten, Blut, Eiter und nekrotisches Gewebe), die eine Wunde bedecken.

Wundgaze
Nicht haftende Wundauflage mit Gitterstruktur, teilweise mit Fett oder mit Wirkstoffen (z. B. antiseptische Substanzen) imprägniert.

Wundheilung
Die Heilung von Wunden verläuft in Phasen, die sich überlappen und durch charakteristische morphologische Veränderungen gekennzeichnet sind. Häufig werden drei Phasen unterschieden:
- **Exsudationsphase:** Wunde wird gereinigt,
- **Granulationsphase:** es bildet sich neues Granulationsgewebe bildet,
- **Epithelisierungsphase:** Wunde verschließt sich.

Wundheilungsstörung
Sammelbegriff für alle Beeinträchtigungen der ▸ ***Wundheilung** z. B. durch* ▸ ***Wundinfektionen*** oder mangelhafte Regenerations- und Reparationsleistungen (z. B. Serom- oder Hämatombildung, auseinanderklaffende Wundränder durch Druck oder Zug [Wunddehiszenz], Fehler in der Wundbehandlung). Solche Wunden heilen nicht primär, sondern sekundär (verzögert).

Wundinfektion
Besiedelung einer Wunde mit Krankheitserregern. Symptome: u. a. Rötung, Schwellung, Druckschmerzhaftigkeit, eitrige Absonderung, evtl. Temperaturanstieg, Anstieg der weißen Blutkörperchen (Leukozytose).

Wundkissen mit Saug-Spül-Körper
Das mit Ringer-Lösung getränkte Kissen gibt kontinuierlich Flüssigkeit in die Wunde ab. Dadurch werden Nekrosen aufgeweicht und abgelöst. Gleichzeitig wird Wundexsudat in den Saugkörper aufgenommen und gebunden. Dies beruht darauf, dass der Saugstoff Polyacrylat eine größere Neigung für das proteinhaltige Wundsekret als für die Ringerlösung hat. Dadurch wird diese aus dem Wundkissen verdrängt und in die Wunde abgegeben (Saug-Spül-Effekt).

Wurmeier
Bei Verdacht auf Wurmbefall kann ein einfacher Test die Wurmeier nachweisen. Dazu den Patienten seitlich lagern, Einmalhandschuhe anziehen und Gesäßhälften auseinander ziehen. Dann eine Klebefolie (z. B. Tesastreifen) direkt auf den Anus kleben. Die in der Analregion abgelegten Eier bleiben darauf haften. Der Teststreifen wird am Abend angelegt und am Morgen entfernt, anschließend mit den Patientendaten auf den vorbereiteten Objektträger geklebt und rasch ins Labor zur Untersuchung gebracht.

Z

Zahnpflege
Dazu zählen alle Maßnahmen z. B. Reinigen von Zähnen und Zahnprothesen, Spülen und Feuchthalten der Mundschleimhaut, Beobachtung der Zähne und des Zahnhalteapparates. Dient zur Vorbeugung oder Minderung von Schädigungen der Zähne, zur Erhaltung der Kautätigkeit und zur Gewährleistung einer beschwerdefreien Nahrungsaufnahme. Sollte regelmäßig (z. B. nach jeder Mahlzeit) durchgeführt werden (s. S. 207 f).

Zahnprothese
Aus körperfremdem, unbelebtem Material hergestelltes Zahnersatzstück (s. S. 208 f).

Zahnschmelz
Äußerste Schicht des Zahnes.

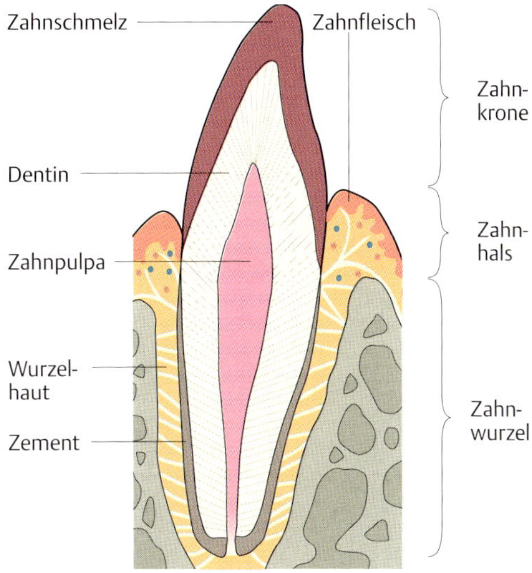

Zahnstein
Harte Ablagerungen der Kalziumsalze in Verbindung mit Nahrungsresten und Mikroorganismen, die auf den Zähnen aufsitzen und zur Entwicklung der ▸ ***Karies*** führen.

Zentraler Venendruck
Abk. ZVD; Druck im klappenlosen oberen Hohlvenensystem, das durch einen zentralen Venenkatheter (ZVK) gemessen wird. Die Technik, wie der ZVD bestimmt wird, wird auf S. 391 f beschrieben.

Zentralisation des Kreislaufs
Stadium des ▸ ***Schocks*** mit Engstellung der Gefäße als Sicherungsmaßnahme des Körpers für die Durchblutung lebenswichtiger Organe.

Zeruminalpfropf
Ansammlung von Zerumen (Ohrschmalz, gelblich-bräunliche Absonderung des äußeren Gehörgangs), die bei vollständigem Gangverschluss zu Schwerhörigkeit, pulsierenden Ohrgeräuschen und Schwindel führt. Ursache: z. B. mangelnde Ohrenpflege.

Zervikalsyndrom

Halswirbelsäulen-Syndrom; je nach Lokalisation tritt eine Spinalnervenwurzelreizung und/oder Irritationen von Rückenmarksträngen mit klinischen Symptomen wie z. B. Blasenstörungen, dumpfe Schmerzen in der unteren Körperhälfte und Sensibilitätsstörungen auf. Ursachen: z. B. Halswirbelsäulenerkrankungen, -verletzungen, akuter Bandscheibenprolaps.

Zinkleimverband

Halbfester ▸ ***Kompressionsverband*** aus Zinkleimbinden. Indikationen: Unterschenkelvarikose, Kompressionsverband bei Schwellungszuständen am Unterschenkel.

Zirkulärverband

Bindenverband, der aus einfachen Kreisgängen (zirkulär: kreisförmig) besteht. Mit einer Kreistour wird jeder Verband begonnen, um den Bindenanfang zu befestigen.

Zitratblut

Venenblut, bei dem z. B. 1 Teil Trinatriumzitratlösung mit z. B. 9 Teilen Blut vermischt wurde. Indikation: z. B. Aufhebung der Blutgerinnung für laborchemische Untersuchungen wie BSG.

Zungenbelag

Belag des Zungenrückens z. B. als grau-weißlicher Belag bei Soorinfektion durch mangelhafte Mundpflege oder bei Abwehrschwäche des Patienten. Ein schwer abwischbarer Belag deutet auf eine Pilzinfektion hin.

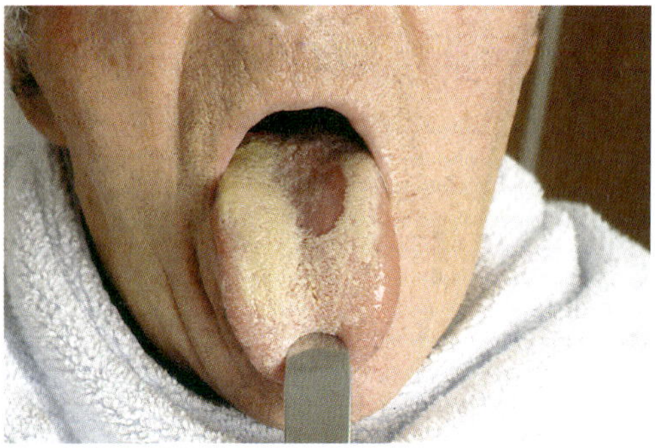

Zwangsmaßnahmen

Maßnahmen (z. B. Fixierung, Zwangsernährung, Isolierung, Medikamentengabe), die eine erhebliche Einschränkung der Persönlichkeit des Betroffenen darstellen. Indikation: z. B. Schutz des Patienten vor Selbst- oder Fremdgefährdung.

Zwangsunterbringung

Aufnahme eines Patienten gegen seinen Willen in die geschlossene psychiatrische Abteilung eines Krankenhauses nach richterlichem Beschluss. Indikation: z. B. Selbst- oder Fremdgefährdung.

Zyanose

Syn. Blausucht; Haut, Schleimhäute und Fingernägel sind bläulich verfärbt, wenn ca. $^1/_3$ des Gesamthämoglobins nicht mehr ausreichend mit Sauerstoff gesättigt ist. Ursachen: z. B. Gasaustauschstörungen der Lungen, Herz-Kreislauf-Störungen.

Zyanotisch

Mit einer Zyanose einhergehend, bei der Haut, Schleimhäute und Fingernägel bläuliche verfärbt sind. Ursachen: z. B. Gasaustauschstörungen der Lungen, Herz-Kreislauf-Störungen.

Zytostatika-Notfallset

Individuell zusammengestelltes Set bestehend aus Handschuhen, Mundschutz, ▸ ***Schutzbrille***, saugfähigen Einmaltüchern und Abwurfbeuteln zur Beseitigung von Zytostatikaresten nach z. B. Verschüttung.

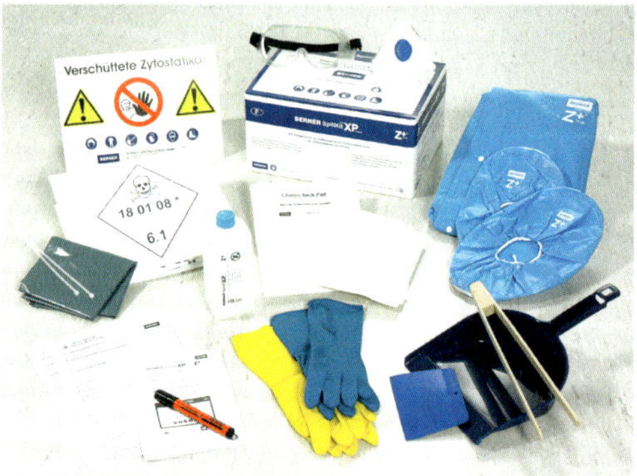

Abbildungsverzeichnis

Wir danken folgenden Firmen für ihre freundliche Unterstützung bei der Bereitstellung von Bildmaterial bzw. von Grafikvorlagen:

Absauggerät. Dräger Medizintechnik GmbH, Lübeck
Absaugkatheter. pfm Produkte für die Medizin AG, Köln
Knöpfhilfe. ORTOPEDIA GmbH, Kiel
Portkanüle. Vygon GmbH & Co. KG, Aachen
Schutzbrille (**A.4**). 3 M Deutschland GmbH, Neuss
Sicherheitsbox. Berner International GmbH, Elmshorn
Sicherheitswerkbank. Berner International, Elmshorn
Strumpfanzieher. ORTOPEDIA GmbH, Kiel
Transparentverband. 3 M Deutschland, Neuss
Augenprothese (**A.9**). F. AD. Müller Söhne, Wiesbaden
Glasauge. Augenprothetik Lauscha GmbH, Lauscha
Beatmungsbeutel. Gottlieb Weinmann, Geräte für Medizin und Arbeitsschutz GmbH+Co., Hamburg
Oropharyngealtuben. Rüsch GmbH, Kernen
Bedside-Test (**B.13**). Biotest AG, Dreieich
Blutgruppendokumentationskarte (**B.14a**). Biotest AG, Dreieich
Auswertung der Blutgruppenverträglichkeit (**B.14b**). Grafik nach Vorlage von Biotest AG. Dreieich
Bettenwagen. Hupfer Metallwerke, Coesfeld
Patientenbett. Wissner-Bosserhoff, Wickede
Blasenkatheterismus (**B.22**). Grafiken nach Vorlagen von Paul Hartmann AG, Heidenheim
Selbstkatheterismus (**B.23, B.24**). Hollister Incorporated, Unterföhring
Urinentnahme. Sarstedt AG & Co., Nümbrecht
Blasenkatheter. Tyco Healthcare Deutschland GmbH, Neustadt/Donau
Katheter zur Blasenspülung. Rüsch GmbH, Kernen
Blutentnahme (**B.34c,d**) Sarstedt AG & Co., Nümbrecht
Butterfly. Sarstedt AG & Co., Nümbrecht
Kanüle. Sarstedt AG & Co., Nümbrecht
Monovette. Sarstedt AG & Co., Nümbrecht
Vacutainer Systems. Becton Dickinson GmbH/Heidelberg
Blutsenkung (**B.42, B.43**). Materialien. Sarstedt AG & Co., Nümbrecht
Rollstuhlauflage (**D.2**). Ortopedia GmbH, Kiel
Fersenschutz (**D.6**). Aurelia medical Handel GmbH/Baden-Baden
Füllungszustand Dosieraerosol (**D.8**). Grafik nach Vorlage Glaxo Wellcome GmbH & Co., Hamburg
Fixateur externe (**D.12, D.13**). Stryker Howmedica, Mühlheim an der Ruhr
T-Drainagen (**D.16**). Rüsch GmbH, Kernen
Thoraxdrainage (**D.18**). Tyco Healthcare Deutschland GmbH, Neustadt/Donau
Darmrohr (**E.4**). Rüsch GmbH, Kernen
Ess- und Trinkhilfen (**E.17a,d**). Ortopedia GmbH, Kiel
Pflegebecher (**E.17b**). Transatlantic Stolpe & Co. mbH/Neu-Anspach
Schneidbrett (**E.17c**). Meyra, Wilhelm Meyer, Vlotho
Fixierungssystem (**F.3, F.4**). Segufix-Bandagen, Jesteburg
Kopfwaschwanne (**H.1**). Meyra, Wilhelm Meyer GmbH & Co. KG, Vlotho
Defibrillator (**H.6**). Riedel&Schulz Medizintechnik, Güterfelde
Fäkalkollektor (**I.19**). Hollister Incorporated, Unterföhring
Analtampons. MED.SSE-System GmbH, Fürth
Inkontinenzmaterial. Paul Hartmann AG, Heidenheim
Cuffdruckmesser (**I.25**). Rüsch GmbH, Kernen
Magiltubus. Rüsch GmbH, Kernen
Oxfordtubus. Rüsch GmbH, Kernen
Woodbridgetubus. Rüsch GmbH, Kernen
Ernährungssonde (**M.1**). Fresenius AG, Bad Homburg
Messlöffel (**M.23**). Bürkle GmbH, Lörrach
Hörgeräte (**O.5, O.6**) Starkey Laboratories (Germany) GmbH, Norderstedt
PCA-Pumpe (**P.1**). Smiths medical Deutschland, GmbH, Kirchseeon
Schmerztagebuch (**P.3**). Deutsche Kinderkrebsstiftung, Bonn
Implantierter Port (**P.7**). PakuMed, Essen
Pulsoximeter (**P.15a**). Ferdinand Menzel Medizintechnik GmbH, Wien
Clipper (**R.1 – R.3**). 3 M Deutschland GmbH, Neuss
Patientenlifter (**R.8, R.9**). Ortopedia GmbH, Kiel
Rollbord (**R.10**). Transatlantic Stolpe & Co. mbH/Neu-Anspach
Aufrichtband. Transatlantic Stolpe & Co. mbH/Neu-Anspach
Drehscheibe. Transatlantic Stolpe & Co. mbH/Neu-Anspach
Sturzrisikoskala (**S. 47**). Abinton Memorial Hospitel Department of of nursing, Pennsylvania USA 1998
Toilettenstützgestell (**S. 50**). Thomashilfen, Bremervörde
Digitalthermometer (**T.1**). Paul Hartmann AG, Heidenheim
Digitalthermometer (**T.2, T.3**). Alaris Medical Systems, Gießen
Subkutane Injektion (**T.16-T.20**). Sanofi-Synthelabo GmbH, Berlin
Trachealkanülen (**T.22 - T.24**). Rüsch GmbH, Kernen
Unterschenkelprothese (**U.2 – U.3**). Habermann GmbH & Co. KG, Frankfurt
Kurzzug-, Mittelzug-, Langzugbinde (**V.1**). Lohmann & Rauscher GmbH & Co.KG, Neuwied
Gipsverband (**V.9**). Lohmann & Rauscher, Neuwied
Kopfverband (**V.14**), BSN medical, Hamburg
Brustverband (**V.15**), BSN medical, Hamburg
Handverband (**V.19**). BSN medical, Hamburg
Netzverband (**V.21**). Lohmann & Rauscher, Neuwied
Tapeverband. Lohmann & Rauscher, Neuwied
Kompressen. Lohmann & Rauscher, Neuwied
Wundstadien (**W.12 – W.17**). Paul Hartmann AG, Heidenheim
Verbandstoffe (**W.19**). Paul Hartmann AG, Heidenheim
V. A. C.-Therapie (**W.23, W.24**). KCI Medizinprodukte GmbH, Wiesbaden
Pinzetten. Grafik nach Vorlage von Aesculap AG & Co. KG, Tuttlingen
Notfallkoffer. Gottlieb Weinmann, Geräte für Medizin und Arbeitsschutz GmbH+Co., Hamburg
Zytostase (**Z.8 – Z.10**). Berner International, Elmshorn

Folgende Abbildungen wurden übernommen aus:

Citron, I.: Kinästhetik - Kommunikatives Bewegungslernen, 2. Aufl. Thieme, Stuttgart 2004 (K.13, M.24)

Gerlach u. a.: Innere Medizin für Pflegeberufe, 6. Aufl. Thieme, Stuttgart 2006 (Uhrglasnägel, Pneumothorax, Streifenschnelltest)

Graber, G.: Farbatlanten der Zahnmedizin, Bd. 3. Thieme, Stuttgart 1992 (M.38)

Haupt, W.F. u. a.: Neurologie und Psychiatrie für Pflegeberufe, 10. Aufl. Thieme, Stuttgart 2009 (B.48, B.49, G.4)

Hoehl, M., Kullick, P.: Kinderkrankenpflege und Gesundheitsförderung, 3. Aufl. Thieme, Stuttgart 2008 (H.3, M.22, P.6, P.14. P.15b, S. 44, T.6 –T.8)

Juchli, L.: Pflege, 8. Aufl. Thieme, Stuttgart 1997 (D.1)

Kellnhauser, E. u. a. (Hrsg.): THIEMEs Pflege, 9. Auflage, Thieme, Stuttgart 2000 (A.3a–f, A.10, A.11, B.1, B.15, B.16, B.17, B.18, B.25 –B.32, D.6, D.7, D.9, D.10, D.11, D.17, D.19, E.1 –E.3, E.5 –E.7, E.18, E.19, F.2, G.1, G.5, I.1 –I.7, I.9, I.10, I.11, I.13, I.17, I.18, I.23, I.24, K.10, K.14 –K.17, L.1 –L.4, M.1 –M.4, M.7, M.8, M.14, M.15, M.16, M.25, M.29, M.30, M.36, N.1, N.7, N.9, O.7a, P.4, P.5, P.11, P.16, P.17, P.19 –P.21, P.25, R.8, R.9, S. 10, S. 11, S. 14 –S. 36, S. 41 –S. 43, T.9, T.10, T.11, T.14, T.15, T.21, T.23, T.26, U.5, V.11, W.1, W.3, W.5, W.20, Z.6, Analtampon, Antidekubitusmatratze, Arrhythmie, Badewannenlifter, Blutdruckapparat, Blutkonserve, Body-Maß-Index, Dreiwegehahn, EKG-Veränderungen, Ernährungspumpe, Fieber, Herzstromkurve, Infusionsbesteck, Inkontinenzeinlagen, Langzeitblutdruckmessung, Manschettenbreite, Monitoring, Perfusor, Rutschbrett, Steckbecken, Steckbeckenspülgerät, Stethoskop, Stufenbett, Tachykardie, Temperatursonde, Thrombophlebitis, Trachealkanüle, Transfusionsbesteck, Uhrglasverband, Urinauffangbeutel, Urinbeimengungen, Venenverweilkanüle, Vibrationsmassage, Vibrieren, Wandspender, Zungenbelag)

Kellnhauser, E. u. a. (Hrsg.): THIEMEs Pflege, 10. Auflage, Thieme, Stuttgart 2004 (B.36 –B.41, I.8, I.11, M.15 d, M.18 d, M.32, M.37, M.39, P.9b, S. 1 –S. 4, S. 34, V.8b, W.18, W.21)

Kirschnick, O. Kompendium Notfallsituationen. Urban & Schwarzenberg, München 1997 (N.19)

Kirschnick, O. Kompendium Rettungsdienst. Urban & Schwarzenberg, München 1997 (N.5, N.6)

Köther, I., Gnamm, E.: Altenpflege in Ausbildung und Praxis, 4. Aufl. Thieme, Stuttgart 2000 (I.20)

Köther, I.: Altenpflege. Thieme, Stuttgart 2005 (B.19, B.46, B.47, B.50 –B.52, E.8, S. 7, S. 47, S. 50, T.1, T.12, U.6)

Lauber, A., Schmalstieg, P.: Verstehen und pflegen, 2. Auflage, Bd. 2. Thieme, Stuttgart 2007 (Fieberkurve)

Lauber, A., Schmalstieg, P.: Verstehen und pflegen, 2. Auflage, Bd. 4. Thieme, Stuttgart 2007 (S. 12, S. 13)

Most, E., Havemann, D.: Kompendium der Verbandlehre. Thieme, Stuttgart 1992 (V.3, V.4, Dreiecktuchverband)

Paetz, B., Benzinger-König, B.: Chirurgie für Pflegeberufe, 21. Aufl. Thieme, Stuttgart 2009 (Panaritium, Rucksackverband, V.16, W.9)

Schewior-Popp, S. u. a. (Hrsg): Thiemes Pflege, 11. Auflage, Thieme, Stuttgart 2009 (H.2, N.3, S.21, T.25, W.25)

Schünke, M.: Funktionelle Anatomie. Topographie und Funktion des Bewegungssystems. Thieme, Stuttgart 2000 (Neutral-Null-Stellung)

Sonn, A.: Wickel und Auflagen, 3. Aufl. Thieme, Stuttgart 2010 (W.2, W.4 – W.6)

Ullrich, L. (Hrsg.): Zu- und ableitende Systeme. Thieme, Stuttgart 2000 (D.15, I.22)

Ullrich, L. u. a. (Hrsg): Thiemes Intensivpflege und Anästhesie, Thieme, Stuttgart 2005 (L.5, L.6, W.22)

Vieten, M., Heckrath, C.: Medical Skills. Thieme, Stuttgart 2000 (N.10)

Fotos des Autors:

B.10, B.11, B.12, B.29, B.35af, I.12a–f, I.14a–h, I.15a–f, I.16a–f, N.2a,b, N.4a,b, P.12, P.13, R.5

Fotografen:

Arteria Photography, Kassel (F.1, P.18, P.22, Exsudat und Transsudat, S. 45, V.10, chirurgische Nadeln)

Sachverzeichnis

A

B

C

D

E

F

L

M

N

O

P

Q

R

S

T

U

V

W

Z

▶ **Begriffe,** die im **Glossar** erklärt werden, sind im laufenden Text durch einen Pfeil gekennzeichnet und kursiv gedruckt

M **Merke.** Wichtig zu merkendes Wissen wird hervorgehoben.

P **Praxistipps** werden durch das P gekennzeichnet.

Zu vielen **Pflegetechniken** gibt es einen Film auf der DVD.

Filmübersicht

A	Absaugen	Endotracheales Absaugen
	Anziehhilfe	Schlafanzugwechsel
	Augenpflege	Augen reinigen
		Augenspülung
		Augentropfen- und Salbe verabreichen
		Augenverband anlegen
B	Basale Stimulation	Initialberührung
		Somatischer Dialog
		Mein Mund
		Spielende Begegnung
	Blutabnahme	Blutzucker kontrollieren
	Blutdruckmessung	Unblutige Blutdruckmessung
		Legen einer intraarteriellen Kanüle
	Bobathlagerung	Lagerung auf die betroffene Seite
		Lagerung auf die weniger betroffene Seite
		Rückenlagerung
		Bridging
D	Dekubitusprophylaxe	135-Grad-Lagerung
	Drainagen	Redonsaugdrainage
E	Elektrokardiogramm	Ruhe-EKG
F	Fiebersenkende Maßnahmen	Wadenwickel
G	Ganzkörperwaschung	Belebende Teilkörperwaschung
H	Hygienisches Arbeiten	Hygienische Händedesinfektion
		Chirurgische Händedesinfektion
I	Infusionen richten und verabreichen	Infusion richten
		Infusion mit Medikamentenzusatz richten
		Infusionspumpe
		Verbandwechsel Venenverweilkanüle
	Injektionen	Ventrogluteale Injektion
		Injektion in den Oberarm

▶

Filmübersicht

◄

K	Kinästhetik	Bewegungsökonomie
		In Rückenlage zum Kopfende
		Aus der Rückenlage zum Sitzen im Bett
		Aus der Sitzposition über den Stand zum Sitzen mit Zwischenschritten
		Aus der Sitzposition über den Stand zum Sitzen bei Hemiplegie
	Kontrakturenprophylaxe	Kontrakturenprophylaxe - Hüfte, Knie
		Kontrakturenprophylaxe - Knöchel, Fuß
		Kontrakturenprophylaxe - Schulter
		Kontrakturenprophylaxe - Hand, Unterarm
M	Magensonde	Legen einer Ernährungssonde - PEG
	Mobilisation	Führen
		Bewegen mit Rollstuhl und Unterarmgehstützen
		Bewegen mit Gehwagen und Bock
	Mund- und Zahnpflege	Pflege von Zahnprothesen
O	Ohrenpflege	Pflege von Hörgeräten
P	Pneumonie und Atelektasenprophylaxe	Atemstimulierende Einreibung
R	Rückenschonendes Arbeiten	Patientenlifter
S	Shunt	Fisteldiagnostik
	Spritzenpumpen	Spritzenpumpe
	Stillen	Kühle Quarkauflage
	Stomapflege	Präoperative Markierung
		Versorgung mit Ausstreifbeutel
		Versorgung mit einteiligem System
		Versorgung mit Verschlusskappe
		Irrigation
		Produktinformationen
T	Thromboseprophylaxe	Medizinische Thromboseprophylaxestrümpfe
U	Urinausscheidung	Urindiagnostik
V	Verbandtechniken	Oberschenkelstützverband anlegen
		Oberschenkelstützverband entfernen
	Verbandwechsel	Verbandwechsel aseptische Wunde
		Verbandwechsel septische Wunde
W	Wickel und Auflagen	Feucht-heißer Bauchwickel
		Feucht-heißer Brustwickel
		Temperierte Quarkauflage
		Feucht-heiße Kompresse am Knie
	Wundbehandlung	Klammern entfernen
		Verbandwechsel Platzbauch
		Verbandwechsel Leiste
		Verbandwechsel bei infizierter Wunde
Z	Zentraler Venenkatheter	Legen eines ZVK
		ZVD messen